医学的研究のデザイン 第5版

推論の質を高める系統的アプローチ

監訳
木原 雅子
医学博士
前京都大学学際融合教育研究推進センターグローバルヘルス学際融合ユニット 特任教授
前京都大学大学院医学研究科社会疫学分野 准教授
国際社会疫学研究所 共同代表（一般社団法人日本こども協会）

木原 正博
医学博士
京都大学 名誉教授
前京都大学大学院医学研究科社会疫学分野 教授
国際社会疫学研究所 共同代表（一般社団法人日本こども協会）

Designing Clinical Research

Fifth Edition

Warren S. Browner, MD, MPH
Chief Executive Officer, Sutter Health California Pacific Medical Center
Clinical Professor of Epidemiology & Biostatistics
University of California, San Francisco

Thomas B. Newman, MD, MPH
Professor Emeritus of Epidemiology & Biostatistics, and Pediatrics
University of California, San Francisco

Steven R. Cummings, MD
Executive Director, San Francisco Coordinating Center
California Pacific Medical Center Research Institute
Professor Emeritus of Medicine, and Epidemiology & Biostatistics
University of California, San Francisco

Deborah G. Grady, MD, MPH
Deputy Editor, JAMA Internal Medicine
Professor Emeritus of Medicine, and Epidemiology & Biostatistics
University of California, San Francisco

Alison J. Huang, MD, MAS
Professor of Medicine, Urology, and Epidemiology & Biostatistics
University of California, San Francisco

Alka M. Kanaya, MD
Professor of Medicine, and Epidemiology & Biostatistics
University of California, San Francisco

Mark J. Pletcher, MD, MPH
Professor of Epidemiology & Biostatistics, and Medicine
University of California, San Francisco

メディカル・サイエンス・インターナショナル

Authorized translation of the original English edition,
“Designing Clinical Research”,
Fifth Edition
by Warren S. Browner, Thomas B. Newman, Steven R. Cummings,
Deborah G. Grady, Alison J. Huang, Alka M. Kanaya, Mark J. Pletcher

Published by arrangement with Wolters Kluwer Health, Inc., U.S.A.

Printed and Bound in Japan

監訳者序文

世界最高の医学的研究の教科書—本書は，1988年の初版以来，画期的な医学的研究の教科書として一躍注目を集め，現在までに6か国語に翻訳されて，世界中で広く読み継がれています。極めて簡便で実用的なサンプルサイズ計算法と，「構造と機能」の観点および豊富で適確な図表と具体事例による，研究や研究デザインについての明解で体系的な解説が，初版以来一貫した本書の特徴ですが，その後も，「**料理の本のようにわかりやすい教科書**」をモットーに，カリフォルニア大学サンフランシスコ校(UCSF)の疫学・生物統計学分野のプロジェクトとして，最新の内容と事例を取り込んだ改訂が続けられてきました。私たちは初版以来その翻訳に携わってきましたが，その内容の推移(別表)は，そのまま，この分野における1980年代から現在に至る方法論の進歩を示すものとなっています。

この第5版は，10年ぶりの改訂であり，内容，分量の面から，これまでで最も大幅な改訂となっています。第5版で新たに登場，もしくは説明が強化されたトピックには，*研究デザイン面*では，ターゲットトライアル，ベイズ流試験，プラットフォーム試験，ステップトウェッジデザイン，分割時系列デザイン，差分の差分法，K分割交差検証，機械学習/AI，*因果推論面*では，有向非巡回グラフ(DAG)，共通効果への限定(コライダー層化バイアス)，反事実モデル(反事実概念)などがあります。これらを初版からの流れに照らせば，今回の改訂によって，研究デザイン面でのプラグマティックな拡張と，因果推論面での理論的深化が達成され，これによって，本書は，研究の「構造と機能」について，現時点までの学問的到達点をほぼ網羅した教科書となったと思われます。一方，個別的に見れば，「**共通効果への限定**」は臨床研究が特に注意すべきピットフォールとして，DAGを使って懇切丁寧に説明されており(第10章)，**ターゲットトライアル**の概念についても，無イベント生存期間バイアスによって「ホルモン補充療法を受けている女性では，心疾患リスクが低い」という誤った結論に陥った有名な疫学研究の事例などを引きながら，その重要性が繰り返し強調されています(第8章，第10章，第13章，第16章)。また，オポチュニスティック研究(臨機的研究)の1つとして今回新たに取り入れられた**分割時系列デザイン**も，今後注目すべきデザインとして，複数の章(第10章〜第12章)にまたがって解説され，また，**DAG**や**ベイズ流試験**については，それぞれ新たに付録頁を設けて詳しく解説されており，これらが今回の改訂で特に重視されたものであることが伺われます。この他，扱いは小さいものの，**電子健康記録組み込み型ランダム化比較試験**という，「学習する医療システム learning health care system」に連なるデザイン[1]や，近年の臨床予測モデル(ルール)の粗製乱造に対して生まれた**プログラム医療機器**(SaMD)という概念(別表参照)も，この分野の最新の現状を伝えるものとなっています。

しかし，今回の改訂で，私たちが最も驚いたのは，**質的研究方法**が独立して章立てされたことでした(第14章)。質的研究方法については，第4版までは，質問票開発のセクションでフォーカスグループインタビューのごく簡単な説明がある程度でしたが，今回は独立の章として，その全体像の概要が紹介されています。これは，本書でも指摘されているように，近年におけるミクストメソッズ(mixed methods)研究[2]の広がりに呼応したものであり，私たちが公衆衛生学的研究に質的方法を本格的に取り入れて約30年になりますが，量的方法と質的方法を組み合わせる実証のスタイルが，漸く医学的研究の確固とした流れとして定着してきたことを象徴しています。ただ，第14章は，優れた記述ではあるものの，質的方法に初めて触れる人にとっては，必要な情報が不足していたり，一般の教科書には見られない概念が導入されていたため，入門書としての観点から，質的方法の教科書[3]を基に記述を補ったり，原文の趣旨を損なわない範囲の修正を加えています。また，コミュニティ研究については，第2版以来短く触れられてきましたが，この第5版では「コミュニティ関与型研究」として章立てされて，大幅に記述が拡張されています。その背景には，患者中心アウトカム研究を含め，コミュニティ関与型研究に対する米国の連邦政府の資金援助が大幅に増加していることがあり，アカデミアに偏ってきた医学的研究の軸足がコミュニティの側にもシフトしつつあることを示しています。そして，その動向は最近のミクストメソッズ研究の広がりとも相互関連しており，それについては私たちが最近出版したミクストメソッズの教科書[2]に詳しく紹介されているのでぜひご参照いただきたいと思います。

翻訳にあたっては，自明性と体系性を持った訳語を用いるという初版当初からの方針を貫いており，それについては，監訳者付録をご参照ください。また，本書の翻訳は，私たちの以前の研究室の元学生による翻訳チームを組織して行い，まずチームメンバーが正確に訳し，それを監訳者が全体として用語と表現を統一するという順序で行いました。分かりにくい部分は，監訳者(脚)注で説明を補い，引用内容が曖昧なところは，すべて引用文献に直接当たって意味を確認し，内容を補っています。また，「翻訳調」を避けるために，日本語表現は徹底して推敲しました。こうした私たちの努力によって，「料理の本のようにわかりやすい教科書」にするという著者たちの思いを日本語版でも実現することができていれば幸いです。

最後に，本書の初版を私たちに紹介して，この木原ライブラリーのきっかけを与えてくれ，その後も，度々京都を訪れては，学生たちの研究指導にあたってくれた，30年来の親友Mitchell Feldman博士(カリフォルニア大学サンフランシスコ校医学部総合内科学教授)に改めて心から御礼申し上げたいと思います。

令和6年9月1日

元東伏見宮家別邸吉田山荘の
レトロ情緒溢れるカフェ真古館から比叡山を眺めながら

木原雅子
木原正博

文　献

1. 国際誌にアクセプトされる医学論文 第2版——一流誌査読者調査に基づく「再現性のある研究」時代の論文ガイド．木原正博，木原雅子訳．メディカル・サイエンス・インターナショナル，2019年
2. ミクストメソッズ：質・量統合のパラダイム—その理論と健康科学分野における応用と展開．木原正博，Lawn MJ，木原雅子監訳．メディカル・サイエンス・インターナショナル，2024年
3. 質的研究法：その理論と方法—健康・社会科学分野における展開と展望．木原雅子，木原正博監訳．メディカル・サイエンス・インターナショナル，2022年

別表　初版から第5版までの内容の推移(注：2版以降は追加された内容)

版数	出版年(訳書)	頁数(訳書)	研究デザイン	因果推論	その他
1版	1988 (1997)	247 (263)	・横断研究，連続横断研究，ケースコントロール研究，ネステッド・ケースコントロール研究，前向き/後ろ向きコホート研究，二重コホート研究 ・自然の実験，前後比較デザイン(時系列デザイン) ・ランダム化比較試験，要因デザイン，マッチトペアのランダム割り付け，クラスターランダム割り付け，クロスオーバーデザイン，試走期間付きデザイン ・真度(正確性)，定度(精度)，感度，特異度，ROC曲線，事前(後)確率 ・サンプルサイズ算定法，サンプリング法(系統的，層化，クラスター，2段階クラスター) ・質問票作成法	・偶然，バイアス，“効果-原因”関係，交絡因子 ・マッチング，研究参加者の限定 ・交互作用，平均値への回帰現象	
2版	2001 (2004)	336 (329)	・ネステッド・ケースコホート研究 ・層化ブロックランダム割り付け，同等性試験	・適応による交絡 ・効果修飾	・メタアナリシス ・コミュニティ研究 ・国際共同研究
3版	2007 (2009)	384 (392)	・ケースクロスオーバー研究 ・メンデルランダム化，インスツルメント変数(操作変数)，*N*-of-1デザイン ・ケースクロスオーバーデザイン，アダプティブデザイン ・過剰適合	・傾向スコア ・確証バイアス	
4版	2013 (2014)	380 (408)	・発生密度ケースコントロール研究 ・非劣性試験，待機コントロール ・臨床予測ルール，分類・回帰木，分割検証法 ・診断実効性研究	・残渣交絡 ・共通効果への限定	
5版	2023 (2024)	451 (564)	・前後両方向性コホート研究 ・ターゲットトライアル ・回帰不連続デザイン，分割時系列デザイン，差分の差分法 ・プラットフォーム試験，ステップトウェッジデザイン，ベイズ流試験，電子健康記録(電子カルテ)組み込み型ランダム化比較試験，学習する医療システム ・K分割交差検証，プログラム医療機器 ・機械学習/AI	・有向非巡回グラフ(DAG) ・共通効果への限定(説明大幅強化) ・無イベント生存期間バイアス ・反事実モデル(反事実概念)	・質的方法 ・コミュニティ関与型研究

序 文

本書はこの第5版で，初版以来35年を迎えることになりましたが，残念なことに，パイオニア精神に満ちた優れたメンターであったStephen Hulley博士(以下，Steve)を執筆陣から失うことになった最初の版ともなってしまいました。もともと，小さなセミナーのハンドアウトの束から始まった本書は，幸いにも，この分野では世界で最も広く読まれる教科書となり，その販売部数は，現在までに15万部を超えています。

初版から，本書は，研究を開始したばかりで，授業で習ったはずの疫学の概念を，ほとんど忘れてしまっている臨床研究者を主な読者と想定していました。実際，著者の多く(SRC, WSB, TBN, DGG)も，40年前は，読者の皆さんと同じように，臨床研究に興味があり，ジャーナルクラブに参加してはみたものの，どうすれば研究をデザインできるのかが分からない状態にあり，大学でそのための教育機会がほとんど得られないことに強いフラストレーションを感じていました。

Steveは，この問題，つまり，疫学が臨床研究の基礎科学であるにもかかわらず，多くの研究が，疫学の概念をほとんど理解していない研究者によって行われていることを，よく認識し，憂慮していました。当時，基礎研究の分野であれば，初心者には，研究を始める前に，実験技術のトレーニングを受ける機会が与えられていたにもかかわらず，臨床研究者は，ほとんどを独学で始めるか，あるいは研究を諦めて，一般的な臨床医の道を選ぶしかない状況に置かれていたのです。こうした状況を変えるために立ち上がり，研究デザインに関するコースを開発し，そこで教え，そして，Andrew W. Mellon財団が後援するフェローシッププログラムを率いて,「臨床疫学者 clinical epidemiologist」の育成を始めたパイオニアがSteveであり，私たちも，そのプログラムにメンターとして参加し，コース生を指導する中で成長することができました。そして，これらはすべて，当時も今も，基礎研究への深い貢献と優れた成果で世界的によく知られているカリフォルニア大学サンフランシスコ校(UCSF)の健康科学キャンパスの中で起こったことでした。

しかし，本書は，当初から，Steveが目指した次のゴール，つまり，このプロジェクトをUCSFのキャンパス，ひいては国境を超えて広めることにねらいを定めていました。そして今や，その目論見通り，本書は，日本語，アラビア語，中国語，韓国語，スペイン語，ポルトガル語に翻訳され，これから研究を始めようと考えている，世界各地の健康科学分野の学生や臨床家に広く読まれる教科書となり,「エビデンスに基づく臨床実践 evidence-based clinical practice」に役立つ研究をデザインする上で，疫学的原理がいかに有用かについての理解を広めるのに大きく貢献しています。

この第5版では，事典ではなく入門書であるという当初のミッションの精神を堅持しつつも，因果関係についての記述を大幅にアップデートし(「やっと！」と言うべきかもしれませんが)，反事実モデル counterfactual modelと有向非巡回グラフ directed acyclic graph(DAG)の概要を盛り込みました。この変更を，実は私たちは長くためらっていましたが，今やこれらの概念は，本書の中核であり，知的にも非常に興味深いものとなっています。この疫学的により深い因果推論についての議論に，読者の皆さんが，知的意義を見い出していただくことを願っています。

第5版では，最近，臨床研究において，その重要性が増しつつある，コミュニティ関与型研究 community-engaged research と質的研究 qualitative study の章を新たに追加しました。また，演習問題は，読者がすぐ取り組めるように，各章の最後に配置し，その回答は第20章の後にまとめて記載することにしました。そして，こうした記述面での進展に劣らず重要なことは，この第5版から，執筆陣に新たな3人の“若い”研究者に加わってもらったことです。この“追加”は，1988年(初版の発行年)以降の，この分野における飛躍的進歩，特に，この間に，多くの優れた臨床研究者が育ち，アカデミアの高い地位につくようになってきた状況を反映するものであり，私たちは，今後の版でも，こうした“若い”著者の追加が続くことを望んでいます。

第5版には，専用のウェブサイト(https://dcr-5.net)が付属されており，UCSF で毎年開催している4〜7週間のワークショップ(DCR Workshop)の詳細なシラバスへのリンクを含め，その教材が掲載されています。加えて，優れたインタラクティブなサンプルサイズ計算プログラム(www.sample-size.net)など，研究者にとって有用なツールも用意されています。

しかし，本書の基本的構成には，大きな変更は加えられておらず，Steve が目論んだように，第5版も，研究を開始したばかりの医学研究者，特に臨床研究者を主な読者と想定したものとなっています。その意味で，難解な専門用語や技術的用語の使用はできるだけ避け，どうすれば，優れたリサーチクエスチョンを見い出せるか，どうすれば，効率的で，効果的でかつ倫理的な研究をデザインできるかに焦点を当てています。たとえば，サンプルサイズの推定に関する章は，初版以来，統計学の知識がなくても，計算式と格闘することなく，簡単にサンプルサイズの計算ができる内容となっており，因果推論の記述では，複雑になりがちな内容を，単純な表やグラフを用いて，分かりやすく説明しています。しかし，本書では，統計分析，発表，出版に関する部分は扱っておらず，これらについては，他の教科書[1〜4]を参照していただく必要があります。

最後に，読者に若干のアドバイスをさせていただきたいと思います。独立した研究者として確立していくためには，重要な論文の筆頭著者となり，かつ，審査付き助成金の主任研究者になるという2つのハードルを越えなければなりません。本書は，あなたのこうした目標達成をサポートするために書かれたものですが，本書だけでは不十分であり，あなたのキャリアに配慮してくれる適切な指導者，つまり，優れたメンターの存在を欠かすことはできません。本書の購入後は，ぜひ，研究のデザインや実施に具体的な指導をしてくれるシニアの研究者を見つけるようにしてください。

本書を含め，多くの人が疫学の学習機会を得られるようになってきたのはもちろん望ましいことですが，皮肉なことに，それに伴って競争は厳しくなり，独立した研究者になれるまでの時間はむしろ長くなっています。ここで重要なことは，忍耐力は創造性と同じくらい重要だということです。本書の執筆に携わっている私たちにも，学術誌や研究助成組織から数え切れないほどの不採用通知を受け取った経験があり，「あなたの研究やアイデアには意義があるが，まだ不十分，あるいはもはや新規性がない」などと書かれると，どれほど落胆するかはよく理解できます。また，興味深い問題の多くが既に解決されてしまっているかのように見えて，絶望感に襲われることもありますが，それは幻想にすぎないと確信をもって言えます。なぜなら，予防可能な疾患の発生は未だに止むことがなく，予防法が分からない疾患もまだ無数に存在するからです。また，新たな治療法や診断法が日々開発されているにもかかわらず，社会的に脆弱な人々の健康問題には十分な関心が向けられていないという状況も存在します。つまり，研究の機会はまだ多く残されているということであり，真実と正義の追求が，生涯をかけるに値する仕事であることに何も変りはありません。

文 献

1. Vittinghoff E, Glidden DV, Shiboski SC, et al. *Regression Methods in Biostatistics: Linear, Logistic, Survival, and Repeated Measures Models*. 2nd ed. Springer-Verlag; 2012.
2. Katz MH. *Multivariable Analysis: A Practical Guide for Clinicians and Public Health Researchers*. 3rd ed. Cambridge University Press; 2011.（木原正博，木原雅子訳「医学的研究のための多変量解析　第2版－標準一般化線形モデルから一般化推定方程式まで：最適モデルの選択，構築，検証の実践ガイド」，メディカル・サイエンス・インターナショナル，2020年）
3. Newman TB, Kohn MA. *Evidence-Based Diagnosis: An Introduction to Clinical Epidemiology*. 2nd ed. Cambridge University Press; 2020.
4. Browner WS. *Publishing and Presenting Clinical Research*. 3rd ed. Lippincott Williams & Wilkins; 2012.

謝　辞

過去40年にわたって，私たちに成長の場を与えてくれた，カリフォルニア大学サンフランシスコ校(UCSF)，とりわけ，その疫学・生物統計学分野，そして，ともに臨床研究を行ってきた，UCSFやCalifornia Pacific Medical Center Research Instituteおよび世界各地の研究者仲間たち，そして，この新版の編集を手伝ってくれたWolters Kluwer社のチームに，まず心から謝意を表したいと思います。また，第17章の自己報告測定の記述を手伝ってくれたAnita Stewart，ベイズ流アプローチの記述を手助けしてくれたFrank Harrell，そして，本書の図の一部の作成を手伝ってくれたJohn BoscardinとMartina Steurerにも，ここに特に名前を記して御礼申し上げます。

最後に，この世界の向上のために，様々な地域の様々な分野で努力している私たちの仲間たちに謝意を表するとともに，その努力に応えるために，本書の印税の一部を，Physicians for Social Responsibility(www.psr.org)，Americares(www.americares.org)，Institute on Aging(ioaging.org)など，地域や世界の健康増進に取り組む団体に寄付する予定であることを記しておきたいと思います。

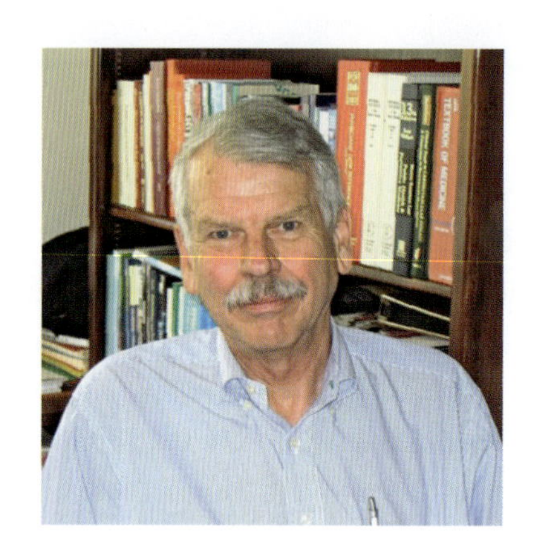

本書の第 4 版までの構想と執筆に中心的役割を果たし，今も輝きを失わない本書の基盤を築いてくれた故 Stephen Hulley 教授と，いつも難問に頭を抱え，締め切りに追われていた私たちを温かく見守ってくれた家族，そして，私たちを，より深い洞察と，より明解な説明へと促してくれた恩師，同僚，学生たちに，本書を捧げます。

執筆協力者一覧

Daniel Dohan, PhD
Professor, Philip R. Lee Institute for Health Policy Studies
University of California, San Francisco

Michael A. Kohn, MD, MPP
Professor Emeritus of Epidemiology & Biostatistics
University of California, San Francisco

Bernard Lo, MD
Professor Emeritus of Medicine Director Emeritus,
Program in Medical Ethics University of California, San Francisco

監訳者

木原 雅子
医学博士
前京都大学学際融合教育研究推進センターグローバルヘルス学際融合ユニット　特任教授
前京都大学大学院医学研究科社会疫学分野　准教授
国際社会疫学研究所　共同代表(一般社団法人日本こども協会)

木原 正博
医学博士
京都大学名誉教授
前京都大学大学院医学研究科社会疫学分野　教授
国際社会疫学研究所　共同代表(一般社団法人日本こども協会)

翻訳者(五十音順)

上利 尚大(第 13 章)
社会健康医学修士(専門職)
チュラロンコン大学公衆衛生学修士(ダブルディグリープログラム)
カーブジェン株式会社事業開発本部新規事業部　マネージャー

里　英子(第 20 章)
医学博士
東京医科歯科大学大学院医歯学総合研究科国際保健医療事業開発学分野

瀬川 裕美(第 17 章)
社会健康医学博士
京都橘大学看護学部　専任講師
京都大学大学院医学研究科医療経済学分野　客員研究員

髙士 直己(第 7，8 章)
社会健康医学博士
国立長寿医療研究センター老年学・社会科学研究センター医療経済研究部　研究員
京都大学大学院医学研究科健康情報学分野　客員研究員

武田 亮平(第 16 章)
社会健康医学修士(専門職)
メビックス株式会社データサイエンス本部
メディカルサイエンス&ライティンググループ Patient Outcome Team

立山 由紀子(第 1，2 章)
医学博士
京都大学大学院医学研究科予防医療学分野　特定講師

西村 由実子(第 18，19 章)
社会健康医学博士
関西看護医療大学看護学部看護学科　准教授

黄　智暎(第 5，6 章)
医学博士
武庫川女子大学看護学部看護学科/大学院看護学研究科精神看護学分野　講師

本多 由起子(第 3，4 章)
社会健康医学博士
京都大学大学院医学研究科社会疫学分野　特定助教
長崎大学大学院医歯薬学総合研究科総合診療学分野　客員研究員
国立成育医療研究センター研究所社会医学研究部　共同研究員

宮澤　仁（第 9，12 章）
社会健康医学修士（専門職）
国立がん研究センターがん対策研究所検診研究部　特任研究員

森重 裕子（第 15 章）
社会健康医学修士（専門職）
社会福祉学修士
関西学院大学人間福祉学部社会起業学科　助教
株式会社ア・ダンセ　代表

吉開　恵（第 10，11 章）
社会健康医学博士
Postdoctoral researcher
Bordeaux Population Health, U1219
University of Bordeaux, France

目 次

注　意

本書に記載した情報に関しては，正確を期し，一般臨床で広く受け入れられている方法を記載するよう注意を払った。しかしながら，監訳者，訳者ならびに出版社は，本書の情報を用いた結果生じたいかなる不都合に対しても責任を負うものではない。本書の内容の特定な状況への適用に関しての責任は，医師各自のうちにある。

監訳者，訳者ならびに出版社は，本書に記載した薬物の選択，用量については，出版時の最新の推奨，および臨床状況に基づいていることを確認するよう努力を払っている。しかし，医学は日進月歩で進んでおり，政府の規制は変わり，薬物療法や薬物反応に関する情報は常に変化している。読者は，薬物の使用にあたっては個々の薬物の添付文書を参照し，適応，用量，付加された注意・警告に関する変化を常に確認することを怠ってはならない。これは，推奨された薬物が新しいものであったり，汎用されるものではない場合に，特に重要である。

第Ⅰ部
基本的要素

第1章 さあ，始めよう

医学的研究の「解剖学」と「生理学」

Warren S. Browner
Thomas B. Newman
Mark J. Pletcher

この章では，医学的研究を，2つの側面から論じます。第1は，研究の**解剖学**(構造)，つまり，研究をその構成要素に分解する見方です。この中には，**リサーチクエスチョン** research question，**研究デザイン** research design，**研究参加者** participant，**測定** measurement，**統計学的事項** statistical issues などが含まれます。研究のゴールは，これらの要素をうまく組み上げて，実施可能で，効率的で，かつ妥当性の高い研究結果を生み出すことのできる研究プロジェクトに仕立て上げることにあります。

第2は，研究の**生理学**(機能)，つまり研究のダイナミクスとも言うべきものです。研究の価値は，その研究から導かれる結論の**妥当性** validity と，その結論をどれほど一般化できるかにかかっています。そのため，研究の実施にあたっては，それを脅かす**誤差** error の影響をいかに最小限にとどめるかが課題となります。

このように研究を2つの側面に分ける考え方は，もちろん便宜的なもので，人体と同じように，解剖学と生理学を切り離すことはできません。しかし，このような分け方は，複雑な問題を分かりやすく整理する効果があると思われるため，本書では，この観点から全体の記述を統一しています。

研究の解剖学(構造)：研究を構成する要素

研究の構造は，**研究プロトコール** study protocol という文書に明記されます。プロトコールと言うと，助成金申請や倫理申請に用いる書式というイメージが強いかも知れませんが，プロトコールの作成には，これから行おうとする研究を，論理的で，目的が明確で，かつ効率的なものにするという，科学的に非常に重要な意義があります。**表 1.1** は，プロトコールに記載すべき内容を示したものです。本書は，まず第1章でこれらの全体を概観し，第2章以降で個々の内容を詳しく論じ，最後の第20章で再び全体を総合するという流れで組み立てられています。

表 1.1　研究の構造(解剖学)：研究計画

構成要素	内容
リサーチクエスチョン	どういうクエスチョンを研究しようとしているのか？
研究の背景と意義	なぜそれらのクエスチョンが重要なのか？
研究デザイン 　研究のタイプ	研究はどのような組み立てで行われるのか？
研究参加者(サンプル) 　選択基準(包含基準，除外基準) 　サンプリング法	どのような人々をどのように選択するのか？
測定 　予測因子 　交絡因子 　アウトカム	何を，どのように測定するのか？
統計学的事項 　仮説 　サンプルサイズ 　分析方法	どれほどのサンプルサイズが必要で，どのようにデータを分析するのか？

リサーチクエスチョン

リサーチクエスチョン research question とは，研究の目的，つまり研究者が研究から答えを得ようとするクエスチョンのことです。リサーチクエスチョンは，最初は漠然としたものから始まることが多く，そこから次第に研究可能な具体的内容へと絞り込まれていきます。たとえば，「カフェインは認知機能に影響を与える可能性があるか？」という疑問を持ったとしましょう。最初の問題設定としてはこれでも十分ですが，これを研究に仕立て上げるためには，もう少し具体化しなければなりません。そのためには，まず，それがいくつかの内容に**分割可能かどうか**を考えてみます。分割できるようであれば，その中で最も重要な1つあるいは2つを選んで研究プロトコールを作成します。このカフェインの例は，たとえば，次のようないくつかのリサーチクエスチョンに分割することができます。

- *カフェインの認知機能に対する影響は，短期的か，長期的か，あるいはいずれもあり得るか？*
- *カフェインの慢性的摂取は，認知症のリスクを低下させるか？*
- *カフェイン摂取量はどうすれば正確に測定できるか？*
- *カフェインには有害効果が存在するか？*
- *カフェインが，コーヒー，紅茶，あるいはカフェイン入りのソフトドリンクで摂取された場合に，効果に違いがあるか？*

もちろんこれら以外にも，多くのリサーチクエスチョンが考えられますが，研究者は，それらの中から，実施可能で(Feasible)，重要で(Important)，新しく(Novel)，かつ倫理的な(Ethical)ものを選択する必要があります。これらの属性は，それぞれの頭文字をとって，**FINE** と呼ばれており，第2章で詳しく論じます。

研究の背景と意義

意味のあるリサーチクエスチョンを開発するためには，まず研究しようとする領域に精通する必要があり，さらに，メンターやその領域の専門家からのアドバイスに基づいて，リサーチクエスチョンを洗練していきます。つまり，研究企画の最初のステップは，そのトピックについて，現時点で何が知られ，何が知られていないかを徹底して明らかにすることだということです。その上で，その既存の知識に，どうすれば新しい知識を加えることができるかを“**熟考** ponder”しなければなりません。まだ未解決で研究する価値のある問題を探るこのステップでは，長時間の難しい思考や，研究仲間やメンターとの打ち合わせが必要となります。

こうした検討をまとめて，“**研究の背景と意義**(Background and Significance)”のセクションでは，その研究の必要性を説明しなければなりません。このセクションでは，まず，そのトピックに関連する先行研究を引用して，それらの問題点と，何が解明すべき問題点として残されているのかを指摘します。そして最後に，その研究によって，どのような新しい知見が期待でき，それが医学や健康政策の進歩にどのように貢献すると考えられるかを明確に述べる必要があります。

研究デザイン

どのようなリサーチクエスチョンにも，唯一の研究デザインというものは存在しません。研究者は，選んだリサーチクエスチョンと利用できるリソースの条件の中で，最善と思われる研究デザインを選択しなくてはなりません。まず決めなければならないのは，**介入研究** intervention study(例：臨床試験 clinical trial)を行うのか，**観察研究** observational study(注：研究参加者の間に生じる現象をあるがままに測定する研究)を行うのかということです(**表 1.2**)。介入研究では，**盲検的ランダム化比較試験** radomized blinded trial が理想的な研究デザインですが，介入によっては，それが不可能で，非ランダム的な，あるいは非盲検的なデザインのみが実施可能な場合があります。

観察研究で，最もよく用いられる研究デザインは，**横断研究** cross-sectional study と**コホート研究** cohort study です。前者では，ある一時点で観察が行われるのに対し，後者では，研究参加者のグループ(コホート)がある期間フォローアップされます。コホート研究には2つのタイプがあります。1つは，これから開始し，未来に向かって観察を行う研究(**前向きコホート研究** prospective cohort study)で，もう1つは，過去のある期間に集められたデータを用いる研究(**後ろ向きコホート研究**[過去起点コホート研究]retrospective cohort study，**ヒストリカルコホート研究** historical cohort study)です。ただし，後述するように，両者の要素を併せ持つデザインも存在するため，この両者の区別は常に明確というわけではありません。**ケースコントロール研究** case-control study もよく用いられる研究デザインで，あるアウトカムを有する人々の群(＝ケース群)とそれを有しない人々の群(＝コントロール群)が比較されます。

いつも同じデザインが適切であるとは限らず，それぞれのリサーチクエスチョンに最も適した研究デザインを選択しなければなりません。たとえば，盲検的ランダム化比較試験が，介入の効果や因果関係の評価の上で，最高の研究デザインとみなされることがよくありますが，むしろ観察研究の方がふさわしい，もしくはそれしか選択の余地のない場合も少なくありません。たとえば，カフェインを摂取する群としない群に人々をランダムに割り付け，長期間観察するといった研究は，倫理的にもコスト的にも非現実的です。これに対し，ケースコントロー

表 1.2　カフェイン摂取に認知症の予防効果があるかどうかを検討するために用いられる研究デザインの例

研究デザイン	主な特徴	例
観察研究		
横断研究	ある時点で集団を調査	現在および過去のカフェイン摂取について質問票調査を行い，その結果と，認知能力テストのスコアとの相関を調べる。
コホート研究	コホート(通常は，アウトカムを有しない人々の集団)を設定し，その後経時的にフォローアップする。	認知機能が正常な研究参加者のグループにおいてカフェイン摂取量を測定し，その後，フォローアップして認知機能を測定し，カフェインを摂取する人々では，摂取しない人々に比べ，認知症の発生が少ないかどうかを検討する。
ケースコントロール研究	アウトカムを保有する群(＝ケース群)と保有しない群(＝コントロール群)を比較する	認知症を有する人々の群(＝ケース群)と，認知機能が正常な人々の群(＝コントロール群)の間で，過去のカフェイン摂取量を比較する。
介入研究		
盲検的ランダム化比較試験	ランダムに割り付けられた2群間の比較。介入は盲検化(マスク化)される。	認知機能が正常な研究参加者を，カフェインサプリ投与群と，カフェインサプリと見分けのつかないプラセボを投与する群にランダムに割り付け，両群を数年間フォローアップして，認知症の発生を比較する。

ル研究は，コストが比較的少なく済む上に，稀な疾患の研究に適していることから，リサーチクエスチョンによっては，非常に有用な研究デザインとなります。これらの研究デザインについては，第8章～第13章で詳しく解説します。

順序として，研究は，**記述的研究** descriptive study と呼ばれるタイプの観察研究から始まるのが普通です。これは，たとえば，目的母集団 target population(第3章)中における疾患や健康関連要因の分布の記述といった，目的母集団の特徴をありのままに記述する研究で，以下のようなクエスチョンに関する研究がそれに該当します。

- *70歳以上の成人におけるカフェイン摂取者の割合や摂取量はどの程度か？*
- *高齢者において認知機能に障害を持つ人々の割合はどの程度か？*

記述的研究の中には，血中の**バイオマーカー**のレベルが認知機能と相関するかどうかを調べるといった，**診断検査研究** medical test study と呼ばれる特殊なタイプの研究もあります(第13章)。

記述的研究の次には，**分析的研究** analytic study が行われるのが普通です。両者は平行して行われることもあります。分析的研究では，因果関係を推論するために以下のような「**関連** association」の有無を検討します。

- *1日のカフェイン平均摂取量と認知機能スコアの間に関連があるか？*
- *認知症を有する人々では，認知機能が正常な人々に比べて，カフェインの定期的摂取歴*

を有する人の割合が少ないか？

そして最終段階としては，介入の効果を確かめるために，以下のようなリサーチクエスチョンを立てて，**臨床試験** clinical trial（介入研究）が行われることもあります。

- *カフェインサプリ投与群にランダムに割り付けられた高齢者ボランティアにおける認知症の発生率は，プラセボ群に割り付けられた高齢者よりも低いか？*

介入研究は，実施が比較的難しい上に費用がかかり，研究参加者に害を及ぼす可能性があり，かつ観察研究のエビデンスが十分蓄積されたリサーチクエスチョンが対象となるため，比較的後の段階で実施されるのが普通です。

研究プロトコールの作成は，まず自分が研究しようと思う内容を，「研究デザイン名とリサーチクエスチョンを含む1文」に要約することから始まります。もし内容が2つの段階の研究を含んでいるときは，次の例のように，それぞれについて研究デザインを設定する必要があります。

- *この研究は，60〜74歳の成人を対象とした，カフェイン摂取と認知機能の関連を検討するための横断研究である。その後，カフェイン摂取者では非摂取者よりも認知症の発生率が低いという関連があるかどうかを検討するための前向きコホート研究を行う。*

研究デザインの中には，上記のどの研究デザインにも明確には該当せず，1文で表現することが難しいものもありますが，リサーチクエスチョンや研究デザインを正確かつ簡潔に表現することができれば，研究者自身の考えの整理に役立つばかりか，研究チーム全体にとっても，研究が理解しやすくなります。

研究参加者（サンプル）

研究参加者 participant（**サンプル** sample）を選ぶにあたっては，2つの決定が必要となります（第3章）。その第1は，**選択基準** selection criteria（**包含基準** inclusion criteria と**除外基準** exclusion criteria）の決定，つまり「研究の対象としたい集団」（**目的母集団** target population）を定義することで，第2は，その集団の中で実際にアクセスが可能でかつ目的母集団を偏りなく代表する集団，つまり，**研究対象母集団** accessible population（第3章）の決定で，研究参加者（サンプル）は，実際にはこの集団からサンプリングされます。たとえば，カフェイン摂取と認知症の関連に関する院内ケースコントロール研究の場合であれば，（倫理委員会の承認を得た後に）所属研究機関の電子健康記録（electronic health record：EHR）（監訳者注：医療保険の医療費請求・支払いのプロセスで作成され，米国の医療供給システムに属する病院，クリニック，薬局，検査施設などで共有される医療情報）に登録された患者が研究対象母集団で，そこから認知症と診断された患者（ケース）とコントロールとなり得る人々がサンプリングされます。

測定

測定対象とする**因子** factor と，その測定法を決めることも，研究における重要な決定事項の1つです（第4章）。たとえば，カフェイン摂取についての記述的研究であれば，カフェインを含む様々な飲料や様々な濃度のカフェインを含む“眠気覚まし”ピルの摂取について，その1

回の摂取量(数)，摂取頻度をどのように測定するかを決める必要があります(監訳者注：現実世界に存在する事象が“因子”，それを測定によって数値化したものが“**変数** variable”ですが，測定のあり方によっては，変数が必ずしも因子を完全に表現できるとは限らないことに注意してください。第4章，第10章)。

これに対し，分析的研究では，複数の因子間の**関連** association を分析し，アウトカムの予測や，因果関係の推論などを行います。因子Aと因子Bに関連があり，因子Aが因子Bよりも時間的に先行している場合，因子Aを**予測因子** predictor(例：年齢，性別，人種/民族，喫煙歴，カフェイン摂取)，因子Bを**アウトカム** outcome[1](例：認知機能，生活の質)と呼びます。

臨床試験では，**介入** intervention と呼ばれる，研究者が操作する**特殊なタイプの予測因子**(例：カフェインカプセルあるいはプラセボ)の効果が検討されます。

臨床試験では，**交絡因子** confounding factor の影響を除去する目的で，**ランダム化(ランダム割り付け)**randomization という手続きが行われることがあります。交絡因子とは，喫煙や教育レベルなど，カフェイン摂取に影響を与え，研究結果の解釈に歪みをもたらす恐れのある他の予測因子のことで，これについては，第10章で詳しく解説します。

統計学的事項

研究を始める前には，あらかじめ，サンプルサイズの推定，データ処理，データ分析に関する計画を立てる必要がありますが，その際には，一般に，**研究仮説** research hypothesis(第5章)も含まれます。研究仮説とは，以下のように，リサーチクエスチョンを**統計学的検定**になじむような形に表現し直したものです。

- *60～74歳の成人において，毎日少なくとも平均2杯のコーヒー(もしくはそれに相当するカフェイン量)を摂取する人々では，それよりも摂取量が少ない人々よりも，認知機能がよい。*

研究仮説を立てることによって，**サンプルサイズ** sample size の推定が可能となります。サンプルサイズとは，比較する研究群間に期待されるアウトカムあるいは予測因子の差を，適切なパワー(第5章)で統計学的に有意に検出するのに必要なサンプルの大きさのことを言います。純粋な記述的研究(例：認知機能が正常な人々のうち，どれだけの割合の人々がコーヒーを毎日摂取しているか？)では，統計学的検定は行われないため，仮説は必要ありませんが，その代わりに，平均値，割合などの記述統計量が適切な幅の信頼区間を持つようなサンプルサイズの推定が行われます。

---

[1] 予測因子のことを独立変数 independent variable，アウトカムのことを従属変数 dependent variable と呼ぶこともありますが，これらの用語は意味が曖昧なため，本書では用いません。予測因子は，曝露，リスクファクター，プロテクティブファクター(予防因子)，治療，介入，検査結果などを含む概念で，本書でも，適宜，互換的に用います。

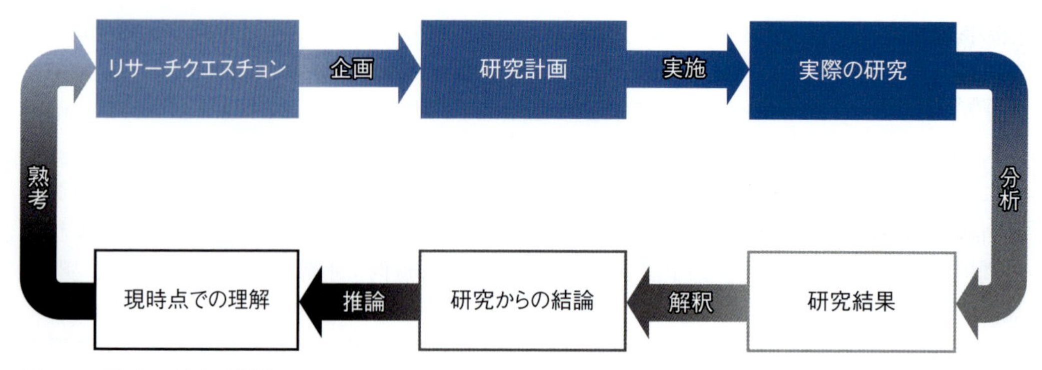

図 1.1　研究の基本的構造
各ステップにおける選択や誤差が，研究から導かれる推論に影響を与えます。

研究の生理学(機能)：研究のダイナミズム

研究のゴールは，研究結果から現実世界についてのよりよい理解を導くことにあります(図1.1 の下半分参照)。そのためには，第 1 に，研究結果や結論が，“研究の中における事実”をどれほど忠実に反映しているかが問題となり，これを**内的妥当性** internal validity と呼びます。そして第 2 に，研究結果から導いた結論が，どれほど適確に，“現実世界に適用できるか”が問題となり，これを，**外的妥当性** external validity(**一般化可能性** generalizability)と呼びます。

しかし，実際の研究は，図 1.1 の上半分の左から右へと，推論とは逆向きのプロセスをとります。そのゴールは，研究の最後に，**最大限に妥当性のある推論**を得ることにあります。研究を企画するにあたっては，研究の内的妥当性と外的妥当性が最大限高くなるように，研究デザインや研究参加者，そして測定法を丁寧に吟味しなければなりません。そこで以下のセクションでは，研究の企画や実施上の問題を，次いで，推論の妥当性を損なう原因となる**誤差** error の問題を論じることにします。

研究を企画する

カフェインと認知機能に関する，単純な記述的リサーチクエスチョンを考えてみましょう。

● *認知機能が正常な 70 歳以上の成人における 1 日の平均カフェイン摂取量はどの程度か？*

この問いに完璧に正確な答えを得ることは現実的には不可能です。なぜなら，**目的母集団** target population である，“認知機能が正常な 70 歳以上の成人全員”を研究対象とすることは不可能であり，また，カフェイン摂取量や認知機能の測定法も，完全なものではあり得ないからです。そこで私たちは，リサーチクエスチョンを，以下のように，もともとのクエスチョンを踏まえた現実的に実施可能なリサーチクエスチョンに転換することになります。

● *所属研究機関の電子カルテに認知症という記載のない 70 歳以上の患者への郵送調査によって得られる，“自己報告による 1 日平均カフェイン摂取量”はどの程度か？*

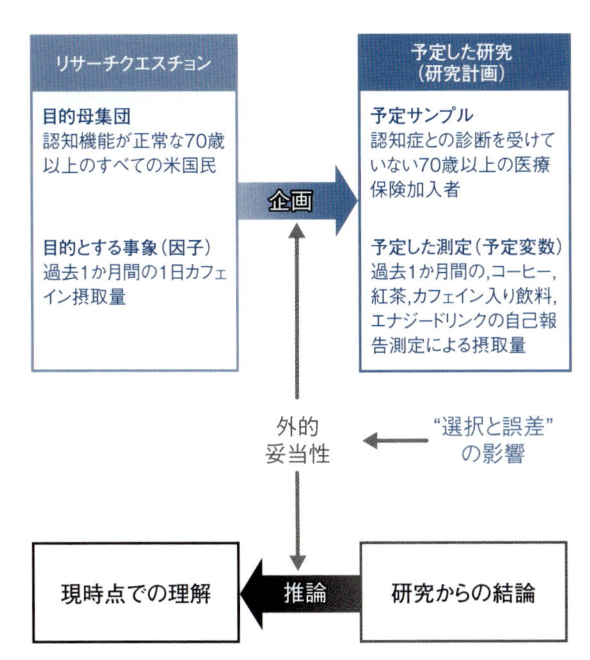

図 1.2　研究計画の作成に伴う選択や誤差の外的妥当性に及ぼす影響
予定したサンプルや測定（予定変数 intended variable）が，目的母集団や“目的とする事象（因子）”を適切に代表していない場合には，研究の外的妥当性は減じることになります。

図 1.2 はリサーチクエスチョンを**研究計画** study plan に転換していくプロセスを示したものです。ここでは，目的母集団の代表性のある研究参加者（**サンプル** sample）をいかに獲得するかがまず重要な問題となります。なぜなら，目的母集団全体を研究対象にすることは現実的には通常不可能であり，研究対象にできるのは，せいぜいその一部（サンプル）にすぎないからです。研究参加者を，自分の所属研究機関からサンプリングすれば，研究自体は容易ですが，その場合は，仮に研究参加者全員が質問票調査に応じてくれたとしても，そこから得られたカフェイン摂取データが，目的母集団のものとは異なる可能性があるという問題が生じることになります。さらに重要なことには，電子カルテに認知症という診断記録のないことが，その患者の認知機能が正常であることを必ずしも意味しないという問題もあります。

研究計画の作成にあたって，もう 1 つの重要な問題は，「**目的とする事象（因子）** phenomenon of interest」をできるだけ正確に反映できる測定法を選ぶことです。研究で測定できる内容は，その事象（因子）そのものではなく，それを近似するものであるのが普通です。たとえば，過去 1 か月のカフェイン摂取量の測定に，**自己報告式** self-reported の質問票を用いると決めたとしましょう。これは，手軽でかつ安価な方法ではありますが，完璧に正確な情報が得られる保証はありません。なぜなら，人々が，過去 1 か月間のカフェイン摂取を正確に想起できる可能性は小さく，またその 1 か月が，その人の通常のカフェイン摂取のパターンを反映しているとも限らないからです。

つまり，**図 1.2** におけるリサーチクエスチョンと研究計画（予定した研究）の間に見られる違いは，研究をより実施可能性の高い効率的なものにするための“**選択** choice”とそこから生じる“**誤差** error”（以下，“**選択と誤差**”）から生じたものであり，研究の現実性を高めるというメリットがある反面，その“選択と誤差”によって，その研究から得られる結論が，本来のリサーチクエスチョンからずれたものとなってしまうリスクを負うことになります。

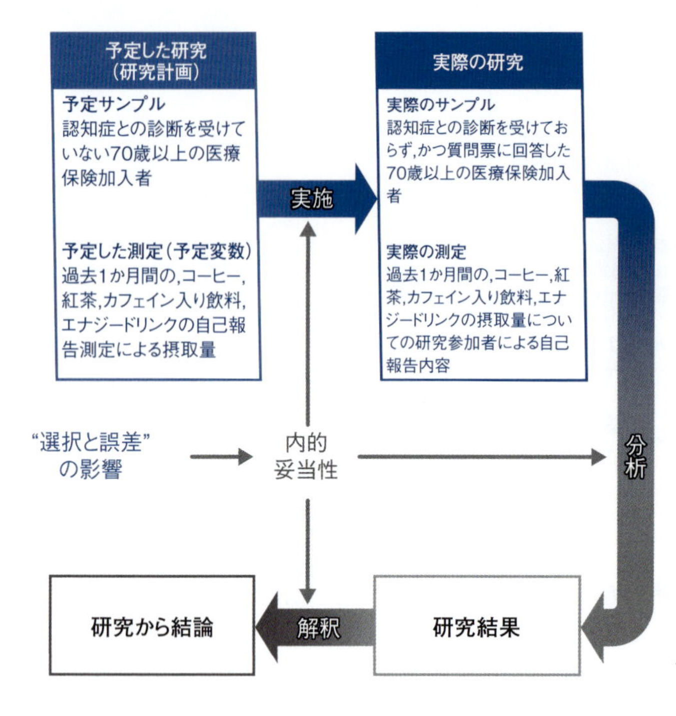

図 1.3　研究の実施に伴う"選択と誤差"の内的妥当性に及ぼす影響
実際のサンプルや実際の測定が予定したサンプルや測定を適切に代表していない場合には，研究の内的妥当性は減じることになります。

研究を実施する

研究を，いかに忠実に研究計画に沿って実施できるか，その程度によって，研究計画と"実際の研究"との間に乖離が生じることがあります。たとえば，サンプリングや測定が当初の計画と大きく異なる形で実施されてしまうと，リサーチクエスチョンに対する正しい答えを得ることはできなくなってしまいます(図 1.3)。

しかし，サンプリングが研究計画通りに実施できることは，実際にはほとんどありません。たとえば，認知症のない患者を選んで郵送調査への参加を依頼しようとしても，電子カルテにある診断の不完全性，郵送先の住所の誤り，参加拒否などの理由で，予定したサンプルが確保できない可能性があります。また，"質問票を郵送でき，かつ研究参加への同意が得られた"人々のカフェイン摂取パターンは，質問票を郵送できなかった人々や研究参加への同意が得られなかった人々のパターンとは異なる可能性があります。また，こうした問題に加えて，実際の測定が研究計画で予定した通りにはいかないこともあります。たとえば，質問票のフォーマットが分かりにくい場合には，回答者が，混乱して間違った選択肢を選んだり，またうっかり回答を飛ばしてしまう可能性があります。

因果推論

多くの場合，研究の目的は，**因果関係** cause-effect relationship，つまり，「予測因子がアウトカムの原因となる」という関係を確立することにあります。なぜなら，因果関係であることが分かれば，健康向上に必要な，臨床的あるいは公衆衛生的介入の内容が明らかになるからです。たとえば，もし，カフェイン摂取に，認知症発生の予防効果があることが明らかとなれば，カフェイン摂取を広く推奨することができます。**因果推論** causal inference を行う研究では，ある特別なタイプの妥当性が問題となります。たとえば，コホート研究で，カフェイン摂取と

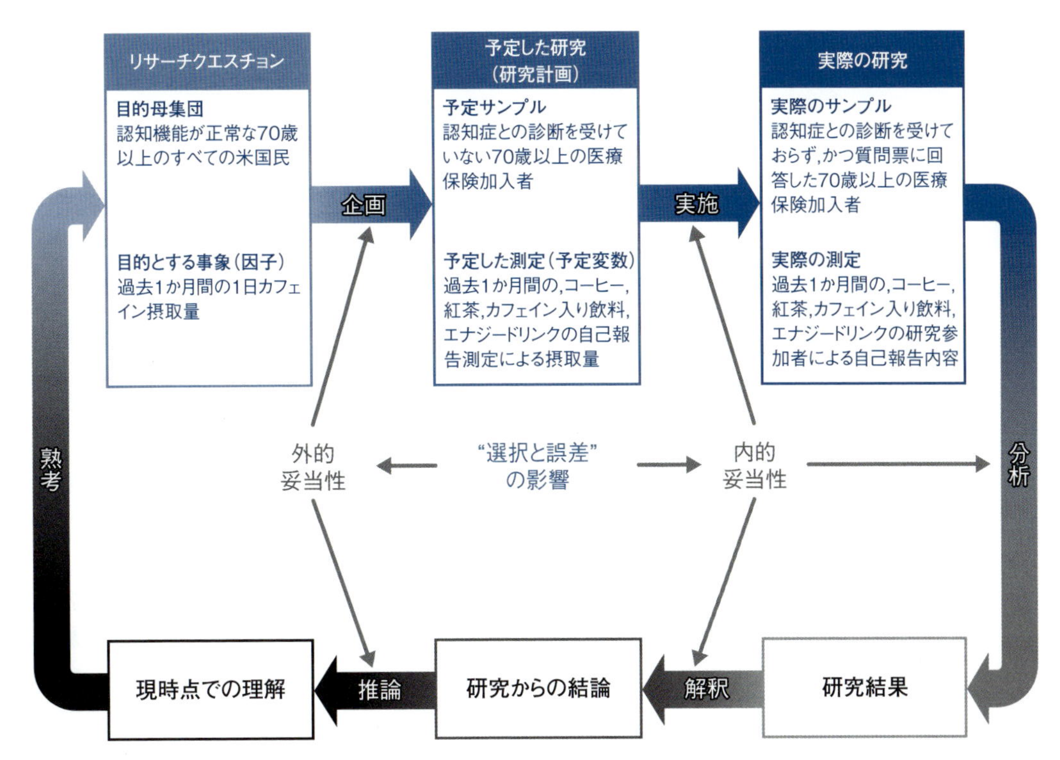

図 1.4　研究の生理学（機能）
研究の企画段階や実施段階における“選択と誤差”が，研究の内的妥当性や外的妥当性に影響を与えます。

認知症の間に「**関連** association」が見出された場合，それが本当に因果関係なのか，あるいは他の何らかの因子（例：新聞を毎日読む）の**交絡** confounding などによるものなのかを明らかにしなければならないということです。したがって，観察研究の企画においては，他の因子の交絡や他の説明の可能性をいかに少なくするかが重要な鍵となります（第 10 章）。

研究に伴う誤差

誤差 error の全くない研究というものはまずあり得ないため，研究で観察された事実から，いかに**妥当性** validity の高い推論を行うかが研究のゴールとなります。推論の妥当性を高める方策には，統計分析の段階でできることもありますが，企画段階や実施段階で対策を講じるのが理想的であり（図 1.4），誤差を減らすことに，最大限の努力を払わなければなりません。

推論の妨げとなる誤差は，偶然誤差と系統誤差に大別されます。これらの誤差は，それを減らすための対策がそれぞれ全く異なるため，両者を区別することが大切です。

偶然誤差 random error とは，文字通り全く偶然によって生じる（＝原因がなく予測も不可能な）誤差で，大小（あるいは高低）両方向に測定を歪めます。たとえば，今，数千人の 70 歳以上の医療保険加入者におけるカフェイン摂取者の真の存在率（有病率）prevalence が正確に 40％であるとき，そこからランダムにサンプリングした 100 人におけるカフェイン摂取者数は，40 人であることが“期待”されますが，実際には 40 前後，つまり 38，39，41，42 などと，少し前後にバラつくのが普通で，ときには 32 や 49 といったかけ離れた値になることさえあります。こうした偶然誤差を減らすためには様々な方法がありますが，最も簡単な方法はサンプルサイ

表 1.3　研究の企画・実施段階で生じる偶然誤差や系統誤差に対する対処法

誤差のタイプ	対処法
偶然誤差	・測定の定度(精度)precision を高める(第 4 章)。 ・サンプルサイズを大きくする(第 5 章，第 6 章)。
系統誤差	・測定の真度(正確性)accuracy を高める(第 4 章)。 ・よりよい研究デザインの選択(第 8 章～第 14 章)
偶然誤差および系統誤差	・質管理(第 18 章)の徹底

ズを大きくすることです。サンプルサイズを大きくすれば，推定の**定度**(**精度**)precision(第 4 章)が高まり，サンプリングのたびに 40％に近い値が得られる可能性が高くなります。ただし，サンプルサイズを大きくすれば，研究に要するコストも大きくなってしまいます。幸い，測定法の改善を含め，偶然誤差を減らす方法は他にもあり，それらについては第4章で解説します。

一方，**系統誤差** systematic error とは，何らかの**バイアス** bias(歪み，偏り)によって生じるもので，データが“特定の方向”に偏ってしまう誤差のことを言います。たとえば，認知症の診断は，そうした診断名の付けすぎを嫌がる医療保険側の姿勢に影響を受けている可能性があります。系統誤差はサンプルサイズとは無関係で，サンプルサイズをいくら大きくしても無意味であり，測定の**真度**(**正確性**)accuracy(測定値が真の値に近い程度)を高める最善の方法は，バイアスの大きさを最小限にとどめることで，これについては，本書でも多くの戦略を紹介していますが，それ以外にも，異なるデータ源(例：他の医療機関)から集めたサンプルと結果を相互に比較するなど，補足情報を集めて，結果に混入している恐れのあるバイアスがどれほど結論に影響しているかを推定するという方法もあります。

上述した例は，偶然誤差や系統誤差が，「研究参加者(サンプル)から目的母集団に対して行う推論」の妥当性を損なう**選択バイアス** selection bias の原因となる場合の例ですが，偶然誤差や系統誤差は，**測定誤差** measurement error の原因となることもあり，その場合は，「研究で用いた測定から“目的とする事象”に対して行う推論」の妥当性が損なわれることになります。測定に伴う偶然誤差の例としては，同じ質問票調査を同じ患者に繰り返した場合に見られる回答の変動があり，系統誤差の例としては，質問票の不備(例：エナジードリンクの選択肢への入れ忘れ)のために，カフェイン摂取が過小評価されてしまうことなどがあります。こうした誤差を減らすための対策については，第 3 章と第 4 章で解説します。

以上をまとめたのが**表 1.3** です。要するに，リサーチクエスチョンに対する正しい答えが得られるかどうかは，研究の企画，実施，分析，推論の段階で，誤差の混入をどれほど減少させられるかにかかっているということです。

トランスレーショナルリサーチ

トランスレーショナルリサーチ(**橋渡し研究**)translational research とは，基礎研究で得られた知見の臨床研究への応用，あるいは，臨床研究で得られた知見の公衆衛生対策への応用を試みる研究のことを言います。これらの研究は，他の研究と同じ研究デザインを用いて行われますが，関わる研究者数はより大きく，研究のプロセスも複雑で，双方向的となることが少なくありません。トランスレーショナルリサーチでは，研究のあらゆるプロセスで，研究者間の共同が不可欠であり，また，研究者は，研究計画の変更に柔軟に対応しなければなりません。なぜなら，動物実験で有望に見えた治療法が，人を対象とした試験では，副作用を引き起こすことや，大学病院での研究では有望に見えたスクリーニング検査が，コミュニティレベルの医療環境では，適用が難しかったり，真度(正確性)が劣ってしまうことは，珍しいことではないからです。共同研究の開始が早ければ早いほど，重要なリサーチクエスチョンや優れた研究計画を開発することができ，また，起こり得る問題を予想して，それに対処することができます。

基礎研究から臨床研究へのトランスレーショナルリサーチ

DNA シークエンシング，遺伝子発現解析，分子イメージング，プロテオミクス，メタボロミクスなど，基礎研究で開発された多くの新しい検査技術が，臨床研究で利用できるようになってきました。しかし，基礎研究における発見を検査や治療に“トランスレーション(橋渡し)”するためには，研究者自身の基礎研究の経験，あるいは，基礎研究に造詣の深い共同研究者が必要となります。つまり，「**基礎から臨床へ**(bench-to-bedside)」型の研究には，基礎研究についての深い理解が必要だということです。こう言えば，臨床研究など誰にでもできると考えている基礎研究者が少なくないように，先端知識の習得など大したことではないと考える臨床研究者も少なくないと思われますが，現実にはそうではなく，基礎研究と臨床研究の間には，重なる部分は非常に少なく，トランスレーショナルリサーチのための優れたリサーチクエスチョンを考案するためには，自分の専門分野以外の知識やそうした知識を持つ専門家との共同が不可欠となります。

たとえば，基礎研究によって，概日リズムに影響を与えるマウスの遺伝子が明らかとなり，睡眠障害を専門とするある臨床研究者が，そのマウスの遺伝子と相同関係にある人間の遺伝子(ホモローグ)の多型と睡眠の間に関連があるかどうかを研究したいと考えているとしましょう。その場合には，その遺伝子の効果についての意味のあるリサーチクエスチョンを開発するためには，その遺伝子やそのタンパク質産物の生物学的特性，様々な遺伝子のタイピング法の利点や欠点に精通した共同研究者が必要となります。

逆に，基礎研究者が，乳がん患者のリンパ節の生検材料からある特有の遺伝子発現のパターンを発見し，その検査が患者の予後予測に有用かどうかを知りたいと考えたとします。この場合，その研究者は，検査結果の再現性の検討，サンプリング法と盲検法，その検査結果の臨床的有用性に与える**事前確率** prior probability の影響などに詳しい研究者との共同研究が必要となります。また，新しい薬物の効果についての臨床試験を行う場合には，分子生物学，薬物動態学，第Ⅰ相，第Ⅱ相の臨床試験，関連する分野の臨床医学など，様々な領域についての専門家を含む研究チームを組織する必要があります。

臨床研究から公衆衛生対策へのトランスレーショナルリサーチ

臨床研究で得られた知見に基づいて公衆衛生学的研究を実施するには，多くの場合，リスクの高い層や疎外された層へのアクセス，スクリーニングと医学的診断の違い，医療供給システムを変革するための方策などについての深い知識が必要となります。また，この種の研究では，医療保険システムの加入者や管理者，あるいは地域やコミュニティの様々なステークホルダーなどへのアクセスが必要となるため，その企画にあたっては，自分の属する医療機関の責任者，医療保険組織の責任者，地域の保健局の代表者，コミュニティのステークホルダーからの支援やアドバイスが不可欠となります。

こうした面倒なプロセスを嫌って，地域(コミュニティ)の医師たちとの共同をあえて避け，**大学病院の患者の範囲で研究を済まそう**とする研究者もいますが，これは，たとえて言えば，古代ギリシャ語で書かれたアリストファネスの喜劇の翻訳(トランスレーション)を現代ギリシャ語の翻訳までの段階で止めてしまうようなもので，それでは，英語社会に住む人々にとって役立つものとはなりません。研究結果をより大きく多様性のある集団で検討するためには，第15章で論じるように，コミュニティとのパートナーシップの構築が不可欠であり，また，研究方法を非学術的環境に適合するように調整する必要があります。

研究計画を作成する

研究計画作成のステップ

前述したように，研究計画 study plan 作成の最初のステップは，予測因子，アウトカム，目的母集団 target population を含むリサーチクエスチョンを1文で表現してみることです。その後，以下の3種類の文書を順次作成していきますが，後のものになるほど，長くかつ詳しくなって行きます。

- **アウトライン**(**表 1.1，付録**)：アウトライン outline とは，研究計画の要点を1ページ程度にまとめたもので，必要な事項がプロトコールに漏れなく記載されているかどうかを確認するチェックリストとして役に立ちます。**表 1.1** に示した項目の流れは，そのまま研究の論理構成を反映するものであるため，研究についての考えを整理するのにも役立ちます。
- **研究プロトコール**：次に，研究プロトコール research protocol を作成します。これは，アウトラインをさらに肉付けしたもので，通常は5〜15ページほどの文書となります。研究プロトコールは，倫理審査や助成金の申請書としても用いられます。本書の構成は，この研究プロトコールの構成に従っており，まず各パーツを章立てにして解説した後，第20章で全体をまとめるという形に組み立てられています。
- **実施マニュアル**：最後に，実施マニュアル operations manual を作成します。これは，研究手順の具体的説明，データ収集フォーム data collection form(質問票，データ記録書式)などを含みますが，電子健康記録(electronic health record：EHR)などの既存データを用いる研究であっても，データをどう用いるかについての実施マニュアルの作成が必要です。実施マニュアルの作成には，研究方法を標準化し，質管理に明確な指針を与えるという，研究にとって非常に重要な役割があります(第18章)。

リサーチクエスチョンとアウトラインは早い段階に書き上げなければなりません。考えを文章化することによって，漠然とした考えが明確な形をとるようになり，また文書になったものがあれば，共同研究者やコンサルタントなどから助言を得ることもできるからです。文章化は，「言うは易く行うは難し」の作業ですが，それによって研究のスタートが早くなり，プロジェクトの質を高める効果も期待することができます。若手研究者の中には，こうした時間のかかるプロセスを省いて，詳細な研究計画を立てることなく，いきなり研究を実施してしまう人もいますが，そういう場合には，プロジェクトの練り上げが不十分なために，研究に支障が生じ，結局余計に時間がかかってしまうことが少なくありません。

章末の**付録**はアウトラインの例を示したものです。この例もそうですが，一般にアウトラインは，研究の解剖学（構造）（**表 1.1**）をその主な内容とし，研究の生理学（機能）的側面（**図 1.4**）はあまり含まれません。

アウトラインが確定したら，いよいよ研究プロトコールの作成にとりかかります。ここには，①メンターや専門家からアドバイスを得る，②サンプリング法や測定法の具体案を作成する，③科学的・倫理的適切性を検討する，④リサーチクエスチョンやアウトラインを修正する，⑤研究参加者のリクルート法や測定法のプレテスト pretest を行う，⑥さらに修正する，⑦さらにアドバイスを仰ぐ，といった様々な双方向的なプロセスが含まれます。

現実性とのバランス

研究において誤差は避け難いものですが，問題はそれが結論に重要な影響を与えるほど大きなものかどうかということです。研究計画の作成に取り組む研究者は，労使交渉で妥結点を探る労組幹部に似たところがあります。労使交渉では，労組幹部はまず，労働時間の短縮，賃金アップ，医療保障の拡充といった，希望する条件のリストを提示しますが，交渉の過程では，その中で最も重要なものは死守し，それほどではないものは諦めるという妥協を迫られます。そして最後には，妥協できるぎりぎりのところを念頭において，妥結するか決裂するかを最終的に決断します。

研究者も同じで，リサーチクエスチョンを研究計画に変換するプロセスや，実施面での問題点を検討する場合には，ある程度の妥協が必要となります。つまり，一方で，研究の内的妥当性や外的妥当性を考慮しつつ，その一方で**実施可能性** feasibility に配慮しなければならないということです。しかし，いったん研究計画を書き上げたら，その計画がリサーチクエスチョンとって適切なものかどうか，誤差が許容範囲に収まるものかどうかを判断しなければなりません。研究計画が実施するに足るものかどうかというこの判断は，労使交渉において，労組幹部が，相手の提案を受け入れるかどうかを決める判断と似ています。しかし，その答えは「ノー」であることが多く，一から出直しということも少なくありません。しかし，そこでくじけないことです。なぜなら科学者には，優れた着想力だけではなく，つまづいても立ち直る忍耐強さも必要だからです。

まとめ

1. 研究の解剖学（構造）とは，**研究計画** study plan の構成要素を意味し，**リサーチクエスチョン** research question，研究の背景と意義，研究デザイン，研究参加者（サンプル），測定法が含まれます。これらの要素をうまく組み上げて，いかに実施可能で妥当性の高い結論を生み出せる研究計画を作成するかが研究者の課題となります。
2. 研究の生理学（機能）とは，研究のダイナミズム，つまり，得られた研究結果から導く結論の妥当性(**内的妥当性** internal validity)，研究外の状況(現実世界)に対する推論の妥当性(**外的妥当性** external validity)を検討することを意味します。研究者は，これらの推論を妨げる2つの誤差，すなわち**偶然誤差** random error と**系統誤差**(**バイアス**)systematic error を適切に制御でき，かつ，リサーチクエスチョンに対して，確かな答えを与えられるように研究を企画・実施しなければなりません。

3．研究を企画する際には，**図 1.4** に示した，リサーチクエスチョン(研究を通して知りたいこと)，予定した研究(研究計画＝リサーチクエスチョンに答えを得るための研究の組み立て)，実際の研究(選択や誤差を含む実際の研究とその結果)の間の関係を考える必要があります。

4．研究計画の作成は，以下の順序にしたがって行うことが勧められます：①主たる因子や目的母集団を明確にしたリサーチクエスチョンを簡潔な1文で表現する，②それを標準的な研究計画の項目に沿って1ページの**アウトライン** outline にまとめる，③アウトラインを肉付けして，**研究プロトコール** research protocol や**実施マニュアル** operations manual を作成する。

5．研究を企画する際には，**実施可能性** feasibility の面から必要となる多くの妥協点や研究の妥当性について，研究者自身の適切な判断やメンターや専門家からのアドバイスが必要となります。

付録1A　研究のアウトライン

これは，Michael Jung, MD, MBAが，Jina Sinskey, MDの指導の下，カリフォルニア大学サンフランシスコ校(UCSF)の麻酔科のレジデントのときに行ったプロジェクトのために作成した研究計画のアウトラインです。若手研究者は，観察研究から始めるのが普通ですが，彼女の場合は，適度な規模のランダム化比較試験(RCT)が可能でした。この研究の結果は，インパクトの高い学術誌に発表されています[1]。

研究のタイトル

小児麻酔のための周術期バーチャルリアリティ

研究の背景と意義

周術期に小児が抱える不安は，麻酔や手術が児に与える心理的影響の中で，最も多くかつ重要なものである。先行研究では，手術と全身麻酔のために来院する小児において，麻酔導入時に高度の不安に陥る児の割合は50%にも達することが示されている[2]。バーチャルリアリティ(VR)を含む視聴覚的ディストラクションは，不安を軽減する上で，安全かつ非侵襲的な非薬物的手段となりうる可能性がある。

研究目的

待機的手術と全身麻酔を受ける小児患者を対象に，VRヘッドセットを装着する没入型視聴覚ディストラクションが周術期の児の不安に及ぼす影響を検討するためのランダム化比較試験を実施する。

研究方法

研究デザイン

この研究は，前向きのランダム化比較試験であり，待機的手術と全身麻酔が予定されている小児を，VR群とコントロール群にランダムに割り付ける。VR群の児には手術室における麻酔導入時に，VRによるディストラクションを提供する。不安の評価には，Modified Yale Preoperative Anxiety Scale(mYPAS)を用いる。

研究参加者

この研究の目的母集団target populationは，待機的手術と全身麻酔を予定されている5〜12歳の小児患者で，研究対象母集団accessible populationは，UCSF Benioff Children's Hospitalを受診する同じ条件の小児患者である。

測　定

予測因子 predictor は，介入(VR ヘッドセットの有無)，主たるアウトカムは，小児患者が抱く周術期の不安(mYPAS で測定)で，その測定は，術前の待機時，手術室入室時，全身麻酔導入開始後の 3 回実施する。

ランダム化と盲検化

ランダム化は，Redcap(データ管理ソフト)に組み込まれた乱数発生機能を用いて行い，割り付けは，研究参加者をリクルートするスタッフには盲検化する。ランダム化は，カルテ番号と同意の完了を含むタイムスタンプを入力した後に実施する。VR ヘッドセット装着の有無は見た目で明らかなため，VR についての盲検化は行わない。

データ分析

予測因子は，VR ヘッドセットの有無を表す 2 区分変数(2 値変数)とする。アウトカム(麻酔導入時の mYPAS スコア)は，0〜100 の範囲の連続変数で，それを t 検定を用いて，2 群間で比較する。カテゴリー化したアウトカムは，カイ 2 乗検定で分析する。有意水準は 0.05 とする。

サンプルサイズの推定

5〜12 歳の術前の小児における先行研究では，コントロール群の mYPAS スコアの平均値±標準偏差は，30.1±8.4[3]であったため，2 群間で 20%の違いを 80%のパワーで検出するためには，1 群に 31 人の研究参加者が必要であると推定された。

文　献

1. Jung MJ, Libaw JS, Ma K, Whitlock EL, Feiner JR, Sinskey JL. Pediatric distraction on induction of anesthesia with virtual reality and perioperative anxiolysis: a randomized controlled trial. *Anesth Analg*. 2021;132(3):798-806.
2. Kain ZN, Mayes LC, Caldwell-Andrews AA, Karas DE, Mcclain BC. Preoperative anxiety, postoperative pain, and behavioral recovery in young children undergoing surgery. *Pediatrics*. 2006;118(2):651-658.
3. Moura LA, Dias IM, Pereira LV. Prevalence and factors associated with preoperative anxiety in children aged 5-12 years. *Rev Lat Am Enfermagem*. 2016;24:e2708.

第1章　演習問題

【問1】Early Limited Formula(早期補完的母乳哺育：ELF)研究は，カリフォルニア州の2つの大学病院において，生後36時間の間に5%以上の体重減少を示した新生児に対する母乳哺育促進を目的として実施された研究です。このランダム化比較試験では，介入は，「成熟した乳汁分泌が始まるまで，授乳のたびに10 mLの粉ミルクをシリンジで与えること(＝ELF)についての親への指導」とし，コントロール群の親には乳児をあやすテクニックの指導が行われました。出産後3か月時点で，盲検化された面接者に，「完全母乳哺育を実施していた」と回答した母親の割合は，ELF群で79%，コントロール群で42%でした($P=0.02$)[1]。以下に示す推論について，①内的妥当性と外的妥当性のどちらに関係するか，②妥当な推論と考えられるか，③妥当でないとすればそれはなぜか，を答えてください。

a．この研究の対象となった女性においては，早期補完的母乳哺育(ELF)は，3か月時点の母乳哺育率を増加させた。

b．ボストンの市中病院で生まれ，生後36時間の間に体重が5%以上体重減少した新生児に対するELFは，出産後6か月時点での母乳哺育率を増加させる可能性がある。

c．この研究結果に基づけば，国際的に新生児に対する人工乳哺育を促進することによって，母乳哺育率を高めることができ，それにより新生児やその母親の健康を改善することができる。

【問2】以下に示す研究内容の例を，研究デザインとリサーチクエスチョンを含む1文にまとめてください。リサーチクエスチョンには，主たる予測因子とアウトカム，そして予定サンプルが必ず含まれるようにしてください。

a．ノースカロライナ州のWinston-Salemにおいて，ランダムに選ばれた2228人の高校生に対して，まずベースライン時点で過去2週間にテレビでレスリングを見た頻度と学校やデート中にけんかをした頻度を調査し，また，その6か月後に，再び同じ生徒たちに対して，同じ調査を実施した。その結果，ベースライン時点におけるレスリング視聴頻度が1回増えるごとに，6か月間のデート時のけんかの調整オッズ比が14%増えることが示された[2]

b．母乳哺育の実施に，卵巣がん予防効果があるかどうかを検討するために，少なくとも1人の子どもの母乳哺育経験がある493人の中国人の卵巣がんの新規患者と，他の原因で入院した472人の患者を比較した。その結果，母乳哺育を実施した期間(月数)と卵巣がんの間に量-反応関係があることが明らかとなった。たとえば，少なくとも31か月間母乳哺育を行った女性の卵巣がんのオッズ比は，母乳哺育期間が10か月未満の女性を対照とした場合，0.09(95%信頼区間：0.04〜0.19)であった[3]。

c．オランダにおいて，飽和脂肪摂取と不妊症男性における低精子数との関連に一般化可能性があるかどうかを検討するために，軍入隊時の身体検査において，同意が得られた入隊者から精子検体の採取と食物摂取頻度に関する質問票調査が行われた。その結果，質問票の回答から算定された飽和脂肪摂取量と精子濃度の間に，有意の負の量-反応関係があることが示された(例：飽和脂肪摂取の4分位値の最高区分に属する人々の精子濃度は，最低区分に属する人々より41%[95%信頼区間：4%〜64%]低かった)[4]。

d．心房細動に伴う塞栓性脳卒中は，左心耳の閉塞によって予防できる可能性がある。別の適応で心臓手術を受けた心房細動の患者を対象に研究を実施した[5]。ランダムに選んだ半数の患者に対しては，手術中に左心耳を閉塞し，残りの半数では閉塞しなかった。脳卒中または全身性塞栓症の発生率は，左心耳閉塞群では4.8%（2379例中114例）であったが，閉塞しなかった群では7.0%（2391例中168例）であった（$P<0.001$）。

文　献

1. Flaherman VJ, Aby J, Burgos AE, Lee KA, Cabana MD, Newman TB. Effect of early limited formula on duration and exclusivity of breastfeeding in at-risk infants: an RCT. *Pediatrics.* 2013;131(6):1059-1065.
2. DuRant RH, Champion H, Wolfson M. The relationship between watching professional wrestling on television and engaging in date fighting among high school students. *Pediatrics.* 2006;118:e265-e272.
3. Su D, Pasalich M, Lee AH, Binns CW. Ovarian cancer risk is reduced by prolonged lactation: a case-control study in southern China. *Am J Clin Nutr.* 2013;97:354-359.
4. Jensen TK, Heitmann BL, Jensen MB, et al. High dietary intake of saturated fat is associated with reduced semen quality among 701 young Danish men from the general population. *Am J Clin Nutr.* 2013;97:411-418.
5. Whitlock RP, Belley-Cote EP, Paparella D, et al. Left atrial appendage occlusion during cardiac surgery to prevent stroke. *New Engl J Med.* 2021;384:2081-2091.

第2章 リサーチクエスチョンを考え，研究計画を作る

Steven R. Cummings
Alka M. Kanaya

リサーチクエスチョン research question とは，研究者が，研究によって答えを得たいと考えている問題のことを言います。リサーチクエスチョンは尽きることがなく，たとえ1つのリサーチクエスチョンが解決しても，問題はまだいくつも残されています。たとえば，高齢者では，孤独が身体機能低下や死亡率の上昇と強く関連することが知られていますが[1]，この研究結果から，①高齢者への在宅福祉プログラムによって孤独感を減少させることができるか？，②こうしたタイプのプログラムに身体機能低下の予防効果があるか？，③ピアサポート，家族によるサポート，グループによるサポートのうち，どの介入が最も有効か？，④こうしたプログラムを電話やビデオを通して遠隔的に実施することができるか？，⑤孤独は，認知機能の低下とも関連があるか？，といった新しいリサーチクエスチョンが次々と生れてきます。難しいのは，重要であるにもかかわらず，まだ未解決で，しかも実施可能で，倫理的で，かつ妥当な研究計画に転換できるリサーチクエスチョンを見出すことで，本章では，そのための戦略について解説します。

リサーチクエスチョンの源泉

経験豊かな研究者であれば，リサーチクエスチョンは，それまでの自分の研究や，同じ分野の他の研究の知見や問題点の中から自然と浮かび上がって来るものですが，若手研究者には，残念ながら，まだそのような経験の蓄積はありません。もちろん，若手研究者の新鮮な発想が，長く未解明であった問題に新しい進展をもたらすこともありますが，一般には経験不足は研究者にとっては足かせとなります。

その場合，まず行うべきことは，たとえば，次のように，興味のある問題を思い浮かべてみることです。

- *ベーシックインカムの提供によって，高齢者のうつを減少させることができるか？*

これは，健康の社会的決定要因や，うつ病の予防に関心のある研究者が興味を持ちそうな問題です。しかし，興味のある問題が，そのままリサーチクエスチョンになるわけではありませ

ん。なぜなら，同じ問題に対して，様々なリサーチクエスチョンが可能であり，その中には，研究として成り立つものもあれば，そうでないものもあるからです。

もちろん，問題自体が曖昧では，リサーチクエスチョンに仕立てようもありませんが，仮に今あなたが，まだそういう段階にあるとしても，心配は無用です。研究を始めたばかりのころは，誰でも同じだからです。そういう場合には，これまで読んだ論文で興味深かった研究のことを考えてみたり，治療が有効でなかった患者について，どうすれば治療効果を高められるかを考えてみたり，あるいは，なぜ最近若い人々の間でがんが増えているのか，その理由を思いめぐらせてみることです。その中から，優れたリサーチクエスチョンが生まれてくることがあります。

アイデアが溢れて，いくつかの興味深いリサーチクエスチョンを思いつき，それらを同時に研究したいという欲張った気持ちにかられることもあります。もちろん，それらを並行して実施できれば，効率的であることは間違いありませんが，あまりに欲張ると，1つの研究に投入できる時間や労力が限られ，研究の質が低下する恐れがあるため，重要な少数の研究に集中するのが賢明です。リサーチクエスチョンのリストを作っておき，時間やリソースの余裕ができた段階で，新たな研究を企画するとよいでしょう。

学識を養うこと

学識 scholarship は研究者にとって不可欠の要件です。そのためには，リサーチクエスチョンに関係した論文を十分に検索し，その中の重要な論文を批判的に読み込み，それが済んだら，**系統的レビュー** systematic review を行うようにします。これは，その研究分野における専門性を確立する上で不可欠の一歩であり，また，助成金の申請や論文を作成する上での基礎を築く上でも非常に重要です。

最新の情報は，学会で発表されたり，また出版される前に第一線の研究者の間で情報が広まることがあります。したがって，十分学識を積んでおけば，PubMed や学術誌から関連文献のアラートを受け取る，学術会議に参加する，その分野の専門家と関係を築く，さらにはソーシャルメディアでソートリーダー thought leader をフォローするなど，多様な情報源から情報を吸収できるようになります。ClinicalTrials.gov というサイトにアクセスすれば，自分が考えているような研究プロトコールがすでに登録されているかどうかを確認することもできます。このサイトは主に臨床試験に関するものですが，観察研究も含まれることがあります。同様に，系統的レビューを計画している場合，その多くは Prospero というサイト（https://www.crd.york.ac.uk/prospero/#aboutpage）に登録されているので，それをまず参照するようにしてください。

医学的あるいは公衆衛生的ニーズに対応すること

研究は，それがよりよい医療（治療，検査）あるいは人々の健康に対する切実なニーズから発想され，かつ，その問題解決を目指すものであるとき，研究結果はインパクトのあるものとなります。そうした研究が実施可能かどうかの判断は，研究環境や対象集団へのアクセス可能性以外に，治療・予防プログラムについての個人的“**現場経験（フィールド経験）**”から生まれることが多く（監訳者注：“デスクワーク”からではないということ），その場合は，新しくインパクトの高い研究となることが少なくありません。

新しい情報に常に敏感であること

文献検索だけではなく，学会で最新の研究成果に触れることも，新しいリサーチクエスチョンについてのヒントを得る上で非常に役に立ちます。ポスターセッションや休息時間で交わされる会話や議論は，口演発表に劣らず重要で，臆することなく，発表者をコーヒーブレークに誘うようにすれば，そこから非常に貴重な情報が得られるだけではなく，他のシニアの研究者を紹介してもらえることもあります。自分の研究分野と特に関連の深い発表がある場合には，事前にその演者の最近の論文を調べておくとともに，その演者に連絡を取って，学会中に面会するようにすれば，非常に有意義な機会となります。

新しいリサーチクエスチョンは，**通説を鵜呑みにしない姿勢**から生まれることもあります。たとえば，深い切り傷を，早くかつきれいに治すためには，縫合が不可欠かつ最善の治療であると長く信じられてきました。しかし，Quinn らは，縫合をしなくても切り傷が自然に治癒した自らの経験や症例報告から，その通説に疑問を抱き，その検証のために，盲検的ランダム化比較試験を実施することにしました[2]。彼らは，手に長さ 2 cm 以下の単純な切り傷を負い，傷口の洗浄と抗菌薬を含むガーゼの48時間貼付という処置を受けた患者を，傷口の縫合を行う群と行わない群にランダムに割り付け，傷口の治癒を観察しました。その結果は驚くべきもので，縫合群では非縫合群より，痛みが強くかつ縫合にも時間がかかるという負担があったにもかかわらず，傷が治るまでの時間や傷痕には，非縫合群と違いがないことが明らかとなったのです[2]。

新しい技術の導入によって，すでによく知られた医学的問題に対して，新しい研究領域が拓けることもあります[3]。たとえば，遺伝学，分子生物学，デジタルヘルス(監訳者注：病気の予防，治療，回復を含め，健康のあらゆる問題にデジタル技術を活用すること)における新たな技術的進歩が，トランスレーショナルリサーチ(橋渡し研究)translational research を経て，臨床医学の変革をもたらすような，多くの重要な治療法や診断法をもたらしてきました。たとえば，クレアチン-D3(D3Cr：重水素化クレアチニン)は，2重エネルギー X 線吸収測定スキャンよりも正確で安価な筋肉量のバイオマーカーであることが明らかとなり[4]，筋肉量によって待機的手術(監訳者注：緊急手術ではなく，事前に予定されている手術)後のアウトカムを予測できるかどうかの研究や，運動が骨格筋量の増加につながるかどうかの研究などに用いられています。また，他の分野で用いられている概念(考え)，技術，知見を取り入れることによって，新たな優れたリサーチクエスチョンが生まれてくることもあります。

病気の原因や治療法についてのリサーチクエスチョンは，臨床経験からも生まれてきます。患者の注意深い観察から，新たな予測因子 predictor や稀な遺伝疾患，治療の合併症についての新たなアイデアが生まれてくることがあります。たとえば，ある臨床医のグループが発表した，骨粗しょう症治療薬アレンドロネートを長期投与されていた9人の患者に生じた，非定型的大腿骨骨折についてのケーススタディ[5]は，その後の大規模な疫学調査のきっかけとなり，それによって，アレンドロネートの長期投与が非定型的骨折のリスクを高めることが確認されました[6]。

他の研究者との共同研究からも，新しいアイデアやリサーチクエスチョンが生まれることがあります。共同研究者の専門領域や方法が異なる場合には特にそうで，そうした研究者をメンバーに含む研究チームでは，イノベーションやアイデアが生まれやすくなります。

教えることからも，新しいアイデアが生まれることがあります。講義の準備や熱心な学生との議論の中で，突然アイデアがひらめくことはよくあることです。学生から，“標準的”な治療法や考え方に対する素朴な質問を受け，そこから，エビデンスの欠如が明らかとなって，研究の必要性が認識されることも少なくありません。

新しいリサーチクエスチョンを考える，古くからあるクエスチョンに新しい研究方法の応用を考えてみる，既存知識に捉われずいろいろなアイデアを楽しんでみる，といった思考プロセスにはその人の創造力 creativity が大きくものを言います。独創的なアイデアは，同僚との昼食中の何気ない会話や，小グループで，最近の研究や研究のアイデアについての議論をしているとき，講義の準備の最中，入浴中，ソーシャルメディアを読み込んでいるとき，あるいは，座って考えごとをしているときなどに浮かんで来ることもあります。そういう場合には，何事にも捉われず，そのアイデアを洗練することに集中するようにしましょう。学術論文や学会発表なども，自分の専門外の多様な科学分野のものにあえて触れるようにすれば，新しいアイデアが生まれ，自分の研究分野に新しい測定法や概念を持ち込むことができる場合があります。

新しいアイデアを考える際に，他からの批判や通説との食い違いなどを気にしていては，新たなパラダイムを拓くようなアイデアは生まれてきません。周りに新しいアイデアを思いつくのが得意な同僚がいれば，支援を求めるのもよいでしょう。また，難しさにめげず，解決に至るまで粘り強く考え続ける忍耐力も必要です。

優れたリサーチクエスチョンの条件

優れたリサーチクエスチョンには4つの備えるべき条件があります。それは，実施可能性(Feasible)，重要性(Importance)，新規性(Novel)，倫理性(Ethical)で，以下その頭文字を取って，以下，**FINEの基準**と呼ぶことにします(表 2.1)。

表 2.1　優れたリサーチクエスチョンと研究計画の条件：FINE の基準

実施可能性(F：feasible)
研究参加者の数に現実性があること
適切な専門性の裏打ちがあること
かかる時間や費用が適切であること
研究費を獲得できるものであること
重要性(I：important)
公衆衛生や臨床医学の向上につながるものであること
厳密で価値ある研究をする研究者であるという評価につながるものであること
新規性(N：novel)
新たな知見の獲得につながるものであること
既存の知見を，確認，否定，もしくは拡張するものであること
健康や疾患に関する概念，臨床医学，研究の方法論にイノベーションをもたらすものであること
倫理性(E：ethical)
倫理委員会の基準を満たすものであること
健康の公正に寄与するものであること

実施可能性（F：feasible）

実施もできないような研究計画に無駄な時間と労力を費やす前に，早い段階で，研究の現実的限界と問題点を把握しておくことが大切です。

- **研究参加者の人数**：必要な研究参加者数が確保できなかったために，研究が失敗に終わる例は少なくありません。そうならないためには，サンプルサイズの推定（第5章，第6章）を早めに実施し，同時に，実際に研究に確保できそうな研究参加者の数と，その中で，適格基準を満たさない人，参加を拒否する人，フォローアップの途中で脱落しそうな人の数を見積もってみることです。いくら注意深く計算しても，見積もりは甘くなりがちなため，詳しい研究計画 study plan の作成に踏み込む前に，必要な研究参加者数が本当に確保できるかどうかをよく確認しなければなりません。そのためには，**パイロット研究** pilot study の実施が必要となることもあります。必要な研究参加者数を確保できそうにないときは，何らかの対策が必要となりますが，それには，①包含基準 inclusion criteria を広げる，②不要な除外基準 exclusion criteria を除く，③リクルート期間を延長する，④他のリクルート先を考慮する，⑤より定度（精度）precision の高い測定法を開発する，⑥多機関共同研究として共同研究者を募る，⑦研究デザインを変更する，などの対策が考えられます。
- **必要な専門性**：研究者は，研究デザイン，研究参加者のリクルート法，予測因子やアウトカムの測定法，得られたデータの管理や分析法などについて，必要な専門性（技術，必要設備，経験など）を備えていなければなりません。もちろん，専門家と共同研究をしたり，自分の専門外のスキルや経験を備えた研究者を含めた研究チームを組織するというアプローチもあります。たとえば，医学統計家にチームメンバーとして加わってもらえば，サンプルサイズの推定や分析法について，研究の立案段階から相談することができます。新しいバイオマーカーの測定など，新しい測定法を導入する必要がある場合には，それに詳しい専門家との共同が必要となります。
- **適切なデータの利用可能性**：対象とするリサーチクエスチョンの研究に，2次データ（第16章）が必要な場合には，関連すると思われるデータについて，その利用可能性や含まれる情報の限界をよく調べる必要があります。
- **コスト**（時間と経費）：プロジェクトに要するコストを見積もる際には，実際の研究にかかるコストは，最初の見積もりを超える場合が多いことを念頭に置いておく必要があります。研究費が助成額を超えてしまうと思われる場合には，もっと低コストで済む研究デザインに切り換えるか，追加の助成金をどこかで獲得するしかありません。コストの問題は，早目に把握しておくべきで，そうすれば膨大な無駄をする前に，研究の変更や中止を決断することができます。
- **スコープ**：欲張って多くのリサーチクエスチョンを立てすぎると，研究参加者の数，測定項目や測定回数などが多くなりすぎて，研究が複雑で困難になってしまう恐れがあります。そういう場合には，枝葉を切り落として，最も重要と思われるリサーチクエスチョンに絞り込むようにします。興味のあるリサーチクエスチョンの諦めには決断を要しますが，その見返りに，重要なリサーチクエスチョンについて，より確実な研究結果が得られるようになります。
- **助成金獲得の可能性**：自己資金や所属研究機関の資金だけで必要な研究費を賄えることは，それほど多くありません。多くの研究参加者のリクルートが必要で，かつ，追跡する必要があり，また，測定に費用がかかる研究の場合は特にそうです。助成金の獲得ができなければ，いかに研究計画が完璧でも絵に描いた餅となってしまいます。助成金の獲得方法については，第20章で論じます。

重要性（I：important）

研究を行う動機には，社会への貢献，真実に迫る充実感，キャリアアップのための必要性，助成金の持続的獲得の必要性，など様々なものがあります。

- **意義**：最も望ましいのは，人々の健康やウェルビーイングの向上への貢献が研究の動機であることです。そのためには，それぞれのリサーチクエスチョンについて，それがもたらし得る科学的貢献，公衆衛生政策や臨床医学へのインパクト，将来の研究への貢献を想像してみることです。そうすれば，そのリサーチクエスチョンの重要性が独りよがりではないことに確信を持てるようになるはずです。大した意義がないと他の研究者や研究助成組織に思われてしまうような研究計画や助成金申請書の作成に無駄なエネルギーを費やす前に，メンターや外部の専門家，国立衛生研究所（National Institutes of Health：NIH）などの主要な研究助成組織のプログラム担当者からアドバイスをもらうようにしましょう。“意義 Significance”は，助成金審査で独立した項目として採点される基準ですが，プロジェクト全体の総合評価に影響することがよくあります。
- **キャリア形成**：もう1つの重要なポイントは，そのリサーチクエスチョンの追求が，自分のキャリア形成に役立つかどうか，つまり，新しいスキルの獲得，共同関係の発展，研究チームの拡大に必要な資金獲得などにつながるかどうかということです。何年もかけて，ほとんど何のインパクトもなく，研究者としての成長にも役立たないような研究に時間を費やすことは，キャリア形成の上で不利になります。履歴書の論文リストを増やすためだけに研究を行っても，科学や健康に何の影響も与えないような研究成果を生産するだけで，むしろ逆効果となってしまいます。

新規性（N：novel）

優れた医学的研究とは，医学に新たな知見を加える研究です。すでに知られていることを，そっくりそのまま繰り返す（まねる）だけの研究はただの徒労であり，助成金を得られる見込みもありません。その研究に新規性があるかどうかは，文献の徹底した検索や，その領域の研究に詳しい専門家への相談，あるいはすでに研究助成を受けている研究プロジェクトを，NIHのResearch Portfolio Online Reporting Tools（RePORT）webサイト（http://report.nih.gov/categorical_spending.aspx）やClinicalTrials.govなどで検索することによって知ることができます。NIHの審査では，申請された研究の新規性，つまり，その研究によって，新しい概念や方法，あるいは治療法（介入法）が生み出され，研究や臨床に革新をもたらす可能性があるかどうかに重きが置かれます（第20章）。しかし，リサーチクエスチョンは，全く新規でなくてはならないというわけではなく，以前の研究結果の再現性を検討する研究，ある集団で得られた結果が他の集団でも成り立つかどうかを調べる研究，新しい測定法の導入によって，既知の予測因子とある疾患との関係がより明確になるかどうかを検討する研究も考えられます。再現性を確認する研究は，過去の研究の方法上の問題を改善して行われる場合や，過去の研究結果が予想外のものであった場合には，特に意義のあるものとなります。

倫理性（E：ethical）

研究が倫理的であるかどうかは，単に，非倫理的な行為をしない，あるいは危害を加えないということにとどまらず，研究参加者や社会における公平やウェルビーイングの促進という側面も含まれます。

- **研究参加者への害の回避**：倫理性も，優れたリサーチクエスチョンが備えるべき条件の1つです。**脆弱性** vulnerability の高い研究参加者が受ける可能性のある害が許容レベルを越えると予想される場合や，プライバシーの侵害が生じると考えられる場合（第7章）には，研究の見直しが必要となります。研究（あるいはその一部の側面）の倫理性に自信が持てない場合には，早い段階で**倫理委員会** institutional review board（IRB）に相談するようにしましょう。
- **健康の公平性**：健康格差 health disparity は，主に，社会経済的要因，制度や差別といった構造的要因によって生じます。研究は，こうした格差の減少に貢献するべきであり，間違ってもそれを助長するようなことがあってはなりません。研究を，健康の公平性 health equity の向上に貢献できるものとするためには，いくつかのアプローチが考えられますが，その1つは，多様な背景や経験（例：ジェンダー，人種/民族，社会経済的状態，言語）を持つ人々を研究参加者とすることであり，もう1つは，歴史的に研究から疎外されてきた人々を研究参加者とすることです。構造的な健康格差を是正するためには，コミュニティメンバーとのパートナーシップの構築が不可欠ですが，これについては第15章で論じます。

研究計画の作成

研究計画 study plan を作成する場合には，早い段階でリサーチクエスチョンと研究デザインを含む**1行の文章**を作成するようにします。研究には，記述的なもの（例：テキサス州の幼稚園児におけるピーナツアレルギーの存在率[有病率]prevalence を明らかにするための横断研究）もありますが，ほとんどの研究は，予測因子とアウトカムとの関連，あるいは因果関係を検討するために行われます（例：北カリフォルニアの満期産新生児を対象に，光線療法が2か月後の母乳哺育に影響を与えるかどうかを検討するためのコホート研究）。

それができたら，次に，研究の重要性，研究デザイン，研究参加者，サンプリング法，リクルート法，サンプルサイズ，予定する測定項目を含む，研究計画の**アウトライン** outline を1ページの文書にまとめます（**第1章付録**）。これには多少の努力を要しますが，自分の考えや研究計画を整理するのに役立ち，また，計画の問題点を発見できるというメリットもあります。また，アウトラインを作成しておけば，メンターや専門家からも，早い段階で，アドバイスを受けることができます。

研究計画の作成は，研究参加者の選択基準の修正，サンプルサイズの推定のやり直し，共同研究者との議論，プレテストの実施など，行きつ戻りつのプロセスを取りながら，徐々に完成していきます。研究プロトコールが概ね完成したら，次には，パイロット研究を行って，必要な数の研究参加者を確保できそうかどうかを検討し，必要があれば，リクルート計画を修正します。同時に，必要があれば，測定，統計分析，助成金の申請(第 20 章)などを効率的に行うために，研究チームを構築します。すべてが完成したら，研究を実施します。

主たるリサーチクエスチョンと副次的リサーチクエスチョン

研究では，**複数のリサーチクエスチョン**が同時に検討されることが多く，介入研究でも，複数のアウトカムが設定されることが少なくありません。たとえば，Women's Health Initiative は，脂肪摂取の減少が乳がんのリスクを低下させるかどうかを検討するために行われた研究ですが，同時に，重要な副次的仮説として，冠動脈疾患への効果も検討されました[7]。コホート研究やケースコントロール研究でも，1 つのアウトカムに対していくつかの予測因子が検討されるのが普通です。このように，1 つの研究で複数のリサーチクエスチョンが検討されるのは，研究の効率 efficiency を高めることが目的ですが，それによって，研究計画やその実施が複雑化するという問題や，第 5 章で述べる**多仮説検定(多重検定)**multiple hypothesis testing という統計学上の問題も生じることになります。これらの問題に対処するには，最も重要なリサーチクエスチョンを明確にして，それを中心に研究計画を立て，サンプルサイズの推定を行うことです。副次的リサーチクエスチョンや，それに関連する測定や生物学的サンプルを追加することによって，複数のクエスチョンに取り組むことができ，また，そこから生まれる，データベース，検体バンク，論文，予備データは，将来の研究のベースともなります。

メンターの選択

リサーチクエスチョンの選択や研究計画の作成に伴う様々な判断において，経験に勝るものはありません。したがって，若手研究者に必要なことは，経験豊富で，共同研究をする時間的余裕と関心を持った**メンター** mentor を見つけ，その指導のもとに研究を行うことです。若手研究者が，研究の内容や方法についての専門性を深め，研究を実施する上でのノウハウを獲得し，独立した研究者に成長するためには，専門分野の異なる多様なメンターを含むチーム体制を構築することが望まれます。

メンターの選択は極めて重要であり，慎重に行う必要があります。そのためには，①**メンティー** mentee となったことのある人に話を聞く，②メンター候補となり得る人の履歴書を調べて，その人に，メンティーと一緒に論文を出版したり助成金を獲得した実績があるかどうかを確かめる，③メンター候補となり得る人に会って，その人の研究スタイルやメンティーに何を期待しているかを確認する，などの対応が考えられます。

優れたメンターとは，若い研究者の考えに耳を傾け，議論や指導の労を厭わず，また，他の研究者や助成金獲得の機会を積極的に紹介し，独立した研究を支援し，助成金の申請者や論文の著者リストに若手研究者を加える配慮を惜しまない指導者のことです。こうしたメンターに出会えれば，生涯にわたる人間的絆は言うに及ばず，研究参加者へのアクセス，既存のデータセット，検体バンク，実験設備，オフィススペース，統計面でのサポート，研究資金，研究チームなど，研究やロジスティクスの面で，様々な恩恵を受けることができます。

悪いメンターとは，創造性を潰すような形で新しいアイデアをけなしたり，若手研究者の研究成果を取り上げ，それを自分のトップネームで出版したり発表したりするようなメンターで，こうしたメンターにあたると，若手研究者にとっては，キャリアの著しい妨げとなります。メンターとの関係には，社会的要因や，ジェンダー，人種/民族，力関係などの要因も作用します。メンターとの関係に問題を感じたときは，他のシニア研究者に助けを求めるか，ハラスメント・差別・報復などの懸念がある場合には，所属機関の人権委員会に助けを求めるようにしましょう。最も多いのは，メンターが単に忙しすぎる，あるいはメンターがメンティーのニーズにまで気が回らないという問題で，いずれの場合でも，メンターと話し合っても埒(らち)が明かない場合は，中立的な立場にあるシニアの研究者やメンターチームの他のメンバーとも相談して，より自分に適したメンターを見つけるようにしてください。

メンターが，忙しい，あるいは指導意欲が乏しいときに，やり残しの論文やプロジェクト(多くは，前のメンティーのやり残し)を投げられることがあります。これは，主著者として論文を出すよい機会になることもありますが，キャリアや専門性を高めるのに役立たないものである場合は，時間や労力の無駄となりかねません(それが，前のメンティーが投げ出した理由かもしれません)。そういう場合には，多少勇気のいることですが，その仕事が自分のキャリアや専門性の向上にどういう価値があるのかをメンターと率直に話し合い，メリットがないと思われる場合には，提案を辞退するようにすべきです。メンターチームには，こうした場合のチェック機能を果たすことが望まれます。

まとめ

研究の第1歩は，研究したいと思う課題，つまり**リサーチクエスチョン** research question を設定することです。優れた研究計画に発展できるリサーチクエスチョンを設定できるかどうかが重要な鍵となります。

1. 優れたリサーチクエスチョンを考えつくには，深い**学識** scholarship が不可欠です。その手始めは自分が興味を持つトピックに関連する論文の**系統的レビュー** systematic review を行うことですが，学会に積極的に出席し，他の研究者と交流し，ソーシャルメディアで関連分野の最新話題をフォローするようにすれば，論文からは得られない新しい情報を得ることができます。
2. 優れたリサーチクエスチョンは，他の研究者と積極的に議論する，日常臨床で遭遇する問題を突き詰めて考える，古くからある問題に新しい方法を積極的に応用する，人に教える，想像力を働かす，困難な問題の解決法を粘り強く考える，といった普段の研究姿勢からも生まれてきます。
3. 申請書の作成や研究の実施に多くの時間と労力を費やす前に，リサーチクエスチョンや研究計画 study plan が**「FINEの基準」**を満たすかどうかを検討することが大切です(**実施可能性** feasible，**重要性** important，**新規性** novel，**倫理性** ethical)。研究助成組織は，科学や医学に新しく重要な進歩をもたらすと思われる申請を重視します。
4. リサーチクエスチョンを設定したら，次に，なるべく早く，研究の背景と意義，研究デザイン，研究参加者，必要なサンプルサイズ，測定項目や測定法などを記載した1ページ程度の**アウトライン** outline を作成します。

5. リサーチクエスチョンや研究計画の開発は，繰り返しを伴うプロセスであり，そこには，メンターや専門家への相談，測定・統計分析・助成金申請をサポートしてくれる研究チームの構築などが含まれます。
6. 研究には，多くの場合，**複数のリサーチクエスチョン**が含まれますが，その場合は，最も重要なクエスチョンを明確にして，それを中心に研究計画を組み立てるようにします。副次的リサーチクエスチョンとそれに関係する予測因子やアウトカムの測定，検体の保存を行っておけば，そこから生まれるデータベース，検体バンク，論文，予備データは，将来の研究のベースともなります。
7. 若手研究者は，1〜2人のシニア研究者を**メンター** mentor として選択しなければなりません。研究経験が豊富で，面談，リソースの提供，研究者の紹介の労を厭わず，創造性や独立性を尊重し，学会発表，論文，助成金申請で若い研究者を引き立ててくれるようなメンターを見つけられるかどうかが若手研究者の将来を決定すると言っても過言ではありません。

文　献

1. Perissinotto CM, Cenzer IS, Covinsky K. Loneliness in older persons: a predictor of functional decline and death. *Arch Intern Med*. 2012;172(14):1078-1083.
2. Quinn J, Cummings S, Callaham M, et al. Suturing versus conservative management of lacerations of the hand: randomized controlled trial. *BMJ*. 2002;325:299-301.
3. Kuhn TS. *The Structure of Scientific Revolutions*. University of Chicago Press; 1962.
4. Cawthon P, Orwoll ES, Peters KE, et al. Strong relation between muscle mass determined by D3-creatine dilution, physical performance, and incidence of falls and mobility limitations in a prospective cohort of older men. *J Gerontol A Biol Sci Med Sci*. 2019;74(6):844-852.
5. Goh SK, Yang KY, Koh JS, et al. Subtrochanteric insufficiency fractures in patients on alendronate therapy: a caution. *J Bone Joint Surg Br*. 2007;89(3):349-353.
6. Black DM, Geiger EJ, Eastell R, et al. Atypical femur fracture risk versus fragility fracture prevention with bisphosphonates. *N Engl J Med*. 2020;383(8):743-753.
7. Howard BV, Van Horn L, Hsia J, et al. Low-fat dietary pattern and risk of cardiovascular disease: the Women's Health Initiative Randomized Controlled Dietary Modification Trial. *JAMA*. 2006;295(6):655–666.

第２章　演習問題

【問 1】「大麻の使用と健康の間にはどういう関係があるか？」というリサーチクエスチョンの素案について，

a．それを，もっと具体的なリサーチクエスチョン（研究デザイン，予測因子，アウトカム，目的母集団を含む）に変えてください。

b．その内容が，FINE の基準（実施可能性 feasible，重要性 importance，新規性 novel，倫理性 ethical）に合致するかどうかを考えてください。

c．それを FINE の基準を満たすように修正してみてください。

【問 2】「アセトアミノフェン（パラセタモール）は喘息の原因になるか？」というリサーチクエスチョンの素案について，このクエスチョンが生じ始めた西暦 2000 年に戻ったと考えて，

a．2 種類の観察研究と 1 つの臨床試験の研究計画を立て，それぞれのリサーチクエスチョンを 1 文で表現してみてください。各文には，必ず，研究デザイン，予測因子，アウトカム，目的母集団を含めてください。

b．そのリサーチクエスチョンが FINE の基準に合致するかどうかを検討してください。

【問 3】本章で学んだ内容と自分の興味に沿ってリサーチクエスチョンを考え，

a．あなたが実施したいと考える研究を 1 ページのアウトラインにまとめてください。

b．それが FINE の基準を満たすかどうかを検討してください。

c．研究が FINE の基準を満たすようにするためには，研究デザイン，目的母集団，サンプル，予測因子，アウトカムをどのように変更すればよいかを論じてください。

第3章 研究参加者を選ぶ

参加者の定義，サンプリング，リクルート法

Warren S. Browner
Thomas B. Newman
Mark J. Pletcher

サンプリングにおいては，**目的母集団** target population についての妥当な解釈や推論が可能となるように，偶然誤差を制御できるだけのサイズで，かつ代表性のあるサンプルを，適切なコスト（時間や費用）で確保することが求められます。しかし，研究結果を目的母集団にまで一般化 generalization できるかどうかは，イエスかノーかといった単純な問題ではなく，①どのような**研究対象母集団** accessible population（＝研究の直接の対象となる集団）を選ぶか，②そこからどのようにサンプリングするかという 2 ステップの複雑な質的判断を要する問題であることを，研究者はよく認識する必要があります。

サンプルサイズの具体的な推定方法は第 5 章，第 6 章に譲り，本章では，代表性があり，しかも研究対象とすることのできる研究参加者を，どのように定義しサンプリングするか（図 3.1），どのようにリクルートするか，その方法について解説します。

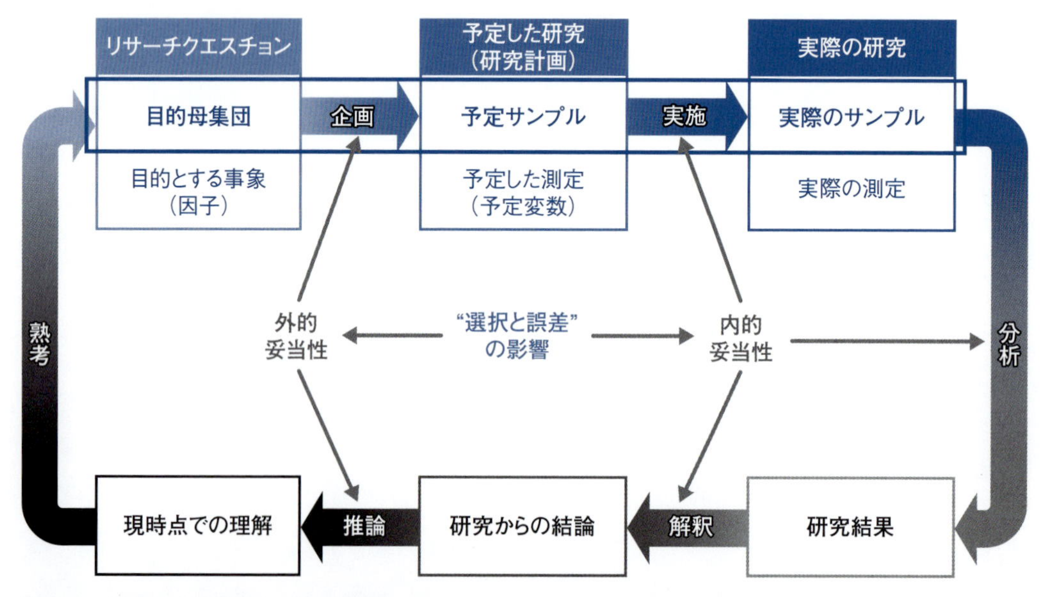

図 3.1　研究におけるサンプルの選択
本章では，青枠で囲んだ部分，つまり，目的母集団の代表性のあるサンプルの選択に焦点を当てて解説します。

すべての研究が，個人をサンプリングのユニットとするわけではなく，研究によっては，家族，職業グループ，病院，町などの“クラスター cluster”がユニットとされることもありますが，本章では，個人をサンプリングユニットとする場合に限定して解説します。

基本的な用語と概念

母集団とサンプル

母集団 population とは，ある特性で定義されたすべての人々の集合を，サンプル(標本)sample とは，そこから選ばれた一部の人々，つまり“部分集合”を意味します。母集団は，一般的には，たとえば,「ネバダ州クラーク郡の住民」という具合に，地理的に定義されるのが普通ですが，研究では，臨床的特性や年齢・性別などの属性で定義した「目的母集団 target population」，つまり,「喘息を有する10代の若者」といった，研究結果をそこまで一般化しようとする人々の集合が定義されます。続いて,「研究対象母集団 accessible population」が定義されますが，これは，たとえば,「○○年に，○○という地域に居住している10代の喘息患者」というように，目的母集団の一部で，社会的，地理的，時間的に定義され，かつ現実的に研究対象とすることが可能な人々の部分集合を指します(臨床の世界では,「患者集団 patient population」という用語が，研究対象母集団とほぼ同義に用いられることがあります)。

サンプルとは，後者，つまり研究対象母集団から選ばれる人々(部分集合)のことで，研究者が研究に含めることを計画している人々のことを，特に「予定サンプル intended sample」と呼びます(例：ある3つの医療機関を受診し，電子カルテへのアクセスを許可してくれた10代の喘息患者からランダムに選ばれた100人)。そして,「実際のサンプル actual sample」とは，その中で実際に研究に参加してくれた人々のことを意味します。

研究結果の一般化

疫学研究の古典とも言われるフラミンガム研究 Framingham Study[1]は，図3.2に示したように，サンプルで観察された知見から目的母集団 target population 全体への推論を可能とすることを意図してデザインされた研究です。

この研究では，まず，30～59歳の成人を少なくとも1人含むフラミンガム町の全家庭の住所順のリストを作成し，次いで，そのリストを，3家庭ずつに区切って，各区切りの最初の2家庭に住む30～59歳の成人に，研究への参加を呼びかけました(系統的サンプリング systematic sampling[後述])。このアプローチは，厳密性において，ランダムサンプリングに劣りますが，それ以外にもこの研究のサンプリングには，いくつかの重要な問題がありました。その第1は，1/3の“予定サンプル”のメンバーが研究への参加を拒否したため，その分を，予定サンプル以外の，年齢基準を満たすボランティア参加者で補うという措置がとられたことです[1]。

一般に参加拒否者には健康に問題のある人が多いことから，こうしたボランティア参加者が混じった研究参加者群(実際のサンプル)は,“予定サンプル”とは特性の異なるサンプルとなってしまった可能性が高いと思われます。さらに重要な問題は，フラミンガム町の住民は,

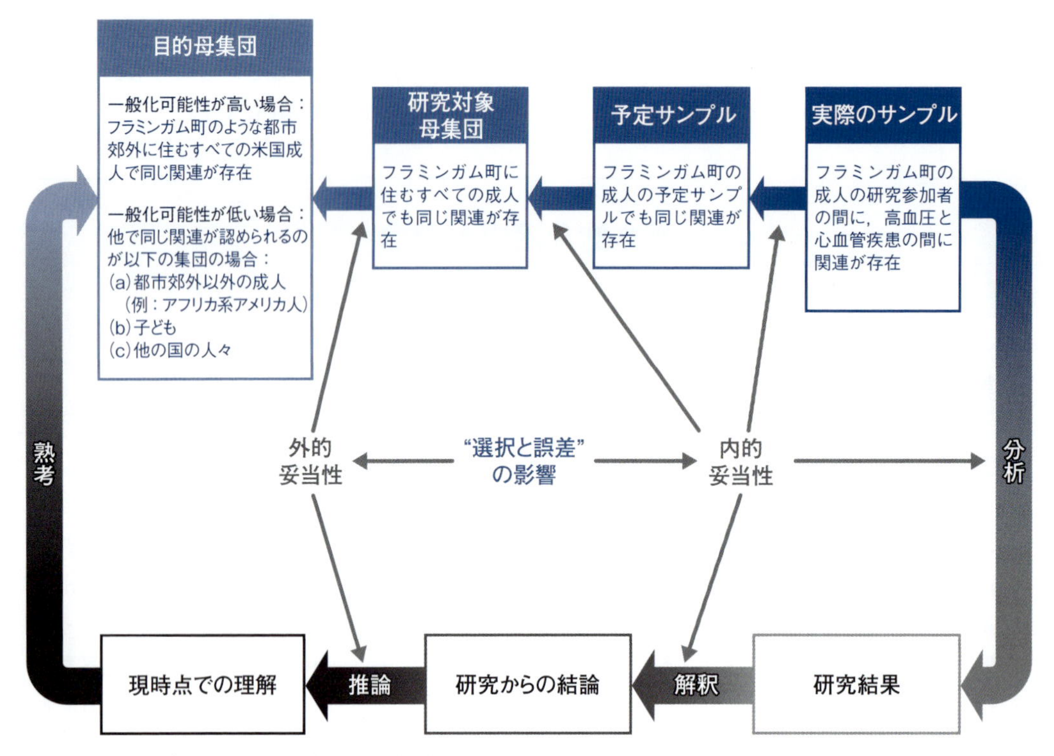

図 3.2　サンプルから目的母集団への推論
研究が終了した後，実際のサンプルから得られた結果に基づいて，目的母集団への一般化を目的とした，解釈と推論が行われます。これは，図の右から左に向かうプロセスとなります。

主に中流階級の白人で占められていたため，米国全体どころか，マサチューセッツ州全体を代表するサンプルとも言えないことでした。

しかし，誤差を含まないサンプルなどあり得ません。問題はその誤差が，研究結果から導く解釈や推論にどのような影響を与えるかということです。フラミンガム研究の場合のサンプリング誤差については，たとえば，「高血圧は冠動脈疾患の予測因子である」という研究結果を，“フラミンガム町の全成人”(＝研究対象母集団 accessible population)に一般化するのを妨げるほど大きなものではなかったと考えられています。そこで，次に問題となるのは，この研究結果を，“フラミンガム町の全成人”という研究対象母集団から，“米国の全成人”という目的母集団 target population に一般化できるかどうかということです。この判断は多少主観的なものになります。なぜなら，フラミンガム町は，科学的な手続きで選ばれたものではなく，米国のかなり典型的な中流的住民社会と思われることと，研究者たちの大学から25マイルしか離れていないという，研究上の利便性を理由として選ばれたものだからです。フラミンガム町で得られた冠動脈疾患と高血圧との**関連** association を，米国の他の地域の成人に一般化できるかどうかの判断は，この研究結果からだけでは難しく，いくつかの仮定に基づかざるを得ません。しかし，その後，この“関連”は，都市内部のアフリカ系アメリカ人を含めた，多くの集団でも確かめられて行きました。ただし，都市内部のアフリカ系アメリカ人における高血圧の“頻度”は，フラミンガム住民よりもはるかに高く，このことは，**ある特性の分布に関する記述的研究の結果は，“関連”に関する分析的研究の結果ほどには，他の集団に一般化できない**ことを示唆しています。

研究参加者の決定プロセス

図3.2では，推論は右から左に進められていますが，これは完了した研究の結果を解釈する際の推論の流れを示したもので，研究を企画する場合の流れは，それとは逆になります(図3.3)。つまり，臨床研究の場合であれば，まずリサーチクエスチョンにふさわしい目的母集団の選択基準(例：臨床的特性や各種属性)を決め，次に，社会的，地理的，時間的な条件を用いて，現実的にアクセス可能で，代表性のある研究対象母集団とサンプルを定義します。

選択基準

たとえば，低用量のテストステロン投与に，閉経期の女性のリビドー(性的衝動)を高める効能 efficacy があるかどうかをプラセボと比較する臨床試験を計画しているとします。その場合，研究者がまず行うべきことは，研究結果を一般化したいと考える目的母集団の特性を決定することです(図3.3，表3.1)。そして，できる限りその特性を反映する研究参加者が得られるようにサンプリングをデザインします。こうした特性のことを，**選択基準** selection criteria と呼びます。

選択基準(包含基準と除外基準)の確立

包含基準 inclusion criteria とは，リサーチクエスチョンや研究デザインにふさわしい目的母集団の主な特性を定義する条件を意味します。この例では，リサーチクエスチョンと最も関係が強いのは，リビドーの減少を気にしている女性が該当します。加えて，テストステロン投与の有効性を測定するという観点から，性的パートナーの存在も重要な条件となります。年齢は一般に重要な要件で，この研究では，50代の女性が対象に選ばれる可能性があります。なぜなら，この年代の女性ではテストステロン投与に伴うメリットとデメリットのバランスが適切と思われるからです。しかし，研究によってはもっと高齢の女性が対象とされることもあるでしょう。

コホート研究では，一般に，アウトカムのリスクが平均より高い人々が研究対象とされますが，それは，サンプルサイズが少なくて済むからです(第5章)。たとえば，骨粗しょう症による骨折の予測因子を調べる研究では，65歳以上の女性が対象とされることが多いですが，それは，若い女性や男性よりも，骨折のリスクが高いからです。Study of Osteoporotic Fractures [2]でもこの定義が用いられています。同じように，大腸がんの発生を予防する新しい治療に関する臨床試験では，大腸ポリープの既往歴を持つ人々が対象とされる可能性があります。

包含基準を定義するときには，科学性と現実性のバランスに対する配慮が必要となります。たとえば，臨床研究者にとっては，自分の病院の患者からサンプリングするのが最も手軽でコストも小さくて済みますが，その場合には，受診者の偏りのために，得られた結果の一般化が難しくなる可能性があります。包含基準の設定にあたって重要なことは，それがよく考え抜かれた上での判断であること，研究の途中で変更しなくて済むものであること，その研究成果の適用範囲を他の人々が正確に判断できるよう明確に定義されたものであることです。しかし，包含基準には，途中で見直しの必要が生じることもあります。たとえば，コホート研究である

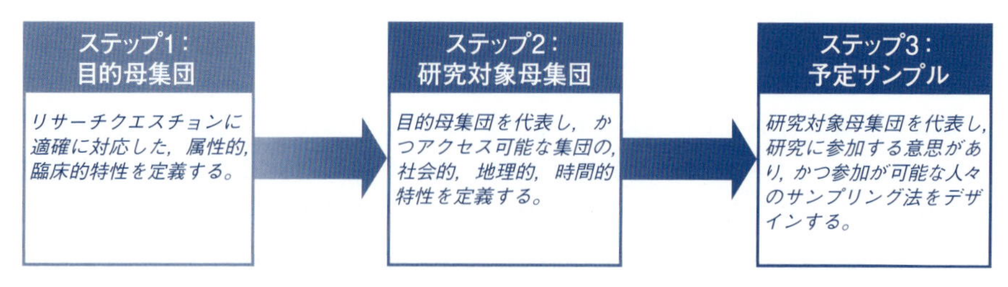

図 3.3　サンプリングプロトコール作成のプロセス
研究者は左から右へと進んで，研究参加者を選択するプロコールを作成していきます。ステップ2における“社会的”とは，研究参加者が“属する層やグループ”という大まかな意味で用いており，たとえば，医療保険の加入者であること，医療機関の受診者であること，ソーシャルメディアのユーザーであることなどを意味します。

表 3.1　閉経した女性におけるリビドー(性的衝動)を高めるための低用量テストステロンのプラセボ対照臨床試験における選択基準

考慮すべき特性	例
包含基準(具体的に)：研究に含める対象者の主な特性を定義する。	
・リサーチクエスチョンに最も関係の深い臨床的特性	リビドーの低下を気にしている女性 性的パートナーがいる人
・属性的特性	50～59歳
・社会的特性	大学病院外来を受診する患者
・地理的特性	サンフランシスコ市
・時間的特性	ある年の1月1日～12月31日
除外基準(なるべく少なく)：研究に含めない人々を定義する。	
・フォローアップができなくなる可能性が高い人	物質中毒者 国外に転居予定の人
・質のよいデータが得られそうにない人	失見当識あるいは認知障害がある人 言葉が通じない人[a]
・副作用が生じる可能性が高い人	心筋梗塞や脳卒中の既往のある人

[a] この条件に該当する人々の数が多く，かつ，研究対象として重要である場合には，①非言語的なデータを集める，②2か国語を話せるスタッフを雇う，③相手の理解できる言語で質問票を作る，などの措置を取る。

Study of Osteoporotic Fractures には，当初，骨折リスクが最も高いグループの人々(白人女性)しか含まれていませんでしたが，その後，アフリカ系アメリカ人女性も含めるように包含基準が拡張されています[3,4]。

除外基準 exclusion criteria とは，包含基準に含まれる人々の中で，例外的に除外する人々を定義する基準のことですが，研究を複雑にしたり，サンプルの確保が困難となることがないように，除外基準はなるべく限定する必要があります。除外基準は，一般には，インフォームドコンセントの取得，データの質，治療へのランダム割り付け，フォローアップなどに問題をもたらす可能性のある特性に限定され(**表 3.1**)，言語的障壁，物質依存症，重篤な疾患などがそうした特性に該当します。臨床試験では，観察研究とは異なり，介入の安全性の観点から，たとえば，妊娠中，あるいは妊娠の可能性のある女性が除外されることがあります。

一部の包含基準(例：70歳以上の非喫煙者)は，それを裏返せば除外基準(例：69歳以下の人々，あるいは喫煙者)になりますが，そうした場合は，包含基準に含めるようにし，除外基準はなるべく少なくするのが一般的な原則です。

臨床試験では，多くの場合，治療の利益が最大で，有害効果が最小となる可能性の高い人々を定義するように，包含基準と除外基準が設定されます。以前の治療の結果から，新しい治療の有効性が疑われる患者を除外したり，逆に，有効性が期待できる患者だけを含めるような基準を目にすることもありますが，他の治療がうまくいかず，新しい治療の“必要性”が最も高い人々を含めるようにするべきです。なぜなら，そうした人々こそが，新しい治療の真の目的母集団と考えられるからです。

研究には，ある疾患の医学的理解(例：疾患の特性や原因)を深めるために行われるものと，よりよい治療法や臨床的判断法(例：服薬治療か手術か)の開発を目的に行われるものがあり[5]，それによっても，選択基準の決定は影響を受けます。たとえば，テストステロンの正確な身体的効果を知ることが目的である場合には，他の薬を服用している女性を除外するよう基準を絞りこみ，逆に，より一般性の高い研究結果を求める場合には，除外基準を極力減らすようにします。

研究参加者の臨床的特性の決定には，難しい判断が求められることが少なくありません。たとえば，骨粗しょう症による骨折の予測因子に関する研究で，包含基準に含める臨床的特性を，「一切の既往疾患がないこと」としたらどうなるでしょうか？　これでは，たとえば，変形性関節症を有する人々など，リサーチクエスチョンに完全に適合する人々を，かなりの数非適格としてしまう恐れがあります。

そのため，包含基準と除外基準については，それぞれに正当な理由を明示する必要があり，それらがすべて必要かつ適切であることを確認しなければなりません。

最後に，研究対象とするアウトカムが原因となっている可能性のある特性は，選択基準に含めてはなりません(例：胃がんの予測因子に関する研究では，“最近の体重減少”を，包含基準あるいは除外基準には含めない)。これについては，第10章の「**共通効果への限定**(条件付け) conditioning on a shared effect」のところで，詳しく解説します。

サンプルの代表性と多様性

臨床研究では，リクルートしやすさを優先させて，研究者が所属する医療機関の入院患者や通院患者が研究対象とされることがよくありますが，こうしたサンプルには，医療機関を受診する患者のタイプによる，**選択バイアス** selection bias が伴う恐れがあることに十分注意が必要です。そのよい例が**大学病院の専門外来**です。そうした外来には重篤な患者が訪れることが多く，そのため，そうした患者だけを研究対象とすると，その病気の一般的特徴や予後について偏った結果が生じてしまいます。特殊なリサーチクエスチョンでない限り，一般医療機関からサンプリングすることが望まれます。

疫学研究では，郵便，電子メール，インターネットやマスメディアの広告を用いたサンプリングが行われることもありますが，こうしたサンプリングでは，2016年と2020年の米国大統領選挙前の世論調査の結果が如実に示したように，参加者に偏りが生じる傾向があるため，極力，後述する，確率的サンプリングを用いる必要があります。全米国民を代表するサンプルを用いるNational Health and Nutrition Examination Survey(NHANES：国民健康栄養調査)のような，代表性の高い**ポピュレーションベースのサンプル** population-based sample は，集めるのが困難な上に多額の費用がかかるという欠点はありますが，公衆衛生や医療に関して非常に重要な情報を与えるものとなります[6]。

NHANESやMedicareなどの既存のデータベースを用いたり，他の地域の研究者と共同研究を行えば，サンプルの規模を大きくすることができます。また，最近では，公共機関，医療機関，医療保険会社が提供するオンラインのデータベースも広く用いられるようになってきていますが，こうしたサンプルには，国民の代表性が高く，かつ他の方法よりも収集にかかる時間を節約できるという優れた利点があります(第16章)。

一方，サンプルには**多様性** diversityも求められます。研究におけるコミュニティ関与の欠如，根強い人種差別など，様々な理由から，少数民族や貧困層など，一部のグループは，長い間研究から疎外されきた歴史があり，そのために，これまでの研究で得られた治療効果やアウトカムと予測因子との関連が，これらのグループにどの程度外挿可能かは明らかではありません。これは，健康格差の原因ともなる(あるいは，なってきた)問題であり，研究においては，これらのグループからのリクルートに特に努力する必要があります。

多様性のあるサンプルが得られれば，研究結果が，グループ間，たとえば，男女間，あるいは人種/民族間でどのように異なるかを検討することができます。しかし，グループ間差の評価を目的とする研究でない限り，一般には，1つの研究では，差がよほど大きい場合を除けば，そのような差を検出するにはサンプルサイズが十分でない可能性があります。しかし，その場合でも，重要なグループごとに結果を報告しておけば，その後の系統的レビューやメタアナリシスで，差が検出できるようになる可能性があります。

サンプリング

選択基準を満たす人々の数は，一般には，そのまま研究対象とするには大きすぎるために，その中からサンプルを抽出しなければなりません。もちろん，電子化されたデータベースを用いて研究する場合は，この限りではなく，その場合には，利用が承認される限り，登録されたすべての人々を研究対象とすることもできます。

サンプリングは，研究参加者がある“同じ確率”で選ばれるタイプと，そうでないタイプに大別され，それぞれ，確率的サンプリングと非確率的サンプリングと呼ばれています。推論の妥当性は，そのサンプルが，(目的母集団代表性のある)**研究対象母集団** accessible populationをどれほどよく代表しているかにかかっているため，非確率的サンプルでは，その偏りが推論の妨げとなってしまいます。

確率的サンプリング

確率的サンプリング probability samplingは，統計学的推論のゴールドスタンダードとなる方法で，すべての研究参加者を，ランダムに，かつある“同じ確率”で選択するサンプリング法です(図3.4)。これによって，ある現象についての，サンプルから研究対象母集団への推論と，統計学的有意性と信頼区間の算出に，厳密な統計学的基礎が与えられます。このアプローチでは，通常，**サンプリングフレーム** sampling frame，つまり，研究対象母集団に含まれるすべての個人(あるいは，クラスター cluster[後述])のリストが必要となります。確率的サンプリング

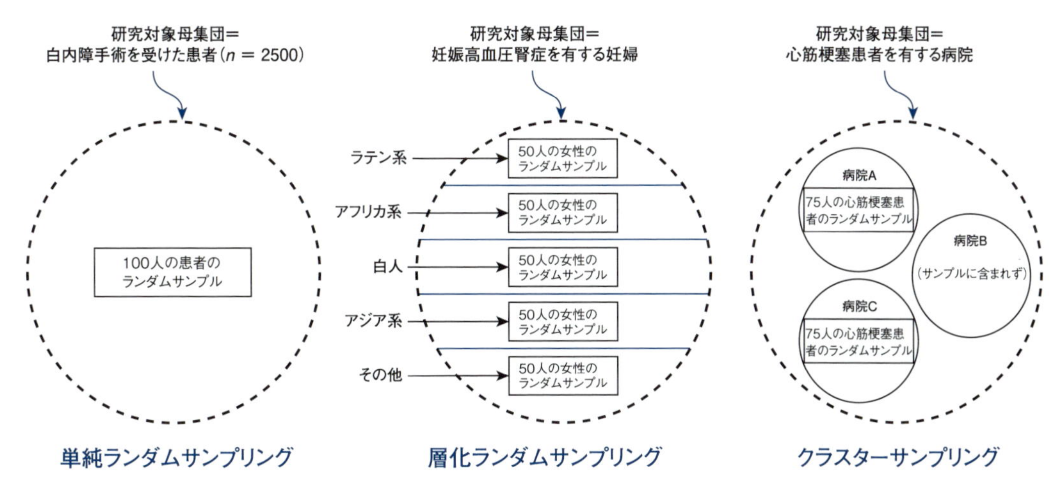

図 3.4　単純ランダムサンプリング，層化ランダムサンプリング，クラスターサンプリングの例

には，いくつかの種類があります。

- **単純ランダムサンプリング** simple random sampling：これは，研究対象母集団 accessible population のメンバー全員に番号をつけ，そのリスト（＝サンプリングフレーム）から選択確率が全員同じとなるように，ランダムに選択するサンプリング法です。たとえば，白内障手術の効果に関する研究であれば，まず，研究に参加する医療機関において，ある期間中に白内障手術を受けたすべての患者を選び出します。今，その数が2500人であるとすれば，それらの患者に1～2500までの番号をつけ，スプレッドシートの乱数発生機能（RAND()）を用いて，0～1の範囲の乱数をすべての患者に割り付けます。そして，リソースの関係で，実際に研究対象にできるのは100人であるとすれば，患者を乱数の大きさによって並べ替え（小→大），最初の100人をサンプルとして選択します。一部の患者が参加を拒否した場合には，次の乱数の患者で代替します。
- **系統的サンプリング** systematic sampling：これは，最初に研究対象母集団の全員に番号をつけるところまでは同じですが，その後，何らかのあらかじめ定めた周期性にしたがってサンプリングするという点で，単純ランダムサンプリングとは異なります。たとえば，フラミンガム研究では，住所順にリストされた家庭を3家庭ずつに区分し，各区分の最初の2家庭から適格者をサンプリングするという方法がとられました。系統的サンプリングには，サンプルの分布にたまたま何らかの周期性があった場合には，それがバイアスの原因となるという問題や，またサンプリング中に研究者が選び方を操作できるという問題があります。したがって，電子カルテのように，全リストから単純ランダムサンプリングが可能な場合は，そちらを優先させるのが賢明です（監訳者注：リストの配列にほぼランダムの仮定が成り立つ場合［例：アルファベット順配列］は，系統的サンプリングは単純ランダムサンプリングにほぼ近いものとみなすことができ，また，リストが，グループ別［例：学年別，地域別］で並んでいて，各グループ内でのユニットの配列がほぼランダムな場合は，系統的サンプルの定度［精度］precision は，同じサンプルサイズの単純ランダムサンプルよりも高くなります［7］）。
- **層化ランダムサンプリング** stratified random sampling：これは，研究対象母集団を，まず性別，年齢のような1つもしくは複数の特性に基づく「層 strata」に分け，次いで，各層からランダムにサンプリングする方法です。この場合，必ずしも各層の選択確率を等しくする必要はなく，小さな層であっても，研究上特に重要と思われる場合には，選択確率を大きくすることができます(これを**重み付け** weighting と言います)。たとえば，妊娠中毒症の発生率 incidence を調べる研究を例に取れば，まず研究対象母集団を人種によって層化し，次に，各層から同数をサンプリングします。こうすれば，人数の少ない層からも多くの研究参加者が得られるため，推定発生率の定度(精度)precision が高まり，人種間での比較がしやすくなります。

- **クラスターサンプリング** cluster sampling：これは，研究対象母集団から，クラスター(学校や地区など，社会に自然に存在する人々の集合)をランダムにサンプリングする方法です。クラスターサンプリングは研究対象母集団が大規模かつ広域に分散していて，そのすべてのメンバーのリスト作成が困難な場合に非常に有効な方法です。たとえば，肺がん患者に面接式質問票調査を行う研究を例にとれば，州全体の肺がん患者のリストからランダムに研究参加者を選び出すよりも，まず，医療機関をクラスターとみなしてランダムに選び，選ばれた各医療機関から研究参加者を集める方がはるかに時間的・経済的コストが小さくて済みます。

社会規模の調査では，よく**2段階クラスターサンプリング** two-stage cluster sampling が用いられますが，これは，地域全体を地図上で区域(クラスター)に分けて番号を付け，そこからまず区域(クラスター)をランダムに選び，次いで，選ばれた各区域の住所リストから住所をランダムに選ぶという方法です(監訳者注：クラスターと系統的サンプリングを組み合わせた，**確率比例法** probability proportional to size[PPS]という方法もあり，フィールド調査でよく用いられます[7])。欠点は，自然に存在するクラスターのメンバーには類似性があることで，たとえば，同じ市街区にはよく似た社会経済階層の住民が住む傾向があります。このため，クラスター内の均一性で補正した後の**有効サンプルサイズ** effective sample size は，実際に集めた研究参加者数よりも多少小さなものとなり，統計学的解析やサンプルサイズの推定(第6章)には，そうした**クラスター性**を考慮した方法を用いる必要があります。

非確率的サンプリング

確率的サンプリングは，計画上は理想的ですが，実際には，費用がかかりすぎることがあり，また，サンプリングフレームが作成できないと，実施することはできません。これに対し，非確率的サンプリング nonprobability sampling は，サンプリングフレームの作成を必要としないために，比較的容易に実施することができます。

- **連続サンプリング** consecutive sampling：これは，選択基準を満たすすべての人々を，たとえば，“最初に受診した50名”といった具合に，連続的に集めるサンプリングのことを言います。この方法には，事前に研究対象母集団 accessible population のリストを作成しなくて済むという利点がありますが，一般性の点では問題があります。季節や曜日による変動など，リサーチクエスチョンにとって重要な時間変動をカバーできるほど長期間にわたってリクルートできる場合には，そうした変動によるバイアスを避けることができます。
- **簡易サンプリング** convenience sampling：これは単に，研究者にとって集めやすい人々をサンプリングする方法です。人を対象とする研究の場合，アクセスの容易さや実施可能性を考慮することは当然ですが，厳密さよりも手軽さを優先させてしまうと，研究の科学的価値は損なわれてしまいます。事実，「簡易サンプル」という用語は，「非科学的」という意味で使われることもあり，できる限り，確率的サンプリングの可能性を追求するのが原則です(監訳者注：非確率的サンプリングには，上記以外にも，**クオタサンプリング** quota sampling[事前に層(例：年齢区分×性別)と各層で集める人数を設定し，それを満たすまでサンプリングを行う方法]，あるいは，サンプリングが困難な対象[例：薬物使用者]のフィールド調査において，サンプルもしくは推定値の代表性を高めるために工夫された，①**ロケーションサンプリング** location sampling[対象者が集まる場所を特定し，時間帯と場所の組み合わせで定義されるユニット(time-location unit)をランダムにサンプリングし，そのユニットを訪れる人々をランダム，連続的もしくは等間隔にサンプリングする方法]，②**応答者主導サンプリング** respondent-driven sampling[RDS：ある集団に属する人々の相互ネットワークの連鎖的ランダムサンプリングによって，バイアスのない母集団推定値を得る方法]などの方法があります[7])。

サンプリングについてのコメント

研究で得られた結果から研究対象母集団に対して行う推論は，確率的サンプリングが行われたことが前提となっています。しかし，臨床研究では確率的サンプリングが実施できないことも多く，そういう場合には，研究者は，採用したサンプリング法が適切であったかどうか，つまり，研究対象とするリサーチクエスチョンについて，“**実際のサンプル** actual sample”の観察から下した結論が，確率的サンプリングを用いた研究からの結論に近いと言えるかどうか，さらには，目的母集団に一般化できるかどうかを慎重に判断しなくてはなりません。

ここで，ランダムサンプリング random sampling とランダム化(ランダム割り付け)randomization を混同しないように注意してください。前者は，研究対象母集団から研究参加者を選択するプロセスであり，後者は，たとえば臨床試験で，研究参加者を，治療薬群とプラセボ群に割り付けるプロセス(第 11 章)のことです。どちらも，推論において，乱数 random number の利点を利用しようとするものですが，両者が同時に用いられることは滅多にありません(臨床研究ではありませんが，ソーシャルメディア企業が，ランダムに選んだユーザーに様々な広告をランダムに割り当て，その誘因効果を評価するという例があります[8])。

多くの学術誌では，リクルートやフォローアップのプロセスで脱落した研究参加者の数を示したダイアグラムを提示することが求められるため，研究計画を作成するときには，それを念頭に置いておく必要があります。

研究参加者のリクルート

サンプリング法の決定においては，リクルートの容易さも，その重要な条件となります。そして，研究参加者のリクルートにおいては，①系統誤差(バイアス)の少ない，研究対象母集団の代表性の高いサンプルを獲得すること，②偶然誤差を研究に支障のない程度に留められるだけのサンプルサイズを確保すること，が目標となります。

代表性のあるサンプルの獲得

代表性のあるサンプル representative sample を獲得するためには，まず，研究デザインの段階で，目的母集団や研究対象母集団，サンプリング法を適切に決定する必要があります。そして，サンプリングの実施にあたっては，誤差の混入を防ぐために，選択基準を研究参加者全員に偏りなく適用し，かつ研究のプロセスにおいては，脱落を極力減らす努力が求められます。

サンプリングでよく起こる問題は，リクルート段階での偏りによって，**“実際のサンプル** actual sample”が，研究対象母集団を代表しないものになってしまうという問題です。研究に積極的に参加する人々は，たとえば，参加を拒否する人々に比べると，通常，より健康で，より教育歴が高く，かつ喫煙者が少ない傾向があります。アフリカ系アメリカ人は，一般に，それ以外の人種の人々よりも，研究への参加率が低い傾向がありますが，これは，以前の研究が露骨に人種差別的であったことが一因と考えられます(第7章)。そして，こうしたボランティアバイアスは，デジタル的手段をサンプリングに用いる場合(例：インターネットを介したサンプリング)には，さらに強まることが報告されています[9]。多様な研究参加者を確保するためには，リクルート対象となる人々との**人間関係の構築**を重視した丁寧なリクルート戦略が必要となります。多様性と代表性のある研究参加者を獲得するための包括的アプローチについては，第15章(コミュニティ関与型研究)で詳しく解説します。

記述的研究(例：選挙の世論調査)では，**非応答**(不参加)nonresponse[1]が特に問題となります。選択基準を満たす人々のうち，研究参加に同意した人々の割合(**応答率** response rate)が，“実際のサンプル”にどれほどの研究対象母集団代表性があるかの推論に影響を与えます。なぜなら，接触が難しい人や，接触できても参加を拒否する人は，参加する人とは特性が異なる傾向があるからです。非応答率がどの程度であれば，研究結果の一般性が損なわれるかは，リサーチクエスチョンや，不参加の理由によります。非応答率が25%というのは，多くの場合よい方ですが，研究対象とする疾患自体が不参加の原因である場合には，その疾患の存在率(有病率)prevalence の推定に深刻なバイアスをもたらすことになります。

非応答バイアス nonresponse bias が，どの程度研究の結論に影響するかは非応答者に関する情報を集めることによって推定できる場合があります(そのためのリソースと倫理委員会の承認が必要ですが)。たとえば，ソーシャルメディアを用いて参加者をリクルートする場合には，非応答者についての情報が公的に入手できる場合があり，また，外来患者のリストから，郵便でリクルートする場合には，非応答者の中から一部をランダムに選び，インセンティブを提供することによって，電話で若干の質問をして情報を集めるという方法も考えられます。

しかし，非応答バイアスを防ぐ最良の方法は，言うまでもなく，非応答者の数を最小にするために最大限の努力を払うことです。たとえば，何度も接触を試みる，様々な接触方法(例：郵便，電子メール，電話)を用いる，などの系統的な対応が必要です。そして，接触に成功した相手に対しては，①侵襲性や不快感を伴うような検査を避ける，②研究に対する不安を和らげるために，パンフレットを手渡すか，直接説明する，③インセンティブ(例：交通費の負担)を提供する，④検査結果を提供する，⑤言葉の問題に対処するために，バイリンガルのスタッフを揃えたり，相手の言語で質問票を作成する，⑥研究参加を完了したらインセンティブを提供するなど，可能な限りの努力を行うことによって，応答率を高めることができます。

---

[1] 研究参加予定者の非応答は，集団中における特性の分布の推定を主な目的とする記述的研究で，特に問題となります。また，フォローアップ中の脱落は，前向きコホート研究，特に，研究参加に影響を与えるような介入を伴う臨床試験では，重要な問題となります(第11章)。

必要な数の研究参加者を獲得する

研究参加者数が予定した数に達しないことは，研究では非常によくあることです。ある研究者は以下のように書いてます。

> しかし，時間が経つにつれて，リクルートに対する最初の熱意は徐々に薄れていく。リクルートの困難などの，研究の厳しい現実に直面して，研究者は，ネガティブな感情に陥ることも多く，絶望感，自責の念，罪悪感，挫折感，無価値感，孤独感，フラストレーション，軽度のうつ状態を経験したり，パラノイアに陥ることさえある[10]。

やや表現はオーバーですが，まぎれもない真実を伝えています。研究を企画するにあたっては，選択基準を満たし，かつ研究参加に同意する人々の数は，最初に予定した数より少なくなること，場合によっては何分の１になることさえあることを，よく認識しておかなければなりません。その上で，問題を最小にとどめるために最大の努力を払う必要があります。いくつかの対策が考えられますが，その第１は，**プレテスト** pretest を行って，起こりうる問題の大きさをあらかじめ把握しておくこと，第２は，非応答(不参加)率を見込んで，サンプルサイズを実際に必要な数よりも多目に設定しておくこと，第３は，サンプルサイズの不足が予想された時点で随時手を打つことです。そして，リクルート中は，その進み具合を綿密にモニターして，常に到達度が分かるようにしておくこと，そして目標が達成できなかった理由をそのつど表に整理しておくことが大切です。そうすることによって，研究の様々な段階で，効果的な手段を講じることができます。

外来患者を研究対象とする場合などには，その中に研究者が主治医となっている患者が含まれる可能性があります。この場合，研究者には，主治医としての立場と，研究者としての立場の矛盾という，特別な**倫理的ジレンマ**が生じます。そのような場合には，患者が参加を拒否しにくく感じることがないよう，患者と全く利害関係のない医療スタッフにリクルートを依頼するのが望ましく，そして，必ず研究に伴うメリットとデメリットを患者によく説明し，拒否が可能で，それによって不利益が生じないことを説明するなど，公正な姿勢で臨む必要があります(第７章)。

研究者と全く面識のない人々を対象にリクルートが行われることもよくあります。そういう場合には，研究チームにそうしたリクルートの経験を持つ人を少なくとも１人は加えておくようにしましょう。リクルート法としては，ショッピングモールのような公共の場を利用する，自動車免許所有者のリストなどを使って大量の電子メールや郵便物を発送する，インターネットやソーシャルメディアを使って宣伝する，他の医師に紹介を依頼する，外来もしくは入院患者のリストを用いるなど，様々な方法がありますが，これらの中には，プライバシーを侵害する恐れのあるものがあるため，実施にあたっては，倫理委員会の承認を得なければなりません。フレイル状態にある人々や障害を持つ人々など，移動に困難がある人々をリクルートする必要がある場合には，**アウトリーチ** outreach，つまり家庭訪問や無料送迎などを考慮する必要があります。受診ができないために研究に必要な検査を受けられないことが，研究の一般化可能性に影響を及ぼす可能性がある場合は，このようなアウトリーチは特に重要です。

研究参加者のリクルートを始める前には，関係組織の協力を取り付けておく必要があります。たとえば，患者を研究対象とする場合には，病院の経営者に，地域の医師に郵便物を送付する場合には，その地域の医師会に，コミュニティでリクルートプランを立てる場合には，そのコミュニティのリーダーや地域の保健当局の了解を取り付ける必要があります。そして，助成金の申請にあたっては，その承諾書を添付しなければなりません。場合によっては，講演会，宣伝のためのイベント，ソーシャルメディア，マスメディア，チラシ，web サイト，郵便物などを通した宣伝が，研究を受け入れられやすくする雰囲気作りに役立つことがあります。

研究参加者のリクルートには，このようにかなりの手間と時間がかかります。したがって，まずは，既存の機会をできる限り追求することです。リサーチクエスチョンと研究計画が明確になったら，自分のリサーチクエスチョンの答えを得るのに適したサンプルと測定データを有する他の研究が存在しないかどうかをまず検討するようにしましょう。そして，そういう研究が見つかったら，その研究者に連絡をとって，彼らのデータを分析させてもらうことができるかどうか(第 16 章)，あるいは，測定を追加させてもらうことが可能かどうかを尋ねてみることです。そのためには，まず関連文献について精通し，知らない研究者に連絡を取るという勇気が必要ですが，それがうまく行けば，何年もの労力を節約することができます。

まとめ

1. 研究では，多くの場合，理論的にも現実的にも，**代表性** representativeness のあるサンプルを用いることがその前提となります。
2. サンプリングの利点は研究の効率を高めることにあり，サンプルを用いることによって，比較的少ない時間と労力によって，より大きな集団(母集団)についての推論が可能となります。欠点は，誤差が混入する可能性があることです。サンプルの代表性が不十分な場合，研究結果を**目的母集団** target population に一般化することが難しくなります。また，サンプルサイズが小さいと，偶然誤差の混入が問題となります。
3. サンプリングをデザインする場合の第 1 ステップは，目的母集団の概念を明確にすることです。そのためには，リサーチクエスチョンにふさわしい属性や(臨床的)特性を持った研究参加者を定義する**包含基準** inclusion criteria を設定する必要があります。同時に，研究に含めるのが非倫理的もしくは不適切な人々を除外するための，最小限の**除外基準** exclusion criteria を設定しなければなりません。
4. 次に，**研究対象母集団** accessible population，つまり，社会的，地理的，時間的に，現実的に研究対象とすることのできる集団を選択します。
5. 次のステップは，その研究対象母集団からの**サンプリング法**をデザインすることです。研究対象母集団のリストが入手できる場合には，**確率的サンプリング**を行うべきであり，純粋な簡易サンプリングは，簡便ではあるものの，バイアス混入の危険があります。
6. 最後に，研究者は，研究参加者のリクルートを最大化し，**非応答**(参加拒否) nonresponse や**脱落** withdrawal を最小化するための戦略を立て，それを実施しなければなりません。

文　献

1. Framingham Heart Study. *Epidemiological background and design: The Framingham Heart Study*. https://framinghamheartstudy.org/fhs-about/history/epidemiological-background
2. Cummings SR, Nevitt MC, Browner WS, et al. Risk factors for hip fracture in white women. Study of Osteoporotic Fractures Research Group. *N Engl J Med*. 1995;332(12):767-773.

3. Cauley JA, Lui LY, Ensrud KE, et al. Bone mineral density and the risk of incident nonspinal fractures in black and white women. *JAMA*. 2005;293(17):2102-2108.
4. Orwoll E, Blank JB, Barrett-Connor E, et al. Design and baseline characteristics of the osteoporotic fractures in men (MrOS) study—a large observational study of the determinants of fracture in older men. *Contemp Clin Trials*. 2005;26(5):569-585.
5. Thorpe KE, Zwarenstein M, Oxman AD, et al. A pragmatic-explanatory continuum indicator summary (PRECIS): a tool to help trial designers. *J Clin Epidemiol*. 2009;62(5):464-475.
6. Centers for Disease Control and Prevention, NCHS. *National Health and Nutrition Examination Survey*. https://www.cdc.gov/nchs/nhanes/index.htm
7. Kalton G. *Introduction to survey sampling*. 2nd ed. SAGE Publication, 2021.
8. Bakshy E., Eckles D, Yan E, et al. Social influence in social advertising: evidence from field experiments. In: *Proceedings of the 13th ACM Conference on Electronic Commerce (EC '12)*. ACM; 2012: 146-161. https://research.fb.com/wp-content/uploads/2016/11/social-influence-in-social-advertising-evidence-from-fieldexperiments.pdf
9. Guo X, Vittinghoff E, Olgin JE, Marcus GM, Pletcher MJ. Volunteer participation in the Health eHeart Study: a comparison with the US population. *Sci Rep*. 2017;7(1):1956.
10. Patel M, Doku V, Tennakoon L. Challenges in recruitment of research participants. *Adv Psych Treatment*. 2003;9:229-238.

（文献7は，監訳者追加）

第３章　演習問題

【問1】ある研究者が，「人が喫煙を開始するのにどのような要因が影響するか？」というリサーチクエスチョンについて，横断研究を実施することとし，郊外のある高校の2年生からボランティアをリクルートしたとします。

a．目的母集団 target population の観点から，このサンプルの適切性について論じてください。

b．今研究者が，ボランティアバイアスを避けるために，上記の高校の2年生全員の25%にあたる人数をランダムに抽出することとし，その結果，実際に研究に参加した人の70%が女性であったとします。その学校の入学者の男女数はほぼ同数であるため，これは，サンプリングで誤差が生じたことを示しています。この誤差が，偶然誤差，系統誤差(バイアス)，あるいはその両者，いずれによるものかを，理由とともに論じてください。

【問2】ある研究者が，「耳保護のための耳栓使用」に対するロックコンサート愛好者の態度を調べるための研究計画を立てているとします。研究参加者に短いアンケートを依頼する調査を行う場合，以下に示すサンプリング法について，その名称，実施可能性，そしてそのサンプルから得られる結果がロックコンサート参加者全員に一般化可能かどうかについて論じてください。

a．参加者が会場の入り口を通過するときに，全員にスマホでデジタルサイコロを振ってもらい，6の目が出た人に，調査協力を依頼する。

b．コンサート参加者が会場の入り口を通過するときに，全員にデジタルサイコロを振ってもらい，1の目が出た男性，偶数の目が出た女性に，調査協力を依頼する。

c．コンサートのチケットに付けられている連続番号を利用し，番号の最後が1で終わるチケットを持っている人全員に，調査協力を依頼する。

d．全コンサート参加者が席に着いた後で，座席の列番号を1つ書いたカードの中から，ランダムに5つを選び，選ばれた5つの列の人全員に，調査協力を依頼する。

e．最初の100人の入場者に，調査協力を依頼する。

f．チケットは，公演直前に，一部は郵送で，一部は券売り場で販売された。券売り場で5人以上が並んでいるときに，並びの一番最後の人(つまり，質問票を記入する時間が最もある人)に，調査協力を依頼する。

g．公演が終わって，コンサート参加者が退場するときに，調査に参加する意思があり質問に答えることのできる人に，調査協力を依頼する。

【問3】5歳未満児におけるヒト・メタニューモウイルス human metapneumovirus(hMPV)感染による受診頻度を調べる研究が Edwards らによって行われ[1]，シンシナティ，ナッシュビル，ロチェスター周辺の郡に住み，2003～2009年にかけて，各年11月から5月までの期間に，急性呼吸器性疾患や発熱で医療機関を受診した子どもが研究対象とされました。サンプリングは，新規入院患者では日曜日から木曜日にかけて，外来患者では週1～2日，救急患者では週1～4日行われ，同意を得られた患者が登録されました。著者らは，この研究で観察されたhMPV陽性者の割合を米国全体での急性呼吸器性疾患や発熱による医療機関受診者データ

(注：National Ambulatory Medical Care Survey and the National Hospital Ambulatory Care Survey による）に掛け合わせて，米国における年間の hMPV 受診頻度を，5歳未満児1000人対で，入院及び外来受診が55件，救急が13件と推定しました。

a．この研究の目的母集団 target population は何ですか？
b．この研究の研究対象母集団 accessible population と，目的母集団への一般化可能性について論じてください。
c．この研究のサンプリング法と，それが研究対象母集団への一般化可能性に与える影響について述べてください。
d．hMPV による受診頻度の信頼区間の計算を行う場合に，サンプリングにおいて，一般に留意するべきことを述べてください。

文　献

1. Edwards KM, Zhu Y, Griffin MR, et al. Burden of human metapneumovirus infection in young children. *N Engl J Med*. 2013;368:633-643.

第4章 測定方法を計画する
定度，真度，妥当性

Steven R. Cummings
Thomas B. Newman
Alison J. Huang

測定 measurement（診断，検査，質問）とは，ある事象（因子）を統計学的に処理可能な数値（**変数** variable）に変換するプロセスのことを言います。研究の**妥当性** validity は，用いる変数が，「**目的とする事象**（因子）phenomenon of interest」をどれほど的確に反映できているかにかかっています（図4.1）。たとえば，子どもの出生時体重（＝事象［因子］）を親の自己報告（＝測定）に頼る場合，それがどれほど正確かといったことです[1]。これは，身体計測，臨床検査，**自己報告測定** self-reported measure（第17章）を含め，あらゆる測定にとって重要な概念となります。

本章では，まず，変数のタイプとそれぞれの特徴について解説し，次に，測定誤差を減らすという本章の中心的テーマ，つまり，測定をいかに**定度**（精度）precision（**偶然誤差**の少なさの程度＝測定の安定性）と**真度**（正確性）accuracy（**系統誤差［バイアス］**の少なさの程度＝測定が真の値を反映する程度）の高いものとするかというテーマに入って行くことにします。その後，

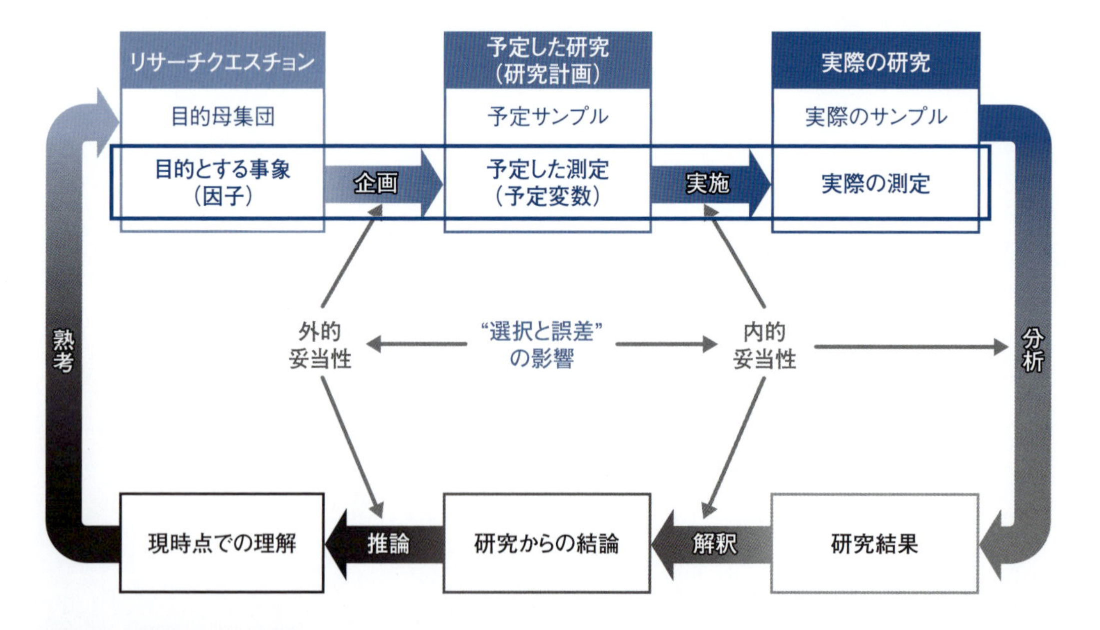

図 4.1　研究における測定
本章では，青枠で囲んだ項目，つまり，測定を，目的とする事象（因子）をよりよく反映するものとするための対策について解説します。

妥当性の概念(定量的概念である“真度”に対応する質的概念)について触れ，最後に，検体やデータを保存し，将来の研究に利用することの重要性と利点について解説します。

変数のタイプ

表 4.1 は，測定から得られる変数のタイプとそれぞれが表す情報を示したものです。ここで重要なことは，変数のタイプによって，統計学的情報量が異なり，したがって，**統計学的パワー**(検出力)も異なるということです。

カテゴリー変数：2 区分変数，名義変数，順序変数

量的に表現しにくい事象(因子)には**カテゴリー変数** categorical variable が用いられます。カテゴリー(区分)が2つの場合(例：生死)を，**2 区分変数**(2 値変数)dichotomous variable* と呼び，それ以上の多くの区分を持つ場合は，**多区分変数** polychotomous variable と呼びます。カテゴリー変数は，含まれる情報の種類によって，名義変数と順序変数に分けられます。**名義変

表 4.1　変数のタイプ

変数のタイプ	変数の特徴	例	記述統計	統計学的パワー
カテゴリー変数				
2区分変数	2つのカテゴリー	生存状態(生存あるいは死亡)	計数，割合	低い
名義変数	大小関係なし	ジェンダー 血液型	同上	低い
順序変数	大小関係あり(ただし，間隔は非定量的)	痛みの程度(なし，軽度，中等度，高度)	上記に加えて，中央値	中程度
数量変数				
連続変数	切れ目のない数値	体重，ヘモグロビン値	上記に加えて，平均値，標準偏差	高い
離散変数，計数変数[a]	切れ目のある数値(整数がその典型)	妊娠の回数，性的パートナーの数	値の数が少ない場合(例：1, 2, 3)は順序変数と同じ。値の数が多い場合(例：1〜10)は連続変数と同じ。	値の数が多い場合に高い。平均値が中央値に近い場合は特に高い。

[a]計数変数 count variable とは，0 または正の整数(1, 2, 3, …)のみをとる離散変数のこと

* 監訳者注：dichotomous variable は「2 値変数」とも訳されますが，dichotomous は，ギリシャ語の dikho(2 つに分離)が語源なため，“2 区分”の方が言語学的に適切です。また，dichotomous variable を 2 値変数と訳すと，polychotomous variable(多区分変数)は「多値変数」と訳すことになり，それでは，連続変数や離散変数と区別がつかなくなってしまいます。

数 nominal variable とは，単に区分の名称を表わす変数(例：ABO 式血液型)で，その値に大小関係(順序)はありません。名義変数は，質的な情報を表し，定義が比較的明確で測定も比較的簡単という利点があります。これに対し，**順序変数** ordinal variable とは，大小関係のあるカテゴリー変数で，たとえば痛みを，強い，中くらい，弱いなどに分類するのがその例です。順序変数は，順序があるという点で名義変数より情報量の多い変数ですが，区分間の量的違いが明確でない(例：強い痛みは，弱い痛みの 3 倍とは言えない)点で，情報量としては数量変数(離散変数や連続変数)に劣ります。

数量変数：連続変数，離散変数

数量変数 numeric variable とは，量(how much)や数(how many)を数値で表現する変数のことで，連続変数と離散変数に分けられます。**連続変数** continuous variable とは，血中ヘモグロビン値のように，“理論的には”切れ目のない値を取る変数で，最も情報量に富む変数です。これに対し，測定値が，たとえば人数の変化などのように，通常，正もしくは負の整数で与えられる変数を，**離散変数** discrete variable と呼びます。離散変数が，たとえば 6 以上と，多くの値をとるとき，離散変数は統計学的に連続変数に近い性格のものとなり，実用上は，連続変数とほぼ同等のものとみなすことができます。

変数タイプの選び方

選択が可能な場合には，情報量が多く統計学的に有利という意味で，カテゴリー変数よりも連続変数を選ぶのが賢明です。たとえば，複数の降圧薬の治療効果を比較する場合，血圧を mmHg という連続変数で記録すれば，研究参加者における変化を量的に評価することができますが，2 区分変数(高血圧/正常血圧)にしてしまうと，観察のきめが粗くなり，変化を捉えにくくなってしまいます。連続変数は情報量が多いために統計学的に有利で，統計学的パワーが大きく，その分サンプルサイズが小さくて済むというメリットがあります(第 5 章，第 6 章)。

連続変数には，特にアウトカムとの関連のパターンが複雑な場合に，カテゴリー変数よりも柔軟性が高いという利点があります。たとえば，体格指数 body mass index(BMI)と死亡率との間には，**U 字型の関連**(BMI が低値と高値の場合に死亡率が高く，中間値では死亡率が低いという関係)があるため，BMI を連続変数で測定しておけば，それを捉えることができ[2]，また，死亡率が上昇し始める閾値を示すこともできます。また，低体重児出生の予測因子に関する研究では，2500 g という標準体重値より大きいか小さいか(＝2 区分)ではなく，実際の出生体重を記録しておくようにします。そうすることによって，分析の選択肢が広がり，「低体重」の基準値を変更することも，多区分の順序変数(例：＜1500 g，1500～1999 g，2000～2499 g，≧2500 g)を作成することもできます。同じように，ケアへの満足度に関する質問のように，順序変数の選択肢の数を選ぶことができる場合には，選択肢数を，「強くそう思う strongly agree」から「全くそう思わない strongly disagree」までの **6 段階のカテゴリー**に分類しておくと便利です。なぜなら，後から「そう思う」と「そう思わない」の 2 区分変数に仕立てることができるからです。しかし，その逆は不可能です(監訳者注：質問によっては，回答者は“どちらとも言えない”という中間的な選択肢が必要な場合があるため，単に便利という理由で機械的に 6 段階にするべきではありません)。

カテゴリーや数値で表すことの難しい事象も少なくありません。症状(例：痛み)やライフスタイルに関わるもの(例：生活の質[QOL])は特にそうです。しかし，これらの事象を定量的に測定することは，リサーチクエスチョンにとって極めて重要です。よく知られたものとしては，QOL測定の標準的尺度であるSF-36があります。この尺度では，身体的，社会的，感情的，一般的ウェルビーイングを含む，8つのドメインについて，離散変数での測定値が生成されます[3]。このような標準的尺度は，適切に用いられれば，知識の客観性を高め，バイアスを減らし，また研究相互の比較が可能となるというメリットがあります。

定 度

定度(精度)precision(**再現性**reproducibility，**信頼性**reliability，**一致性[一貫性]**consistencyと同義)とは，測定が“安定”である度合(再現性)を表す概念です(監訳者注：precisionには“精度”という訳語もありますが，日本語の“精度”は正確性と再現性の両方を含む概念であるため，本訳書では初版以来“定度”という訳語を用いています)。たとえば体重計を用いれば，体重を再現性よく測定することができますが，目を閉じたまま足を揃えて立っていられる時間でバランス保持力を測定する場合には，測定者によって，また測定のたびに値が異なる可能性があります。定度は研究の統計学的パワーに影響し，測定の定度が高ければ高いほどパワーは大きくなり，仮説検定に必要なサンプルサイズは小さくて済みます(第5章)。

定度precisionは偶然誤差random errorの影響を受け，偶然誤差が大きいほど定度は低下します。測定に伴って生じる偶然誤差は，以下の3つに大別されます。

- **測定者による変動**observer variability：これは測定者自身が原因となって生じる測定結果の変動(誤差)のことで，面接調査における質問の言葉遣いや，測定機器を用いるときの技量の違いなどがその原因となります。
- **測定手段による変動**instrument variability：これは，測定手段が原因となって生じる変動(誤差)のことで，たとえば温度などの環境要因，機器部品の劣化，試薬のロットの違いなどによって生じます。
- **研究参加者による変動**participant variability：これは研究参加者の測定時点の状態などに起因する測定結果の変動(誤差)のことで，血圧測定を例にとれば，測定が行われる時間帯(例：午前，午後)，最後の食事や服薬からの時間などによって生じる誤差がそれに相当します。

定度の評価

定度(精度)precisionは，同じ測定者が同じ研究参加者/検体について同じ測定を繰り返した場合の結果の再現性(**測定者内再現性**intraobserver reproducibility[intrarater reliability])，あるいは異なる測定者が同じ研究参加者/検体について同じ測定を実施した場合の結果の再現性(**測定者間再現性**interobserver reproducibility[interrater reliability])として評価されます。また，**測定手段**instrument(質問票や測定機器)についても，同じ測定手段内，もしくは異なる測定手段間で定度を評価することができます。連続変数の測定の再現性の指標には，**研究参加者内標準偏差**(within-participant standard deviation)，あるいは，**変動係数**coefficient of variation(研究参加者内標準偏差を参加者平均で割った値)が用いられます[1]。カテゴリー変数の場合には，**一致率** percent agreement，**級内相関係数** intraclass correlation coefficient や**カッパ係数** kappa statistic がよく用いられます[4〜6]。

定度を向上させる方法

偶然誤差を減らし，測定の定度(精度)precision を向上させるには，以下の5つの方法があります(表4.2)。

1．**測定方法の標準化**：研究プロトコールには，測定の手順を必ず詳細に記述しなければなりません。つまり，測定環境や研究参加者をどのように準備するのか，測定をどのように実施し，どのように記録するのか，測定手段 instrument をどのようにキャリブレーションするのかなどについて，できれば絵やショートビデオなどを用いて，明確に提示

表 4.2　偶然誤差を減らすための対策：降圧治療の研究の例

偶然誤差を減らすための対策	偶然誤差の発生源	偶然誤差の例	偶然誤差を減らすための対策の例
1. 実施マニュアルの作成と測定方法の標準化	測定者	カフの減圧速度が一定しないことによる血圧値の変動(速すぎることが多い)	カフの減圧速度を2 mmHg/秒に統一する。
	研究参加者	測定前の安静時間の違いによる血圧値の変動	血圧測定前に5分間，研究参加者を静かな部屋で安静にさせる。
2. 測定者のトレーニングと技能チェック	測定者	測定者の技能の違いによる血圧値の変動	測定者に標準的技法をトレーニングする。
3. 測定手段の改善	測定手段(ここでは血圧計)と測定者	機器の不具合からくる血圧値の変動	新しい高性能の血圧計を購入し，定期的に定度(精度)を確かめる。
4. 測定手段の自動化	測定者	測定者の技能の違いによる血圧値の変動	自動血圧計の使用
	研究参加者	測定者に対する研究参加者の情動的反応の違いによる血圧値の変動	自動血圧計の使用
5. 測定の反復	測定者，研究参加者，測定手段	上記すべての偶然誤差	2回以上の測定値の平均を用いる。

[1] 変数が連続変数の場合には，相関係数 correlation coefficient を定度(精度，再現性)の指標として用いてもよいように思いがちですが，相関係数は，外れ値 outlier の影響を非常に受けやすいため，**Bland-Altman プロット図**(研究参加者内標準偏差を Y 軸，研究参加者平均を X 軸にとったグラフ)[4]を用いることが望まれます。そして，平均値の増加に対して，測定値の絶対差が直線的に増加する場合には，研究参加者内標準偏差よりも，変動係数の方が適切です。

する必要があります(付録)。大規模な研究ではこうした内容を**実施マニュアル** operations manual に含めることは当然ですが，たとえ1人で研究を行う場合でも，それぞれの測定のガイドラインとなる文書があれば，測定の質を研究期間中一定に保つことができ，また論文に研究方法を書くときにも役立ちます。

2. **測定スタッフのトレーニングと技能チェック**：測定に複数のスタッフが関わる場合には，測定技能を統一(標準化)するためのトレーニングが必要となります。そして，正式な**技能チェック** certification を行い，マニュアル通りに測定が行われているかどうか，測定スタッフが必要なレベルの技能をマスターしているかどうかを確認しなければなりません(第18章)。測定が複数のスタッフで行われる場合には，**測定者間再現性**を評価して，それを最適化する手順を踏む必要があります(例：カッパ係数の使用：第13章)。
3. **測定手段の改善**：測定の変動(誤差)は，分析機器の場合は，機械的な調整を行うことによって，質問票や面接の場合は，修正を重ね，質問を曖昧さのない明確なものにすることによって，小さくすることができます(第17章)。
4. **測定手段の自動化**：測定者自身に由来する測定の変動(誤差)は，分析機器の場合は，その自動化によって，減らすことができます。
5. **測定の反復**：測定を何度か繰り返して，その平均値をデータとして用いれば，どのような原因による偶然誤差であっても，その影響を減らすことができます。たとえば，血圧を測定する場合，2回測定してその平均値を用いれば，測定の定度(精度)precision は高まります。この方法を用いると，定度はかなり向上しますが，時間や経費の増加が問題となり，また，測定のタイプによっては，測定の反復が，測定にバイアスをもたらすことがあります。たとえば，筋力テストでは疲れのため2回目は値が低下する，認知能力テストでは回答慣れのため，2回目は値が向上するといったことです。

研究者は，用いる測定のそれぞれについて，項目1～5の対策をどれほど徹底して実施するかを決めなければなりません。そして，その際には，その測定項目の重要性，定度が研究に与える影響の大きさ，実施可能性，要する時間と経費，などを考慮する必要があります。一般的には，「標準化」と「トレーニング」は必須であり，「測定の反復」は，確実な効果が期待できるため，可能な限り実施することが望まれます。

真　度

真度(正確性)accuracy とは，“測定しようとしているもの”をどれほど正確に(真値に近く)測定できているか，その程度を表す概念です。**表 4.3** に示すように，真度は，偶然誤差と系統誤差の影響を受けます。たとえば，血中のビリルビン値を，間違ってキャリブレーションされた(＝系統誤差を含む)機器を用いて測定すると，いくら測定値の定度(精度)precision が高くても，測定値はバイアスを持つものとなってしまいます[7]。これら2つの概念の関係を図示したのが**図 4.2** です。しかし，現実には真度と定度は同時に変化することが多く，定度を高める対策の多くは真度も同時に高めます。

定度とは異なり，真度は，バイアス(系統誤差)の影響を受け，バイアスが大きいほど，その変数の真度は低下します。定度の場合と同じように，バイアスはその発生源の観点から，以下

表 4.3　測定の定度と真度

	定度（精度）precision	真度（正確性）accuracy
定義	繰り返し実施した測定の値が安定である度合い	測定値が目的とする真の値に近い度合い
最もよい評価法	測定を繰り返して値の変動を調べる。	ゴールドスタンダードとの比較
研究にとっての意義	効果検出のパワーを高める。	結論の妥当性を高める。
影響する要因	偶然誤差（偶然変動） 誤差の発生源：測定者，研究参加者，測定手段	偶然誤差と系統誤差（バイアス） 誤差の発生源：測定者，研究参加者，測定手段

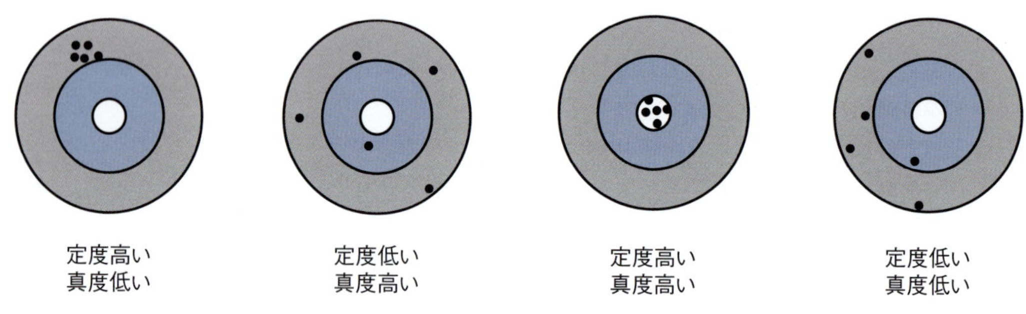

図 4.2　定度と真度の違い

の3つに分類することができます。

- **測定者バイアス** observer bias：これは，測定情報を，測定者が意識的もしくは無意識的に，歪めて認識したり報告したりすることによって生じるバイアスです。たとえば，血圧計の値を低めに丸めて読んでしまう傾向や，インタビューをする際に誘導質問をすることなどがそれにあたります。
- **測定手段バイアス** instrument bias：これは，測定手段の不備が原因となって生じるバイアスで，たとえば，キャリブレーションされていない体重計では，常に体重が実際より低めに（あるいは高めに）出ることがあります。
- **研究参加者バイアス** participant bias：これは，研究参加者が原因となって生じるバイアスのことで，ある質問に対する回答に，系統的にバイアスが持ち込まれることを言います（**応答バイアス** respondent bias，もしくは**リコールバイアス** recall bias とも言います）。たとえば，アルコール摂取が原因と信じている乳がん患者は，アルコール摂取量を実際より多めに報告する傾向があるといったことです。

測定値の真度 accuracy は，可能であれば，**ゴールドスタンダード**（真の値を最もよく反映すると考えられる方法で測られた標準値）との比較で評価するのがベストです。どういう測定をゴールドスタンダードとするかの判断は，必ずしも簡単ではありませんが，過去の研究や専門家のコンセンサスなどを参考にして決定します。

連続変数（例：体重）の真度は，同じ研究参加者について，研究で用いる測定法で得られた値とゴールドスタンダードとなる測定法で測られた値の平均値の差を求めることで評価することができます。一方，カテゴリー変数が，2区分変数(2値変数)の場合は，ゴールドスタンダードとの比較は，感度 sensitivity と特異度 specificity として表現することができます(第13章)。カテゴリー変数の区分が3つ以上の場合は，各区分について，一致率 percent agreement を計算します。

真度を向上させる方法

真度(正確性)accuracy を高めるための主な対策には，定度(精度)precision のところで説明した項目1〜4に加え，以下に述べる3つの対策(項目5〜7)があります(**表4.4**)。

1. 実施マニュアルの作成と測定方法の標準化
2. 測定者のトレーニングと技能チェック
3. 測定手段の改善
4. 測定手段の自動化
5. **非干渉的測定** unobtrusive measurement の使用：これは，研究参加者が気づかない形で(＝非干渉的に)測定する方法で，これができれば，研究参加者が意識的にデータを歪める可能性を排除することができます。たとえば，病院のカフェテリアにおける手指殺菌剤ディスペンサーの設置や手洗い奨励ポスターの効果を測るために，研究者が利用者の中に紛れて，利用者の行動を観察するといったやり方などがそれにあたります[8]。
6. **測定機器のキャリブレーション**：測定機器の多く，特に機械的あるいは電気的な機器の場合には，ゴールドスタンダードを用いた定期的なキャリブレーションによって，その真度を高く保つことができます。
7. **盲検化** blinding(**マスク化** masking)：これは古典的な方法で，あらゆるバイアスに有効というわけではありませんが，**選別的バイアス** differential bias(特定のグループの測定のみにバイアスが生じること)の排除には有効な手段です。**2重盲検法** double-blind test では，研究参加者のみならず，研究者にも，試験薬とプラセボの割り付けが分からないようになっており，たとえ何らかのバイアスが入り込んだとしても，その影響は試験薬群とプラセボ群の両者で全く等しいことになります。

実際の研究で，これら7つのどの対策をどの程度厳密に実施するかは，定度(精度)precision のところでも指摘したように，研究者の判断に委ねられており，研究者は，予期されるバイアスによる結論への影響と，研究の実施可能性やコストのバランスを考えて判断しなければなりません。最初の2つの対策(標準化とトレーニング)は必須ですが，測定値が時間とともに変化する可能性のある機器についてはキャリブレーションが必須となります。また，盲検化は，可能な場合は，常に実施する必要があります。

妥当性

妥当性 validity は，真度(正確性)accuracy に似た概念ですが，妥当性には，“目的とする事象

表 4.4　系統誤差(バイアス)を減らすための対策：降圧治療の研究の例

系統誤差を減らす対策	系統誤差の発生源	系統誤差の例	系統誤差を減らすための対策の例
1. 実施マニュアルの作成と測定方法の標準化	測定者	音が急に小さくなる点を拡張期圧ととるため，拡張期圧が常に高い値となる。	拡張期圧を，音が聞こえなくなる点と正しく定義する。
	研究参加者	研究参加者が2階の診察室に上がって来た直後に血圧を測るため，常に血圧が高くなる。	血圧測定前に研究参加者を静かな部屋で5分間安静にさせる。
2. 測定者のトレーニングと技能チェック	測定者	マニュアルに定められた方法を守らないために，常に血圧値が高めとなる。	トレーナーが測定を繰り返して，測定者の読みが正確かどうかをチェックする。
3. 測定手段の改善	測定手段	非常に腕の太い研究参加者に標準サイズのカフを使用したため，血圧値が高めに出る。	研究参加者の腕の太さに合った幅の広いカフを用いる。
4. 測定手段の自動化	測定者	降圧治療群に割り付けられた研究参加者の血圧を測定者が意識的あるいは無意識的に低めに読んでしまう傾向	自動血圧計の使用
	研究参加者	魅惑的な測定者に接近して興奮したことによる血圧の上昇	自動血圧計の使用
5. 研究参加者に気づかれない測定(非干渉的測定)法を用いる。	研究参加者	研究参加者が，実際以上によく服薬していると報告する傾向	尿中の薬物濃度を測定する。
6. 測定手段のキャリブレーション	測定手段	機器の調整不良による血圧値の上昇	毎月血圧計を調整する。
7. 盲検化(マスク化)	測定者	降圧治療群に割り付けられた研究参加者の血圧を測定者が意識的あるいは無意識的に低めに読んでしまう傾向	割り付け内容が分からないようにプラセボを用いた2重盲検法を導入する。
	研究参加者	実薬を投与されていることを知った研究参加者が副作用を過剰報告する傾向	割り付け内容が分からないようにプラセボを用いた2重盲検法を導入する。

(因子)”をその測定がどれほど適切に反映するかという，“質的”な側面も含まれます。たとえば，クレアチニンとシスタチンCは，いずれも腎臓から排泄される物質で，それらの血中濃度は，いずれも高い真度で測定できますが，“腎機能という事象”の指標としては，シスタチンCの方がより“妥当 valid”な指標となります。なぜなら，クレアチニンは，筋量によっても影響

を受けるからです[9]。

測定する内容によっては，ゴールドスタンダードによる評価が不可能な場合もあります。痛みや生活の質(QOL)のように，主観的あるいは抽象的な事象(因子)を測定する尺度の場合は特にそうです。そうした測定の妥当性は，下記の概念によって評価されます。

- **内容妥当性** content validity：これは，測定が研究対象とする事象の様々な側面をどれほど反映し得ているか，その程度を表す概念で，たとえば，QOL を評価する SF-36 尺度には，社会的，身体的，情緒的な機能，一般的健康状態，メンタルヘルス，身体の痛みについての質問が含まれています[3]。
- **表面妥当性** face validity：これは，その測定の本質的な適切性(合理性)を表す主観的な概念で，たとえば，疲労感，体重減少，筋力低下によるフレイルといった状態が，作成した質問によって適切に評価可能かどうかといったことです[10]。
- **構成概念妥当性** construct validity：これは，用いる測定が，研究対象とする理論的概念をいかに正しく反映し得ているかを表す概念で，たとえば，“社会的孤立”の測定を目的とする尺度であれば，友人が少なく社会活動に参加しない人々と，友人が多く複数の社会活動に参加している人々を区別できなくてはなりません。
- **予測妥当性** predictive validity：これは，測定の結果が，研究対象とするアウトカムの発生をどれほど正確に予測できるかを表す概念で，たとえば，フレイル測定の尺度が，その後の長期入院をどれほど予測できるかといったことです。
- **基準関連妥当性** criterion-related validity：これは，新しい測定の結果が，標準的な測定法の結果とどれほどよく相関するかを表す概念で，たとえば，筋量の指標となる新しい生化学的検査が，筋力測定の結果とどれほどよく相関するかといったことです。

主観的で抽象的な事象を測定しようとする場合には，まず，文献を調べたり，専門家に相談するなどして，すでに妥当性が確立している測定手段 instrument(例：質問票)を探すことから始めます。そのような測定手段が見つかれば，それを用いた他の研究と結果を比較できるばかりではなく，助成金の申請や論文の執筆において，方法の部分を簡潔でかつ手堅いものにすることができるというメリットがあります。しかし，そうしたメリットの反面，妥当性の検討が実は不十分であったり，すでに内容が時代遅れになっていたり，自分のリサーチクエスチョンには不向きであったりすることもあるため，安易な使用は禁物です。

もし，既存のどの測定手段も，自分の研究には適さない場合には，自ら測定手段を開発し，その妥当性を評価しなくてはなりません。これは興味深く，かつ新たな測定手段の創造にもつながるという意味で，意義深い仕事ですが，多大の時間と労力を要することを認識しておく必要があります(第 15 章)。

測定方法が備えるべきその他の条件

測定 measurement には，目的とする特性や状態の差異を捉えられるだけの**感度** sensitivity が求められますが，求められる感度の程度は，リサーチクエスチョンによって異なります[2]。たとえば，ある治療の心機能改善効果を評価する臨床試験においては，それを，1 ブロックを歩いた時の息切れの程度として患者の自己報告で測るよりも，6分間に患者が歩ける距離(6分間歩行距離)を測定した方が，感度が高いと考えられます。

理想的な測定とは，目的とする特性だけを**特異的** specific に捉えられる測定です。たとえば，心不全に対する治療の効果を測るためには，肺機能や足の筋肉の疲労度にも影響される6分間歩行距離よりも，心エコー検査で心臓の収縮能を測定する方が，より特異性が高いと考えられます。

また，測定は，研究目的にふさわしいものを用いる必要があります。たとえば，心筋梗塞の予測因子としてのストレスの意義を研究しようと思えば，測定法を細かく決める前に，どのタイプのストレス(心理的，身体的，急性あるいは慢性)を測定対象とするのかをよく検討する必要があります。

測定は，データの適切な分布が得られるものでなくてはなりません。たとえば，ある機能状態を測定する場合には，機能の高い人から低い人までを適切に捉えられなければなりません。そのためには，プレテストを実施して，データが測定範囲の一方の端へ偏らないことを確かめておく必要があります(注：測定値が上端に偏ることを“**天井効果** ceiling effect”，下端に偏ることを“**床効果** floor effect”と呼びます)。

測定は，できる限り客観的なものでなければなりません。**客観性** objectivity を高めるには，測定者や研究参加者の関与をできるだけ減らすという対策が考えられ，物理化学的測定の場合は，測定を自動化することでそれが可能となります。質問票の場合には，質問を**自記式** self-administered でかつ**選択回答式** closed-ended にすることがその対策となりますが，この方法では，**観察範囲が固定され，予期しない重要な事実を発見するチャンスが失われてしまう**恐れがあることに注意が必要です。その対策としては，選択式回答ではなく，主観的な回答が可能な，**自由回答式質問** open-ended question を加えておくこと，あるいは，網羅的な選択肢を作成するために，事前に質的研究を行うことが考えられます(第14章)。

測定をデザインするときには，リサーチクエスチョンとは関係の薄いものも含めて，なるべく多くのデータを集めておきたいという思いに駆られがちです。確かに，測定項目を増すほど，より多くのデータを得ることができますが，研究者は同時に，**効率** efficiency と**節倹** parsimony にも配慮しなければなりません。つまり，測定は，適切な時間や費用の範囲で，かつ患者に過重な負担をかけることなくできるものでなければならないということです。測定項目が多すぎると，研究参加者は疲れ，質問への回答も雑になりがちで，研究者の側も，データ処理や分析が粗雑になる傾向があり，費用がかかった割には，肝心のリサーチクエスチョンに関する情報が不十分という結果に陥る恐れがあります。

保存検体・データの利用

研究では，様々な種類の測定が行われます。その中には，研究参加者から直接測定するしかないものもありますが，生化学的，遺伝子的分析などのために保管された検体や，X線画像などの電子的データを使って，後から分析できるものもたくさんあります(**表4.5**)。

[2] 第13章では，診断検査の特性として，感度 sensitivity と特異度 specificity を数式を用いて正確に定義しますが，ここでは，感度は，測定したいものを適切に検知できる程度，特異度は，測定したくないものを適切に除外できる程度という，一般的な意味で用いています。

表 4.5　保存検体・データを用いて実施できる測定の例

保存検体・データ	可能な測定の例	得られる測定データの例
電子カルテ	病歴調査	診断名，臨床検査データ，服薬歴，手術歴，症状，身体所見
血清，血漿，尿，便	生化学的測定	炎症マーカー，セルフリーDNA，マイクロバイオームプロファイル
全血，組織検体	遺伝子/分子生物学的検査	全ゲノムシークエンス，DNAメチル化
X線，CT，MRIなどの画像データ	AI(人工知能)を用いた画像分析	体組成，骨所見，病気の診断

こうした保存検体・データの利点の1つは，フォローアップ中に目的とするアウトカムを発生した人々(ケース)や対照(コントロール)とする人々の保存検体・データだけを後から選び出して測定できるため，(全員の測定を行うのに比べ)研究コストを大きく節約できることです。それを利用した優れた研究デザインが**ネステッド・ケースコントロール研究** nested case-control study です(第9章)。もう1つの重要な利点は，研究開始後の科学的進歩によってもたらされた，新しいアイデアや測定技術を利用することができ，そうした研究には，新たな助成金を獲得できる可能性があることです。検体は注意深く採取し，迅速に凍結し，超低温(−70℃，あるいは−190℃)で保存するようにします。そうすることによって，プロテオミクスや個々の細胞における遺伝子の発現など，非常に高度な測定も可能となります。また，血漿，尿，白血球，細菌定量用の便など，様々な検体を保存しておけば，将来の新しい検査法の開発に役立つ可能性もあります。ただし，そのためには，研究参加者から，検体の将来的な使用の可能性を含めたインフォームドコンセントを取得しておかなければなりません(第7章)。

まとめ

1. 変数には，**数量変数** numerical variable と**カテゴリー変数** categorical variable があり，前者は，**連続変数** continuous variable(切れ目のない無限の数値)と**離散変数** discrete variable(整数のような，飛び飛びの数値)に分けられます。カテゴリー変数には，**名義変数** nominal variable(大小関係なし)と**順序変数** ordinal variable(大小関係あり)があり，区分が2つの場合には，特に**2区分変数**(2値変数) dichotomous variable と呼ばれます。
2. より情報量の多い変数を使う方が，統計学的パワーが高くなり，したがってサンプルサイズが少なくて済みます。情報量は，連続変数＞離散変数＞順序変数＞名義変数(2区分変数)の順になります。
3. パワーとサンプルサイズは，測定の**定度**(**精度**) precision(偶然誤差が少なく，測定値の安定性[再現性]が高い度合)によっても大きな影響を受けます。定度は，偶然誤差によって低下しますが，誤差は，測定者，研究参加者，測定手段から生じます。
4. 定度を高めるには，測定方法を明確に定義・標準化した**実施マニュアル** operations man-

ualを作成する必要があり，これはどの研究でも必須です。その他にも，測定者のトレーニングと**技能チェック** certification，測定手段の改良や自動化，測定を反復してその平均値を用いる，などの対策があります。

5．測定の**真度**(**正確性**)accuracyは，**ゴールドスタンダード**の値との近さの程度を表す概念です。真度は，系統誤差(バイアス)と偶然誤差によって低下しますが，誤差は，定度と同じく，測定者，研究参加者，測定手段から生じます。

6．真度を高める対策は，測定の反復を除けば，定度の場合と同じですが，真度の場合には，それ以外に，**非干渉的測定** unobtrusive measurement(研究参加者に干渉しない測定法)の使用，測定手段の**キャリブレーション** calibration，群間比較における選別バイアスを減少させるための**盲検化** blindingの使用などの対策をとることができます。

7．**妥当性** validityとは，目的とする事象を，測定がどれほど的確に反映するかを表す概念です。ゴールドスタンダードと比較して評価できることもありますが，抽象的，主観的な変数のように，ゴールドスタンダードが存在しない場合には，**内容妥当性** content validity，**表面妥当性** face validity，**構成概念妥当性** construct validity，**予測妥当性** predictive validity，**基準関連妥当性** criterion-related validityなどによって評価されます。

8．研究に用いる測定は，どれも感度sensitivityや特異度specificityが高く(p.58脚注参照)，研究目的に適し，客観性が高く，しかも得られるデータが適切な範囲に分布するものでなくてはなりません。測定の項目数とその内容は必要十分なものにとどめ，過剰な時間と費用がかからないように配慮しなければなりません。

9．可能な限り，画像データや検体などを，将来の研究のために保存するようにしましょう。そうすれば，新しい技術が登場したときに利用することができ，**ネステッド・ケースコントロール研究**を行うこともできます。

文　献

1. Kassem Z, Burmeister C, Johnson DA, et al. Reliability of birth weight recall by parent or guardian respondents in a study of healthy adolescents. *BMC Res Notes*. 2018;11:878.
2. Jiang M, Zou Y, Xin Q, et al. Dose-response relationship between body mass index and risks of all-cause mortality and disability among the elderly: a systematic review and meta-analysis. *Clin Nutr*. 2019;38(4):1511-1523.
3. Ware JE, Gandek B Jr. Overview of the SF-36 health survey and the international quality of life assessment project. *J Clin Epidemiol*. 1998;51:903-912. A description of the SF-36 is available at https://www.rand.org/health-care/surveys_tools/mos/36-item-short-form.html
4. Bland JM, Altman DG. Measurement error and correlation coefficients. *BMJ*. 1996;313:41-42; also, Measurement error proportional to the mean. *BMJ*. 1996;313:106.
5. Newman TB, Kohn M. *Evidence-Based Diagnosis: An Introduction to Clinical Epidemiology*. 2nd ed. Cambridge University Press; 2020: Chapter 5, 110-143.
6. Cohen J. A coefficient of agreement for nominal scales. *Educ Psychol Meas*. 1960;20:37-46.
7. Kuzniewicz MW, Greene DN, Walsh EM, McCulloch CE, Newman TB. Association between laboratory calibration of a serum bilirubin assay, neonatal bilirubin levels, and phototherapy use. *JAMA Pediatr*. 2016;170(6):557-561.
8. Filion K, Kukanich KS, Chapman B, et al. Observation-based evaluation of hand hygiene practices and the effects of an intervention at a public hospital cafeteria. *Am J Infect Control*. 2011;39:464-470.
9. Peralta CA, Shlipak MG, Judd S, et al. Detection of chronic kidney disease with creatinine, cystatin C, and urine albumin-to-creatinine ratio and association with progression to end-stage renal disease and mortality. *JAMA*. 2011;305:1545-1552.
10. Xue QL, Tian J, Fried LP, et al. Physical frailty assessment in older women: can simplification be achieved without loss of syndrome measurement validity? *Am J Epidemiol*. 2016;183(11):1037-1044.

付録 4A　実施マニュアル：握力測定の実施方法

実施マニュアル operations manual とは，研究で実施されるすべての測定の実施方法やデータの記録法をまとめた文書で，ここに紹介する例は，握力測定の際の握力計の使い方を示したものです。測定のすべてのプロセスを統一(標準化)するために，測定者が研究参加者に話しかける内容も，その言葉通りに記載されています。

握力計による握力測定のプロトコール

握力は左右それぞれの手で測定します。握力計のハンドルをその人の握りやすい位置に調整し，目盛が手のひら側に向くようにして，まず右手で握力計を持たせます。握力計を持った腕をひじの所で直角に曲げさせ，前腕が床と平行となるようにします。

1. まず研究参加者に，どのようにして測定するかを実演して見せます。そのとき，次のように説明します。「この握力計はあなたの腕と上体の強さを測定するものです。今からあなたの両手の握力を測定しますが，まず私がこれからどのようにするかをお見せします。ひじを 90 度に曲げ，あなたの前腕が床と平行となるようにしてください。腕が身体に触れてはいけません。次に，ゆっくりと握力計を下げながら，できるだけ強く手を握り締めてください。腕が完全にまっすぐ伸びたところでグリップを緩めます。」
2. 練習を左右の手で 1 度ずつ行わせます。右利きの場合は，右手から行います。2 回目は本測定として，0.5 kg 幅目盛の一番近いところで値を記録します。
3. 針を元に戻し，反対側の手で同じ測定を行います。

注意：腕は絶対に体につけないこと。手を握る動作は，急激ではなく，ゆっくりと行うようにさせてください。

第4章　演習問題

【問 1】 まず，以下の変数を，2 区分変数，名義変数，順序変数，連続変数，離散変数に分類し，次に，これらの中で，統計学的パワーを上げるための工夫ができるものがあれば，その方法を示してください。

a．心臓発作の既往歴の有無(あり/なし)
b．年齢
c．教育(大学卒以上/それ以外)
d．人種/民族
e．アルコール飲料を飲む回数(杯/日)
f．うつ状態(なし，軽度，中等度，高度)
g．冠動脈の狭窄度(%)
h．髪の色
i．肥満(BMI≧30 kg/m^2)/肥満でない(BMI＜30 kg/m^2)

【問 2】 リサーチクエスチョンを，「6 か月齢時のフルーツジュースの摂取量によって，1 歳時の体重を予測できるか？」であるとします。研究デザインは前向きコホート研究とし，体重測定には，幼児用体重計を用いることにしましたが，プレテストで下記 a～e のような問題が発生しました。これらの問題は，偶然誤差，系統誤差(バイアス)，あるいは両者の，いずれによるものでしょうか？　そして，その原因は，測定者，研究参加者(子ども)，測定手段(体重計)のうちどれで，またそれを解決するにはどのようにしたらよいでしょうか？

a．キャリブレーションで，10 kg の錘(おもり)を測ったら，10.2 kg という測定値になった。
b．10 kg の重さの錘を体重計で繰り返し 20 回測った結果は，10.01 ± 0.2 kg(平均値 ± 標準偏差)であった。
c．おびえた赤ちゃんは，体重計から降りようとし，測定するには，測定者が赤ちゃんを支えなければならなかった。
d．赤ちゃんが動くと，体重計の針が上下に大きく揺れた。
e．赤ちゃんによって，測定のタイミングが，食事直後，空腹時，オシメが湿っているときと，様々であった。

【問 3】 ある研究者が，レジデントの勤務時間制限が外科のレジデントに与える影響に興味を持ったとします。その研究者の関心の 1 つは，いわゆる「燃え尽き症候群 burn out」で，それを調べるために，他の質問票から抽出した以下の 2 つの質問(7 項目のリッカート尺度)を用いることにしました：①どれくらいの頻度で，仕事に対して「燃え尽きた」と感じますか？，②レジデントを始めて以来，どれくらいの頻度で，自分が人々に対して前より無感情になったと感じますか？　次に，この研究者は，これらの質問の妥当性 validity を検討することにしました。以下の a～d の文章について，それぞれがどの妥当性に関するものかを答えてください。

a．燃え尽き症候群スコアの高いレジデントほど，次の年にドロップアウトする確率が高い。
b．数人のレジデントに質問を見てもらい，これらの質問が，燃え尽き症候群を評価するのに適切かどうかを判断してもらう。

c．燃え尽き症候群スコアは，ローテーションが最もきつい時期に増え，休暇中に減少する。

d．1万人の医学生，レジデント，研修医における先行研究で，これらの質問は，以前から用いられている燃え尽き症候群の標準尺度である Maslach Burnout Inventory[1]で測定された，情緒的疲弊 emotional exhaustion と脱人格 depersonalization という2つのドメインをほぼ完全に捉え得ることが示された。

文　献

1. West CP, Dyrbye LN, Sloan JA, Shanafelt TD. Single item measures of emotional exhaustion and depersonalization are useful for assessing burnout in medical professionals. *J Gen Intern Med.* 2009;24(12):1318-1321.

第5章 サンプルサイズを見積もるための準備
仮説と基本事項

Warren S. Browner
Thomas B. Newman
Mark J. Pletcher

リサーチクエスチョン，目的母集団 target population，研究対象母集団 accessible population，研究デザインが決まったら，次に必要なサンプルサイズ sample size の見積もりを行います。集められる研究参加者の数に限界がある場合には，それで意味のある研究ができるかどうかを判断しなければなりません。いくら厳密に研究を行っても，サンプルサイズが小さすぎれば結論を出すことができず，逆にサンプルサイズがあまりにも大きいと研究が必要以上に難しく，かつコストもかさみ，また，臨床的に意味のない小さな差や関連までも有意に検出してしまうことになります。サンプルサイズを計算する目的は，実施しようとする研究デザインに適したサンプルサイズを見積もることにあります。

サンプルサイズの推定法を理解しておくことは，たとえ，研究参加者の登録，あるいはデータ収集がすでに終了し，サンプルサイズが固定されてしまっている場合でも，重要な意義があります。こうした状況では，そのサンプルサイズが，リサーチクエスチョンに対する答えを得る上で十分な大きさかどうかが焦点となります。

本書では，初版以来，サンプルサイズの問題を比較的早めの章で扱うようにしてきましたが，それには重要な理由があります。私たちはこれまで，多くの若い研究者が，“実施不可能”な研究の企画に多大の時間と労力を傾けるのを目にしてきましたが，それはほとんどの場合，サンプルサイズがその研究者の許容能力をはるかに超えるためだったのです。こうした問題は，リサーチクエスチョンや研究計画の全面的な見直しがまだ可能な，早い段階で認識しておくに越したことはありません。

サンプルサイズの計算は大切ですが，しばしば，それが統計学的に絶対的なものであるかのように誤解される傾向があります。しかし，算出されるサンプルサイズは，あくまで計算に用いたデータや仮定値を前提とした上での**推量**(informed guess)であり，それ以上の意味はありません。したがって，サンプルサイズの計算とは，大まかな推量を数学的に行う方法という程度に考えておくとよいでしょう。しかし，それでもサンプルサイズを計算することによって，立てた研究計画が実施可能かどうかや，別の予測因子 predictor やアウトカムを用いるべきかどうかなどが明らかとなることが少なくありません。したがって，サンプルサイズの計算は，まだ研究デザインの大きな変更が可能な早い段階で行ってこそ意味があります。

研究デザイン別のサンプルサイズの具体的な計算方法は第6章に譲り，本章では，計算の基礎となる基本概念について解説します。苦手意識を持っている読者も，本章を読めば，統計学を完全に理解していなくても，サンプルサイズの見積もりが可能なことが分かっていただけると思います。基本概念が分かれば，サンプルサイズの計算もそう難しくは感じられないはずです。これは，食材に精通していれば料理方法の意味がもっとよく分かるのと同じです。医学統計家に相談する場合でも，サンプルサイズ計算のプロセスを知っていれば，計算における前提や仮定について積極的に自分の意見を言えるようになります。

仮　説

サンプルサイズ算出の第1歩は，リサーチクエスチョンを，サンプル，予測因子，アウトカムなど，研究の主な要素を含む，**研究仮説** hypothesis の形に表現することです。たとえば，リサーチクエスチョンが，「クロスワードパズルをする人は認知機能低下を起こしにくい」の場合に，仮説では，「退職者で認知機能が正常な人々」をサンプル，「クロスワードパズルを少なくとも平均週1回行う」を予測因子，「2年のフォローアップ時点での認知機能テストスコアの異常」をアウトカムにするといった具合です。

仮説は，**記述的研究** descriptive study には必要ありません。記述的研究とは，事象の**分布**を調べることを目的とする研究で，たとえば，退職者における認知機能障害の存在率(有病率) prevalence を調べるような研究がそれに相当します(しかし，記述的研究に，サンプルサイズの計算が不要だということではなく，第6章に示すように，単に計算方法が違うだけです)。仮説が必要となるのは，群間を比較してその差を統計学的に検定する必要がある**分析的研究** analytic study の場合で，「クロスワードパズルを定期的に行う高齢者は，そうでない高齢者よりも，認知機能低下を起こしにくいかどうか」といった場合がそれに相当します。実験的研究(介入研究)では当然ですが，観察研究でもほとんどの場合に「**比較** comparison」を伴うため，少なくとも1つの仮説を立てる必要があります。リサーチクエスチョンの中に，以下のような表現が出てくる場合には，それは単純な記述的研究ではなく，仮説の設定が必要となります：～よりも大きい(多い)，～よりも小さい(少ない)，関連がある，～に比べ，関係がある，～に近い，～と相関する，～の原因となる，～を生じる。

よい研究仮説の条件

仮説の良し悪しは，リサーチクエスチョンの良し悪しで決まります。そして仮説は，簡潔で，的確で，かつ“事前に”設定されたものでなければなりません。

簡潔であること

簡潔な仮説 simple hypothesis は，次のように，1つの予測因子と1つのアウトカムからなります。

2型糖尿病患者において，運動不足は蛋白尿のリスクを高める。
(この例では，“運動不足”が予測因子で，“蛋白尿”がアウトカム)

複雑な仮説 complex hypothesis では，複数の予測因子が含まれることがあります。

2型糖尿病患者において，運動不足とアルコール摂取は蛋白尿のリスクを高める。

次のようにアウトカムが複数含まれることもあります。

2型糖尿病患者において，アルコール摂取は，蛋白尿および神経障害のリスクを高める。

こうした複雑な仮説は，1回の統計学検定でその真偽を判定することはできません。このような場合には，内容を複数の簡潔な仮説に分けて，別々に評価することになります。しかし，ときには，以下のように，複数のアウトカムをまとめて1つのアウトカム(＝**複合アウトカム** composite outcome)として扱うことがあります。

2型糖尿病患者において，アルコール摂取は，微小血管障害(蛋白尿，神経障害，あるいは網膜障害)のリスクを高める。

この例では，研究者は，それぞれの合併症ではなく，「合併症のいずれか1つもしくは複数の発生」をアウトカムとしていることになります。

的確であること

的確な仮説 specific hypothesis とは，研究参加者，予測因子，アウトカムが，統計学的検定になじむ形で明確に表現されている仮説のことです。そうした仮説では，たとえば次の例のように，研究参加者，アウトカム，予測因子が，比較を含む表現を伴って簡潔に定義されます。

過去1年間に心筋梗塞でロングビュー病院に入院した患者では，同じ期間に，肺炎で入院した患者(コントロール)に比べ，3環系抗うつ薬を少なくとも6週間事前に処方されたことのある患者の割合が大きい。

少し長い文章ですが，研究の性格がはっきりと伝わり，データ分析のときに，本来のリサーチクエスチョンからずれた仮説を検定してしまう間違いを防ぐことができます。こうした仮説を立てておきながら，**多仮説検定**(**多重検定**)multiple hypothesis testing の問題(後述)を考慮することもなく，分析の段階ではそれとは違う都合のよい予測因子(例：自己申告による抗うつ薬服用)を使って検定が行われることがありますが，それは正しい分析のあり方ではありません。研究仮説を簡潔にするために，通常こうした細かいことは，研究計画の中に書き込むことになりますが，研究者はこうした問題を常に明確に認識しておく必要があります。

予測因子やアウトカムの変数のタイプ(例：2区分変数，連続変数，カテゴリー変数)は，研究仮説から自明な場合が普通ですが，そうでない場合は，次のように仮説の中に明記しておくのがよいでしょう。

35～59歳の非肥満男性において，少なくとも週1回のボーリングゲームへの参加は，10年間のフォローアップ期間における肥満(体格指数[BMI]＞30 kg/m^2)のリスクを低下させる。

ただ，そうすることによって，研究仮説があまりに煩雑に見えるようであれば，仮説の中には書かずに，研究プロトコールの中に明記するようにします。

事前仮説と事後仮説

研究仮説は研究を始める“前”に明確に文章化しておかなければなりません。そうすれば，研究が本来の目的からそれることを防ぐことができ，それによって結果の解釈を確かなものにできるだけではなく，有意な結果を探し回る“**データ乱掘** data-mining”を避けることもできます。データを見てから泥縄式に仮説を立てること（**事後仮説** post hoc hypothesis）は，多仮説検定の一種であり，データの過剰解釈につながりやすいので注意が必要です。また，事後に立てた仮説を事前に立てた仮説であるかのように見せかけることは，科学的不正行為の一種とみなされるので十分な注意が必要です。

差なし仮説（帰無仮説）と差あり仮説（対立仮説）

（注意：これまで統計学を学んだことがない人や学んだが忘れてしまった人には，以下の説明は，すぐには理解しにくいかもしれませんが，面倒でも一語一語の意味を調べながら，読み通すようにしてください。）

上述のように，リサーチクエスチョンができたら，次に，それを研究仮説に仕立てますが，それは，一般には，比較する研究群間に「差がない」（あるいは，アウトカムと予測因子の間には「関連がない」）というタイプの仮説となり，これを，**差なし仮説**（**帰無仮説**）null hypothesisと呼びます。差なし仮説は**統計学的有意性** statistical significance を検定するための基礎となるもので，「差がない」という仮定を置くことによって，得られた差（関連）が偶然のみで生じる確率を統計学的に評価することが可能となります（監訳者注：予測因子の頻度にアウトカムの有無やレベルによって「差」があるときに，両者間に「関連」があると言い，これらは互換的に用いられます）。

たとえば，「途上国における（ヘリコバクターピロリ菌の汚染率が高い）非浄化水道水の飲用が，胃潰瘍のリスクと関連するか」というリサーチクエスチョンに対しては，あるクリニックで胃潰瘍と診断された人々（＝ケース）と，同じクリニックのそれ以外の患者（＝コントロール）を比較するケースコントロール研究を行うことが可能で，その場合には，以下のような，差なし仮説を立てることになります。

> *胃潰瘍の人々（＝ケース）における非浄化水道水飲用者の割合は，コントロールの人々における割合と等しい。*

これに対し，「胃潰瘍の人々（＝ケース）における非浄化水道水飲用者の割合は，コントロールの人々における割合よりも大きい」という仮説は，**差あり仮説**（**対立仮説**）alternative hypothesis と呼ばれます。差あり仮説は，それ自体の正誤を直接検証することができないため，差なし仮説の可能性が統計学的に否定されれば，（背理として）自動的に差あり仮説を受け入れるという手続きをとります（後述）。

仮説検定の統計学的基礎

たとえば，「1日に15分以上の運動は，糖尿病を持つ中年女性の平均空腹時血糖値を低下さ

表 5.1　法廷判決と統計学的検定の類似点

法廷判決	統計学的検定
無罪仮説：被告はお金を偽造しなかった。	差なし仮説(帰無仮説)：糖尿病を有する中年女性(目的母集団)において，定期的な運動と平均空腹時血糖値の間には関連がない。
有罪仮説：被告はお金を偽造した。	差あり仮説(対立仮説)：目的母集団において，定期的な運動と平均空腹時血糖値の間には関連がある。
無罪を否定する基準：疑わしきは罰せずの原則	差なし仮説を否定(棄却)する基準：統計学的有意水準(α)
正しい判決：偽造犯を有罪とする。	正しい推論：目的母集団において運動と平均空腹時血糖値の間に関連があるときに，「関連がある」と結論する。
正しい判決：無実の人を無罪にする。	正しい推論：目的母集団において運動と平均空腹時血糖値の間に関連がないときに，「関連がない」と結論する。
誤った判決：無実の人を有罪とする。	誤った推論(αエラー，第1種の過誤)：目的母集団において運動と平均空腹時血糖値の間に関連がないときに，「関連がある」と結論する。
誤った判決：偽造犯を無罪とする。	誤った推論(βエラー，第2種の過誤)：目的母集団において運動と平均空腹時血糖値の間に関連があるときに，「関連がない」と結論する。

せる」という仮説が真か偽かは，研究をしてみなければ分かりません。しかし，糖尿病を持つ中年女性全員を研究対象とするわけにはいかないため，研究では，**目的母集団** target population(実際には，**研究対象母集団** accessible population)から抽出したサンプルを用いて仮説の検定を行うしかありません。つまり**図 1.4** で示したように，「サンプルにおける観察を通して目的母集団における事象を推論する」という手続きが，常に必要となるわけです。しかし，サンプリングには常に偶然誤差がつきまとうため，目的母集団全体を研究対象にできれば観察できたはずの事象が，サンプルで常に観察できるとは限りません。

研究者に課せられるこの「**推論** inference」という作業は，ある意味では，裁判官が被告に下す「判決」と性質が似ているところがあります(**表 5.1**)。裁判で被告が犯罪を犯したかどうかを絶対的に決定することは通常難しいため，裁判官は，まず，被告が無罪，つまり，「その被告は犯罪を犯さなかった」と仮定し，被告の無実をくつがえすだけの十分な証拠があるか否かを検討していきます。その原則は，「**疑わしきは罰せず**(beyond a reasonable doubt)」としてよく知られています。しかし，それでも裁判官は過ちを犯すことがあります。つまり，本当は無実である人を有罪と判定したり，逆に，実は有罪である人を有罪と判定しないということが起こります。

同じように，研究者も，目的母集団において予測因子とアウトカムの間には関連がないという「差なし仮説(帰無仮説)」を立てることから研究を始めます。そして，集めたデータから，差なし仮説を否定し，差あり仮説を採用するだけの根拠が十分あるかどうかを，統計学的検定を用いて判定するのです。その判定基準を**統計学的有意水準**(後述)と呼びます。

αエラー(第１種の過誤)とβエラー(第２種の過誤)

裁判官が過ちを犯すように，研究者も，サンプルに代表性がない場合には，推論を誤ることがあります。その第１のタイプは，偶然のいたずらによって実際には差(関連)が「ない」のに「ある」と誤って結論してしまう過ち(**偽陽性** false positive)で，これを**αエラー** alpha error(**第１種の過誤**)と呼びます。第２のタイプは，その逆で，差(関連)が「ある」のに「ない」と誤って結論してしまう過ち(**偽陰性** false negative)で，これを**βエラー** beta error(**第２種の過誤**)と呼びます(監訳者注：私たちは「あわてる誤差がαエラー，ぼんやり誤差がβエラー」という語呂合わせで覚えています)。こうした誤差をなくすことはできませんが，それを減らす努力は可能です。たとえば，サンプルサイズを大きくすれば，サンプルと目的母集団がかけ離れる度合いが減る分だけ誤差は相対的に減少し，また後述するように，研究デザインや測定方法の工夫によって誤差を減らすこともできます。

本章と次章では，偶然誤差よるαエラーやβエラーを減らす方法のみを扱います。もちろん，偽陽性や偽陰性は，偶然の誤差だけではなく，バイアスによっても生じますが，バイアスによる場合はαエラーやβエラーとは呼びません。バイアスに基づく誤差は，見つけにくい上に統計量としても表現しにくく，またサンプルサイズを増やしてもどうにもなりません(バイアスによる誤差を少なくする方法については，第３章，第４章と第８章～第13章を参照してください)。

効果量

研究者が予測因子とアウトカムの間に**関連** association を見い出せるかどうかは，当然ながら，目的母集団におけるその関連の実際の強さによって決まります。もし目的母集団における関連が強ければ(例：運動をしている女性糖尿病患者の平均空腹時血糖値は，運動をしていない患者に比べて 20 mg/dL 低い)，サンプルを用いた研究でも比較的容易に同様の関連を見い出すことができますが，関連が弱い(例：差が 2 mg/dL しかない)場合には困難です。

しかし，困ったことに，現実には，関連の実際の強さがあらかじめ分かっていることはほとんどありません。そもそも，それを推定するために研究を行うわけです。しかし，かといって，やみくもに研究を始めるわけにもいきません。そこで研究者は，まず，自分がサンプルを用いた研究で捉えたいと思う差や関連の大きさを仮定します。それが「**効果量** effect size」と呼ばれるもので，サンプルサイズを決定する上で最も難しいのが，この効果量の見積りです[1]。そのために研究者がまず行うべきことは，関連分野の先行研究を調べて，効果量の推定に役立つ情報がないかどうかを検討することです。そうした情報を入手できない場合は，**パイロット研究**を実施するか，もしくは，「**臨床的に重要な最小変化量**(minimal clinically important difference：MCID)」(例：空腹時血糖の 10 mg/dL の低下)を用いることもあります。

もちろん，公衆衛生学の**ポピュレーション戦略** population strategy[2]の観点から見れば，2～3 mg/dL 程度の血糖低下でも，特にそれが実現可能であれば，重要な意味があり，それを効果量とすることもあり得ます。このように，効果量を決める基準は目的によって異なりますが，実際には研究可能かどうかがしばしば判断の決定的ポイントとなります。たとえば，様々な理由で，確保できるサンプルサイズに限界がある場合には，そのサンプルサイズで統計学的に有意に検出できる効果量を計算するという“逆の見積もり”をする必要があり(第６章)，そしてその効果量が現実的かどうかを判断しなければなりません。

表 5.2　目的母集団における真理とサンプルにおける研究結果：4 つの可能性

サンプルにおける研究結果	目的母集団における真理	
	予測因子とアウトカムの間に関連あり	予測因子とアウトカムの間に関連なし
差なし仮説(帰無仮説)を否定する(＝差あり仮説を採用する)	正しい	α エラー(第 1 種の過誤)
差なし仮説を否定しない(＝差なし仮説を採用する)	β エラー(第 2 種の過誤)	正しい

研究では，アウトカムや予測因子が 1 つだけということはむしろ少ないため，複数の効果量を扱うのが普通です。そういう場合には，仮説の中で，まず最も重要なものについてサンプルサイズを決定し，次に他の仮説についてサンプルサイズを計算します。もし，甲乙つけがたい仮説が複数存在するときには，その中で最もサンプルサイズの大きいものに基づいて研究をデザインするようにします。

α，β，パワー(検出力)

研究が終了すると，研究者は，差なし仮説(帰無仮説)が否定(棄却)されることを期待しつつ，データの統計学的検定を試みることになります。これは，検事が，有罪を証明するために，被告が無実でないことを裁判官に対して立証しようとするのとよく似ています。今，バイアスがないと仮定すると，差なし仮説が**目的母集団** target population で実際に真か偽かによって，**表 5.2** のように 4 通りの場合が考えられます。このうち 2 つは，サンプルにおける研究結果と目的母集団における現象が一致する(＝研究者の推論が正しい)場合で，後の 2 つは **α エラー**(第 1 種の過誤)と **β エラー**(第2種の過誤)に対応し，研究者の推論が誤っている場合を示しています。

研究を始める前には，最大限許容する α エラーと β エラーのレベルを設定しておく必要があります。偶然によって α エラー(本当は差[関連]が“ない”のに“ある”と判定してしまう誤り，すなわち偽陽性)を犯す確率が α で，**統計学的有意水準** level of statistical significance とも呼ばれます。たとえば，定期的運動が空腹時血糖値に与える効果を調べる研究で，α を 0.05 に設定したとすれば，それは研究者が誤って効果(差，関連)がある(＝運動は効果が“ない”のに“ある”)と判定する確率を最大 5% までは許容したことを意味しています。つまり有意水準とは，結果を統計学的に判定するとき，研究者が判断の誤りを受け入れる確率のことを意味するわけです。

一方，β エラー(本当は差[関連]が“ある”のに“ない”と判定してしまう誤り，すなわち偽陰性)を犯す確率が β で，「$1-\beta$」は**統計学的パワー**(**検出力**)power と呼ばれます。パワーとは，目的母集団における実際の効果(差，関連)が，その**効果量** effect size と等しい場合に，差なし仮説(帰無仮説)を否定できる(＝差あり仮説を採用できる)確率のことです。

仮に β を 0.10 に設定したとすれば，その効果量が実際存在しても，それを 10% の確率で見逃すことを受け入れたことになります。これは言い換えれば，パワーが 0.90，すなわち 90% の確率で，正しく差なし仮説を否定できる(＝差[関連]があるときに差[関連]があると結論できる)ことを意味します。たとえば，今仮に，定期的運動が，目的母集団である女性糖尿病患者の空腹時血糖値を平均 20 mg/dL 減少させることができるとします。そして，研究者が，女性糖尿病患者を何度もサンプリングして，その度に同じ研究(測定もサンプルサイズも同じ)を繰り返すとすると，パワーが90%ということは，10回の研究のうち9回で差なし仮説を否定し，「運動は女性糖尿病患者の空腹時血糖値を減少させる」という正しい結論を導くことができることを意味しています。ただし，これはその研究では20 mg/dLより小さい効果，たとえば15 mg/dLの減少を統計学的に有意に捉えることができないことを意味しているのではなく，その場合は有意差を検出できる確率は90%を下回るだろうということにすぎません。

理想的にはαエラーもβエラーもゼロ，つまり，一切の偽陽性や偽陰性がないのがベストですが，それは不可能なため，現実には，それらをできるだけ小さくする努力を行うことになります。そのためには，一般に，サンプルサイズを大きくするか，第6章で解説したその他の方法を用いる必要があります。ここにサンプルサイズを計画する必要が生じます。つまり，サンプルサイズを計画するということは，研究のコスト(経費・時間)や労力を不必要に増やすことなく，しかもαとβの値を許容範囲にとどめられるようなサンプルサイズを決定することを意味するわけです。

多くの研究では，αは0.05，βは0.20(パワー$=1-\beta=0.80$)に設定されます。これらは絶対不可侵なものではなく，異なる値が用いられることもありますが，αは0.01〜0.10，βは0.05〜0.20の範囲に設定されるのが普通です。一般論としては，研究にとってαエラー(偽陽性)を避けることが特に重要な場合(例：危険性の高い薬物の効能を試験する場合)には，小さいα値を用い(監訳者注：効能ありという結果が偽陽性である可能性が小さいことを示すため。偽陽性では毒性だけを患者に与えることになります)，βエラー(偽陰性)を避けることが特に重要な場合(例：毒性廃棄物処理場の近くに住んでも安全であることを住民に納得してもらう場合)には，小さいβ値(=大きいパワー)を用いることになります(監訳者注：「安全である[毒物の影響がない]」という結果が偽陰性である可能性が小さいことを示すため)。

最後に，実施が比較的容易で，研究参加者に一切の害や不都合をもたらすことがない研究(例：既存のデータを用いる研究)であれば，たとえ，パワーが0.80よりもかなり小さいと思われる場合でも，実施する意味があることを指摘しておきたいと思います。

差あり仮説(対立仮説)の片側性と両側性

差あり仮説(対立仮説)には，**片側仮説** one-sided hypothesis と**両側仮説** two-sided hypothesis があります。片側仮説とは，予測因子とアウトカムの関連を一方向に限定する仮説のことで，たとえば，「非浄化水の飲用は胃潰瘍のリスクを高める」という仮説がそれにあたります。これに対し，両側仮説とは単に差(関連)があることだけを述べ，その方向を限定しない仮説のことです。たとえば，「非浄化水の飲用は，胃潰瘍のリスクに影響する(高める，あるいは低下させる)」というのは両側仮説です。

一方向の関連だけが臨床的に重要，あるいは生物学的に意味があるような場合には，片側仮説が適しています。たとえば，「ある新しい降圧薬による皮疹発生のリスクはプラセボよりも高い」という仮説は片側仮説で，その薬物の副作用である皮疹発生のリスクがプラセボより小さいという可能性までわざわざ検定する意味は，通常ありません(その降圧薬が抗炎症作用を持っていれば別ですが！)。研究者が片側仮説にのみ興味があるという稀な場合(例：新しく開発された抗生物質が，既存のものよりもその効果が劣らないことを証明するために実施される**非劣性試験**[第12章])には，それに応じたサンプルサイズを計算することになります。しかし，サンプルサイズを減らすことだけを目的として，片側仮説を用いることは，決してあってはなりません。

ところで，研究仮説は多くの場合片側で，サンプルサイズの計算に用いられる差あり仮説(対立仮説)は，ほとんど常に両側であることに注意してください。たとえば，「小児期における抗生物質の頻回使用は炎症性消化器疾患のリスクを高める」という研究仮説は，抗生物質にそういう効果があることを予期した内容となっているので片側仮説です。では，サンプルサイズを決定するときには，なぜ両側の差あり仮説を用いるのでしょうか。それは，ほとんどの場合で，両側の差あり仮説(例：リスクが高い，もしくは低い)が研究の目的となるからであり，結果がどちら側になろうと論文にして発表する価値があると考えるからです。統計学的厳密性の観点からは，研究者は，データを分析する“前”に，片側仮説と両側仮説のどちらを用いるかを決めておかなければなりません。統計学的に有意にするために，**途中から片側仮説に変える**のは，研究者として正しい姿勢ではありません(後述)。そして，最後に，(これが片側仮説より両側仮説が多用される現実的な理由かもしれませんが)助成金や論文の審査員は，一般に両側仮説を期待し，よほど合理的な理由がない限り，片側仮説には批判的であることをよく認識しておく必要があります。

P 値とその限界

ここで，再び，差なし仮説(帰無仮説)null hypothesis の話に戻りましょう。差なし仮説とは，いわば“ワラ人形”のようなもので，一旦立てられますが，それが統計学的検定によって“偽”と判定されれば，引き倒されます。統計学的検定では，***P* 値**が計算されますが，これは差なし仮説が真である(＝差[関連]がないことが正しい)場合に，研究で見られた差(関連)以上の差(関連)が，偶然のいたずらで生じる確率を示すものです[1]。

重要なことは，差なし仮説が真であるとき，つまり，比較される群間に実際には差がないときには，研究にバイアスが混入していない限りは，サンプルで差が生じるのは，偶然のみによるということです(バイアスの問題については，第 10 章で論じます)。

P 値(＝偶然によって差[関連]が生じる確率)が「小さい」とき，差なし仮説は否定(棄却)され，差あり仮説が採用されることになります。ここで「小さい」とは，*P* 値が，あらかじめ定められたある α 値，つまり，**統計学的有意水準**よりも小さいことを意味します。ただ，ここで，結果が「有意でない」，つまり得られた *P* 値が α 値より大きいということは，目的母集団 target population において差や関連がないことを意味するものではなく，それは単に，与えられた「有意水準」(α 値)のもとでは，そのサンプルで得られた差や関連が，偶然によって生じたものであることを“否定できない”ことを意味するにすぎないことに注意が必要です。

両側検定を用いたときは，*P* 値には α エラーを犯す両側の確率が含まれているので，その確率は片側検定の場合の約 2 倍になります。したがって，片側検定の *P* 値から両側検定の *P* 値へ(あるいはその逆)の変換は簡単で，たとえば，片側検定の *P* 値 0.05 は，“通常は”両側検定の

[1] ここでは，分かりやすさを優先して，統計学的厳密さを少し緩めた表現にしています。*P* 値は，差なし仮説(帰無仮説)のもとで，ある既知の分布を取る検定統計量 test statistic(例：t 検定の t 値)を計算することによって算出され，差なし仮説が真であると仮定したときに，この検定統計量の値が，研究で得られた値以上の極値(分布の端側の値)を取る確率を示します。統計学的検定法(したがって，検定統計量)には，いくつかの種類があり，それらを実施すれば，観察された 1 つの効果量に対して，複数の *P* 値が算出されることになります。これを意識的に行い，研究上望ましい *P* 値を探す行為は，「***P* ハッキング**」と呼ばれ，研究上不正な行為とみなされます。それを避けるためには，最も適切な統計学的検定法をあらかじめ決めておく必要があります。

P 値0.10に相当します(注：検定によっては，確率分布が非対称なことがあるので，この原則が通用しません。したがって，ここでは“通常は”としました)。たとえば，大学対抗のスポーツ選手であった女性では，そうでない女性よりも，後年，股関節置換術を受ける可能性が2倍高いという結果になったものの，股関節置換術を受けた女性の数が少なかったため，P 値が0.08にとどまったとしましょう。これは，運動歴と股関節置換術との間に全く関連がなくても，そうした関連が，偶然のみによって研究結果として出てしまう確率が，8%であることを意味しています。統計学的有意水準を，両側で0.05に設定していたら，研究者は，そのサンプルで観察された関連は，「統計学的に有意ではなかった」と結論しなければなりません。もう少しで，有意水準に達することから，ここで片側検定に切り替えて，P 値を0.04にしたくなる誘惑にかられるところですが，それは許されません。この場合には，結果を，95%信頼区間を添えて記述し，「関連の存在が示唆されたが，統計学的有意水準には達しなかった($P=0.08$)」とするのが，科学的に正しい態度です。こうすれば，最初に決めた研究計画(両側検定)との整合性が保てるだけではなく，「all or none」ではない統計学的有意性の意味をよく理解している表現となります。

つまり，研究者は，結果を，「$P<0.05$ で統計的に有意」であると報告するだけであってはならないということです。それよりも重要なことは，予測因子とアウトカムの間の関連の強さ(大きさ)と，その関連をどれだけ高い定度(精度)precisionで推定できているかであり，通常はそれは**信頼区間** confidence intervalとして表現されます[3]。

なお，疫学者や統計学者の中には，こうした統計学的有意水準に対して，“根拠が乏しいarbitrary”としてその設定に異論を唱える人々もいます[4, 5]。しかし，その代わりとして提案されている，研究が提供する情報のコストや価値を見積もるといった代替案[6]は，それ自体も仮定に基づくものであり，研究，特に助成金申請で審査を受ける必要のある研究を企画する場合には，あまり有用とは言えません。少なくとも現時点では，本章と次章で概説する方法は，研究のスタンダードと考えていただいて差し支えありません。

統計学的検定の種類

サンプルサイズの計算式は，それぞれ数学的な仮定に基づき，その仮定は検定法ごとに異なります。したがって，サンプルサイズを計算する前には，どの検定法を用いるかを決めておかなければなりません。検定法は，主として，その研究に用いられる予測因子とアウトカムの変数のタイプによって決まります。**表6.1**にデータ分析で通常用いられる統計学的検定法を示したので参照してください。第6章では，それぞれの検定法について，簡略なサンプルサイズの推定法を解説します。

その他の事項

データの変動度

サンプルサイズの決定に際しては，**効果量** effect sizeの大きさだけではなく，データの**変動度** variability(バラツキの大きさ)も問題となります。統計学的検定とは，比較する群間の差の

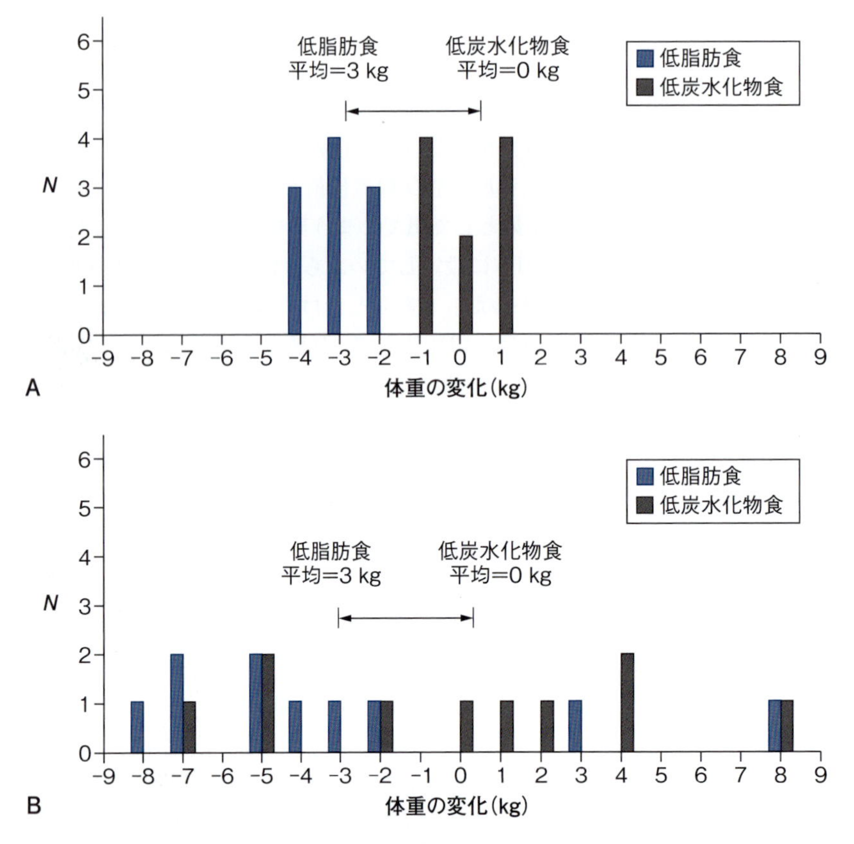

図 5.1　2種類の食事療法による体重の変化

A：低脂肪食では全員に，2〜4 kgの範囲(平均3 kg)で体重減少が見られましたが，低炭水化物食では−1〜+1 kg の範囲(平均0 kg)で体重減少は見られませんでした。つまり，効果量 effect size は3 kg です。この例では，2群間にオーバーラップがないので，低脂肪食が低炭水化物食よりも体重減少に効果があると結論するのは妥当と思われます(対応のある2サンプル t 検定では，P 値は <0.001)

B：2群間にオーバーラップがかなり大きく，どの群でも体重が増えてしまった人がいます。したがって，効果量はAの場合と同じく3 kg ですが，この結果からは，どちらの食事が体重減少に効果があるかを結論することはできません(対応のある2サンプル t 検定では，P 値は0.19)。

有意性を検討することですから，アウトカム変数のバラツキが大きいほど，比較する群間での測定値のオーバーラップが大きく，群間の差を検出するのが難しくなります。測定誤差はデータの変動の原因となるため，測定の定度(精度)precision が低いほど，より大きなサンプルサイズが必要となります[7]。

ここで，40人の肥満患者に2種類の食事(等カロリーの低炭水化物食と低脂肪食)を処方して，その体重減少効果をみる研究を考えてみましょう。低脂肪食をとっている患者群で体重が平均約3 kg 減少し，低炭水化物食をとっている患者群では体重が変化しなかったとします(つまり，差[=効果量]は3 kg)。これが，**図 5.1A** のようであれば，低脂肪食の方がダイエット効果が大きく見えます。しかし，低脂肪食群と低炭水化物食群における平均体重減少がそれぞれ3 kg と0 kg であっても，**図 5.1B** のように，2群間でのオーバーラップが大きい場合には，効果量が同じでも，データの変動（バラツキ）variabilityのために，差が真であるかどうかの判断が難しく，それを確かめるためには，もっと大きなサンプルサイズが必要となります。

変数の少なくとも1つが連続量（例：図5.1の体重の変化量）である場合には，その変数のバラツキをあらかじめ仮定しておく必要があります（詳細は，第6章のt検定の部分を参照）。

多仮説検定（多重検定）と事後仮説

同時に多くの仮説を検定する場合（**多仮説検定**［**多重検定**］multiple hypothesis testing）には，単なる偶然によって仮説の少なくとも1つが統計学的に有意となる確率が高まります。たとえば，20の独立した仮説を，有意水準$(\alpha)=0.05$で検定すると，その確率はかなり大きなものとなります（64%，$1-0.95^{20}$）。複数の仮説を同時に検定するときには，統計学的有意差の基準を厳しくすることを推奨する統計学者もいます。これは，偶然によって差あり仮説（対立仮説）を採用してしまう確率をあるレベルにとどめようという考え方です。たとえば，ゲノムを用いる研究などのように，何千という数の遺伝子型と疾患との関連を調べる場合には，0.05よりはるかに小さいα値を用います。さもないと多くの偽の関連が生まれかねないからです。

たとえば，それを推奨したイタリアの数学者Carlo Emilio Bonferroniの名をとって**ボンフェローニ補正**と呼ばれる方法では，有意水準（例：0.05）を検定される仮説の数で割ります。したがって，もし4つの仮説があれば，個々の仮説は$0.0125(=0.05\div4)$をα，つまり統計学的有意水準として検定することになります。その結果，個々の仮説を$\alpha=0.05$で検定するよりも相当大きなサンプルサイズが必要となります。したがって，この方法では，個々の仮説について，αエラー（第1種の過誤）を犯す可能性は減少しますが，逆にβエラー（第2種の過誤）を犯す可能性は高まり，したがって，より多くのサンプルサイズが必要となります。ボンフェローニ補正をしても，統計学的に有意であれば，パワーの減少は問題とはなりませんが，ボンフェローニ補正によって有意性を失う場合には，目的母集団に存在する真の関連を見逃してしまう（βエラー）可能性が高まることになってしまいます。

また，統計学的有意水準は，仮説の数よりも，検定する仮説の**事前確率**prior probabilityにより強く依存するため，私たちは，多仮説検定に対する機械的なボンフェローニ法の適用は，一般には厳しすぎると考えています。これは，臨床検査を評価する場合を考えれば，理解しやすいかもしれません[7, 8]。臨床医は，臨床検査の結果から機械的に判断するのではなく，その患者が，問題となる疾患に罹っている可能性がどれくらい高いか（＝事前確率）を考慮しつつ解釈します。たとえば，健康人にわずかな異常値（例：アルカリフォスファターゼが正常値の上限より15%大きい場合）が見られても，それは偽陽性であって，臨床的に重要な意味を持たない可能性が高いと考えることでしょう。同じように，ありえないような仮説に対してP値が0.05より小さくなっても，それは偽陽性である可能性が高いということができます。

しかし，アルカリフォスファターゼの値が，正常値より10倍も20倍も高い場合には，もうそうは言えなくなります（ただし，検査ミスの可能性はあります）。同様に，P値が非常に小さい場合（たとえば，<0.001）は，それが偶然である可能性は小さいと言えます（ただし，バイアスの可能性はあります）。また，たとえ，罹患の可能性や仮説の事前確率が低い場合でも，検査結果が非常に異常な場合や，P値が非常に小さい場合は，それらを偽陽性や偶然であるとみなすのは難しくなります[2]。しかし，バイアスによって非常に小さいP値が生じることもあるので

[2] ここでも，何百万，ときには何十億もの関連を検討するある種のゲノム研究は，例外となります。

注意が必要です。これについては，第9章で詳しく解説します。

さらに，発注した検査の数や，検定する仮説の数が問題にならない場合もあります。たとえば，関節の腫れや激痛を訴えている患者で尿酸の検査値が高い場合には，それが，単独でオーダーされた検査であるか，他の20以上の項目といっしょにオーダーされた検査であるかは問題になりません。同様に，非常に合理性のある仮説を検定するときの P 値を解釈する場合には，他にいくつかの可能性の低い仮説が同時に検定されていたとしても問題ではありません。最も重要なことは，その仮説の合理性，言い換えれば，その仮説が真である**事前確率** prior probability がかなり高いかどうかということです(注：事前確率とは，ベイズ流統計学の用語で，一般には，他の情報源からの証拠に基づいて行われる主観的な判断を意味します[第12章])。研究の企画段階で立てられた仮説は通常こうした仮説であるはずで，そうでなければ，研究者が，時間と労力をかけて研究を計画したり，実施したりするはずはないのです。

次に，データ収集やデータ分析の過程で出てきた，“**予期しなかった関連** unanticipated association”については，どう考えればよいでしょうか。これは**仮説生成** hypothesis generation と呼ばれたり，悪い意味で，“**データ乱掘** data-mining”や“**魚釣り** fish expedition”と呼ばれたりもします。データ分析の過程で“ついでに”行われるような仮説検定は，多仮説検定(多重検定)の一種であり，また，データ分析の過程で変数を再定義したり，サブグループに分けて検定を行ったりする場合もそれに似ており，そうした仮説，つまり，研究計画の段階では予定されず，データ分析の途中で出てきたような仮説の検定は，仮に有意であっても，それは単なる“偶然の産物”である場合が少なくありません。こうした結果の解釈は慎重でなければならず，そうした性質のものであることを明記した上で，将来のリサーチクエスチョンの候補程度と考えておくべきであり，それを，事前に考えられていた仮説であるかように見せかけることがあっては決してなりません。

しかし，合理的な仮説であるにもかかわらず，企画段階では気づかれず，データ分析の時点で初めて，その存在が気づかれることがあります。これは，たとえば，研究期間中に，他の研究者によって新たな予測因子が発見された場合などがそうです。こうした場合は，他の情報から判断して，その仮説が真であることに合理的な事前確率が存在するかどうかが重視されることになります[8, 9]。ただし，その場合でも，その仮説は，**事後仮説** post hoc hypothesis であることを明記しなければなりません。

データ分析中には，予想しなかった結果が出てくることがあり，それを新しい発見と思いたい衝動にかられることがありますが，それについて物理学者の Richard Feynman は，どんな観察結果も後から見ると驚くべきものに見えることがあると，以下のような例をあげて指摘しています：「実はね，今夜，実に驚くべきことが起こったんだ。“ARW357”というナンバープレートを付けた車を見たんだよ！　想像できる？　ナンバープレートが州内に何百万もある中で，今夜，あのナンバープレートを目にすることになろうとはね！」[10]

しかし，研究計画を立てる時点で，複数の仮説を設けることが有利なこともあり，2つの場合があります。その第1は，「**独立した複数の仮説**(multiple unrelated hypotheses)」を同時に検定する場合で，研究の効率性 efficiency を高めることができます。なぜなら，より多くのリサーチクエスチョンを1つの研究で検証することができるため，目的母集団に存在するより多くの真の関連を見い出すチャンスが高まるからです。たとえば，赤身肉などの食事性因子の大腸がんリスクに関するコホート研究では，追加情報の収集が容易であれば，心血管疾患をアウトカムとした分析を追加することが考えられます。

第2は，「**関係のある複数の仮説**(multiple related hypotheses)」を同時に検定する場合で，各仮説について同じ方向の結果が得られれば，結論の妥当性を高めることができます。たとえば，心不全患者におけるアンジオテンシン変換酵素阻害剤の使用が，心臓発作による入院，心血管死，総死亡率など，複数の関係する指標を下げるのに有効なことがいくつかの研究から明らかにされていますが，もし，仮説が１つだけであったら，推論の説得性に限界があった可能性があります。しかし，よいことばかりとは限りません。それにはリスクも伴います。というのは，もし，検定した複数の仮説のうち統計学的に有意になったものが１つだけで，他の仮説は有意性からかけ離れていたという結果になれば，その解釈に苦慮することになるからです。研究者は，有意な結果が正しいのか，有意でない結果が正しいのか，それともそのどれもが正しいのかを判断し，それを査読者，編集者，読者が納得するように説明しなければなりません。

主仮説と副次的仮説

研究によっては，**主仮説** primary hypothesis 以外に，複数の**副次的仮説** secondary hypothesis が設定されることがあり，大規模なランダム化比較試験では特にその傾向があります。これは，１つの主仮説以外に，研究者が興味を持つ（主仮説に比べれば）重要度の低い他の仮説が存在する場合です。たとえば，亜鉛トローチの投与に関する臨床試験で，主たるアウトカムを上部呼吸器感染による外来受診とし，学校や職場を休んだ日数（自己報告）を副次的アウトカムとするような場合です。また，ある薬物についての認可を取るための研究では，認可機関が最も重視するアウトカムが主となり，それ以外のアウトカムは副次的アウトカムになります。研究を実施する前に設定された副次的仮説は，それが証明されれば，結果の妥当性を高めることになりますが，副次的仮説の数が増えるほど，その信憑性は低下します（多仮説検定の問題）。

仮説についての原則は，研究開始前に，意味のあると思われる仮説をできる限り多く立てておき，その上で，特に重視する仮説を主仮説とすることです。臨床試験ではこれは特に大切です。主仮説の検定においては，多仮説検定（多重検定）の問題に煩わされる必要はありません。そればかりか，主仮説を立てることによって，研究の焦点も明確になり，サンプルサイズ計算の基礎も明確にすることができます。

まとめ

1．**サンプルサイズの計算**は，分析的研究と記述的研究のいずれを企画する場合にも必要となります。サンプルサイズの見積もりは，企画の早い段階で実施するべきで，そうすれば，研究計画の修正も早い段階で行うことができます。
2．分析的研究と実験的研究では，統計学的検定を行う前提として，主たる予測因子とアウトカムとの間に予期される関係に関する**仮説** hypothesis をあらかじめ立てておく必要があります。比較を一切伴わない純粋な記述的研究では仮説を立てる必要はありません。
3．優れた仮説は，的確で，簡潔で，かつ事前に立てたものであることです。
4．**差なし仮説（帰無仮説）** null hypothesis とは，予測因子とアウトカムの間には関連が“ない”とする仮説で，統計学的有意性の検定のための前提となります。**差あり仮説（対立仮説）** alternative hypothesis とはその逆で，関連が“ある”とする仮説です。統計学的検定とは，差なし仮説が否定できるかどうかを検定するもので，否定されれば，差あり仮説を採用することになります。

5．差あり仮説には，**片側** one-sided のもの（一方向の関連のみが検定される）と**両側** two-sided のもの（両方向の関連が検定される）があります。片側仮説は，生物学的，あるいは臨床的に一方向の関連のみに意味があると思われるという例外的な場合以外には用いるべきではありません。

6．分析的研究や実験的研究におけるサンプルサイズとは，ある**効果量** effect size を，所定の**αエラー（第 1 種の過誤：偽陽性）**と**βエラー（第 2 種の過誤：偽陰性）**の確率のもとで，統計学的に有意に検出するのに必要な研究参加者数のことを言います。αエラーもしくはβエラーを生じる最大確率がそれぞれα，βです。「1－β」は**統計学的パワー**（検出力）と呼ばれ，目的母集団の中に実際にある大きさの差や関連（効果量）が存在するときに，サンプルを用いた研究において，その差や関連（もしくはそれ以上の差や関連）を検出できる確率を意味します。

7．研究の企画段階で複数の仮説を立てることは，望ましいことではありますが，この場合，研究者は，研究の焦点を明確にし，かつサンプルサイズの計算を可能とするために，1 つの**主仮説** primary hypothesis を設定する必要があります。**多仮説検定（多重検定）** multiple hypothesis testing の結果や，データ分析から出てきた予期しなかった関連をどう解釈するかは，それが目的母集団において真である**事前確率** prior probability の大きさによります。

文　献

1. Van Walraven C, Mahon JL, Moher D, et al. Surveying physicians to determine the minimal important difference: implications for sample-size calculation. *J Clin Epidemiol*. 1999;52:717-723.
2. Rose J. The strategy of preventive medicine. Oxford Medical Publications. 1992
3. Daly LE. Confidence limits made easy: interval estimation using a substitution method. *Am J Epidemiol*. 1998;147:783-790.
4. Goodman SN. Toward evidence-based medical statistics. 1: the *P* value fallacy. *Ann Intern Med*. 1999;130:995-1004.
5. Goodman SN. Toward evidence-based medical statistics. 2: the Bayes factor. *Ann Intern Med*. 1999;130:1005-1013.
6. Bacchetti P. Current sample size conventions: flaws, harms, and alternatives. *BMC Med*. 2010;8:17.
7. McKeown-Eyssen GE, Tibshirani R. Implications of measurement error in exposure for the sample sizes of case-control studies. *Am J Epidemiol*. 1994;139:415-421.
8. Browner WS, Newman TB. Are all significant P values created equal? The analogy between diagnostic tests and clinical research. *JAMA*. 1987;257:2459-2463.
9. Newman TB, Kohn, MA. *Evidence-Based Diagnosis: an Introduction to Clinical Epidemiology*. 2nd ed. Cambridge University Press; 2020: 285-289.
10. Feynman R, Leighton R, Sands M. *Six Easy Pieces: Essentials of Physics Explained by Its Most Brilliant Teacher*. Basic Books; 2011.

（文献2は，監訳者追加）

第 5 章　演習問題

【問 1】 以下の文章の太字部分の概念を説明してください。

ある研究者が，50〜75 歳の女性における体格指数（BMI）と胃がんとの関連を調べるために，統計学的に十分な**サンプルサイズ**を持つ研究を企画しようと考えました。彼女は，ケースコントロール研究を行うことに決め，ケースとコントロールの数は等しくすることにしました。**差なし仮説（帰無仮説）**は，「胃がん患者とコントロール間に，BMI の差はない」です。**差あり仮説（対立仮説）**は両側，**統計学的パワー**（$1-\beta$）は 0.80，**有意水準**（α）は 0.05 とし，有意に検出したい**効果量** effect size（ケース群とコントロール群の BMI の差）は 1 kg/m^2，BMI の変動度については，文献から標準偏差を 2.5 kg/m^{2}としました。

【問 2】 以下の例は，α エラー（第 1 種の過誤），β エラー（第 2 種の過誤），どちらでもない，の可能性のうち，どれに該当すると思いますか？

a．ランダム化比較試験から，研究期間中における新しい鎮痛薬による痛みスコアの減少がプラセボより有意に大きいことが示された（$P=0.03$）。
b．10 年間にわたる追跡研究から，110 名の喫煙者と 294 名の非喫煙者における肺がんの発生率に有意差がないという結果が発表された（$P=0.31$）。
c．ある研究者が，「50 歳未満の男性において，飲酒は，糖尿病の発生率を有意に低下させる（$P<0.05$）」という研究結果を報告した。

第6章 サンプルサイズの推定
その応用と実例

Warren S. Browner
Thomas B. Newman
Mark J. Pletcher

第5章ではサンプルサイズの計算の基礎となる統計学的原理について解説しましたが，本章ではそれらを用いて研究に必要なサンプルサイズを計算する方法を具体的に説明します。はじめに，分析的研究および実験的研究におけるサンプルサイズの計算法を，多変量解析など特別の場合も含めて解説し，次に，記述的研究における計算法を説明します。その後に，サンプルサイズが固定されている場合に，統計学的パワー(検出力)を上げるための対策，十分な情報がないときのサンプルサイズの推定法，そして最後に，犯しやすい間違いについて解説します。章末の付録には，いくつかの基本的なサンプルサイズの計算用の表を掲載しています。

私たちは，若手研究者には，常に，自分でサンプルサイズの計算をするように指導しています。サンプルサイズの計算は，本書の表，統計ソフト，あるいは，カリフォルニア大学サンフランシスコ校(UCSF)のTraining in Clinical Research Programのために作成されたwebサイト(www.sample-size.net)を使って行うことができます。たとえ，研究デザインが，本書で扱っている以上に複雑な統計学的手法を必要とする場合であっても，あるいは，医学統計家の関与を義務付けている研究助成組織に申請書を提出する場合であっても，医学統計家に相談する前に，自分の力で，大ざっぱな推定を試みることは意味のあることです。恐らくほとんどの場合，自分の推定値と統計家による推定値が近いことを発見して，嬉しくなること請け合いです。

分析的研究と実験的研究におけるサンプルサイズの決め方

分析的研究および実験的研究におけるサンプルサイズの推定方法は色々ありますが，どの方法も基本的に以下の手順で行われます。

1. *差なし仮説(帰無仮説)null hypothesisおよび，片側one-sidedまたは両側two-sidedの差あり仮説(対立仮説)alternative hypothesisを設定する。*
2. *仮説に含まれる予測因子とアウトカムの変数のタイプに基づき，***表6.1***から適切な統計学的検定法を選ぶ。*
3. *適切と思われる効果量effect sizeを設定する(必要な場合は，測定の変動度variabilityも)。*

表 6.1　サンプルサイズの推定に使用する単純な統計学的検定法*

	アウトカムの変数のタイプ	
予測因子の変数のタイプ	2区分変数	連続変数
2区分変数	カイ2乗検定⁺	t 検定
連続変数	t 検定	相関係数

*3区分以上のカテゴリー変数(名義変数，順序変数)を用いる場合や，表以外の統計学的検定を用いる場合には，「サンプルサイズの計算に関わるその他の事項」(p.89)を参照してください。
⁺カイ2乗検定は常に両側。片側でそれに相当する検定は Z 検定

4. *α, β を設定する。差あり仮説が明らかに**片側**である場合以外は，**両側**の α を用いる。*
5. *本章付録の表，web サイトの計算ソフト，統計ソフトを用いてサンプルサイズを推定する。*

たとえ，必要な統計量の一部(例：効果量)が多少不確かな場合でも，サンプルサイズの推定は研究企画の早い段階で行うことが大切で，サンプルサイズの算定を後に残したまま研究の企画を進めるのは危険です。というのは，統計量の値が変われば，サンプルサイズも大きく変わり，研究デザインを根本から見直さなければならない事態も起りうるからです。サンプルサイズの計算を本書のかなり前半で取り扱っているのも，その理由からです。

以下，t 検定，カイ2乗検定，相関係数の順に解説しますが，すべてがそれらに当てはまるわけではないため，それ以外の場合については，「サンプルサイズの計算に関わるその他の事項」のセクション(p.89)で説明します。

平均値の比較：t 検定を用いる場合

t 検定(この方法を開発した学者のペンネームから，Student の t test とも呼ばれます)は，連続変数の平均値が2群間で有意に異なるかどうかを検定する場合によく用いられます。t 検定では，それぞれの群の変数のバラツキがほぼ正規分布(つり鐘型)をしていることが前提となっていますが，サンプルサイズが小さい(30ないし40未満)，もしくは極端な外れ値 outlier が存在するといった問題がない限り，ほぼどのような連続変数にも用いることができます。

t 検定は，一般には，たとえば，異なる抗うつ薬を処方された2群の母親の間で，児の出生体重を比較するといった場合など，連続変数であるアウトカムを比較する研究で用いられます。予測因子が連続変数で，アウトカムが2区分変数(2値変数)dichotomous variable であるケースコントロール研究にも用いることができます。この場合は，ケース群とコントロール群における予測因子の平均値が比較されます。

t 検定を用いて，連続変数の2つの平均値を比較する研究(**事例 6.1a** と**事例 6.1b**)に必要なサンプルサイズを見積もる場合は，以下の順序で行います。

1. *差なし仮説(帰無仮説)を設定する。差あり仮説(対立仮説)を片側とするか，両側とするかを決める。*
2. *効果量 effect size(E)の推定値を2群間の連続変数の平均値の差として設定する。*

3．連続変数の変動度を推定し，**標準偏差**(*S*)として表現する。
4．**標準化効果量** standardized effect size(*E/S*，効果量を標準偏差で割った値)を計算する。
5．αとβを設定する。

事例 6.1a　コホート研究における *t* 検定を用いたサンプルサイズの見積もり

問題：リサーチクエスチョンは，「イプラトロピウムにサルブタモールを追加することが喘息の改善につながるかどうか」です。研究者たちは，ランダム化比較試験を用いて，治療 2 週間後の 1 秒肺活量(FEV1)への効果を検討しようと考えました。先行研究で，サルブタモールによる喘息治療を受けた患者の FEV1 の平均値は 2.0 リットル(L)，標準偏差(*S*)は 0.5 L でした。研究者は 2 つの治療群の FEV1 の平均値が 10%以上異なるときにその差が有意であることを示したいと考えているとします。α(両側)＝0.05，パワー(検出力)＝0.80 のとき，それぞれの治療群(イプラトロピウムとサルブタモールの併用治療群[以下，併用治療群]とサルブタモール単独治療群[以下，単独治療群])にそれぞれ何人の患者が必要でしょうか？

解答：サンプルサイズは以下の手順で計算します。

1. 差なし仮説(帰無仮説)：治療 2 週間後の FEV1 の平均値は，単独治療群と併用治療群で等しい。
   差あり仮説(対立仮説，両側)：治療 2 週間後の FEV1 の平均値は，単独治療群と併用治療群で異なる。
2. 平均 FEV1 は単独治療群で 2.0 L；併用治療群で 2.2 L。ゆえに，効果量(*E*)＝2.2－2.0＝0.2 L(2.0 L の 10%)。
3. FEV1 の標準偏差(*S*)＝0.5 L
4. 標準化効果量(*E/S*)＝効果量(*E*)÷標準偏差(*S*)＝0.2 L÷0.5 L＝0.4
5. α(両側)＝0.05，β＝1－0.80＝0.20

表 6A の左端の列で標準化効果量(*E/S*)が 0.40 の行を見つけます。そして，その行を横に追ってα値(両側)＝0.05，β値＝0.20 のところを見ると，各群に必要な患者数が 100 名であることが分かります。これが，研究に必要な各群のサンプルサイズですが，研究参加者の脱落が予想される場合には，もっと大きなサンプルサイズが必要となります。サンプルサイズが大きすぎて非現実的な場合には，研究デザインを考えなおすか，もしくは，もっと大きな効果量を想定してサンプルサイズを計算しなおすことになります。こういう場合の 1 つの対応策としては，対応のある *t* 検定(paired *t* test)の使用が考えられます(**事例 6.8**)。

事例 6.1b　ケースコントロール研究における *t* 検定を用いたサンプルサイズの見積もり

問題：リサーチクエスチョンは，「血中ジヒドロテストステロン濃度が，セミノーマ(精巣がんの一種)と関連があるか」です。研究者たちは，セミノーマの新規症例(＝ケース)と，同じ地域から選ばれた住民(＝コントロール)の間で，血中ジヒドロテストステロン濃度を比較する，ケースコントロール研究を計画しました。男性における血中ジヒドロテストステロン濃度の平均値は 1.5 nmol/L で，標準偏差(*S*)は，0.5 nmol/L であるとし(注：セミノーマは稀ながんであるため，これらの値はコントロールにも適用できるとします)，研究者たちは，ケース群とコントロール群の間で，血中ジヒドロテストステロン濃度の平均値に，20%以上の違いがあることを期待しているとします。α値(両側)＝0.05，パワー(検出力)＝0.80 のとき，それぞれの群に何人の研究参加者が必要でしょうか？

解答：サンプルサイズは以下の手順で計算します。

1. 差なし仮説(帰無仮説)：血中ジヒドロテストステロン濃度の平均値が，ケース群(セミノーマ患者)とコントロール群で等しい。
   差あり仮説(対立仮説，両側)：血中ジヒドロテストステロン濃度の平均値が，ケース群(セミノーマ患者)とコントロール群とで異なる。
2. コントロール群における血中ジヒドロテストステロン濃度の平均値＝1.5 nmol/L，ケース群における血中ジヒドロテストステロン濃度の平均値＝1.8 nmol/L。ゆえに，効果量(*E*)＝0.3 nmol/L(＝1.8－1.5；0.3 は 1.5 の 20%に相当)
3. 血中ジヒドロテストステロン濃度の標準偏差(*S*)＝0.5 nmol/L
4. 標準化効果量(*E*/*S*)＝効果量(*E*)÷標準偏差(*S*)＝0.3 nmol/L÷0.5 nmol/L＝0.6
5. α(両側)＝0.05，β＝1－0.80＝0.20

表 6A の左端の列で標準化効果量(*E*/*S*)が 0.60 の行を見つけます。そして，その行を横に追ってα値(両側)＝0.05，β値＝0.20 のところを見ると，各群に必要な患者数が 45 名であることが分かります。

第5章で論じたように，効果量の選択は容易ではありません。*t* 検定を用いる場合，サンプルサイズの推定に必要なのは，α と β を除けば，**標準化効果量** standardized effect size という無単位の値だけです。しかし，この値は，臨床的現実からは多少乖離した概念であり，臨床的に意味のある値を設定するためには，まず，それぞれの群に期待する，変数の平均値を決め，それらの平均値の差を効果量とします。そして，それをその変数の標準偏差で割って，標準化効果量を算出します。サンプルサイズの計算自体には，各群の変数の平均値は必要なく，その差(＝効果量)さえあれば十分なのですが，各群の変数の平均値を設定することで，推定に現実感を持たせることができます。

標準偏差には，母集団 population における変数の真のバラつきと測定誤差の両者が含まれますが，この値がサンプルサイズの計算には不可欠であり，効果量が同じであれは，標準偏差が大きいほど必要なサンプルサイズは大きくなります。多くの場合，標準偏差は，文献レビューや専門家のアドバイスから推定することができますが，たとえば，全く新しい質問票や測定機器を用いる場合には，それによる測定値の標準偏差についての情報が得られないことがあります(注：“十分な情報がないときのサンプルサイズの見積もり方”のセクション[p.102]を参照)。

連続変数の“**変化量** change”(例：研究期間中の体重の変化)をアウトカムにすると，サンプルサイズが少なくて済みます。これは，変数自体の標準偏差よりも，変化量の標準偏差の方が，通常小さいからです。これについては，本章の「ペア測定の使用」のセクション(p.98)と**事例 6.8** で，具体的に解説します。

α，β，標準化効果量の値が決まれば，サンプルサイズを推定することができます。計算は，web 上の**サンプルサイズカリキュレーター**(www.sample-size.net)や統計ソフトを用いて行うこともできますが，比較される 2 つの群が等サイズである場合には，**表 6A** を用いて，簡単に算出できます。この表を使う場合には，まず，標準化効果量(*E/S*)を示す**表 6A** の左端の列を見て該当する値のある行を確認します。次に，その行を，設定したα，β値のところまで横に見ていけば，"各群に"必要なサンプルサイズを求めることができます(注：2 群合計のサイズではないことに注意)。付録には，**表 6A** を始め，いくつかの表が示されていますが，この表を眺めていただければ，α，β，標準化効果量の値がどのようにサンプルサイズの推定に影響を与えるか，その感覚をつかんでいただけると思います。

研究参加者数が 30 を超え，パワーが 0.80(β = 0.2)，α(両側)が 0.05 の場合の大まかなサンプルサイズは，次の**簡易式**で計算することができます[1]。

(各群の)サンプルサイズ = 16 ÷ (標準化効果量)^2

事例 6.1 の場合，この公式を使えば，サンプルサイズは，各群で，$16 \div 0.4^2 = 100$ となり，表やオンラインカリキュレーターから得られる結果と同じになります。

割合の比較：カイ 2 乗検定を用いる場合

カイ 2 乗検定 chi-squared test は，アウトカム(もしくは予測因子)が 2 区分変数(2 値変数)の場合に，2 群間でその割合を比較するときに用いられます。カイ 2 乗検定は常に両側ですが，同類の検定で片側のものとしては，**片側 *Z* 検定** one-sided *Z* test があります。

縦断研究(コホート研究，実験的研究)と横断研究では，**効果量** effect size には，P_0(ある群におけるあるアウトカム保有者の期待割合)と P_1(他の群におけるあるアウトカム保有者の期待割合)との絶対差($|P_1 - P_0|$)が用いられます(監訳者注：*P* は，縦断研究では累積発生率 cumulative incidence，横断研究では存在率[有病率]prevalence)。たとえば，除草剤への曝露が非ホジキンリンパ腫に与える効果を調べるコホート研究であれば，P_0は，非曝露群における非ホジキンリンパ腫発症者の期待割合，P_1は，曝露群における発症者の期待割合となります(監訳者注：*P*[割合]の標準偏差は$\sqrt{P(1-P)}$となりますが，**付録 6B** の表を用いる場合はその計算の必要はありません)。

ケースコントロール研究の場合には，*P* は，アウトカム保有者の期待割合ではなく，各群における，予測因子に曝露した人(以下，**被曝露者**)の期待割合を意味するので注意が必要です。つまり，ケースコントロール研究では，P_0は，コントロール群における被曝露者の期待割合，P_1は，ケース群における被曝露者の期待割合ということになります。たとえば，菜食主義(= 曝露)と大腸がんとの関連をケースコントロール研究で検討する場合は，P_0は，コントロールにおける菜食主義者の期待割合，P_1は，大腸がん患者における菜食主義者の期待割合となります(注：標準偏差は，**付録 6B** の表を用いる場合はその計算の必要はありません)。

カイ 2 乗検定あるいは *Z* 検定で 2 つの割合を比較するタイプの研究では，以下の順序でサンプルサイズの推定を行います。

1. *差なし仮説(帰無仮説)を設定する。差あり仮説(対立仮説)を片側とするか，両側とするかを決める。*
2. *P_0と P_1(ある 2 区分変数の各群における割合)を用いて，効果量(と変動度)を求める。*
3. *αとβを設定する。*

事例 6.2a　コホート研究においてカイ 2 乗検定を用いる場合のサンプルサイズの算定

問題：リサーチクエスチョンは，「太極拳をする人では，ジョギングをする人に比べて，腰痛を発症する可能性が小さいか」です。文献検索によって，ジョギングをする人における，腰痛の累積発生率（リスク）は2年間で30%であることが知られています。研究者たちは，太極拳によって，腰痛の累積発生率が10%低下することを示したいと考えています。両側検定でのα値を0.05，パワーを0.80とすると，太極拳をする人において，腰痛の2年間の累積発生率が20%以下となるかどうかを検出するためには，何人の研究参加者が必要となるでしょうか？

解答：サンプルサイズの計算方法は以下の通りです。

1. 差なし仮説（帰無仮説）：太極拳をする人とジョギングをする人の間で，腰痛の累積発生率には差がない。
   差あり仮説（対立仮説，両側）：太極拳をする人とジョギングをする人の間で，腰痛の累積発生率は異なる。
2. P_0（太極拳をする人における腰痛の累積発生率）＝0.20；P_1（ジョギングをする人における腰痛の累積発生率）＝0.30。ゆえに，効果量＝0.10（＝｜0.30－0.20｜）。
3. α（両側）＝0.05，β＝1－0.80＝0.20

付録の**表 6B.1** の左端の列の0.20（P_0とP_1の小さい方）のところを右に見ていくと0.10（効果量）の列に，313という数字が中段に出てきます。これが，太極拳をする人，ジョギングをする人，それぞれの群に必要なサンプルサイズの大きさになります。

事例 6.2b　ケースコントロール研究においてカイ 2 乗検定を用いる場合のサンプルサイズの計算

問題：リサーチクエスチョンは，「妊娠第3期における寿司の摂食は前置胎盤（稀なアウトカム）のリスクと関連があるか」です。研究者たちは，ケース群（前置胎盤の妊婦）とコントロール群（前置胎盤のない妊婦）は同サイズとし，両側検定でのα値は0.05，パワーは0.80で，2.5以上のオッズ比 odds ratio を検出したいと考えているとします。オンライン検索から，妊娠第3期の女性における寿司を食べる人の割合は25%であると推定されました。この研究には，何人の研究参加者が必要となるでしょうか？

解答：サンプルサイズの計算方法は以下の通りです。

1. 差なし仮説（帰無仮説）：妊娠第3期に寿司を食べた妊婦の割合は，ケース群（前置胎盤の妊婦）とコントロール群（前置胎盤のない妊婦）で等しい。
   差あり仮説（対立仮説，両側）：妊娠第3期に寿司を食べた妊婦の割合は，ケース群（前置胎盤の妊婦）とコントロール群（前置胎盤のない妊婦）で異なる。
2. アウトカム（前置胎盤）は稀であるため，コントロール群で妊娠第3期に寿司を食べた妊婦の割合（P_0）は，全妊婦における割合とほぼ等しい。したがって，P_0＝0.25。一方，ケース群で妊娠第3期に寿司を食べた妊婦の割合（P_1）は，以下のように，p.87の式に，P_0とオッズ比（2.5）を代入して求めることができる：$P_1 = (2.5 \times 0.25) \div [(1-0.25)+(2.5 \times 0.25)] = 0.45$。ゆえに，効果量＝0.20（＝｜0.45－0.25｜）。

3. α(両側)＝0.05，β＝1－0.80＝0.20。

付録の**表 6B.1** の左端の列の 0.25(P_0と P_1の小さい方)のところを右に見ていくと 0.20(効果量)の列に，98 という数字が中段(α[両側]＝0.05，β＝0.20)に出てきます。これが，ケース群とコントロール群それぞれに必要なサンプルサイズの大きさになります。

付録 6B は，「比較群間でサンプルサイズが等しい場合」に，ある範囲内での P_0，P_1の値と，αとβの組み合わせにおける必要な各群のサンプルサイズを示したものです。まず，**表 6B.1** あるいは**表 6B.2** の左端の列から P_0，P_1のうちのいずれか小さい方の値(あるいは，その値の小数点 2 位の数値を列の最も近い値に四捨五入した値)を探し，次に，表を横に見て P_0，P_1の差に対応する数字を探します。そこには，α，βの 3 つの組み合わせに対応した 3 段の数字が与えられていますので，そこから適切なものを選んで，各群のサンプルサイズとします。

群間でサンプルサイズが異なる場合には，付録の表では計算できないため，自分で計算しなければなりません。たとえば，**事例 6.2b** に示したケースコントロール研究では，ケース群とコントロール群を同サイズとして計算しましたが，実際には，コントロールに該当する妊婦(前置胎盤のない妊婦)は，ケースに該当する妊婦(前置胎盤の妊婦)より，見つけるのがはるかに容易であり，後述するように，1 人のケースに複数のコントロールを選ぶ方が，1：1 の場合よりも，必要なケース数が少なくて済みます。こういう場合の，サンプルサイズの見積もりには，www.sample-size.net の**サンプルサイズカリキュレーター**(Proportions–Sample size)に，α(0.05)とβ(0.20)を入力し，全サンプルに占める Group 1(ケース群)の研究参加者の割合(q_1)を，たとえば，0.25(ケース：コントロール＝1：3 の場合)と入力します。**事例 6.2b** と同じように，P_0＝0.25，P_1＝0.45 とすると，必要なサンプルサイズは，ケース群 63，コントロール群 190 となり，合計サンプルサイズは 63＋190＝253 で，**事例 6.2b** の 98＋98＝196 よりも大きくなりますが，ケース群のサンプルサイズがかなり小さくて済み，研究の実施可能性を高めることができます。

P_0と P_1を推定するために累積発生率比(*リスク*比)とオッズ比を利用する

2 つの群のアウトカムの**累積発生率比**(*リスク*比 risk ratio，相対*リスク* relative risk)が効果量 effect size として用いられることもよくあります(監訳者注：本訳書では，“リスク”が正確に累積発生率の意味で用いられる場合には，イタリックで示しています)。縦断研究(コホート研究，実験的研究)では，累積発生率比(*リスク*比)が分かれば，P_0，P_1を計算でき，その逆も簡単です。というのは，*リスク*比は単に P_1を P_0で割った値なので，P_0か P_1の一方が分かれば他方が決まるからです。たとえば，ソーシャルメディアを過剰使用(例：1 日 5 時間以上)する若者では，過剰使用しない若者よりも，2 倍うつ病を発症しやすい場合(*リスク*比＝2)に，過剰使用しない若者におけるうつ病の累積発生率(*リスク*)が 6％(P_0＝0.06)であるとすると，過剰使用者における累積発生率(*リスク*)は 12％(P_1＝0.12)となります。

しかし，ケースコントロール研究では，もう少し複雑です。なぜなら，ケースコントロール研究では*リスク*比を直接求めることはできないからです(**付録 9B**)。この場合は，**オッズ比**(odds ratio：OR)を使用することになります。オッズ比は，下式のように，P_0(コントロール群における被曝露者の割合)と P_1(ケース群における被曝露者の割合)で定義されます。

$$\text{オッズ比} = \frac{P_1}{1-P_1} \div \frac{P_0}{1-P_0} = \frac{P_1 \times (1-P_0)}{P_0 \times (1-P_1)}$$

オッズ比とP_0の値が分かっている場合には，上式を下記のように変形して，P_1を求めます(注：オッズ比とP_1が分かっていてP_0を求める場合には，P_0とP_1を入れ替える)。

$$P_1 = \frac{\text{オッズ比} \times P_0}{(1 - P_0) + (\text{オッズ比} \times P_0)}$$

たとえば，ソーシャルメディアの使用とうつに関するケースコントロール研究で，コントロール群におけるソーシャルメディアの過剰使用者の割合が仮に15%で($P_0 = 0.15$)，オッズ比が2であることを期待するとした場合，P_1は以下のように算出されます。

$$P_1 = \frac{2 \times 0.15}{(1 - 0.15) + (2 \times 0.15)} = \frac{0.3}{1.15} = 0.26$$

なお，横断研究でオッズ比を効果量として用いる場合にも，同じ式が用いられます。

全体のPから，P_0とP_1を推定する

コホート研究を計画する際，そこで検出したい累積発生率比(リスク比 risk ratio)は特定できても，ある要因への曝露がない人々におけるアウトカムの累積発生率(P_0)も曝露がある人々におけるアウトカムの累積発生率(P_1)も明らかでないことがあります。しかし，予定サンプル intended sample 全体としてのアウトカムの累積発生率(P)が分かっていれば，リスク比から，簡単にP_0とP_1を算出することができます。

今，比較する2つの群(ある要因への曝露がある群とない群)のサンプルサイズが等しい場合，P_0とP_1は以下の式で計算できます。

$$P_0 = \frac{2 \times P}{\text{リスク比} + 1} \qquad P_1 = \text{リスク比} \times P_0$$

たとえば，あるレベル以上の日光への曝露が，高齢女性における大腿骨頸部骨折の累積発生率(リスク)を1.5倍高める(リスク比＝1.5)かどうかを検討するための前向きコホート研究を計画しているとしましょう。そして，その高齢女性群のフォローアップ期間中，1%の女性で大腿骨頸部骨折が発生するとします($P = 0.01$)。すると，上記の式から，$P_0 = (2 \times 0.01) \div (1.5 + 1) = 0.008$，$P_1 = 1.5 \times 0.008 = 0.012$と算出できます。比較群間のサンプルサイズが等しいときは，P_1とP_0の平均値がPになるかどうかをチェックすれば計算の正しさを確かめることができます。

しかし，通常は，比較群間のサンプルサイズが等しくないことが多く，その場合は，全体に占める非曝露群のサンプルサイズの割合をq_0として，以下の式で計算します。

$$P_0 = \frac{P}{\text{リスク比} + q_0 \times (1 - \text{リスク比})} \qquad P_1 = \text{リスク比} \times P_0$$

たとえば，ある要因への曝露が，サンプル全体の10%で生じるとすれば，非曝露群のサンプルサイズの割合q_0は，0.90であり，$P = 0.01$とすると，$P_0 = 0.01 \div [1.5 + 0.90 \times (1 - 1.5)] = 0.00952$，$P_1 = 1.5 \times 0.00952 = 0.0143$となります。この場合，$P$は，$P_0$と$P_1$の**加重平均** weighted average となります。

相関係数

相関係数 correlation coefficient(r)がサンプルサイズの計算に使用されることはあまりありませんが，予測因子とアウトカムがともに連続変数である場合には相関係数を用いることができます。相関係数とは2つの変数間の**直線的関連** linear association の強さを表わすものであり，−1から+1の範囲の値をとります。相関係数(r)の絶対値が1に近いほど関連は強く，0に近いほど関連は弱くなります。たとえば，大人の身長と体重はどの集団でも相関が高く，相関係数は0.9ほどになります。しかし，このような高い相関関係が認められることは，むしろ稀で，多くの生物学的関連の場合，相関係数はそれよりかなり低い値となります。マイナスの値は，一方の変数の値が増加したとき他方の変数の値が減少することを意味します(例：子どもの血清鉛濃度と知能指数IQの関連)。

相関係数は，行動医学などの分野でよく用いられますが，相関係数を用いたサンプルサイズの計算は直感的に分かりにくいという欠点があります。相関係数を平方した値(r^2)は，予測因子がアウトカムの変動を(あるいは，アウトカムが予測因子の変動を)直線関係で説明できる大きさを表す値となります。したがって，$r \leqq 0.3$という値は，サンプルサイズが大きくて統計学的に有意になったとしても，変動を説明できる程度は，最大で$0.3 \times 0.3 = 0.09$，つまり9%にすぎず，臨床的あるいは科学的にあまり大きな意味はないことになります。

予測因子とアウトカムがともに連続変数である場合は，相関係数を用いる代わりに，一方の連続変数を，たとえば中央値を用いて，2区分変数(2値変数) dichotomous variable に変換し，上述したt検定によるサンプルサイズの計算に持ち込むことも可能で，むしろよく行われます。このアプローチの利点は，効果量を2群の平均値の差として表現できることです。相関係数をあえて用いる場合には，以下の手順でサンプルサイズを推定します(**事例6.3**)。

1. *差なし仮説(帰無仮説)を設定し，差あり仮説(対立仮説)を片側にするか，両側にするかを決める。*
2. *検出したいと思う最小の相関係数の絶対値を効果量 effect size とする(変動度はrから数学的に決まる量で，表は既にそれを考慮したものとなっています)。*
3. *α，βを設定する。*

付録6Cの**表6C**を見ると，左端の列には効果量(r)が，横の欄にはαとβの値が示されており，この表を用いることによって，"総"サンプルサイズ(注：各群のサンプルサイズではない)を求めることができます。ただし，この表に示されたサンプルサイズは差なし仮説($r=0$)を否定するのに必要なサンプルサイズであり，相関係数が0以外のある値(例：$r=0.4$)から有意に異なることを示すのに必要なサンプルサイズを計算したい場合には，付録6Cにある数式，もしくは，www.sample-size.net のカリキュレーターを用いる必要があります。

事例6.3　横断研究における，相関係数を使ったサンプルサイズの計算

問題：リサーチクエスチョンは，「尿中コチニン量(現喫煙量のバイオマーカー)と喫煙者の骨密度に負の相関関係があるかどうか」です。先行研究では，紙巻タバコの喫煙量(本/日，自己報告)と骨密度の間に緩やかな相関($r=-0.3$)が認められているため，研究者は尿中コチニン量にも少なくとも同程度の相関関係があると想定しました。α(両側)$=0.05$，

β＝0.10 のときに必要な喫煙者の数は何人でしょうか？

解答：サンプルサイズの計算は以下の通りです。

1. 差なし仮説（帰無仮説）：喫煙者の尿中コチニン量と骨密度の間には相関関係がない。
   差あり仮説（対立仮説）：喫煙者の尿中コチニン量と骨密度の間には相関関係がある。
2. 効果量（r）＝r の絶対値＝｜−0.3｜＝0.3
3. α（両側）＝0.05；β＝0.10

付録の表 6C を用いて左端の列から r＝0.30 を選び，α（両側）＝0.05，β＝0.10 のところを選択すれば，この研究には合計 113 名の喫煙者が必要なことが分かります。

サンプルサイズの計算に関わるその他の事項

脱　落

サンプルサイズを計算する場合は，サンプリングされた人がすべて統計学的計算に含まれることが前提となっています。したがって，研究に参加はしたものの，アウトカムを確認できなかった研究参加者（例：脱落 dropout）は，サンプルサイズから除外する必要があり，その割合が事前に予想される場合には，その分多目にサンプルサイズを見積もらなければなりません。たとえば，その割合が 20％であれば，サンプルサイズは，$1 \div (1-0.20) = 1.25$，つまり 1.25 倍多目に見積もる必要があることになります。

カテゴリー変数，計数変数

カテゴリー変数は，前述したように，順序変数 ordinal variable（カテゴリー間に，“なし”，“軽度”，“中等度”，“高度” などの順序が存在する変数）と名義変数 nominal variable（血液型のように，カテゴリー間に順序関係がない変数）に分けられます。順序変数のサンプルサイズの計算に t 検定を用いることには数学的な問題がありますが，カテゴリーの数が 6 以上と比較的大きく，回答が全体によく散らばり，かつ平均値の計算に意味がある場合には，順序変数を連続変数として扱うことができます。

また，研究仮説を少し変更して，カテゴリー変数を 2 区分変数と*みなし*て，サンプルサイズを計算することもできます。たとえば，英会話能力（ほとんど話せない，少し話せる，ある程度話せる，流暢に話せる，ネイティブ並み）と救急外来での待ち時間との関連を研究する場合には，予測因子を2区分変数化（例：“少し話せる以下” vs. “ある程度話せる以上” に区分）して，サンプルサイズを近似的に推定することができます。

同じことが計数変数 count variable についても言えます。このタイプの変数のサンプルサイズの計算には，正式の計算方法が存在しますが[2]，データが 6 以上の値に広く分布している場合には，概略のサンプルサイズ推定には，t 検定を用いることができ，中央値あるいはその近傍で 2 区分化できる場合には，カイ 2 乗検定を用いて，サンプルサイズを近似的に計算することができます。

生存分析

イベント(例：死亡，がんの再発)発生までの期間を2つの治療方法間で比較する場合には，**生存分析** survival analysis が用いられます[3, 4]。生存分析のサンプルサイズは，ある期間内にアウトカムを発生すると予想される各群の研究参加者の割合が推定できれば，カイ2乗検定を用いて近似的に推定することができます。

しかし，たとえば，末期膵臓がん患者における死亡イベントのように，ほとんどの研究参加者に生じるイベントをアウトカムとする場合には，2群を併せた全研究参加者の半数(50%)にイベントが生じると予想される時点での，各群におけるイベント発生者の期待割合に基づいてサンプルサイズを計算します。たとえば，末期膵臓がん患者の生存率を，標準治療群と試験治療群間で比較する場合に，フォローアップ後2年目までに，全研究参加者の半数(50%)が死亡するとし，その時点での死亡者の割合が，標準治療群で60%，試験治療群で40%であると予想され，かつ各群が同サイズであれば，その時点までのイベントの有無を2区分変数としてサンプルサイズを計算します。

生存分析のサンプルサイズのもっと正確な見積もりは，www.sample-size.net などのツールを用いて行うことができます。

クラスターサンプリング

研究によっては，サンプリングが**クラスター** cluster をユニットとして行われることがあります(第12章)。この場合のサンプルサイズは，第3章(p.40)で述べた，「**有効サンプルサイズ** effective sample size」に基づく必要があります。たとえば，臨床医を対象に禁煙指導の講習会を行い，それを受講した医師による患者への禁煙指導にどれほどの効果があるかを調べる研究を考えてみましょう。今，20のクリニックを介入群(講習会を受ける群)に，他の20のクリニックをコントロール群(講習会を受けない群)にランダムに割り付け，1年後に各クリニックの患者のカルテから研究開始時点で喫煙者であった患者を50人ランダムに選び，そのうちどれほどが禁煙したかを調べることにしたとします。この場合の有効サンプルサイズは，どれくらいになると考えればよいでしょうか？　クリニックの数である40なのか，それとも，患者数である2000なのでしょうか？　残念ながら，これだけの情報で言えることは，正解は40と2000という両極端のどこかということだけです。正確な答えは，各クリニックが診ている患者群における「禁煙しやすさ」という特性の「**患者間の類似性(均一性)**」が，患者全体における特性の類似性とどれほど異なるか，その程度によって決まります(監訳者注：すべてのクリニックが同じような患者を診ているのではなく，禁煙させるのが特に難しい患者，あるいは逆にやさしい患者など，クリニックによって，特性の異なる患者を診ている場合があるという状況を想像してください)。したがって，先行研究がない場合にクラスターサンプリングに必要なサンプルサイズを決定するには，そうした“類似性(均一性)”を知るためのパイロット研究が必要となります。クラスターサンプルを用いる場合のサンプルサイズの計算には，いくつかの方法がありますが[5〜7]，いずれも簡単な方法ではなく，それを用いるには，通常，医学統計家に相談する必要があります。

マッチング

様々な理由により（第10章），**マッチング** matchingがサンプリングデザインとして用いられることがあります。本章で紹介したのは，マッチングしない場合の方法ですが，それでも，マッチングした場合のサンプルサイズを，ほぼ妥当な範囲で推定することができます。ただし，それは，マッチングに用いる変数が，曝露（ケースコントロール研究の場合），あるいはアウトカム（コホート研究の場合）と強く相関していない場合に限られます。これらの相関を考慮した，より正確な推定方法については，文献[8]，あるいは統計ソフトを参照してください。

多変量解析による調整およびその他の特殊な統計分析

観察研究をデザインする場合，1つもしくは複数の因子が予測因子とアウトカムとの関連に**交絡** confoundingする（第10章）ことを想定し，仮説検定の際にそれを統計学的手法で**調整** adjustmentすることがよくあります。こうした調整を主仮説の検定で行う場合には，サンプルサイズの計算にもそれを考慮しなければなりません。

交絡因子の調整を行う場合には，一般により大きなサンプルサイズが必要となりますが[9, 10]，その程度は，交絡因子の存在率（有病率）prevalence，予測因子と交絡因子の関連の強さ，交絡因子とアウトカムの関連の強さを含む，いくつかの要因の影響を受けます。これらの関係は複雑であり，したがってすべてに当てはまる一般的な計算法は存在しません。

交絡因子を調整するために，**線形回帰分析**や**ロジスティック回帰分析**など様々な多変量解析法が開発されており，臨床研究では，**Coxの比例ハザードモデル**（Cox proportional hazards model）が特によく用いられ，この手法を用いれば，**ハザード比** hazard ratioの推定において，交絡因子ばかりか，フォローアップ期間の違いまで調整することができます。こうした統計手法を用いる場合には，それぞれに対応したサンプルサイズの計算方法があり[3, 11〜14]，また，遺伝的な予測因子や候補遺伝子の研究[15〜17]，経済学的研究[18〜20]，量-反応研究[21]，3群以上が含まれる場合の研究[22]など，様々な場合に対応したサンプルサイズの計算方法が開発されています。最近では，こうした複雑な場合のサンプルサイズの計算についても，インターネットから有用なリソースを入手することができます。

しかし，初心者のうちは，カイ2乗検定やt検定などの簡単な方法を用いて，大まかなサンプルサイズを計算する便法を利用するとよいでしょう。そして，可能なら，その結果を，もっと高度な方法による計算結果と比較してみてください。たとえば，出生時体重（連続変数）と小児脳腫瘍発症（**タイム-イベント変数** time-to-event variable）に関連があるかどうかをコホート研究で検討する場合を例にとれば，実際の研究ではCoxの比例ハザードモデルを用いるにしても，大雑把なサンプルサイズはt検定に基づいて推定することができます。幸い，こうした単純な計算法で得られたサンプルサイズと，より高度な方法で算出されたサンプルサイズは通常かなり近い値になります。ただし，大きな助成金を申請する場合には，医学統計家に相談するのが賢明です。なぜなら，助成金の審査委員は，アウトカムのリスクや効果量などが推量guessに基づくものであると分かっている場合でも，サンプルサイズが精緻な方法で計算されていることを好むからです。また，その方が，データの管理や分析において，医学統計家と共同できる立場にいることを審査員に示すことにもなります。実際，研究のデザインや実施において，医学統計家には多くの貢献を期待できますが，医学統計家との共同をより生産的なものとするためには，研究者も，丸投げするのではなく，自らサンプルサイズの問題を勉強したり，計算を試みる努力を行う必要があります。

同等性試験と非劣性試験

研究の目的が，予測因子とアウトカムの間に実質的な関連が「ない」ことを示すことである場合があり，**同等性試験** equivalence trial と**非劣性試験** non-inferiority trial がその目的で実施されます。前者は，新薬の効果が既存の薬物の効果と「ほとんど同じである」ことを示すための試験で，期待される効果量がゼロもしくは微小であるため，サンプルサイズの計画は簡単にはいきません。後者は，新薬の効果が，既存の薬物の効果よりも「少なくとも実質的に劣らない」ことを示すための試験で，いわば同等性試験の片側版に相当するものです(第 12 章)。

こうした試験のサンプルサイズの推定は複雑であり，医学統計家のアドバイスを仰ぐ必要があります[23～26]。こういう場合に認められている 1 つの便法は，効果量を“臨床的に重要でない”レベル(例：平均空腹時血糖値の差が 5 mg/dL)に小さく設定し，かつパワーを十分な大きさ(たとえば，0.90，0.95)に保つことです。同等性試験や非劣性試験では，このように効果量が小さく，パワーが大きく設定されるために，しばしば非常に大きなサンプルサイズが必要となります。ただし，非劣性試験では，仮説が片側であるため，同等性試験よりは，サンプルサイズは小さくなります。

この種の研究のもう 1 つの問題は，差なし仮説(帰無仮説)を否定するという，仮説検定に備わる“**安全装置** safeguard”，つまり実薬とプラセボを比較するタイプの研究などで，本当は差がないのに「ある」と結論してしまう誤り，つまり α エラー(第 1 種の過誤)を避けようとする安全装置が失われてしまうことです。たとえば，通常の研究では，測定誤差が大きかったり，脱落が大きいような場合には，差なし仮説(帰無仮説)は否定しにくくなるため，研究者にはそうした問題がなるべく生じないように，最善の研究を行おうとする強い動機が生じますが，非劣性試験の場合は，研究の目的が，差を検出することではないため，この安全装置が機能しなくなってしまう恐れがあります。つまり，デザインや実施が拙劣な研究ほど，比較する群間の違いを検出しくにくくなるため，実際には差が存在する場合でもそれを見逃しやすくなってしまうということです。

記述的研究におけるサンプルサイズの決め方

記述的研究(診断検査研究を含む)におけるサンプルサイズの推定方法は，分析的研究や実験的研究の場合とはやや異なります。記述的研究は，有意差検定を伴う研究ではないため，パワー(検出力)とか，差なし仮説(帰無仮説)null hypothesis，差あり仮説(対立仮説)alternative hypothesis といった概念とも無縁で，その代わりに，平均や割合などの記述統計量が追求され，サンプルサイズは，それらの**定度**(精度)precision との関係で決定されます。しかし，たとえば，「クリニックを受診する高齢患者中のうつ病の存在率(有病率)prevalence は？」といった記述的研究からは，結局，「そのような患者のうつ病の予測因子は何か？」といった分析的リサーチクエスチョンが派生してくることが多いため，サンプルサイズは分析的研究の場合も想定して計算し，せっかく重要なリサーチクエスチョンが出てきたのに，パワー不足のために統計学的検定ができなかったということがないように備えておくのが賢明です。

記述的研究では，サンプルについての平均値や割合の変動幅を示す**信頼区間** confidence interval という値がよく用いられます。信頼区間とは，簡単に言えば，サンプルの測定で得られる推定値の定度(精度)precision を示すもので，通常，95%信頼区間が用いられます。

信頼区間の広さは，サンプルサイズに依存します。たとえば，ある研究者が，web ベースのカリキュラムで勉強した医学生の医師国家試験の平均得点を推定するための調査を行ったとしましょう。この場合，50 人の学生のサンプルを用いた調査から，推定平均値が 215 で 95%信頼区間が 205〜225 という結果が得られたとすれば，20 人の調査からは，仮に同じ平均値が得られたとしても，定度(精度)は劣り，95%信頼区間はもっと幅広いものとなります。

記述的研究においてサンプルサイズを推定するときには，研究者はまず信頼区間に関して自分が望む信頼水準と範囲を決めます。それらが決まれば，**付録 6D** と**付録 6E** の表，あるいは，オンラインカリキュレーターを用いて，サンプルサイズを計算することができます。

連続変数

変数が**連続変数** continuous variable の場合は，平均値とともに信頼区間も報告されるのが普通です。信頼区間からのサンプルサイズの推定は以下の手順で行います(**事例 6.4**)。

1. *変数の**標準偏差**(S)を推定する。*
2. ***信頼区間の幅**(W)を決める。*
3. ***信頼水準**を決める(例：95%，99%)。*

付録 6D を使うためには，まず信頼区間の幅(W)を標準偏差(S)で割って**標準化区間幅** standardized width(W/S)を算出します。次いで，その値に該当する値を**表 6D** の左の列より選び，さらに，そこから表を横に見て信頼水準を選べば，必要なサンプルサイズを求めることができます。

事例 6.4　連続変数を用いる記述的研究におけるサンプルサイズの計算

問題：都市部の小学校３年生の平均識字レベルの95%信頼区間が±0.25となるのに必要な人数は何人でしょうか？　先行研究で，同様の都市における平均識字レベルの標準偏差(S)は 1.4 であることが分かっているとします。

解答：サンプルサイズの推定は以下の手順で行います。

1. 変数の標準偏差(S)＝1.4
2. 信頼区間の幅(W)＝0.5(上限が＋0.25，下限が−0.25 なので)。ゆえに，標準化区間幅(W/S)＝信頼区間の幅(W)÷標準偏差(S)＝0.5÷1.4＝0.35
3. 信頼水準＝95%

表 6D の左の列から標準化区間幅(W/S)0.35 を選び，信頼水準 95%のところを見ると必要なサンプルサイズ(3 年生の人数)は 126 であることが分かります。

2 区分変数

2区分変数(2値変数)dichotomous variableを用いる記述的研究の結果は，ある因子を持つ人の割合とその信頼区間として表現されます。一見連続変数を扱っているように見える，**診断検査**の感度sensitivityや特異度specificityに関する研究もこの種の研究に属します。なぜなら，アウトカムが，割合で表される値だからです(第13章)。信頼区間を用いたサンプルサイズの計算は以下の手順で行われます。

1. *群の中で，対象とする因子を保有している人の**期待割合**expected proportion(P)を見積もる(集団中の半分以上の人がその因子を有している場合には，その因子を有して「いない」人の割合に基づいてサンプルサイズを計算する)。*
2. ***信頼区間の幅**(W)を設定する。*
3. ***信頼水準**を決める(例：95%)。*

付録6Eの左端の列から期待割合に相当する値を選び，そこから表を横に進んで該当する信頼区間の幅(*W*)と信頼水準を選択すれば，サンプルサイズが求められます。

事例6.5は，診断検査の**感度**sensitivityを研究する場合に必要な，疾患を“有する”人のサンプルサイズの計算法を示したものです。診断検査の**特異度**specificityを研究する場合には，逆に，疾患を有する人ではなく，疾患を“有しない人”のサンプルサイズを推定する必要があります。ROC曲線の作成，尤度比likelihood ratioの計算，再現性reliabilityの計算などに必要なサンプルサイズの計算法については，第13章で解説します[27〜29]．

事例6.5　2区分変数を用いた，記述的研究におけるサンプルサイズの計算

問題：甲状腺がんの新しい診断検査の感度を決定する場合を考えます。パイロット研究で，甲状腺がん患者の80%(0.8)が検査で陽性となることが分かっているとします。感度の95%信頼区間が0.80±0.05となるような結果を得るために必要な患者数は何人でしょうか？

解答：サンプルサイズの推定は以下の手順で行います。

1. 期待割合＝0.2(**表6E**は0.5までしか記載されていないので，0.8は0.2[＝1−0.80]の場合として求める)。
2. 信頼区間の幅(*W*)＝0.10(上限が＋0.05，下限が−0.05なので)。
3. 信頼水準＝95%

表6Eの左端の列から0.20を選び，そこから横に信頼区間の幅(*W*)が0.1のところを見ると，246という数字が中央(信頼水準95%に該当)に得られます。これが必要となる甲状腺がん患者の数となります。

サンプルサイズが固定されている場合の対応策

研究によっては，リクルートできる研究参加者数が始めから限られていたり，費用の関係で研究参加者数を制限せざるを得ない場合があり，研究者は，しばしば難しい選択を迫られます。こういう場合には，“逆算”，つまり，現実に研究できるサンプルサイズから，それで扱える効果量を算出し，それでも研究する価値があるかどうかを判断します。経験豊かな研究者は，よくこういうアプローチを用います。

2次データを用いる場合のように，研究デザインを立てる前に，サンプルサイズが固定されている場合もあり，また，自分で最初から研究をデザインする場合でも，集められる研究参加者の数が，物理的に，あるいは予算的に限られる場合もあります。実際，研究者は，固定されたもしくは現実的に可能なサンプルサイズで，統計学的に有意に検出できる効果量を“逆算”することがよくあります。これが，サンプルサイズの推定値を，あたかも神聖不可侵の値であるかのように扱うことがばかげている理由の1つでもあります。

“逆算”する場合には(**事例6.6**)，パワー(検出力)を固定して(例：80%)，そのパワーで検出できる効果量 effect size を計算するか，もしくは普通はあまり行われませんが，効果量を固定して，それを検出できるパワーを見積もるかのいずれかの方法をとることができます。検出できる効果量の算定は，(必要な場合は)表からの比例配分による計算，統計ソフト，あるいは，www.sample-size.net などのオンラインカリキュレーターを用いて行うことができます。

事例6.6　サンプルサイズが固定されている場合の，検出可能な効果量の推定

問題：ある研究者が，6週間の瞑想プログラムに，双子を初めて生んだ母親のストレス(0～30点のスケールで測定)を軽減する効果があるかどうかをコントロール(ストレス解消のパンフだけを渡す群)と比較する研究を計画しているとします。今，双子を生んだ200人の母親にアクセスができるとし，小規模なパイロット研究の結果，そのうち半分(＝100人)の母親が，研究に参加意思があると推定されたとします。今，ストレススコアの標準偏差(S)が，瞑想群，コントロール群でいずれも5点であるとき，効果量(E)(＝両群のスコアの差)がいくらであれば，統計学的に有意に検出することができるでしょうか？　α(両側)＝0.05，β＝0.20とします。

解答：**表6A** 右端のα(両側)＝0.05，β＝0.20の列を見ると，0.6の標準化効果量(E/S)(3点に相当[3点÷5点＝0.6])が有意となるためには，それぞれの群で45名の研究参加者が必要であることが分かります。今回，研究者はそれぞれの群に50名を割り当てることができるので，スコアの差が3点よりやや小さい場合でも有意に検出することが可能です。

一般的には，効果量が適切な範囲であれば，パワーは80%以上に設定するのが望ましいと考えられます。ただし，絶対に80%でなければならないわけではありません。パワーが小さくても，運よく，統計学的に有意な結果を得られることがあります。たとえば，パワーが50%と小さくても，統計学的に有意な結果が得られるチャンスは，50%はあるからです。したがって，既存のデータベースを用いることができて，研究コストがあまりかからないような場合には，研究を試みる価値は大いにあります。事実，わずか数例の研究で，ある新薬が，慢性の反復性肺性高血圧患者の半数で肺動脈圧降下作用を示すことを明らかにし，その後の研究の方向性(安全性や効果など)に大きな影響を与えた研究もあります。

しかし，こうした場合(＝パワーが小さいのにあえて研究を実施する場合)には，単にパワー不足のために有意とならなかった結果をどう解釈するか(発表すべきかどうか)について頭を悩ます事態に陥る可能性のあることを覚悟しておかなければなりません。パワーが小さい場合は，信頼区間がかなり大きくなってしまうため，効果の有無について，どちらとも結論しにくくなってしまうからです。また，そうした「低パワー」で，たまたま運よく統計学的に有意となったような結果に対しては，論文の査読者が，それが，もともと研究目的とされた関連であったのかどうか，つまり，数多く検定を行って，たまたま有意となっただけの関連ではないのかと，疑念を抱く可能性があることも念頭に置いておく必要があります。

サンプルサイズを最小，パワーを最大にする方法

計算したサンプルサイズが現実的に研究可能な範囲を超えている場合には，いくつか検討すべきことがあります。まずは，計算に間違いがないかどうかをチェックすることです。意外に単純な計算ミスを犯しやすいからです。次に，効果量 effect size を小さくしすぎていないか？，変動度を大きくとりすぎていないか？，α や β を必要以上に小さくしすぎていないか？，信頼水準 confidence level を高く設定しすぎていないか？，信頼区間 confidence interval の幅を必要以上に狭くしすぎていないか？，など，サンプルサイズ計算のプロセスに再考の余地がないかどうかを検討します。

しかし，これらは，いわば“技術的”な対応であり，それなりに効果的ではありますが，統計学的検定が，結局はデータ中に含まれる情報の量や質に依存するという検定の本質に立った検討がより重要です。つまり，パワーを90％から80％に減らすといった技術的な対応よりも，以下に述べるような，データに含まれる情報の質や量を高める戦略の方がより重要だということです。ただし，これらの戦略には研究仮説の変更を伴うことがあるため，その際には，新しく立てた仮説が，本来意図した研究目的に合致するものであるかどうかを慎重に判断しなければなりません。

連続変数を使用する

連続変数 continuous variable を用いることができれば，サンプルサイズは2区分変数(2値変数)を用いる場合よりも少なくて済みます。たとえば，血圧は，実際の血圧値(連続変数)，または高血圧かどうか(2区分変数)で表わすことができますが，パワーが同じであれば前者は後者に比べサンプルサイズが少なくて済み，サンプルサイズが同じであれば，前者の方が検定のパワーが大きくなります。

事例 6.7　連続変数を用いる場合と，2 区分変数を用いる場合の比較

問題：新しいケアプログラムが介護施設に入所した高齢者の満足度に与える効果を検討するための臨床試験を考えてみましょう。先行研究から，入所者の満足度(0～100 点のスコアで測定)はほぼ正規分布をし，その平均値が 65 点で標準偏差(S)が 10 点であること，満足度が低い入所者(スコアが 49 点以下。以下“低満足者”)の割合は 10%であることが分かっているとします。そして，新しいケアプログラムは，3 か月間実施後に平均満足度が 5 点上昇した場合に意味があるものとし，この平均満足度の上昇は，低満足者の割合の約 5%の減少に対応するものとします。

この場合のサンプルサイズは，研究デザインによって 2 通りの計算方法があります。1 つは，満足度を 2 区分変数(高い，低い)として取り扱う方法で，もう 1 つは満足度をそのまま連続変数として用いる方法です。α(両側)＝0.05，β＝0.20 として，それぞれのデザインにおけるサンプルサイズを計算してください。

解答：2 区分変数を用いた場合のサンプルサイズの計算は以下の通りです。

1. 差なし仮説(帰無仮説)：新しいケアプログラムを 3 か月間受けた入所者における低満足者の割合は，通常ケアを 3 か月間受けた入所者における低満足者の割合と同じである。
   差あり仮説(対立仮説)：新しいケアプログラムを 3 か月間受けた入所者における低満足者の割合は，通常ケアを 3 か月間受けた入所者における低満足者の割合とは異なる。
2. P_0(通常ケアプログラムにおける低満足者の割合)＝0.10；P_1(新しいケアプログラムにおける低満足者の割合)＝0.05。ゆえに，効果量(E)＝0.05(＝0.10－0.05)。
3. α(両側)＝0.05，β＝0.20

表 6B.1 を使って左端の列より 0.05 を選択し，そこを右に進んで効果量(E)が 0.05 のところの中段の数字がα(両側)＝0.05，β＝0.20 のときのサンプル数に相当します。つまり，この研究デザインではそれぞれのグループに 473 人のサンプルが必要となります。

次に，連続変数(0～100 点のスコア値)を用いた場合のサンプルサイズの推定は以下の手順で行います。

1. 差なし仮説(帰無仮説)：3 か月間新しいケアプログラムを受けた入所者の満足度スコアの平均値は，3 か月間通常ケアプログラムを受けた入所者における平均値に等しい。
   差あり仮説(対立仮説)：3 か月間新しいケアプログラムを受けた入所者の満足度スコアの平均値は，3 か月間通常ケアプログラムを受けた入所者における平均値とは異なる。
2. 3 か月間通常ケアプログラムを受けた入所者の平均満足スコア＝65 点；3 か月間新しいケアプログラムを受けた入所者の平均満足スコア＝70 点。ゆえに，効果量(E)＝5(＝70－65)
3. 満足度の標準偏差(S)＝10
4. 標準化効果量(E/S)＝効果量(E)÷標準偏差(S)＝5÷10＝0.5
5. α(両側)＝0.05，β＝0.20

表 6A を使って標準化効果量(E/S)0.50 を選択し，そこをさらに右に進んで，α(両側)＝0.05，β＝0.20 のところを見ると，この研究デザインではそれぞれのグループは 64 のサンプルサイズで済むことがわかります(なお，p.84 の簡易式をこの例に適用すると，16÷標準化効果量$(E/S)^2$は，$16 \div 0.5^2 = 64$ となり，同じ推定値を得ることができます)。重要なことは，アウトカムを連続変数として扱えば，リサーチクエスチョンは多少違ってくるものの，2 区分変数として扱う場合よりも，サンプルサイズはかなり小さくて済むということです。

ペア測定の使用

結果の測定に連続変数を用いる実験的研究やコホート研究では，**ペア測定** paired measurement を行うことができます。ペア測定とは，1 人の研究参加者について，同じ測定を研究期間の最初(ベースライン)と最後で行うことで，アウトカムは前後の測定値の**変化量**(d)になります。そして，比較するグループ間におけるこの変化量(d)の平均値の違いを t 検定で検定します。この方法を用いると，サンプルサイズは一般に小さくなるというメリットがあります。これは，比較するものが“個人内”における変化量であるため，ベースライン時に存在した“個人間”のアウトカムのバラツキの影響を除去できることによります。ただし，2 つの測定値(研究期間の最初と最後の測定値)の間に，中等度以上の相関があることが条件で，それが満たされないと，逆にデメリットが大きくなってしまいます。この場合には，下記の数式(S は標準偏差)が示すように，相関係数 0.5 がその目安となります(監訳者注：0.5 未満では，変化量の標準偏差は測定値の標準偏差より大きくなります)。

$$S_{変化量} = S_{測定値}\sqrt{2 \times (1 - 測定値間の相関係数)}$$

たとえば，体重測定値の標準偏差($S_{測定値}$)が 13 kg で，研究期間の最初と最後の測定値間の相関係数が 0.8 の場合，2 つの測定間の変化量(d)の標準偏差($S_{変化量}$)は 8.2 kg となります。

$$8.2 = 13\sqrt{2 \times (1 - 0.8)}$$

この場合のサンプルサイズの計算は，**標準化効果量** standardized effect size(**表 6A** の E/S)が，変化量(d)の信頼区間の幅を変化量(d)の推定標準偏差で割ったものになるという以外は，t 検定を用いる一般の方法(**事例 6.8**)と何ら変わりはありません。

ペア測定の使用は，サンプルサイズや研究の効率性という観点からは意味のあるものですが，変化量(d)の標準偏差(あるいは，研究期間の最初と最後の測定値間の相関係数)に関する情報は入手が難しい可能性があります。それについては，「十分な情報がないときのサンプルサイズの見積もり方」のセクション(p.102)に多少参考となる情報を提示していますので参照してください。

事例 6.8　t 検定を用いた，ペア測定の場合のサンプルサイズの計算

問題：**事例 6.1a** を思い出してください。リサーチクエスチョンは，「イプラトロピウムとサルブタモールによる併用治療が，サルブタモール単独治療に比べて，喘息患者における

1秒肺活量(FEV1)を200 mL改善させることができるか」でした。サンプルサイズは各群100名必要という結果となりましたが，これは，簡単に集められる数ではありません。ここで，幸いにも，研究チームの中に優秀なスタッフがいて，喘息患者のFEV1には，もともと治療前から大きなバラツキがあったことを指摘したとしましょう。この患者間のバラツキのために，治療後の効果が，見にくくなったと考えられます。そこで，そのスタッフは，2つの治療群における治療前後のFEV1の変化量(d)を対応のある2サンプルt検定 two-sample paired t test で比較することを提案しました。電子健康記録(EHR)のデータから，新しい治療後のFEV1の変化量(d)の標準偏差は約250 mLであることが分かりました。α(両側)＝0.05，β＝0.20，効果量を**事例6.1**と同じ0.2 L＝200 mLとした場合，各群に何人の研究参加者が必要でしょうか？

解答：サンプルサイズの計算は以下の手順で行います。

1. 差なし仮説(帰無仮説)：治療2週間後のFEV1の変化量(d)の平均値は，単独治療群と併用治療群の間で違いはない。
   差あり仮説(対立仮説)：治療2週間後のFEV1の変化量(d)の平均値は，単独治療群と併用治療群の間で異なる。
2. 効果量＝200 mL
3. アウトカム変数の標準偏差(S)＝250 mL
4. 標準化効果量(E/S)＝効果量(E)÷標準偏差(S)＝200 mL÷250 mL＝0.8
5. α(両側)＝0.05，β＝1－0.80＝0.20

表6Aを用いることによって，この研究デザインでは各群に必要な研究参加者は約26名と，**事例6.1b**で得られた100名よりはるかに少ない数で済むことが分かります。

テクニカルノート*

本章で用いるt検定は，2サンプルt検定 two-sample t test(2標本t検定)で，これは，2群間での連続変数の平均値の違いを検定するものです。2サンプルt検定には，「対応がない unpaired」ものと「対応がある paired」ものの2種類があります。前者は，比較されるものが，測定値自体である場合(**事例6.1b**)，後者は，比較されるものが，ペア測定の場合の変化量(d)である場合(**事例6.8**)に相当します。

t検定には，もう1つ，ペア測定における変化量の平均値が，無変化(変化量＝ゼロ)と有意に異なるかどうかを検定する，対応のある1サンプルt検定 one-sample paired t test と呼ばれるものもあります。このタイプの分析は，時系列デザイン time-series design(第12章)でよく用いられます。時系列デザインとは，たとえば，子宮摘出術が生活の質(0～10点の尺度で測定)に及ぼす効果を手術前後で比較するといった研究のように，ランダム化が困難な治療の効果を

* 監訳者脚注：本書では，①1群内で介入前後の差の有意性を検定する場合を one-sample paired t test，②2群のそれぞれに介入前後の変化量(d)のデータがあり，それら(d_1, d_2)の平均値を比較する場合を two-sample paired t test と呼称していますが，統計書によっては，①は単に paired t test として，②は，2群の差のデータは群間では独立なため，unpaired t test の範囲として扱われることがあるため，混乱しないように注意してください。本書ではこのように定義して使われているということです。また，一般の統計書では，one-sample t test(注："paired" はないことに注意)は，ある値が，ある分布をもつ集団に属すると言えるかどうかの検定の名称として用いられることがあるため，この点にも注意してください。

検討する場合(注：手術のランダム割り付けに同意する女性は極めて少ないと考えられる)に用いられる研究デザインです(注：ただし，このデザインではコントロール群がないため，研究参加者が無治療のままだったらどうなっていたかを知ることはできません)。“対応のある1サンプルt検定”を用いる場合には，必要な総サンプルサイズは，**付録6A**に示された1群当たりのサンプルサイズの半分で済みます。たとえば，α(両側)＝0.05，β＝0.20で，検出する標準化効果量(E/S)が0.5の場合には，サンプルサイズは，表にある値(64)の半分，つまり32でよいことになります。なお，**付録6F**に，1サンプルt検定と，2サンプルt検定の用い方やよくある間違いについて解説したので参照してください。

より定度の高い変数の使用

変数の**定度**(精度)precisionが上がれば，データのバラツキが減るため，その結果，必要なサンプルサイズは小さくなります。若干の定度の変化でも，サンプルサイズに大きな影響を与えます。たとえば，t検定でサンプルサイズを計算するときに，アウトカムの標準偏差が20%減少すれば，サンプルサイズは36%も減少します。変数の定度を高めるテクニック(例：測定を複数回行う)については，第4章を参照してください。

不均等サンプル比の使用

総サンプルサイズが同一の場合，検定のパワーは，各グループのサンプルサイズが等しい場合に最大となるため，**付録の表6A**，**表6B.1**，**表6B.2**では2つのグループのサンプルサイズが等しい場合の1グループ分のサンプルサイズが示されています。しかし，2つのグループのサンプルサイズがいつも等しいとは限らず，また，一方のグループの研究参加者の方が他のグループの研究参加者よりも集めやすい，もしくは，リクルートに要する経費が少なくて済む場合があります。たとえば，コホート研究で，コホート内の“喫煙者：非喫煙者”比が2：8であるときに，それぞれの群に必要なサンプルサイズを見積もる場合や，また，ケースコントロール研究で患者(ケース)の数は少ないがコントロールはたくさん集められるといった場合です。一般的に，一方のグループのサンプルサイズを2倍にしたときにはパワーの大きな増加が見込まれますが，3倍，4倍と増えるにつれてパワーの増加率はだんだん小さくなっていきます。グループの大きさが等しくない場合のサンプルサイズは，統計ソフトやweb上のサンプルサイズカリキュレーターを用いて計算することができます。

ケースコントロール研究で，予測因子もアウトカムも2区分変数の場合に，ケース1人に対し，コントロールc人を用いる場合(**事例6.9**)のサンプルサイズの計算については便利な**近似式**があります[30]。**ケース：コントロール比**が1：1の場合に必要なケース数をnとし，α値，β値，効果量を一定とすると，ケース：コントロール比が1：cの場合に必要なケース数n'は近似的に次の式で表すことができます。

$$n' = \frac{c+1}{2c} \times n$$

たとえば，ケース1人に対して2人のコントロール群を設定する場合(c＝2)を例にとると，n'＝[(2＋1)÷(2×2)]×n＝3/4×nとなり，ケース：コントロール比が1：1のときに比べ必要なケース数は，75%で済むことが分かります。c が大きくなるにつれて n' は n の 50%に近づいていきます(例：$c=10$ のとき $n'=11/20\times n$)。

事例 6.9　ケースコントロール研究においてケース 1 人に対して複数のコントロールを設定する場合

問題：家庭内で使用される殺虫剤が再生不良性貧血の予測因子となるかどうかを研究する場合を考えます。ケース：コントロール比が 1：1 のときに必要なケース数は 25 名と計算されましたが，結局 18 名のケースしか集められなかったとします。この場合，どうしたらいいでしょうか？

解答：ケース 1 人につき複数のコントロールを設定することを考えるべきです。コントロールとなる，白血病でない子どもをたくさん集められたとして，たとえば，ケース 1 人につき 3 人のコントロールをとる場合に必要なケース数の近似値は次のようになります。

$$[(3+1)\div(2\times3)]\times25\fallingdotseq17$$

より頻度の高いアウトカムを用いる

アウトカムが 2 区分変数(2 値変数)のときにパワーを上げる最善の方法は，可能な限り頻度の高いアウトカム(ただし，50%まで)を用いることです。**アウトカムの頻度**が高いほど，予測因子 predictor を有意に検出できる可能性が高くなります。それは，パワーの強さが，研究参加者の総数よりも「アウトカムを有する研究参加者の数」により大きく依存するからです。健康な女性における乳がん発生のような稀なアウトカムを用いると，パワーを十分なレベルに保つには非常に大きなサンプルサイズが必要になってしまいます。

アウトカムの頻度を上げる最善の方法は，対象とするアウトカムが発生する可能性が大きい人々を研究参加者に選ぶことですが(例：乳がんの家族歴を有する女性)，その他にも，累積のアウトカム数を増やすために観察期間を延長すること，アウトカムの定義を緩くする(例：子宮頸部がんの研究に上皮内がんを加える)ことなどが考えられます。しかし，これらの方法(**事例 6.10**)は，いずれもリサーチクエスチョン自体を変えてしまうことがあるため，慎重な判断が求められます。

事例 6.10　より頻度の高いアウトカムを使用する

問題：抗菌薬入りのうがい薬とプラセボの上気道感染症予防効果を比較したいとします。最初は 200 名の大学生ボランティアでの研究を計画していましたが，その集団ではフォローアップ期間(3 か月)中における上気道感染症の累積発生率はせいぜい約 20%と予想されたため，サンプルサイズが不十分と考えられました。この研究デザインをどう修正すればよいでしょうか？

解答：いくつかの対処法が考えられます：①研究参加者を大学生よりもはるかに上気道感染症を起こしやすいと考えられる小児科の研修医やレジデントに切り替える，②上気道感染症が起こりやすい冬に研究を実施する，③観察期間をたとえば，6か月あるいは12か月に延長する。これらの対処法はいずれも若干の研究仮説の変更を伴うことになりますが，抗菌薬入りうがい薬の効果を判断するという本来のリサーチクエスチョンから大きく外れたものではありません。

十分な情報がないときのサンプルサイズの見積もり方

サンプルサイズを計算しようと思っても，必要な情報が揃わないために，計算できずに困ることがよくあります。これは，たとえば，自分で開発した測定手段 instrument を用いる場合(例：尿失禁を有する患者の生活の質[QOL]に関する新しい質問票)に，特によく起こる問題です。こういう場合には，臨床的に意味のある効果量 effect size や標準偏差をどのようにして決定すればよいのでしょうか？

まず最初に行うべきことは，リサーチクエスチョンに関連する過去の情報，もしくは類似したリサーチクエスチョンに関する情報をできるだけ集めてみることです。古いと思われる情報でも，あればそれを参考にします。たとえば，尿失禁を有する患者のQOLに関する新しい質問票の場合であれば，他の泌尿器科関係の疾患の患者のデータや，人工肛門を設置された患者のように多少とも関係のある研究のデータがあれば参考になる可能性があります。文献検索で適当な情報が得られなかった場合には，他の研究者に相談して，彼らならどう判断するか，あるいは，出版されていない情報で何か参考となる情報がないかどうかを尋ねてみます。

分布がほぼ正規分布(つり鐘型の分布)をしている連続変数の場合には，外れ値を除いた値の**上限と下限が分かれば，標準偏差は，その差を4で割る**ことによって概算することができます。たとえば，血中のナトリウムレベルの上限が143 mEq/L，下限が135 mEq/Lであるとすれば，標準偏差は，2 mEq/Lと推定することができます(8 mEq/L÷4)。

それでも有効な情報が得られない場合には，小規模なパイロット研究の実施，あるいは，何らかの既存のデータセットを入手して，その分析から，必要なデータを得ることなども考えなくてはなりません。新しい測定手段や測定法，あるいは新しいリクルート法を用いる研究では，**パイロット研究**を実施することが強く勧められます。これは一見面倒そうですが，確かな情報に基づいて研究計画を立てることができるため，結局は時間の節約となります。パイロット研究は，変数の標準偏差や，ある特性を持つ人々の集団中の割合を推定するのに役に立ちます。

変数がカテゴリー変数の場合，あるいは連続変数の平均値や標準偏差が不明な場合には，それらを2区分変数(2値変数)として扱い，サンプルサイズを計算するという方法があります。カテゴリー変数は2つの区分に分け，連続変数も平均値または中央値，もしくは“臨床的に意味のあるカットオフ値”の前後で**2区分化**します。たとえば，QOLを「中央値より良い」と「中央値以下」に分ければ，それぞれの群での「中央値より良い」人々の割合を推定する必要はありますが，標準偏差の予測値を用いることなくサンプルサイズを計算できます。この場合には，カイ2乗検定を用いることになり，サンプルサイズの推定値は多少高目になります。

しかし，効果量を，「**臨床的に意味のある値** clinically meaningful value」として設定しなければならないことも多く，その場合は，その分野に詳しい研究者に相談する必要があります。たとえば，再発性の胃運動麻痺に対する新しい侵襲的な治療法についての研究を考えてみましょう。その疾患の自然治癒率が5%で，消化器専門医は，その治療法が持続的な効果を患者にもたらす正味の確率が，20%(5人中1人)以上なら用いてもよいと考えているとします(注：治療にはかなりの副作用が伴い，かつ高額なため，それ以下の確率は許容できないという理由から)。NNT(number needed to treat；**必要治療数**)が5であるときの累積発生率差(リスク差)は20%(0.2)であるため(NNT＝1/リスク差)，この研究の場合は，P_0＝5%(自然治癒率)，P_1＝25%(P_1-P_0が20%であるため)と設定してサンプルサイズを計算することになり，パワー＝0.80，α(両側)＝0.05の場合，サンプルサイズは，各群59人となります。

もし，これらのどの方法も利用できないときは，研究者は自分の知識や経験に基づいて推量した，仮の効果量や標準偏差を用いて，サンプルサイズを算出するしかありません。リサーチクエスチョンやその研究結果について想像をめぐらす中で，比較的まともな推量ができることもあります。何の根拠も示さず，単に機械的に，標準化効果量を0.5，パワーを80%，α(両側)を0.05として計算したサンプルサイズ(この場合，各群n＝64になります)を示している例もよく目にしますが，助成金の審査では，そうしたいい加減な計算が認められることはまずありません。できる限りの手を尽くして計算することが大切です。

よくある間違い

経験の浅い研究者はもちろん，経験を積んだ研究者でも，サンプルサイズの計算では間違いを犯すことがあります。以下に，比較的多いものを列挙してみます。

1. 最もよくあるのは，サンプルサイズの推定を，研究計画作成の終わり頃になって行うという誤りです。サンプルサイズの計算は，まだ研究計画の大幅な変更が十分可能な初期段階に行うべきです。
2. 臨床試験やコホート研究においては，研究参加者におけるアウトカムの発生頻度が，目的母集団target populationと同じであると仮定するべきではありません。なぜなら，研究参加者は，**平均以上に健康**な傾向があるからです。たとえば，Study of Osteoporotic Fracturesプロジェクトでは，私たちは，事前に，研究参加者での骨折頻度は目的母集団の3分の2と仮定してサンプルサイズを算出しましたが，研究の結果，実際そうであることが証明されました。
3. 2区分的事象(あり/なし)が割合(%)や人時発生率incidence rate(person-time incidence)(第8章)で表現されているときに，それを**連続変数と間違う**ことがあります。たとえば，生存状態(生存，死亡)は，それが生存割合(%)で表わされていると，連続変数と勘違いすることがあり，同様に，コホート研究でも，アウトカムが2区分的事象(例：脳卒中発症の有無)であるにもかかわらず，人時発生率(例：100人年当たりの脳卒中の発生率)で表わされていると連続変数であるかのように見えてしまいます。上記のいずれの場合も，アウトカム自体は2区分的事象であり，サンプルサイズの簡易的推定には，カイ2乗検定を用いなければなりません。
4. サンプルサイズを計算する場合は，サンプリングされた人がすべて統計学的計算に含まれることが前提となっています。したがって，**脱落**drop outや**欠測**missingが事前に予想される場合には，その分多目にサンプルサイズを見積もる必要があります。

5．本章の最後に付けた表は，2群のサンプルサイズが等しい場合に対応したものです。2群のサンプルサイズが異なる場合には，web上(例：www.sample-size.net)，もしくは統計ソフトのサンプルサイズカリキュレーターを用いる必要があります。
6．サンプルサイズの推定に*t*検定を用いるときには，アウトカム変数の**標準偏差**が必要となります。したがって，連続変数の「**変化量**change」をアウトカムとするときには，その変数の標準偏差ではなく，「変化量」の標準偏差を用いる必要があります。
7．**クラスター**clusterの存在に注意が必要です。サンプルサイズに2つのレベル(例：医師の層と患者の層)があるように思われるときには，サンプルサイズの計算にクラスター性を考慮する必要があるため，付録に付けた表は用いることができません
8．サンプルサイズの計算に行き詰まったときは，基本に立ち返り，自分の立てた研究仮説が，第5章で述べた基準(簡潔，具体的，事前に立てた仮説であること)を満たしているかどうかを確かめてください。
9．α値には一般に0.05が用いられますが，これは決して神聖不可侵な値ではありません。慣行として用いられているにすぎません。

まとめ

1．分析的研究におけるサンプルサイズの見積もりは，以下のステップで行います。
　a．用いる検定を**片側**にするか**両側**にするかを決めた上で，**差なし仮説**(**帰無仮説**)null hypothesisと**差あり仮説**(**対立仮説**)alternative hypothesisを文章で表現する。
　b．予測因子やアウトカムの**変数のタイプ**に基づいて，データ分析に必要な統計学的検定法を選定する(両者が2区分変数[2値変数]の場合はカイ2乗検定，1方が2区分変数で他方が連続変数の場合は*t*検定，両者が連続変数の場合は相関係数)。
　c．**効果量**effect sizeを見積もる(必要な場合は，測定値の変動度も)。
　d．**αエラー**や，**βエラー**を適切な範囲に保つように，α，βを設定する。
2．分析的研究におけるサンプルサイズの推定においては，その他に，予想される**脱落**drop-outの調整を行う必要があり，また，カテゴリー変数，生存分析，クラスターサンプル，多変量による調整，同等性試験や非劣性試験に伴う条件についても考慮が必要となります。
3．記述的研究では，仮説を伴わないため，サンプルサイズの推定法は異なり，以下の手順で計算します。
　a．アウトカムが2区分変数の場合には，対象とするアウトカムを有する研究参加者の**期待割合**を，また，アウトカムが連続変数の場合には**標準偏差**を見積もる。
　b．**信頼区間の幅**を設定する。
　c．**信頼水準**を設定する(例：95%)。
4．サンプルサイズがあらかじめ固定されているときには，検出できる効果量やパワーを**逆算**しますが，パワーを逆算することは稀です。
5．必要なサンプルサイズを小さくするには，いくつかの方法があります。たとえば，**連続変数**を用いる，より定度(精度)precisionの高い測定方法を用いる，**ペア測定**を行う，より**頻度の高いアウトカム**を用いる，1ケースに対して**複数のコントロール**を用いる(ケー

スコントロール研究の場合）などです。

6. サンプルサイズの推定に必要な情報が得られないときには，関連分野の文献を調べる，**臨床的に意味のある効果量**についてその分野に詳しい研究者に相談する，といった対応が必要になります。
7. サンプルサイズの推定においては，その実施が遅すぎる（例：研究を始めてから実施する），パーセントのデータを連続変数と間違える，欠測や脱落を見込まずに計算する，クラスター性やデータがペア測定であることを考慮し忘れる，などの間違いを犯さないように注意が必要です。

文　献

1. Lehr R. Sixteen S-squared over D-squared: a relation for crude sample size estimates. *Stat Med.* 1992;11:1099-1102.
2. Li H, Wang L, Wei L, Quan H. Sample size calculation for count data in comparative clinical trials with nonuniform patient accrual and early dropout. *J Biopharm Stat.* 2015;25(1):1-15.
3. Barthel FM, Babiker A, Royston P, Parmar MK. Evaluation of sample size and power for multi-arm survival trials allowing for non-uniform accrual, non-proportional hazards, loss to follow-up and cross-over. *Stat Med.* 2006;25(15):2521-2542.
4. Ahnn S, Anderson SJ. Sample size determination in complex clinical trials comparing more than two groups for survival endpoints. *Stat Med.* 1998;17(21):2525-2534.
5. Kerry SM, Bland JM. Trials which randomize practices II: sample size. *Fam Pract.* 1998;15:84-87.
6. Hemming K, Girling AJ, Sitch AJ, et al. Sample size calculations for cluster randomised controlled trials with a fixed number of clusters. *BMC Med Res Methodol.* 2011;11:102.
7. Jahn-Eimermacher A, Ingel K, Schneider A. Sample size in cluster-randomized trials with time to event as the primary endpoint. *Stat Med.* 2013;32(5):739-751.
8. Edwardes MD. Sample size requirements for case–control study designs. *BMC Med Res Methodol.* 2001;1:11.
9. Drescher K, Timm J, Jöckel KH. The design of case–control studies: the effect of confounding on sample size requirements. *Stat Med.* 1990;9:765-776.
10. Lui KJ. Sample size determination for case–control studies: the influence of the joint distribution of exposure and confounder. *Stat Med.* 1990;9:1485-1493.
11. Latouche A, Porcher R, Chevret S. Sample size formula for proportional hazards modelling of competing risks. *Stat Med.* 2004;23(21):3263-3274.
12. Novikov I, Fund N, Freedman LS. A modified approach to estimating sample size for simple logistic regression with one continuous covariate. *Stat Med.* 2010;29(1):97-107.
13. Vaeth M, Skovlund E. A simple approach to power and sample size calculations in logistic regression and Cox regression models. *Stat Med.* 2004;23(11):1781-1792.
14. Dupont WD, Plummer WD Jr. Power and sample size calculations for studies involving linear regression. *Control Clin Trials.* 1998;19:589-601.
15. Murcray CE, Lewinger JP, Conti DV, et al. Sample size requirements to detect gene-environment interactions in genome-wide association studies. *Genet Epidemiol.* 2011;35(3):201-210.
16. Wang S, Zhao H. Sample size needed to detect gene-gene interactions using linkage analysis. *Ann Hum Genet.* 2007;71(Pt 6):828-842.
17. Witte JS. Rare genetic variants and treatment response: sample size and analysis issues. *Stat Med.* 2012;31(25):3041-3050.
18. Willan AR. Sample size determination for cost-effectiveness trials. *Pharmacoeconomics.* 2011;29(11):933-949.
19. Glick HA. Sample size and power for cost-effectiveness analysis (Part 2): the effect of maximum willingness to pay. *Pharmacoeconomics.* 2011;29(4):287-296.
20. Glick HA. Sample size and power for cost-effectiveness analysis (Part 1). *Pharmacoeconomics.* 2011;29(3):189-198.
21. Patel HI. Sample size for a dose-response study. *J Biopharm Stat.* 1992;2:l-8.
22. Day SJ, Graham DF. Sample size estimation for comparing two or more treatment groups in clinical trials. *Stat Med.* 1991;10:33-43.
23. Guo JH, Chen HJ, Luh WM. Sample size planning with the cost constraint for testing superiority and equivalence of two independent groups. *Br J Math Stat Psychol.* 2011;64(3):439-461.
24. Zhang P. A simple formula for sample size calculation in equivalence studies. *J Biopharm Stat.* 2003;13(3):529-538.
25. Stucke K, Kieser M. A general approach for sample size calculation for the three-arm 'gold standard' non-inferiority design. *Stat Med.* 2012;31(28):3579-3596.
26. Julious SA, Owen RJ. A comparison of methods for sample size estimation for non-inferiority studies with binary outcomes. *Stat Methods Med Res.* 2011;20(6):595-612.

27. Obuchowski NA. Sample size tables for receiver operating characteristic studies. *AJR Am J Roentgenol*. 2000;175(3):603-608.
28. Simel DL, Samsa GP, Matchar DB. Likelihood ratios with confidence: sample size estimation for diagnostic test studies. *J Clin Epidemiol*. 1991;44:763-770.
29. Sim J, Wright CC. The kappa statistic in reliability studies: use, interpretation, and sample size requirements. *Phys Ther*. 2005;85(3):257-268.
30. Jewell NP. *Statistics for Epidemiology*. Chapman and Hall; 2004:68.

付録 6A　等サイズの 2 群間で，連続変数の平均値の比較に t 検定を用いる場合の 1 群あたりのサンプルサイズ

表 6A　2 群の平均値を比較する場合の等サイズの各群に必要なサンプルサイズ

片側	$\alpha =$	0.005			0.025			0.05		
両側	$\alpha =$	0.01			0.05			0.10		
E/S[a]	$\beta =$	0.05	0.10	0.20	0.05	0.10	0.20	0.05	0.10	0.20
0.10		3565	2978	2338	2600	2103	1571	2166	1714	1238
0.15		1586	1325	1040	1157	935	699	963	762	551
0.20		893	746	586	651	527	394	542	429	310
0.25		572	478	376	417	338	253	347	275	199
0.30		398	333	262	290	235	176	242	191	139
0.40		225	188	148	164	133	100	136	108	78
0.50		145	121	96	105	86	64	88	70	51
0.60		101	85	67	74	60	45	61	49	36
0.70		75	63	50	55	44	34	45	36	26
0.80		58	49	39	42	34	26	35	28	21
0.90		46	39	32	34	27	21	28	22	16
1.00		38	32	26	27	23	17	23	18	14

E/S は，標準化効果量 standardized effect size で，E（効果量の期待値＝2 群間の平均値の差）を S（アウトカム変数の標準偏差）で割ったもの。サンプルサイズを見積もるためには，E/S の列を見て，該当する値のある行を確認します。次に，その行を，設定した α，β 値のところまで横に見て行けば，**各群**に必要なサンプルサイズを求めることができます。"対応のある 1 サンプル t 検定 one-sample paired t test" を用いる場合には，必要な総サンプルサイズは，表に示された 1 群あたりのサンプルサイズの半分で済みます。

変動度の計算

変動度 variability は，通常，標準偏差 standard deviation（S）もしくは平均値の標準誤差 standard error of the mean（SEM）という形で表されます。サンプルサイズの計算には標準偏差が用いられますが，幸い，$S = \text{SEM} \times \sqrt{N}$ ですから，SEM から S への変換は容易です。N は研究参加者数を表します。たとえば，低繊維食を食べている 25 人の体重減少が 10±2 kg（平均±SEM）であるとすると，$S = 2 \times \sqrt{25} = 10$ kg となります。

表に含まれない値の場合の計算

E/S が表に含まれない範囲の場合，あるいは 2 つの群のサイズが等しくない場合のサンプルサイズの計算については，無料の公開ソフト（Sample Size Calculators for designing clinical research：www.sample-size.net)をご利用ください。

〔参考〕サンプルサイズ計算の一般式

　E, S, α, β が様々な値をとる場合，あるいは群間のサンプルサイズが不均等な場合の一般計算式は以下になります。

$N = [(1/q_0 + 1/q_1)S^2(z_\alpha + z_\beta)^2] \div E^2$

ここで，

z_α = α の標準正規偏差 standard normal deviate(差あり仮説[対立仮説]が両側の場合は，$\alpha = 0.01$ のとき $z_\alpha = 2.58$，$\alpha = 0.05$ のとき $z_\alpha = 1.96$，$\alpha = 0.10$ のとき $z_\alpha = 1.645$ となります。差あり仮説[対立仮説]が片側の場合は，$\alpha = 0.05$ のとき $z_\alpha = 1.645$ となります)

z_β = β の標準正規偏差($\beta = 0.20$ のとき $z_\beta = 0.84$，$\beta = 0.10$ のとき $z_\beta = 1.282$ となります)

q_0 = 群 0 に属する研究参加者の割合

q_1 = 群 1 に属する研究参加者の割合

N = 必要な研究参加者の総数(2 群を合計した数)

付録6B　等サイズの2群間で，2区分変数の割合の比較にカイ2乗検定あるいはZ検定を用いる場合に必要な各群のサンプルサイズ

表 6B.1　2群の割合を比較する場合の各群に必要なサンプルサイズ

P_0とP_1[a]の小さい方	上段：$\alpha=0.05$（片側）または$\alpha=0.10$（両側）；$\beta=0.20$ 中段：$\alpha=0.025$（片側）または$\alpha=0.05$（両側）；$\beta=0.20$ 下段：$\alpha=0.025$（片側）または$\alpha=0.05$（両側）；$\beta=0.10$ P_1とP_0の絶対差（効果量[E]）									
	0.05	0.10	0.15	0.20	0.25	0.30	0.35	0.40	0.45	0.50
0.05	381	129	72	47	35	27	22	18	15	13
	473	159	88	59	43	33	26	22	18	16
	620	207	113	75	54	41	33	27	23	19
0.10	578	175	91	58	41	31	24	20	16	14
	724	219	112	72	51	37	29	24	20	17
	958	286	146	92	65	48	37	30	25	21
0.15	751	217	108	67	46	34	26	21	17	15
	944	270	133	82	57	41	32	26	21	18
	1252	354	174	106	73	53	42	33	26	22
0.20	900	251	121	74	50	36	28	22	18	15
	1133	313	151	91	62	44	34	27	22	18
	1504	412	197	118	80	57	44	34	27	23
0.25	1024	278	132	79	53	38	29	23	18	15
	1289	348	165	98	66	47	35	28	22	18
	1714	459	216	127	85	60	46	35	28	23
0.30	1123	300	141	83	55	39	29	23	18	15
	1415	376	175	103	68	48	36	28	22	18
	1883	496	230	134	88	62	47	36	28	23
0.35	1197	315	146	85	56	39	29	23	18	15
	1509	395	182	106	69	48	36	28	22	18
	2009	522	239	138	90	62	47	35	27	22
0.40	1246	325	149	86	56	39	29	22	17	14
	1572	407	186	107	69	48	35	27	21	17
	2093	538	244	139	90	62	46	34	26	21
0.45	1271	328	149	85	55	38	28	21	16	13
	1603	411	186	106	68	47	34	26	20	16
	2135	543	244	138	88	60	44	33	25	19
0.50	1271	325	146	83	53	36	26	20	15	—
	1603	407	182	103	66	44	32	24	18	—
	2135	538	239	134	85	57	42	30	23	—

（つづく）

表 6B.1（つづき）

P_0とP_1[a]の小さい方	上段：$\alpha=0.05$（片側）または$\alpha=0.10$（両側）；$\beta=0.20$ 中段：$\alpha=0.025$（片側）または$\alpha=0.05$（両側）；$\beta=0.20$ 下段：$\alpha=0.025$（片側）または$\alpha=0.05$（両側）；$\beta=0.10$ P_1とP_0の絶対差（効果量[E]）									
	0.05	0.10	0.15	0.20	0.25	0.30	0.35	0.40	0.45	0.50
0.55	1246	315	141	79	50	34	24	18	—	—
	1572	395	175	98	62	41	29	22	—	—
	2093	522	230	127	80	53	37	27	—	—
0.60	1197	300	132	74	46	31	22	—	—	—
	1509	376	165	91	57	37	26	—	—	—
	2009	496	216	118	73	48	33	—	—	—
0.65	1123	278	121	67	41	27	—	—	—	—
	1415	348	151	82	51	33	—	—	—	—
	1883	459	197	106	65	41	—	—	—	—
0.70	1024	251	108	58	35	—	—	—	—	—
	1289	313	133	72	43	—	—	—	—	—
	1714	412	174	92	54	—	—	—	—	—
0.75	900	217	91	47	—	—	—	—	—	—
	1133	270	112	59	—	—	—	—	—	—
	1504	354	146	75	—	—	—	—	—	—
0.80	751	175	72	—	—	—	—	—	—	—
	944	219	88	—	—	—	—	—	—	—
	1252	286	113	—	—	—	—	—	—	—
0.85	578	129	—	—	—	—	—	—	—	—
	724	159	—	—	—	—	—	—	—	—
	958	207	—	—	—	—	—	—	—	—
0.90	381	—	—	—	—	—	—	—	—	—
	473	—	—	—	—	—	—	—	—	—
	620	—	—	—	—	—	—	—	—	—

・片側の推定にはZ検定を使用

[a] P_0は，ある群においてアウトカムを有すると期待される研究参加者の割合を表わし，P_1は，他の群におけるその割合を意味しています。（ケースコントロール研究では，P_1は予測因子を持つ患者［ケース］の割合を，P_0は予測因子を持つコントロールの割合を意味します）。サンプルサイズを見積もるためには，P_0とP_1のうち小さい方を選択し，左端の列からその数字を探します。次に，表を横に目で追って，P_1とP_0の差に相当する値のところを選びます。そこには，数字が3段で示されていますが，それが，特定のα，βに対して**各群**に必要なサンプルサイズを表わしています。

・P_0とP_1が0.01から0.1の間の細かい値をとる場合のサンプルサイズは表 6.B.2 を参照してください。

表に含まれない値の場合の計算

P_0とP_1の値がこの表，もしくは表 6B.2 に含まれない範囲の場合，あるいは2つの群のサイズが等しくない場合のサンプルサイズの計算については，無料の公開ソフト（Sample Size Cal-

表 6B.2　2群の割合を比較する場合の各群に必要なサンプルサイズ：小さい方の割合が，0.01 から 0.1 の範囲の場合

上段：α=0.05(片側)またはα=0.10(両側)　；β=0.20
中段：α=0.025(片側)またはα=0.05(両側)；β=0.20
下段：α=0.025(片側)またはα=0.05(両側)；β=0.10

P_0とP_1の小さい方	P_1とP_0の絶対差(効果量[E])									
	0.01	0.02	0.03	0.04	0.05	0.06	0.07	0.08	0.09	0.10
0.01	2019	700	396	271	204	162	134	114	98	87
	2512	864	487	332	249	197	163	138	120	106
	3300	1125	631	428	320	254	209	178	154	135
0.02	3205	994	526	343	249	193	157	131	113	97
	4018	1237	651	423	306	238	192	161	137	120
	5320	1625	852	550	397	307	248	207	177	154
0.03	4367	1283	653	414	294	224	179	148	126	109
	5493	1602	813	512	363	276	220	182	154	133
	7296	2114	1067	671	474	359	286	236	199	172
0.04	5505	1564	777	482	337	254	201	165	139	119
	6935	1959	969	600	419	314	248	203	170	146
	9230	2593	1277	788	548	410	323	264	221	189
0.05	6616	1838	898	549	380	283	222	181	151	129
	8347	2308	1123	686	473	351	275	223	186	159
	11,123	3061	1482	902	620	460	360	291	242	206
0.06	7703	2107	1016	615	422	312	243	197	163	139
	9726	2650	1272	769	526	388	301	243	202	171
	12,973	3518	1684	1014	691	508	395	318	263	223
0.07	8765	2369	1131	680	463	340	263	212	175	148
	11,076	2983	1419	850	577	423	327	263	217	183
	14,780	3965	1880	1123	760	555	429	343	283	239
0.08	9803	2627	1244	743	502	367	282	227	187	158
	12,393	3308	1562	930	627	457	352	282	232	195
	16,546	4401	2072	1229	827	602	463	369	303	255
0.09	10,816	2877	1354	804	541	393	302	241	198	167
	13,679	3626	1702	1007	676	491	377	300	246	207
	18,270	4827	2259	1333	893	647	495	393	322	270
0.10	11,804	3121	1461	863	578	419	320	255	209	175
	14,933	3936	1838	1083	724	523	401	318	260	218
	19,952	5242	2441	1434	957	690	527	417	341	285

片側の推定にはZ検定を使用

culators for designing clinical research：www.sample-size.net)をご利用ください。

表に含まれない値の場合の計算

P_0とP_1の値がこの表，もしくは**表 6B.1** に含まれない範囲の場合，あるいは2つの群のサイズが等しくない場合のサンプルサイズの計算については，無料の公開ソフト(Sample Size Calculators for designing clinical research：www.sample-size.net)をご利用ください。

〔参考〕サンプルサイズ計算の一般式

P_0，P_1が上記で定義された条件のものであるとき，z 値を用いて，研究に必要な総サンプルサイズの計算するための一般式は以下になります(z_α，z_βの定義については**付録 6A** を参照してください)。

$$N=\frac{\left[z_\alpha\sqrt{P(1-P)(1/q_0+1/q_1)}+z_\beta\sqrt{P_0(1-P_0)(1/q_0)+P_1(1-P_1)(1/q_1)}\right]^2}{(P_0-P_1)^2}$$

ここで，

q_0＝群 0 の研究参加者の割合

q_1＝群 1 の研究参加者の割合

N＝研究参加者の総数(2 群を合計した数)

$P=q_0P_0+q_1P_1$

付録6C　相関関係(r)を分析に用いる場合に必要なサンプルサイズ

表 6C　相関係数(r)がゼロではないことを示すのに必要なサンプルサイズ

片側 α＝	0.005			0.025			0.05		
両側 α＝	0.01			0.05			0.1		
β＝	0.05	0.10	0.20	0.05	0.10	0.20	0.05	0.10	0.20
r^a									
0.05	7118	5947	4663	5193	4200	3134	4325	3424	2469
0.10	1773	1481	1162	1294	1047	782	1078	854	616
0.15	783	655	514	572	463	346	477	378	273
0.20	436	365	287	319	259	194	266	211	153
0.25	276	231	182	202	164	123	169	134	98
0.30	189	158	125	139	113	85	116	92	67
0.35	136	114	90	100	82	62	84	67	49
0.40	102	86	68	75	62	47	63	51	37
0.45	79	66	53	58	48	36	49	39	29
0.50	62	52	42	46	38	29	39	31	23
0.60	40	34	27	30	25	19	26	21	16
0.70	27	23	19	20	17	13	17	14	11
0.80	18	15	13	14	12	9	12	10	8

[a]期待される相関係数(r)のところから表を横に進んで，特定のα，βのところを見れば，求める総サンプルサイズが得られます。

表に含まれない値の場合の計算

rの値がこの表に含まれない範囲の場合は，無料の公開ソフト(Sample Size Calculators for designing clinical research：www.sample-size.net)をご利用ください。

〔参考 1〕総サンプルサイズ計算のための一般式

r，α，βが上記以外の値をとるときの公式は以下になります(z_α，z_βの定義については付録 6A を参照してください)。

$N = [(z_\alpha + z_\beta) \div C]^2 + 3$

ここで，

N＝必要な総サンプルサイズ

$C = 0.5 \times \ln[(1+r)/(1-r)]$

r＝相関係数の期待値

〔参考 2〕2 つの相関係数の違いを検出するために必要なサンプルサイズの計算法

相関係数 r_0 が r_1 と異なるかどうかを調べる場合(つまり，差なし仮説は $r_0 = r_1$，差あり仮説は $r_0 \neq r_1$)のサンプルサイズは次の式で計算します。

$N = [(z_\alpha + z_\beta) \div (C_0 - C_1)]^2 + 3$

ここで，

$C_0 = 0.5 \times \ln[(1 + r_0)/(1 - r_0)]$

$C_1 = 0.5 \times \ln[(1 + r_1)/(1 - r_1)]$

付録6D　連続変数を用いて記述的研究を行う場合のサンプルサイズ

表 6D　W/S[a]に対するサンプルサイズ

	信頼水準		
W/S	90%	95%	99%
0.10	1083	1537	2665
0.15	482	683	1180
0.20	271	385	664
0.25	174	246	425
0.30	121	171	295
0.35	89	126	217
0.40	68	97	166
0.50	44	62	107
0.60	31	43	74
0.70	23	32	55
0.80	17	25	42
0.90	14	19	33
1.00	11	16	27

* W/S は信頼区間の標準化区間幅 standardized width であり，W(信頼区間の幅)を S(変数の標準偏差)で割ったものです。標準化区間幅と信頼水準が決まれば，この表から必要なサンプルサイズを求めることができます。

表に含まれない値の場合の計算

W/S の値がこの表に含まれない範囲の場合は，無料の公開ソフト(Sample Size Calculators for designing clinical research：www.sample-size.net)をご利用ください。

〔参考〕サンプルサイズ計算のための一般式

上記以外の W，S の値に対する必要なサンプルサイズは，信頼水準$(1-\alpha)$を用いた次の式で求められます。

$N=4z_{\alpha}^{2}S^{2}\div W^{2}$($z_{\alpha}$ の定義については付録 6A を参照してください)

付録6E　2区分変数を用いて記述的研究を行う場合のサンプルサイズ

表 6E　割合の推定に必要なサンプルサイズ

	上段：90%信頼水準 中段：95%信頼水準 下段：99%信頼水準 信頼区間の幅（W）						
期待割合（P）[a]	0.10	0.15	0.20	0.25	0.30	0.35	0.40
0.10	98 138 239	44 61 106	— — —	— — —	— — —	— — —	— — —
0.15	139 196 339	62 87 151	35 49 85	22 31 54	— — —	— — —	— — —
0.20	174 246 426	77 109 189	44 61 107	28 39 68	19 27 47	14 20 35	— — —
0.25	204 288 499	91 128 222	51 72 125	33 46 80	23 32 55	17 24 41	13 18 31
0.30	229 323 559	102 143 249	57 81 140	37 52 89	25 36 62	19 26 46	14 20 35
0.40	261 369 639	116 164 284	65 92 160	42 59 102	29 41 71	21 30 52	16 23 40
0.50	272 384 666	121 171 296	68 96 166	44 61 107	30 43 74	22 31 54	17 24 42

[a]サンプルサイズを見積もるためには，まず，問題となる因子を持つ研究参加者の期待割合（P）のところから横に進んで，該当する信頼区間の幅（W）のところを見てください。上段，中段，下段の数字は，信頼水準の，90%，95%，99%に対応したサンプルサイズを示しています。

表に含まれない値の場合の計算

Pの値がこの表に含まれない範囲の場合は，無料の公開ソフト（Sample Size Calculators for designing clinical research：www.sample-size.net）をご利用ください。

〔参考〕サンプルサイズ計算のための一般式

必要サンプルサイズ(N)は W，P，信頼水準($1-\alpha$)を用いて，以下の式で表わされます。（W，P の定義は表脚注を参照）

$N=4z_{\alpha}^{2}P(1-P)\div W^{2}$

ここで

z_{α} = 信頼水準が($1-\alpha$)のときの両側 α に対する標準正規偏差

（例：信頼水準が 95%［$\alpha=0.05$］の時，$z_{\alpha}=1.96$，90%のとき $z_{\alpha}=1.65$，99%のとき $z_{\alpha}=2.58$）

付録 6F　t 検定の使用と誤用

本章で主に扱う**2サンプル t 検定** two-sample t test は，2群間で，ある変数の平均値を比較するときに用いられる検定法です。群は，2区分変数（2値変数）である予測因子によって区別され，たとえば，ランダム化比較試験における，実薬群とプラセボ群，コホート研究における，曝露群と非曝露群，ケースコントロール研究におけるケース群とコントロール群などがあります。2サンプル t 検定は，対応のない場合 unpaired と対応のある場合 paired に分けられ，前者は，測定データが2つの群間で独立している場合に，後者は測定データが，たとえば介入の前後での測定データなどのように，時間的につながっている（＝対応している）データを2群間で比較する場合に用いられます。これらに加えて，**対応のある1サンプル t 検定** one-sample paired t test という検定もありますが，これは，同一群における2つの時点間の変化量（d）の平均値をゼロ（あるいは，ある特定の値）と比較する場合に用いられます。

表 6F は，2群を比較する研究において，1サンプル t 検定が誤用された例を示したものです。この表には，新しい睡眠薬が生活の質（QOL：0～10のスケールで測定）に及ぼす影響を検討するために実施されたランダム化比較試験の結果が示されていますが，治療群とプラセボ群のそれぞれで，対応のある1サンプル t 検定が行われていました。こうした不適切な分析が行われ，しかも出版さえされている（！）例をときどき目にすることがあります。

この表で，†の印がついているのが，対応のある1サンプル t 検定による P 値で，$P<0.05$ は，治療群における介入前後の変化が統計学的に有意であったことを示し，$P=0.16$ は，プラセボ群における同じ検定による結果で，変化が有意ではなかったことを示しています。しかし，この分析からは，2群間の違いについて妥当な推論することはできません。これらの結果から，治療には統計学的に有意な効果があったと結論したとすれば，それは間違いです。

*印のついた P 値が正しい2サンプル t 検定の結果を示したものです。最初の2つの P 値（0.87と0.64）が対応のない2サンプル t 検定の結果で，介入前のQOL値と介入後のQOL値には，2群間で違いがないことが分かります。最後の P 値（0.17）が，**対応のある2サンプル t 検定**の結果です。介入後の値を比較した P 値（0.64）よりも0.05により近い値となっていますが，これは，変化量（d）の平均値の標準偏差が小さいことによります。しかし，結局，治療によるQOLの改善（1.3）は，プラセボ群における変化（0.9）に比べて統計学的には有意ではない，したがって，治療が奏功したとは言えないというのが正しい結論だということなります。

表 6F　対応のあるデータの分析の正しい例と誤用例

	生活の質（平均値±標準偏差）		
測定の行われた時点	治療群（n=100）	プラセボ群（n=100）	P 値
ベースライン（B）	7.0±4.5	7.1±4.4	0.87*
研究終了時点（E）	8.3±4.7	8.0±4.6	0.64*
変化量（d：E−B）	1.3±2.1	0.9±2.0	0.17*
P 値	<0.05†	0.16†	

*治療群とコントロール群の比較
†変化量（d）をゼロと比較

第6章　演習問題

【問1】 第5章の演習問題に戻ってください。この例では，何人の胃がん患者が必要になると思いますか？　また，パワー($1-\beta$)を0.90にした場合，あるいは，統計学的有意水準を0.01にした場合には，サンプルサイズはどのように変わるでしょうか？
追加質問：研究できる研究参加者の数が最大60人である場合には，どうすればよいでしょうか？

【問2】 筋力は，加齢とともに低下します。この原因の1つとして，デヒドロエピアンドロステロン(DHEA)の加齢的減少を示唆する予備的なデータが存在します。そこで，ある研究者が，高齢者を対象に，DHEAあるいはプラセボを6か月間投与して，その筋力に及ぼす影響を検討するランダム化比較試験を考えました。先行研究から，高齢者の握力は平均20 kgで標準偏差が8 kgであることが分かっています。今，α(両側)$=0.05$，$\beta=0.10$とし，両群間に10%の握力の違いが生じることを期待するとき，各群に必要なサンプルサイズはいくらになるでしょうか？　また，$\beta=0.20$の場合は，サンプルサイズはどうなるでしょうか？

【問3】 上記の問題で，算出されたサンプルサイズは実際に集められる限度を超えたものでした。そこで，研究グループの1人が，高齢者では，個人間の握力のバラツキが大きく，投与後だけの握力の比較では，DHEA投与の効果が見にくくなる可能性を指摘し，投与前と投与後に握力を測定して，その変化量(d)をアウトカムとすることを提案しました。小規模のパイロット研究を実施してみたところ，6か月の治療期間前後の握力の変化量(d)の標準偏差は，わずか2 kgであることが分かりました。この研究デザインで各群に必要なサンプルサイズを計算してください。α(両側)$=0.05$，$\beta=0.10$とします。

【問4】 ある研究者が，失読症の人における左利きの割合が，失読症でない人よりも大きいのではないかと考えました。先行研究から，一般人口中の左利きの割合は約10%であり，失読症の割合はきわめて小さいことが分かっています。そこで，学校区に存在するすべての失読症の生徒をケースとし，その学校区の非失読症の全生徒からランダムに選ばれた生徒をコントロールとする，ケースコントロール研究が計画されました。ケースとコントロールは同数としました。右利きの生徒に比べた左利きの生徒の失読症のオッズ比が2.0であることを示すのに必要なサンプルサイズはいくらになるでしょうか？　α(両側)$=0.05$，$\beta=0.20$とします。

【問5】 ある研究者が，自分の大学の医学生の知能指数の平均値を99%信頼区間±3点で推定しようとしています。小規模のパイロット研究から，医学生の知能指数は110〜150の範囲であったとして，どれくらいのサンプルサイズが必要だと思いますか？

第7章　倫理の問題

Bernard Lo
Deborah G. Grady

人を対象として行われる研究では，研究参加者は科学知識の進歩や他者の利益に貢献するためにリスクや不便を甘受することになるため，研究には高い倫理性が求められます。言い換えれば，人々があえて研究に参加するのは，研究が倫理的基準に従っていると信じられることが前提になっているということです。

本章では，研究倫理の歴史的背景から始め，次いで，研究倫理の原則や人を対象とする研究に関する連邦規則，特に，**倫理委員会** institutional review board (IRB) や**インフォームドコンセント** informed consent に関する連邦規則を概説し，最後に，科学者としての**違反行為** misconduct，**オーサーシップ** authorship，**利益相反** conflict of interest，特殊なタイプの研究における倫理問題について，解説します。

規則と臨床研究の歴史

臨床研究に関して現在策定されている規則やガイドラインは，ナチスの医師が第2次世界大戦中に行った“研究”，米国で受刑者，長期療養施設の入所者など脆弱性の高い人々を対象に行われた研究，そして，**タスキーギ研究** Tuskegee Study に対応して作成されたものです(**事例 7.1**)。

事例 7.1　タスキーギ研究

1932年にU. S. Department of Health and Human Servicesによって，未治療の梅毒の自然経過と長期の影響を記述するタスキーギ研究が開始されました[1]。対象となったのは，アラバマ州の地方部に住む，貧しく，教育レベルの低いアフリカ系アメリカ人男性で，彼らには，食事と多少の基本的な医療ケア，そして埋葬保険が提供されましたが，梅毒の治療は提供されなかったにもかかわらず，治療を受けていると告げられ，たとえば，研究目的で脊椎穿刺が行われるときには，それが「特別の無料の治療」だと告げられていたのです。第2次世界大戦中に，抗生物質による梅毒治療が可能となり，後には公衆衛生的対策としても推奨されるようになっても，患者たちは，不当にもその治療を提供されることなく放置され続けました。この研究の結果は公的に出版され，研究を終わらせるためには，内部告発者の粘り強い努力が必要でした。このタスキーギ研究への反省から，米国政府は，1974年に，政府が助成する研究にインフォームドコンセントや倫理審査を義務付ける規制を発表し，そして1997年には，クリントン大統領によって，タスキーギ研究について，公式の謝罪が表明されました。

倫理の原則

現在の規制は，タスキーギ研究などいくつかの研究で行われた深刻な倫理違反が発端となって定められたもので，これらの研究で侵害された4つの原則(人権尊重，最善，公正，真実告知)が，ヒトを対象とした研究で遵守されることを求めています[2]。その第1は，**人権尊重の原則** principle of respect for person で，人は誰でも，研究参加に関して，自己決定を行う権利を有するとの原則に立って，研究参加者から**インフォームドコンセント** informed consent を得ること，研究参加を，研究の途中を含め，いつでも取りやめられるようにすることが求められます。そして，子どもや認知機能障害が進行した成人など，意思決定能力が十分でないと思われる人々については，代理人が承認しかつ本人が反対しない場合にのみ参加が認められます。

第2は，**最善の原則** principle of beneficence(監訳者注：研究参加者のために最善を尽くすこと。恩恵，善行とも訳される)で，研究から得られる科学的知見が，研究参加者が研究から受ける負担と**リスク**(監訳者注：倫理の文脈では，リスクは“害を被る可能性”の意味で用いられます)を上回るものであることと，リスクを最小限にとどめることが求められます。ここで言うリスクには，身体的な害の可能性ばかりではなく，心理社会的な害(例：秘密の漏洩，偏見・差別)の可能性も含まれます。研究参加に伴うリスクは，たとえば，事前のスクリーニングで有害効果を生じやすい人を除く，守秘を徹底する，有害効果の発生を綿密にモニタリングする，トレーニングによって研究スタッフの技能を高める，などの対応によって，減らすことができます。特別な場合として，研究参加者には全く利益がなく，リスクだけが伴う場合があります。薬物の臨床試験の第I相のような，少人数の“健康者”を対象に，新しい薬物の肝臓，腎臓，血液への有害効果の有無を検討する場合がその例で，この場合研究参加者には，(有効な薬物治療の開発に貢献するという意義はあるものの)個人的には何の利益もなく，ただリスクだけが伴うことになります。こういう場合には，特に慎重な対応が求められます。

第3は，**公正の原則** principle of justice で，研究に伴う利益と負担・リスクに関して研究参加者間に不公平が生じないようにしなければなりません。そして，どうしても他に選択肢がない場合を除き，貧困な人々，教育水準の低い人々，保健医療サービスを受ける機会の少ない人々，判断能力の損なわれた人々など，**脆弱性** vulnerability の高い人々をあえて研究対象とすることは，避ける必要があります。アクセスしやすい，協力が得られやすい，フォローアップしやすいというだけの理由で，脆弱性の高い人々を研究対象とすることは，相手の弱い立場につけ込むことになるからです。

公正の原則によれば，研究参加者は等しく研究の恩恵に浴する権利があります。臨床研究は，新たな治療法の開発につながる可能性があることから，収入，保険加入の有無，教育レベルにかかわらず参加が保証されなくてはなりません。特に，子ども，女性，人種的マイノリティの人々は，これまであまり臨床研究の対象となってこなかったことから，研究のエビデンスが乏しく，そのために，適切なケアの開発が遅れてきたという問題があります。NIH(米国国立衛生研究所)から研究助成を受ける臨床研究においては，子ども，女性，人種的マイノリティを適切に研究に含める必要があり，そうでない場合には，その理由を明確にしなければなりません。

第4は，**真実告知の原則** principle of truth-telling で，タスキーギ研究では，研究参加者に研究の真の目的を偽り，ペニシリンが有効と分かった後もその情報を隠すという形で，この原則が著しく侵害されました。「真実告知」とは，単に，露骨な嘘を避けるといった単純な意味ではなく，研究参加者に必要な情報を提供し，研究参加に伴う可能性のある利益やリスクを最大漏らさず説明することが求められます。

人を対象とした研究のための連邦政府のガイドライン

連邦規則 federal regulation は，**人を対象とした研究** human subject research が備えるべき倫理的要件を示したもので，米国で公的助成を受けて行われる研究や，新薬や新しい機器について米国食品医薬品局(FDA)の認可を取得するために行われる研究には，すべて，このガイドラインが適用されます[3]。また，大学では，私的な資金で行われるものであれ，学外で行われるものであれ，その構成員によって行われる，人を対象としたすべての研究に，インフォームドコンセントの取得，倫理委員会による審査などの重要な規則に従うことが求められます。連邦規則では，以下のように，まだ「**対象者(被験者)** human subject」という表現が用いられていますが，「**研究参加者** participant」という表現を用いることが望まれます。なぜなら，人々は，単なる実験の対象やデータ源ではなく，自らの意志で研究に参加する人々だからです。

以下，連邦規則で用いられている用語や概念について重要なものを解説します。

- **研究** research：研究とは，「普遍的知識の獲得に貢献するようにデザインされた系統的な探求活動」と定義されています。したがって，出版を意図せず，個別の患者を益するために行われる医療行為は研究とはみなされませんが，医療機関における質改善プロジェクトは，後述するように，(ほとんどの場合は，審査免除に該当しますが)研究とみなされる場合があります。
- **対象者(被験者)** human subject：対象者とは，研究者が，「相互作用を通したデータ獲得」，もしくは「個人同定が可能な個人的情報の獲得」を行おうとする，生存している個人と定義されています。
- **個人情報** private information：個人情報とは，承諾を得ることなく観察もしくは記録されるはずがない，あるいは，公開されることはない，と個人が当然期待することができる情報(例：診療記録)と定義されています。
- **特定可能情報** identifiable information：「研究者が個人を特定できる，あるいは容易に特定できる状態にある情報」が，特定可能情報とみなされます。
- **コード化されたデータ** coded data：コード化された同定可能な研究データは，コードと個人識別データを連結する**キー情報**が研究実施前に廃棄されている場合，もしくは研究者がそのキー情報にアクセスすることが不可能な場合には，個人情報とはみなされません。

倫理委員会の承認

連邦規則によれば，人の研究参加を必要とする研究は，各研究機関の**倫理委員会**(institutional review board：IRB)の承認を得なければなりません。倫理委員会では，研究が倫理的であるかどうか，研究参加者の福利と権利が守られているかどうかを判定します。倫理委員会には，申請された研究を承認，非承認，あるいは修正を求める権限があり，連邦政府の**健康福祉局**(Department of Health and Human Services)の**保健医療研究保護局(被験者保護局)**(Office for Human Research Protections：OHRP)の管轄下にあります。ほとんどの倫理委員会では，人の研究参加を必要とする研究は，たとえそれが連邦政府の助成によるものではなくても，倫理審査が必要とされています。倫理委員会のメンバーはほとんどが研究者ですが，その中には，必ず，コミュニティの立場を代表する人，そして研究に関する法的，倫理的問題に詳しい人を含める必要があります。

倫理委員会では，以下のポイントについて審査が行われます[3]。

- *研究参加者のリスク(害を被る可能性)が最小限にとどめられていること*
- *研究に伴うリスクが，研究から得られる可能性のある利益や知識の重要性に照らして許容できるものであること*
- *研究参加者の選択が公正に行われること*
- *研究参加者本人もしくはその法的な代理人からインフォームドコンセントが取られること*
- *個人情報の保護が適切に行われること*

各研究機関の倫理委員会はそれぞれ独立して運営されており，連邦規則に則りつつ，固有の書式，手続き，ガイドラインを用いて，審査を行っています。上部機関に判断を仰ぐことは通常なされません。自前の倫理委員会に加えて，倫理審査サービスを提供する商業的な倫理委員会を利用する大学も少なくありません。

多機関共同研究プロジェクトの場合には，連邦規則では，米国内の機関については，**中心研究機関**の倫理委員会(**中心倫理委員会** central IRB[IRB of record])で倫理審査を行うことを求めています。これは，各研究機関で倫理審査を義務付けると，共同研究に遅れが出ることに配慮したもので，中心研究機関以外の研究機関の倫理委員会(site IRB)は，関連する州法・規制や，利益相反申告書や同意文書に用いる表現・言語に関する当該研究機関のポリシーなど，必要な情報を中心倫理委員会に提供することが求められます(監訳者注：日本でも，2023年7月1日施行の「人を対象とする生命科学・医学系研究に関する倫理指針」において，多機関共同研究では，原則として，中心研究機関での一括審査を求めています。なお，本訳書では，同指針に基づき，“多施設共同研究”ではなく，“多機関共同研究”という表記を用いています)。

倫理委員会や連邦規則にはいくつかの問題点が指摘されています[4,5]。たとえば，同意の“プロセス”ではなく“形式”に比重を置きすぎている，研究計画の審査が不十分で，研究の科学的価値を適切に考慮し得ていない，といったことです。倫理委員会は，プロトコールに変更があれば再審査し，有害事象の発生の有無をモニターしなければなりませんが，承認された研究が承認されたプロトコールどおりに実施されたかどうかまではチェックすることはできません。それは，それだけのリソースや専門性を倫理委員会が持ち合わせていないからです。このため，連邦規則や倫理委員会の承認は，研究が満たすべき“**最低要件**”とみなされるべきものであり，研究の倫理性は，最終的には，研究者の判断と人格に委ねられることになります。

表 7.1 連邦政府の規制を免除される研究

1．公共空間での行動に関する，集団調査 survey，インタビュー，観察を行う研究で，以下の条件を満たす場合：
・研究参加者の同定が研究結果からは不可能で，かつ
・仮に個人が同定されても，研究参加者の法的責任や社会的信用，あるいは収入や雇用を損なう可能性がない場合
注：薬物中毒，うつ，HIV リスク行動，違法移民などについての質問票調査は免除対象とはならない。
2．既存のデータ，記録，検体を扱う研究で，以下の条件を満たす場合：
・公的に入手可能な場合(例：州や連邦政府機関が公開するデータベース)，あるいは，
・研究参加者の同定が不可能な形で情報が集められている場合(例：研究者が，研究参加者の個人情報とリンクしたキー情報，あるいは研究参加者の個人情報にアクセスできない場合)
3．通常の教育的活動に関する研究

表 7.2 倫理委員会の迅速審査が認められる研究

1．研究参加者を最低リスク minimal risk 以上のリスクに曝すことのない以下の処置や研究：
・静脈採血，唾液，喀痰，皮膚あるいは粘膜のスワブによる検体の収集
・心電図や MRI(核磁気共鳴装置)など，日常診療で用いられるような非侵襲的な方法によるデータ収集。ただし，研究参加者を放射線に曝す X 線撮影を用いる場合は，通常の審査が必要
・臨床上の目的で集められたデータ・記録・検体を用いる研究
・集団調査や面接で行われる研究で，倫理委員会審査の免除対象となっていない研究
2．以前に承認された研究プロトコールに若干の修正を加える場合
3．終了した研究について，データ分析の追加，あるいは，研究参加者をフォローアップするための通常治療のデータへのアクセスについて追加申請をする場合

倫理委員会審査の例外

集団調査 survey やインタビュー，そして，個人情報が削除された既存の検体や記録を用いる**2次データ研究**は，ほとんどの場合**審査免除** exemption の対象となります(**表 7.1**)。それは，そうした研究は，リスクが低く，同意の取り付けにほとんど問題がないと考えられ，また，すべての人から同意を得るには，著しく費用がかかり，そのために研究が実施困難となる可能性があると考えられるからです。しかし，多くの倫理委員会では，審査免除に該当するかどうかを判断するために，そのプロジェクトについてのある程度の情報を提示するよう求めています。

リスクが最低限と思われる研究には，**迅速審査** expedited review が適用されることがあります。この場合，審査は，委員会全体ではなく，通常，1 人の委員で行われます(**表 7.2**)。**保健医療研究保護局**(OHRP)は，迅速審査に該当する研究のリストを作成しており，その web サイトで見ることができます[6]。**表 7.2** に示したように，連邦規則では，「**最低リスク** minimal risk」の概念が重要な役割を果たしています。最低リスクとは，「日常生活で通常遭遇する程度，あるいは，日常の身体的あるいは心理的検査の実施に伴う程度のリスク」と定義されるものです。したがって，倫理委員会は，それぞれのプロジェクトについて，リスクの程度とその発生頻度を考慮しなければなりません。

自発的なインフォームドコンセント

研究者は，研究参加者から，**自発的なインフォームドコンセント** voluntary informed consent を得なければなりません。インフォームドコンセントとは，研究参加者に対して，研究の主な内容，研究参加者に求められること，研究に伴う可能性のある利益とリスク，参加拒否や途中脱落の自由などを説明し，同意を得るプロセスのことを言います。

研究参加者に対する情報の開示

連邦規則は，インフォームドコンセント取得においては，以下の情報を研究参加者に開示することを求めています。

- **研究の性格**：それが研究であるという事実，研究の目的，研究の実施者，募集される研究参加者の特性などを明示する必要があります。ただし，研究仮説についてまで説明する必要はありません。
- **研究の手順**：研究参加者は，自分がその研究で何を求められるのかについて知る権利があります。具体的には，どれくらいの時間がかかり，何回の受診あるいは接触を求められるかということ，また，通常の治療とは異なる治療が行われる場合には，それについての説明が必要です。そして，研究に盲検化やランダム割り付けが行われる場合には，その意味についても，相手が理解できるように説明する必要があり，インタビューや質問票については，どのようなトピックに関するものかを説明しなければなりません。
- **研究に伴う可能性のある利益とリスクおよび研究に参加しない場合に受けられるケア**：研究に伴う可能性のある医学的，心理社会的，経済的な利益とリスクについて，分かりやすい平易な言葉で説明する必要があります。また，参加しない場合に選択できる治療についても説明が必要です。

よく指摘される問題は，研究に伴うリスクを過小に，利益を過大に情報提供がなされる傾向，そして研究の目的の説明不足です[7]。たとえば，新薬や新しい治療の治験では，それが利益をもたらすかのように説明されることがありますが，現実には，予備研究で有望と思われた治療法でさえ，既存の標準的治療と何ら効果に変わりがなかったということが少なくありません。また，研究参加者自身にも，試験治療の方が優れた治療だと思い込む傾向（**治療誤認**［**治療との誤解**］therapeutic misconception）があります[7]。したがって，研究者は，研究参加者に対して，試験治療が既存の標準的治療よりも効果的であるかどうかは分からないこと，試験治療が重篤な有害効果を引き起こす可能性があることについて，よく説明しておく必要があります。

同意の書式

インフォームドコンセントを得るための手続き（研究者と研究参加者との話し合い）が実際に行われたことを示すため，書面，署名，第3者の立ち合いによる**同意書** consent form を作成するのが原則であり，かつ，同意書には，前のセクションで示したすべての情報が含まれる必要があります。インフォームドコンセントに必要な項目がすべて口頭で確認されたという内容の**簡易同意書** short form が用いられることもありますが，その場合には，口頭確認をしたことの**立ち合い者による証明**が必要であり，立ち会った人からも，同意書に署名をもらう必要があります。

倫理委員会には，通常，使用を推奨する同意書の見本が用意されていますが，倫理委員会は，連邦規則で定められたより多くの情報の開示を求めるのが普通です。

開示情報に対する研究参加者の理解

研究参加者は，研究の目的や，研究から得られる利益について重大な誤解をしていることが少なくありません。それを避けるために，研究者は，話し合いにおいても同意書においても，分かりにくい専門用語や難解な表現の使用は避けなければなりません。研究参加者の理解を高めるためには，時間をかけて説明する，同意書の書式を短く，簡潔で，理解しやすいものとする，Q&A 方式を採用する，研究参加者が研究の主な内容を理解しているかどうかのチェックシートを用いるなどの工夫を行う必要があります[8]。

同意の自発性

倫理的に妥当な同意とは，十分な情報を提供をすることに加えて，**自発的** voluntary なものでなくてはならず，過剰な報酬の提供，受刑者や研究者が教えている学生の利用といった，強制や“**不当な影響** undue influence”になる可能性のあるやり方は極力避ける必要があります。研究参加者に，研究に伴うリスクを過小評価させたり，参加を拒否することが難しいと感じさせるような“不当な影響”は，特に問題となります。参加を拒否したり，途中で参加を取りやめても，何ら治療などで不利益を被ることはないことを，研究参加者に十分に理解してもらうことが大切であり，それが保証されることが同意文書に明記されていなくてはなりません。

インフォームドコンセントの例外

研究の中には，科学的重要性があり，かつすべての研究参加者からのインフォームドコンセントが義務付けられると，研究が著しく困難，もしくは不可能になってしまうものがあります。

個人情報が除去された検体やデータを用いる研究

個人情報が除去された検体やデータを用いる研究では，インフォームドコンセントの取得や倫理委員会での審査が免除されますが(**表 7.1**)，その場合でも，多くの倫理委員会は，その研究を行うことについて，倫理委員会に通知することを求めています。また，論文として投稿する場合も，多くの学術誌は，その研究が倫理委員会に承認されたものであること，あるいは，審査が免除されたものであることを論文中に明記することを求めています。

インフォームドコンセントの適用除外

研究の中には，“**個人識別情報を含むデータや検体**(identified information and specimens)”を用いるものがあります。そうした研究は，一般には倫理審査の免除には該当しませんが，ある条件を満たす場合には，**インフォームドコンセント適用除外**(waiver of informed consent)の対象となることがあります。

表 7.3 は，その条件を掲げたもので，連邦規則によれば，これらすべての条件が満たされる場合には，インフォームドコンセントの適用が除外されることがあります。たとえば，**事例 7.2a** のような，母体内環境曝露や低体重出生についての研究は，ほとんどの倫理委員会で，適用除外の対象とされています。

表 7.3　インフォームドコンセント適用除外に該当する研究

1．その研究が，最低以上のリスクを研究参加者に与えないこと，かつ，インフォームドコンセントの適用除外もしくは修正（内容の一部省略や変更）が，研究参加者の権利や福利に影響を与えないこと，かつ，インフォームドコンセントの適用除外なしには，その研究の実施が事実上不可能であること
2．その研究が，個人識別可能なデータや検体を用いなくては，研究の実施が事実上不可能であること
3．研究参加後に，適切な範囲で，研究参加者が，追加的な関連情報の提供を受けられること（これにより，研究目的を同意取得時に開示することが研究の妥当性を損うと考えられる場合には，研究の目的を研究参加後に開示することが認められる）

事例 7.2a　新生児血液検体を用いた研究

出生後まもなく，新生児に対して，遺伝性疾患スクリーニングのための，かかと穿刺と沪紙を用いた血液採取が行われますが，ほとんどの州では，この検査は義務化され，親の許可は必要とされていません。検査後の残存血は，新生児の母集団の代表性があることから，先天異常や早産，あるいは，妊娠中の環境曝露や遺伝–環境相互作用の研究にとって，貴重な検体となります[9]。

この個人名の記された新生児保存血を用い，それを出生証明書，死亡証明書，病院記録と連結（リンク）させて，複数の環境中化学物質に対する母体の曝露と，新生児関連アウトカム（低体重出生，未熟児，周産期死亡）との関連についての研究を行う場合[9]，関連の検出に必要な統計学的パワーを確保するには，膨大な数の児の血液検体が必要となり，親もしくは保護者の全員から許可を得ることは現実的には不可能と考えられます。

インフォームドコンセント適用除外を支持する考え方

研究の中には，科学的に重要で，かつリスクが極めて低いため，同意の取得が，ただ煩わしさを増やすだけで，研究参加者の人権保護にとってほとんど意味がないことがあります。既存のデータや検体を用いる研究がその例で，そうした研究から得られる知識は，対象となったすべての患者の利益につながる可能性があるため，互恵的観点から言えば，そうした利益を被る可能性のある人々は，他の人々の利益につながるリスクの低い研究には，積極的に参加するべきだと考えられます。

インフォームドコンセント適用除外に反対の考え方

個人情報を削除した新生児臍帯血は，連邦規則で，親の許可なしに使用できることが認められていますが，それに対しては，少なからぬ反対意見もあります（**事例 7.2b**）。

事例 7.2b　新生児血液検体を用いた研究

いくつかの州の親たちが，彼らの許可もなく，また研究から離脱する権利も保証されることなく，どういう研究に使われるかも不明なまま残存血が保存されることに対して異議を唱え，2つの州では訴訟が提起されました。原告は，スクリーニングのために血液が採取されることは許容するにしても，その保存については，プライバシー保護や自律性 autonomy の観点から，たとえ無記名であっても，反対であると主張しました。

現在いくつかの州では，州のスクリーニングプログラムで集められた新生児臍帯血を研究で使用する場合には，親からの同意を求めています。このため，連邦規則では法的に認められてはいるものの，州によっては，センシティブと思われる研究については，同意なしの使用が認められない状況となっています。

決定能力を欠く研究参加者の場合

研究参加者にインフォームドコンセントを与える能力がない場合には，子どもであれば，その親もしくは保護者，成人であれば，その人を法的に代表できる人の同意を得なければなりません。しかし，それ以上に，そのリサーチクエスチョンがそうした人々以外では本当に研究することができないのかどうかについて，よく研究計画を検討することが大切です。

リスクの最小化

また研究者は，研究に伴うリスクを予想し，それを最小限にとどめるよう手を尽くす必要があります。たとえば，有害事象を非常に生じやすいと思われる人々を除外する，有害事象をモニターする，より侵襲性の低い測定法を用いる，などの対策が考えられます。研究参加者の情報の守秘は，重要なリスク対応の１つです。

個人情報の保護

個人情報の漏洩は，偏見・差別につながる危険があります。研究が，性に対する態度や行動，アルコール摂取，薬物使用，非合法的行為，精神疾患などに関する場合は特にそうです。個人情報の漏洩は，個人識別が可能な場合には，研究参加者に経済的困難（例：解雇）をもたらす可能性もあります。**個人情報保護** confidentiality のための方策としては，研究データをコード化する，個人の同定につながるキーコードを閲覧不能もしくは破棄する，データを閲覧できる人間を制限する，強力なデータセキュリティ対策を取る，などの方法があります。しかし，研究者は，守れる見込みのない約束をするべきではありません。監査や，法廷からの**召喚命令**，あるいは，**法的報告義務**があるケースなどでは，道徳的，法的義務から個人情報の開示を余儀なくされる場合があります。たとえば，児童虐待やある種の感染症，また深刻な暴力が発生する危険がある場合などがそれにあたります。そうした状況の発生が予見されるような研究では，その場合に研究スタッフがどのように対応すべきかのプロトコールを作成しておく必要があり，研究参加者にもそれを説明しておかなければなりません。

機密保持証明書 certificate of confidentiality（CoC）を取得するという手段もあります。この証明書があれば，召喚や裁判所の命令を含め，誰に対しても，本人の同意がある場合を除き，研究参加者の特定につながるデータの開示を拒否することができます[10]。機密保持証明書は，研究プロジェクトが連邦政府からの助成による場合は，連邦当局 federal agency から自動的に発行されますが（2017 年 10 月以降），研究が連邦政府からの助成によるものでなくとも，NIH に申請して入手することができます（https://grants.nih.gov/policy/humansubjects/coc/coc-nih-funded.htm）。

健康個人情報保護法

Health Insurance Portability and Accountability Act（HIPAA；**医療保険の携行性と責任に関する法律**）として知られる連邦政府の**保健情報保護法** Health Privacy Rule は，「**保護対象保健情報** protected health information（PHI）」と呼ばれる，通常の医療におけるケア・支払い・業務管理の必要から集められる，個人特定が可能な保健医療情報の保護を目的とするものです。この法律の下では，研究において，医療関係者が，保護対象保健情報（PHI）を利用する場合には，患者の署名による承諾が必要となります[11]。この法律には，承諾書の様式が定められており，倫理審査では，インフォームドコンセントとともに，その取得が求められます。たとえば，ランダム化比較試験では，インフォームドコンセントに加えて，将来の研究のためにデータバンクに保存されることになるデータと検体のそれぞれについて，患者から承諾書を取る必要があります。ただし，個人が同定不可能な場合には，参加者からの承諾は必要ありません。研究者は，保健情報保護法について疑問がある場合には，倫理委員会に伺いを立て，「**被験者の保護に関する連邦規則** Protection of Human Subjects」との整合性を確認しておく必要があります。

脆弱性の高い研究参加者の保護

脆弱性の高い研究参加者 vulnerable research participants とは，「研究で倫理的に不適切に扱われる可能性の高い人々」のことを意味し，連邦規則では，すべての子どもと受刑者は脆弱な存在と定義されています。これらの規則の目的は，脆弱な人々がリスク（害を被る可能性）のある研究に巻き込まれることを防ぐことにありますが，こうした「**属性**」（子どもや受刑者）による定義には，そうした人々に対する治療の効能や安全性についてのエビデンスが得られにくくなるという問題や，規則で定義されていない人々が，研究によっては，脆弱な立場に曝される可能性があるという問題があります。脆弱性は，こうした「属性」ではなく，それが生じる「**理由**」に基づいて考えることもできます[12]。たとえば，「理解力の限界」を有する人々（例：子ども，認知障害のある人々）は，研究に伴う利益やリスクを正しく理解できないという意味で脆弱であり，また，「力関係が弱い」立場にある人々（例：研究者が教える学生，受刑者）も，不当な圧力や強制を受けやすいという意味で脆弱と考えられます。こうした脆弱性は，多くの場合，同意を得るプロセスを，研究参加者が理解しやすく自己決定しやすいものにすることで軽減することができます。たとえば，患者のサポーター，親類，友人の協力を頼めば，研究参加者が，研究の性質，それに伴う利益とリスク，そして，研究参加を断る権利があることが理解しやすくなる可能性があります。このように，脆弱性を「理由」に基づいて理解することには，そのタイプに合った保護策を講じることができるというメリットだけではなく，そうした人々が，研究参加を通じて，自らのケアに必要なエビデンスの生成に関わることができるという優れたメリットがあります。

病気を抱える人々もある意味で脆弱と言えます。なぜなら，そうした人々は，有害事象発生の可能性が高いからです。こうした脆弱性に対処するためには，パイロット研究を行って，有害事象の可能性が最も高い患者を除外する，研究期間中，有害事象の発生を丁寧にモニターする，などの対策が考えられます。

子どもを対象とする研究

子どもは，①研究にリスクが伴う場合でも，十分な理解に基づく同意を与えることができない，②ある種の害(例：神経発達に影響を与える要因への曝露)に特に感受性が高い，と言う意味で脆弱な存在と言えます。したがって，子どもを研究対象にする場合には，親の許可だけではなく，(発育段階によっては)子ども自身からも**アセント** assent(監訳者注：インフォームドコンセントを与えることができない研究参加者が，判断能力に応じた適切な説明を得て，研究参加の決定に理解・賛意を表すること)を得る必要があります。また，連邦規則のサブパート D(Subpart D)によれば，子どもを対象とする場合に，**最低リスク** minimal risk 以上のリスクを伴う研究が認められるのは以下の場合に限られます。

- 子どもに直接的な利益をもたらすことが期待される，あるいは，
- 研究による，最低リスク以上のリスク増がわずかで，“子どもの健康異常や健康状態について，一般性の高い，非常に重要な知識”が得られる。

子どもが，自分の意見を表明することができる場合，その脆弱性は，①保護者からの許可とは別に，子ども自身からのアセントを得ること，②研究についての情報を，子どもたちが理解できる形で提示すること，あるいは，③子どもに研究参加を拒否しにくく感じさせるような，家族的あるいは文化的圧力に注意すること，などによって軽減することができます[13]。

妊婦を対象とする研究

妊婦を対象とする介入研究では，そのリスク(害を被る可能性)と利益は，妊婦自身だけではなく，その胎児にも及びます。連邦規則のサブパート B では，妊婦自体は，**脆弱性** vulnerability のある研究参加者とはみなされてはいませんが，胎児保護を目的とするために，その効力は妊婦にも及び，一般に，妊婦を研究対象とできるのは，その研究が母親もしくは胎児の健康リスクの低減を目的とする場合で，かつ胎児のリスクが最小限である場合に限られます。一方，研究が，胎児を対象とするものである場合には，父親が不在または父親に同意能力がない場合，あるいはレイプや近親相姦による妊娠の場合を除き，父親の同意も必要とされています[3]。

長い間，妊婦は，ほとんどの臨床試験から除外されてきました。このため，妊婦の臨床的ケアや，医薬品の胎児に対する影響についてのエビデンスは非常に限られることとなり，さらには，上述の制約によって，妊婦には，自分自身と胎児に関する意思決定ができないという誤解が広まることとなってしまいました。研究者や研究助成組織は，重篤な疾患の治療法に関する臨床試験で，それについての妊娠中の安全性と有効性が全く知られていない場合には，妊婦に積極的に参加機会を提供するよう努める必要があります。そして，それが胎児に影響を与える可能性がある場合には，その情報を倫理委員会に提示する必要があります。

受刑者を対象とする研究

受刑者 prisoner は，研究参加を拒みにくいと感じる可能性があり，また，謝金，刑務所の日常生活からの解放，仮釈放といった“見返り”に影響されやすいと言う意味で，脆弱な立場に置かれています。連邦規則のサブパート C では，連邦政府の資金を使って受刑者を対象とできる研究の種類を制限しており，かつ，より厳格な倫理審査と保健福祉省(Department of Health and Human Services)による承認を求めています。多くの研究機関でも，受刑者を対象とした研究に対しては，厳格な審査を課していますが，最近の傾向としては，たとえば，HIV 感染症

やＣ型肝炎など，有望な治療法に関する臨床試験においては，エビデンスベースを向上させる目的で，受刑者を含めることを，アドボケーターたちが，強く求めるようになっています。

研究に伴うリスクと利益の理解が困難な人々を対象とする研究

連邦規則で定義されている人々以外にも，自己決定能力が損なわれている人々，教育レベルの低い人々，**ヘルスリテラシー** health literacy や**ヘルスニューメラシー** health numeracy（監訳者注：健康に関する情報の理解や，その適切な活用に必要な数的思考能力）を欠く人々など，様々な理由で脆弱性を有する人々が存在し，それぞれに適切な対応が求められます。たとえば，識字能力の低い人々や，記憶力が損なわれている人々から同意を得る場合には，口頭で，かつわかりやすい短いセンテンスで説明する，相手の理解を確認しながら進める，質問しやすく，また必要な手助けが得られるように，家族や支援者の同席のもとに実施する，などの配慮が必要となります。

力関係の違い

老人介護施設など，施設に入居している人々は，研究参加を断りにくく感じたり，日常生活でお世話になっている人々に気兼ねをしてしまう可能性があり，また，研究参加を拒否すると，報復を受けたり，施設での生活に支障が生じる恐れがあるという不安を抱いてしまう可能性もあります。

研究者自身の患者の中から研究参加者をリクルートする場合にも，拒否すれば，自分の治療に影響が出るかも知れないという不安から，患者が研究参加を断ることをためらう可能性があるため，この場合は，同意の取得を，主治医ではない別の医師が行う，主治医には参加の有無が分からないようにしておくといった措置をとることが望まれます。同じように，**学生や研修生**も，教員から頼まれれば，断りにくいと感じる可能性があるため，倫理委員会が，研究者に，自分の学生や研修生のリクルートを禁じたり，認める場合には，参加の有無が分からないような措置を求める可能性があります。

社会経済的脆弱性

社会経済的に恵まれない人々は，謝礼や提供される医療を得るために，リスクを顧みずに研究に参加する可能性があり，一方，教育レベルやヘルスリテラシーが低い人々は，研究についての情報の理解が困難，もしくは他の人々の影響を受けやすい可能性があります。

事例検討：低所得国の老人介護施設の入所者を対象とする研究

以上の議論を踏まえて，次に，“低所得国”の“老人介護施設の入所者”という，２重の意味で脆弱な人々を対象とした，仮想の臨床試験（**事例 7.3**）について，その倫理問題を検討してみましょう。

事例 7.3　低所得国の老人介護施設の入所者を対象とした研究

COVID-19 パンデミックの間に，ある研究グループが，ワクチン企業の資金援助を得て，COVID ワクチンのプラセボ対照ランダム化比較試験を計画したとします。このワクチンは，米国や他の国々で緊急使用許可を得ていたものの，共同研究をしているある低所得国ではまだ入手できない状態にありました。また，この研究が実施された時点では，そのワクチンの安全性や効能は，COVID 感染と死亡リスクが非常に高い 75 歳以上の老人介護施設入所者ではまだ確認されておらず，この研究は，低所得国の老人介護施設の入所者にとって，有益な結果をもたらす可能性があると考えられました。

そこでこの研究グループとワクチン企業は，その低所得国での研究の実施を決め，新しいワクチンが安全で有効と分かった場合には，研究終了時点で，CDC の推奨に従って，プラセボ群の研究参加者にも，そのワクチンを提供することにしました。

当時，米国疾病管理予防センター(CDC)のワクチンガイドラインでは，老人介護施設の入居者を COVID ワクチン接種の最優先対象としていました。また，臨床試験では，公衆衛生ガイドラインで推奨されている介入(＝既存の治療法)をコントロール群に提供しなければ，非倫理的とみなされてしまいます。

歴史的に，低所得国は，新しい治療の臨床試験の場として用いられてきたにもかかわらず，その治療が有効と分かっても，それが現地国の人々には提供されないという状況が長く続いてきました。たとえば，HIV 流行の初期には，新しい抗 HIV 薬のプラセボ対照比較試験が途上国で実施されましたが，これらの臨床試験の多くは，コントロール群にも既存の抗 HIV 薬が提供できる先進国で実施されていたら明らかに非倫理的とみなされるものでした。現在では，そうした臨床試験は認められず，また，臨床試験の結果有効と分かった治療が，その国の人々に提供されない場合は，非倫理的とみなされます[14, 15]。

今日では，高所得国において標準的な治療法が存在するときに，低所得国でプラセボ対照を用いた研究を行うことは，①プラセボの使用が強く正当化され，②臨床試験の結果が現地国の人々に直接の利益をもたらし，かつ，③臨床試験後に現地国の人々に新しい治療法が提供されることの確約が取れている場合にのみ認められ，それ以外では，非倫理的とみなされます。

事例 7.3 では，研究参加者は，①途上国に居住している，②施設に入所している，という 2 重の意味で脆弱であり，以下のように，いくつかの面で自発的なインフォームドコンセントを与える能力が損なわれている可能性があります。

- *低所得国に居住している人々には，臨床試験に参加する以外にはワクチンを受けられる機会がほとんどなく，ワクチンの恩恵に浴するには，研究に参加する以外にはないと考える可能性がある[16]。*
- *老人介護施設の入所者の中でも，認知能力，識字能力，あるいはヘルスリテラシーに問題を抱える人々は，インフォームドコンセントを与えることができない可能性がある。*
- *老人介護施設の入所者のように，施設に居住する人々は，多くの面(例：居室に入れる人の選択，食事や清掃のスケジュール)で，自律性が制限された状態に置かれており，参加を強制されやすい可能性がある。*

公正の原則 principle of justice では，研究に伴う負担や利益は公平であることが求められます。研究者の母国(＝高所得国)では非倫理的とみなされるリスクや負担を，低所得国に居住する人々に押し付けるのは不公平であり，搾取的と受け取られても仕方がありません。

そうした研究を監督する立場にある研究者や倫理委員会は，脆弱な人々を守るために，以下のような追加的措置を講じなければなりません。

- 倫理委員会による審査を，研究者や資金提供者が属する国(＝高所得国)だけではなく，研究が実施される国(＝低所得国)においても実施する。両国の倫理委員会には，介護施設の人々のアドボケーターを含め，また米国の倫理委員会には，研究が実施される国の文化や現地での研究実施に伴う困難に詳しい人々を含める。
- 同意を取る際には，研究に関する情報を，研究参加者となる可能性のある人々が理解できる形で提供する。このためには，①文書を相手の言語に翻訳する，②現地国の文化では理解が難しい研究概念がないかどうかを確認する，③参加候補者の支援者に同意取得プロセスを点検してもらう，④同意取得プロセスのプレテストを行い，外国の研究者との間の無意識の力関係が同意取得に“**不当な影響** undue influence”を与えていないかどうかを確認する，といった対策が考えられます。また，倫理委員会からは，現地国の信頼のおけるCBO(community-based organization)に，同意取得のプロセスをモニターさせることを求められる可能性があります。
- 現地国で，老人介護施設入居者に対する厳格な保護措置が保証されない場合には，自ら自発的なインフォームドコンセントを与えることができる人だけを研究参加者とする。
- 臨床試験の結果，そのワクチンが有効と分かった場合，それが**公平な形で現地国に供給**されることについて，出資者(この場合，ワクチン企業)と現地国政府との間で，事前に合意しておく。その合意には，たとえば，現地国の他の老人介護施設の入所者に対しても無料でワクチンを提供すること，ワクチンの追加接種もワクチン企業の負担で行うことなどが含まれる可能性があります。こうした交渉を行う場合，現地国政府は，WHO，グローバルなワクチン推進団体，グローバルな慈善団体，コミュニティアドバイザリーボードなどに相談することが望まれます。

研究者の責任

科学的不正行為

連邦政府の研究公正局(Office for Research Integrity)は，研究における**科学的不正行為** scientific misconductを，以下のように，捏造(ねつぞう)，改ざん，剽窃(ひょうせつ)の3つに分類しています[17]。

- **捏造** fabrication：架空のデータを作って，それを記録したり，報告したりすること
- **改ざん** falsification：材料や機器や研究手順の操作，あるいは一部のデータを変更・削除することによって，データを作り変えること
- **剽窃** plagiarism：他の人の考えや研究結果，あるいは文章を適切な断りもなく自分のものであるかのように装って用いること

連邦政府によるこれらの定義は，本人が不正行為であることを承知の上で意図的に行ったこと，あるいは，それがかなりの危険を伴うことを知りながら，あえて行ったことを前提としており，**無意識の手違い** honest errorや科学的な見解の相違と考えられるものは，不正行為とはみなされません。また，連邦政府の定義の中には，**2重出版** double publication，研究試料・

データの独り占め，でたらめな研究や統計分析，セクシャルハラスメントといった違反行為は含まれていません。そうした行為は，各研究機関が独立したポリシーに基づいて扱うべき問題だからです。次に示す事例は，研究参加者に深刻な被害を与えた研究不正の最近の事例です。

事例 7.4　ゲノム分析に基づくがん治療効果予測モデル

ある若い研究者が，化学療法に対するがん患者の反応を予測するための，腫瘍検体を用いた複数の遺伝子検査法を開発したとの論文を，インパクトの高い学術誌に発表しました。この成果は，NIH が資金援助をする臨床試験に採用されましたが，その後，他の大学の医学統計家たちによって，その論文の研究結果が再現できないとの報告が行われ，①感受性のある腫瘍と抵抗性のある腫瘍のラベルが逆になっていること，②遺伝子リストにデータ入力の誤りがあること，③一部のテストデータが重複使用されていること，④アルゴリズムの性能を評価する前にそのロックダウンが行われていないことなど，その論文にはいくつかの深刻な誤りがあることが指摘されました。しかし，その研究者は，これらの誤りが公表された後も何の対処もせず，NIH もその主な結果が再現できないことを確認しました。

検査の妥当性が再現できなかったため，NIH はこれらの予測検査を用いた 3 つのランダム化比較試験を中断し，予測検査を報告した 14 の論文が撤回されました。その研究者は，履歴書を偽造していたことも発覚して，教職を罷免されました。連邦政府の研究公正局は，その研究者が，出版された論文と連邦助成金の申請書において，研究データを改ざんし，研究上の不正行為を行ったと認定しました[18]。

上記以外で，研究者が意図的にデータをねつ造・改ざんした有名な例としては，麻疹・おたふく・風疹（MMR）ワクチンと小児自閉症との関連を主張した論文[19]，体細胞核移植によりヒト幹細胞株を確立したと主張した論文[20, 21]などがあります。このような不正行為は，研究に対する国民や医療関係者の信頼を損ない，研究に公的資金を提供することの正当性を脅かすものとなってしまいます。

これらの不正行為についての訴えがあった場合には，連邦の研究助成組織やその研究が行われた研究機関は，公正かつ迅速に調査を実施しなければなりません[22]。調査の間は，**告発者** whistleblower と**被疑者**となった研究者はともに保護される権利があります。告発者は，復讐の危険から保護される必要があり，被疑者となった研究者は嫌疑の内容を知り，それに反論する権利が保証されなければなりません。不正行為が明らかになった場合には，助成金の差し止め，将来にわたる助成金申請の禁止や，その他の行政的，学術的，刑事的，民事的懲罰が課せられることになります。

オーサーシップ

論文の著者に名を連ねるには，以下の点において，研究に実質的な貢献をする必要があります[22]。

- *研究の概念化や企画，あるいはデータの分析や解釈，および，*
- *論文の執筆や修正，および，*

● *論文の草稿に対する最終的な承認*

オーサーシップの中には，**ゲストオーサーシップ** guest authorship (honorary author) と**ゴーストオーサーシップ** ghost authorship と呼ばれるものがあり，いずれも倫理的ではありません。前者は，知名度，参加者の紹介，試薬の提供，実験の手伝い，資金提供など，研究への貢献がわずかであるにもかかわらず著者になる場合です。また，研究の終了後，データ分析の終了後，あるいは，最初の草稿の作成後に，著者を増やすことも，ゲストオーサーシップに相当します。一方，後者は，研究に重要な貢献をしたにもかかわらず著者に含まれない場合で，該当者が製薬会社の社員や商業的な医学ライターである場合にしばしば生じます。製薬会社の社員をゴーストオーサーとすることは，製薬会社の関与について，実際とは異なった印象を読者に与えることになります。ある研究によれば，25％の原著論文にゲストオーサーが，12％にゴーストオーサーが認められたと報告されています[23]。

オーサーシップに関してよく生じる問題は，誰を著者に含めるかということと，その順番です。これらについては，論文執筆が始まる前までによく話し合って，取り決めておかなければなりません。研究における役割を変更する場合には，オーサーシップの変更についても，合意を得ておく必要があります。こうした交渉は，後で問題が生じないように，正式な手続きを踏んで行うことが推奨されています[24]。著者の順番については，一般的な基準が存在しないため，論文の中に，その研究における各著者の役割について記載させる学術誌もあります。

利益相反

研究者の主たる関心は，重要な科学的クエスチョンに対する妥当な答えを得ることと，研究参加者の安全を守ることであるべきです。研究者が，研究にバイアスをもたらすような利害関係を持ち込むとき，**利益相反** conflicts of interest が生じ，それは，研究の客観性と，研究に対する社会の信頼を損なうことになりかねません[25, 26]。

利益相反のタイプ

- **経済的利益相反** financial conflict of interest：新しい薬物，医療機器，検査薬に関する研究は，多くの場合，製薬会社やバイオテクノロジーの会社からの資金提供を受けて行われます。もし，研究者がそうした会社と利害関係があれば，研究の企画段階や実施段階でバイアスが持ち込まれたり，望ましい結果を誇張して解釈したり，逆に望ましくない結果の出版を控えたりといった問題が生じる可能性があります[25]。また，研究者が，研究対象となっている薬物や医療機器の特許を保有していたり，それらを開発した会社の株式買受権などを保有している場合には，それらが効果的という結果が得られれば，試験の実施に対する報酬ばかりではなく，株の売却による莫大な利益が得られることになります。また，多額の顧問料や謝金，もしくは現物供与を受けている場合には，その会社の製品に対して好意的な判断をしてしまう可能性があります。
- **職業的利益相反** professional conflict of interest：専門家としての名声を得たいという功名心や新たな知見を得たいという知的野心 intellectual committment が，研究結果に先入観に基づくバイアスを持ち込む可能性があります。

利益相反への対応

利益相反が存在する場合には，そのすべてを開示する必要があり，その中には，研究にバイアスを持ち込む恐れが非常に高いため，それを適切に管理，もしくは排除しなければならない場合があり，以下のような対応が必要となります。

- **バイアスが生じる可能性を減少させる**：研究を厳密に企画することによって，利益相反によるバイアスの混入を避けることができます。たとえば，盲検法を導入して，個々の研究参加者が受けている治療内容を研究者自身に分からないようにすれば，アウトカムの判定におけるバイアスを防止できます。
- **データ安全性モニタリング委員会の設置**：研究と一切利益相反のないメンバーからなる独立したデータ安全性モニタリング委員会(Data and Safety Monitoring Board：第11章)を設置して，そこで中間データの評価を行い，その研究による利益や有害効果の有無が確かめられた場合には研究の中止を決定できるようにします。助成金，学会抄録，論文の審査におけるピアレビューも，バイアスを低減するのに役立ちます。
- **利益相反を有する研究者を主な役割からはずす**：金銭的利害関係の強い研究者や，知的野心が過剰な研究者は，研究企画，データ分析，結果の解釈における主要な役割に含めないようにします。たとえば，試験対象となる治療法に特許を有する研究者は，主任研究者にはしないといったことです。しかし現実には，製薬企業や医療機器製造会社は，自らが出資する臨床試験では，主要な役割を果たすのが普通です。
- **分析と出版の管理**：研究が，製薬会社から資金提供を受けている場合には，学術機関で働く研究者は，契約に際して，1次データの利用や統計分析を自由にできる権利や，試験薬が有効であろうとなかろうと結果を出版できる権利を確保しておく必要があります[27]。研究者は，研究のあらゆる面に倫理的責任を負います。出資企業には，論文の草稿を事前に読み，コメントし，また論文が投稿される前に特許申請することが認められますが，論文の出版を差し止めたり，内容を検閲したり，表現を都合のよいように指図することは許されません。
- **利益相反の存在を開示する**：助成金申請，抄録の登録，論文投稿に際しては，NIH などの研究助成組織，各研究機関の倫理委員会，学会，学術誌から，利益相反の開示が求められます。また，製薬企業も，米国で研究に関わった各医師に支払った報酬を，https://openpaymentsdata.cms.gov/という web サイトに公開することが求められます。利益相反の開示だけで，重大な利益相反を防げるわけではありませんが，非倫理的な行為を防ぐ効果や，利益相反の不正な影響がどれほどあり得るかの判断材料を学術誌の査読者や読者に提供することができます。
- **利益相反のマネージメント**：研究に重要な利益相反の問題がある場合には，その研究を実施する研究機関，研究助成組織，倫理委員会は，インフォームドコンセントの取得プロセスの厳密なモニタリングや，該当する研究者の役割の変更など，追加的な予防措置を講じる必要があります。
- **利益相反が生じるような状況を禁止する**：利益相反の問題を生じさせないために，研究助成組織や研究機関は，試験薬の特許を保持している者やその薬を生産している会社の関係者を臨床試験の主任研究者にすることがないよう注意が必要です。

ある種の研究に特有の倫理問題

ランダム化比較試験

ランダム化比較試験 randomized clinical trial は，治療の有効性を評価する上で最も厳密な研究デザインですが，このデザインには2つの独特な倫理的問題が伴います。その1つは，観察研究とは異なり，研究参加者に対して介入が行われること，もう1つは，誰が介入を受けるかがランダムに決定されることです。新しい治療法をランダムに割り付けることの倫理的妥当性は，その研究が「均衡 equipoise（イークァポイズ）」状態にあることがその前提となっています。これは直感的には明確な概念ですが，大きな議論の的となっており，正確に定義することは困難です[28]。「均衡」とは，どの研究群が有利かが全くわからないか，それが議論になるほどの状態のことで，治療の決定を，主治医の判断ではなく，ランダムに行っても，研究参加者に，明らかに不均等な不利益が生じることはないと言える状態のことを意味します。均衡状態は，研究群に厳密な意味での釣り合いがとれていることを要求するものではありません。

臨床試験の参加者は，有害効果（副作用）の有無が不明の介入を受けることが少なくありません。したがって，臨床試験においては，研究参加者が有害効果に不適切に曝されることがないように，有害効果を綿密にモニターする必要があります。ほとんどの臨床試験では，研究データの定期的チェックや，予期されていなかった，統計学的かつ臨床的に有意な有害効果が確認された場合に，研究の中断を指示できる力を持つ，データ安全性モニタリング委員会 Data and Safety Monitoring Board が設置されます（第11章）。

コントロール群における治療も倫理的に問題となることがあります。有効性が確かな標準的治療法が存在する場合には，コントロール群には，それを受ける機会が保証されなければなりません。しかし，たとえば，軽微で自然治癒する程度の痛みなどのように，患者に重大なリスクが伴わない短期間の臨床試験であれば，プラセボを用いた研究も認められることがあります。試験治療以外に有効な治療法がある場合には，研究参加者となる可能性のある人々に，その情報を提供しなければなりません。

臨床試験を，一方の治療が他よりも有効もしくは有害という明確なエビデンスが得られた後も継続することは，一般には非倫理的とみなされます。また，患者数が少ない，脱落率が高い，アウトカムの頻度が少ないなどの理由で，その研究からは適切な期間内には研究結果が得られないと判断される状態で治験を続けることも，非倫理的とみなされます。データ安全性モニタリング委員会は，定期的な中間分析 interim analysis を行い，試験を早期に中止すべきかどうかの判断を行います[29]。ただし，そうした中間分析は研究者自身が行うべきではありません。なぜなら，研究者が中間分析の結果を知ってしまうと，特に，利益相反が存在する場合には，研究を継続すべきかどうかの判断にバイアスが入り込む恐れがあるからであり，また，研究者は多くの場合，研究を継続すべきか中止すべきかの判断に直接の利害関係を有するからです。中間分析の方法や統計学的な中止基準については，研究参加者をリクルートする前に明確にしておく必要があります。

途上国における臨床試験には，また特有の倫理的問題が生じます（**事例 7.3**）。

既存の検体やデータを用いる研究

検体(血液や生体組織)の保存バンクがあれば，将来，追加サンプルを集めることなく研究を実施できる可能性があります。**既存の検体やデータ**を用いる研究であれば，研究参加者に身体的なリスクをかけることはありませんが，そうした研究にも倫理的問題が生じることがあります。検体やデータを保存する研究では，将来の未定の研究を含めた**包括的同意**が取られることがありますが，こうした同意には，後でどのような研究が行われるのかを予期できないという問題があります。研究参加者は，用いられ方によっては，たとえ，個人の特定が容易にはできない場合であっても，データや検体の利用を拒否する可能性があります。たとえば，ゲノム配列からは，個人情報が漏洩する可能性もあり，そうなれば，それによる偏見や差別を被る危険がないとは言えません。たとえ研究参加者個人に直接の被害がなくとも，その人が属するグループ全体が被害を被る可能性もあります(**事例 7.5**)。

事例 7.5　既存の検体を用いた研究

アリゾナ大学の研究者たちは，糖尿病が好発することで知られる，アメリカ先住民のハバスパイ族において，糖尿病に関連する遺伝マーカーの研究を行いました。同意書には，検体は行動学的あるいは医学的異常の研究に使用できることが記されていましたが，実際に同意を取る過程では，糖尿病を中心とした説明が行われました。しかし，後に，その検体は，統合失調症の遺伝素因の研究や，先史時代の民族移動の研究にも使われました。ハバスパイ族の人々は，それらの研究は，当初の同意の範囲を超えた不当なものであり，①統合失調症の研究は，偏見差別を助長する，②進化論的な遺伝学的研究は，種族の起源に関する彼らの伝承に矛盾すると主張し，アリゾナ大学に対して，5000 万ドルの損害賠償訴訟を行い，70 万ドルの和解金を勝ち取りました。アリゾナ大学は，公式に謝罪し，残った遺伝子サンプルを返還しました[30]。

最近では，既存の検体が研究参加者の同定が困難な形で保存されている場合には，研究参加者の同意を得ることなく研究に用いることが認められていますが，血液，生検組織，手術検体の残余分など，医療目的で集められて，もはや医療上は必要でなくなった検体の 2 次利用については，患者に事前に同意を得ておく必要があるとされています[31]。

研究目的で新たに検体を集める場合には，その検体を使って将来実施される可能性のある研究の大まかな種類について，それを同意もしくは拒否することが，同意書の中で可能でなくてはなりません。たとえば，研究参加者は，その使用について，次のような条件をつける可能性があります。

- *倫理委員会や科学的審査によって認められた研究であること*
- *ある特別な条件下における研究のみ*
- *現在の研究のみで，将来の研究は不可*

研究参加者には，自分のデータや検体を，将来他の研究者が使用する可能性があるかどうか，さらには，その検体を用いてなされた発見に対して特許が申請され，かつ商品化される可能性があるかどうかについても知る権利があります。

人工知能(AI)やビッグデータを用いた研究

人工知能(artificial intelligence：AI)を使うと，コンピュータが，人が通常行う作業を代行してくれます。**機械学習** machine learning は，AI の一種で，一旦セットすると，その後はプログラミングの必要がなく，自動的に学習し，その機能を向上させていきます。医学以外では，たとえば，顔認識，追加購入の提案，求職者のスクリーニング，信用度の評価などに用いられていますが，これらの機能は，たとえば，皮膚がんや眼疾患の診断，放射線画像の読影など，医療や健康面での貢献が期待されます。しかし，機械学習のアルゴリズムは，その「**ブラックボックス**」的性質のために，理解が困難であり，臨床的な検証を経ずに AI のデータに依存すると，誤った，限界のある，あるいは偏ったプログラムが作成されてしまう可能性があります。臨床医学以外の領域でも，広く普及している **AI アルゴリズム**には，データの代表性や妥当性に問題があるため，結果にバイアスがかかることが少なくありません。以下の**事例 7.6** を考えてみましょう。

事例 7.6　医療上のリスクの高い患者を予測する機械学習アルゴリズム

ある研究者が，個人特定情報を削除された約５万人の患者の電子健康記録(EHR)データを用いて，どの患者が医療上の有害事象を経験するリスクが高いかを予測する機械学習アルゴリズムの開発を予定しているとします。その目的は，ハイリスク患者に的確なケアマネジメントプログラムを提供して，アウトカムを改善することにあります。彼は，医療コストをアウトカム変数とすることを予定しており，開発したアルゴリズムには，医療機関におけるハイリスク患者のケアの質の向上や，再入院，後急性期医療などの高額なケアの回避を通して，医療費の節減に貢献できる可能性があると考えました[32]。

アフリカ系アメリカ人患者の医療にかかる平均コストは，白人患者よりも低いことが知られていますが(注：救急外来や腎透析を除く)，それは，医療へのアクセスが，アフリカ系アメリカ人患者では不十分であることがその主な理由です。こうした人種的偏りのあるデータに基づいて，ケアマネージメントプログラムを適用する患者を選ぶ AI アルゴリズムを，「医療コスト」をアウトカムとして作成すると，アフリカ系アメリカ人患者よりも，白人患者に有利なアルゴリズムが作成されてしまいます(監訳者注：白人の方が，“医療コストが高い＝より重症＝よりケアマネージメントが必要” ということになるため)[32]。こうしたバイアスは，実際にはよりニーズの高い患者を，有益なケアから退けてしまうという意味で，公正の原則に反します。しかし，用いるアウトカムを，医療コストではなく，「健康状態(現在罹患している慢性疾患)」に変えれば，アフリカ系アメリカ人患者は，白人患者よりも，多くのかつより重篤な慢性病態を有しているため，ケアマネージメントプログラムが提供されるアフリカ系アメリカ人患者の割合は倍増し，その意味ではより公正なものとなります。このように，アウトカム変数の選び方によっては，アルゴリズムにバイアスをもたらす可能性があるため，その選択は慎重に行う必要があります。

また，AI アルゴリズムのバイアスは，アルゴリズムの適用を予定している目的母集団 target

population を代表する，**訓練データ** training data と**検証データ** validation data を用いること，および，訓練データに，判断にバイアスのあった過去の事例を含めないことによって，低減することができます。たとえば，皮膚がんを診断するための AI アルゴリズムには，白人の症例とは異なる症状を呈する傾向があるアフリカ系アメリカ人やアジア系アメリカ人の症例を訓練データに含める必要があります。また，冠動脈疾患を予測するアルゴリズムでは，女性やアフリカ系アメリカ人で偏った結果を生じないことを確認する必要があります。なぜなら，女性やアフリカ系アメリカ人の患者では，必要な検査の一部が実施されていない可能性があり，その意味でのデータの偏りがある可能性があるからです。こうした意味から，**アルゴリズムは多様な集団で検証されるべきであり，それぞれで公平な性能が保証されなくてはなりません**[33]。AI による介入を含む臨床試験のプロトコールの設計に対しては，コンセンサスガイドライン(SPIRIT-AI，CONSORT-AI)が作成されています[34, 35]。

センサーやモバイルヘルス機器を利用した研究

スマートフォンアプリやウェアラブルセンサーによって，心拍数，心拍リズムのパターン，血糖値，運動量，声や話し方など，健康に関連する様々なデータを収集することが可能になってきました。これらの技術は**モバイルヘルス** mobile health(mHealth)と呼ばれ，健康情報をパッシブ passive に収集することができ，不整脈，高血圧，糖尿病，パーキンソン病，うつ病などの病態の情報収集に利用されています。モバイルヘルスを用いれば，疾患の予測因子の特定や，健康状態の経過を追跡することができ，また，理論的には，モバイルヘルスで検知できる予測因子やアウトカムを用いて，ランダム化比較試験を実施することもできます。しかし，現実には，**ほとんどのモバイルヘルス機器やアプリから得られる情報は不正確**(あるいは正確性が未検証)であり[36]，また，これらのデバイスを定期的に使用する人々は，(健康への関心が非常に高い)バイアスのかかった集団である可能性があります。

以下に示すのは，低所得国における，デジタルセンサーを用いた研究の事例ですが，いくつかの倫理的問題が指摘されます。

事例 7.7　デジタルセンサーを用いたマラリア研究

あるマラリア研究者が，マラリア発生率の高いある低所得国において，殺虫剤処理された蚊帳の使用に関する観察研究を提案しました[37]。この蚊帳は公衆衛生的な予防対策として確立した方法ですが，その実際の使用状況はあまり研究されてきませんでした。蚊帳の使用状況を自己報告に頼るのではなく，客観的に測定できれば，より正確な評価ができるため，そのためのセンサーが開発されてきました。第１世代のセンサーは，単に蚊帳が拡げられたかどうかを検出するものでしたが，この研究者は，ビデオ録画と近接センサー(注：物が近寄ってきたら反応するセンサー)を備えた第２世代のセンサーを用いることにしました。このセンサーを用いれば，人が蚊帳の中に入ったことや，誰がそこにいるかまでを観察することができます。その研究者は，最もリスクの高い未感染の子どもたちが蚊帳を使う様子をモニターすることで，より効果的な予防介入を計画することができると考えました。

この研究は，マラリアというグローバルヘルスの重要な問題に取り組む研究ではありますが，いくつかの倫理的問題が指摘されます。その第１は，研究対象となることに同意していない，あるいは研究が行われていることすら知らない人々の，プライバシーを侵害する恐れがあることです。それによって，たとえば性生活に関する秘密が漏洩する可能性があります。性に関する偏見や差別は，現地文化では，男性よりも女性で深刻な問題となります。研究チームに現地スタッフを雇用する場合には，これはさらに大きな問題となります。現地スタッフを雇えば，研究参加者のリクルートは容易となり，収入という面で現地に直接の利益ももたらしますが，現地スタッフと研究参加者が知り合いである可能性も高くなってしまいます。

事例 7.7 のような研究を実施する前には，パイロット研究，コミュニティアドバイザリーボードへの相談，コミュニティベースの参加型研究などによって，デジタルセンサー，特にビデオセンサーの受容性を丁寧に評価する必要があります[37, 38]。

その他の問題

研究参加者に対する謝礼

研究参加者には，費やした時間や労力に対する謝礼を支払う必要があり，また交通費や子どもを預ける費用などの自己負担分も弁済しなくてはなりません。また，研究参加者をリクルートする際や，研究参加を継続してもらう際にも，謝礼は不可欠です。非常な不便を強いる場合，あるいはリスクが大きい場合には，謝礼も高くなるのが普通ですが，その場合には，謝礼で誘導するという倫理的問題が生じます。リスクの高い研究で高い謝礼が支払われる場合，経済的に恵まれない人々が，謝礼を得る目的で，リスクを顧みずに研究に応募してくる可能性があるからです。そうした事態を避けるためには，謝礼は，実費や研究参加者の費やした時間に基づいて，非熟練労働の時間給のベースで支払うことが提案されています[39]。

研究の臨床的インパクト

研究を始めたばかりのころは，専門家としての地位を確立するために，できるだけ多くの論文を出版しようと焦る傾向がありますが，専門家としての名声は，単に論文の数ではなく，その重要性によって確立されるものです。患者の健康や生活の質の向上につながるリサーチクエスチョンに取り組むことなく，研究参加者をリスクに曝すような研究や，リサーチクエスチョンへの答えが得られないような質の低い研究を実施することは，単なる研究資源の無駄使いであり，非倫理的であることをよく認識する必要があります。

まとめ

1．研究は，**人権尊重の原則** principle of respect for persons，**最善の原則** principle of beneficence，**公正の原則** principle of justice，**真実告知の原則** principle of truth-telling に基づいて実施されなければなりません。
2．研究は，連邦規則に基づいて実施される必要があります。研究参加者からの**インフォームドコンセント**の取得や**倫理委員会**の審査がその基本となります。インフォームドコンセントを得る過程では，研究者は研究参加者に，プロジェクトの性格，研究手順，伴うリスクや利益，代替治療の可能性について説明する必要があります。また，HIPPA（保健情報保護法）に則って，研究者は，研究参加者の情報を確実に保護する義務があります。
3．子ども，受刑者，知的障害のある人，社会的に不利な立場にある人々など，**脆弱性** vulnerability の高い人々を研究対象とする場合には，その保護のために特別の配慮が必要です。
4．研究者には高い倫理性が求められます。**捏造** fabrication，**改ざん** falsification，**剽窃** plagiarism といった**科学的不正行為** scientific misconduct を決して行ってはなりません。また，**利益相反** conflicts of interest がある場合には，その開示や適切な管理をする必要があり，また**オーサーシップ**についても，実質的な知的貢献を行った人だけをオーサーに加える，実質的な貢献を行った人を漏れなくオーサーに加える，など適切な基準に従う必要があります。
5．研究の種類によっては，特別な倫理的問題への配慮が求められます。**ランダム化比較試験**においては，どの研究群も条件が等しくなければなりません（**均衡** equipoise の原則）。コントロール群にも適切な治療が提供されるべきであり，またある治療が他よりも有効あるいは有害であることが判明した時点で試験を中止しなければなりません。既存の検体やデータを用いて研究を行う場合には，個人情報の保護に特別の配慮が必要です。低所得あるいは中所得国で行われる研究においては，公正であるための特別な配慮が必要となります。

文　献

1. Jones JH, King NMP. Bad blood thirty years later: a Q&A with James H. Jones. *J Law Med Ethics*. 2012;40(4):867-872.
2. The National Commission for the Protection of Human Subjects of Biomedical and Behavioral Research. The Belmont Report. Ethical Principles and Guidelines for the Protection of Human Subjects of Research [Internet]. HHS.gov. 1979 [cited 2021 Feb 12]. https://www.hhs.gov/ohrp/regulations-and-policy/belmont-report/read-the-belmont-report/index.html.
3. Department of Health and Human Services. *Federal Policy for the Protection of Human Subjects*. 45 CPR 46 [Internet]. Electronic Code of Federal Regulations (eCFR). 2017 [cited 2021 Feb 12]. https://www.ecfr.gov/.
4. Lo B, Barnes M. Federal research regulations for the 21st century. *N Engl J Med*. 2016;374(13):1205-1207.
5. Emanuel EJ, Menikoff J. Reforming the regulations governing research with human subjects. *N Engl J Med*. 2011;365:1145-1150.
6. Office of Human Research Protections. *Expedited Review Procedures Guidance* (2003) [Internet]. HHS.gov. 2003 [cited 2021 Feb 12]. https://www.hhs.gov/ohrp/regulations-and-policy/guidance/guidance-on-expedited-review-procedures/index.html.
7. Joffe S, Mack JW. Deliberation and the life cycle of informed consent. *Hastings Cent Rep*. 2014;44(1):33-35.
8. Nishimura A, Carey J, Erwin PJ, Tilburt JC, Murad MH, McCormick JB. Improving understanding in the research informed consent process: a systematic review of 54 interventions tested in randomized control trials. *BMC Med*

Ethics. 2013;14(1):28.
9. Institute of Medicine. *Challenges and Opportunities in Using Residual Newborn Screening Samples for Translational Research: Workshop Summary* [Internet]. 2010 [cited 2021 Mar 4]. https://www.nap.edu/catalog/12981/challenges-and-opportunities-in-using-residual-newborn-screening-samples-for-translational-research.
10. Wolf LE, Beskow LM. New and improved? 21st century cures act revisions to certificates of confidentiality. *Am J Law Med*. 2018;44(2-3):343-358.
11. Nass SJ, Levit LA, Gostin LO, editors. *Beyond the HIPAA Privacy Rule: Enhancing Privacy, Improving Health Through Research [Internet]*. National Academies Press (US); 2009 [cited 2021 Feb 12]. http://www.ncbi.nlm.nih.gov/books/NBK9578/.
12. Gordon BG. Vulnerability in research: basic ethical concepts and general approach to review. *Ochsner J*. 2020;20(1):34-38.
13. Weisleder P. Helping them decide: a scoping review of interventions used to help minors understand the concept and process of assent. *Front Pediatr*. 2020;8:25.
14. HIV Prevention Trials Network. *Updated Ethics Guidance for HIV Prevention Research* [Internet]. 2020 [cited 2021 Jan 31]. https://www.hptn.org/news-and-events/announcements/updated-ethics-guidance-hiv-prevention-research.
15. *The Ethics of Research in Developing Countries* [Internet]. The Nuffield Council on Bioethics. 2002 [cited 2021 Jan 31]. https://www.nuffieldbioethics.org/topics/research-ethics/research-in-developing-countries.
16. Ndebele P. The Declaration of Helsinki, 50 years later. *JAMA*. 2013;310(20):2145-2146.
17. Office of Research Integrity. *Definition of Research Misconduct | ORI—The Office of Research Integrity* [Internet] [cited 2021 Feb 12]. https://ori.hhs.gov/definition-misconduct.
18. Institute of Medicine. *Evolution of Translational Omics: Lessons Learned and the Path Forward* [Internet]. 2012 [cited 2020 Dec 28]. https://www.nap.edu/catalog/13297/evolution-of-translational-omics-lessons-learned-and-the-path-forward. (See Appendix B).
19. Godlee F, Smith J, Marcovitch H. Wakefield's article linking MMR vaccine and autism was fraudulent. *BMJ*. 2011;342:c7452.
20. Chong S, Normile D. How young Korean researchers helped unearth a scandal. *Science*. 2006;311(5757):22-25.
21. Chong S. Investigations document still more problems for stem cell researchers. *Science*. 2006;311(5762):754-755.
22. Mello MM, Brennan TA. Due process in investigations of research misconduct. *N Engl J Med*. 2003;349(13):1280-1286.
23. Wislar JS, Flanagin A, Fontanarosa PB, Deangelis CD. Honorary and ghost authorship in high impact biomedical journals: a cross sectional survey. *BMJ*. 2011;343:d6128.
24. Browner WS. Authorship. In: *Publishing and Presenting Clinical Research*. 3rd ed. Wolters Kluwer; 2013.
25. Lo B, Field M, editors. *Conflict of Interest in Medical Research, Education, and Practice* [Internet]. 2009 [cited 2021 Feb 13]. https://www.nap.edu/catalog/12598/conflict-of-interest-in-medical-research-education-and-practice.
26. Fineberg HV. Conflict of interest: why does it matter? *JAMA*. 2017;317(17):1717-1718.
27. DeAngelis CD, Fontanarosa PB. Ensuring integrity in industry-sponsored research: primum non nocere, revisited. *JAMA*. 2010;303(12):1196-1198.
28. Joffe S, Miller FG. Equipoise: asking the right questions for clinical trial design. *Nat Rev Clin Oncol*. 2012;9(4):230-235.
29. Ellenberg SS, Fleming TR, DeMets DL. *Data Monitoring Committees in Clinical Trials: A Practical Perspective*. 2nd ed. Wiley; 2019:496.
30. Mello MM, Wolf LE. The Havasupai Indian tribe case—lessons for research involving stored biologic samples. *N Engl J Med*. 2010;363(3):204-207.
31. Wolinetz CD, Collins FS. Recognition of research participants' need for autonomy: remembering the legacy of Henrietta Lacks. *JAMA [Internet]*. 2020 [cited 2020 Nov 6];324:1027-1028. https://jamanetwork.com/journals/jama/fullarticle/2769506.
32. Obermeyer Z, Powers B, Vogeli C, Mullainathan S. Dissecting racial bias in an algorithm used to manage the health of populations. *Science*. 2019;366(6464):447-453.
33. Zou J, Schiebinger L. AI can be sexist and racist—it's time to make it fair. *Nature*. 2018;559(7714):324-326.
34. Rivera SC, Liu X, Chan A-W, et al. Guidelines for clinical trial protocols for interventions involving artificial intelligence: the SPIRIT-AI Extension. *BMJ [Internet]*. 2020 [cited 2020 Dec 27];370. https://www.ncbi.nlm.nih.gov/pmc/articles/PMC7490785/.
35. Liu X, Rivera SC, Moher D, et al. Reporting guidelines for clinical trial reports for interventions involving artificial intelligence: the CONSORT-AI extension. *Nature Medicine*. 2020;26:1364-1374
36. Freeman K, Dinnes J, Chuchu N, et al. Algorithm based smartphone apps to assess risk of skin cancer in adults: systematic review of diagnostic accuracy studies. *BMJ [Internet]*. 2020 [cited 2021 Feb 13];368. https://www.ncbi.nlm.nih.gov/pmc/articles/PMC7190019/.
37. Krezanoski P, Haberer J. Objective monitoring of mosquito bednet usage and the ethical challenge of respecting study bystanders' privacy. *Clin Trials Lond Engl*. 2019;16(5):466-468.
38. Fairchild AL. Objective monitoring of mosquito bednet usage and the ethical challenge of privacy revelations about study bystanders: ethical analysis. *Clin Trials Lond Engl*. 2019;16(5):469-472.
39. Gelinas L, Largent EA, Cohen IG, Kornetsky S, Bierer BE, Lynch HF. A framework for ethical payment to research participants. *N Engl J Med [Internet]*. 2018 [cited 2021 Feb 13]. https://www.nejm.org/doi/10.1056/NEJMsb1710591.
（文献35は，監訳者追加）

第７章　演習問題

【問 1】今，過去に実施された前向きコホート研究で集められた凍結血液検体と臨床データが残されているとします。その研究は，冠動脈疾患の予測因子を検討するために実施されたもので，ベースラインデータとして，食生活，運動，臨床的特徴，血中コレステロールと HbA1c 値などの情報がフォローアップデータとして，冠動脈疾患と糖尿病発症の有無がエンドポイントデータとして集められていました。ある研究者が，2 型糖尿病の発生リスクを高める遺伝子を明らかにするために，この研究を利用して，血液検体から DNA 配列を調べる研究を計画しているとします。新たな血液検体の収集は行われないものとします。

a．このコホート研究では，過去に研究参加者からインフォームドコンセントが取られていますが，この新たな研究では，新たにインフォームドコンセントを取る必要はないと思いますか？

b．過去のインフォームドコンセントでは，この新たな研究に対する許可が与えられていなかった場合，この研究を実施するにはどうすればよいと思いますか？

c．今あなたが，血液検体を集める研究を計画しているとして，その研究で集められたデータや検体を将来の研究で使えるようにするためには，どうすればよいと思いますか？

【問 2】ある研究者が，進行性の大腸がんで有効性が認められた新たな抗がん薬についての，第Ⅲ相のランダム化比較試験の実施を計画しているとします。サンプルサイズを小さくするために，その研究者は，既存の治療薬との比較ではなく，プラセボと比較する研究を行いたいと考えています。

a．このプラセボ対照ランダム化比較試験の倫理的問題点を述べてください。

b．このプラセボ対照ランダム化比較試験を，倫理的に認められる形で実施することが可能だと思いますか？

【問 3】ある研究者が，HIV ワクチンの臨床試験のためのパイロット研究を計画しているとします。この研究の目的は，①HIV 予防カウンセリングの提供にもかかわらず，HIV 感染率が高い状態にある人々のコホートを確立できるかどうか，②それらの人々のコホート残留率が，ワクチン試験でその効果を検証できるほどに十分高いかどうか，を検討することにあります。研究参加者として想定しているのは，注射薬物使用者，金銭と引き換えにセックスを提供する人々，多数のセックスパートナーを有する人々など，HIV 感染リスクが高いと考えられる人々です。研究参加者の中には，識字率やヘルスリテラシーが低い人々が含まれると考えられます。研究デザインは，観察的コホート研究で，HIV 感染と残留率をモニターするために，2 年間の追跡調査を予定しています。

a．連邦規則に従えば，インフォームドコンセントの一環として，研究参加者にはどういう情報を開示する必要があると思いますか？

b．この研究において，同意が真のインフォームドコンセントであるためには，どのような手順を踏む必要があると思いますか？

c．この観察研究において，これらのハイリスクな研究参加者の HIV 感染のリスクを減らすために，研究者にはどのような責任があると思いますか？

第Ⅱ部
研究デザイン

第8章 横断研究とコホート研究をデザインする

Thomas B. Newman
Warren S. Browner
Steven R. Cummings

観察研究 observational study には2つの目的があります。1つは，「**記述** description」で，集団中における事象(因子)の分布を調べること，もう1つは，「**分析** analysis」で，因子間の関連 association を調べることです。本章では，測定のタイムフレームによって分類される2つの基本的な観察研究のデザインである，横断研究とコホート研究について解説します。

横断研究 cross-sectional study とは，ある1時点，もしくはごく短期間の間に測定を行う研究で，(目的母集団代表性のある)研究対象母集団 accessible population からサンプルを抽出し，因子の分布，あるいは生物学的妥当性や様々な情報を参考にしながら因子間の関係を調べます。その際，あるものを**予測因子** predictor，あるものを**アウトカム** outcome と“便宜的”に定義することがあります*。たとえば，体重と血圧の関係に興味がある場合には，ある受診時点でそれらの因子を測定し，体重を予測因子，血圧をアウトカムと定義し，体重の重い人ほど，血圧が高い傾向があるかどうかを検討するといったことです。

一方**コホート研究** cohort study とは，研究参加者のグループ(コホート)を設定して，比較的長期間フォローアップする研究で，研究開始時点で，あるアウトカムを有しない研究参加者のコホートを設定し，まずベースライン時点で予測因子の測定を行い，その後，ある期間にわたって観察を続けながらアウトカムの発生を観察します。つまり，コホート研究の決定的特徴は，研究開始時点でコホートを設定し，その後，縦断的(経時的) longitudinal に観察を続けるという点にあります。横断研究において，予測因子とアウトカムという区別が便宜的なものであるように，コホート研究においても，“**主たる予測因子**”(曝露 exposure)と“その他の予測因子”(分析上は，**共変数** covariate と呼ばれる)の区別も便宜的なものであり，たとえば，卵の摂取量を“主たる予測因子”，食習慣，年齢，喫煙などを共変数として冠血管疾患(＝アウトカム)の発生と卵摂取量との関連を調べることができますが，全く同じ分析を，別の予測因子(例：喫煙)を主たる予測因子，他を共変数として行うこともできます[1]。本章では，前向きコホート研究 prospective cohort study，後ろ向きコホート研究 retrospective cohort study，多重コホート研究 multiple cohort study のデザインや基本的な統計分析法，そして，コホート残留率 cohort retention を高める(＝コホートからの脱落を防ぐ)方法について解説します。

* 監訳者脚注：以下，測定によって数値化された因子を“変数 variable”と呼び，統計学的文脈では，予測変数 predictive variable，アウトカム変数 outcome variable という表現を用いることもあります。なお，変数が必ずしも因子を完全に表現できるとは限らないことに注意してください(第4章，第10章参照)。

横断研究

基本的デザイン

横断研究 cross-sectional study ではすべての測定は1時点で行われるため，コホート研究とは異なり，フォローアップ期間は存在しません(図7.1)。横断研究は，因子のレベルやその分布を記述するのに非常に適しています。たとえば，NHANES-Ⅰ(National Health and Nutrition Examination Survey[国民健康栄養調査])では，1971～1975年にかけて，1～74歳までの全米国民から確率的にサンプルが選ばれ，面接や調査が行われました。この調査は，実施年における米国民の健康や習慣についての重要な情報源であり，このデータから，様々な集団における喫煙率などの推定が行われています。NHANES-Ⅰは，その後，NHANES Ⅱ(1976～1980年)，Hispanic HANES(1982～1984年)，NHANES Ⅲ(1988～1994年)に引き継がれ，1999年以降は，2年置きに継続的に実施され[2]，そのデータベースやデータ収集フォームは，米国疾病管理予防センター(CDC)のホームページ(www.cdc.gov/nchs/nhanes.htm)で，すべて公開されています。

また横断研究は種々の因子間の関連を調べるのにも使われます。この場合，どの因子を予測因子 predictor とし，どの因子をアウトカムとするかは，因果関係に関する研究者の仮説によります。ただし，年齢，人種，性別などの体質に関する因子は，他の因子の影響を受けることがないため，常に予測因子として用いられます。しかし，一般には，どれを予測因子とし，どれをアウトカムとするかの判断はそう簡単ではありません。たとえば，NHANESⅢでは，小児期の肥満とテレビ視聴時間との間に関連があることが明らかになっていますが[3]，この場合，肥満とテレビ視聴時間のどちらをアウトカムとみなすかは，研究者の仮説次第ということになります。

時間経過を観察し，アウトカムの**発生率** incidence(**累積発生率** cumulative incidence あるいは**人時発生率** incidence rate[person-time incidence])を推定することができるコホート研究

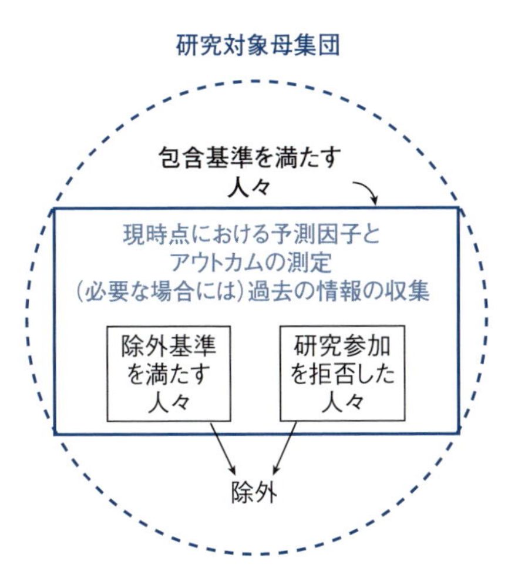

図 8.1　横断研究
以下の手順で実施されます。
・研究対象母集団から包含基準を満たす人々を選択する。
・除外基準を満たす人々，研究参加を拒否した人々を除外する。
・現時点での予測因子とアウトカムを測定する(過去の情報も集められることが多い)

表 8.1　発生率と存在率の違い

研究のタイプ	統計値	定義
横断研究	存在率(有病率) prevalence	ある時点でアウトカムを有していた人々の数 / その時点でアウトカム発生の“リスクがあった”人々の数
コホート研究	累積発生率(*リスク*) cumulative incidence	ある期間内にアウトカムを新たに発生した人々の数 / その期間内にアウトカム発生の“リスクがあった”人々の数
	人時発生率(レート，率) incidence rate (person-time incidence)	アウトカムを新たに発生した人々の数 / アウトカム発生のリスクがあった人々の数×リスクに曝された平均時間(人時 person-time)

監訳者注：累積発生率には“*リスク*”，人時発生率には“レート(あるいは率)”という用語が慣用的に用いられ，*リスク*比，レート比(率比)という使われ方をしますが，リスクの一般的あるいは広義の意味(例：危険性，害を被る可能性，罹患の可能性)と区別するため，本訳書では，リスクが正確に累積発生率の意味で用いられる場合には，イタリックで示しています。

とは異なり，横断研究で得られるのは，一般的には，**存在率(有病率)**prevalence*(ある時点である疾患もしくは状態を有している人々の割合)だけです(**表 8.1**)。受診者がある疾患に罹っているかどうかを推定しなければならない臨床家にとって，存在率は重要な概念です。なぜなら，集団中におけるある疾患の患者の存在率が大きいほど，自分が診ている患者がその疾患に罹っている“**事前確率** prior probability”(第 12 章)が高くなるからです。横断研究は，保健医療計画を立案する立場にある人々にとっても重要です。なぜなら，社会でどれだけの割合の人々がある疾患や状態を有しているかが分かれば，その問題にどれほどの資源を投入すればよいかを判断することができるからです。横断研究のデータを分析する場合には，アウトカムの存在率が，ある要因への曝露のあった人々となかった人々の間で比較され，コホート研究でアウトカムの**累積発生率比(*リスク*比)**が算出されるように，横断研究では**存在率比** prevalence ratio が算出されます(監訳者注：疫学で用いられる頻度や関連の指標の分類，指標間の相互関係については，巻末の監訳者付録を参照してください)。

事例 8.1　横断研究

喫煙シーンのある映画への曝露と子どもの喫煙との関連を調べるために，Sargent らは，以下の手順で研究を実施しました[4]。

1．選択基準の定義とサンプルの選択：10～14 歳の子ども 6522 人を，ランダムダイアル法を用いてサンプリングした。
2．予測因子とアウトカムの測定：人気のある 532 本の映画について，喫煙シーンの

* 監訳者脚注：prevalence には，有病率(有病割合)という訳語が当てられてきましたが，事象が疾患の場合はともかく，たとえば，「薬物使用者の有病率」，「スマートフォン所有者の有病率」，「遺伝子多型の有病率」などといっても，社会的に意味が通じないどころか，誤解さえ生じます。したがって，本書では，初版以来，より一般性の高い訳語として，存在率という訳語を使用しています。

頻度を測定後，その中から 50 作品をランダムに選び出し，研究参加者にそれらを見たことがあるかどうかを質問した。各研究参加者には，年齢，人種，ジェンダー，親の喫煙の有無，親の教育歴，刺激を求める心理的傾向(例：「何か危険なことをしてみたい」)，そして自尊感(例：「自分自身が嫌でたまらない」)について質問した。アウトカムは，その子どもが喫煙を試みたことがあるかどうかとした。

この研究では，喫煙経験率は，映画における喫煙シーンへの曝露が最も少なかった 4 分位群では 2%であったのに対し，最も多かった 4 分位群では 22%であるという結果が得られました。年齢やその他の交絡因子で調整しても，これらの違いは統計学的に有意でした。この結果から，研究者たちは，研究に参加した子どもにおける喫煙経験の 38%は，喫煙シーンのある映画の影響によるものと推定しました。この研究の結果は，他の国々でも確認されています[5〜7]。

横断研究では，何らかの要因に曝露されたことのある人々，あるいはある病気に罹ったことのある人々の存在率(有病率)prevalence が記述されることがありますが，当然，年齢が高い人ほど，そうした曝露や罹患の機会が多くなります。したがって，そうした“それまでの経験”に関する因子間の関連を分析する場合には，年齢(職業的曝露を研究する場合には，雇用期間)で**調整** adjust する必要があります。**事例 8.1** の横断研究では，喫煙経験のある子どもの存在率と，俳優が喫煙する映画への様々な曝露レベルとの関連が検討されていますが，そうした映画を見たことのある子どもの存在率も，喫煙経験のある子どもの存在率も，年齢が高いほど高くなるため，分析においては，多変量解析によって年齢を調整しなくてはなりません(第 10 章)。

横断研究の利点と欠点

コホート研究と比べた場合の，横断研究の主な利点は，アウトカムが発生するのを待つ必要がないことです。したがって，比較的早く，かつ低コストで研究ができ，フォローアップ期間中の研究参加者の**脱落** dropout という厄介な問題に頭を悩ますこともありません。もう 1 つの利点は，横断研究は，コホート研究や臨床試験の第 1 段階として，ほとんど追加的コストなしに実施できることです。その場合，そのデータは，コホートのベースライン時点における研究参加者の属性や臨床的特性に関する情報として扱われ，この時点で，目的とするアウトカムを有している人々は，研究参加者から除外することができ，また，因子間に興味深い関連の存在が明らかになることもあります。横断研究はまた，診断検査の研究にも有用であり，ある疾患をすでに有している人々と有していない人々の比較から，診断検査の**正確性** accuracy を評価することができます(第 13 章)。

また，横断研究は，**短期間にしか現れない関連**を研究する上では最善のアプローチであり，たとえば，睡眠状態と認知機能との間の関連(監訳者注：“睡眠状態が悪い日は，認知機能も低下する”という関連)の検出には，同じ日の測定データを用いる必要があります[8]。

しかし，前に指摘したように，横断研究には，一般には**因果関係** causal relationship を結論できないという弱点があります。横断研究で測定できるのは，発生率 incidence ではなく，存在率(有病率)prevalence のみであるため，横断研究から，疾患についての，因果関係，予後，自然史についての推論を行うのは非常に慎重を要します。なぜなら，疾患の存在率に関連する因子は，その疾患の原因因子とは限らず，その疾患の死亡や治癒に影響を及ぼし，その結果，その疾患の患者の生存期間や罹病期間に影響する因子である可能性もあるからです[1]。たとえば，慢性腎疾患の存在率は，その発生率だけではなく，発症後の生存期間に影響を受けます。腎透析を受けている患者の生存期間は肥満の人ほど長いことが知られていますが(監訳者注：これを“肥満パラドックス”と言います)[9]，これを横断研究で見ると，生存している慢性腎疾患患者は肥満傾向があるという関連があることになりますが，そこから，慢性腎不全の発生に肥満が関係していると推論することはできません。

連続横断研究

横断研究が，同じ集団を対象に，定期的(例：5年おき)に実施されることがあり，これを，連続横断研究 serial prevalence study (serial cross-sectional study)と言います。この種の研究は，前述したNHANESのように，経時変化についての推論を行う場合に用いられます。こうした研究から，比較的短期間に大きな変化が生じたことが明らかになることがあります。たとえば，McMillenら[10]は，米国成人の代表的サンプルを用いた横断調査を毎年実施することによって，若い成人(18〜24歳)における電子タバコ使用者の存在率が2010〜2013年の間に，0%から14.2%に増加したことを報告しています。連続横断研究は縦断的longitudinalな研究ですが，毎回新たなサンプルが抽出されるため，コホート研究ではありません。したがって，同じ個人内での変化を評価することはできず，出生，死亡，移住などによる人々の出入り(したがって，サンプル特性の変化)の影響を受けることになります。

コホート研究

コホートcohortとは，一群となって行軍する兵士の集団を意味する古代ローマ語で，医学的研究においては，ある期間にわたってフォローアップされる研究参加者の群を意味します。

前向き研究と後ろ向き研究

コホート研究は，前向きprospectiveと，後ろ向きretrospectiveに区分されることがよくありますが，これらの用語には研究者によって定義の違いがあり[11]，明確に区分できるものではなく(**事例8.2**と**事例8.3**参照)，同じ研究でも，ある因子は前向きに，ある因子は後ろ向きに測定されることがあり得ます(前後両方向性コホート研究 ambidirectional cohort study)[12]。実際，前向き，後ろ向きという用語は，1つの研究全体ではなく，研究に含まれる“特徴feature”に対して用いるのが適切です。前向き的な特徴が多いと，バイアスが少ない研究となりますが，コホートを設定し，その後，通常何年にもわたる追跡調査を行う必要があるため，困難かつ費用のかかる研究となります。そのため，研究経験の乏しい研究者がコホート研究を始めるのは難しく，実施中の，もしくは過去の前向きコホート研究のデータや検体を利用でき

---

[1] ある疾患の存在率(P)は，発生率(I)と平均罹病期間(D)の積で表すことができます：$P = I \times D$(監訳者注：これについての，より精密な解説は，「アドバンスト分析疫学：369の図表で読み解く疫学的推論の論理と数理」[木原正博，木原雅子訳．メディカル・サイエンス・インターナショナル，東京，2020年]のp.73〜74を参照してください)

表 8.2　コホート研究をより“前向き”的なものにする研究の特徴とそれらの利点と欠点

研究の特徴	利点	欠点
適格者を新たにリクルートして，コホートを設定する。	選択基準を設定して，適格者のみをリクルートできる。	リクルート，データや検体の収集に多額の費用がかかる。
参加候補者におけるアウトカムの有無を調べ，アウトカムを有する人々を研究参加者から除外する。	ベースラインあるいはそれ以前にアウトカムが発生していた人々を除外できる。	・ベースラインでのアウトカム測定に費用がかかる可能性がある。 ・適格者を見つけるために，実際に必要とする以上の数の人々をスクリーニングする必要がある。
既存のデータを用いるのではなく，予測因子を新たに測定する。	・真度(正確性)accuracy と定度(精度)precision の高い測定を設計し，実施することができる。 ・予測因子のデータの欠測を最小限にとどめる対策を取ることができる。	測定に費用と時間がかかる。
アウトカムが発生する前に予測因子を測定する。	予測因子に対するアウトカムの影響を避けることができる。	
アウトカムを，既存のデータに頼らず，(予測因子測定後)それが発生した時点，もしくはフォローアップ期間の最後に測定する。	・予測因子に対するアウトカムの影響を避けることができる。 ・アウトカムをより確実に測定することができる。 ・アウトカムの欠測を減らす対策を講じることができる。	費用と時間がかかる(アウトカムが起こるのを待つ必要があるため)。

る機会を探す方が現実的です(第 16 章)。

最も純粋な意味での前向きコホート研究では，あるアウトカムが今後発生する可能性のある研究参加者のコホート(つまり，既にそのアウトカムが発生した人やアウトカムが発生する臓器を摘出してしまった人々を除外したコホート)を設定し，ベースラインで予測因子を測定した後，厳密な測定法を用いて，研究参加者における，そのアウトカムの新規発生あるいは変化を追跡します。たとえば，ベースラインで末梢性神経障害を有しないことが確認された 3000 人の研究参加者において，血中カドミウム濃度(＝主たる予測因子)と“その他の予測因子(共変数)”を測定し，その後，定期的に，足の触覚，痛覚，振動覚を測定しながら，末梢神経障害の発症を追跡調査するといった研究です。

研究のいくつかの前向き的特徴の中には，研究の妥当性を高めるものがありますが(表 8.2)，その中で最も重要なものは，アウトカム(例：末梢性神経障害)の発生と測定が，予測因子(例：血中カドミウム濃度)のレベルに影響を与えないことであり，もう 1 つは，予測因子とアウトカムの測定の質を研究者が決定できることです。たとえば，血中カドミウム濃度を正確に測定するためには，血液を，金属を含まない特別な試験管で集める必要がありますが，後ろ向きの研究では，既存の血漿あるいは血清サンプルは通常の試験管で保存されてしまっている可能性があります。同じように，前向き研究であれば，末梢神経障害を，神経内科医が標準的な機器を用いて，1年置きに10年間正確に測定するように計画を立てることができますが，後ろ向き研究ではそれは不可能で，電子カルテに記載されている“末梢神経障害”という不確かな診断に頼るしかありません。このように，前向き研究では，後ろ向き的研究よりも，質の高い研究を行うことができますが，より多くの費用と時間を要するという問題があります。

事例 8.2　ほぼ前向きのコホート研究の例

看護師ヘルス研究(Nurses' Health Studies：NHS)は，もともと女性に多い疾患の疫学研究として始まったもので，1976年に研究参加者の登録が開始されました(2015年からは，NHS-3として，男性看護師にも拡張されています)[13]。

2020年に，Wangらは，NHS-Ⅱにおいて，月経周期の定期性と，70歳未満の死亡との関連を報告しました。その研究は以下のステップで行われました。

1. 選択基準を決めて，コホートを設定する：NHS-Ⅱは1989年に開始され，14州において，25～42歳の認定女性看護師11万6429名がリクルートされました。
2. 交絡因子となる可能性のある因子を含め，予測因子を測定する：NHS-Ⅱは，特に経口避妊薬やその他のリプロダクティブ的予測因子に焦点を当てた研究であり，1989年のベースラインでは，研究参加者に，14～17歳，18～22歳の期間の月経周期(＝主たる予測因子)についての質問が行われました。1993年にも，同じ研究参加者(当時29～46歳)に対して，その時点での月経周期についての質問が行われ，また，新たなベースラインデータとするために，“その他の予測因子(共変数)”の測定も行われました。
3. コホートの追跡とアウトカムの測定：死亡の発生は，州の人口動態統計，全国死亡登録national death indexの定期的検索と，近親者や郵政当局からの報告によって確認されました。

この研究の結果，通常の月経周期が40日以上の女性では，周期が26～31日の女性に比べ，70歳未満での死亡リスクが高いことが明らかとなりました(18～22歳時点での長期周期の調整ハザード比は1.34[95%CI：1.06～1.69]，29～46歳時点での長期周期の調整ハザード比は1.40[95%CI：1.17～1.68])。この結果は，共変数で調整しても変りはありませんでした。

コメント：14～17歳，18～22歳における月経周期の測定は，リクルート時点における研究参加者の想起に基づいているという意味で，“後ろ向き”であり，一方，現時点での月経周期の測定は“前向き”です。アウトカムは，70歳未満での死亡であるため，その測定にバイアスの可能性はほとんどなく，またその発生が，曝露(ここでは長期の月経周期)の測定に影響を与えた可能性もありません。

事例 8.3　ほぼ後ろ向きのコホート研究の例

抗凝固治療は，虚血性脳卒中(脳梗塞)症状の発現の数時間以内に実施されればアウトカムの改善が期待できます。Manら[14]は，Medicare加入者における，「door-to-needle time」(病院到着から組織プラスミノーゲン活性化因子[tPA]投与までの時間)と1年死亡率との関連を分析しました。研究は，以下のステップで行われました。

1．適切な既存コホートを選択する：症状発現から 4.5 時間以内に Get With the Guidelines(GTWG)-Stroke プログラムの参加病院を受診し，かつ tPA を投与された 65 歳以上の Medicare 加入者 6 万 1426 人を対象に実施されたコホート研究が選択されました。
2．予測因子のデータを収集する：GTWG-Stroke プログラムにおける，door-to-needle time(＝主たる予測因子)や“その他の予測因子(共変数)”についての臨床データは，トレーニングを受けた病院スタッフによって集められました。そして Man らは，別途，米国病院協会(American Hospital Association)のデータベースから，各参加病院の特徴に関するデータを収集しました。
3．アウトカムの確認：治療後 1 年以内の死亡や入院に関するデータを得るために，「入退院日，病院名，患者の性別と生年月日を含む一連の情報でマッチング」することにより，GTWG-Stroke のデータと Medicare 請求ファイルがリンクされました。

Cox 比例ハザードモデルを用いて，ベースラインの共変数を調整した分析が行われた結果，door-to-needle time と全死亡の間には，door-to-needle time が長いほど，全死亡リスクが大きいという量-反応関係が認められました(door-to-needle time の 15 分を単位とした調整ハザード比は 1.04[95% CI：1.02～1.05]で，Cox モデルは対数モデルであるため，door-to-needle time が 1 時間増加した場合の死亡のハザード比は，1.04^4＝1.17 となります)。一方，短い door-to-needle time は，様々な病院の特徴やベースラインの患者特性と関連があることも明らかとなりました。

コメント：この研究では，door-to-needle time と全死亡の関連が因果関係であるとの推論がなされていますが，それは，①使用した統計モデルによって，交絡が適切に調整されている，②死亡に影響する他の因子(未測定のものも含む)の交絡はない，という 2 つの仮定に基づくものです(第 10 章)。この研究の主たる予測因子は，door-to-needle time であり，それは，GTWG-Stroke プログラムの一環として，各研究参加者について丁寧に測定されました。この研究で，door-to-needle time の測定が，GTWG-Stroke プログラムのスタッフではなく，この論文の著者たち自身によって行われていれば，著者たちは，この研究を，後ろ向きコホート研究ではなく，前向きコホート研究と呼んだものと思われます。

さらにややこしいのは，ほとんどすべての前向き研究では，研究が始まる“前”に生じていた予測因子(例：大量飲酒の既往)が測定されることです。こうした測定は，“後ろ向き”の測定ですが，研究の開始時点で測定されるため，その測定値が，アウトカム(例：末梢神経障害)についての知識やアウトカムの発生の影響を受けることはありません。

また，前向き研究のデータは，研究当初には想定していなかったリサーチクエスチョンの研究に用いられることがよくあります。たとえば，私たちが行った，Study of Osteoporotic Fractures では，骨密度の低下と脳卒中リスクとの関連を検討しました[15]。骨密度はベースライン時点で，厳密なプロトコールに従って測定しました。脳卒中は当初の計画ではアウトカムに想定していなかったため，電子カルテの診断記録の妥当性を確かめる必要がありましたが，それが可能だったのは，脳卒中で入院したとの報告があった女性だけでした。これは，脳卒中を確認する方法としては，全員に対して定期的に神経学的検査を行い，何らかの症状があればすぐに標準的な脳卒中検査を行うという方法に比べれば，厳密性に劣るものでした。

最後に，一般には，“後ろ向き”とみなされるケースコントロール研究(第9章)でも，前向き的側面を持つことがあります。たとえば，厳密なケースの定義を作って，それを満たす症例が発生した時点でそれをケースとして研究に含めるというアプローチがそうです。この場合，予測因子は，何らかの記録(例：運転記録)から，アウトカム発生前に測定されたものをピックアップして利用することができます。こうしたアプローチでは，予測因子に対するアウトカムの影響を防ぐことができるため，研究の妥当性を高めることができます。

研究が“前向きかどうか”の判断は，アウトカムと主たる予測因子がそれぞれいつ生じるか，それらの厳密な測定がいつ実施されるかによります。たとえば，進行中のコホート研究の2回目のフォローアップ受診時点で新たに平衡機能検査を追加し，平衡機能(＝新たな予測因子)とベースライン時点で測定した自己報告による不眠(＝アウトカム)との関連を調べたとしましょう。この場合，ベースライン時点での平衡機能は調べられていないため，不眠症が，平衡機能障害の前に存在していたのか，平衡機能障害の後に生じたものかを確かめることはできません。つまり，この研究は，一見“前向き”に見えますが，実際は，すでに平衡機能障害によって不眠が生じていた可能性を排除できないため，前向き研究の要件(＝アウトカムが発生する前に予測因子が測定される)を満たしていないことになります。

コホート研究の複雑さのレベル

コホート研究には，単純なものから複雑なものまで，様々なレベルのものが存在します(**表8.3**)。最も単純なものでは，予測因子はベースラインでのみ測定され，フォローアップ期間は，脱落が問題とならないほど短く，研究期間の終わりに，アウトカムの**累積発生率**(*リスク*) cumulative incidenceが，予測因子のレベルの異なるコホート間で比較されます(**図8.2**)。たとえば，COVID-19流行の初期に行われた，感染者の生存や退院の予測因子に関する研究[16]では，アウトカムは全員について明確で，追跡期間は短かったため，単純なデザインで十分でした。

複雑さが中等度のレベルのコホート研究になると，比較的長いフォローアップ期間が必要で，アウトカムはその発生時点で(もしくは定期的に)測定されますが，予測因子の測定は，コホート設定時点(ベースライン)のみで行われます(**図8.3**)。こうした研究では，研究参加者ごとにフォローアップ期間が異なり，また脱落drop outも発生しますが，それは，フォローアップ期間が数か月以上にわたる場合や，アクセス困難な研究参加者を扱う場合には，通常生じることです。また，この場合，発生率測定のベースとなるのは，“アウトカム発生のリスクのあった”人々の人数ではなく，その人数と“アウトカム発生のリスクのあった”平均時間の積であり，これを，「**リスクのあった人時**person-time at risk」と呼びます。こうした研究では，発生率incidenceは，累積発生率ではなく，**人時発生率**(incidence rate[person-time incidence])で表されます(**表8.1**)。また，こうした研究では，**打ち切り**censoringも分析に取り入れる必要がありますが，これは，脱落によってアウトカムの発生をフォローアップできなくなった研究参加者や，研究期間が終了して，アウトカムの発生の有無を確認できなくなった研究参加者のデータを分析に取り込むための手法です(監訳者注：“打ち切り”とそれを用いた分析法の詳細については，「医学的研究のための多変量解析　第2版：標準一般化線形モデルから一般化推定方程式まで」[木原正博，木原雅子訳。メディカル・サイエンス・インターナショナル，東京，2020年]のp.43〜56を参照してください)。

表 8.3　コホート研究の複雑さのレベルと対応する研究方法

複雑さのレベル	予測因子の測定	アウトカムの測定	脱落の扱い	測定される発生率(表 8.1 参照)	測定される関連の指標	多変量解析
単純	ベースライン時点のみ	研究終了時点のみ	研究の妥当性を保つためには脱落を最小限にとどめる必要がある。感度分析必要	累積発生率(*リスク**)	累積発生率比（*リスク** 比），オッズ比	ロジスティック回帰分析
中等度	ベースライン時点のみ	発生時点，もしくは定期的に測定して確認	脱落した場合には，打ち切り例として扱う。感度分析必要	人時発生率(レート，率)	人時発生率比(レート比，率比)，ハザード比	ポアソン回帰分析，Cox 回帰分析
複雑	ベースライン時に測定し，その後定期的に更新。主たる予測因子(曝露)とその他の予測因子(共変数)の値は時間とともに変化するが，共変数は曝露の影響を受けない。	発生時点，もしくは定期的に測定して確認	脱落した場合には，打ち切り例として扱う。感度分析必要	人時発生率(レート，率)	ハザード比	時間依存的変数を用いた Cox 回帰分析
最も複雑	ベースライン時に測定し，その後定期的に更新。曝露と共変数の値は時間とともに変化し，共変数は曝露の影響を受ける可能性がある。	発生時点，もしくは定期的に測定して確認	脱落した場合には，打ち切り例として扱う。感度分析必要	人時発生率(レート，率)	ハザード比	高度で難解なモデル(例：周辺構造モデル)を用いる。デザインを単純化する努力を！

*監訳者注：“リスク” が正確に累積発生率の意味で用いられている場合には，イタリックで示しています。

曝露(主たる予測因子)の測定が定期的に実施される場合は(図 8.4)，もはや曝露群と非曝露群という単純な比較ができなくなってしまうため，分析はより複雑で，直感的には理解し難いものとなってしまいます。なぜなら，同じ人の曝露状態(曝露の有無あるいはまた曝露を受ける期間)が，研究期間の間に変化する可能性があるからです。したがって，こういう場合は，アウトカムの発生は，“曝露した人々” と “曝露していない人々” の間ではなく，“曝露のあった人時 person-time”(監訳者注：人数と時間をかけた概念)と “曝露のなかった人時” の間で比較することになりますが，この場合，曝露の効果が遅発的で，過去の曝露歴にも意味がある場合には，非

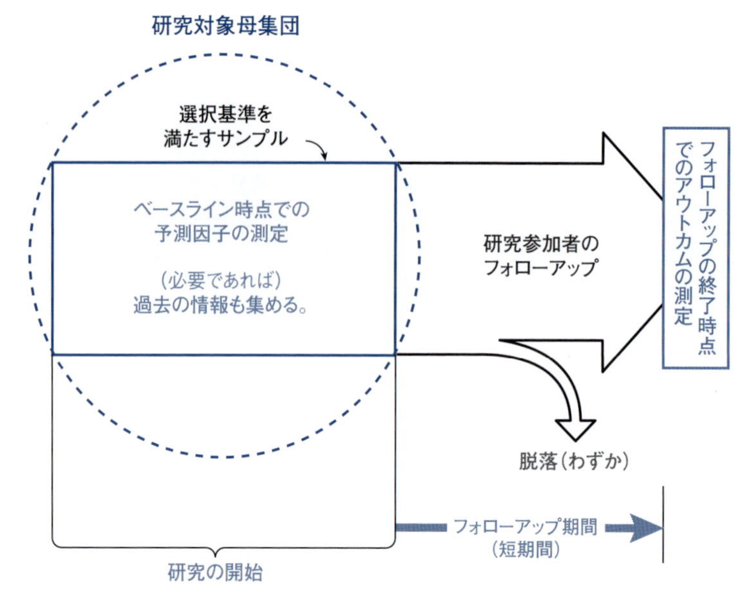

図 8.2　単純なコホート研究
このタイプのコホート研究では，最初のステップは横断研究(図 8.1)と同じで，その後研究は以下の手順で行われます。
・全研究参加者をある期間フォローアップし，かつ
・研究期間の最後に，アウトカムを発生した研究参加者を確認する(あるいは，アウトカムの測定を行う)。

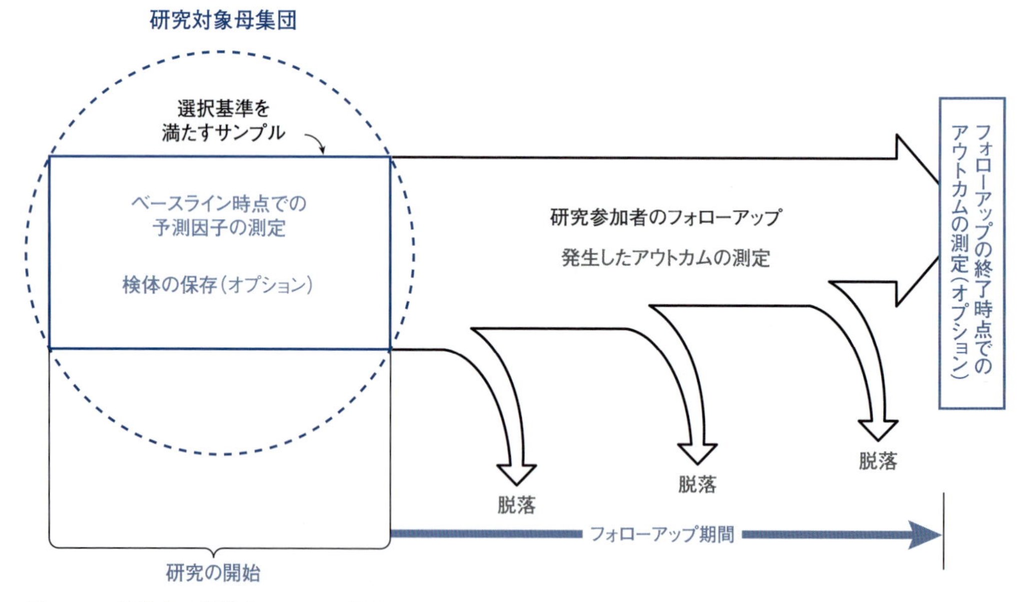

図 8.3　中程度に複雑なコホート研究
このタイプのコホート研究では，最初のステップは，単純なコホート研究(図 8.2)の場合と同じですが，以下の点で異なります。
・全研究参加者について，研究期間中のアウトカムの発生，打ち切り(脱落，研究期間終了)をフォローアップし，かつ，
・これらのイベント(アウトカム，脱落)がいつ生じたかを記録する。

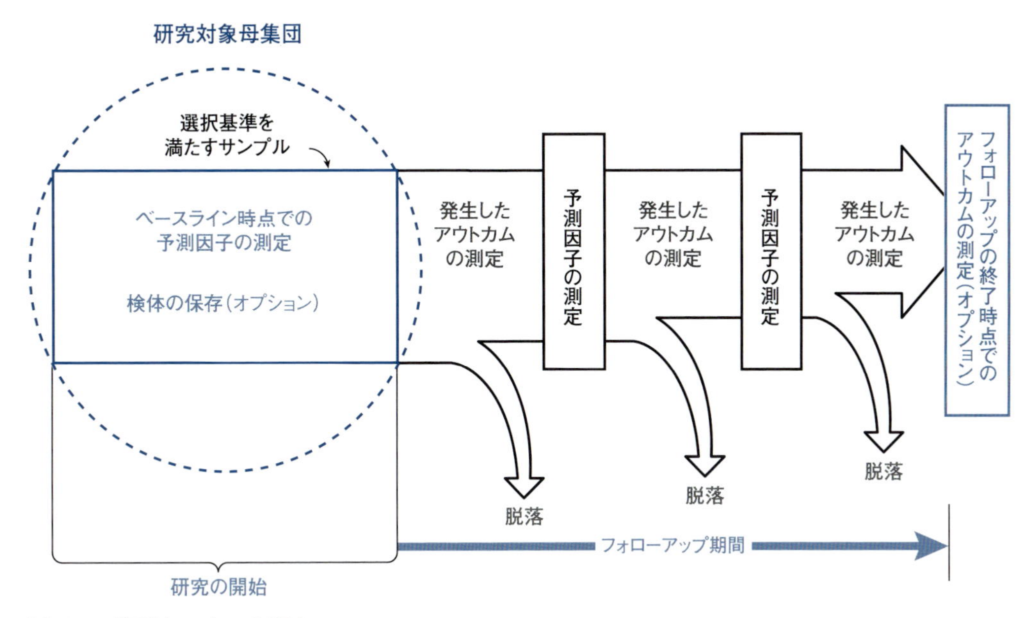

図 8.4　複雑なコホート研究
このタイプのコホート研究では，研究のステップは，中等度に複雑なコホート研究(**図 8.3**)の場合と同じですが，以下の点で異なります。
・予測因子の測定は反復して行われ，かつ，
・予測因子の値は，過去のものだけではなく，最も直近のものも分析に含められることがある。

常に扱いが難しくなります。また，アウトカムがその発生時点で測定され，予測因子の測定は単に定期的に測定されるデザインでは，アウトカムが発生した時点と直近の定期測定時点とでは，予測因子の値が異なる可能性があるという問題もあります。この問題は，**事例 8.4** の看護師ヘルス研究(NHS)に明確に表れています。

事例 8.4　曝露測定のタイミングとアウトカム発生のずれによって生じた疫学的誤り

20 世紀の疫学研究の失敗の中で，最も有名なものの 1 つに，閉経後のホルモン補充療法が長寿を促すと結論した誤りがあります。エストロゲンとプロゲステロンを併用していた女性では，心血管疾患の調整*リスク*比が 0.39(95%CI：0.19〜0.78)であったという結果を，*New England Journal of Medicine* に発表した看護師ヘルス研究(NHS)［17］を含め，多くの観察研究から，ホルモン補充療法を受けている女性では，心疾患の発生が少ないことが報告されていました。
何が悪かったのか？：この NHS 研究では，“現在ホルモン補充療法を受けている人々”(既存受療者 prevalent users)と受けていない人々が，“2 年ごと” の調査で，曝露(ここではホルモン療法)の有無を確かめながら比較されましたが，その結果，「ホルモン治療開始直後 2 年未満に発生した心血管イベント」が，あたかも，ホルモン療法を受けていない女性で発生したかのようにカウントされてしまったのです。
　これは，曝露(ホルモン療法)に関する調査が，“2 年に 1 度” しか実施されなかったことに原因があります。たとえば，1980 年と 1982 年に曝露についての定期調査が行われたとすると，1980 年にはホルモン療法を受けておらず，1981 年にホルモン療法を始めた

人は，1982年の調査が終わるまでは，「ホルモン補充療法を受けていない人」と分類され，1982年時点でまだホルモン療法を続けていれば，その時点で初めて，「ホルモン補充療法を受けている人」に分類されることになります。では，もし，その(1980年にはホルモン療法を受けていなかった)女性が，1981年にホルモン療法を開始し，その同じ年(1981年)に心血管イベントを発症していたとしたらどうでしょう？　その場合，そのイベントは，実際には，ホルモン療法を受けた後に発生したにもかかわらず，「ホルモン補充療法を受けていない人」で生じたことになってしまうのです。

残念なことに，この曝露の誤分類は，不可抗力で生じたものではありませんでした。なぜなら，著者たちは，女性たちの報告に基づいて，調査と調査の間の2年間の“インターバル中”のホルモン療法とその期間を確認しており，その上で，「我々は，実際のホルモン療法受療期間を，平均1年過小評価した可能性がある」と述べているからです[18]。つまり，“インターバル中”にホルモン療法を開始したケースの存在は確実に把握されていたにもかかわらず，各定期調査時点でのホルモン療法の有無で曝露分類が行われてしまったということになります。**表8.2**に示されているように，“前向き”であるためには，曝露の測定は，アウトカム発生“前”に実施されていなければなりませんが，この研究の場合は，心血管イベント発生“後”に，曝露が生じた形になったケースが存在することになり，したがって，この研究は，“前向き”の要件を満たしていなかったことになります。

後に行われたランダム化比較試験において，ホルモン療法が，主にその最初の1，2年には，心血管イベントの増加させる可能性があるという事実が明らかになりましたが，不幸なことに，この研究は，その前に行われたものだったのです。この研究が，ホルモン療法を開始した人と，開始していない人と比較するという，「ターゲットトライアル target trial」(後述)を模した形で分析されていれば，このホルモン療法の初期に生じる有害作用の存在を明らかにできたものと思われます[19]。

最後に，ある因子の値が誘因となってある曝露(例：治療)が始まり，その曝露がその因子の元々の値を変えてしまうような場合(例：血中LDLコレステロールが高値のために，スタチン投与[曝露]が始まり，それによって血中LDLコレステロール値が低下する場合)に，曝露のアウトカムに対する効果を検討しようとすると，コホート研究のデザインと解釈は非常に複雑なものとなります(監訳者注：アウトカムが心血管疾患の場合には，血中LDLコレステロールが介在因子[中間因子]となり，それを共変数として調整すると，スタチンの効果が減少してしまう可能性があります)。こうした複雑な研究のデータ分析には，高度の統計学的手法が必要となるため，その分析は，医学統計家とよく相談した上で計画・実施する必要があります。

2重コホート研究，多重コホート研究，外部コントロール

2重コホート研究 double-cohort study では，曝露(主たる予測因子)のレベルの異なる，2つの独立したコホートが設定されます。これらのコホートは，**図8.5**に示すように，2つの異なる研究対象母集団 accessible population からサンプリングされることもありますが，同じ研究対象母集団からサンプリングするのが理想であり，その場合は，ネステッド2重コホート研究 nested double-cohort study と呼ばれます。2つのコホートのサイズは，等しい場合もあれば，(特に，曝露を受けた人々が少ない場合には)統計学的パワーを高めるために，一方の群(例：非曝露群)のサンプルサイズを，他の群の2倍もしくは3倍と大きくする場合があります(第6章

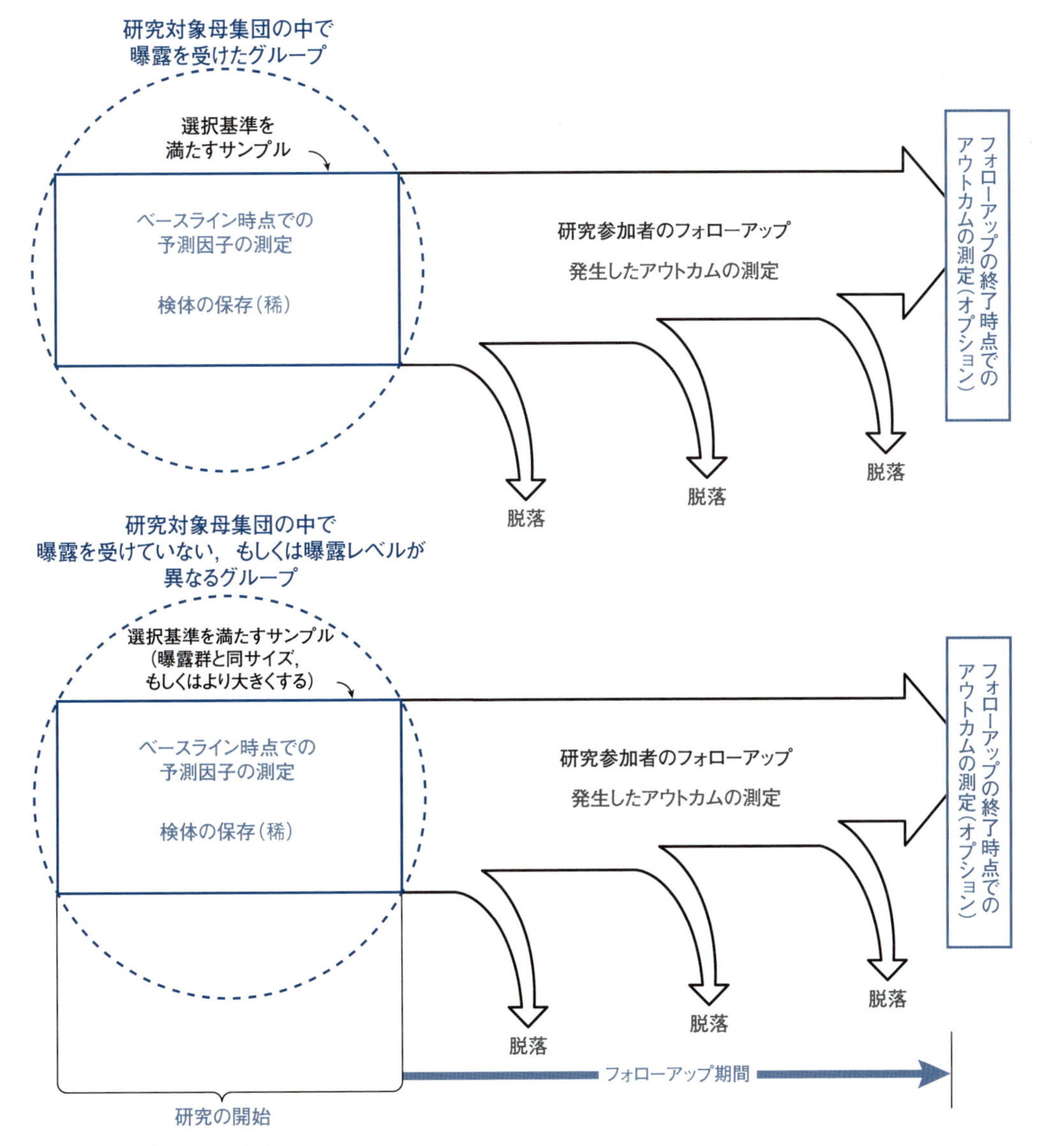

図 8.5　2重コホート研究

このタイプの研究は，以下の手順で実施されます。

・研究対象母集団 accessible population の中に，包含基準と除外基準を満たす，曝露（主たる予測因子）レベルが異なる2つのコホートを設定する。
・“その他の予測因子”（共変数）のベースラインレベルを測定する。
・アウトカムを，その発生時点もしくはフォローアップの終了時点で測定する。

で紹介したように，ケースコントロール研究でも，ケース群よりも，コントロール群のサンプルサイズを大きくするという戦略が取られることがあります）。2重コホート研究でも，非曝露群は，曝露群といくつかの変数（例：年齢，性別）でマッチングして選択することもできますが，マッチングは，第9章，第10章で紹介するように，ケースコントロール研究でより頻繁に用いられます。

曝露群と非曝露群を設定したら，“その他の予測因子”（共変数 covariate）のベースラインレベルを測定し，その後2つのコホートをフォローアップし，アウトカムを，その発生時点，研究期間の終わり，もしくは，ある決められたインターバルで定期的に測定します。曝露のレベルによってコホートが設定されるため，研究としては，単純もしくは中程度に複雑であり，通常，共変数を繰り返し測定する必要はありません。

2重コホート研究 double-cohort study では，2つの独立したコホートが設定されますが，これを，2つのサンプルが用いられるケースコントロール研究と混同しないように注意が必要です(第9章)。2重コホート研究では，曝露レベルが異なる2つのコホートが比較されるのに対し，ケースコントロール研究では，アウトカム(例：疾患)を有する群(＝ケース群)と有しない群(＝コントロール群)が比較されます(残念なことに，2重コホート研究であるのに，曝露群と非曝露群を，ケース群，コントロール群と誤ってラベルし，しかも，それを“ケースコントロール研究”と呼んでいる残念な研究を時折見かけることがあります)。

事例 8.5　ネステッド2重コホート研究の例

アジスロマイシンとアモキシシリンは，いずれも外来患者によく処方される抗生物質で，アモキシシリンには，心臓突然死のリスクを高める効果はないことが確認されていましたが，アジスロマイシンには，その可能性が懸念されていました。そこで，Zaroff ら[20]は，アジスロマイシンのリスクを検討するために，以下の手順で研究を行いました。

1. 研究対象母集団を選択する：1998年1月1日～2014年12月31日の間に，2つの大規模医療保険プログラム(Kaiser Permanente of Northern California［KPNC］または Kaiser Permanente of Southern California［KPSC］)のいずれかに登録され，受診と処方が電子カルテに記録されている患者
2. コホートを定義する：Zaroff らは，上記医療保険プログラムに加入していた患者の中から，アジスロマイシンの処方を受けていた人々のコホート(～170万人)と，アモキシシリンの処方を受けていた人々のコホート(～610万)を同定し，その中から，処方日の前に，深刻な基礎疾患を抱えていた人々を除外しました。多くの属性変数と，交絡する可能性のある臨床的変数(第10章)についての情報も電子カルテから収集されました。
3. アウトカムを定義し，2つのコホートでアウトカムを測定する：処方後0～5日間と6～10日間における心血管死が主たるアウトカムとされました。これらの情報は，死亡診断書の診断コードから収集され，心血管死と，ランダムにサンプリングされた非心血管死のサンプルは，循環器専門医のパネルによって判定されました。

この研究から，アジスロマイシンの処方を受けた患者では，心血管死のリスクは，処方5日以内でのみ有意に高値で(調整ハザード比1.82，95%CI：1.23～2.67)，処方6～10日では有意ではないことが示されました。しかし，非心血管死についても同様の関連(調整ハザード比2.17，95%CI：1.44～3.26)が認められたため，著者たちは，アジスロマイシンと心血管死の関連は，因果関係かどうかは不明だと結論しています。

コメント：後ろ向きデザインを用いることによって，大規模な集団の16年間にわたるデータから稀なイベントを捉えることができ，仮説検定に適切なパワーを確保した研究となっています。曝露とアウトカムは，正確に測定されていたと思われます。

多重コホート研究は，2重コホート研究と似ていますが，コホートを3つ以上含む点で異な

り，1つのコホートを，複数のコホートと比較することや，逆に，複数のコホートを1つのコホートと比較することができます。Jaundice and Infant Feeding(JIFee)研究では，1つの非曝露群(曝露群が選択された出生コホートからランダムに選ばれたもの)が，2つの曝露群(1つは，高ビリルビン血症の既往がある子どもの群，もう1つは，脱水で再入院した子どもの群)と比較されました(**事例 8.6**)。

事例 8.6　(ネステッド)多重コホート研究

重度の新生児黄疸や脱水が，児の神経発達に多少とも有害な影響を与えるかどうかを検討するために，カリフォルニア大学サンフランシスコ校(UCSF)と Kaiser Permanente of Northern California(KPNC)の研究者が3重コホート研究を実施しました[21, 22]。研究は，以下のステップで行われました。

1. 曝露の異なる複数のコホートを選択する：この研究は，1995〜1998年の間に，KPNC病院において，満期産もしくはほぼ満期産で出生した10万6627人の児の電子データベースを用いて行われ，以下のコホートが設定されました。
   a. 曝露群1：最大の血漿ビリルビンレベルが25 mg/dL以上であった児(n=147)
   b. 曝露群2：脱水で再入院し，血漿ナトリウムレベルが150 mEq/L以上(n=197)，もしくは，12%以上の体重減少が見られた児(n=197)
   c. 非曝露群：出生コホートからランダムに選択された，新生児黄疸や脱水の既往のない児(n=428)
2. 除外基準の適用：この作業には，紙カルテの記載の確認と医療従事者への連絡が必要であったため，除外基準との照合は，コホートサンプリングの終了後に実施され，その結果，曝露群1から7人，曝露群2から15人，非曝露群から9人が除外されました。
3. アウトカムデータの収集：神経障害の有無は，電子データベースの検索によって確認され，さらに，同意を得た研究参加者に対して，5歳時点で神経発達の精密検査が実施されました(研究参加者がどのコホートに属しているかは盲検化)。この結果，新生児黄疸や脱水は，神経発達にわずかな障害ももたらさないことが明らかとなりました。

多重コホート研究の変法として，1つあるいは複数のコホートにおけるアウトカムの発生を，国勢調査，疾病登録，人口統計データなどから得られた**外部コントロール**の発生と比較するという研究があります。たとえば，男性医師および女性医師の自死率を一般人口の男女の自死率と比較したいくつかの研究では，女性医師の自死率は一般女性人口より高く，男性医師の自死率は逆に，一般男性人口より低いことが示されています[23]。

治療(介入)に関するコホート研究：“ターゲットトライアル”の概念

曝露が，“治療(介入)”という予測因子か，“治療(介入)以外”の予測因子かにかかわらず，コホート研究の基本的構造に違いはありませんが，“治療(介入)”に関するコホート研究の場合は，そのバイアスを減らすための戦略として，“**ターゲットトライアル** target trial”という概念が提唱されています[24, 25]。“治療（介入）”に関する研究と，“治療（介入）以外”の予測因子に関する研究の1つの違いは，前者は，同じリサーチクエスチョンを，ランダム化比較試験 randomized controlled trial（RCT）で研究することができる（本来，その必要がある）という点にあります。コホート研究は，特に“後ろ向き”研究の場合，ランダム化比較試験（RCT）よりも，倫理的で実施可能性も高いため，治療の評価に役立つ面がありますが，それでも決して，治療評価にとって理想的なデザインとは言えません。

治療（介入）に関するコホート研究をデザインする場合には，それを，できる限り，“**理想的なRCT**”（注：同じリサーチクエスチョンの回答を得るのに用いられたであろうRCTデザイン）に**模して**（emulate）考えることが望まれます。これが，Hernánらが，“**ターゲットトライアル**”と呼ぶ概念です。たとえば，同じ治療（介入）に関する研究をターゲットトライアルで実施すると想定して，その場合の，除外基準を考えてみましょう。もし，どちらかのコホートに割り付けることが非倫理的とみなされるために，ターゲットトライアルから除外される人々がいるとすれば，そうした人々は，その治療に関するコホート研究からも除外します。

また，治療に関するコホート研究で，治療を受けている人のフォローアップ開始時点（＝“**タイムゼロ**”）は，治療開始時点としたものの，治療を受けていない人は，どの時点を，フォローアップ開始点とすればよいか迷った場合を考えてみましょう。恐らく，ターゲットトライアルであれば，あるイベントが生じたばかりの患者をランダムに治療群とプラセボ群に割り付けてフォローアップすることでしょう。つまり，どの群でもイベント発生時点が，フォローアップの開始点になるということです。したがって，治療に関するコホート研究でも，あるイベント（例：けいれん発作の発生，高血圧あるいは高血糖症の診断の確定）があった人々の中に，その後に治療を受けた人々と受けていない人々が存在する場合には，そのイベント（**トリガーイベント** triggering event）が生じた時点を，治療群と非治療群のフォローアップ開始点とみなせばよいことになります。そして，トリガーイベントに基づいて，治療群と非治療群を一旦決定したら，たとえ，その後，治療群の患者で治療が中断されたり，非治療群の患者が治療を受けることになっても，それらの患者を，非治療群あるいは治療群に再分類してはいけません。これは，ターゲットトライアルであれば，研究参加者は，割り付けされた元々の研究群のメンバーとして分析されなければならないのと同じです。ランダム化比較試験（RCT）では，これを，**割り付け重視の原則**（intention-to-treat［ITT］ principle）と呼びます（第11章）。これに関連するコホート研究の事例を1つ紹介しておきましょう。これは，喘息で入院した患者の入院期間と抗生物質投与の関係を検討するために行われたコホート研究です[26]。この研究では，曝露群（抗生物質投与群）の患者は，入院日を含め“最低2日間”の抗生物質投与を受けた患者と定義され，投与開始後2日未満で退院した患者は，研究から除外されました。この研究からは，曝露群では，非曝露群に比べ，入院期間が（中央値で）1日長い，つまり，抗生物質投与と入院期間に関連があるという結果が報告されましたが，後に，この研究結果におけるバイアスの影響が指摘され[27]，最低投与期間（＝2日間）の条件をはずして，入院当日から抗生物質投与が開始されたすべての患者を曝露群に含めて再分析を行ったところ，この関連は消失してしまいました[28]。この研究の問題は投与開始後2日未満で退院した患者を，曝露群から除外したことにあります。ターゲットトライアルであれば，ランダム割り付けは，入院初日に行われるはずであり，投与開始後2日未満で退院した患者を除外するということはあり得ないからです。

この研究で，「“最低2日間”の抗生物質投与を受けた患者のみ」を曝露群としたことに伴うバイアスは，「**無イベント生存期間バイアス** immortal time bias」[27, 29, 30]と呼ばれています（監訳者注：直訳的に“不死時間バイアス”とも訳されますが，イベントは，死亡だけではありません)。なぜなら,「“最低2日間”の抗生物質投与を受けた患者」という形で曝露条件を設定すると,定義上,その期間には,曝露群の参加者はイベント(この研究の場合は,“退院”)が生じる可能性がないという指摘がそのきっかけとなったからです[31]。このように,ターゲットトライアルのフレームワークに沿って研究を考えれば,この「無イベント生存期間バイアス」や,観察研究にありがちな様々なデザイン上の欠陥を,発見もしくは予防することができます[32]。

では,研究が開始された時点で,既に治療を受けている人々(**既存受療者** prevalent users)はどうでしょうか？　こうした患者は,研究にとって,いくつかの意味で問題となります[33〜36]。その第1は,既存受療者には,処方された治療へのアドヒアランスが高い人々が多く含まれている可能性があることです。なぜなら,治療を開始したのに何らかの理由で治療を中断した人々は,既存受療者には含まれないからです(これを,**既存受療者バイアス** prevalent user bias と呼びます)。これは,処方へのアドヒアランスが高い人は低い人々に比べ,たとえそれがプラセボであっても,また,他の要因の交絡を調整しても,アウトカムがよいという意味で問題となります[37, 38]。しかも,この影響はかなり大きく,メタアナリシスで,プラセボへのアドヒアランスの低い人々に比べた高い人々の死亡のオッズ比は0.56(95%CI：0.43〜0.74)[37]であることが示されており,既存受療者と非既存受療者を比較すると,(プラセボを含め！)いかなる治療でも,その効果は,既存受療者の方で良好に見えることになります。

第2は,人々が治療を受ける理由は様々で,予防効果への期待や医師との関係など,普通にはあまりない理由で治療を受ける人々が少なくないことです。こうした要因は,医師の処方に影響を与えるだけではなく,アウトカムのリスクにも影響し,「**ヘルシーユーザー効果** healthy user effect」と呼ばれるバイアスをもたらします。たとえば,コホート研究では,骨粗しょう症の治療薬を処方された女性では,治療薬の処方を受けていない比較可能な女性たちに比べて,死亡率が25〜60%低いことが報告されていますが,大規模なプラセボ対照ランダム化比較試験では,そのような効果は認められていません[29]。

第3は,既存受療者を含めると,治療開始初期に生じる有害効果(死亡を含む)を見過ごしてしまう可能性があることです。たとえば,**事例8.4**で示したように,ホルモン補充療法を受けた女性では,治療開始後の主に最初の1年間に心血管死のリスクが高まる可能性が報告されています[19, 40]。

第4は,既存受療者を用いた研究では,研究を開始した時点ですでに,**交絡因子が治療(曝露)の影響を受けている可能性**があるため,交絡の調整が難しくなることです(第10章)。この問題については,**表8.3**で触れ(表中の“最も複雑”なタイプ),また,p.158で,血中LDLコレステロール値(交絡因子)とスタチン投与(曝露)との関係を具体例として示しましたが,抗HIV薬(曝露)の既存受療者の研究における血中ウイルス量(交絡因子)や,骨粗しょう症薬(曝露)の既存受療者の研究における骨密度(交絡因子)についても同じことが言えます。いずれの例でも,既存受療者における研究では,ベースライン時点での交絡因子の値が,すでに治療の影響を受けている可能性があるため,その交絡因子(治療の影響を受けた交絡因子)を用いて交絡調整を行うと,治療による利益(例：死亡や骨折の予防)が過小評価されてしまう可能性があります。

最後に,既存受療者と非受療者を比較する研究を,ターゲットトライアル target trial に当てはめることはできません。なぜなら,非受療者に対しては,その治療を処方するべきかどうかを決定するための,「これから処方を始める人々と始めない人々を比較するランダム化比較試験(RCT)」をイメージでき,既存受療者に対しても,その治療の処方を中止するべきかどうかを決定するための,「これから処方をやめる人々とやめない人々を比較するRCT」をイメージできますが,「現在治療を受けている人々と受けていない人々を比較するRCT」というものは存在しないからです。

コホート研究の強みと弱み

コホート研究の主な利点は，横断研究とは異なり，**発生率** incidence（**累積発生率** cumulative incidence あるいは**人時発生率** incidence rate［person-time incidence］）を算出できることです（**表 8.1**）。また，その縦断的な性格から，連続変数のアウトカム（例：血圧）の変化を経時的に調べることもできます。また，予測因子のレベルを，アウトカムが発生する前に測定できることから，予測因子とアウトカム発生の時間的関係が明確なため，関連の因果関係の推定についても，横断研究に勝る強みがあります。

その一方，すべてのコホート研究には，観察研究としての弱み，つまり，因果推論が困難であること，そして交絡因子の影響で結果の解釈を誤る可能性があるという問題があります（**第 10 章**）。加えて，**前向きコホート研究** prospective study には，コストがかかりすぎるという問題と，稀なアウトカムの研究には効率が悪いという弱点もあります。比較的多いと思われる疾患，たとえば肺がんでさえ，実際には，1 年間に発生する数は少なく，統計学的に十分な数のアウトカムの発生を観察するためには，大規模なコホートを長期間フォローアップしなくてはなりません。一般に，コホート研究は，アウトカムが連続変数の場合や，発生頻度が高くかつ短期間に生じる 2 区分変数的アウトカムを扱う場合に，研究の効率が高くなります。

治療の効率や安全性を検討する上では，コホート研究には，いくつかのバイアスが混入しやすいという欠点がありますが，治療の中には，コホート研究が唯一可能な研究方法である場合があります。たとえば，病気自体が稀な場合には，ランダム化比較試験に必要なサンプルサイズの確保は不可能なため，治療法の有効性は，コホート研究で評価するしかありません。

研究者の中には，観察研究における治療効果の分析は，治療の効果 effectiveness や安全性について，よりよい“**リアルワールド**”のエビデンスが得られると主張する人々もいます。なぜなら，観察研究では，臨床試験であれば適格とはならないような人々も研究に含めることができるからです。確かに，そうした研究では，とりわけ，臨床試験では適格となりにくいことのある高齢者における有害効果を発見できる可能性がありますが，前述のように，“リアルワールド”のコホート研究から治療の有効性を報告した研究には，様々なバイアスが混入している可能性があり，その評価は慎重でなくてはなりません。

後ろ向きコホート研究 retrospective study には，前向きコホート研究と共通する多くの利点に加えて，コホートの設定，ベースライン時の予測因子の測定，フォローアップ，アウトカムの測定が既に完了しているため，研究にかかる経費や時間が前向きコホート研究よりもはるかに少なくて済むという利点もあります。しかし，その一方で，すべての測定が既に終了し，研究参加者のサンプリング法や測定の内容や質に研究者のコントロールが全く及ばないため，データが不完全もしくは不正確であったり，測定方法がリサーチクエスチョンに適していないといったことが起こる可能性があります。

職業あるいは環境由来の有害要因への曝露など，稀な要因に対する曝露の影響を評価する場合には，**2 重コホート研究**もしくは**多重コホート研究**が，ほぼ唯一の実施可能な研究デザインとなります。そして，国勢調査や疾病登録のデータを**外部コントロール** external control として利用すれば，**ポピュレーションベースの研究** population-based study とすることができるという点も，これらのデザインの利点としてあげることができます。それ以外の強みは，他のコホート研究と変わるところはありません。一方，多重コホート研究では，それぞれのコホートが異なる集団から集められる場合，コホート間に，予測因子への曝露レベルの違い以外に，アウトカムの発生に影響を与える可能性のある，様々な重要な違い(**選択バイアス** selection bias)が存在する可能性があります。年齢や人種などの違いであれば，マッチングや統計学的手法で調整することもできますが，調整不能な違い(例：地理的違い)があれば，曝露群と非曝露群の比較が不可能となることもあります。この点においては，**ネステッド多重コホート研究** nested multicohort study が優れており，このタイプの研究では，前出のアジスロマイシン/アモキシシリン研究(**事例 8.5**)や JIFee 研究(**事例 8.6**)で示したように，曝露群と非曝露群は同じ母集団の中から選択されます。アウトカムの確認が困難で多額の費用がかかり，かつ曝露が稀なものである場合には，コホート全体を研究対象とするよりも，その中から曝露群と非曝露群を選択する，ネステッド多重(2重)コホート研究の方が，研究としてははるかに効率的です。

バイアスのリスクを評価するためのツールが，コホート研究の曝露と介入それぞれについて提案されています(監訳者注：曝露については，**ROBINS-E**[41]，介入については，**ROBINS-I**[24]。ROBINS は，Risk Of Bias In Non-randomized Studies の大文字部分，E は exposure，I は intervention からとったもの)。コホート研究を計画する場合には，これらのツールを参考にして，研究の妥当性を脅かす可能性のある問題の中で，少なくとも対処が容易なものについては，研究企画段階で対処しておく必要があります。

コホート研究データの分析

アウトカムの頻度の測定

累積発生率(*リスク*)cumulative incidence，**オッズ** odds，**人時発生率**(レート，率)incidence rate(person-time incidence)は，いずれも，ある期間フォローアップされた研究参加者における，2区分変数的アウトカムの頻度 frequency に関する推定値です(監訳者注：疫学で用いられる頻度や関連の指標の分類，指標間の相互関係については，巻末の監訳者付録を参照してください。また，本訳書では，“リスク”が正確に累積発生率を意味する場合はイタリックで示しています)。これらの測定値は相互に密接に関係しており，分子はいずれも，2区分変数的アウトカムを発生した研究参加者の数です。これらの測定値の前提となっているのは，「**リスクがあった**(at risk)」という概念で，これは，研究参加者が，研究の開始時点では，アウトカムを発生していない(したがって，アウトカム発生の可能性[リスク]がある)ことを意味する概念です。狭心症の予測因子に関する前向き研究 prospective study であれば，ベースライン時点ですでに狭心症を発症している女性は“リスクがあった”(＝アウトカム発生の可能性があった)存在ではありません。なぜなら，研究対象となるアウトカムが既に発生してしまっているからです。アウトカムの累積発生率とは，ある期間内にアウトカムが発生した人々の数(n)を“その期間内にリスクがあった”人々の数(N)で割ったもので，オッズとは，アウトカムが発生した人々の数を，“リスクがあった”人々の中でアウトカムが発生しなかった人々の数($N-n$)で割ったもので，両者の間には，オッズ＝累積発生率/(1－累積発生率)という関係があります(監訳者注：累積発生率＝n/N，オッズ＝$n/[N-n]$から導かれます)。

コホート研究では，多くの場合，**脱落** drop out，死亡など，アウトカムの確認を妨げる出来事が起こります。これらを統計学的に取り込むためには，それぞれの研究参加者について，その研究参加者がアウトカムを発生した時点，あるいは脱落や死亡などの原因で“**打ち切り例** censored case”となった時点までの，“**人時** person-time”の量を測定しなければなりません

表 8.4　1000人のコホートを2年間フォローアップし，毎年50人の新たなケースが発生した場合の，累積発生率，オッズ，人時発生率の計算

統計量	計算式	計算
累積発生率(リスク) cumulative incidence	ある期間内にアウトカムを新たに発生した人々の数 ―――――― その期間内にアウトカム発生の“リスクがあった”人々の数	100/1000＝0.10(10%)
オッズ odds	アウトカムを新たに発生した人々の数 ―――――― アウトカムを発生しなかった人々の数	100/900＝0.111
人時発生率(レート，率) incidence rate(person-time incidence)	アウトカムを新たに発生した人々の数 ―――――― アウトカム発生のリスクがあった人時[a]	100人/1900人年 ＝0.053人/人年 ＝5.3人/100人年

[a]分母は，1年目にアウトカム発生の“リスクのあった人時 person-time at risk”(コホート人数は，1年目の最初は1000人で1年目の最後は950人なので，その平均の975)と，2年目にアウトカム発生の“リスクのあった人時”(コホート人数は，2年目の最初は950人で1年目の最後は900人なので，その平均の925)の合計，つまり1900人時となります。毎年のアウトカム発生数は同じですが，(アウトカム発生の)“リスクのあった人時”が，2年目は小さいので，人時発生率が1年目より大きくなる点に注意してください。

(監訳者注：これを“人年法”と呼ぶこともありますが，年だけではなく，時間，日，週，月の単位も用いられます)。これを用いて人時発生率を算出しますが，これは，アウトカムを発生した人の数を，“**リスクのあった人時** person-time at risk”の合計で割って算出されます。

今，1000人の人々を，肺がんの発生について，2年間フォローアップし，毎年50人(したがって，2年間で100人)の新規患者が発生する研究を考えてみましょう。この研究で得られる累積発生率，オッズ，人時発生率を示したのが，**表 8.4** です。

これらの測定値の中で，最も直感的に理解しやすいのが累積発生率 cumulative incidence で，合計100人の肺がん患者を，リスクのあった1000人で割って，0.10と算出できます。オッズは直感的にはやや理解しがたい面がありますが，100を(1000－100＝900)で割った値(0.11)となります。アウトカムが稀な場合には，オッズの値は，累積発生率に近い値となりますが，この例の累積発生率0.1が，ほぼその上限となります(監訳者注：それを超えると，オッズ＝累積発生率/(1－累積発生率)の分母が1から遠くなるため)。人時発生率の計算では，1年目にアウトカムが発生した人は2年目にはもはや“リスクがある”存在ではないため，2年目の計算の分母からは除外されます。このため，**表 8.4** の脚注に示したように，1年目と2年目における発生数が等しい場合には，2年目の人時発生率は1年目よりも大きくなります。

レンサ球菌咽頭炎のように，感染が繰り返し発生する場合や，疾患(例：心不全)の悪化によって入退院を繰り返す場合など，アウトカムが，同じ人で複数回発生することがあります。もし，複数のアウトカムを発生する人がごく少数で，ほとんどの研究参加者において，アウトカムの発生が，0回もしくは1回である場合には，アウトカム変数を，「0回あるいは1回以上」と2区分変数化することによって，ほとんど情報を失うことなく，分析を単純化することができます。しかし，多数の研究参加者で複数回のアウトカムが発生する場合には，各参加者の平均アウトカム数，あるいは，アウトカム発生の“リスクのあった人時 person-time at risk”で割った平均値が分析に用いられます[2]。

関連の測定

2つのコホートを比較する研究では，**累積発生率差**(リスク差 risk difference)が算出されることがあります。これは，曝露群における累積発生率(*リスク*)から，非曝露群の累積発生率を差し引いた値で，曝露が予防的性質のものである場合(例：治療)には，累積発生率差はマイナスの値となり，この場合，その値を，特に「**絶対*リスク*減少** absolute risk reduction」と呼びます(監訳者注：本訳書では，"リスク" が正確に累積発生率の意味で用いられている場合は，イタリックで示しています)。

また，2つの群の累積発生率の比は，曝露群の累積発生率を非曝露群の累積発生率で割ったもので，**累積発生率比**(***リスク*比** risk ratio)あるいは**相対*リスク*** relative risk と呼ばれます。一方，**オッズ比** odds ratio(OR)は，曝露群のアウトカムのオッズを非曝露群のオッズで割った値で，**アウトカムが稀な場合**には，累積発生率比(*リスク*比)に近似する値となります(第9章の付録9B参照)。しかし，(特にアウトカムが稀な事象ではない場合には)オッズ比は混乱を招きやすいため，コホート研究の分析には，オッズ比は用いないのが賢明です。ただし，**ロジスティック回帰分析**という多変量解析を用いる場合には，その数学的性質上，関連 association の指標には，コホート研究であってもオッズ比が用いられます[3]。

累積発生率比(*リスク*比)の場合と同様に，**人時発生率比**(レート比[率比]rate ratio)も，曝露群における人時発生率を，非曝露群における人時発生率で割った値であり，この種のデータ(**タイム-イベントデータ** time-to-event data と呼ばれることがあります)の多変量分析には，**Cox の比例ハザードモデル**(Cox proportional hazards model)が用いられ，人時発生率比に似た**ハザード比** hazard ratio が，コホート研究における関連の指標として用いられます。

フォローアップを最大化する

コホート研究では，フォローアップを最大化することが極めて重要であり，前向き研究では，そのためにできる限りの手立てを講じる必要があります(**表 8.5**)。研究スタッフと研究参加者の間の**人間関係の構築**，受診を意義深く，楽しく，魅力的なものとすることは，その本質であり，それができれば，研究参加者は，研究スタッフとの接触や研究参加を楽しみにしてくれることさえあります。こうした関係は，研究参加者との結びつきを強めるための，研究スタッフのプロフィールや料理レシピなどの記事を含むニュースレターの発行といった努力で，強化することができます。

研究計画上，実際に研究参加者に会って測定する必要がある場合には，研究期間中に転出予定がある人々は，研究開始時点で除外しなくてはなりません。また，転出もしくは死亡した研究参加者を同定することができるように，その住所，電話番号，電子メールアドレス，かかりつけ医，親しい友人，あるいは同居していない親族などの情報を，できる限り登録時点で確認しておく必要があります。携帯電話番号や個人の電子メールアドレスは特に有用です。なぜなら，それらは，研究参加者，友人，親族に転出や転職があっても変わらない可能性が高いからです。研究参加者の社会保障番号 Social Security number を入手できれば，フォローアップ中の脱落者の生死を調べることができ，Medicare 番号が分かれば，社会保障省にその人の退院に

[2] 同じ研究参加者でアウトカムが複数回発生することがある場合には，全員の "人時 person-time" を単純に合計することはできません。なぜなら，同じ研究参加者における複数回のアウトカムは相互に独立したものではないからです。この "独立ではない" という意味について不明な方は，医学統計家に相談してください。
[3] オッズ比は，ケースコントロール研究(第9章)でよく用いられますが，その場合のオッズ比は，疾患(アウトカム)のオッズの比ではなく，曝露(予測因子)のオッズの比となります(第9章の付録9B参照)。

表 8.5　フォローアップ期間中の研究参加者の脱落を少なくするための方策

研究参加者の登録時

1．研究スタッフと研究参加者の間に人間関係を構築する。
　・ベースラインやフォローアップの受診を意義深く，楽しく，魅力的なものとする。
2．脱落しやすい人々を除く。
　・転居の予定のある人々
　・フォローアップに応じる意思が確かでない人々
　・リサーチクエスチョンには関係のない疾患で具合が悪いか致命的な状態にある人々
3．研究参加者の消息のフォローアップに役立つ情報を入手する。
　・住所，電話番号(携帯電話の番号が分かれば非常に有用)，電子メールアドレス
　・社会保障番号/Medicare 番号と，それらを将来のアウトカム追跡に用いることへの承認
　・親しい友人か，研究参加者と同居していない親族の住所，電話番号，電子メールアドレス
　・かかりつけ医の氏名，住所，電話番号，電子メールアドレス

フォローアップ期間中

1．情報収集，検査結果の伝達，支援などのために研究参加者と定期的に連絡をとる。
　・電話による連絡：週末や夜に電話するなどの配慮が必要
　・メール・郵便による連絡：電子メールや郵便による定期的連絡，あるいは返信用封筒(切手付きおよび差出人住所記入済み)の送付
　・ニュースレター，誕生日カード，粗品の進呈
　・フォローアップ受診中に実施した検査の結果は，アウトカムに影響を与えない限り，受診中に提供する。
2．電話，メール，郵便でも連絡できない研究参加者に対しては：
　・友人，親族，かかりつけ医へ連絡する。
　・郵便局に新住所の転送サービスを依頼する。
　・電話帳やインターネット，あるいは(最初に許可が得られていたら)調査会社を使って，住所を探し出す。
　・(Medicare 加入者については)社会保障省から退院情報を集める。
　・州の保健局や国民死亡登録から生存の有無を確認する。

常に行うべきこと

1．研究参加者に対しては，常に，感謝と敬意の念を持って接し，研究参加者が研究の成功のために協力したいと思えるように，リサーチクエスチョンの意義についてよく説明する。

関する情報を照会することができます。また，研究期間中に，年に少なくとも 1～2 回は研究参加者と定期的に連絡を取ることも大切で，研究対象とするアウトカムについての情報を，より早くかつ正確に把握することができます。フォローアップを確実とするためには，郵便，電子メール，電話，場合によっては個別訪問などを行って，研究期間中に何度か接触を試みることが必要になることもあります。

　このような努力を行っても，研究参加者のフォローアップが 100％となることはほとんどありません。その場合は，**感度分析** sensitivity analysis，つまり，脱落者のアウトカムに，ある極端な仮定をして再分析し，それによる結果が，研究の結論にどれほど影響を与えるかを分析してみます。たとえば，脱落した曝露群のメンバーにはアウトカムが全く発生せず，脱落した非曝露群のメンバーでは全員アウトカムが発生した(あるいはその逆)と仮定して，再分析を行うといったことで，もし，それによって，研究の結論が大きな影響を受けることがなければ，結論を強化することができます。

まとめ

1. **横断研究** cross-sectional study では，予測因子とアウトカムが一時点で測定されます。予測因子とアウトカムの区別は便宜的なもので，研究者の仮定に基づきます。横断研究では予測因子がアウトカムより時間的に先行するかどうかが定かではないため，因果関係を証明する力はコホート研究よりも劣ります。
2. 横断研究は**存在率**(有病率)prevalence についての記述的情報が得られる点で優れた研究デザインです。また，研究にかかる時間が短く，経済的であり，フォローアップで問題となる脱落に悩まされることもありません。横断研究は，コホート研究や実験的研究の第1段階の研究として有用であり，また独立したサンプリングを繰り返す**連続横断研究** serial prevalence study として実施すれば，集団の経時的な変化を捉えることができます。
3. **コホート研究** cohort study では，最初に研究参加者のコホートを設定し，その後フォローアップして，目的とするアウトカムの発生率や，アウトカムと予測因子との関連の分析を行います。
4. コホート研究は，一般に，“**前向き** prospective”と，“**後ろ向き** retrospective”に分けられますが，その用語の使われ方は研究者によって一貫性を欠きます。コホート研究では，バイアスの可能性を完全に把握するために，予測因子とアウトカムの測定方法と測定時期を明確にしておく必要があります。
5. **前向きコホート研究**は，通常，コホートの設定から始まり，多数の研究参加者を長期間にわたってフォローアップしなければなりません。測定については，研究者がコントロールでき，厳密性を確保できますが，時間も費用もかかります。
6. **後ろ向きコホート研究**では，予測因子やアウトカムの測定が既に終わった既存のコホート研究を活用するため，時間や費用の面では有利ですが，測定については，研究者がその内容や質をコントロールできないという問題があります。
7. **多重コホート研究** multiple cohort study とは，曝露レベルが異なる複数のコホート間でのアウトカムの発生率を比較するもので，稀な職業性曝露の影響を研究するのに適した研究デザインです。ネステッド多重コホート研究は，集団中の稀な曝露の効果を研究する上で優れたデザインです。
8. 治療(介入)に関するコホート研究におけるバイアスは，**ターゲットトライアル** target trial(＝理想のランダム化比較試験)を模して研究をデザインすることによって，減少させることができます。
9. **累積発生率**(*リスク*)cumulative incidence，**オッズ** odds，**人時発生率**(レート，率)incidence rate(person-time incidence)は，いずれも，フォローアップ期間中における2区分変数的アウトカムの頻度を推定する指標ですが，人時発生率は，アウトカム発生の“**リスクのあった人時** person-time at risk”を考慮したもので，多変量解析である **Coxの比例ハザードモデル**における**ハザード比** hazard ratio の計算の基礎になるものです(監訳者注：本訳書では，“リスク”が正確に累積発生率の意味で用いられている場合は，イタリックで示しています)。
10. **フォローアップ率**が低くなると，コホート研究としての強みが損なわれてしまいます。

脱落を最小限に留めるには，フォローアップが困難と思われる人々は最初から除外する，フォローアップに役立つ連絡先の情報をベースライン時に集めておく，研究参加者全員に定期的に連絡する，などの対策があります。

文　献

1. Drouin-Chartier JP, Chen S, Li Y, et al. Egg consumption and risk of cardiovascular disease: three large prospective US cohort studies, systematic review, and updated meta-analysis. *BMJ*. 2020;368:m513.
2. Centers for Disease Control NCHS. *National Health and Nutrition Examination Survey (NHANES): History 2020* [cited 2020 Dec 15]. https://www.cdc.gov/nchs/nhanes/history.htm.
3. Andersen RE, Crespo CJ, Bartlett SJ, Cheskin LJ, Pratt M. Relationship of physical activity and television watching with body weight and level of fatness among children: results from the Third National Health and Nutrition Examination Survey. *JAMA*. 1998;279(12):938-942.
4. Sargent JD, Beach ML, Adachi-Mejia AM, et al. Exposure to movie smoking: its relation to smoking initiation among US adolescents. *Pediatrics*. 2005;116(5):1183-1191.
5. Morgenstern M, Sargent JD, Engels R, et al. Smoking in movies and adolescent smoking initiation: longitudinal study in six European countries. *Am J Prev Med*. 2013;44(4):339-344.
6. Dal Cin S, Stoolmiller M, Sargent JD. Exposure to smoking in movies and smoking initiation among black youth. *Am J Prev Med*. 2013;44(4):345-350.
7. Mejia R, Perez A, Pena L, et al. Smoking in movies and adolescent smoking initiation: a longitudinal study among Argentinian adolescents. *J Pediatr*. 2017;180:222-228.
8. Blackwell T, Yaffe K, Ancoli-Israel S, et al. Association of sleep characteristics and cognition in older community-dwelling men: the MrOS sleep study. *Sleep*. 2011;34(10):1347-1356.
9. Kalantar-Zadeh K, Abbott KC, Salahudeen AK, Kilpatrick RD, Horwich TB. Survival advantages of obesity in dialysis patients. *Am J Clin Nutr*. 2005;81(3):543-554.
10. McMillen RC, Gottlieb MA, Shaefer RM, Winickoff JP, Klein JD. Trends in electronic cigarette use among U.S. adults: use is increasing in both smokers and nonsmokers. *Nicotine Tob Res*. 2015;17(10):1195-1202.
11. Vandenbroucke JP. Prospective or retrospective: what's in a name? *BMJ*. 1991;302(6771):249-250.
12. Rothman KJ, Greenland S, Lash TL. *Modern Epidemiology*. 3rd ed. Wolters Kluwer Health/Lippincott Williams & Wilkins; 2008:758.
13. Bao Y, Bertoia ML, Lenart EB, et al. Origin, methods, and evolution of the three nurses' health studies. *Am J Public Health*. 2016;106(9):1573-1581.
14. Man S, Xian Y, Holmes DN, et al. Association between thrombolytic door-to-needle time and 1-year mortality and readmission in patients with acute ischemic stroke. *JAMA*. 2020;323(21):2170-2184.
15. Browner WS, Pressman AR, Nevitt MC, Cauley JA, Cummings SR. Association between low bone density and stroke in elderly women: the study of osteoporotic fractures. *Stroke*. 1993;24(7):940-946.
16. Evans DS, Kim KM, Jiang X, Jacobson J, Browner W, Cummings SR. Prediction of in-hospital mortality among adults with COVID-19 infection. *medRxiv*. 2021.
17. Grodstein F, Stampfer MJ, Manson JE, et al. Postmenopausal estrogen and progestin use and the risk of cardiovascular disease. *N Engl J Med*. 1996;335(7):453-461.
18. Grodstein F, Manson JE, Colditz GA, Willett WC, Speizer FE, Stampfer MJ. A prospective, observational study of postmenopausal hormone therapy and primary prevention of cardiovascular disease. *Ann Intern Med*. 2000;133(12):933-941.
19. Hernán MA, Alonso A, Logan R, et al. Observational studies analyzed like randomized experiments: an application to postmenopausal hormone therapy and coronary heart disease. *Epidemiology*. 2008;19(6):766-779.
20. Zaroff JG, Cheetham TC, Palmetto N, et al. Association of azithromycin use with cardiovascular mortality. *JAMA Netw Open*. 2020;3(6):e208199.
21. Newman TB, Liljestrand P, Jeremy RJ, et al. Outcomes among newborns with total serum bilirubin levels of 25 mg per deciliter or more. *N Engl J Med*. 2006;354(18):1889-1900.
22. Escobar GJ, Liljestrand P, Hudes ES, et al. Five-year neurodevelopmental outcome of neonatal dehydration. *J Pediatr*. 2007;151(2):127-133, 133 e1.
23. Duarte D, El-Hagrassy MM, Couto TCE, Gurgel W, Fregni F, Correa H. Male and female physician suicidality: a systematic review and meta-analysis. *JAMA Psychiatry*. 2020;77(6):587-597.
24. Sterne JA, Hernán MA, Reeves BC, et al. ROBINS-I: a tool for assessing risk of bias in non-randomised studies of interventions. *BMJ*. 2016;355:i4919.
25. Hernán MA, Robins JM. Using big data to emulate a target trial when a randomized trial is not available. *Am J Epidemiol*. 2016;183(8):758-764.
26. Stefan MS, Shieh MS, Spitzer KA, et al. Association of antibiotic treatment with outcomes in patients hospitalized for an asthma exacerbation treated with systemic corticosteroids. *JAMA Intern Med*. 2019;179(3):333-339 [original

version, subsequently retracted].
27. Newman TB. Possible immortal time bias in study of antibiotic treatment and outcomes in patients hospitalized for asthma. *JAMA Intern Med*. 2021;181(4):568-569.
28. Stefan MS, Shieh M-S, Spitzer KA, et al. Association of antibiotic treatment with outcomes in patients hospitalized for an asthma exacerbation treated with systemic corticosteroids. *JAMA Intern Med*. 2019;179(3):333-339 [replaced version of retracted article].
29. Newman T, Kohn M. *Evidence-Based Diagnosis: An Introduction to Clinical Epidemiology*. 2nd ed. Cambridge University Press; 2020:231-243.
30. Newman TB. Antibiotic treatment for inpatient asthma exacerbations: what have we learned? *JAMA Intern Med*. 2021;181(4):427-428.
31. Suissa S. Immortal time bias in pharmaco-epidemiology. *Am J Epidemiol*. 2008;167(4):492-499.
32. Hernán MA, Sauer BC, Hernandez-Diaz S, Platt R, Shrier I. Specifying a target trial prevents immortal time bias and other self-inflicted injuries in observational analyses. *J Clin Epidemiol*. 2016;79:70-75.
33. Vandenbroucke J, Pearce N. Point: incident exposures, prevalent exposures, and causal inference: does limiting studies to persons who are followed from first exposure onward damage epidemiology? *Am J Epidemiol*. 2015;182(10):826-833.
34. Hernán MA. Counterpoint: epidemiology to guide decision-making: moving away from practice-free research. *Am J Epidemiol*. 2015;182(10):834-839.
35. Vandenbroucke J, Pearce N. Vandenbroucke and Pearce respond to “incident and prevalent exposures and causal inference”. *Am J Epidemiol*. 2015;182(10):846-847.
36. Ray WA. Evaluating medication effects outside of clinical trials: new-user designs. *Am J Epidemiol*. 2003;158(9):915-920.
37. Simpson SH, Eurich DT, Majumdar SR, et al. A meta-analysis of the association between adherence to drug therapy and mortality. *BMJ*. 2006;333(7557):15.
38. Avins AL, Pressman A, Ackerson L, Rudd P, Neuhaus J, Vittinghoff E. Placebo adherence and its association with morbidity and mortality in the studies of left ventricular dysfunction. *J Gen Intern Med*. 2010;25(12):1275-1281.
39. Cummings SR, Lui LY, Eastell R, Allen IE. Association between drug treatments for patients with osteoporosis and overall mortality rates: a meta-analysis. *JAMA Intern Med*. 2019;179(11):1491-1500.
40. Hulley S, Grady D, Bush T, et al. Randomized trial of estrogen plus progestin for secondary prevention of coronary heart disease in postmenopausal women. Heart and Estrogen/progestin Replacement Study (HERS) Research Group. *JAMA*. 1998;280(7):605-613.
41. Bero L, Chartres N, Diong J, et al. The risk of bias in observational studies of exposures (ROBINS-E) tool: concerns arising from application to observational studies of exposures. *Syst Rev*. 2018;7(1):242.

第8章　演習問題

【問1】 リサーチクエスチョンは,「ビタミン B_{12} 不足が, 高齢者における大腿骨頸部骨折の原因となるか」です。

a．前向きコホート研究 prospective cohort study でこのリサーチクエスチョンを研究するための研究計画のアウトラインを簡潔に記述してください。

b．同じリサーチクエスチョンを, 老年科クリニック受診者のサンプルにおいて, 大腿骨頸部骨折の既往のある女性と既往のない女性の間でビタミン B_{12} 摂取量を比較するという研究も考えられます。この横断研究と比較した場合の, 上記の前向きコホート研究の持つ利点と欠点をそれぞれ少なくとも1つあげてください。

c．このリサーチクエスチョンを後ろ向きコホート研究 retrospective cohort study で行うことができると思いますか？　その場合, 研究の利点と欠点はどのように変わると思いますか？

【問2】 Sung ら[1]は, PRIDE(Program to Reduce Incontinence by Diet and Exercise)臨床試験に登録された, 30歳以上の, 338人の肥満女性におけるベースラインデータを用いて, 尿失禁の頻度とうつ症状との関連を検討しました。その結果, うつ症状のある女性($n=101$)では, うつ症状のない女性に比べて, 週当たりの平均尿失禁回数が有意に大きい(28 vs 23；$P=0.005$)ことが明らかとなりました。

a．これは何というタイプの研究ですか？

b．この結果の1つの解釈は, うつ状態が尿失禁の頻度を高めるというものですが, それ以外にはどのような解釈があり得るでしょうか？　またそれらの解釈を確かめるためには, どのように研究デザインを変更すればよいでしょうか？

文　献

1. Sung VW, West DS, Hernandez AL. Association between urinary incontinence and depressive symptoms in overweight and obese women. *Am J Obstet Gynecol*. 2009;200(5):557.e1-557.e5.

第9章 ケースコントロール研究をデザインする

Thomas B. Newman
Warren S. Browner

第8章で述べたコホート研究は，ある曝露を受けた群と受けていない群を設定し，その後それらをフォローアップして，その間のアウトカムの発生を測定・比較するというタイプの研究でしたが，**ケースコントロール研究** case-control study では，全く逆に，まず，アウトカム(例：疾患)を有する群(ケース群)と有しない群(コントロール群)を設定し，次に，"**後ろ向き** retrospective"に予測因子を測定し，ケース群とコントロール群の間に，予測因子のレベルに違いがあるかどうかを検討します。

たとえば，眼球内悪性黒色腫の患者をケース群，健康な人々をコントロール群とし，その後各群の研究参加者について，アーク溶接光への曝露の有無を調べ，曝露の頻度や程度に両群間に違いがあるかどうかを調べるといったことです[1]。ケースコントロール研究は，コストが比較的少なくて済み，稀な疾患や病気のアウトブレーク(突発的流行)の研究には特に効率の高い研究デザインとなります。

本章では，ケースコントロール研究のいくつかの変法についても解説します。**ネステッド・ケースコントロール研究** nested case-control study は，コホート研究の内部で行われる研究で，観察中に発生した症例(**インシデントケース** incident case)を，ケース以外のコホートメンバーからランダムに選んだコントロールと比較するという研究デザインです。これに対し，**ネステッド・ケースコホート研究** nested case-cohort study は，(ケースを含む)全コホートからランダムに選んだサンプルをコントロールにするもので，複数の(アウトカムが異なる)ケース群と比較することができます。**発生密度ケースコントロール研究** incidence-density case-control study と呼ばれる研究デザインもあり，このデザインでは，予測因子の経時的な変化や脱落などを考慮した分析を行うことができます。**ケースクロスオーバー研究** case-crossover study という，ケース自体が自らのコントロールとなる研究デザインもあります。そして，最後に，第8章と本章で論じた観察研究のデザインを選択する場合の注意点について解説します。

ケースコントロール研究の基礎

ほとんどの疾患は比較的稀であるため，一般には，コホート研究や横断研究ではコストがかかりすぎてしまいます。たとえば，眼球内悪性黒色腫のように稀な疾患の予測因子をコホート

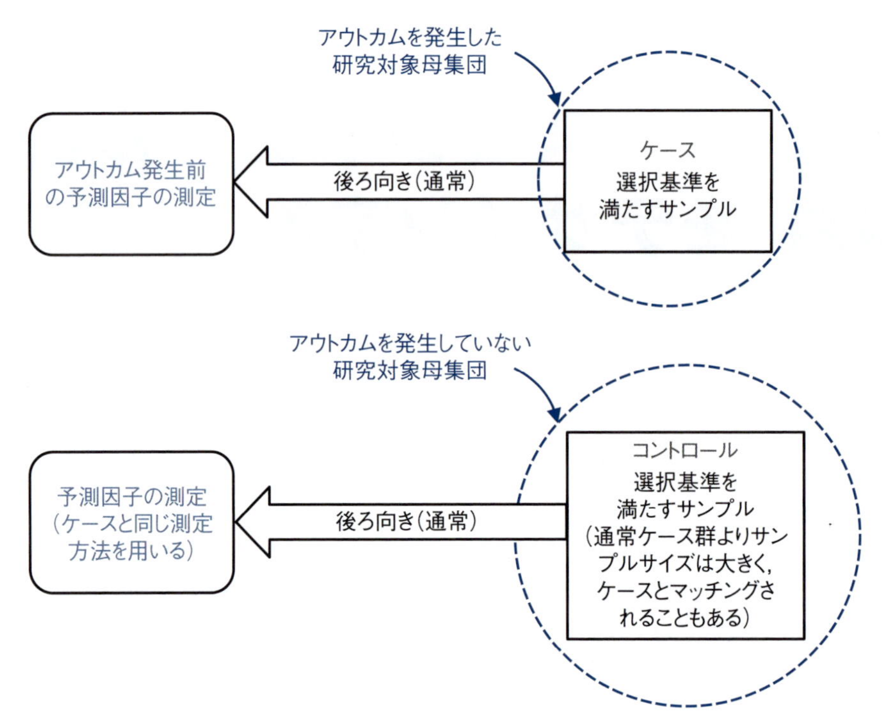

図 9.1　ケースコントロール研究
研究は以下の手順で行われます。
・選択基準を決め，ケース集団とコントロール集団の中から，それぞれ1つのサンプルを選択する。
・予測因子の値を測定する。通常，後ろ向きに情報が集められる。

研究や横断研究で調べようとすると，何千人あるいは何万人もの研究参加者が必要となってしまいます。**ケースシリーズ研究** case series study でも，一般集団における予測因子の頻度についての“既存の知識”に照らして，予測因子を推定できる場合(例：HIV 感染における静脈薬物使用)がありますが，ほとんどの場合，鍵となる予測因子を推定するためには，コントロールを集め，ケース群とコントロール群との間で予測因子の頻度を比較しなければなりません。

ケースコントロール研究は，第8章で論じたほとんどの意味において，“**後ろ向き** retrospective”の研究であり(**図 8.1**)，まず，対象疾患に罹患している人々の群(ケース群)と罹患していない人々の群(コントロール群)を設定し，それから過去にさかのぼって，(ケース群が)対象疾患に罹患する“以前”における予測因子の有無もしくはそのレベルを両群で測定します(**図 9.1**)。しかし，すべてのアウトカムが，研究開始時点で発生していなくてはならないわけではありません。たとえば，病気のアウトブレークの場合には，原因究明のために，まだケースが発生し続けている流行の現地に疫学者が派遣されます。疫学者はそこでケースの定義を行い，ケースが発生するたびに，新規のケースとコントロールを“**前向き** prospective”に登録していきます。このプロセスは，流行の原因が特定されるまで続きます(**事例 9.1**)。

ケースコントロール研究は，ワインにたとえれば，ホームメイドの赤ワインのようなもので，一般に味はそこそこで，まずいものに当たることもありますが，値段は手頃で，運がよければ，驚くほど美味しいものに当たることがあります。ケースコントロール研究には常にバイアスの危険がつきものですが，この研究デザインを用いて多くのすばらしい研究が行われてきまし

事例 9.1　疾患のアウトブレークのケースコントロール研究

2018 年に，オーストラリアの多くの州で A 型肝炎のアウトブレークが発生し，公衆衛生当局が，ケースコントロール研究による原因究明に乗り出しました[2]。ケースは，2018 年の4月 13 日～6月8日に発生した，遺伝子型 IB の A 型肝炎患者で，コントロールは，同じ期間に報告された他の報告対象感染症 reportable infectious disease（サルモネラ症，カンピロバクター症，クリプトスポリジウム症など）の患者とされました。コントロールは，ケースと同じ行政区域，もしくは近接する区域で発生した患者で，ケースと年齢層（0～14，15～39，≥40）でマッチングされ，1 人のケースに対し 2 人のコントロールがサンプリングされました（第 10 章）。そして，ケースとコントロールには，“疾患を発症する前に曝露した可能性のある要因”（＝予測因子）についての質問が行われました。

その結果，ケースと最も強い関連があった予測因子は，冷凍ザクロの実の摂食（症例 13 人中９人，コントロール 21 人中 1 人，オッズ比＝45.0，95%CI：3.8～2065，**付録 9A**）であることが示されました。

そして，その後の調査で，あるエジプトの製造業者の冷凍ザクロの実の 2 つのパッケージから A 型肝炎ウイルスが検出され，さらに，その業者の製品は，2012 年にブリティッシュコロンビア州で発生した A 型肝炎のアウトブレークにも関係していたことが判明しました[3]。このアウトブレイクを受け，オーストラリア農業水資源省は，この製造業者からのその後のすべての荷物について，監視と検査を行うことを決定しました。

た。たとえば，母親のジエチルスチルベストロール使用と娘の膣がんの関係（ある研究では，何とわずか 7 症例に基づいて結論が出されました！）[4]や，うつぶせの姿勢で寝かせることと乳児突然死症候群の関係を明らかにした研究などがそうです[5]。後者の研究の結果は単純明快で，それによって何千もの命が救われることになったのです[6]。

ケースコントロール研究からは，疾患の存在率（有病率）prevalence や発生率 incidence に関する情報を得ることはできません。なぜなら，ケースコントロール研究における患者の割合は，単に，研究者が任意に決めたもので，一般集団中の患者の割合を反映するものではないからです。しかし，ケースコントロール研究ではその代わりに，患者の特徴についての情報が得られ，さらに重要なことに，ケースの定義に用いたアウトカム（例：疾患）と予測因子との関連の強さを推定することができます。これらの推定値は，**オッズ比** odds ratio という形で算出され，その疾患の存在率が，ケース群，コントロール群いずれにおいても比較的低い場合（約 10%かそれ以下）には，**累積発生率比**（*リスク*比 risk ratio，相対*リスク* relative risk）をよく近似するものとなります（**付録 9B**）（監訳者注：疫学で用いられる頻度や関連の指標の分類，指標間の相互関係については，巻末の監訳者付録を参照してください。なお，“リスク” が，正確に累積発生率意味で用いられている場合は，イタリックで示しています）。

ケースコントロール研究は，もともと，“疾患” の予測因子を見い出すための疫学研究として始まった研究デザインです。それゆえに，また，説明のわかりやすさの観点からも，疾患を有する群を “ケース” と呼び，また，ケース群とコントロール群で比較する予測因子（曝露）のことを “**リスクファクター** risk factor” と呼び習わしてきました。しかし，ケースコントロール研究では，ケースは “疾患” に限る必要はなく，稀な事象であれば，たとえば，通常は死亡することが稀な疾患による“死亡”をアウトカムとすることもできます。また，予測因子も，“リスクファクター”に限らず，ワクチンのように，予防的な効果が期待されるもの（プロテクティブファクター protective factor）にすることができ，その場合には，アウトカムのオッズ比は，1より小さい値になります。

ケースコントロール研究の利点

稀な疾患を研究する場合の効率性

ケースコントロール研究の主な利点は，比較的少ない研究参加者から迅速に情報が得られることです。たとえば，割礼と陰茎がんに関する研究の場合を考えてみましょう。割礼をした男性に陰茎がんが発症することはきわめて稀ですが，割礼をしていない男性においても稀ながんです。このがんの生涯累積発生率 lifetime cumulative incidence は約0.16%[7]であるため，割礼をした男性としていない男性がほぼ半々であるとして，コホート研究で80%のパワー（検出力）でその関連を検出するには，累積発生率比（リスク比）が50の非常に強い予測因子（曝露）であっても計算上6000人以上もの研究参加者が必要となります。一方，出生時割礼の効果をランダム化比較試験で検討しようとすると，これと同数の研究参加者が必要となるばかりか，そのがんの平均的な発症年齢は67歳であるため，研究参加者のフォローアップには，疫学者が3世代（！）にもわたって取り組まなくてはならない計算になります。

では，同じリサーチクエスチョンをケースコントロール研究で行うとどうなるでしょうか？この場合は上述のコホート研究の累積発生率比（リスク比）とほぼ同等のオッズ比（監訳者注：疾患が稀なため累積発生率[リスク比]に近似）を，同じパワーで検出するには，なんと，わずか16人の患者と16人のコントロールで済みます。もちろん，この場合には，16人の患者は代表性のある患者でなくてはならず，そのサンプリングにはそれなりの労力も伴います。しかし，稀な疾患，あるいは曝露から発病に至るまでの期間（潜伏期間 latent period）が長年にわたる疾患の場合は，ケースコントロール研究が，他のデザインよりもはるかに効率的であるばかりか，それだけが唯一実施可能なデザインであることが少なくありません。

仮説生成上の有用性

後ろ向き研究 retrospective study であるケースコントロール研究では，一度に多くの予測因子 predictor（曝露 exposure）を検討できるため，新たにアウトブレークした疾患の病因についての仮説を生成するのに有用です。アウトブレークを起こすのは，多くの場合感染性疾患ですが（**事例9.1**），そうでない場合もあります。たとえば，ハイチで発生した子どもの急性腎不全の流行に関するケースコントロール研究では，現地で製造されたアセトアミノフェンシロップの使用に対して53という非常に高いオッズ比が確認されました[8]。その後，腎不全は，ジエチレングリコールの混入によるものであることが明らかにされましたが，残念なことに，その発生は今もまだ続いています[9, 10]。

ケースコントロール研究の欠点

ケースコントロール研究には上述のように，大きな利点がありますが，反面，重大な欠点もあります。その第1は，研究デザイン上，ケース群とコントロール群はあるアウトカム（例：疾

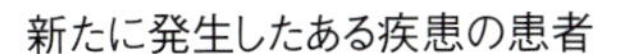

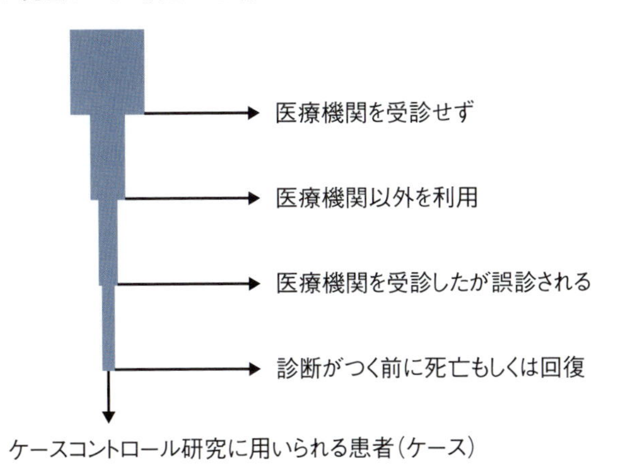

図 9.2　ケースコントロール研究のケースが当該疾患のすべての新規患者を代表するサンプルとはならない理由

患)の有無で分けられるため，一度に扱えるアウトカムの数が1つに限られることです。これに対し，コホート研究や横断研究，また実験的研究では，同時に数多くのアウトカムを扱うことができます。第2は，ケースコントロール研究から得られる情報は限られており，ケースが発生した期間やそれが由来した母集団が分かっている場合を除き，アウトカムの発生率 incidence や存在率(有病率)prevalence を直接推定することができないことです。第3の，そして最大の欠点は，ケースコントロール研究は，**バイアスの影響を受けやすい**ことです。その原因は大きく2つあり，1つはケース群とコントロール群が別々に選び出されること，もう1つは予測因子の測定が過去にさかのぼって行われることです。これら2つのバイアスの問題とそれらへの対処戦略については，次の2つのセクションで説明します。

選択バイアスとその対処戦略

ケースの同定とサンプリング

ケースコントロール研究のサンプリングは，ケース群から始まります。ケースのサンプルは，その疾患を発症した全患者，あるいはそこからランダムに選ばれた患者であることが理想的ですが，それは通常非常に困難です。横断研究やコホート研究であれば，全研究参加者を系統的に調べて，罹病者を厳密に確認することができますが，ケースコントロール研究では，ケースは，すでに診断され，しかも現実的にアクセスが可能な患者から選ばれます。これらのケースは，その疾患を発症した全患者の代表性のあるサンプルではありません。なぜなら，罹患しているのに診断されていない人，誤診された人，研究に参加できない人，あるいは死亡した人は研究対象に含まれないからです(図 9.2)。

一般に，ケース群のサンプルが，何らかの理由で，予測因子に関して代表的なサンプルでない場合には，**選択バイアス** selection bias が問題となります。ただし，大腿骨頸部骨折や外傷性切断などのように，患者のほとんど全員が入院を必要とし，しかも比較的診断が簡単な場合は，既に診断され，サンプリング可能な患者の中から選んでも大きな問題はありません。同じように，後述する，ある1つのコホートからケース群がサンプリングされる**ネステッド・ケースコントロール研究** nested case-control study の場合も，研究参加者が，十分長い期間フォローアップされ，疾患がほぼ常に確実に診断される場合には，ケース群は，その疾患の新規患者の集団をほぼ代表し得るサンプルとなります。

一方，常に医療機関を受診するとは限らない病態の場合には，診断までに選択がかかってしまうため，ケースコントロール研究の実施はより困難となります。たとえば，精管結紮術が，前立腺がんのリスクを高める可能性を指摘した報告が見られますが[11]，前立腺がんの診断は，スクリーニング検査を受けるかどうかによるため，前立腺がんとの診断を受けた人々は，精管結紮術を受けた人々と同じように，(特に泌尿器科の)医療ケアを受けたことのある人々に偏っている可能性があります。実際に，精管結紮術を受けた男性は，前立腺がんのスクリーニング検査を受けることが多いことが報告されています[12]。ケースのサンプリングに際しては，こうした問題を考慮しなければなりませんが，実際の研究の場面では，“アクセスできる患者”を用いるしか選択の余地がないことが少なくありません。

コントロールのサンプリング

しかし，ケースコントロール研究においてもっと難しいのは，コントロール群の選び方です。その選び方の原則は，「**その疾患を発症したら，ケースとなっていたはずの人々の集団**」からサンプリングすることです。コントロールの選び方には3つの戦略があります。

- **医療機関ベースのコントロールあるいは疾病登録ベースのコントロール**：コントロールの選び方で，一般に，最も手軽な方法は，ケースが選択された医療機関(クリニックあるいは病院)と同じ医療機関，もしくは疾病登録から選択するという方法です。医療機関から選択するコントロールは，**院内コントロール**(clinic-/hospital-based control)と呼ばれ，選択バイアスを少なくとも一部減らす効果を期待できます。なぜなら，それらの人々は，もしもケースとなれば，同じ医療機関を受診すると考えられる人々だからです。**事例 9.1** に示したA型肝炎のアウトブレークの事例では，他の報告対象感染症の登録例の中からコントロールが選ばれましたが，それは，連絡先の情報へのアクセスが容易であったことと，それらの人々が仮にA型肝炎に罹患していれば，ケースとなった可能性が高いことによるものです。

  しかし，代表性のないコントロール群と，代表性のないケース群との比較には，かなりの注意が必要です。もし，研究対象としている予測因子(曝露)が，コントロールが同じ医療機関を受診する理由となった疾患とも関連があり，そのため，コントロールでもその予測因子の割合が高い場合には，その予測因子とアウトカム(＝ケースが罹患している疾患)との関連は，減少するか，逆転することさえあります。たとえば，**事例 9.1** のA型肝炎の研究で，もし，研究者たちが，アウトブレークの原因として，“食物や水”を主たる予測因子と想定していたとすれば，サルモネラ症，カンピロバクター症，クリプトスポリジウム症も，“食物や水”が原因であることが多いため，そうした人々をコントロールに用いることは適切ではありません。同じように，子どもや若い成人における血液のがん(アウトカム)と，“油田・ガス田との近接”(曝露)に関するケースコントロール研究では[13]，同じ疾病登録の中の血液以外のがん患者がコントロールとして用いられていますが，油田・ガス田に近接する地域を汚染する化学物質が，血液以外のがんのいずれかとも因果関係があるとすれば，血液のがんと，“油田・ガス田との近接”との関連は薄められてしまうことになります。

  研究対象疾患以外の病気を持つ人々をコントロールとする場合は，その病気が，研究対象疾患と共通する予測因子によるものである場合には，結論を誤る可能性があります。したがって，そうした“手軽な”コントロールを用いる場合には，研究の妥当性について慎重な考慮が必要となります。

- **ポピュレーションベースのケースとコントロール**：地域ベースの疾病登録，地域ベースの電子的臨床・管理データ，あるいは医療保険加入者の電子データベースの急速な普及によって，多くの疾患について，**ポピュレーションベースのケースコントロール研究** population-based case-control study が可能となってきました。これらのデータベースから得られるケースは，一般には，その地域や医療保険内における患者を代表するものと考えられます。この場合のコントロール群の選択は単純で，地域ベースの疾病登録や臨床・管理データの場合は，その地域の全住民，医療保険の場合は，その加入者全員を代表するサンプルであればよいことになります。

  疾病登録や地域住民のデータベース，あるいは医療保険加入者のデータベースが利用可能な場合は，ポピュレーションベースのケースコントロール研究が，最も理想的なデザインとなります。そして，発生したケースが網羅的に把握され，かつその元となる集団(地域住民，保険加入者)が比較的安定(＝転出，転入がないこと)で，そして，コントロールをランダムにリクルートできれば，ポピュレーションベースのケースコントロール研究は，デザイン上，“**ネステッド・ケースコントロール研究** nested case-control study”に近いものとなります。

  しかし，医療システムが非常によく整備された社会でも，**図 9.2** に示すように，患者が“ケース”として同定されるまでには，様々な“ふるい”がかかり，そのプロセスは，社会層(セグメント)によって異なる可能性があります。つまり，患者が診療を受けるために医療システムを利用する時点，あるいは，患者に接触して研究参加への同意を取り付ける時点を含め，あらゆる時点で，バイアスが混入する可能性があるということです。たとえば，英語能力が不十分な人々や科学に対して懐疑的な人々は，研究に含まれない可能性が高くなります。

- **複数のコントロール**：特にケース群が代表的なサンプルでない場合，**コントロール次第で結果が変わる**ことも珍しくありません。したがって，そういう場合には，複数のコントロール，それも異なった方法で選ばれたいくつかのコントロール群を用いることが望まれます。たとえば，ハイチで行われた，経口コレラワクチンの効果を評価するためのケースコントロール研究では，ケースにおけるワクチン接種率が，2つのコントロール群と比較されています[14]。1つは，ケースと同じコレラ治療センターを水溶性下痢で受診したが，コレラ検査が陰性だった“検査陰性”コントロール群，もう1つは，同じコミュニティで，下痢症状のない人々から選ばれた“コミュニティ”コントロール群です。コントロールは，ケースと，年齢層，サンプリング時点，居住地域をマッチングさせた上で，ケース1例に対して，複数(最大4例)が選択されています。この研究では，自己申告による2回の経口コレラワクチン接種の推定効果(監訳者注：“1－オッズ比”で算出[14])は，いずれのコントロール群を用いた場合でもほぼ同じ(73％と 74％)であったと報告されています。

しかし，複数のコントロールを用いた場合，コントロールによってバイアスが異なるために，比較するコントロール群によって結論が異なるという事態が生じ，ケースコントロール研究の，研究デザインとしての脆さが露呈することがあります。こうした場合には，研究者は，追加情報を収集して，それぞれのコントロールに含まれるバイアスの大きさを検討しなければなりません(第 10 章)。しかし，こうした結果の食い違いが必ずしも悪いこととは限りません。なぜなら，1つのコントロール群のみを使って間違った結論を導き出すよりも，「コントロールによって結果が異なるため関連は不明」と結論する方が科学的に正しい態度だからです。

コントロールの選択には，**マッチング** matching が用いられることもあります。マッチングとは，主たる予測因子以外でアウトカムと関連のある因子のうち，その主なものについてケース群とコントロール群とをマッチさせ，比較可能性を高める方法です。たとえば，予測因子や疾患は，年齢や性別と関係があるものが多いため，ケース群とコントロール群が年齢や性別について均等であれば，研究結果の妥当性を高めることができます。

しかし，マッチングには問題もあります。それは特に，収入や血清コレステロール値など，**変動する因子**を用いてマッチングする場合に顕著です。その理由，およびマッチングに代わる方法については，第10章で解説します。

測定誤差(測定バイアス)とその対処法

ケースコントロール研究の第2の問題は，**測定誤差** measurement error によるバイアスの問題です。これは，ケースコントロール研究では，予測因子(曝露)の測定が後ろ向き retrospective に行われることによるもので，ケースであれコントロールであれ，人の記憶は不完全なため，何年も前に起こった(経験した)曝露についての想起には，不確実性が伴います。ケースもコントロールも同じ程度に曝露の記憶が不確かな場合を，**非選別的誤分類** nondifferential misclassification と呼び，この場合は，関連が薄まり，その検出が難しくなってしまいます(注：疫学的に表現すれば，オッズ比が1に近づく)。しかし，それ以上に問題となるのは，ケースとコントロールで記憶の程度が異なる場合，たとえば，病気と診断された患者(ケース)がコントロールよりも，曝露について，より詳細に(ときに過剰に)思い出す傾向がある場合などに生じるもので，これを，**選別的誤分類** differential misclassification(監訳者注：differential は“選択的”と訳されることもありますが，selective と区別するために，本書では“選別的”と訳します)，あるいは，**リコールバイアス(想起バイアス)** recall bias と言います。これは，研究に予見し難い影響を及ぼすことがあるので，注意が必要です。

たとえば，日光曝露と悪性黒色腫の関係は，あまりによく知られているため，この腫瘍の患者(ケース)では，日光曝露の想起がコントロールよりも過剰になる可能性があります。Cockburn ら[15]は，ペアの一方だけが悪性黒色腫に罹患した双子を用いたケースコントロール研究でこうしたバイアスの存在を明らかにしています。彼らは，“(自分と相手を比べた場合)子ども時代にはどちらがより多く日光を浴びていたと思うか”という日光曝露に関する質問を，ケース群(悪性黒色腫罹患群)，コントロール群(非罹患群)それぞれで行いました。その結果，ケース群では，相手の日光曝露に対する自分の日光曝露のオッズ比は2.2(95%信頼区間：1.0～4.7)であったのに対し，コントロール群では，そのオッズ比は0.8(0.4～1.8)となりました。“どちらが日焼けしやすいと思うか”などの他の質問にはペア間で差がなかったため，日光曝露量に関する質問への回答にリコールバイアスが生じた可能性が示唆されました。

コホート研究では，予測因子(曝露)に対する質問が，疾患が生じる“前”に行われるため，リコールバイアスは生じません。たとえば，ネステッド・ケースコントロール研究のデザインで行われたある悪性黒色腫の研究では，日光曝露に関するデータは腫瘍が発生する何年も前に集められており，それを利用したリコールバイアスの検討が行われています。この研究では，悪性黒色腫が発症する前と後の両方で，日光曝露に関する質問が行われ，結果が比較されました。その結果，腫瘍発生後の質問の回答には，若干の不正確性が認められたものの，上述の Cockburn ら[15]の研究とは異なり，明らかなリコールバイアスは認められませんでした[16]。この

表 9.1　ケースコントロール研究における盲検化のタイプ

盲検化の対象となる人	ケース，コントロールの区別を盲検化	目的とする予測因子(曝露)を盲検化
研究参加者	コントロール群自体も何らかの疾患に罹っており，かつ，目的とする予測因子とその疾患に関連があるかもしれないと研究参加者が考える場合には可能	「ダミー」の予測因子を質問項目に加え，ねらいとする予測因子が分かりにくいようにする。ただし，その予測因子が，既によく知られている場合には使えない。
測定者	ケース群が外見上コントロール群と見分けがつかない場合に可能。しかし，研究参加者が示すわずかな兆候や言動により区別できてしまう場合には困難	測定者が研究者でない場合は可能だが，いずれは分かってしまう可能性がある。

ように，リコールバイアスは，いつも生じるわけではありませんが，その可能性については常に注意が必要です[17]。

測定バイアス measurement bias を減らすための方法としては，第4章で述べた対処法(例：測定法をマニュアル化して統一する，測定法を自動化する，測定者のトレーニング・技能チェックを行う)に加えて，以下の2つの方法が考えられます。

- **アウトカムが発生する以前に記録されたデータを使用する**：たとえば，上述した，経口コレラワクチンの効果に関するケースコントロール研究では，自己報告によるワクチン接種歴に加えて，接種記録も用いられています[14]。これは，優れた戦略ですが，その有効性は，予測因子に関する記録情報の利用可能性やその信頼性にかかっています。この経口コレラワクチンの研究では，接種記録で接種確認ができたのは，ケース，コントロールいずれにおいても，自己報告でワクチン接種を報告した人々の半数にすぎませんでした。
- **盲検化する**：ケースコントロール研究における盲検化 blinding には，ケースとコントロールの区別を隠すか，目的とする予測因子(曝露)を隠すかの2通りがあり，さらにそれを測定者に対して行うか，研究参加者に対して行うかの2通りの場合があるため，理論的には合計4種類の盲検化のパターンが存在することになります(**表 9.1**)。

理想は，測定者にも研究参加者にも，誰がケースかコントロールかが分からないように盲検化することですが，実際にはこれは困難です。なぜなら，研究参加者には，自分が病気かそうでないかは通常自明だからです。研究参加者にケースかコントロールかの区別を盲検化できるのは，コントロール群自体も何らかの病気にかかっていて，しかも，目的とする予測因子と病気との関連に関する認識がケース群とコントロール群で差がない場合に限られます。測定者を盲検化することも困難です。病気かどうかが外見上明らかな場合(例：黄疸，喉頭摘出)は当然ですが，質問に対する患者の回答から分かってしまうこともあるからです。

ケースかコントロールかの区別を盲検化するよりは，研究対象としている予測因子(曝露)を盲検化する方が一般には簡単です。ケースコントロール研究は，疾患の原因究明の第1歩として行われることが多いため，通常，多くの予測因子が同時に研究対象とされます。そのため，対象疾患に一見関係がありそうで実は関連のない予測因子に関する質問(**ダミーの質問**)を，自然な形で加えることによって，研究参加者と測定者の両方を，研究仮説に対して盲検化することができます。たとえば，蜂蜜の摂取と乳児のボツリヌス中毒との関連を調べる場合には，ゼリーやヨーグルトやバナナについても，同じように詳しく質問するというやり方をします。このような盲検化を行っても，実際のところ測定バイアスを完全に防げるわけではありませんが，測定バイアスが生じているかどうかの判断材料にはなります。たとえば，ケース群で蜂蜜摂取が多く，他の食物にはそのような傾向がない場合，蜂蜜接種と乳児ボツリヌス中毒との関連が測定バイアスによるものとは考えにくいと言えます。しかし，その関連が社会で広く知られていたり，あるいはダミーとして加えたつもりの予測因子が，実は真の予測因子であるような場合などはこの方法も役に立ちません。

血液検査やX線検査のような臨床検査の場合は，検査担当者に，そのサンプルがケースのものかコントロールのものかを盲検化して判定させることができます。このような場合の盲検化は簡単で，サンプルに番号を付けるのを測定者でない人が行えばよく，これは常に実施されなければなりません。盲検化の重要性は，骨量と大腿骨頸部骨折との関連を調べた15のケースコントロール研究を比較した成績によく示されており，盲検化が行われなかった研究では，盲検化が行われた研究に比べて，その関連がより顕著に出る傾向が認められています[18]。

ネステッド・ケースコントロール研究，発生密度ネステッド・ケースコントロール研究とケースコホート研究

ネステッド・ケースコントロール研究 nested case-control study とは，その名が示すとおり，コホートの内部に，「入れ子 nest」のようにケース群とコントロール群を設定する研究デザイン(図 9.3)で，既存のコホートを利用する場合と，新たにコホートを立ち上げる場合があります。

ネステッド・ケースコントロール研究を行うためには，何よりも，必要な数のケースを確保できるだけの規模のコホートが必要であり，かつ，予測因子(曝露)の測定を可能とする，検体や画像の保存バンク，あるいは，予測因子に関するデータベース(例：診療記録や検診記録など)が備わっていなければなりません。第8章で解説したように，コホートを定義する場合には，「**アウトカムを発生するリスクのある集団**(**リスク保有集団** population at risk)」を定義する選択基準(包含基準と除外基準)が必要となります。また，各研究参加者がコホートに参加した期日も正確に記録されている必要があります。これには，**固定期日型** fixed date(例：医療保険に2021年の1月1日に加入し，包含基準を満たす人々全員)と，登録可能となった時点(例：コホート研究に参加した期日)，もしくは“アウトカム発生のリスク”が生じた時点(例：心筋梗塞の再発要因に関する研究の場合は，研究参加者が最初に心筋梗塞を発症した期日)で研究参加者を順次登録する**変動期日型** variable date の2つのタイプがあります。

コホートの設定が終わったら，次に，研究対象とするアウトカムの判定基準を作成しますが，アウトカムは，研究参加者のコホート登録以降で，かつ，コホートのフォローアップ期間の終了時点以前に発生したものでなくてはなりません。アウトカムが稀で，フォローアップがほぼ完全で，かつ，予測因子(曝露)が安定でベースライン時に測定するだけでよい場合には，研究は非常に単純で，フォローアップ期間内にアウトカムを発生したすべての研究参加者を“ケース”，アウトカムを発生しなかった研究参加者の中からランダムに選んだ人々を“コントロール”とし，次に，ケースとコントロールそれぞれについて，予測因子を測定し，それらのレベ

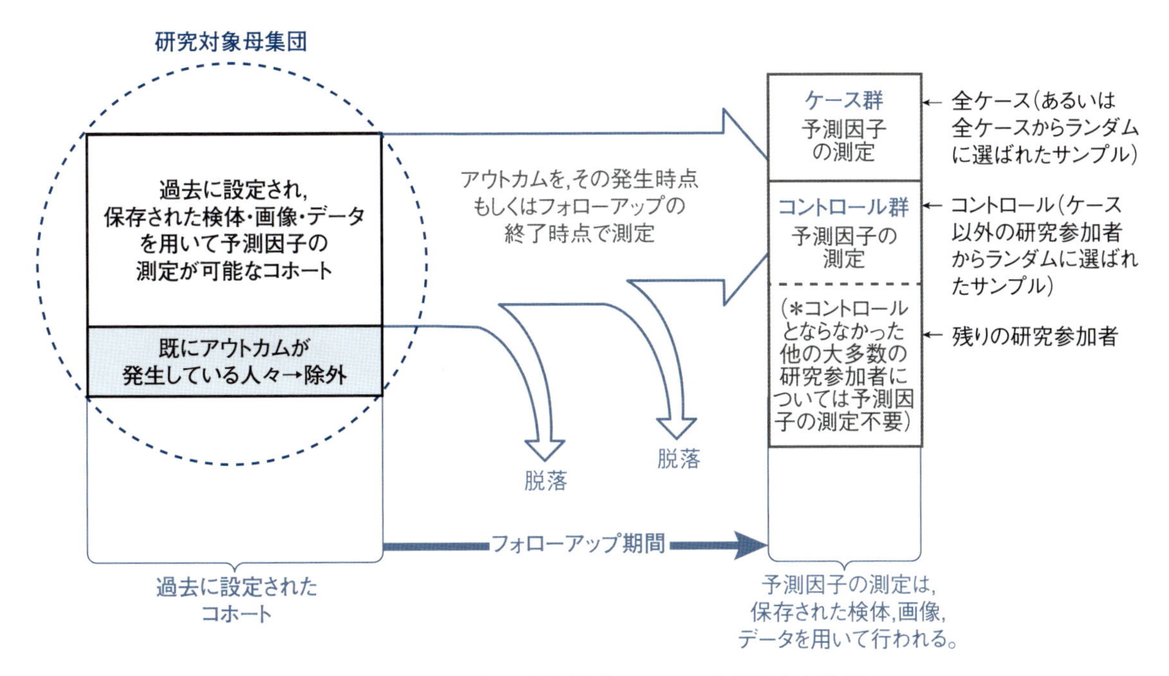

図 9.3　ネステッド・ケースコントロール研究の手順(既存コホートを利用する場合)

・過去に設定され，保存された検体・画像・データを用いて予測因子の測定が可能なコホートの同定
・そのコホートの中から，アウトカムが発生した人々を同定し，全ケース，もしくは全ケースからランダムに選んだサンプルをケース群とする。コントロール群は，アウトカムを発生していない人々(非ケース)の中から，ランダムに選んで設定する。
・保存された検体・画像・データを用いて，ケース群とコントロール群について，予測因子を測定する。

ルをケース群とコントロール群間で比較すれば済みます(**事例 9.3**)。

これに対し，①フォローアップ期間が研究参加者によって異なる，②フォローアップが不完全，③予測因子(曝露)が時間とともに変化する，といった場合には，単純には行かず，その場合には，**発生密度ネステッド・ケースコントロール研究** incidence-density nested case-control study のデザインを用いる必要があります。この研究デザインでは，コントロールは，「**リスクセット** risk set」，すなわち，「ケースが発生した時点で，そのケースと同じ期間追跡されていて，コホートにとどまり(したがって，脱落例，死亡例は含まれない)，かつ，まだアウトカムを発生していない研究参加者」の中からランダムに抽出されます(監訳者注：これを**リスクセットサンプリング** risk set sampling と言います)(**図 9.4**)。この場合，ケースとコントロールは，フォローアップされた期間でマッチングされているため，統計学的分析においては，マッチングを考慮した分析を行わなければなりません。

たとえば，コホートが**固定期日型**で，2018 年 1 月 1 日に設定された場合，2019 年 7 月 1 日に診断されたケースに対しては，その時点までにアウトカムを発生していないリスクセットからコントロールが選ばれますが，コホートが**変動期日型**の場合には，たとえばコホート登録後 18 か月目に発生したケースに対するコントロールは，登録後 18 か月経ち，かつアウトカムをまだ発生していないリスクセットの中からサンプリングされます。アウトカムの発生に必要な曝露のタイミングや曝露期間に関する研究仮説の違いによって，コホート登録時点の曝露量，フォローアップ期間中の平均曝露量，あるいは，ケースが診断された日以前のある時点(例：3 か月前)の曝露量が，ケースとコントロールの間で比較されます。

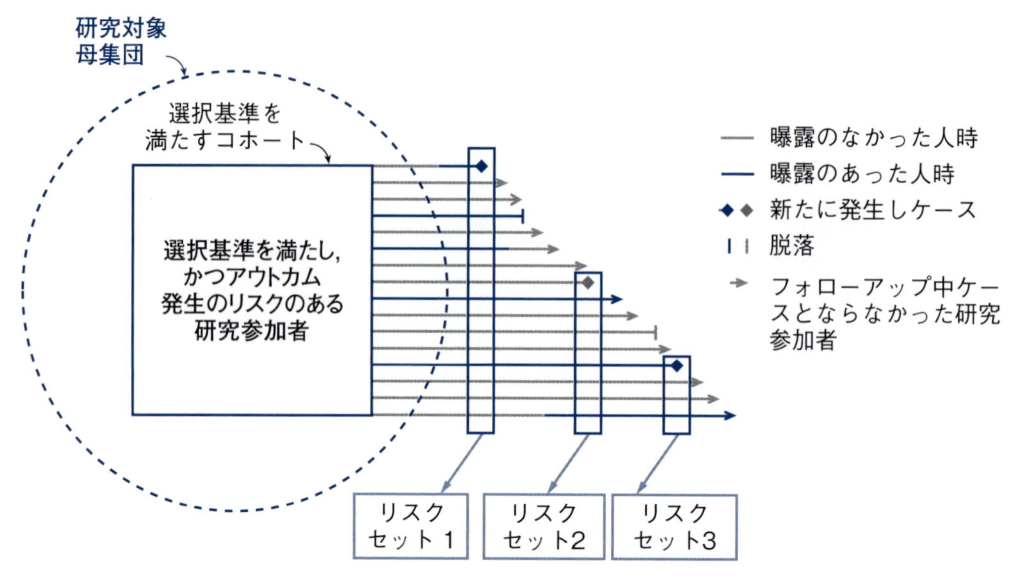

図 9.4　発生密度ネステッド・ケースコントロール研究
研究は以下の手順で行われます（研究は，前向きの場合も後ろ向きの場合もありますが，以下は前向きデザインの場合。後ろ向きデザインの場合には，最初の4ステップは，すでに実施済み）。
- 選択基準を決め，研究対象母集団accessible populationからコホートとなる人々をリクルートする。
- 各研究参加者について登録日を決め，フォローアップの出発点とする。
- 後の測定のために，検体，画像，データなどを保存する。
- フォローアップ中に，ケース（アウトカム［イベント］が発生した研究参加者）が生じたら，その診断日を記録する。
- 「リスクセット」の中から，1人もしくは複数のコントロールをサンプリングする。
- ベースライン時点以降に保存された検体・画像・データなどを用いて，ケースとコントロールにおいて，予測因子の測定を行う。重要な予測因子については，ケースやコントロールが選ばれた時点もしくはそれ以前の近接時点におけるその有無や値を測定する。

リスクセットサンプリングには，ある時点でコントロールに選ばれた研究参加者が，その後，恐らく予測因子（曝露）の値が変化することによって対象疾患を発症し，ケースとなることがありうるという複雑な一面があります。このデザインで行っていることは，簡単に言えば，各ケースが生じた時点までの，アウトカム発生の“**リスクのあった人時**”(person-time at risk) における予測因子の値を用いて，その“リスクのあった人時”におけるアウトカムの発生を統計学的に予測することです。これを，**発生密度デザイン** incidence-density design と言います（**事例 9.2**）。

事例 9.2　イタリアにおけるオピオイド過剰摂取による死亡に関する発生密度ネステッド・ケースコントロール研究

アヘンの過剰摂取は，高所得国における主要な死因の1つです。オピオイド拮抗薬（例：メタドン）による治療は，そのリスクを減少させる可能性がありますが，物質使用者 substance user における治療への曝露は，中断の繰り返しのために，時間とともに変化するという問題があります。そこで，イタリア，オーストラリア，英国の研究者グループは，発生密度ネステッド・ケースコントロール研究を用いて，オピオイド拮抗薬やその他の治療法の効果を定量化する試みを行いました[19]。研究は，以下の手順で行われました。

1. コホートとそのフォローアップ期間の決定：この研究は，VEdeTTE コホートの中で，発生密度ネステッド・ケースコントロール研究として実施されました。VEdeTTE コホートとは，イタリアで，1998〜1999 年にかけて，公的治療センターでオピオイド使用者をリクルートして設定されたコホートで，研究者グループは，1998 年 9 月〜2005 年 12 月 31 日にかけて，イタリアの 2 つの地域で，4444 人の研究参加者の生死を確認しました。
2. ケース(死亡者)の同定とその発生期日の確認：研究参加者の生死に関する情報は，ケースとコントロールの定義を知らされていない研究スタッフによる診療記録調査によって収集され，その結果，フォローアップ期間内に 316 人が死亡したこと，そのうち，95 人がオピオイドの過剰摂取によることが確かめられました。
3. 各ケースにマッチしたコントロールの“リスクセット”からのサンプリング：各ケース(オピオイドの過剰摂取による死亡者)に対して，地域，年齢(±5 年)，性別がマッチし，かつケースの死亡日時点で生存していたコホートメンバー(＝リスクセット)の中から，4 人がランダムに選択され，コントロールとされました(注：ケースの死亡日をコントロールの“指標日 index date”と言います)。この場合，コントロールは複数のケースとマッチングされる可能性があり，また，ケースは，自分が死亡する前に発生したケースのコントロールとなる可能性もあります。
4. ケースとコントロールにおける予測因子の測定：各ケースとコントロールについて，ケース/コントロールの区別を知らされていない(＝盲検化された)研究者によって，その死亡日前あるいは指標日前 2 か月間の診療記録から，薬物治療についての情報が収集されましたが，その 2 か月間に治療歴がなかった人々については，最後に受けた治療の内容と期日に関する情報が収集されました。発生密度ネステッド・ケースコントロール研究をデザインとして用いたため，薬物治療についての情報の収集は，一般のコホート研究よりも，はるかに少ない人数とはるかに短い期間(＝死亡日前あるいは指標日前 2 か月間)で済ますことができました。

この研究では，条件付きロジスティック回帰分析 conditional logistic regression analysis を用いた，適切なデータ分析が行われました。その結果，オピオイド拮抗薬による治療は，90%を超える死亡率の減少と関連していることが示されました(オッズ比＝0.09，95% CI：0.03〜0.24)。この結果は，ホームレス状態の有無，HIV 感染の有無，アルコール摂取，法的問題，ベースライン時点での過剰摂取で調整しても変化はありませんでした(調整オッズ比＝0.08，95% CI：0.03〜0.23)。

ネステッド・ケースコホート研究 nested case-cohort study は，ネステッド・ケースコントロール研究に似ていますが，後者がアウトカムを発生しなかった人々をコントロールとするのに対し，このデザインでは，アウトカム発生の有無にかかわりなく，コホートの全メンバーの中から，ランダムにコントロールが選ばれます。つまり，コントロールに選ばれた人の中には，アウトカムが発生した人が含まれる可能性があるということになります(注：アウトカムが稀な場合には，そうした“重複例”の数は小さくなります)。ケースコホート研究の利点は，**事例 9.3** で示すように，1 つのコントロール群を，複数のアウトカムに関する研究のコントロールとして，共通に用いることができることです。また，コントロールがランダムに選ばれることから，コホートにおける予測因子の存在率（有病率）prevalence を推定できるというメリットもあります。

事例 9.3　血中アンギオテンシン変換酵素 2（ACE2）レベルと，死亡あるいは心代謝性疾患のリスクに関するネステッド・ケースコホート研究

血中のアンギオテンシン変換酵素 2（ACE2）は，レニン-アンギオテンシン系の調節異常の指標となる可能性があることから，カナダのオンタリオ州 Hamilton にある Population Health Research Institute の研究者を中心とする研究チームは，血中 ACE2 レベルと，有害な健康アウトカムとの関連を検討しました[20]。研究は，以下の手順で実施されました。

1．コホートの選定：この研究には，27 の低所得，中所得，高所得国の，ベースライン時点で 35～70 歳の成人からなるコホート研究である，Prospective Urban Rural Epidemiology（PURE）プロジェクトのコホートが用いられました。PURE には，14 か国の研究参加者の一部からベースライン時に採取された血液サンプルが－165℃で保存されていました。この研究では，PURE コホートの中で，分析可能な保存検体があり，かつ，居住国で主たる民族（例：祖先がヨーロッパ系であるスウェーデン人）に属すると回答した人々が研究参加者とされ，研究には，2005～2006 年にかけてリクルートされた研究参加者の保存血液検体が用いられました。研究参加者の平均フォローアップ期間は，9.4 年でした。
2．ケースの同定：この研究でアウトカムとされたのは，死亡（n＝1985），心筋梗塞（n＝882），脳卒中（n＝663），心不全（n＝264），糖尿病（n＝1715）で，疾患はすべて新規発生のもので，これらはすべて，PURE の一環として既に確認されたものでした。
3．サブコホートのサンプリング：PURE コホートの中で分析可能な検体が保存されていた 5 万 5246 人の中から，5084 人のランダムサンプル（サブコホート）が抽出されました。特記すべき点は，このサンプリングにおいては，既にアウトカムが発生していた人もこのサンプリングからは除外されなかったということです。したがって，この研究は，ネステッド・ケースコントロール研究ではなく，ネステッド・ケースコホート研究であることになります。
4．ケースとサブコホートにおける予測因子の測定：保存バンクの検体を用いて，ACE2 レベルが測定され，他の既知の心血管疾患の予測因子である，性別，体格指数（BMI），喫煙，血圧とともに，統計的分析に用いられました。

この研究の結果，ACE2 は，既知の予測因子で調整しても，これらすべてのアウトカムの強い予測因子で，そのハザード比は，ACE2 レベルの 1 標準偏差分の増加に対して，1.21～1.44 の範囲であること[21]，そして，ACE2 レベルは，喫煙，糖尿病，血圧，血中脂質，BMI よりも強い予測因子であることが示されました。

利　点

ネステッド・ケースコントロール研究とネステッド・ケースコホート研究は，ベースライン時に生物検体(例：血清，組織)や画像データなどが採取され，後の測定のために保存されている場合に，特に優れた研究デザインとなります。コホートメンバー全員ではなく，ケースとコントロールの検体だけを測定すれば済むため，予測因子の測定が高額な場合には，コストを大きく節約することができます。測定の盲検化も容易です。

加えて，これらの研究デザインには，アウトカムが発生する以前の予測因子を測定できるというコホート研究の重要な利点，そして，通常のケースコントロール研究では大きな問題となる，ケースとコントロールが異なる集団からサンプリングされるという問題や，既に死亡した例では測定を行うことができないという問題を回避できるという優れた利点があります。

欠　点

これらの研究デザインには，検出された関連が，未測定もしくは測定が不正確な交絡因子によって生じた可能性を否定できない，また，**潜在する前臨床期の病態**(silent preclinical disease)によってベースラインの予測因子の値が影響を受けている可能性(“原因–結果”関係ではなく，“効果–原因”関係。第10章)があるといった，観察研究が一般に持つ欠点があります。

その他の注意事項

ネステッド・ケースコントロール研究やネステッド・ケースコホート研究は，その優れた特徴の割には，あまり利用されていません。したがって，大規模な前向き研究を行う場合には，常に，研究参加者の検体(例：凍結保存された血清バンク)や画像データ，診療記録などを保存し，これらの研究を後から実施できるように，常に配慮しておく必要があります。そして，その場合には，保存条件が目的とする物質を長期間保存するのに適していることを十分確認しておかなければなりません。また，フォローアップ期間中にも，新たな検体や情報を収集しておけば，後で，発生密度ネステッド・ケースコントロール研究を実施することもできます。

ケースクロスオーバー研究

ケースコントロール研究の変法で，**間歇的な曝露**に対する短期的影響を研究するのに有用な，**ケースクロスオーバー研究** case-crossover study と呼ばれる研究デザインもあります。通常のケースコントロール研究と同じように，このデザインも後ろ向き研究で，ケース群，つまり研究対象とするアウトカムを有する人々のグループを設定することから始まりますが，ケースコントロール研究では，予測因子(曝露)の有無やレベルが，ケース群とコントロール群の間で比較されるのに対し，ケースクロスオーバー研究では，“**ケース自体が自らのコントロールとなる**”という点で異なります。このデザインでは，ケースにおいてアウトカムが発生した時点(もしくはその直前)の曝露と，他の時点(1時点もしくは複数の時点)における曝露が比較されます。

たとえば，McEvoy ら[22]は，自動車事故を起こした事例における携帯電話使用の影響を評価する研究を，このデザインを用いて行っています。彼らは，電話会社の記録を利用して，それらの事例における事故 10 分前の携帯電話使用の有無を，24 時間前，72 時間前，そして 7 日前の使用の有無と比較し，その結果，事故 10 分前時点における携帯電話の使用は，それ以外の時点よりも約 4 倍高かったと報告しています。

ケースクロスオーバー研究の分析は，**マッチト・ケースコントロール研究** matched case-control study に似ていますが，比較する曝露が，コントロール群のメンバーの曝露ではなく，同じケースが別の時点で受けた曝露であるという点で異なります。McEvoy らの研究については，**付録 9A** の 3 番目の事例として紹介しているので参照してください。ケースクロスオーバー研究は，大気汚染のレベルのように，時間とともに変動する曝露の影響を大規模な集団で検討する場合に用いられており，これまでに，入院[23]，高齢者の総死亡率[24]，病院外での心停止[25]，小児死亡[26]などとの関連が報告されています。

まとめ

1．**ケースコントロール研究** case-control study では，研究対象とするアウトカムを有する群(ケース群)と有しない群(コントロール群)における予測因子への曝露割合を比較します。この研究デザインでは，ケース群とコントロール群が別々に集められるので経費が比較的少なくて済み，稀な疾患の研究には，特に効率の高い研究デザインとなります。

2．ケースコントロール研究の 1 つの問題は，**選択バイアス** selection bias が起きやすいことですが，これには以下の3つの戦略があります：①ケースとコントロールを(サンプルに代表性はなくても)同じ方法で収集する，②ポピュレーションベースの研究を行う，③異なる方法で集められた複数のコントロールを用いる。これらの戦略では，同時に，ケースとコントロールを，年齢，性別，居住地などで**マッチング**することもできます。

3．ケースコントロール研究のもう 1 つの大きな問題は，過去にさかのぼって情報を収集する後ろ向きのデザインであることで，そのために，予測因子を測定するときに，たとえば，ケース群をより念入りに調べてしまうなどの，**測定バイアス** measurement bias が入り込みやすいことです。そのようなバイアスは，予測因子の測定をアウトカムの前に行う，測定を，研究参加者や研究者に対して**盲検化**するといった方法で，減らすことができます。

4．選択バイアスや測定バイアスを避ける最良の方法は，**ネステッド・ケースコントロール研究** nested case-control study を行うことです。この研究では，研究期間が終了した大規模なコホートの中から，ケースとコントロールがランダムに選ばれます。バイアスが避けられるという利点以外にも，ベースライン時点で採取・保存された検体，画像などがあれば，測定を，コホート全員ではなく，比較的少数のケースやコントロールだけで行えばよいため，予測因子の測定が高価な場合には，経費を大幅に節約できるという重要な利点があります。

5．**発生密度ネステッド・ケースコントロール研究** incidence-density nested case-control study では，予測因子のレベルの時間的変動や，フォローアップ期間の違いを考慮しつつ，アウトカムと曝露の関連を効率的に分析することができます。

6．**ネステッド・ケースコホート研究** nested case-cohort study では，コントロールがケースを含めた全コホートメンバーからランダムに選出されるため，複数のアウトカムに同じコントロールを用いることができ，また，そのコホートにおける予測因子の存在率（有病率）prevalence のデータを得ることができます。

7．**ケースクロスオーバー研究** case-crossover study とは，ケース自身が自らのコントロールともなるケースコントロール研究の変法で，アウトカム発生直前の曝露とアウトカム発生以前の時点（コントロール期）の曝露が比較されます。

文　献

1. Guenel P, Laforest L, Cyr D, et al. Occupational risk factors, ultraviolet radiation, and ocular melanoma: a case-control study in France. *Cancer Causes Control*. 2001;12(5):451-459.
2. Franklin N, Camphor H, Wright R, Stafford R, Glasgow K, Sheppeard V. Outbreak of hepatitis A genotype IB in Australia associated with imported frozen pomegranate arils. *Epidemiol Infect*. 2019;147:e74.
3. Swinkels HM, Kuo M, Embree G, et al. Hepatitis A outbreak in British Columbia, Canada: the roles of established surveillance, consumer loyalty cards and collaboration, February to May 2012. *Euro Surveill*. 2014;19(18):20792.
4. Herbst AL, Ulfelder H, Poskanzer DC. Adenocarcinoma of the vagina. Association of maternal stilbestrol therapy with tumor appearance in young women. *N Engl J Med*. 1971;284(15):878-881.
5. Beal SM, Finch CF. An overview of retrospective case-control studies investigating the relationship between prone sleeping position and SIDS. *J Paediatr Child Health*. 1991;27(6):334-339.
6. Mitchell EA, Blair PS. SIDS prevention: 3000 lives saved but we can do better. *N Z Med J*. 2012;125(1359):50-57.
7. Kochen M, McCurdy S. Circumcision and the risk of cancer of the penis. A life-table analysis. *Am J Dis Child*. 1980;134(5):484-486.
8. O'Brien KL, Selanikio JD, Hecdivert C, et al. Epidemic of pediatric deaths from acute renal failure caused by diethylene glycol poisoning. Acute Renal Failure Investigation Team. *JAMA*. 1998;279(15):1175-1180.
9. Fatal poisoning among young children from diethylene glycol-contaminated acetaminophen—Nigeria, 2008–2009. *MMWR Morb Mortal Wkly Rep*. 2009;58(48):1345-1347.
10. Llamas M. Drug Makers Warned for Potential Diethylene Glycol Toxin Contamination: Drugwatch.com; 2020 [updated April 20, 2020]. https://www.drugwatch.com/news/2020/04/20/diethylene-glycol-toxin-contamination/
11. Nutt M, Reed Z, Kohler TS. Vasectomy and prostate cancer risk: a historical synopsis of undulating false causality. *Res Rep Urol*. 2016;8:85-93.
12. Shang Y, Han G, Li J, et al. Vasectomy and prostate cancer risk: a meta-analysis of cohort studies. *Sci Rep*. 2015;5:9920.
13. McKenzie LM, Allshouse WB, Byers TE, Bedrick EJ, Serdar B, Adgate JL. Childhood hematologic cancer and residential proximity to oil and gas development. *PLoS One*. 2017;12(2):e0170423.
14. Franke MF, Jerome JG, Matias WR, et al. Comparison of two control groups for estimation of oral cholera vaccine effectiveness using a case-control study design. *Vaccine*. 2017;35(43):5819-5827.
15. Cockburn M, Hamilton A, Mack T. Recall bias in self-reported melanoma risk factors. *Am J Epidemiol*. 2001;153(10):1021-1026.
16. Parr CL, Hjartaker A, Laake P, Lund E, Veierod MB. Recall bias in melanoma risk factors and measurement error effects: a nested case-control study within the Norwegian Women and Cancer Study. *Am J Epidemiol*. 2009;169(3):257-266.
17. Gefeller O. Invited commentary: recall bias in melanoma—much ado about almost nothing? *Am J Epidemiol*. 2009;169(3):267-270; discussion 71-72.
18. Cummings SR. Are patients with hip fractures more osteoporotic? Review of the evidence. *Am J Med*. 1985;78(3):487-494.
19. Faggiano F, Mathis F, Diecidue R, et al. Opioid overdose risk during and after drug treatment for heroin dependence: an incidence density case-control study nested in the VEdeTTE cohort. *Drug Alcohol Rev*. 2021;40(2):281-286.
20. Narula S, Yusuf S, Chong M, et al. Plasma ACE2 and risk of death or cardiometabolic diseases: a case-cohort analysis. *Lancet*. 2020;396(10256):968-976.
21. Newman TB, Browner WS. In defense of standardized regression coefficients. *Epidemiology*. 1991;2(5):383-386.
22. McEvoy SP, Stevenson MR, McCartt AT, et al. Role of mobile phones in motor vehicle crashes resulting in hospital attendance: a case-crossover study. *BMJ*. 2005;331(7514):428.
23. Wei Y, Wang Y, Di Q, et al. Short term exposure to fine particulate matter and hospital admission risks and costs in the Medicare population: time stratified, case crossover study. *BMJ*. 2019;367:l6258.
24. Di Q, Dai L, Wang Y, et al. Association of short-term exposure to air pollution with mortality in older adults. *JAMA*. 2017;318(24):2446-2456.

25. Kojima S, Michikawa T, Matsui K, et al. Association of fine particulate matter exposure with bystander-witnessed out-of-hospital cardiac arrest of cardiac origin in Japan. *JAMA Netw Open*. 2020;3(4):e203043.
26. Scheers H, Mwalili SM, Faes C, Fierens F, Nemery B, Nawrot TS. Does air pollution trigger infant mortality in Western Europe? A case-crossover study. *Environ Health Perspect*. 2011;119(7):1017-1022.

付録9A　ケースコントロール研究におけるオッズ比の計算

事例 9.1：ケースコントロール研究

事例 9.1 の A 型肝炎のアウトブレークに関する研究では，冷凍したザクロの実を食べた人々は，13 人のケース中 9 人，21 人のコントロール中 1 人でした。**表 9A.1** はその結果をまとめたもので，オッズ比は，ケースにおける曝露のオッズ(a/c)を，コントロールにおける曝露のオッズ(b/d)で割ったもので，数学的には，ad/bc となります。

オッズ比は，疾患が，この例の A 型肝炎のように稀な場合(<～10%)には，累積発生率比(リスク比)のよい近似値となります。この研究から，汚染された冷凍ザクロの実を食べた人々では，食べなかった人々よりも，45 倍 A 型肝炎に罹りやすいことが示唆されます。

表 9A.1　事例 9.1 におけるオッズ比の計算

予測変数(冷凍ザクロの実の摂取)	アウトカム変数(A 型肝炎の診断)	
	あり	なし
あり	9(a)	1(b)
なし	4(c)	20(d)
合計	13	21

$$\text{オッズ比} = \frac{a/c}{b/d} = \frac{ad}{bc} = \frac{9 \times 20}{4 \times 1} = 45$$

事例 9.2：マッチト・ケースコントロール研究

マッチト・ケースコントロール研究とケースクロスオーバー研究との類似性を示すために，両者に同じリサーチクエスチョンを用います。リサーチクエスチョンは，「運転中の携帯電話の使用が自動車事故のリスクを高めるかどうか」であるとします。古典的なマッチト・ケースコントロール研究では，自己申告による自動車運転中の携帯電話の使用頻度を予測因子とし，自動車事故を起こして怪我をした人がケース，その人と年齢，性別，携帯電話の市外局番が一致し，事故を起こしたことがない人がコントロールとなります。そして，ケースとコントロールのそれぞれに，運転中に携帯電話を使用したことがあったかどうかを尋ねます(この例では，単純化するために，曝露を，運転中の携帯電話使用の「あり」と「なし」に 2 区分化しています)。それから，ケースとコントロールのペアを，曝露について 4 つのカテゴリーに分類します。つまり，携帯電話の使用「あり/あり」，「なし/なし」，「あり/なし」，「なし/あり」の 4 つです。今，ペア数が 300 で，**表 9A.2** のような結果が得られたとしましょう。

表 9A.2　自動車事故と運転中の(習慣的な)携帯電話使用に関する，仮想的マッチト・ケースコントロール研究の例

マッチトコントロール	ケース(自動車事故あり)		
	携帯電話使用あり	携帯電話使用なし	合計
携帯電話使用あり	110	40	150
携帯電話使用なし	90	60	150
合計	200	100	300

この表によれば，300 のペアの中で，運転中に携帯電話を使用した経験が，ケースが「あり」でコントロールが「なし」のペアが 90 例で，逆に，ケースが「なし」でコントロールが「あり」のペアが 40 例あります。ここで，**表 9A.1** の A 型肝炎に関するマッチングのないケースコントロール研究で示した 2×2 表と，ここに示す 2×2 表の違いに注意してください。前者では，セルの中の数は，人数ですが，この表には，該当するペアの数が示されています。したがって，この表に含まれる実際の人数は，ケース 300 人，コントロール 300 人の合計 600 人ということになります。

この研究デザインでのオッズ比の計算は単純で，**不一致ペア** discordant pair(「あり/なし」と「なし/あり」)の数の比で，オッズ比＝90/40＝2.25 となります。ここで，曝露レベルが等しいペア(**一致ペア** concordant pair)は，曝露とアウトカムの関連に，全く情報的貢献をしていないことに注意してください。自動車事故は稀なイベントであるため，オッズ比は，累積発生率比(リスク比)に近似したものとなります。したがって，この研究結果が真実であれば，運転中に携帯電話を用いる人々は，そうでない人々に比べて，2 倍以上，交通事故に遭う可能性が高いことになります

事例 9.3：ケースクロスオーバー研究

次に，同じリサーチクエスチョンを，ケースクロスオーバー研究で行うとどうなるかを見てみましょう。次に示すのは，McEvoy ら[22]の研究結果です。

表 9A.3　自動車事故と直近の携帯電話使用の関連に関するケースクロスオーバー研究におけるオッズ比の計算

事故 7 日前時点での携帯電話使用の有無	事故直前の携帯電話使用の有無		
	使用していた	使用していなかった	合計
使用していた	5	6	11
使用していなかった	27	288	315
合計	32	294	326

ケースクロスオーバー研究[22]においては，**表 9A.3** 内の数字はペアではなく人数で，同一の研究参加者を異なる時点での曝露の有無で分類したものとなっています。つまり，事故の直前と，事故より 7 日前の時点です。したがって，この表によれば，5 人が，事故直前と 7 日前の時点の両方で携帯電話を使用しており，27 人は，事故直前には使用していたが，7 日前の時

点では使用していなかったことになります。同様に，6人は，事故直前には使用していなかったが，7日前の時点では使用していたことになります。オッズ比の計算は，2時点での曝露が不一致である2つのカテゴリーの比で，27/6＝4.5となり，携帯電話を使用しながらの運転では，使用しない運転よりも，4.5倍も事故に遭う可能性が高いことになります。

付録 9B　オッズ比がなぜ累積発生率比（リスク比）の近似値として使えるのか？

予測因子（曝露）とアウトカム（疾患）の関連は，2×2 表で表すことができます。

	疾患あり	疾患なし
曝露あり	a	b
曝露なし	c	d

何が“累積発生率（リスク）”で何が“オッズ”か？

疾患の累積発生率（*リスク*）とは，疾患を発生した人々の数を，「アウトカム発生のリスクのあった人々」の数で割った値です（監訳者注：“リスク”が，正確に累積発生率の意味で用いられている場合は，イタリックで示しています）。したがって，曝露群では $a/(a+b)$，非曝露群では $c/(c+d)$ となります。一方，オッズは，疾患を発生した人々の数を，疾患を発生しなかった人々の数で割った値で，曝露群では a/b，非曝露群では c/d となります。

オッズ比の計算法は 2 種類あるが，オッズ比自体は 1 つのみ

オッズ比の計算で，コホート研究や臨床試験でよく用いられる方法は，曝露群における疾患のオッズを非曝露群における疾患のオッズで割る方法（以下，**疾患のオッズ比**）で，以下の計算になります：$(a/b)\div(c/d)=ad/bc$。もう 1 つの方法は，ケースコントロール研究で用いられる方法で，ケース群における曝露のオッズを，コントロール群における曝露のオッズで割る方法（以下，**曝露のオッズ比**）で，以下の計算になります：$(a/c)\div(b/d)=ad/cb$

ad/bc と ad/cb は等しいため，どちらの計算でも，オッズ比は，同じ値となります。つまり，計算法は違っても，オッズ比は 1 つのみ（**疾患のオッズ比＝曝露のオッズ比**）ということになります（監訳者注：「疾患のオッズ比＝曝露のオッズ比」の疫学的意義については，「アドバンスト分析疫学：369 の図表で読み解く疫学的推論の論理と数理」［木原正博，木原雅子訳．メディカル・サイエンス・インターナショナル，東京，2020 年］の p.93〜96 を参照してください）。

オッズと累積発生率（リスク），オッズ比と累積発生率比（リスク比）は，疾患が稀な場合には近似した値となる

曝露群，非曝露群，いずれにおいても，ある疾患が稀な場合には，「アウトカム発生のリスク

のあった人々」の数は，疾患を発生しなかった人々の数とほぼ等しくなります。したがって，疾患が稀な場合には，その疾患の累積発生率（リスク）と，オッズは近似した値となります。

したがって，疾患が稀な場合には，コホート研究や臨床試験の場合，疾患のオッズ比は累積発生率比（リスク比）に近似した値となります（監訳者注：これについての，より精密な議論については，「アドバンスト分析疫学：369の図表で読み解く疫学的推論の論理と数理」［木原正博，木原雅子訳．メディカル・サイエンス・インターナショナル，東京，2020年］のp.97〜101を参照してください）。上述したように，ケースコントロール研究で算出される曝露のオッズ比は，疾患のオッズ比と等しいため，曝露のオッズ比も，累積発生率比（リスク比）に近似した値となります（**疾患のオッズ比＝曝露のオッズ比≈累積発生率比［リスク比］**）。

付録 9C　観察研究のタイプとその利点と欠点

第8章と第9章で述べた主要な観察研究の利点と欠点を表に示します。詳細については既に本文で解説したので省略し，ここでは，これらの研究デザインの間に本来優劣はなく，どの研究デザインを採用するかは，リサーチクエスチョンと研究環境によるという点だけを指摘しておきたいと思います。

表 9C.1　主な観察研究の利点と欠点

研究デザイン	利点	欠点[a]
横断研究		
	・研究期間が比較的短くて済む。 ・コホート研究や臨床試験などの入り口の研究として有用 ・多くの予測因子やアウトカムの存在率（有病率）を計算できる。	・予測因子（曝露）とアウトカムのどちらが先に発生したかが分からない。 ・稀な予測因子や稀なアウトカムの研究には向かない。 ・発生率を計算することができない。
コホート研究		
全般	・追跡観察するので予測因子（曝露）とアウトカムの発生順序が分かる。 ・多数の予測因子とアウトカムを扱える。 ・アウトカムの発生数が時間とともに増大する。 ・累積発生率（リスク*），人時発生率（レート，率）と，それぞれの比（リスク比，レート比[率比]）と差（リスク差，レート差[率差]）を計算できる。	・大きなサンプルサイズを必要とすることが多い。 ・稀な疾患の研究には向かない。
前向きコホート研究	・研究開始前に，研究参加者や測定について計画を立てられる。 ・予測因子の測定におけるバイアスを避けることができる。	・長期間の追跡調査を行う必要がある。 ・かなりの経費が必要となることが多い。
後ろ向きコホート研究	・追跡が過去に終了している。 ・経費が比較的少なくて済む。	研究者が，研究参加者や測定について研究開始前に検討できる余地が少ない。
多重コホート研究	予測因子（曝露）のレベルが異なる独立したコホートを複数設定できる場合に可能	複数の集団からサンプリングするため，バイアスや交絡を伴いやすい。

（つづく）

表 9C.1（つづき）

研究デザイン	利点	欠点[a]
ケースコントロール研究		
	・稀なアウトカムの研究に向く。 ・研究期間が短く，かつサンプルサイズが小さくて済む。 ・経費が比較的少なくて済む。	・2 つの集団からサンプリングするため，バイアスや交絡を伴いやすい。 ・ケースとコントロールの間で測定が異なる可能性がある（測定バイアス）。 ・1 つのアウトカムしか研究することができない。 ・リコールバイアス（想起バイアス）の影響を受けることがある。 ・存在率（有病率），発生率を計算することができない
複合的デザイン		
ネステッド・ケースコントロール研究	後ろ向きコホートデザインの利点を持つ上に，予測因子の測定が高価な場合には，大きな経費削減が可能	予測因子が事前（アウトカム発生以前）に測定されていない場合や，事前に保存された検体や画像データがない場合は，予測因子の測定にバイアスが混入する恐れがある。通常は，既存のコホート研究が存在する場合に行われる。
発生密度ネステッド・ケースコントロール研究	予測因子のレベルの時間的変化や脱落を考慮したリスクの評価ができる。	フォローアップ期間中に，予測因子のレベルの変化やケースの発生をモニターする必要がある。通常は，既存のコホート研究が存在する場合に行われる。
ネステッド・ケースコホート研究	ネステッド・ケースコントロール研究と同じ。加えて，同じコントロールをアウトカムの異なる多くのケースコントロール研究に利用できる。	ネステッド・ケースコントロール研究と同じ。
ケースクロスオーバー研究	ケース自体が自らのコントロールとなるため，偶然誤差や交絡を減らすことができる	曝露が即効的でかつ効果の持続が短期間の場合しか使えない。

[a]ランダム化臨床試験と比較した場合，これらすべての観察研究には，交絡因子の影響を受けやすいという欠点があります（第 10 章）。
＊本訳書では，“リスク”が正確に累積発生率を意味する場合は，イタリックで示しています。

第9章　演習問題

【問 1】 第8章の**演習問題 1.c** で，血中ビタミン B_{12} の低値と大腿骨頸部骨折との関連に関する後ろ向きのコホート研究をデザインしてもらいました。その同じコホートを用いて，同じリサーチクエスチョンに対する答えを，より効率的に得るためのケースコントロール研究をデザインしてください。

【問 2】 リサーチクエスチョンは，「卵巣がんの家族歴がある場合，どの程度卵巣がんのリスクが増すか」です。前向きコホート研究を実施するとして，この問いに答えるために，そのコホートを利用した，ネステッド・ケースコントロール研究をデザインしてください。

a．ケース群はどのように選べばよいですか？
b．上記のケース群に対して，コントロール群はどのように選ぶべきだと思いますか？
c．ケース群とコントロール群を選ぶ際に生じうるバイアスについて論じてください。
d．予測因子である「卵巣がんの家族歴」をどのように測定しますか？　この測定において生じ得るバイアスについて論じてください。
e．関連の指標として何を用いますか？　また，統計学的検定にはどの方法を用いますか？
f．ケースコントロール研究は，このリサーチクエスチョンにふさわしい研究デザインだと思いますか？　このリサーチクエスチョンに対して取りうる他の研究アプローチと比較しつつ，ケースコントロール研究の利点と欠点を論じてください。

【問 3】 ある研究者が，カーレースのビデオゲームと実際の（運転中の）自動車事故のリスクとの関係について検討しようとしています。

a．研究者の関心が，ビデオゲームの長期常習使用が事故に及ぼす影響であるとした場合，ケースとコントロールをどのように選べばよいでしょうか？　また，ゲームへの曝露をどのように測定すればよいでしょうか？
b．次に，研究者の関心が，自動車運転の直前1時間以内のゲーム使用がゲーム後短期間内の事故リスクを高めるかどうかであるとします。この場合，どのような研究デザインがふさわしいか，そして，どのように研究を実施するかを説明してください。

第10章 観察研究を用いて，因果関係を推論する

Thomas B. Newman
Warren S. Browner

ほとんどの観察研究は，たとえば，赤身肉が大腸がん発生のリスクを高めるかどうかといった，予測因子(曝露)とアウトカムの間の「**因果関係** causal relationship」の推論を目的として実施されます。なぜなら，因果関係が分かれば，疾患の病理解明，その予防法，あるいは治療法開発への道が拓ける可能性があるからです(注：観察研究でも，第13章で解説する，診断や予後に関する研究のように，因果関係ではなく，**予測** prediction を目的とする研究は例外です)。第1章で紹介したように，この因果関係の推論は，サンプルで測定された変数が，目的母集団 target population における事象(因子)をどれほど正確に反映できているかについての推論，次いで，得られた「**関連** association」の妥当性についての推論へと進みますが，そこから因果関係の推論に至るには，本章で紹介するように，もう一歩踏み込んだ考察が必要となります。

因果関係を理解するための反事実モデル

因果関係を理解するためには，あるアウトカム(例：大腸がん)について，目的母集団の全員がある要因に曝露された場合(例：目的母集団の全員が赤身肉を食べた場合)のリスクと，目的母集団の誰もが曝露されなかった場合(例：誰も赤身肉を食べなかった場合)のリスクを比較するという**思考実験**を行ってみる必要があります[1]。もちろん，現実世界では，それぞれの人は，曝露されたか曝露されなかったかのどちらかであり，曝露された人が曝露されなかった場合，つまり，「事実に反する(counter to the fact)世界」，いわゆる**反事実的世界** counterfactual world ではどうなるかを知る術(すべ)はありません。しかし，因果関係の推定は，コントロールがこの“反事実”の状態に近ければ近いほど，確かなものとなります(図 10.1)。

これを実現する最も単純な方法は，**ランダム化比較試験** randomized controlled trial(RCT)を実施することであり，それについては，次章で詳細に論じますが，ここでは，反事実的世界のアウトカムの推論という観点から，ランダム化比較試験を検討してみることにしましょう。ランダム化比較試験では，まず，因果関係を検討できる人々，つまり，少なくとも理論的には，

[1] 以下本書では，因果関係を論じる場合には，議論を単純にするために，予測因子(曝露)もアウトカムも2区分変数 dichotomous variable としています。

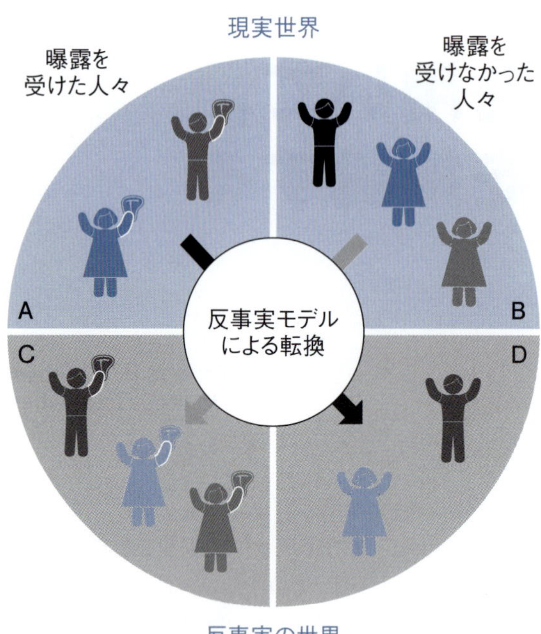

図 10.1　反事実モデルで因果関係を理解するための思考実験
注：A，C で人々が手にしているのは，T ボーンステーキ

現実世界においては，曝露（例：赤身肉摂食。図 10.1 中の T ボーンステーキ）の効果は，赤身肉を食べる人々（区画 A）におけるアウトカム（例：大腸がん）と，赤身肉を食べない人々（区画 B）におけるアウトカムとの比較から推定されますが，その場合，両者（両区画）の間の他の違い（例：図では，区画間で女性の割合が異なる）を調整した比較が行われます。図の下半分は，反事実モデルによる“転換”が行われた場合の思考実験で，ここでは，全く同じ人々が，“曝露についてのみ”，現実世界とは逆になっています。赤身肉と大腸がんとの因果関係は，大腸がんの発生率を，すべての人々が赤身肉を食べる世界（区画 A＋区画 C）と，すべての人々が赤身肉を食べない世界（区画 B＋区画 D）を比較することによって決定することができます。

曝露のあり/なしがあり得る人々をリクルートします。したがって，たとえば，何らかの理由（例：宗教的，倫理的，医学的）で，いかなる場合でも，決して赤身肉を口にしない（できない）人々や，何がなんでも赤身肉を食べる人々は，ランダム化比較試験から除外されることになります。

次に，こうして残った人々を，ランダムに 2 つの群に割り付けることによって，類似した（疫学的に言えば，“**交換可能** exchangeable”な）2 つの群，つまり，曝露群（赤身肉の摂食を割り付けられた群）と非曝露群（赤身肉の非摂食を割り付けられた群）を設定します。ランダム割り付け randomization によって，2 つの群は，“交換可能”であるため，赤身肉摂食群における大腸がんのリスクは，赤身肉非摂食群が，赤身肉を食べた場合の大腸がんのリスクの推定に用いることができます。逆に，赤身肉非摂食群における大腸がんのリスクは，赤身肉摂食群が，赤身肉を食べなかった場合の大腸がんのリスクの推定に用いることができます。こうして，ランダム化比較試験で観察されたリスクの群間の違いは（アドヒアランスが良かったと仮定すれば），因果関係の妥当な推定を与えることになります。観察研究において，因果推論を強化するためには，可能な限り，同じリサーチクエスチョンのランダム化比較試験を“**模する** emulate”というアプローチが取られます（監訳者注：これが，ターゲットトライアル target trial の概念です［第 8 章］）。

観察研究における“関連”はなぜ“因果関係”とは異なる可能性があるのか？

しかし，ランダム化比較試験を，観察研究で“**模する** emulate”といっても，観察研究では，研究者が曝露をコントロールできないため，容易ではありません。再び，赤身肉が大腸がんの

表 10.1　大腸がんと赤身肉摂食の間に認められた関連の因果関係以外の 4 つのケース

関連が生じた原因	研究で推定された関連は，目的母集団に実在する関連を反映しているか	何が起きているか	因果モデル
1. 偶然(偶然誤差)	反映していない。	偶然のいたずら	赤身肉摂食 ⋮ 大腸がん
2. バイアス(系統誤差)	反映していない。	系統誤差による偽の関連の出現，あるいは関連の消失(減弱)	例：院内ケースコントロール研究における選択バイアス(本文参照) 赤身肉摂食 ↙ ↘ 大腸がん　心血管疾患 ↘ ↙ 入院 (監訳者注：赤身肉摂食者が多い心血管疾患患者をコントロール群とすると，大腸がんと赤身肉摂食の関連は減少もしくは消失する)
3. “効果–原因”関係	反映している。	大腸がんがあると，人はより多くの赤身肉を摂取するようになる。	大腸がん ↓ 貧血 ↓ 赤身肉摂食
4. 交絡	反映している。	赤身肉摂食の多さと大腸がんは，どちらも，ある第 3 の因子が原因で生じる。	男性であること (第 3 の因子) ↙ ↘ 赤身肉摂食→大腸がん

原因となるかどうかというリサーチクエスチョンを考えてみましょう。このクエスチョンに関する観察研究には，重要な意義がありますが，それにはいくつかの理由があります。その第 1 は，大腸がんは，米国のがん死亡の第 2 位の原因であること[1]，第 2 は，赤身肉(特に牛や羊などの反芻動物)の生産が環境に有害な影響を及ぼすことが証明されても食習慣を変えようとしない人々が多いこと[2]，そして第 3 は，人々を赤身肉摂食群と非摂食群にランダムに割り付け，大腸がんが発症するまで長期間フォローアップするといった実験的研究の実施は極めて非現実的であることです。今，赤身肉摂食を 2 区分変数(あり/なし)とし，ある観察研究によって，赤身肉を食べる人々では，食べない人々に比べ，大腸がんのリスクが 2 倍高いという結果が出たと仮定しましょう。

1 つの可能性，そして研究者にとって恐らく最も重要な可能性は，赤身肉摂食が実際に大腸がんのリスクを 2 倍高めるという可能性(＝因果関係)ですが，この結論に至る前に，私たちは，結論を誤らせる可能性のある4つのケース(表10.1)を考慮しなくてはなりません。つまり，**偶然誤差** random error，**系統誤差** systematic error(**バイアス** bias)，**交絡** confounding，**"効果-原因"関係** effect-cause relationship です[2]。赤身肉摂食と大腸がんの因果関係について正確な推論を行うためには，これら4つの要因の影響を減少させる手立てを講じる必要があります。

仮に，赤身肉を食べる人で大腸がんのリスクが2倍になるという関連が認められても，それが，偶然やバイアスによるものならば，そうした関連は，目的母集団中には存在しません。この"2倍"というリスクは，単なる偶然の産物，あるいは，研究デザイン，実施，解釈の段階に混入したバイアスによることになります。

一方，"効果-原因"関係と交絡は，真の関連であり，サンプルで観察された関連は，目的母集団に実在する関連を反映したものではありますが，それらは因果関係ではありません。"効果-原因"関係とは，大腸がんに罹患することによって，恐らく，腸管内出血による貧血が生じ，それを補うために赤身肉摂食が増えるといった場合で(注：これは，想定したものとは逆の因果関係であり，後ろ向き研究では特に注意が必要です)，一方，交絡とは，第3の因子(例：男性であること)が，赤身肉摂食と大腸がんの両方の原因となっている場合です。

以下，本章では，観察研究において考慮すべき，これらの4つの要因について解説し，因果関係について誤った結論を導かないための戦略について論じます。これらの戦略は，研究の企画段階，もしくはデータの分析段階で用いることができます。本書は，研究デザインがその解説の中心ですが，分析法についての理解が研究デザインの選択にも影響を与えるため，本章では両方を含めて解説します。

偶然による誤差を減らす

今，目的母集団において，赤身肉摂食と大腸がんの間に真の関連はなく，集団中50%の人々が赤身肉を摂取すると仮定し，そこから，大腸がんのケース20例，コントロール20例をランダムにサンプリングするとします。この場合，ケース，コントロールいずれにも，10人(50%)の赤身肉摂食者が含まれることが期待されますが，実際には，偶然 chance によって，赤身肉摂食者が，大腸がんのケースには14人，コントロールには6人含まれるということが起こり得ます。そうなると，赤身肉摂食と大腸がんの間には"偽の関連"，しかも統計学的に有意な関連(オッズ比＝5.4，95%信頼区間：1.2〜26，P＝0.03)が生じることになります。

このように，まったくの偶然によって生じる誤差(**偶然誤差** random error)によって，統計学的に有意な"偽の関連"が生じることを，**αエラー**(第1種の過誤)と呼び(第5章)，これに対しては，研究企画とデータ分析の各段階で対処することができます(表10.2)。研究企画の段階では，サンプルサイズを大きくして，定度(精度)precision を高めるという戦略があり，分析段階では，P 値や信頼区間 confidence interval を算出して，偶然誤差の程度を定量化するという

[2] 疫学者の中には，交絡 confounding を，バイアスの1つとみなす人々もいます。それは，他のあらゆるバイアスと同様，研究対象とするパラメータ(＝関連の測定指標)の推定を歪めるからです。しかし，私たちは，バイアスと交絡は区別して考える立場をとっています。なぜなら，交絡以外のバイアスが，研究で得られる関連を(目的母集団における)真の関連とは異なるものに歪めてしまい，研究が因果関係の推定を目的とするか否かに関わらず問題となるのに対し，交絡は，研究が因果関係の推定を目的とする場合にのみ問題となるからです。交絡によって生じる関連は，目的母集団に実在する関連ではありますが，"見せかけ"の関連で，因果関係とは異なるということです。

表 10.2　偶然誤差や系統誤差(バイアス)の影響を減らし，因果推論を高めるための戦略

誤差のタイプ	研究企画段階での戦略	データ分析段階での戦略
偶然誤差	サンプルサイズを大きくして，定度(精度)precision を高める(第 4 章，第 6 章)	P 値と信頼区間を算出し，先行するエビデンスに照らして解釈する(第 5 章，第 11 章)。
系統誤差(バイアス)	リサーチクエスチョンと研究計画の整合性を細部にわたって検討する(図 10.2)。必要があれば，研究計画を修正する。	他の研究との結果の一致性を検討する(研究デザインの異なるものとの比較が特に重要)
	研究対象とする曝露の影響を受ける予測因子(介在因子[中間因子])*を，包含基準やマッチング変数に用いない。	曝露の影響を受ける予測因子(介在因子[中間因子])*で調整しない。
	研究群間での，測定の真度や定度の違いを減らすために，盲検化やその他の戦略を用いる。	測定者間，あるいは参加研究機関間に測定値の平均値や標準偏差に系統的な違いがないかを検討する。
	バイアスの程度の見積もりを可能とする，追加的なデータを収集する(反証テスト falsification test の組み込み)。	バイアスが生じた可能性を示唆するエビデンスの有無を検証するために，追加的データを分析する(反証テストの実施)。

*監訳者注：例としては，スタチンの影響を受ける HDL コレステロールの場合(p.158 参照)

戦略があります。たとえば，上記のように，P 値が 0.03 ならば，目的母集団にその関連が実在しない場合に，その強さ以上の関連が偶然によって検出される可能性は，およそ 100 回に 3 回程度ということになります。

一方，信頼区間とは，ある確率(例：95%)のもとで，母集団における関連の指標(パラメータ)(例：累積発生率比[リスク比]，オッズ比)の真の値が，そこに含まれると推定される区間のことで，P 値よりも情報量が多く，それを見れば，大きくかつ重要な効果が偶然によって見逃された可能性があるかどうかを判断することができるため，統計学的に有意でない結果に対して特に有用です[3, 4]。

バイアスによる誤差を減らす

バイアス bias は，系統誤差とも呼ばれ，多くの種類があります。それにいかに対処するかが，本書の主なテーマの 1 つだと言っても過言ではありません。第 3 章，第 4 章，第 8 章，第 9 章で，バイアスを減らすための具体的な対策について解説しましたが，本章では，さらに一般的な対策について解説します。

第 1 章で論じたように，研究が本来推定しようとしている関連(＝目的母集団に実在する関連)と，実際の研究から得られる関連の間には，ほとんど常に“違い”があり，バイアスは，その原因となります。第 9 章で論じたように，主な 2 つのバイアスは，**選択バイアス** selection bias(＝**サンプリングバイアス**)と**測定バイアス** measurement bias です。これらのバイアスに

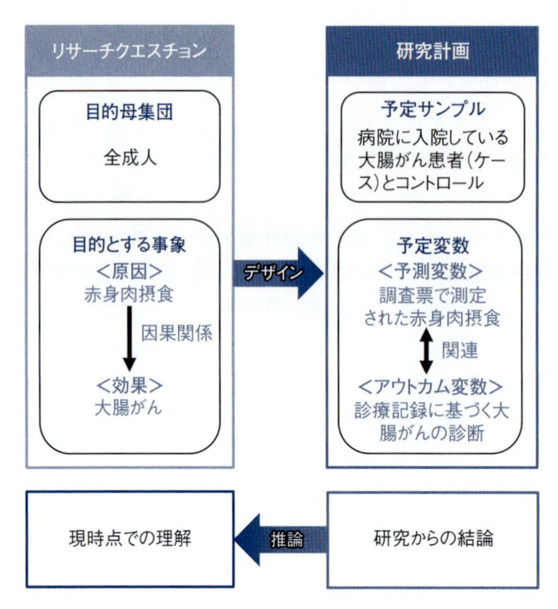

図 10.2　リサーチクエスチョンと研究計画の間の整合性を検討して，バイアスを減少させる

対処する戦略には，研究企画段階のものと，データ分析段階のものがあります(**表 10.2**)。

研究企画段階の戦略

まず最初に行うことは，図 10.2 のように，リサーチクエスチョンと研究計画を書き並べて，以下の「3 つの問い」についてじっくりと検討してみることです。

1. *予定したサンプリングから得られるサンプル(＝予定サンプル intended sample)は目的母集団を代表したものとなり得るかどうか？*
2. *測定によって得られる予測変数は，研究が想定する本来の予測因子をよく反映するものとなっているか？*
3. *測定によって得られるアウトカム変数は，研究が想定する本来のアウトカムをよく反映するものとなっているか？*

もし，これらの質問に対する答えが，「ノー」あるいは「おそらくノー」であるとしたら，ケース群とコントロール群の間(ケースコントロール研究の場合)，あるいは曝露群と非曝露群の間(コホート研究の場合)でバイアスのかかり具合に違いがないかどうか，そのバイアスがリサーチクエスチョンへの答えに影響を与えるほど大きいものかどうかを，よく検討しなければなりません。

この点を検討するために，赤身肉摂食と大腸がんに関する院内コントロールを用いたケースコントロール研究を実施する場合を考えてみましょう。このとき，コントロールを大腸がん以外の疾患で入院した患者からサンプリングしたとしたらどうでしょう。もし，これらのコントロールとなった患者の多くが，赤身肉摂食を原因とする心血管疾患に罹患していたとすれば，コントロールは，大腸がんのケースが由来する目的母集団を代表するものとはなっていないことになります。なぜなら，コントロール群における赤身肉摂食者の割合が目的母集団における割合よりも大きいからです。そして，そのために，研究で検出される赤身肉摂食と大腸がんとの関連は，目的母集団に実在する関連よりも弱いものとなるか，極端な場合には，負の関連，つまり赤身肉摂食は大腸がんに予防的であることを示唆する結果となってしまうことさえあります(**表10.1**)。これは，**選択バイアス** selection biasの例です[3]。

測定バイアス measurement biasも研究にとって重要な問題です。たとえば，既存のデータセットを用いて研究するときに，過去24時間の赤身肉摂食が食品摂取頻度調査票で測定されていたとしたらどうでしょう？　いくつかのバイアスの可能性があります。第1は，この調査票は相手の記憶に頼るため，実際の摂食と記憶が異なっている可能性，第2は，過去24時間の赤身肉摂食の調査対象となった日は，偶然，その人の赤身肉摂食が通常の日とは異なっている可能性(例：たまたまステーキを食べた日だった)，そして第3は，人々が非健康的と思われる行動を過少報告するという系統誤差の可能性です。

測定バイアスは，アウトカムの測定に影響を与えることもあります。コホート研究では，ほとんどの場合，アウトカムの累積発生率cumulative incidenceや人時発生率incidence rate (person-time incidece)が推定されますが，いずれの場合も，その計算の分子には，フォローアップ期間中に発生した新たなアウトカムの数がきます。アウトカムの測定においては，たとえば，アウトカムの判定にあたる人に研究参加者の曝露の有無を盲検化するなど，その判定にコホート間で違いが生じないよう特別の注意を払う必要があります。一方，発生率の分母には，「アウトカム発生の“リスクのあった人々(population at risk)”」の総数(累積発生率の場合)あるいは「アウトカム発生の“リスクのあった人時(person-time at risk)”」の総和(人時発生率の場合)がきます。これらの分母は，フォローアップ期間中に曝露が複数回測定される場合は特に複雑であり，この場合には，第8章で論じたように，「**ターゲットトライアル** target trial」を模して観察研究をデザインすることで，「**無イベント生存期間バイアス** immortal time bias」などによる誤差を避けることができます[5〜7]。

次に行うことは，ケースコントロール研究における複数のコントロール群の設定(第9章)などのように，バイアスをできるだけ減らすための対策，あるいは，第4章で論じたような測定バイアスを減らすための対策を講じることです。そしていずれの場合でも，バイアスが生じる可能性や，研究計画の変更によってバイアスをうまく予防できるかどうかについての判断が必要となります。バイアスの予防が可能と判断されれば，研究計画を修正し，改めて前ページの「3つの問い」に立ち返ります。逆に，バイアスの予防が容易ではないと判断されれば，バイアスが生じる可能性と，それによって，研究で推定しようとする関連がどれほどの影響を受けるかを熟慮し，それでも研究を実施する価値があるかどうかを決定しなければなりません。

そうしたバイアスは，①避けようがない場合，②対策に多額の費用がかかる場合，あるいは，③それによってどれほどの問題が生じるかが不明な場合がありますが，いずれの場合でも，生じ得るバイアスの程度の見積もりができるような追加的データの収集を実施する必要があります。これは，「**反証テスト** falsification test」と呼ばれており，あらかじめ研究デザインの中に具体的に組み込んでおく必要があります[8]。

たとえば，第9章で取り上げた悪性黒色腫と日光曝露に関する，ペアの一方だけで悪性黒色

[3] この例については，**付録10A**の，コライダー層化バイアスcollider stratification biasと，有向非巡回グラフdirected acyclic graphsで改めて取り上げます。

腫が発症した双子を用いたケースコントロール研究では，リコールバイアス(想起バイアス)の可能性を評価するために，ペアの双方に，自分と相手のどちらが子どものときにより多く日光に曝露されたと思うかという質問が行われました。その結果，ペアのうち，悪性黒色腫を発症した方が，自分の方がより多く曝露したと思うと回答し，発症していない方では自分たちの間に曝露の差はなかったと回答したことが示されました。もちろん，どちらの回答が正しいのかは分かりませんが，少なくとも回答にペア間で違いがあったことから，子どものころの日光曝露の想起には，何らかの問題があったことが示唆されます[4]。

食品摂取頻度調査票で測定された過去24時間の赤身肉摂食の正確性に疑念がある場合には，ケースやコントロールの一部に，(時間と手間がかかりますが)1週間の**食事日記** food diaryを依頼して，その詳細な情報と，過去24時間の食品摂取頻度調査票による結果が一致するかどうかを検討するというやり方があります。同じように，赤身肉摂食に，大腸がんの“原因”ではなく，むしろ大腸がん患者の“延命効果”がある(注：そのため大腸がん生存者では赤身肉摂食者が多くなる)可能性を検討するためには，大腸がんで死亡した人(ケース)の配偶者だった人に，そのケースの過去の食習慣を聞き，生存している大腸がん患者(コントロール)の食習慣と比較するという形でのケースコントロール研究の実施が考えられます。

データ分析段階の戦略

データ収集が終了したら，含まれるバイアスの程度を見積もる作業が必要となります。その第1のステップは，事前に組み込まれた「**反証テスト** falsification test」用のデータを解析してみることです。たとえば，ケースとコントロールにおける赤身肉摂食の記憶の不完全さを懸念して，その確かさの程度を評価するための質問を加えていた場合は，その質問への回答結果に基づいて，研究参加者を「確かさ」の程度で層化し，赤身肉摂食と大腸がんとの関連が，記憶が確かと答えた層で最も強いかどうかを検討するといったことです。

他の研究で得られた結果と比較することによって，バイアスを評価することも可能で，研究結果が他の研究と一致している場合は，得られた関連がバイアスによる可能性は小さくなります。用いられている研究デザインが異なる場合は特にそうです。異なった研究デザインで同じバイアスが生じることは，通常考えにくいからです。どの程度，追加情報を集めればよいか，また，報告(論文)の中で，どこまで詳しくバイアスについて論じればよいかは，研究者の判断の問題ですが，経験豊富なメンターや専門家の意見は大きな参考となります。

“効果−原因”関係

これまで述べてきたように，偶然誤差とバイアス(系統誤差)は，研究結果を歪め，目的母集団に実在する真の関連の推定を困難にしてしまいますが，推定された関連が正しい(＝目的母集団に実在する)ものであっても，それが常に因果関係というわけではありません。

1つの可能性は，**逆につながれた馬と馬車**のように，アウトカムと思ったものが実は予測因

[4] これは，ケースがコントロールに比べて，曝露を過大評価するという典型的なリコールバイアスなのか，あるいはケースとコントロールのいずれにも生じ得る，想起の不完全性によって生じた測定バイアスの1種なのかは必ずしも明らかではありません。

表 10.3　観察研究で，"効果-原因"関係を因果関係と見誤らないための戦略

研究企画段階	データ分析段階
・予測因子とアウトカムのどちらが先行するかを確かめられる前向き研究を実施する。 ・因子間の時間的順序に関するデータを収集する。 ・ランダム化比較試験を行う(究極の解決法ではあるものの，実施可能性は少ない)。	・生物学的妥当性を考慮する。 ・関連の強さを，曝露直後と曝露から時間が経過した後とで比較する。 ・研究デザインが異なる他の研究の結果と比較する。

子の原因になっているという関係です(表10.3)。この"効果-原因"関係 effect-cause relationship は，横断研究やケースコントロール研究のように，アウトカムが発生する"前"の予測因子の値が正確には得られない研究デザインの場合には特に問題となります。運動不足が肥満の原因となるのか，肥満が運動不足の原因となるのかといったことです。"効果-原因"関係は，ケースクロスオーバー研究でも問題となります。たとえば，第9章で取り上げた，携帯電話と自動車事故の事例[9]では，携帯電話を使った時点と交通事故が起こった時点を正確に確認する必要があります。なぜなら，その前後関係が分からなければ，携帯電話を使ったから事故を起こしたのか，事故を起こしたから(それを知らせるために)携帯電話を使ったのかを判断できないからです。

コホート研究においては，アウトカムが発生する前に予測因子の測定が行われるため，普通，"効果-原因"関係はあまり問題とはなりませんが，そのアウトカムが発生する前に長い潜伏期間 latent period があり，"前臨床期の患者"がベースライン時点で潜んでいる場合には，"効果-原因"関係が生じることがあるので注意が必要です。たとえば，2型糖尿病の患者では膵臓がんのリスクが高いという報告がありますが，この関連の一部は，ほぼ確実に，"効果-原因"関係です。なぜなら，膵臓がんは，インスリンを分泌する膵島細胞に影響を与え，その結果糖尿病を引き起こすからです。膵臓がんと糖尿病との関連は，糖尿病診断直後が最も高く[10]，診断から時間が経つにつれて減少していきます。これは，潜在していた膵臓がんがコホート期間の早期に発病してしまうからですが，(潜在膵臓がん患者がもはや存在しない)糖尿病診断の4年後にもなお関連が認められるため[10～12]，一部には，因果関係(糖尿病が膵臓がんの原因となるという関係)が存在する可能性があります。

上述の，膵臓がんと糖尿病の事例で紹介した，関連の強さの時間経過に伴う変化(減少)を観察するというアプローチは，"効果-原因"関係の可能性を除外するためによく用いられるアプローチの1つですが，曝露後すぐにアウトカムが発生するという短期的な因果関係でも，曝露から時間が経つにつれて関連が薄れていくため，このアプローチは，曝露とアウトカムの間に，長期的で累積的な関係を想定する場合の"鑑別診断"に有効なアプローチということになります。

もう1つのアプローチは，"効果-原因"関係と因果関係を，生物学的妥当性 biologic plausibility の観点から評価することです。膵臓がんと糖尿病の関連では，膵臓がんが膵臓にダメージを与えることから，少なくとも一部に"効果-原因"関係があることは明らかですが，糖尿病に10年以上罹患している人々では，膵臓がんだけではなく，様々ながんのリスクが増加することから[12]，糖尿病はがん一般の発生の原因となり，その1つとして膵臓がんの発生原因にもなるという生物学的妥当性も存在する可能性があります。

交　絡

因果関係を推論する際にもう1つ考慮すべき問題は，**交絡** confounding です。前述したように，これは，第3の因子が，赤身肉摂食と大腸がんの両方の原因である場合に生じます[5]。赤身肉を食べることは，一部の男性には“男らしさ”の概念に結びつくものであり[13]，かつ，男性は大腸がんの年齢階級別発生率が高い[14]ことから，赤身肉摂食と大腸がんの関連において，“男性であること”が，この第3の因子である可能性は，少なくとも理論的には，十分考えられます。そして仮に，それが事実であるとすれば，目的母集団における赤身肉摂食と大腸がんの関連は，そのすべてが因果関係とは限らないことになります。**付録 10B** は，そのことを，仮想のケースコントロール研究のデータとして示したものです。

では，赤身肉摂食によって，腸内細菌叢が変化し，それが，大腸がんの直接の原因となっているとしたらどうでしょうか[15]？　この場合，変化した腸内細菌叢は，赤身肉摂食(予測因子)と大腸がん(アウトカム)の因果経路の中間に位置するため，交絡因子ではなく，**介在因子**(**中間因子**)mediator と呼ばれます。ここで強調しておきたいことは，本章で後述するように，一般に，**交絡の調整に介在因子**(**中間因子**)**を用いてはならない**ということで，これについては後で改めて詳しく論じます。

因果関係の推論にあたっては，バイアス以外では，この「交絡」が最も問題となることが多いため，その除外は非常に重要です。しかし，同時に最も難しい問題でもあるため，以下本章では，交絡への対処法を中心に解説します。しかし，ここで肝に銘じておくべきことは，これらの対処法は，いかに高度な疫学的あるいは統計学的手法を用いたものであっても，結局は研究者の“判断”によるものであり，因果関係の評価には，病因の生物学的メカニズムの理解に勝るものはないということです。

交絡への対処法—研究企画段階

交絡に対処するためには，ほとんどの場合，交絡する可能性のある因子を測定しておかなければなりません。そのためには，まず，曝露の原因となる(あるいは，曝露と原因が共通する)可能性があり，かつアウトカムの原因ともなる可能性のある因子(例：年齢や性別)をリストアップします。そして，次に，それらの因子に，研究企画段階で対処するか，あるいはデータ分析段階で対処するかを決定します。

研究企画段階での対処法としては，「**研究参加者の限定** specification」と「**マッチング** matching」という(**表 10.4**)，サンプリング上の工夫によって交絡を取り除く方法があります。

---

[5] ここでは少し議論を単純化していますが，交絡因子は，曝露と原因が共通していれば，必ずしも曝露の原因である必要はありません。たとえば，大腸がんのスクリーニング検査は，それ自体が人々の赤身肉摂食を減少させることはありませんが，健康意識が高い人ほどスクリーニング検査を受け，かつ赤身肉摂食を控えるのであれば，赤身肉摂食パターンと検査行動には同じ原因(健康意識)が作用している可能性があります。この場合は，赤身肉摂食と大腸がん発生の関連への，検査行動の交絡を防ぐために，分析においては，検査行動で調整しなければなりません。有向非巡回グラフ directed acyclic graph (DAG，**付録 10A**)を使えば，交絡(や介在)の意味をより厳密に理解することができます。

表 10.4　研究企画段階における交絡への対処方法

対処方法	利点	欠点
研究参加者の限定	・理解しやすい。 ・リサーチクエスチョンのねらいとする研究参加者に的を絞ることができる。	・研究結果の一般性が損なわれる。 ・サンプルサイズが限定される。
マッチング	・年齢や性別などの属性因子による強い交絡を除くことができる。 ・測定が難しい交絡因子の影響を除くことができる。 ・層ごとのケースとコントロールの比が一定となることによって定度(精度)percision(したがって，統計学的パワー)を多少高めることができる。 ・場合によっては，ケースコントロール研究の際に，コントロールの選択が簡単になる。	・場合によっては，時間と経費がかかり，単純に研究参加者数を増やすよりも効率が悪くなる。 ・マッチングするかどうかは，研究開始時に決定され，その後は変更が効かないため，マッチングを誤ると後の分析に変更の効かない影響が出る。 ・どれを予測因子とし，どれを交絡因子とするかを早期に決める必要がある。 ・マッチングに用いた因子は，後から予測因子や介在因子(中間因子)に変更することができない。 ・予測因子とアウトカムの間の因果経路に位置する因子(介在因子[中間因子])をマッチングに用いると，研究に重大な支障が生じることがある。 ・マッチングするコントロールが見つからなかったケースは研究から除外しなければならない。 ・オーバーマッチング(交絡因子でないものでマッチングすること)によって統計学的パワーが減少することがある。 ・ケースコントロール研究や多重コホート研究などでのみ可能
オポチュニスティック研究(臨機的研究)	・因果推論の上で強力な研究デザイン ・ランダム化に匹敵する因果推論を低コストで実施できる可能性がある。	・予測因子が群間で事実上ランダム，もしくは，ほぼランダムに割り付けられている場合や，インスツルメント変数(操作変数)instrumental variableが存在する場合など，特殊な条件下においてのみ可能

これらは，たとえば，ケース群とコントロール群(ケースコントロール研究の場合)，あるいは，曝露群と非曝露群(コホート研究の場合)などの研究群を設定するときに，群間で交絡因子のレベルが等しくなるようにサンプリングするという方法です。これによって，予測因子とアウトカムの関連に対するそれらの因子の影響を完全に除去することができます。そして，これら以外の方法として，**オポチュニスティック研究(臨機的研究)**opportunistic study と呼ばれるものがあります(後述)。これは，適切な条件が揃った特別なリサーチクエスチョンに対してのみ適用できる研究デザインですが，このデザインを適用することができれば，ランダム化比較試験と同じように，測定された因子による交絡ばかりではなく，測定されていない因子による交絡さえも減少，もしくは除去することができます。

研究参加者の限定

交絡を除く最も簡単な方法は，研究参加者の持つ交絡因子のレベルを限定して，その範囲以外の人は研究参加者に加えないような包含基準 inclusion criteria を設けることです。これを，「**研究参加者の限定** specification」と呼びます。たとえば，性別による交絡を防ぐために，研究参加者を女性のみに限定するといったことです。そして，それでもなお，赤身肉摂食と大腸がんとの間に関連があれば，それは性別の交絡によるものではないことになります。

「研究参加者の限定」は，効果的な方法ですが，サンプリング（第3章）の限定に伴う欠点があります。まず第1に，女性においては，赤身肉摂食が大腸がんの原因ではなくても，男性では原因になっている可能性があります。このように，赤身肉摂食の効果が性別によって異なる現象を，**効果修飾** effect modification と呼びます（本章の「因果関係の推論におけるその他の注意点」のセクション[p.222]と**付録 10B** を参照）。つまり，研究参加者を限定することによって，その研究から得られる情報の**一般化可能性** generalizability が限定される危険があり，この例で言えば，得られた結果は男性には外挿できないことになります。第2に，「研究参加者の限定」を行えば，当然，サンプリングの範囲が限定されてしまいます。この方法を，多くの交絡因子について同時に用いたり，あるいは交絡因子の幅を狭く設定しすぎると，問題は深刻になります。たとえば，研究参加者を「収入の低い 70～74 歳の非喫煙者の男性」などと限定してしまうと，必要な数の研究参加者の確保が困難となり，また，結果の一般性も大きく損なわれることになります。

マッチング

「**マッチング** matching」は，ケースとコントロール（あるいは，曝露者と非曝露者）を，交絡因子の値が一致（もしくは類似）するように選択することによって，その影響を取り除く，研究企画段階での交絡制御の方法です[6]。マッチングも「研究参加者の限定」も，どちらもサンプリング上の工夫であり，ケースとコントロール（あるいは，曝露者と非曝露者）間で交絡因子のレベルを等しくするという点では共通しています。しかし，「研究参加者の限定」では交絡因子のレベルの範囲が制限されるのに対し，マッチングでは，対応するケースとコントロールのペアが存在する限り，交絡因子のレベルに制限はありません。

マッチングは，通常，個人レベルで行われます（**ペアマッチング** pairwise matching）。たとえば，赤身肉摂食と大腸がんの研究において年齢と性別をコントロールするためには，それぞれのケース（大腸がん患者）は，年齢と性別（例：55～59 歳の女性）が共通する，1人もしくは複数のコントロールとマッチングされます。その上で，ケースとマッチングされたコントロールとの間で，赤身肉摂食が比較されます。

個人レベルではなく，グループとしてマッチングする方法もあり，「**頻度マッチング** frequency matching」と呼ばれます。この場合も，ケース群とコントロール群の人数は，等しい場合もコントロール群の方が大きい（例：2倍，3倍）場合もあります。たとえば，ケース群とコントロール群の人数比を 1：2 にする場合は，ケース群に 55～59 歳の女性を 20 人選び，コントロール群には，55～59 歳の女性を 40 人選ぶというやり方をします。こうして，ケース群とコ

[6] 一般的に，マッチングは，研究企画段階での戦略ですが，後述するように，データ分析の段階でも，傾向スコア propensity score を用いたマッチングを行うことができます。

ントロール群の“群としての”年齢・性別の分布を等しくすることができます。**事例 9.1** の A 型肝炎の研究は，比較的広い年齢幅でこの頻度マッチングを用いた事例です。

マッチングはケースコントロール研究で最もよく用いられる方法ですが，**多重コホート研究** multiple cohort study でも用いることができます。たとえば，1990～1991 年の湾岸戦争における男性従軍経験者を対象として，従軍経験がその後の出生率に及ぼす影響を調べた Maconochie ら[16]の研究があります。彼らは，戦争期間中に湾岸に派遣された 5 万 1581 名の男性を，兵役期間，年齢，体格，軍位などについて頻度マッチングした，派遣されなかった 5 万 1688 名の男性と比較し，湾岸戦争に従軍された男性では，不妊率がやや高いこと，子どもをもうけるまでの期間が長いことを明らかにしました。

マッチングの利点

- マッチングは，年齢，性別といった，アウトカムの発生には強い影響を持つものの，曝露(介入)によって変化せず，また曝露とアウトカムの因果経路に介在することのない，属性因子 constitutional factor による交絡を防ぐ上で有効な方法です。
- マッチングには，測定する方法がなく，他の方法ではコントロールができないような交絡因子の影響も除去できるという特別な利点があります。たとえば，兄弟(あるいは双子)同士でマッチングすれば，測定不可能な様々な遺伝的要因や，家庭的要因を取り除くことができ，また，研究に複数の医療機関が参加する場合には，各医療機関内でケースとコントロールをマッチングすれば，医療機関間に何らかの格差(例：患者やスタッフの特性)が存在しても，その影響を除去することができます。
- マッチングには，比較の定度(精度)precision(偶然に左右されにくく安定である度合，第 4 章)を高め，その結果，真の関連を検出する統計学的パワー(検出力)を高める効果を期待できます。これは，マッチングによって交絡因子の各レベルにおけるケースとコントロールの割合が等しくなることに伴う効果で，利用できる研究参加者の数が限られている場合や，研究に多額の費用がかかる場合などには，重要な利点となります。しかし，定度に及ぼすマッチングの効果はささやかなものであり，また，常に望ましい効果が期待できるわけでもありません(下記のオーバーマッチングを参照)。一般的に，マッチングを行う主な理由は，交絡を除くためであって，定度を高める(＝偶然誤差を減らす)効果は，副次的なものにすぎません。
- 最後に，マッチングは，コントロールになり得る人が極めて多いときに，その候補者を絞り込むためのサンプリング上の便法として用いられることもあります。たとえば，精巣胚細胞腫瘍とマリワナに関するケースコントロール研究[17]では，ケースである腫瘍患者に対し，腫瘍を発症していない，年齢の近い友人がコントロールとして用いられています。しかし，この方法には，便利な反面，**オーバーマッチング** overmatching の危険を伴うことがあります。

マッチングの欠点

- マッチングには，かなりの時間と費用がかかります。たとえば，ケースコントロール研究では，マッチングする項目が増えるほど，マッチする相手を探す範囲を広げなくてはなりません。また，マッチングでは，多少の統計学的パワーの増加が見込めますが，パワーの増加は，同じ時間と費用を，より多い研究参加者の獲得に費やすことでも達成できるため，両者をよく比較考量して判断する必要があります。

- マッチングは，サンプリングの手法であるため，それを行うかどうかは研究の最初に決めなければならず，いったん決めると後で変更することはできません。そして，マッチングに用いた因子については，それがアウトカムに及ぼす影響を研究することはできなくなるという問題もあります。また，年齢や性別のような属性因子ではなく，予測因子とアウトカムの間の因果経路 causal pathway に位置する因子(**介在因子**[**中間因子**]mediator)をマッチングに用いてしまうと，研究に重大な支障が生じることがあります。たとえば，乳児突然死症候群に対する妊婦喫煙の効果に関するケースコントロール研究で，出産時の児の在胎月齢でマッチングしてしまうと，未熟児出産の増加を介して生じる妊婦喫煙の有害効果(ここでは，乳児突然死症候群)を見逃してしまう恐れがあります。同様の問題は，後述するようにデータ分析段階での交絡調整でも生じることがあります。
- **ペアマッチング** pairwise matching(＝個人単位のマッチング)を行ったデータを正しく分析するには，ペアマッチングを前提とした特別な分析法(**マッチトペア分析** matched pair analysis)が必要となります。この場合，コントロールが存在しないケースは解析から除外されます。前述した，マリワナと精巣杯細胞腫瘍に関する研究では，187 例のケースのうち，39 例にコントロールが見つからず，統計分析から除外されています[17]。ペアマッチングされたデータにペアマッチングを考慮しない通常の分析を行うと，比較する 2 つのサンプルが独立という前提が成立しないため，結果が不正確となり，通常は，関連が弱まる方向にバイアスがかかってしまいます[7]。
- 最後に，マッチングでは，**オーバーマッチング** overmatching が問題となることがあります。これは，マッチングに用いられる因子が，曝露とは関連があるが，アウトカムとは関連がない，したがって，交絡因子ではない場合に生じる問題です。オーバーマッチングが起こると，ケースとコントロールの曝露の差が減少するため，ケースコントロール研究のパワーが低下してしまいます。事実，マッチトペア分析では，分析にデータ上貢献するのは，ケースとコントロールが曝露に関して不一致なペア(**不一致ペア** discordant pair)の数だけで，曝露レベルが等しいケースとコントロールのペア(**一致ペア** concordant pair)は分析には全く貢献しません(**付録 9A**)。たとえば，上述のマリワナと精巣杯細胞腫瘍に関する研究では，患者の友人がコントロールに用いられていますが，患者と友人ではマリワナへの曝露が類似していた可能性があり，その分，統計学的パワーが減少していた可能性があります。

オポチュニスティック研究(臨機的研究)

ある特殊な条件下もしくは特殊なリサーチクエスチョンにおいては，交絡因子を測定することなく，交絡をコントロールできることがあります。こうしたことは一般的なことではないので，**オポチュニスティック研究**(**臨機的研究**)opportunistic study と私たちは呼んでいます。これらの研究に共通するのは，**反事実的アウトカム** counterfactual outcome，つまり，“曝露を受けた人々が曝露を受けていなかった場合に起こったこと(あるいはその逆)”を推定する機会を提供するということです。

---

[7] 頻度マッチングされたコホートデータの場合は，マッチング変数が共変数として含まれている限り，マッチングを考慮することなく，多変量解析で分析することができます。

自然の実験

非常に“臨機的”なデザインとして，「**自然の実験** natural experiment」があります。これは，研究参加者が，曝露もしくは非曝露に，事実上ランダム（＝準ランダム的 quasi-randomly）に割り付けられている状態のことを言います[18]。たとえば，Lofgren らは[19]，自分の勤務する病院では，5 時以降に入院した患者はシニアレジデントに順次割り当てられ，そのレジデントが，自分でそのまま担当を継続するか（＝継続ケア群），翌朝に別の診療チームに回すか（＝非継続ケア群）を決めるという事実を利用して，それによって，臨床検査のオーダーや入院期間の長さがどのような影響を受けるかを検討しました。その結果，新たな診療チームに回された患者（＝非継続ケア群）では，継続ケア群に比べ，臨床検査の数が 38％多く（$P=0.01$），かつ入院期間の中央値が 2 日長くなる（$P=0.06$）ことを明らかにしました。この例では，継続ケア群の患者におけるアウトカムが，非継続ケア群に回されることになった患者における“反事実的アウトカム”（＝非継続ケアに回された患者が継続ケアを受けた場合のアウトカム）の推定に用いられたことになります。

同じように，Bell らは[20]，いくつかの疾患について，平日と週末に救急外来を受診した患者のアウトカムが，受診時の看護体制（監訳者注：週末の方が看護体制が手薄になる）によって，どのような影響を受けるかを検討しました。その結果，看護体制の違いに影響を受けやすいと予想されていた 3 つの疾患（腹部大動脈瘤破裂，急性喉頭蓋炎，肺塞栓症）については，すべて予想どおり，看護体制が手薄な週末に，患者の死亡率が高く，それ以外の疾患では影響がないことが明らかになりました。つまり，この研究では，平日に入院した患者におけるアウトカムが，週末に入院した患者における反事実的アウトカムを推定するのに用いられたことになります。この研究では，看護体制の影響を受けにくいと考えられた疾患も対象疾患に加えるという形で，**反証テスト** falsification test を組み込んでおり，その結果，そうした疾患では平日と週末で死亡率に違いがないことが確認されています。

メンデルランダム化法

曝露に対する感受性の遺伝的差異の解明が進んでいくにつれ，**メンデルランダム化法** Mendelian randomization（**MR 法**）という方法が可能となってきました[21]。これは，一般的な遺伝子多型の対立遺伝子が，家族内で，親から子へとランダムに受け渡され（注：同じ祖先を共有する集団内でもより弱い形で受け継がれることがあります），その際に何らかの**交絡因子がそれにリンクして受け渡されることがほとんどない**という事実を利用した方法です[8]。ある予測因子への高曝露と関連する対立遺伝子が，その予測因子が原因となると考えられる疾患（アウトカム）とも独立した関連を示す場合には，因果関係の確かなエビデンスとなります。たとえば，CHRNA5 遺伝子はニコチン受容体のサブユニットをコードする遺伝子ですが，その rs16969968 対立遺伝子は，喫煙量が多い[22]，禁煙が難しい[23]といった，重度のニコチン中毒と関連があり，同時に，肺がん[23, 24]，慢性閉塞性肺疾患[25]，低出生体重児[26]など，喫煙に関連する様々な疾患（アウトカム）とも独立した関連を有していることから，喫煙とそれらのアウトカムとの因果関係を示唆するものとなっています。また，メンデルランダム化法は，

---

[8] 家族ではなく集団を対象としてメンデルランダム化法を用いる場合には，「**集団の構造化** population stratification」と呼ばれる交絡の影響を受ける可能性があるので注意が必要です。これは，祖先の違いが，研究対象とする遺伝子型と，研究対象とする疾患の両方に影響する場合に生じるもので，多様な集団が研究に含まれ，そのため，ケースやコントロール間で祖先が異なるという場合に最も起こりやすい交絡です。

曝露に対する感受性の研究に用いることもできます。たとえば，赤身肉摂食と大腸がんとの関連については，その少なくとも一部に，赤身肉の高温調理によって生成される複素環芳香族アミンが体内で発がん性物質に変換されるというメカニズムが提案されています[27]。これは，*N*-アセチルトランスフェラーゼ2(NAT-2)によって触媒されるプロセスで，その遺伝的に規定される活性によって，急速型，中間型，緩慢型のアセチレーターに分類することができます。いくつかの研究[27, 28]から，赤身肉摂食と大腸がんとの関連は，アセチル化速度が速い人ほど強いことが報告されており，赤身肉と大腸がんとの因果関係における，このメカニズムの役割を支持するものとなっています。

ただし，メンデルランダム化法にはいくつかの限界があります。その第1は，遺伝的変異は，予測因子への感受性の違いのごく一部しか説明できない可能性があるということ，第2は，遺伝的変異は，複数の生物学的経路に影響を与える可能性があり，研究対象としている曝露以外の経路でアウトカムに影響を与える可能性があること，そして，第3は，メンデル型の曝露は，一般に出生時から始まるため，成長後に受ける曝露と比較して，その生物学的意味が異なる可能性があることです。

インスツルメント変数法

自然の実験やメンデルランダム化法は，**インスツルメント変数法(操作変数法，IV 法** instrumental variable method)という，観察研究における因果推論を強化するための一般的アプローチと密接な関係があります[29, 30](監訳者注：操作変数法と訳されていますが，instrumental は，“手段[道具]”という意味です)。インスツルメント変数とは，研究対象とする曝露と関連を持ち，かつアウトカムとは独立した関連を有しない因子のことを言い，観察研究における因果推論を強化するために用いられます。

臨床研究でよく用いられるインスツルメント変数としては，治療や診断検査の頻度がそれによって異なることが多い，医師，病院，地域などがあります。たとえば，脳動脈瘤の治療には，クリッピング(開頭手術で脳動脈瘤の根元をクリップする方法)またはコイル塞栓術(大腿動脈からカテーテルを挿入し，動脈瘤内部にプラチナコイルを留置する方法)があります。Belekis ら[31]は，Medicare 加入者において，未破裂脳動脈瘤が，(クリッピングではなく)コイル塞栓術で治療される人々割合が，306 の病院委託地域 hospital referral region の間で，カリフォルニア州の Modesto の 35%からマサチューセッツ州の Tacoma の 99%と大きく異なるという事実に基づき，“地域”をインスツルメント変数として用いて，治療法の違いによるアウトカムの違いを評価しました。その結果，死亡率には差が認められなかったものの，クリッピングでは，入院期間が大幅に長くなり，その後リハビリ施設で治療を受ける可能性が非常に高くなることを明らかにしています。また，マンモグラフィーの乳がん早期発見効果を検証する目的で行われた Posner ら[32]の研究では，マンモグラフィーの受検率に地域差がある(シアトル 64%，コネチカット 50%，アトランタ 45%)事実から，地域をインスツルメント変数とする分析を行い，マンモグラフィーに早期発見効果があることを明らかにしています。このように，インスツルメント変数法(IV 法)は，自然に存在する“割り付け”を因果推論に利用する有用な方法ですが，インスツルメント変数が，「研究対象とする曝露と関連を持ち，かつアウトカムとは独立した関連を有しない」という以外にも，いくつか前提があるため，使用にあたっては，それらをよく検討する必要があります(監訳者注：インスツルメント変数法のより詳しい説明については，「医学的介入の研究デザインと統計―ランダム化/非ランダム化研究から傾向スコア，操作変数法まで」，木原雅子，木原正博訳．メディカル・サイエンス・インターナショナル，2013 年，p.115～125 を参照してください)。

回帰不連続デザイン

ランダム化比較試験では，曝露は，研究者によってランダムに割り付けられ，インスツルメント変数法(操作変数法，IV 法)では，アウトカムとは関連のない外部要因(例：地域，医療機関)が割り付け要因とみなされますが，この**回帰不連続デザイン** regression discontinuity design では，ある連続変数(**割り当て変数** running variable)がある閾値を超えたときに曝露(例：治療)が始まるという機会を利用して，その閾値前後でアウトカムを比較します。

たとえば，Bor ら[33]は，このデザインを用いて，抗 HIV 薬による早期治療の効果を検討しています。彼らは，CD4 細胞数(＝割り当て変数)が 200 個/μL(＝閾値)を下回った患者を抗 HIV 薬投与の対象とした，南アフリカ共和国の大規模コホートのデータを用いて，その中から，CD4 細胞数が，50〜350 個/μL だった患者だけを対象とした分析を試みました。その結果，CD4 細胞数が 200 個/μL を“わずかに下回った”患者における全死亡率のハザード比は，その閾値を“わずかに上回った”患者と比較した場合，0.65(95%CI：0.45〜0.94)であることが示され，早期治療の効果を強く示唆する結果が得られています。

回帰不連続デザインを利用できるかどうかは，連続変数の割り当て変数が存在するかどうかによりますが，割り当て変数の閾値の前後で曝露の確率が 0 か 1(非連続)に変化するタイプ(**シャープな回帰不連続デザイン** sharp regression discontinuity design)と，曝露の確率が非連続ではないタイプ(**ファジーな回帰不連続デザイン** fuzzy regression discontinuity design)の 2 つのデザインが存在します。割り当て変数の例[34]としては，年齢(プログラム適格性の判断や，健康に影響する行動[例：喫煙，飲酒]の合法性の基準に用いられることがある)，治療開始の基準値(閾値)として用いられる臨床的指標(例：CD4 細胞数，出生時体重，血中鉛濃度，収縮期血圧)，政策変更や出来事の前後を区分するカレンダー時間(次のセクションで解説)などがあげられます。

回帰不連続デザインは，因果推論において，ランダム化比較試験以外で最も強力な方法の一つで，計量経済学や政治学の分野などでよく用いられますが，医学的研究における活用はまだあまり進んでいません[35]。このデザインにおける主な仮定は，閾値の前後でアウトカムに影響するのは，研究対象となる曝露だけだということです。この仮定は，閾値前後の不連続性がシャープなほど，かつ，閾値直前と閾値直後の非常に狭い範囲に属する人々のサンプルサイズがそれぞれ十分に大きく，前後比較の統計学的パワーが大きいほど，より確かなものとなります。

サンプルサイズが小さく，閾値からかなり離れた人々も研究に含めて，反事実アウトカムの推定を行う必要がある場合には，閾値前後の領域で別々に，アウトカムと割り当て変数の関係をモデル化し(例：直線モデル)，2 つのモデル間のずれに基づいて，曝露とアウトカムの間の因果関係を推定します。

分割時系列デザイン

回帰不連続デザインでは，**時間**が**割り当て変数**としてよく用いられます。たとえば，何らかのイベント(例：新しい政策やプログラムの導入)が起こった場合に，その前後を比較するといったデザインで，これを特に，**分割時系列デザイン** interrupted time series design(第 12 章)と呼びます。このデザインでは，時間経過に伴うアウトカムの変化が，閾値となるイベントの前後でモデル化され(例：時間経過に伴う直線的増加または減少)，閾値時点におけるモデルの推定値が，イベント前のモデルとイベント後のモデル間で比較されます。このデザインでは，イベントの効果を，閾値時点での直線の**切片** intercept の変化，閾値前後での直線の**傾き** slope の変化，あるいはその両者を用いて表現することができます。たとえば，介入（＝イベント）後に，すでに低下しつつあった術後感染率の低下速度がさらに加速した場合には，介入の効果があった可能性が示唆されます。

しかし，時間を割り当て変数として用いる場合には非常に注意が必要です。なぜなら，同じ時期に，研究対象とするイベント（＝介入）以外にも，外部で，研究者が制御できない何らかの出来事が起こり，それが研究対象とするアウトカムに影響を与える可能性があるからです。たとえば，スコットランドの Health in Pregnancy プログラムでは，出産予定日が 2009 年 4 月 6 日以降の妊婦に対して，妊娠 25 週目に 190 ポンドの無条件現金給付 unconditional cash transfer が行われました[36]。そして，その効果を検討するために，給付（＝介入）前後における出生関連アウトカムを比較する研究が実施されましたが，予想に反して，介入前に比べた介入期間中の新生児死亡率のオッズ比は，1.84（95％CI：1.22〜2.78）と，新生児死亡率が逆に高まるという結果になってしまいました。研究者たちは，この予想外の（そして非常に残念な）結果には，2009 年の豚インフルエンザの流行または世界的な金融危機が影響した可能性があると論じています（監訳者注：分割時系列デザインのより詳しい説明については，「医学的介入の研究デザインと統計—ランダム化/非ランダム化研究から傾向スコア，操作変数法まで」，木原雅子，木原正博訳．メディカル・サイエンス・インターナショナル社，2013 年，p.127〜132 を参照してください）。

差分の差分法

1 つの集団における，曝露（イベントや介入）前の時期をコントロール（反事実の推定）に用いるアプローチに代わるものとして，同じ時期に曝露を受けなかった“別の集団”と比較するというアプローチがあります。たとえば，上述したスコットランドにおける新生児死亡率の増加が，2009 年の豚インフルエンザ流行や世界的な金融危機の影響を受けていたとしても，もし現金給付が実施されていなければ新生児死亡率はさらに悪化していた可能性があります。では，この仮説を，どう検証したらよいでしょうか？　そのためには，同じ時期に，同じように豚インフルエンザと金融危機に曝露され，しかし，現金給付を受けなかった集団と比較する必要があります。この検証では，介入（現金給付）を受けた集団における介入導入時点前後の新生児死亡率の“差”が，介入を受けなかった集団における同じ時点前後の新生児死亡率の“差”と比較されるため，“**差分の差分法** difference-in-differences method”という名前が付けられています。この場合，介入を受けた集団と受けていない集団の間で，介入導入時点以前のアウトカムの経時的推移の類似性が高いほど，また，2 つの“差”の差（＝差分の差分）が大きいほど，因果推論はより強力なものとなります。

交絡への対処法—データ分析段階

研究企画段階での対処法である，研究参加者の限定 specification とマッチングでは，どの因子を交絡因子 confounding factor と扱うかを，研究の開始時点で決めておく必要があり，一旦決めたら，それらの交絡因子とアウトカムの関連を検討することはできません（**表 10.4**）。これに対し，データ分析段階の対策では，どの因子を交絡因子として扱うかは，データを見ながら判断することができます。

ときには，いくつかの予測因子が，お互いに交絡し合っていることもあります。たとえば，赤身肉摂食，運動不足，喫煙は，それぞれ大腸がんと関連がありますが，同時に，それらはお互いに関連し合ってもいます。データ分析は，一般には，これらの予測因子とアウトカムとの因果関係を同時に推定することが目的とされます。このセクションでは，観察研究において，予測因子の独立した関連を評価するための分析方法について，その基本的な考え方を紹介します。**表 10.5** は，それらをまとめたものです[9]。

層　化

研究参加者の限定 specification やマッチングと同じように，**層化** stratification とは，ケース群とコントロール群(あるいは曝露群と非曝露群)間で交絡する可能性のある因子のレベルを揃えて比較する手法で，研究参加者を交絡因子のレベル(層 strata)に応じてサブグループ化し，各層ごとに予測因子とアウトカムの関連を検討します。**付録 10B** は層化の例を示したもので，男性と女性を別々に分析することによって(＝性別で層化することによって)，赤身肉摂食と大腸がんの関連に対する性別の交絡を取り除くことができます。

付録 10B には，**交互作用** interaction(**効果修飾** effect modification)[10]も示されています。これは，予測因子とアウトカム以外の因子(第 3 因子)で研究参加者を層化した場合に，層によって，予測因子とアウトカムの関連が異なる(＝アウトカムに対する予測因子の効果が第3因子によって変化する)ことを意味する概念です。交互作用があると，データ分析は複雑になってしまいます。なぜなら，交互作用がある場合には，予測因子とアウトカムの関連を 1 つの数値に要約することができなくなってしまうからです(監訳者注：層別に関連を評価する必要があります)。偶然のいたずらによって，層ごとに関連の大きさが違ってしまうことは十分あり得ます(むしろ完全に等しいことの方が稀)。多くのサブグループに分けて検定をする場合は，偶然によって少なくとも 1 つの交互作用が統計学的に有意となる可能性が高まるため(**多仮説検定**[**多重検定**]multiple hypothesis testing，第 5 章)，特に注意が必要で，他の集団でも同じ交互作用が認められるかなど，慎重な検討が必要です。生物学的妥当性の有無も解釈上重要となります。交互作用は，臨床試験におけるサブグループ分析でも問題となります(第 11 章)。

層化の利点は，その柔軟性にあり，いろいろな層別分析を試みることによって，交絡因子と思われる因子とそうでないものを見分けることができます。その際には，層化分析の結果を，因果関係の可能性についての知識と照らし合わせながら，判断するようにします。層化には，また，最初にどれが予測因子でどれが交絡因子かを固定する必要がなく，自由に入れ替えるこ

[9] 同じ問題は，診断検査の研究(第 13 章)でも生じますが，診断検査の研究の目的は，因果効果の決定ではなく，研究される検査が，既存の検査よりも高い予測力を有するかどうかを判断することがその目的となります。

[10] “効果修飾” と “交互作用” は，しばしば(私たちを含め)同じ意味に使われますが，正確には，両者の間には微妙な違いがあります。“効果修飾” とは，原因 X と効果 Y の間の関連の推定値(例：*リスク比*)が，第 3 の変数 C のレベルによって異なることを意味し，因子 C が Y の原因ともなっている場合を，特に “交互作用” と呼びます。つまり，効果修飾は，因子 C が Y の原因でない場合でも存在し得るということになります。たとえば，赤身肉摂食(X)と “男性であること”(C)が，共に大腸がん(Y)の原因であるために，男性と女性で，赤身肉摂食(X)と大腸がん(Y)の関連が異なる場合に，私たちは交互作用があると言います。しかし，性別によって生じるが大腸がんの原因とはならない別の因子があれば，それによって効果修飾が生じる可能性があります。より詳しい説明は VanderWeele[37]を参照してください。

表 10.5　データ分析段階での交絡への対処方法

対処方法	利点	欠点
層化	・理解しやすい。 ・柔軟性があり，やり直しが効く：データ収集後に層化に用いる因子(変数)を選択できる。	・各層に必要なサンプルサイズによって，作成できる層の数が限定される。 ・同時に調整できる因子(変数)の数が少ない。 ・層の幅が大きすぎると，交絡を完全に除去することができない(残渣交絡)。 ・調整に用いる因子をあらかじめ正確に測定しておく必要がある。
統計学的モデリング(アウトカムの予測モデルの使用)	・多数の交絡因子を同時に調整できる。 ・連続変数としての情報を完全に生かすことができる。 ・柔軟性があり，やり直しが効く。	・交絡を完全に調整できないことがある(モデルが実際の交絡因子とアウトカムの関係に適合していない場合)。 ・関連の強さの推定が不正確になることがある(モデルが実際の予測因子とアウトカムの関係に適合していない場合)。 ・分析結果の理解が難しい(回帰係数の意味を容易に理解できる人は少ない)。 ・調整に用いる因子をあらかじめ正確に測定しておく必要がある。
傾向スコア(曝露の予測モデルを用いた統計学的モデリング)	・多数の交絡因子を同時に調整できる。 ・連続変数としての情報を完全に生かすことができる。 ・アウトカムを発生した人の数より，治療(曝露)を受けた人の数が大きい場合には，交絡をよりよく調整することができる。 ・治療の研究に特に有用(治療[曝露]の決定因子は，アウトカムの決定因子より一般によく知られているため)。 ・傾向スコアを層化やマッチングに用いると，統計学的モデルを仮定する必要がない。 ・柔軟性があり，やり直しが効く。	・分析結果の理解が難しい。 ・調整に用いる因子をあらかじめ正確に測定しておく必要がある。 ・一度に1つの曝露しか扱えない。 ・曝露は，2区分的なものでなくてはならない(例：治療の有無)。 ・比較群間で傾向スコアの十分なオーバーラップがないとベースライン特性をうまく調整できない。 ・研究結果がさらに分かりにくくなり，"Pハッキング"(有意なP値が出るまでデータ分析を繰り返すこと)の機会を高める。 ・人によっては，傾向スコアに魔法のような交絡調整力があると勘違いすることがある。

とができるという利点もあります。

層化の主な欠点は，一度にコントロールできる因子の数が限られることで，層化に用いる因子数が増えるほど，層数が増え，したがって，各層のサンプルサイズが減少してしまいます。たとえば，赤身肉摂食と大腸がんに関する研究では，年齢，体格指数(BMI)，食物繊維摂取，大腸スクリーニング検査を受けた回数，喫煙歴が交絡因子として考えられますが，これらの5因子すべてを用いて層化しようとすると，それぞれの因子の層数がたとえ3であっても，全層数は3^5(＝243)にもなってしまいます。これでは，ケースやコントロールがゼロという層も出てくることになり，それらの層は分析に使えなくなってしまいます。

各層に十分な数の研究参加者を確保するために，因子の層区分を幅広く設定することがよくありますが，層の幅が広すぎると，交絡の除去が十分にできない恐れがあります。たとえば，上述の研究において，年齢を 50 歳未満と 50 歳以上の 2 層にしか分けなかったとしたらどうでしょう。もし，それぞれの層の中で，年齢が高い人，あるいは低い人ほど赤身肉摂食量が多く，そのため，大腸がんのリスクも異なるとすると，赤身肉摂食と大腸がんとの関連には，なお，年齢の交絡が残っていることになります(監訳者注：これを**残渣交絡** residual confounding と言います。残渣交絡については，「アドバンスト分析疫学：369 の図表で読み解く疫学的推論の論理と数理」[木原正博，木原雅子訳. メディカル・サイエンス・インターナショナル，東京，2020 年]の p.181～182，p.298～300 を参照してください)。

多変量モデル

多変量の統計学的モデルは，変数間の関係をモデル化し，予測因子と交絡因子の効果を分離することによって，交絡を調整する方法です。たとえば，小児の知能指数(IQ)と鉛摂取に関する研究で，親の学歴の交絡を除く場合を考えてみましょう。統計学的調整を行うときには，**付録 10C** に示したように，まず，小児の IQ は親の就学年数と比例する(直線関係がある)というモデルを立て，次に，血中鉛濃度レベルの異なる群間の平均 IQ の差の中に占める親の学歴の違いよる部分を差し引くというアプローチを取ります。

実際には，年齢，性別，人種，教育歴など，同時にいくつかの交絡因子の調整が必要な場合が多く，その場合には，多重線形回帰分析，多重ロジスティック回帰分析，Cox の比例ハザードモデルなどの，**多変量モデル** multivariate model が用いられます。

多変量モデルのもう 1 つの大きな利点は，変数が連続変数のとき，そのすべての情報を活用できることです。たとえば，両親の就学年数を 2 つのカテゴリーに分類して調整するよりも，年数をそのまま利用して調整する方が容易です。また，**交互作用項** interaction term を用いて，変数間の効果修飾 effect modification をモデル化できることも利点としてあげられます。

しかし，多変量モデルには欠点もあります。最も重要な欠点は，**モデルが常に当てはまるとは限らない**ことです(**モデルの不適合**)。最近，コンピュータの統計パッケージが簡単に利用できるようになってきましたが，自分の研究データにその統計モデルが本当に当てはまるのかどうかをよく考えずに用いると，正しい結果が得られないことがあります。たとえば，**付録 10C** を例にとると，研究者は，まず，親の就学年数と子どもの IQ が，本当に直線関係にあるかどうかを，実際に検証してみなければなりません。パターンが直線関係から大きくはずれている場合(例：教育歴が高くなるほど直線の傾きが小さくなり，そのうち傾きが負になるような場合)には，直線モデルを用いて IQ を調整してしまうと，調整が不完全となり，鉛の効果について，正しい結論が得られなくなってしまいます。

第 2 の欠点は，予測因子が 2 区分変数の直線モデル(回帰係数は平均値間の差となる)を除けば，その分析結果の理解が容易ではないことです。オッズ比(ロジスティック回帰分析の場合)もハザード比(Cox の比例ハザードモデルの場合)も，累積発生率比(*リスク比*)や累積発生率差(*リスク差*)に比べれば，理解は容易ではありません。予測因子が連続変数の場合には，回帰係数の値は，変数のユニットによって変わるため，その意味が誤解されることさえあります。変数の変換(例：親の教育年数の 2 乗)や交互作用項(例：子ども数×親の教育年数)が用いられる場合には特に理解は困難となります。研究者は，医学統計家と十分相談するか，あるいは必要な統計コースを受けるなどして，自分が用いようとする統計分析の回帰係数などの統計量について，その意味を自分で説明できるようにならなくてはなりません。したがって，いきなり高度な分析法に飛びつくよりも，まずは，単純な層化分析を行い，その結果とより高度な統計分析の結果との間にかなり大きな違いが見られる場合には，医学統計家に相談するといった手順をとることが望まれます(監訳者注：多変量解析については，「医学的研究のための多変量解析 第2版—標準一般化線形モデルから一般化推定方程式まで：最適モデルの選択，構築，検証の実践ガイド」，木原正博，木原雅子訳．メディカル・サイエンス・インターナショナル，2020年に優れた実用的解説があります)。

傾向スコア

治療，政策などの介入の効果に関する観察研究において，研究の妥当性を損なう主な原因の1つに，「**適応による交絡** confounding by indication」と呼ばれるものがあります。これは，治療の"適応"となる患者(＝治療を提供される患者)は，そうでない患者に比べて症状が重い，もしくは，それ以外の何らかの特性の違いがあることによって生じる交絡で，**傾向スコア** propensity score は，この「適応による交絡」のコントロールに非常に有用です[38]。傾向スコアでは，通常の多変量解析のようにアウトカムの予測に役立つと思われる因子を直接モデルに投入して調整するのではなく，まず"治療の適応とされること"の予測に役立つ多変量モデル(通常は，多重ロジスティック回帰モデル)を作成します。ついで，そのモデルを用いて，それぞれの研究参加者について，その人が「治療群に属する推定確率」を計算します。それが，傾向スコアです。傾向スコアが計算できたら，それを**唯一の交絡因子**として用いて，層別分析や多変量解析を行います。ここで思い出していただきたいのは，交絡因子とは，アウトカムと因果関係があり，曝露とも関連(因果的あるいは非因果的)を有する因子だということです。つまり，ここでは，傾向スコアが，治療(曝露)と治療効果(アウトカム)の両方に因果的関連を持つ，"治療群の適応とされること"という交絡因子として扱われるということです。

それ以外にも，傾向スコアを**マッチング**に用いることができます。この場合は，治療群と非治療群の間で，傾向スコアの近い人同士をマッチングし，マッチトペア間でアウトカムを比較します。研究企画段階(サンプリング時点)でのマッチングとは異なり，自由にやり直しが効く点は，データ分析段階の戦略に共通するところがあります。しかし，傾向スコアを用いたマッチトペア分析では，傾向スコアが1もしくは0に近い値では特にマッチングが難しいため，そうした研究参加者が分析から除外され，有効なサンプルサイズが減少してしまうという欠点があります。しかし，これは反面利点でもあります。なぜなら，傾向スコアを用いた分析でマッチングできない研究参加者とは，両群間で比較不可能な研究参加者，つまり，共通点がないため交絡を調整し得ない研究参加者であり，他の多変量解析ではこうした人々の存在を知ることはできないからです。傾向スコアでマッチングができない研究参加者は，臨床試験における除外基準該当者に似ており，そうした人々は，その治療が禁忌であるか，あるいは治療が必須で，治療群以外に割り付けることが倫理的に許されない人々である可能性があります。このような人々における曝露の因果効果を推定することは困難ですが，そのような効果は臨床的には通常あまり重要な意味を持ちません。

傾向スコアを用いた分析には，他にもいくつかの利点があります。その第1は，傾向スコアで"治療への適応"の予測モデルに用い得る変数の数は，"アウトカム"の予測モデルに用い得る変数の数より，一般に大きいということです。なぜなら，治療を受けた人の数は，アウトカムを発症した人の数よりも，通常はるかに大きいからです(**事例 10.1** では，2310人[アスピリン服用者]対 276 人[死亡者])。傾向スコアのモデルに変数の数が多くてもよいもう 1 つの理由は，傾向スコアのモデルには，**過剰適合** overfitting の問題がなく，交互作用，2 次項，多重指標変数など何でも投入することができることです。ただし，"曝露(治療)に関連があっても，アウトカムと全く関連のない変数"(＝インスツルメント変数[操作変数])は除外しなければなりません[11]。第 2 の利点は，研究者にとっては，アウトカムを予測する要因よりも，治療を予測する要因の方が分かりやすく確信が持てることです。なぜなら，治療の適応を決めるのは医師であり，それも，患者の限られた特性によって決められるものだからです。つまり，医師にとっては，なぜその患者がその治療を受けたかと聞かれる方が，なぜその患者がその病気になったかと聞かれるよりも簡単だということです。

もちろん，他の多変量解析法と同様に，傾向スコアでも，**測定できる因子による交絡しか調整できない**という限界があります。また，この手法には，交絡因子が傾向スコアという 1 つの数値に還元されてしまうため，アウトカムと他の様々な交絡因子との直接の関係を知りえないという問題があります。しかし，この方法は，データ分析段階で用いられる手法であるため，従来の多変量解析による分析の実施を妨げることはなく，通常は，両方の分析が同時に実施されます。

事例 10.1　傾向スコアを用いた分析の例

Gum ら[39]は，負荷心エコー検査を受けた成人 6174 人を連続サンプリングし，前向き研究を実施しました。そのうち 2310 人がアスピリンを服用しており，3.1 年の追跡期間中に 276 人が死亡しました。調整をしない分析では，アスピリン服用と死亡率の間には何の関連も認められず，死亡率は両群で 4.5%でしたが，傾向スコアを算出し，それを用いて 1351 人のアスピリン服用者と 1351 人の非服用者をマッチングして分析したところ，服用者における死亡率は，非服用者より 47%小さいという結果となりました(P＝0.002)。

傾向スコアのもう 1 つの，そして恐らく大きな問題は，研究結果の分かりにくさと，分析が "操作" される可能性(manipulability)が増すことです。傾向スコアの作成と分析への投入は，様々なパターンが可能であり，そのため，色々なパターンを試して，有意となった結果を出版する，あるいは，研究者の考えに最も符号する部分を強調するといった，いわゆる「***P* ハッキング**(*P*-hacking)」[40]が行われる可能性があります。また，困ったことに，研究者の中には，傾向スコアが何百という変数を用いて作成できることから，まるで，それに**魔法のような交絡調整力**があると勘違いする人々もいます。しかし，第 16 章で述べるように，研究の質を高めるのは，データの質であって量ではありません。あくまでも「**ゴミはゴミ**(garbage in, garbage out)」でしかないのです(監訳者注：傾向スコアのより詳しい説明については，「医学的介入の研究デザインと統計―ランダム化/非ランダム化研究から傾向スコア，操作変数法まで」，木原雅子，木原正博訳．メディカル・サイエンス・インターナショナル，2013 年，p.101～115 を参照してください)。

---

[11] インスツルメント変数(操作変数)を傾向スコアのモデルに含めないのは，それを含めても交絡が調整されるとは限らないからです。しかも，それを含めると，交絡調整に必要な，曝露群と非曝露群の間での傾向スコアのオーバーラップが減少するという問題が生じます。

因果関係の推論におけるその他の注意点

共通効果への限定(コライダー層化バイアス)

有向非巡回グラフ directed acyclic graphs(DAG[ダグ]；付録 10A)を用いる最も重要な利点の1つは，**コライダー** collider(監訳者注：collide は“衝突する”という意味)の概念が明確になることです。コライダーとは，2つの原因を持つ因子で，DAG では，2つの因果の矢印がぶつかる(合流する)因子として表現されます(図 10.3)。こうした因子を用いて層化(限定，条件付け)を行うと，以下に述べるように，奇妙な関連が生じてしまいます。その具体的な事例を見ていくことにしましょう。

今，「過去1年間に約 10 kg 体重が減少した人のみ」を対象とした研究を考えてみましょう。そして，この研究から，ダイエットをした人ではしなかった人よりも，がんのリスクが低いという“関連”が得られたとします。この結果から，「ダイエットにがんの予防効果がある」と言えるでしょうか？

「ダイエットでがんのリスクが低下する」とは，あまり聞き慣れない関連ですが，上記のような設定の研究では実際に，“人為的に”生じる可能性があります。なぜでしょうか？　これは，ダイエットとがんがいずれも体重減少の原因となり得ることによるもので，“体重が大きく減少した人々”では，ダイエットをしていれば，体重減少はそのための可能性があり，ダイエットをしていない場合には，がんによる可能性があるからです。これを，DAG で表現すれば，体重減少は，がんとダイエットの両方からの矢印がぶつかる(合流する)因子，つまり，コライダーとなっていることが分かります。つまり，体重減少という，ダイエットでもがんでも生じ得る効果(**共通効果** shared effect)を有する人に研究対象を「限定(条件付け)conditioning」することによって，“人為的に”，ダイエットとがんが原因として拮抗する状況が作り出されたために，両者の間に負の関連(ダイエットをする人ほどがんの人が少ない)が生じてしまったわけです(図 10.3 パネル A)。これを，「**共通効果への限定** conditioning on a shared effect」，あるいは，**コライダー層化バイアス** collider stratification bias と呼びます。

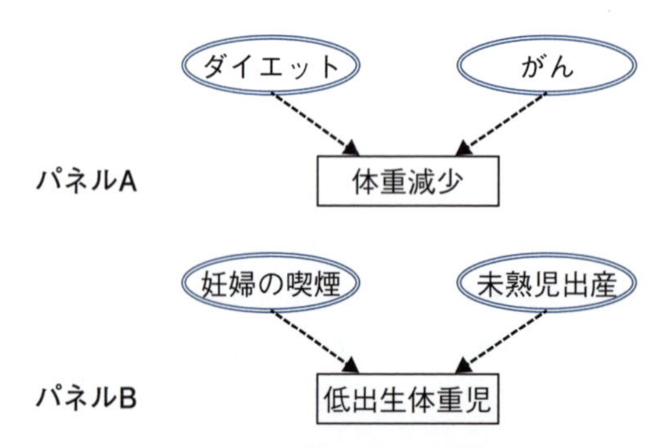

図 10.3　コライダーの例を示した有向非巡回グラフ(DAG)
慣習上，ボックスで囲まれた因子は，コライダーであることを意味します。

もう 1 つ例をあげてみましょう。低出生体重児においては，母が妊娠中に喫煙しているほど未熟児出産が少ないという関連があることが知られています（監訳者注：未熟児とは身体発育が不十分な状態で生まれた児のことで，低出生体重児がすべて未熟児とは限りません）。この結果から，私たちは，妊婦に喫煙を奨励すべきでしょうか？　もちろんとんでもないことです。こうした結果が得られた理由は，喫煙が低体重を引き起こすのと同じように，他の原因，恐らくは未熟児出産が低体重の原因となるからです。したがって，“低出生体重児に限れば”，喫煙が原因でなければ，未熟児出産が原因であるという拮抗関係が生じることになります。つまり，コライダー（低体重という，喫煙でも未熟児でも生じる効果＝共通効果；**図 10.3 パネル B**）を用いて「限定（条件付け）」をしてしまったために，喫煙と未熟児出産との間に“人為的に”逆相関関係を作り出してしまったわけです[12]。また，Newman ら[41]は，生後 3 か月未満で“発熱”のあった乳児を対象に，尿路感染症の予測因子を検討し，尿路感染症と児の家族の罹病（＝その児以外の家族に病人がいたかどうか）の間に負の関連があったことを報告していますが，これを，たとえば，家族に風邪に罹った年長の子どもがいれば，児は尿路感染症に罹りにくい，と解釈することは不可能です。これはむしろ，包含基準とされた“児の発熱”が，尿路感染と家族メンバーの風邪の「共通効果」であり，それで層化（条件付け）したため，乳児を風邪に罹りやすくするような何らかの原因（ここでは，家族の年長児の風邪）と児の尿路感染の間に人為的な負の関連が作り出されてしまったと考えられます。

このコライダー層化バイアスの可能性は，従来の集団ベースの疫学と臨床疫学との間の重要な違いを際立たせるものとなっています。つまり，臨床的サンプルは，診断検査や治療の有効性を研究するのには適していますが，特定の疾患や症状を持つ患者のみを対象とすることが多いため，その疾患や症状の原因を調べるには限界があるということです。

効果修飾と交互作用

効果修飾 effect modification（**交互作用** interaction）とは，その名の通り，ある変数が別の変数の効果を修飾することを意味します。たとえば，累積発生率比（*リスク*比）を用いて，赤身肉摂食の大腸がんに対する因果効果を推定する場合，“性別による効果修飾”とは，累積発生率比（*リスク*比）が男女で異なることを意味します（**付録 10B**）（監訳者注：本訳書では，リスクが正確に累積発生率の意味で用いられている場合は，イタリックで示しています）。

効果修飾は，曝露の効果にどのような統計指標を用いるかによって異なり，**積算的指標** multiplicative scale（例：*リスク*比，ハザード比，オッズ比）では効果修飾がない場合でも，**加算的指標** additive scale（例：*リスク*差）では効果修飾が見られる場合（あるいはその逆）があります。それを示したのが，**事例 10.2** です。

積算的指標と加算的指標のどちら（または両方）を関連の指標に用いるかは，曝露がどのように疾病を引き起こすか（または予防するか）についての研究者の仮説と，研究結果をどのように利用するかによって異なります。曝露は，それが有害なものかどうかに関わらず，一般に，積算的モデルによく適合し，積算的指標（例：累積発生率比［*リスク*比］）の値が 1 から遠く離れて

---

[12] **図 10.3** では，いずれの例でも，コライダーにつながる“2 つの因子”は，共に，コライダーと正の因果関係を有していました。こうした場合には，コライダーで条件付け（限定）をすると，“2 つの因子”の間に負の関連が生じる可能性があります。しかし，“2 つの因子”のうちの 1 つが，コライダーと負の因果関係を持っている場合には，コライダーで条件付け（限定）をすると，“2 つの因子”の間には正の関連が生じる可能性があります。

いるほど，因果関係である可能性が高まります。一方，累積発生率差（リスク差）は臨床や公衆衛生における意思決定に重要な意味を持ちます（**事例 10.2**）（監訳者注：交互作用についての，より詳しい解説は，「アドバンスト分析疫学：369 の図表で読み解く疫学的推論の論理と数理」［木原正博，木原雅子訳．メディカル・サイエンス・インターナショナル，東京，2020 年］の p.192〜230 を参照してください）。

因果効果の過小評価

交絡 confounding は，関連を実際以上に強め，曝露の効果を誇張させる働きがあると考えられがちですが，その逆に，実際の関連を“減弱”させることもあり，その場合，その交絡を“**抑制** suppression”，その因子を“**抑制因子** suppressor”と呼びます[42]。これは，治療に関する観察研究でよく見られる問題で，治療はアウトカムが悪いと考えられる患者に適応されることが多いことから，実際には有益であっても，“**適応による交絡** confounding by indication”がコントロールされなければ，（**事例 10.1** のアスピリンのように）効果がないように見えたり，ときには有害に見えたりすることさえあります。

事例 10.2　加算的交互作用と積算的交互作用の例

今，致死的自動車事故の 2 つの重要な予測因子である，飲酒と携帯電話を取り上げ，ドライバーたちを，以下の 4 つのタイプに分類できるとします：①よく携帯電話をしながら運転する（以下“ながら運転”），②よく酒気を帯びて運転する（以下，“酒気帯び運転”），③よく携帯電話をしながらかつ酒気を帯びて運転する（以下，“ながら＋酒気帯び運転”），④そういう行動は全くしない（以下，“無リスク運転”）。次の表は，それぞれのタイプにおける年間 10 万人当たりの自動車事故による仮想の死亡率を示したものです。

	年間 10 万人当たりの自動車事故による死亡率	
	“ながら運転”なし	“ながら運転”あり
“酒気帯び運転” なし	10	30
“酒気帯び運転” あり	40	?

2 つの予測因子の間に交互作用（効果修飾）がない場合，“？” の区分には，どういう数字が入ると思いますか？　この問いを，3 人の交通安全を専門とする研究者（アダ，ミア，ソフィア）に投げかけ，以下のような回答が得られました。

足し算のアダ：「まず横に見ると，“酒気帯び運転” なしの群では，“ながら運転” によって，年間 10 万人当たりの死亡率が 20（＝30－10）増えているので，“酒気帯び運転” ありの群でも，“ながら運転” によって，死亡率が 20 増えると考えれば，“ながら＋酒気帯び運転” 群の死亡率（“？”）は，40＋20＝60 となるわ。次に縦に見ると，“ながら運転” なしの群では，“酒気帯び運転” によって，死亡率が 30（＝40－10）増えているので，“ながら運転” ありの群でも，“酒気帯び運転” によって，死亡率が 30 増えると考えれば，“？” は，30＋30 で，やっぱり 60 となるわ。だから，60 で絶対間違いないわ！」

	年間 10 万人当たりの自動車事故による死亡率	
	“ながら運転” なし	“ながら運転” あり
“酒気帯び運転” なし	10	30
“酒気帯び運転” あり	40	60

掛け算のミア：「まず横に見ると，“酒気帯び運転” なしの群では，“ながら運転” によって，死亡率が 3 倍（＝30÷10）になっているので，“酒気帯び運転” ありの群でも，“ながら運転” によって，死亡率が 3 倍になると考えれば，“？” は，40×3＝120 となるわ。次に縦に見ると，“ながら運転” なしの群では，“酒気帯び運転” によって，死亡率が 4 倍（＝40÷10）になっているので，“ながら運転” ありの群でも，“酒気帯び運転” によって，死亡率が 4 倍になると考えれば，“？” は，30×4 で，やっぱり 120 となるわ。だから，120 で絶対間違いないわ！」

	年間 10 万人当たりの自動車事故による死亡率	
	“ながら運転” なし	“ながら運転” あり
“酒気帯び運転” なし	10	30
“酒気帯び運転” あり	40	120

賢いソフィア：「アダさん，ミアさん，あなたたちはどちらも正しいわ！　加算モデルで考えれば，“？” は，縦横の累積発生率差（リスク差）の足し算（＝“ながら運転” による 20＋“酒気帯び運転” による 30）となって，累積発生率比（リスク比）では説明できなくなり，逆に，積算モデルで考えれば，“？” は，縦横の累積発生率比（リスク比）の掛け算（＝“ながら運転” による 3 倍× “酒気帯び運転” による 4 倍）となって，逆に，累積発生率差（リスク差）では説明できなくなるのよ。

だから，交互作用を論じるときには，どちらのモデル（加算，積算）を用いているのかを明確にしなくちゃいけないということなのね。

臨床医学や公衆衛生における決定は，多くの場合，加算モデルに基づく必要があるので，加算モデルの方が重要というのは間違いないわ。たとえば，仮に，ミアの積算モデルの表が実際のデータだったとしたら，それを見て，「“酒気帯び運転” をする場合でもしない場合でも，“ながら運転” の影響は一緒（リスク比は，いずれの場合でも 3）なので，効果修飾（交互作用）はない」と言う人がいるかもしれないわね。確かにリスク比で見ればそうかも知れないけど，加算的にみると，それは違うわ。“酒気帯び運転” をする人たちが，“ながら運転” をしなくなれば，80 の死亡率が削減できるけど（＝120－40），“酒気帯び運転” をしない人たちが，“ながら運転” をしなくなっても，死亡率の減少は 20 しか期待できない（＝30－10）という見方ができる！　つまり，積算的指標（リスク比）では効果修飾（交互作用）がないように見える場合でも，加算的指標（例：リスク差）では効果修飾が見られることがあるということなのよ。その逆もあるわ。これとても大切!!」

戦略の選択

以上，研究企画段階やデータ分析段階の対処方法について説明してきましたが，それでは，どの方法をどういう場合使ったらよいのでしょうか？　研究者が，集団中のある特定のグループにのみ興味がある場合には，「研究参加者の限定 specification」が，交絡を防ぐ上で，最も適切な方法と言えます。一般に，研究対象を選ぶ場合には選択基準 selection criteria を設定しますが，これは，その特殊な場合にあたります(第3章)。しかし，因果推論が研究の目的である場合には，上述した「共通効果への限定 conditioning on a shared effect(コライダー層化バイアス collider stratification bias)」について，十分な注意が必要です。

マッチングを行うかどうかも，研究企画段階における重要な決定事項の1つです。マッチングは，ケースコントロール研究に最も適した方法であり，年齢，人種，性別のような不変の属性因子がそれに適しています。また，サンプルサイズが不十分で，すべての既知の交絡因子を調整することが難しい場合，あるいは交絡因子を測定するよりもマッチングした方が簡単な場合に，マッチングが考慮されます。しかし，いったんマッチングをしてしまうと，それに用いた因子は，その後の分析には一切用いることができなくなるため，使用には慎重さが求められ，因果連鎖の中間に位置するような因子(介在因子[中間因子]mediator)には特に注意が必要です。多くの場合，データ分析段階の戦略(層化 stratification，多変量モデル modeling，傾向スコア propensity score)は，いずれも交絡のコントロールに同じ程度に有効で，かつ何度もやり直しが効くという利点があります。つまり，多変量モデルに投入する変数の数を足したり，引いたりしながら，異なる因果モデルを検討することができます。

すべてのリサーチクエスチョンに可能というわけではありませんが，オポチュニスティック研究(臨機的研究)opportunistic study の可能性に常に留意することも大切です。そうした可能性についての熟考を怠れば，貴重な機会を見過ごしてしまうことにもなりかねません。

層化，多変量モデル，傾向スコアのどれを用いるかの最終判断は，データを収集した後に行うことができます。多くの場合，研究者はあらゆるメニューを試したがる傾向がありますが，いくら研究後に実施できるとは言え，必要な因子が測定されていなければどうしようもないため，研究企画段階で，どのような因子が交絡の調整に必要となるかを慎重に検討しておくことが大切です。また，交絡の調整力は，研究企画段階の戦略，データ分析段階の戦略で異なることがあるため，事前に分析計画を慎重に立てておく必要があります。それによって都合のよい結果の出る戦略を恣意的に選ぶという過ちも防ぐことができます。

因果関係を支持するエビデンス

表10.2～表10.5で，因果推論を高めるための様々なアプローチを示しました。それらはいずれも，真の因果関係以外の関連の可能性をいかに除外していくかという，いわば消極的なものでしたが，これを補うものとして，因果関係を支持する証拠を積極的に集めるというアプローチがあります。その中で最も重要なものが，関連の一致性 consistency，関連の強さ strength，量-反応関係 dose-response relationship，生物学的妥当性 biological plausibility です。

たとえば，研究から得られた関連が，研究デザインが様々に異なる他の研究の結果と一致する場合(**関連の一致性** consistency)は，それが偶然誤差やバイアスによって生じた関連である可能性は少なくなります。しかし，"効果-原因" 関係や交絡による関係であっても，研究間で結果が一致することがあるので注意が必要です。そういう場合には，研究間，研究デザイン間，交絡調整法間での一致性を確かめることによって，因果推論を強めることができます。

関連の強さ strength も重要な指標です。関連が強ければ強いほど，P 値と信頼区間の幅が小さくなって，関連が偶然誤差による可能性は小さくなります。また，関連が強い場合には，交絡による可能性が小さくなり，その分，因果関係である可能性が高まります。なぜなら，一般に，交絡 confounding によって生じる関連は，交絡因子を介した**間接的な関係**であるため，直接的な因果関係よりも弱いのが普通だからです。

量-反応関係 dose-response relationship は，因果関係を示唆する有力な証拠となります。喫煙と肺がんとの関係を例にとれば，非喫煙者に比べて，中等度喫煙者では肺がんのリスクが高く，高度喫煙者(ヘビースモーカー)では，さらに高くなるという関係です。量-反応関係を観察しやすいように，予測因子はできる限り連続変数として，あるいはいくつかのレベルに分けて測定しておく必要があります。しかし，一致のところで指摘したように，量-反応関係は，"効果-原因"関係や交絡でも観察されることがあるので注意が必要です。

最後に，**生物学的妥当性** biologic plausibility も，因果推論を行う際の重要な判断材料となります。これは，生物学的に意味のある因果メカニズムを提示できれば因果関係の確からしさが高まり，逆に，現在の生物学的知見に照らして意味のない関連は，因果関係とは考えにくいということです。たとえば，マリワナと精巣杯細胞腫瘍に関する研究では，マリワナの使用が1日1回未満の人では，非使用者よりもリスクが低くなっていましたが[17]，これは生物学的妥当性の観点からは説明は困難です。しかし，生物学的妥当性を強調しすぎるべきではありません。大抵のものにはもっともらしい説明が可能であり，また逆に，たとえば，胃潰瘍の細菌原因説のように，生物学的に全くあり得ないとされていた関連が実は後から真実であると判明する場合もあるからです。

まとめ

1. 多くの研究は，因果推論を目的として実施されますが，研究で得られる関連は，**偶然誤差**，**バイアス**，**"効果-原因" 関係**，**交絡**などの影響を受けている可能性があるため，必ずしも因果関係を意味するとは限りません。
2. **偶然誤差** random error による関連の発生は，測定の**定度**(**精度**)precision を高め，適切なサンプルサイズを確保するなど，研究企画段階での対策で減らすことができます。データ分析段階では，得られた関連が偶然誤差による可能性がどれくらいあるかを，95%信頼区間の幅や他の研究結果との一致性 consistency から判断することができます。
3. **バイアス** bias(**系統誤差** systematic error)は，リサーチクエスチョンが想定した目的母集団や健康事象と，実際の研究参加者や測定との間の食い違いから生じます(図 10.2)。バイアスを防ぐためには，こうした食い違いがリサーチクエスチョンに対する答えにどのような影響を及ぼす可能性があるかを，"**反証テスト** falsification test" の組み込みを含め，研究企画段階で十分に検討しておくことが大切です。

4．**“効果-原因”関係** effect-cause relationship の可能性は，予測因子とアウトカムの時間的な前後関係が判定できる研究デザインを用いることで減らすことができ，また関連の生物学的妥当性を考慮することによって判断できる場合もあります。

5．**交絡** confounding は，第3因子が，予測因子の原因で(もしくは，予測因子と共通の原因を有し)，かつアウトカムの原因である場合に生じるもので，以下のような戦略によって減少させることができますが，そのためには，交絡する可能性がある因子を事前に想定し，それらを正確に測定しておく必要があります。

a．**研究参加者の限定** specification，**マッチング** matching：これらはいずれも，研究企画段階における戦略で，交絡因子のレベルが研究群間で均等になるようにサンプリングする方法ですが，その分情報が制限され，しかも一度決めると変更が効かないため，その使用には注意が必要です。

b．**層化，多変量モデル，傾向スコア**：これらはいずれも，データ分析段階における戦略で，因果関係の検討をより柔軟に行うことができます。

- **層化** stratification：交絡をコントロールできるだけではなく，**交互作用** interaction(**効果修飾** effect modification)の存在を明らかにすることができます。交互作用とは，第3因子のレベルによって，予測因子とアウトカムの関連が異なることを言います。
- **多変量モデル** multivariate modeling：多くの予測因子を同時に制御することができます。
- **傾向スコア** propensity score：治療やその他の介入の効果に関する観察研究において，「**適応による交絡** confounding by indication」のコントロールに特に役立つ手法です。

6．研究にあたっては，**自然の実験**，**メンデルランダム化法** Mendelian randomization，**インスツルメント変数(操作変数)** instrumental variable(IV)，**回帰不連続デザイン** regression discontinuity design などによる**オポチュニスティック研究(臨機的研究)** opportunistic study の可能性を常に念頭に置いておかなければなりません。こうしたデザインを利用できる場合には，ランダム化比較試験に匹敵する強さの因果推論を行うことができます。**分割的時系列デザイン** interrupted time series design も有用なデザインですが，曝露のない比較群を設定できる場合には，さらに有効なデザインとなり，その場合の分析は，「**差分の差分法** difference in differences method」を用いて行われます。

7．研究にあたっては，研究企画段階で，「**共通効果への限定** conditioning on a shared effect」によるバイアス(**コライダー層化バイアス** collider stratification bias)に注意が必要です。これは，予測因子が原因となっている因子で研究参加者を限定したり，その因子を統計学的調整に用いることで生じる可能性があります。

8．因果関係を積極的に支持するエビデンスを集めることによって，因果推論を強めることができます。その中でも，**関連の一致性** consistency，**関連の強さ** strength，**量-反応関係** dose-response relationship，**生物学的妥当性** biologic plausibility が特に重要です。

文　献

1. National Cancer Institute Surveillance, Epidemiology, and End Results Program. *Cancer stat facts: common cancer sites*. Published 2020. https://seer.cancer.gov/statfacts/html/common.html.
2. Tilman D, Clark M. Global diets link environmental sustainability and human health. *Nature*. 2014;515(7528):518-522.
3. Bacchetti P. Current sample size conventions: flaws, harms, and alternatives. *BMC Med*. 2010;8:17.
4. Newman T, Kohn M. *Evidence-Based Diagnosis: An Introduction to Clinical Epidemiology*. 2nd ed. Cambridge University Press; 2020:292-295.
5. Hernan MA, Sauer BC, Hernandez-Diaz S, Platt R, Shrier I. Specifying a target trial prevents immortal time bias and other self-inflicted injuries in observational analyses. *J Clin Epidemiol*. 2016;79:70-75.
6. Newman TB. Antibiotic treatment for inpatient asthma exacerbations: what have we learned? *JAMA Intern Med*. 2021;181(4):427-428.
7. Newman TB. Possible immortal time bias in study of antibiotic treatment and outcomes in patients hospitalized for asthma. *JAMA Intern Med*. 2021;181(4):568-569.
8. Prasad V, Jena AB. Prespecified falsification end points: can they validate true observational associations? *JAMA*. 2013;309(3):241-242.
9. McEvoy SP, Stevenson MR, McCartt AT, et al. Role of mobile phones in motor vehicle crashes resulting in hospital attendance: a case-crossover study. *BMJ*. 2005;331(7514):428.
10. Magruder JT, Elahi D, Andersen DK. Diabetes and pancreatic cancer: chicken or egg? *Pancreas*. 2011;40(3):339-351.
11. Huxley R, Ansary-Moghaddam A, de Gonzalez Berrington A, Barzi F, Woodward M. Type-II diabetes and pancreatic cancer: a meta-analysis of 36 studies. *Br J Cancer*. 2005;92(11):2076-2083.
12. Bosetti C, Rosato V, Polesel J, et al. Diabetes mellitus and cancer risk in a network of case-control studies. *Nutr Cancer*. 2012;64(5):643-651.
13. Love HJ, Sulikowski D. Of meat and men: sex differences in implicit and explicit attitudes toward meat. *Front Psychol*. 2018;9:559.
14. Abotchie PN, Vernon SW, Du XL. Gender differences in colorectal cancer incidence in the United States, 1975-2006. *J Womens Health (Larchmt)*. 2012;21(4):393-400.
15. Song M, Chan AT, Sun J. Influence of the gut microbiome, diet, and environment on risk of colorectal cancer. *Gastroenterology*. 2020;158(2):322-340.
16. Maconochie N, Doyle P, Carson C. Infertility among male UK veterans of the 1990-1 Gulf war: reproductive cohort study. *BMJ*. 2004;329(7459):196-201.
17. Trabert B, Sigurdson AJ, Sweeney AM, Strom SS, McGlynn KA. Marijuana use and testicular germ cell tumors. *Cancer*. 2011;117(4):848-853.
18. Bor J. Capitalizing on natural experiments to improve our understanding of population health. *Am J Public Health*. 2016;106(8):1388-1389.
19. Lofgren RP, Gottlieb D, Williams RA, Rich EC. Post-call transfer of resident responsibility: its effect on patient care [see comments]. *J Gen Intern Med*. 1990;5(6):501-505.
20. Bell CM, Redelmeier DA. Mortality among patients admitted to hospitals on weekends as compared with weekdays. *N Engl J Med*. 2001;345(9):663-668.
21. Davey Smith G, Ebrahim S. 'Mendelian randomization': can genetic epidemiology contribute to understanding environmental determinants of disease? *Int J Epidemiol*. 2003;32(1):1-22.
22. Ware JJ, van den Bree MB, Munafo MR. Association of the CHRNA5-A3-B4 gene cluster with heaviness of smoking: a meta-analysis. *Nicotine Tob Res*. 2011;13(12):1167-1175.
23. Chen LS, Hung RJ, Baker T, et al. CHRNA5 risk variant predicts delayed smoking cessation and earlier lung cancer diagnosis-a meta-analysis. *J Natl Cancer Inst*. 2015;107(5):djv100.
24. Zhou W, Zhu W, Tong X, et al. CHRNA5 rs16969968 polymorphism is associated with lung cancer risk: a meta-analysis. *Clin Respir J*. 2020;14(6):505-513.
25. Pillai SG, Ge D, Zhu G, et al. A genome-wide association study in chronic obstructive pulmonary disease (COPD): identification of two major susceptibility loci. *PLoS Genet*. 2009;5(3):e1000421.
26. Yang Q, Millard LAC, Davey Smith G. Proxy gene-by-environment Mendelian randomization study confirms a causal effect of maternal smoking on offspring birthweight, but little evidence of long-term influences on offspring health. *Int J Epidemiol*. 2020;49(4):1207-1218.
27. Doaei S, Hajiesmaeil M, Aminifard A, Mosavi-Jarrahi SA, Akbari ME, Gholamalizadeh M. Effects of gene polymorphisms of metabolic enzymes on the association between red and processed meat consumption and the development of colon cancer; a literature review. *J Nutr Sci*. 2018;7:e26.
28. Wang H, Iwasaki M, Haiman CA, et al. Interaction between red meat intake and NAT2 genotype in increasing the risk of colorectal cancer in Japanese and African Americans. *PLoS One*. 2015;10(12):e0144955.
29. Greenland S. An introduction to instrumental variables for epidemiologists. *Int J Epidemiol*. 2000;29(6):1102.
30. Rassen JA, Schneeweiss S, Glynn RJ, Mittleman MA, Brookhart MA. Instrumental variable analysis for estimation of treatment effects with dichotomous outcomes. *Am J Epidemiol*. 2009;169(3):273-284.
31. Bekelis K, Gottlieb DJ, Su Y, et al. Comparison of clipping and coiling in elderly patients with unruptured cerebral

aneurysms. *J Neurosurg*. 2017;126(3):811-818.

32. Posner, M. A., Ash, A. S., Freund, K. M., Moskowitz, M. A., and Schwartz, M. "Comparing standard regression, propensity score matching, and instrumental variables for determining the influence of mammography on stage of diagnosis." *Health Serv. Outcomes Res. Methodol*. 2 (2001): 279–90.
33. Bor J, Moscoe E, Mutevedzi P, Newell ML, Barnighausen T. Regression discontinuity designs in epidemiology: causal inference without randomized trials. *Epidemiology*. 2014;25(5):729-737.
34. Hilton Boon M, Craig P, Thomson H, Campbell M, Moore L. Regression discontinuity designs in health: a systematic review. *Epidemiology*. 2021;32(1):87-93.
35. Moscoe E, Bor J, Barnighausen T. Regression discontinuity designs are underutilized in medicine, epidemiology, and public health: a review of current and best practice. *J Clin Epidemiol*. 2015;68(2):122-133.
36. Leyland AH, Ouedraogo S, Nam J, et al. *Evaluation of Health in Pregnancy grants in Scotland: A Natural Experiment Using Routine Data*. Public Health Research; 2017.
37. VanderWeele T. On the distinction between interaction and effect modification. *Epidemiology*. 2009;20(6): 863-871.
38. Braitman LE, Rosenbaum PR. Rare outcomes, common treatments: analytic strategies using propensity scores. *Ann Intern Med*. 2002;137(8):693-695.
39. Gum PA, Thamilarasan M, Watanabe J, Blackstone EH, Lauer MS. Aspirin use and all-cause mortality among patients being evaluated for known or suspected coronary artery disease: a propensity analysis. *JAMA*. 2001;286(10):1187-1194.
40. Bruns SB, Ioannidis JP. p-Curve and p-hacking in observational research. *PLoS One*. 2016;11(2):e0149144.
41. Newman TB, Bernzweig JA, Takayama JI, Finch SA, Wasserman RC, Pantell RH. Urine testing and urinary tract infections in febrile infants seen in office settings: the Pediatric Research in Office Settings' Febrile Infant Study. *Arch Pediatr Adolesc Med*. 2002;156(1):44-54.
42. Katz MH. *Multivariable Analysis: A Practical Guide for Clinicians*. 2nd ed. Cambridge University Press; 2006:xv, 192 p.

（文献 32 は監訳者追加）

付録10A　有向非巡回グラフ(DAG)を用いた因子間の関連の表現

観察研究のデータを用いて因子間の関連をモデル化する上で，**有向非巡回グラフ** directed acyclic graphs(DAG［ダグ］)(**因果ダイアグラム** causal diagram と呼ばれることもあります)は非常に有用なツールです。DAGは，因子同士が相互にどのように関連し合っているかについての，研究者の考え方を図式化したもので，DAGの根底にある数学的原理によって，因果効果の推定が可能となります。

DAGでは，2つの因子間の因果の方向を示すために一方向性の矢印が用いられます。したがって，A→Bは，予測因子Aがアウトカム Bを引き起こす(＝AがBに対する因果効果を持つ)と研究者が考えていることを意味します。たとえば，アルコールの過剰摂取は大腿骨頸部骨折の原因となるいったことです。DAGという名称は，この図が，**方向性** direction を持った矢印でつながれた変数のネットワークを含み，かつそれが**非巡回的** acyclic である(＝ループを形成しない)ことに由来するものです。たとえば，血中ビタミンD濃度の低下が大腿骨頸部骨折の原因となるかどうかを研究する場合，屋外での運動の交絡が気になるはずです。なぜなら，屋外での運動は，(日光照射によって)血中ビタミンD濃度を増加させ，かつ，筋力やバランス能力を向上させる効果があるからです。もちろん，考慮すべき要因は，転倒の既往歴，栄養状態，居住地など，他にも沢山ありますが，それでも，基本的なアプローチは単純で，まず因果モデル(DAG)を作成し，次いで，どの因子が研究参加者の選択基準に影響を与えるか，また，アウトカムと主な予測因子以外に，どのような因子を多変量モデルの共変数として測定する必要があるかを決定することになります。

第1章での研究についての解説に倣(なら)って，ここでも，まずDAGの解剖学(構造)，つまり，DAGが取り得る様々なパターンとその名称を説明し，次に，DAGの生理学(機能)，つまり，それらが，どのように，因果推論やサンプルの選択に役立つかを解説します。

DAGの例

予測因子がアウトカムに対する因果効果を持つかどうかを検討する場合，そこに第3因子が関連するパターンには，8つの場合しかありません(図10A.1～図10A.8)。視覚的に分かりやすいように，これらの図では，予測因子とアウトカムは二重丸枠，コライダーは四角枠，それ以外の因子は丸枠で表示します。そして，これらの図では，図によって微妙に異なる，第3因子の位置とそれにつながる点線の矢印に注目してください。矢印は，慣行にしたがって，可能な限り，因果と考えられる方向に，上下，もしくは左右を指すように引かれています。

3つの因子間のつながりの一部が欠けたDAG

第3因子と予測因子の間，第3因子とアウトカムの間の矢印はそれぞれ両方向の可能性があるため，2×2で4つの場合があります(図 10A.1～図 10A.4)。図 10A.1 と図 10A.2 は，それぞれ，第3因子が，予測因子とのみ，アウトカムとのみ因果関係にある場合を示したもので，これらのDAGでは，第3因子は，予測因子がアウトカムの原因かどうかという問題には関係していません。

たとえば，「重度の頭部外傷」(予測因子)がパーキンソン病(アウトカム)の原因となるかどうかを研究しているとしましょう(図 10A.1)。第3因子を「自転車用ヘルメットの不着用」とすると，これは予測因子の原因となるため，「自転車用ヘルメットの不着用」から「重度の頭部外傷」に向かう矢印が引かれています。しかし，「自転車用ヘルメットの不着用」によって，パーキンソン病が生じるとは考えられないため，その間には矢印は引かれていません。つまり，「重度の頭部外傷」(予測因子)のパーキンソン病(アウトカム)に対する因果効果において，「自転車用ヘルメットの不着用」の影響を考慮する必要はないということになります。

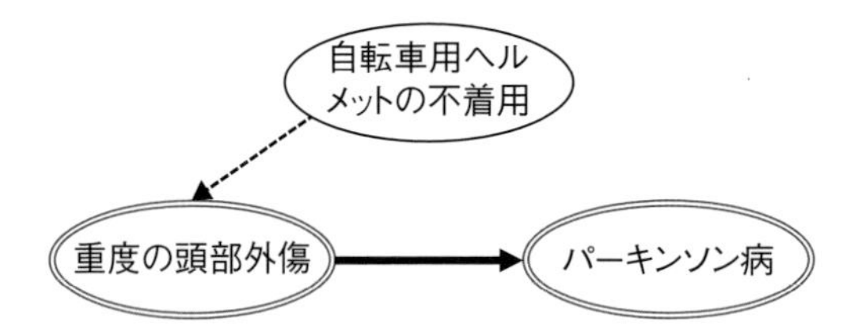

図 10A.1　第3因子がアウトカムとは無関連で，予測因子の原因となる DAG の例
この例では，パーキンソン病に対する重度の頭部外傷の因果効果の推定に，自転車用ヘルメットを着用していたかどうかを考慮する必要はありません。この図は，自転車用ヘルメット着用をインスツルメント変数(操作変数)とするインスツルメント変数法の DAG であることに注意してください。

次に，血液型 A が COVID-19 の入院リスクを高めるかどうかに関する研究を考えてみましょう(図 10A.2)。第3因子を「男性であること」とすると，男性は，COVID-19 による入院のリスクが高いため，「男性であること」から「COVID-19 による入院」に向かう矢印が引かれていますが，性別と血液型 A との間には関連はないため(男女で血液型の分布は等しい)，その間に矢印は引かれていません。したがって，COVID-19 の入院に対する血液型 A の因果効果に，男性という性別の影響を考慮する必要はないことになります(とはいえ，分析モデルに性別を含めることは，血液型が入院に及ぼす影響の推定の定度(精度)precision を高める可能性があります。また，性別に効果修飾の可能性があるかどうかを確認する上でも有用です)。

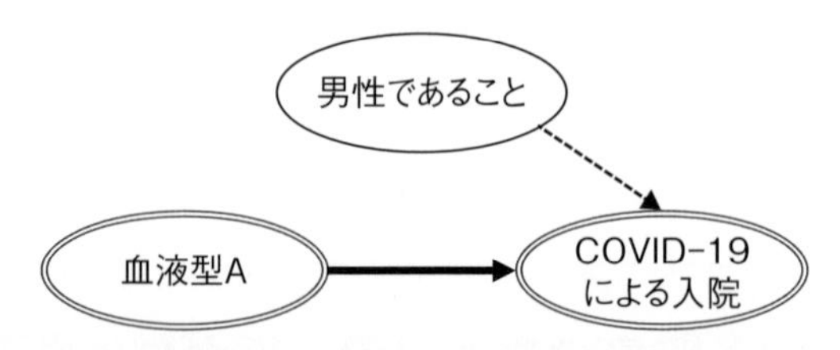

図 10A.2　第3因子が予測因子とは無関連で，アウトカムの原因となる DAG の例
COVID-19 の入院に対する血液型 A の因果効果に，男性という性別は関与していません。

次に，第 3 因子が予測因子の結果で，アウトカムとは無関連の例(図 10A.3)と，第 3 因子がアウトカムの結果で，予測因子とは無関連の例(図 10A.4)を見てみましょう。

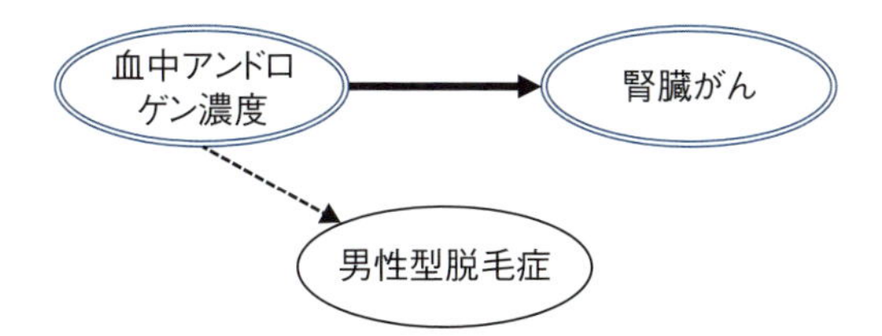

図 10A.3　第 3 因子がアウトカムとは無関連で，予測因子の結果となる DAG の例
腎臓がんに対する血中アンドロゲン濃度の因果効果に，男性型脱毛症は影響を与えません。

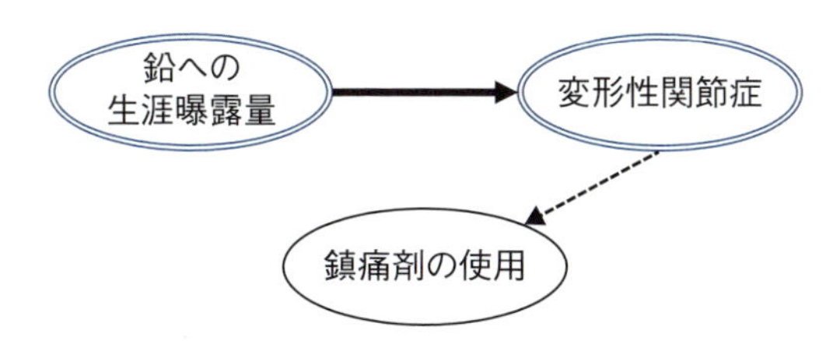

図 10A.4　第 3 因子が予測因子とは無関連で，アウトカムの結果となる DAG の例
変形性関節症に対する鉛曝露の因果効果に，鎮痛剤の使用は影響を与えません。

今，男性において，血中アンドロゲン濃度(予測因子)の高値が腎臓がん(アウトカム)に対して因果効果を持つかどうかに興味があり，その効果に男性型脱毛症が影響を与えるかどうかを知りたいとしましょう。血中アンドロゲン濃度の高い人では，男性型脱毛症が生じる可能性は高いと思われますが，男性型脱毛症を腎臓がんの原因と考える理由はありません。したがって，血中アンドロゲン濃度の腎臓がんに対する因果効果に男性型脱毛症が影響するかどうかを考える必要はないことになります(図 10A.3)。

最後に，鎮静剤が第 3 因子で，それが鉛曝露(予測因子)の変形性関節症に対する因果効果に影響を与えるかどうかという問題を考えてみましょう。この場合，鎮静剤使用は，アウトカムの結果であり，予測因子とは関連がありません(図 10A.4)。したがって，この場合も，予測因子のアウトカムに対する因果効果に第 3 因子の影響を考える必要はないことになります。

3 つの因子がすべてつながった DAG

この場合も，第 3 因子と予測因子の間，第 3 因子とアウトカムの間の矢印はそれぞれ両方向の可能性があるため，2×2 で 4 つの場合がありますが(図 10A.5〜図 10A.8)，前のセクションの場合とは異なり，ここでは，第 3 因子を分析に加えるかどうか，あるいは場合によっては，研究参加者の選択基準に加えるかどうかを決める必要があります。これらについては，それぞれ，「DAG を用いて因果推論を行う」と「DAG とサンプリング」のセクションで後述します。

介在効果を示す DAG

4つの中で，最も理解しやすいのが，「**介在効果** mediation」です。これは，予測因子が第3因子の原因となり，第3因子がアウトカムの原因となる場合で，**図 10A.5** は，それを，血中 LDL コレステロール濃度，頸動脈狭窄，脳卒中を例に示したものです。血中 LDL コレステロール濃度の脳卒中に対する因果効果の一部あるいはすべてが頸動脈狭窄を介して生じる可能性があるため，「介在効果 mediation」と呼び，その役割を担う因子を**介在因子**(**中間因子**)mediator と呼びます。

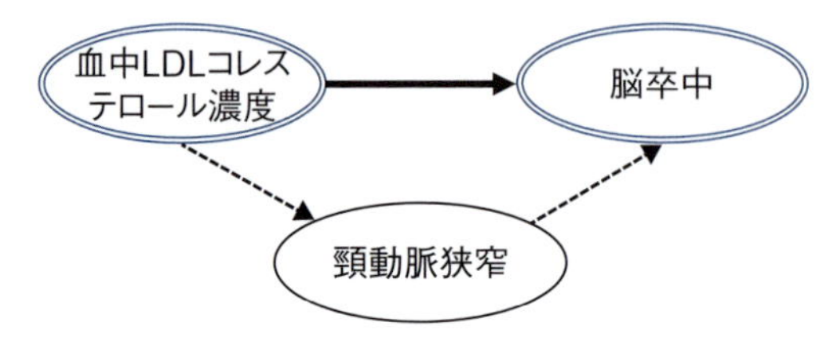

図 10A.5　介在効果を示す DAG の例
血中 LDL コレステロール濃度の脳卒中に対する因果効果の少なくとも一部は，頸動脈狭窄への効果を介して生じます。

共通効果を示す DAG

図 10A.6 は，**共通効果** shared effect と呼ばれる現象を示した DAG です。体重に2つの矢印がぶつかって(合流して)いますが，そうした因子のことを，**コライダー** collider(監訳者注：collide は“衝突する”という意味)と呼びます。これは本文でも説明したように，予測因子とアウトカムが，共に第3因子に因果効果を持つ場合に生じます。今，ダイエットが胃がんの原因となるかどうかに関する研究を考えてみましょう。ダイエットと胃がんは，ともに体重減少の原因となります(共通効果)。

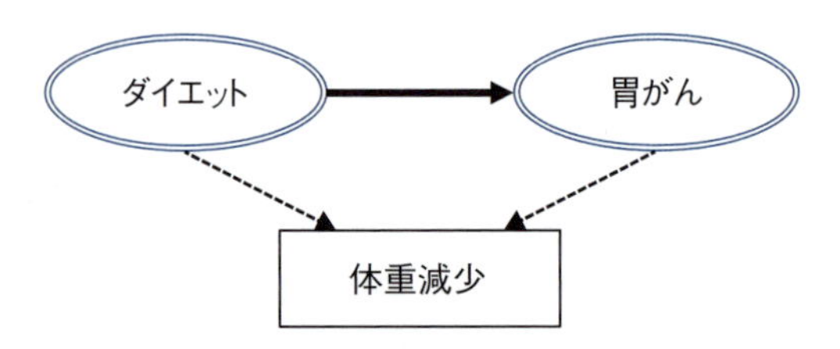

図 10A.6　共通効果を示す DAG の例
共通効果があるときに，その因子(この例では体重減少)で層化(限定，条件付け)を行うと，ダイエットと胃がんとの間に人為的な負の関連が生じます。

共通効果は，深刻な問題を引き起こすことがあるため注意が必要です。つまり，コライダーをサンプリングの際の包含基準，あるいは，統計モデルの調整変数として用いると，バイアス(**コライダー層化バイアス** collider stratification bias)が生じ，ときには真の因果関係が消失してしまうことさえあります。この図の例で，もし，研究参加者を，体重減少した人々だけに限定してしまうと，ダイエットと胃がんの間に，人為的な負の関連が生じてしまいます。なぜなら，体重減少の説明に1つの因子の寄与が大きければ，他の因子の寄与は小さくなるからです。

このバイアスがあると，ダイエットは胃がんに予防的に働くという誤った結論を導く可能性があり，あるいはダイエットと胃がんの間に真の因果関係があっても，それが覆い隠されてしまいます。

交絡を示す DAG

図 10A.7 は，**交絡** confounding を示す DAG です。交絡は，第 3 因子が，アウトカムと因果関係があり，かつ予測因子とも関連(因果的あるいは非因果的)を有する場合に生じる現象です。たとえば，大麻の使用が肺がんの原因となるかどうかに興味がある場合，喫煙は交絡因子になる可能性があります。なぜなら，喫煙は，肺がんの原因となり，また，大麻使用とも関連が強いからです。

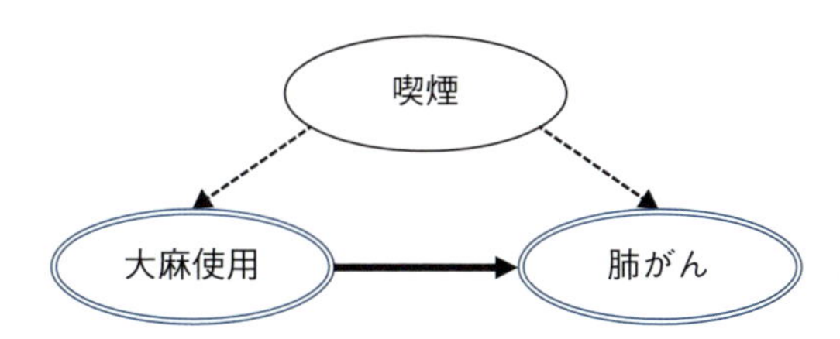

図 10A.7　交絡を示す DAG の例
喫煙は，大麻と肺がんの関連に交絡する可能性があります。

大麻使用と肺がんの関連のすべてが喫煙によるものである場合には，分析モデルで喫煙による調整を行えば，大麻使用と肺がんの関連は消失し，一部が喫煙によるものである場合には，大麻使用と肺がんの関連は弱まります。逆に，調整によって，関連が強まるというタイプの交絡もあり，この交絡を，特に“**抑制** suppression”，その因子を“**抑制因子** suppressor”と呼ぶことがあります(“因果効果の過小評価”のセクション[p.224]参照)。

DAG ではない因果ダイアグラム

最後に，因果ダイアグラムが**巡回**する場合を示しておきましょう(図 10A.8)。これは，予測因子がアウトカムの原因となり，アウトカムが第 3 因子の原因となり，さらに，第 3 因子が予測因子の原因となる場合で，ここでは，肥満，変形性関節症，運動不足がちの生活がその例として示されています。

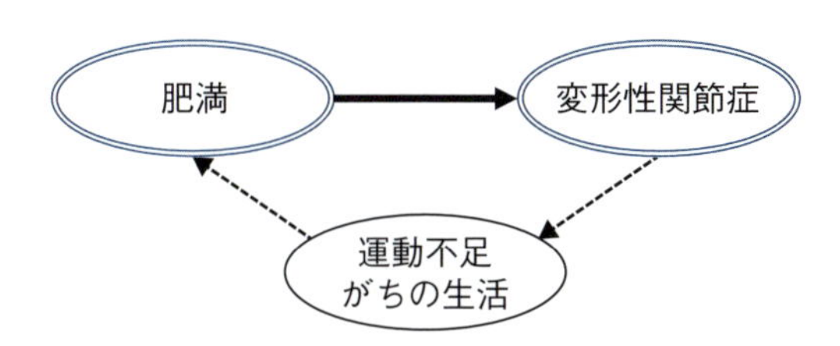

図 10A.8　巡回的グラフの例
このタイプのグラフには，DAG の前提となる原理は適用できません。

このタイプの関係は，非巡回的ではなく，DAGの前提となる原理が適用できないため，DAGではありません。このようなタイプの状況を扱うには特別なアプローチ，たとえば，各因子の測定を経時的に実施して，どれが原因でどれがアウトカムかという"**鶏と卵**"の問題を解きほぐすというアプローチをとる必要があります。

DAGを用いて因果推論を行う

DAGを作成し，上記のパターンのどれに当てはまるかを決定できたら，次に，第3因子(1もしくは複数)をどう扱うかを決めなければなりません。そしてその答えは，DAGのパターンによって異なります。

DAGは，予測因子のアウトカムに対する因果効果を推定するのに最も適切な研究デザインやデータ分析法を考える上で非常に有用です。DAGの矢印は，因子間を因果情報が通る**パイプ**もしくは経路と考えることができます。パイプ(経路)であれば，矢印がどちらの方向を向いていても，情報は流れるため，その特性を，一般には，「**オープン** open」という言葉で表現します。

ただし，1つの重要な例外があります。それは，1つの因子に，他の"2つの因子"からの矢印が向かう場合で，その場合のその"2つの因子"間の経路は「**閉じている** closed」と言います(例：**図10A.6**で，ダイエットから，体重減少を通って胃がんに至る経路は閉じています)。このルールは，互いにぶつかり合う矢は，邪魔し合って動けないと覚えるとよいと思います。DAGを使い慣れるにつれて，どの経路が"オープン"で，どの経路が"閉じている"かの見極めができるようになり，その意味も理解できるようになります。それを支援するソフトウェアも公開されています(例：daggity.net)。

データ分析を計画する際に，どのような因子を含めるべきかを考えてみましょう(分析モデルに"ある因子"を加えるということは，それで調整することと同じであり，これをその因子による"**条件付け** conditioning"と呼ぶことがあります)。まず最初は，予測因子からアウトカムに向かう"直接"の経路を設定します(予測因子→アウトカム)。それが，あなたが推定しようとする因果効果になります。DAGには，常にこの経路が含まれます。

しかし，この因果経路に，**共通効果** shared effectや**交絡** confoundingの経路の効果が含まれては困るため，そのための対策を講じる(＝それらの経路を閉じる)必要があります(**表10A.1**)。幸い，DAGの重要なルールを用いることで，それを防ぐことができます。そのルールとは，「**"オープン経路"に含まれる因子で調整する(＝その因子を加える)とその経路は閉じ，"閉じた経路"に含まれる因子で調整すると，その経路はオープンになる**」というものです。具体的に言えば，交絡を防ぐためには，交絡経路を形成するすべての因子を分析モデルに含めればよく(＝すべての交絡経路を閉じる)，逆に，**共通効果の経路は，すでに閉じているので，それをモデルに含めて，わざわざ"オープン"してしまわないようにします。**

表 10A.1　経路を“オープン”もしくは“閉じる”ための操作とその意味

タイプ	例	点線の矢印の経路の状態	点線の矢印の経路への対応	アクション	そのアクションで得られる知見
介在 mediation	高LDL→脳卒中 高LDL⇢頸動脈狭窄⇢脳卒中	オープン	経路をオープンしたままにしておく。	脳卒中に対するLDLの“総効果”を知るために頸動脈狭窄をモデルから除く。	頸動脈狭窄への効果も含めた，LDLの脳卒中に対する因果効果(総効果)
介在 mediation	高LDL→脳卒中 高LDL⇢頸動脈狭窄⇢脳卒中	オープン	経路を閉じる。	脳卒中に対するLDLの“直接効果”を知るために頸動脈狭窄をモデルに含める。	頸動脈狭窄への効果を含まない，LDLの脳卒中に対する因果効果(直接効果)
交絡 confounding	喫煙⇢大麻 喫煙⇢肺がん 大麻→肺がん	オープン	経路を閉じる。	喫煙をモデルに含める[a]。	喫煙の効果を調整した上での，大麻の肺がんに対する因果効果
共通効果 shared effect	ダイエット→胃がん ダイエット⇢体重減少 胃がん⇢体重減少	閉じている。	経路を閉じたままにしておく。	体重減少をモデルから除く。	ダイエットの胃がんに対する因果効果

[a]介在因子(中間因子)mediator を分析に含めると，やや複雑な問題が生じることがあります。介在因子とアウトカムの関連に交絡する因子が存在するときに(例：高血圧は，頸動脈狭窄と脳卒中の関連に交絡する可能性があります)，介在因子をモデルに含めると，それまで閉じていた経路がオープンしてしまいます。なぜなら，介在因子(頸動脈狭窄)には，その交絡因子(高血圧)と予測因子(高 LDL)からの 2 つの矢印がぶつかり合っているからです。この問題は，その交絡因子をモデルに含めることによって解決します。なぜなら，それによって，その経路を再び閉じることができるからです。
LDL：血中 LDL コレステロール濃度

介在因子(中間因子)mediator を含む経路が存在するときは，2 つの対処法があります。つまり，研究の目的が，アウトカムに対する予測因子の“**総効果** total effect”を知ることであれば，介在因子を分析モデルから除き，目的が，アウトカムに対する予測因子の“**直接効果** direct effect”(＝介在因子を介さない効果)を知ることであれば，介在因子と“介在因子とアウトカムの関連に交絡する因子”(表 10A.1 脚注)を分析モデルに含めるようにします。

DAG とサンプリング

DAG は，サンプリングデザインが，研究に選択バイアスをもたらすかどうかの判断に用いることもできます。たとえば，一時期，閉経後のホルモン補充療法が子宮内膜がんのリスクを高めるかどうかについては研究者間で意見が分かれていました[本文文献 37]。問題となったのは，ホルモン補充療法と子宮内膜がんの両方によって生じる，閉経後出血をどう扱うべきかということでした。

この場合，患者を，閉経後出血を有するサンプルに限定すれば，閉経後出血は，ホルモン補充療法と子宮内膜がんの共通効果であるため(**図 10A.9**)，「**共通効果への限定** conditioning on a shared effect」によって，結果にバイアスが生じてしまいます。DAG についてのこうした知識があれば，正しいサンプリング戦略を立てることができます。

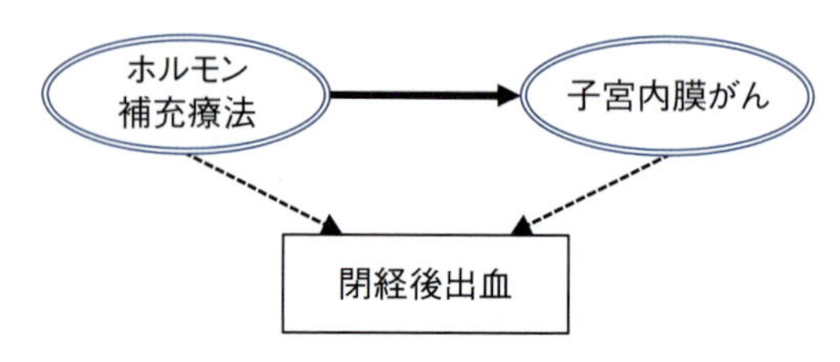

図 10A.9　共通効果を示す DAG の例
この例では，閉経後出血がコライダーとなっているため，それを研究参加者の限定(条件付け)に用いたり，分析モデルに含めたりすると，ホルモン補充療法と子宮内膜がんの因果関係の推定にバイアスが生じてしまいます。

共通原因

本章の前半の部分で，交絡因子であるためには，その因子は，予測因子の原因で(あるいは予測因子と“同じ原因を共有”し)，かつアウトカムの原因でなくてはならないことを指摘しました。ここで，この“同じ原因を共有”(**共通原因** common cause)の意味を，DAG を使って見てみることにします。

再び，赤身肉摂食が大腸がんの原因となるかどうかの研究を取り上げてみましょう。果たして，大腸がんのスクリーニング検査は交絡因子となるでしょうか？　まず，ほとんどの大腸がんの症例はスクリーニング検査によって発見されるため，スクリーニング検査はアウトカム(大腸がん)と因果的につながっていますが，スクリーニング検査に赤身肉摂食を促す効果はないと思われます。しかし，実は，スクリーニング検査と赤身肉摂食には共通の原因があります。それが，“健康的ライフスタイル”です(**図 10A.10**)。したがって，健康的ライフスタイルは，赤身肉摂食(予測因子)と，(スクリーニング検査を通して)大腸がん(アウトカム)の両方と因果関係を持つ交絡因子であることになり，因果推論にあたっては，この交絡の経路は閉じなければなりません。健康的ライフスタイルという概念自体を測定することは困難ですが，この経路は，健康的ライフスタイルの代替となるスクリーニング検査で調整する(＝スクリーニング検査の有無を変数として分析モデルに加える)ことによって，閉じることができます。

この例から，DAG のもう 1 つの側面を指摘することができます。それは，DAG では，矢印は，常に原因から結果に向かいますが，それが常に増強効果を示すとは限らないということです。この例で言えば，健康的ライフスタイルは，赤身肉摂食の可能性を減らすと考えられます。矢印に±の符号が付けられることがあり，＋は増強効果，－は抑制効果を意味します。

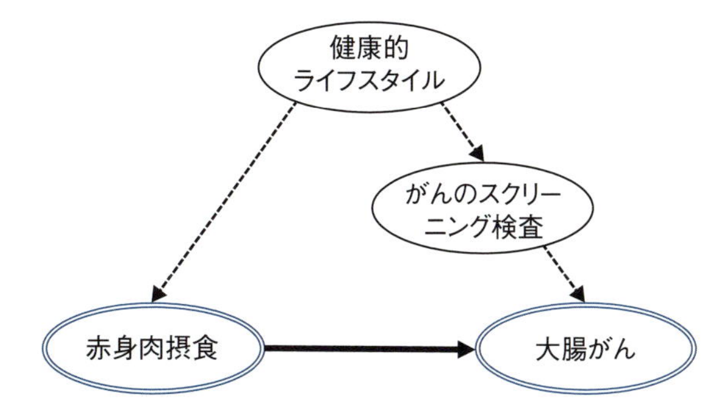

図 10A.10　共通原因を示す DAG の例
ここでは，健康的ライフスタイルが「共通原因」となっており，赤身肉摂食と大腸がんの関連に交絡しています。なぜなら，赤身肉摂食→健康的ライフスタイル→スクリーニング検査→大腸がんの経路はオープンだからです。この経路は，スクリーニング検査を分析モデルに含めることによって，閉じることができます。

DAG の諸原理の応用例

以上述べてきたことは，非常に抽象的で，疫学の経験を積んだ人々でもすぐには理解が難しいかもしれません。そこで，赤身肉摂食が，大腸がんの原因となるかどうかという例に戻り，それが，腸内細菌叢への効果を通して生じる可能性を考えてみましょう。今，あなたが，健康向上プログラムの一環として栄養調査が行われた何千人もの患者の電子健康記録(EHR)にアクセスできたとし，そのプログラムでは，ベースライン時点だけではなく，推奨されている間隔でスクリーニング検査(大腸内視鏡検査)が実施されているとします。また，フォローアップは，最初のスクリーニング検査以来，20 年以上にわたって行われ，血液検体以外に便検体も凍結保存されているとします。

このコホートを用いて，“スクリーニング検査に異常がなかった人”だけを対象に，後ろ向きコホート研究を計画してみましょう。予測因子は，ベースラインの栄養調査で測定された 1 週間の赤身肉摂食量，アウトカムは，その後のスクリーニング検査で検出された大腸がんであるとし，併せて，ベースラインの食物繊維摂取と便潜血検査のデータも抽出されたとします(当然，それ以外に様々な共変数が用いられますが，ここでは取り上げないことにします)。そして，この後ろ向きコホート研究を用いて，ネステッド・ケースコントロール研究を実施し，大腸がんを発症した人々(ケース)と，発症しなかった人々(コントロール)の間で，便で測定した腸内細菌叢と，消化器がんとの関連が知られている様々な遺伝子多型を比較することにしました。

今，私たちの目的は，「赤身肉摂食が大腸がんの原因となるかどうか」です。そこで，分析の最初には，赤身肉摂食量が多い人ほど大腸がんを発症するリスクが本当に高いかどうかを見ることになります。しかし，同時に，赤身肉摂食と大腸がんの間に非因果的関連を生じさせる可能性のある，遺伝子多型や食物繊維摂取といった他の様々な因子をどう扱うかも決めなくてはなりません。これらすべての因子を 1 つの DAG(因果モデル)に示したのが図 10A.11 ですが，以下，この因果モデルにおける 1 つひとつの因子の意義を検討してみましょう。

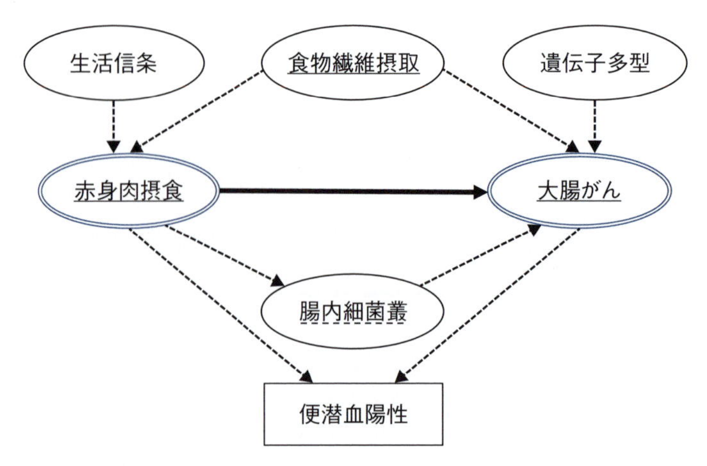

図 10A.11　複数の関係を含む DAG の例
赤身肉摂食と大腸がんの因果関係を推定するためには，図中で実線の下線を施した因子だけを分析モデルに含めるようにしなければなりません。生活信条と遺伝子多型には下線はありませんが，これらにつながる矢印は1つのみ，つまり，予測因子(赤身肉摂食)とのみ，あるいはアウトカム(大腸がん)とのみしか関連を有しないため，分析モデルに含める必要はありません。ただ，遺伝子多型は，大腸がんとの関連が強いため，それを予測因子としてモデルに加えれば，モデルの定度(精度)precision が高まる可能性はあります。このDAG では，食物繊維摂取は交絡因子であるため，その経路を閉じるために，分析モデルに加える必要があります。腸内細菌叢は**介在因子**(**中間因子**) mediator で，点線の下線が施してありますが，これは，それを分析モデルに含めるかどうか(＝総効果をみるか直接効果をみるか[表 10A.1])は研究者が決定しなければならないという意味です。便潜血陽性は，**共通効果** shared effect で，モデルに含めると，閉じた経路がオープンするため，モデルに含めてはなりません。

予測因子(赤身肉摂食)とアウトカム(大腸がん)の片方としか因果関係を有しない変数

がん遺伝子の多型：遺伝子多型は，アウトカム(大腸がん)とは因果関係を有する可能性がありますが，食事の選択にまで影響するとは考えにくいため，予測因子(赤身肉摂食)とは関連がなく，したがって，赤身肉摂食と大腸がんの因果関係を推定する上で，分析モデルに加える必要はありません(遺伝子多型と食事パターンとの関係は分析で簡単に確かめることができます)。しかし，遺伝子多型が大腸がんと強い関連を有している場合には，それを分析モデルに加えることで，モデルの定度(精度)precision を高めることができ，また，大腸がんに対する，遺伝子多型と赤身肉摂食の交互作用を検討することもできます。

同じように，**生活信条**は，(仮にそれが測定できたとしたら)赤身肉摂食とは関連する可能性がありますが，それが，大腸がんに対して直接の因果関係を持つとは考えられません。もちろん，これも分析で確認することができます。

予測因子(赤身肉摂食)とアウトカム(大腸がん)の両方と因果関係を有する変数

腸内細菌叢：赤身肉摂食が大腸がんに因果効果を持つかどうかというリサーチクエスチョンは，そのメカニズムとして，赤身肉摂食が，腸内細菌叢への効果(例：バクテロイデス菌属やフソバクテリウム菌属の増加)を介して，大腸がんのリスクを高めている可能性があり，したがって，腸内細菌叢は**介在因子**(**中間因子**)mediator である可能性があります。腸内細菌叢が，赤身肉摂食と大腸がんの関連に影響するかどうか，どのような影響を与えるかは，分析によって明らかにすることができます。介在因子(腸内細菌叢)を分析に含めるかどうかは，赤身肉摂食の大腸がんに対する“**総効果** total effect”を知りたいのか，“**直接効果** direct effect”を知りたいのかによって異なります。前者の場合には，介在因子は分析モデルに含めず，後者の場合は含めることになります(**表 10A.1**)。

食物繊維摂取：食物繊維摂取は，**交絡因子**である可能性があります。多量の食物繊維を摂取する人々(例：ベジタリアンやビーガン)は，赤身肉摂食が少ない可能性があり，そういう人々では，赤身肉摂食が少ないために，あるいはそれ以外の原因で大腸がんのリスクが低い可能性があります。この交絡経路は閉じなくてはならず，そのためには食物繊維摂取をモデルに含めなければなりません(注：赤身肉摂食が増えると食物繊維摂取が減少する可能性もあり，その場合は，矢印の報告は逆になります。その場合には，食物繊維摂取を分析モデルに加えると，大腸がんに対する赤身肉摂食の“直接効果”を見ることができます)。

便潜血：便潜血は，**共通効果** shared effect で，赤身肉摂食も大腸がんも便潜血陽性(およびその後の追加検査)の原因となります。この経路は現在閉じられていますが(＝2つの矢印がぶつかり合っている)，分析に含めるとオープンになってしまうため，分析に含めるべきではありません。

DAG の限界

DAG は因果推論において有益なツールですが，完全な解決を保証するものではありません。ダイアグラム自体は比較的単純ですが，どのような因果モデルを想定するかの決定は困難な場合があり，経路数が 4, 5, 10 と多い場合は言うに及ばず，経路数が 3 つの場合でも，難しいことがあります。矢印の方向が明確でない場合もあれば，因子間をつなぐべきかどうかの判断に迷うこともあり，また，矢印が双方向的に思える場合もあります。たとえば，うつが運動不足の原因なのか，その逆もあり得るのかといったことです。また，前述したように，因子間のつながりが，巡回的に思われる場合もあります(例：肥満→変形性関節症→運動不足→肥満)。また，含める因子が増えるにつれて，因子間のつながりはさらに複雑になっていきます。とは言え，DAG を描くことによって，因子間の関連の有無を視覚化することができ，したがってその変数を分析モデルに含めるべきかどうかを判断する上での助けとなります。

最後に，交互作用や効果修飾を表現する分かりやすい方法がないことも，DAG の限界の 1 つと言えます。

研究をデザインする段階で，最終的な DAG を正確に決定する必要はありませんが，前にも述べたように，コライダーとなる因子でサンプリングを限定してしまう(＝共通効果による条件付けを行う)と深刻なバイアス(＝**コライダー層化バイアス**)が生じるため，その点は研究企画段階で十分注意する必要があります。また，因果モデルに関係があると思われる因子は，たとえその役割がその時点で必ずしも明確でない場合でも，すべて測定しておかなければなりません。

付録 10B　仮想データを用いた交絡と効果修飾の例

以下の表に含まれる数値は，赤身肉摂食と大腸がんの関係に関する仮想のケースコントロール研究における研究参加者の数を示したもので，“大腸がんあり”はケース，“大腸がんなし”はコントロールを意味しています。

パネル1　男女を合計した分析

表は，男女を併せたもので，この場合，赤身肉摂食と大腸がんの関連のオッズ比は 2.25 となります。右側の図は，この分析の基礎となる DAG を示したものです。

男＋女			
	大腸がんあり（ケース）	大腸がんなし（コントロール）	合計
赤身肉摂食あり	90	60	150
赤身肉摂食なし	60	90	150
合計	150	150	300

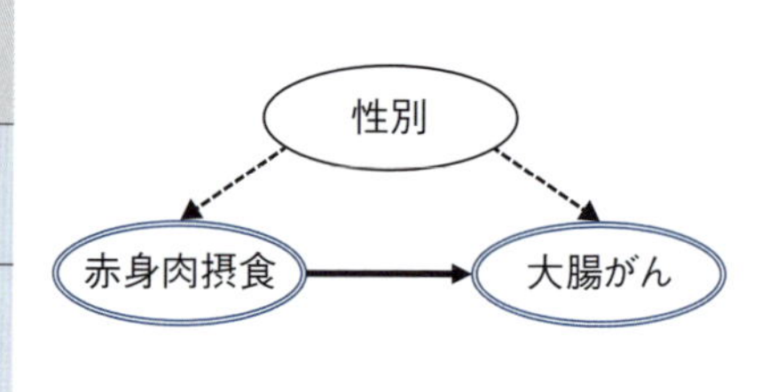

$$オッズ比 = \frac{90 \times 90}{60 \times 60} = 2.25$$

パネル2　交絡がある場合

DAG に基づけば，上記の関連には性別が交絡している可能性があるため，男女別に同じ計算をしてみます。

男				女			
	大腸がんあり	大腸がんなし	合計		大腸がんあり	大腸がんなし	合計
赤身肉摂食あり	78	42	120	赤身肉摂食あり	12	18	30
赤身肉摂食なし	32	28	60	赤身肉摂食なし	28	62	90
合計	110	70	180	合計	40	80	120

$$オッズ比 = \frac{78 \times 28}{32 \times 42} = 1.63$$

$$オッズ比 = \frac{12 \times 62}{28 \times 18} = 1.48$$

層別（男女別）のオッズ比（男性 1.63，女性 1.48）は，男女を合計した場合のオッズ比（2.25）より少し小さくなっています。性別は，大腸がんと関連し（大腸がん患者の 73％［110/150］は男性ですが，非患者では男性は 47％［70/150］のみ），かつ，赤身肉摂食とも関連しています（赤身肉摂食者は男性では 67％［120/180］ですが，女性では 25％［30/120］のみ）。この例では，性別で層化（調整）することによって，赤身肉摂食と大腸がんの関連は減少したものの，消失はしていません。

パネル 3　効果修飾がある場合

ここに示したのは，男女合計では，パネル 1 と全く同じですが，層別（男女別）では，赤身肉摂食と大腸がんの関連が男女で（有意に）異なる場合です。つまり，性別によって，赤身肉摂食と大腸がんの関連が修飾を受ける場合で（効果修飾 effect modification），この場合は，男女別の違いは大きく，男性では 4.70，女性では 0.73 となっています。

男				女			
	大腸がんあり	大腸がんなし	合計		大腸がんあり	大腸がんなし	合計
赤身肉摂食あり	78	42	120	赤身肉摂食あり	12	18	30
赤身肉摂食なし	17	43	60	赤身肉摂食なし	43	47	90
合計	95	85	180	合計	55	65	120

$$\text{オッズ比} = \frac{78 \times 43}{17 \times 42} = 4.70 \qquad \text{オッズ比} = \frac{12 \times 47}{43 \times 18} = 0.73$$

効果修飾がある場合には，オッズ比は層ごと異なるため，それぞれを分けて報告する必要があります。

もちろん，実際の研究では，この仮想例ようにクリアカットにはいかない場合が多く，そういう場合には，観察された，一見交絡や効果修飾のように見えるものが，偶然の作用によって生じたものかどうかを判断するために，関連する他の研究の知見や統計学的検定の結果を総合して考察する必要があります。

付録 10C 単純な統計学的調整の例

ある研究で，親の教育レベルと子どもの血中鉛濃度という 2 つの主たる予測因子 predictor と，子どもの知能指数(IQ)の間に関連があり，以下のようなデータが得られているとしましょう。

子どもの血中鉛濃度	親の学歴の平均年数	子どもの平均 IQ
高い	10.0	95
正常	12.0	110

このデータによれば，子どもの IQ は親の教育レベルにも関連していることになり，「血中鉛濃度の違う群間の子どもの IQ の差は，実は親の教育レベルの違いを反映しているだけではないか」という疑問が生じてきます。これに答えるために，血中鉛濃度が正常な子どもの IQ と親の教育年数の関係をグラフ上にプロットして，親の教育年数と子どもの IQ の間にどのような関連があるかを検討してみました(図 10C.1)[13]。

図 10C.1 の点線は，血中鉛濃度が正常な子どもの IQ と親の教育年数との関係を示しています。親の教育年数が 2 年上がるごとに，子どもの IQ は 5 点上昇します。したがって，図の点線上の点 A を点 A′(親の就学年数が 10 年の地点)に移動させることによって，血中鉛濃度が正常な群の IQ を，親の教育年数の平均値で調整することができます(なぜなら，血中鉛濃度が正

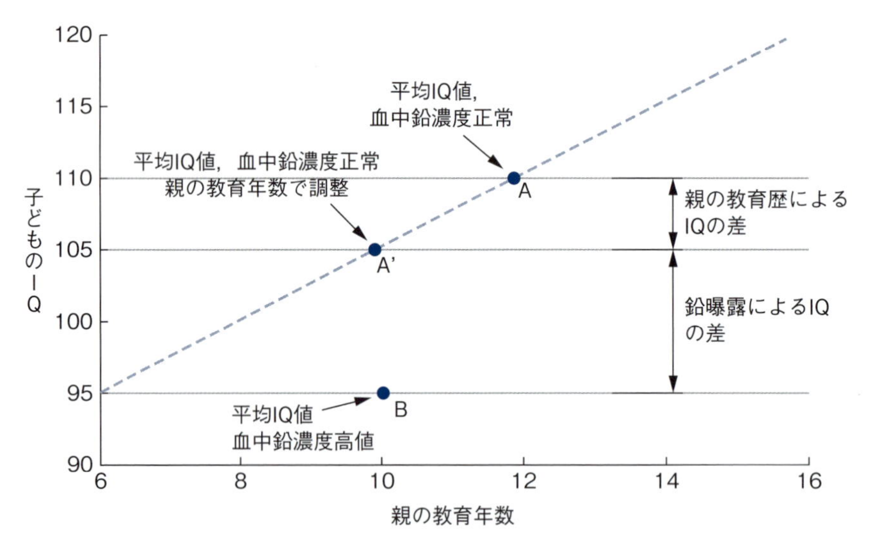

図 10C.1 子どもの知能指数(IQ)と親の教育年数との間の直線関係(点線)を示す仮想のグラフ

[13] これは共分散分析法(analysis of covariance：ANCOVA)を説明上単純化したものです。実際の ANCOVA では，血中鉛濃度が正常な群と高い群の両者で，同様のプロットをして，両方のプロットに最も適合する傾きを数学的に 1 つ選んで用います。つまり，ANCOVA による調整のモデルにおいては，IQ と親の学歴との間には，両群で直線関係があり，2 つの群の直線の傾きが同じであると仮定されていることになります。

常な群の親の教育年数は鉛濃度が高い群の親の教育年数より平均 2 年多いので，前者の IQ を 5 点下げることによって，両群の親の教育年数の違いによる影響を除去することができるからです)。そして，調整後もなお点 A′ と B の間には 10 点の差があり，IQ に対する鉛の独立した影響が示唆されています。したがって，血中鉛濃度の高い群と低い群の IQ の差 15 点のうち 5 点が親の教育年数の差によるもの，残りの 10 点が鉛曝露の影響によるものということになります。

第 10 章　演習問題

【問 1】ある研究者が,「野菜と果物をより多く摂取すると，高齢者における冠動脈疾患のリスクは減少するか」をリサーチクエスチョンとするケースコントロール研究を行うことを計画しています。研究の結果，コントロール群のほうが，野菜と果物を中央値以上摂取をする人の割合が高かったとします。

a．野菜や果物の摂取量と冠動脈疾患罹患との間のこのような関連はどのように解釈できるか，考えられる可能性をすべて列挙してください。その際，この関連が，運動による交絡である可能性(注：野菜や果物をより多く摂取している人々が，運動もより多く行う傾向があれば，野菜や果物ではなく，運動が冠動脈疾患を減らしている可能性がある)に注意してください。

b．運動の交絡を防ぐためにどのような対処が可能か，そして，それぞれの対処法の長所と短所を論じてください。

【問 2】小児科医のネットワークである PROS(Pediatric Research in Office Settings)によって行われた研究によって，発熱で受診した 3 か月齢未満児における尿路感染の累積発生率(*リスク*)が，割礼していない男児では割礼している男児の 10 倍高いことが示されました[39]。これは，多くの先行研究でも示されてきた結果です。ただ，興味深いことに，この研究では，割礼していない男児では，割礼している男児に比べて，逆に，耳感染症が少ないという結果になりました(*リスク*比 = 0.77，P = 0.08)。これは発熱した幼児だけで見られ，一般の幼児集団では観察されない関連です。なぜ，このような関連が生じたのかを説明してください。

【問 3】第 2 章の問 2 で,「アセトアミノフェンは喘息の原因になるか？」というリサーチクエスチョンについて，どのような研究デザインが可能かという問題を出しました。この関連は，アセトアミノフェンによって，肺組織の炎症の原因となる酸化損傷を防護する働きのあるグルタチオンの枯渇が生じるためと説明されています。母親によって，抗酸化能の遺伝子型が異なるとして，それによって，母親のアセトアミノフェン服用とその児における喘息発症の因果関係をどのように推測できるかを簡潔に論じてください。

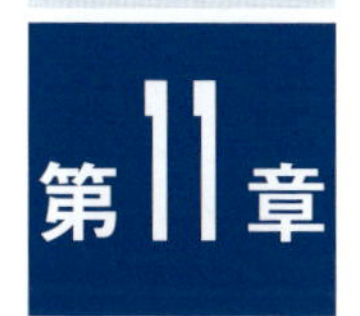

第11章 盲検的ランダム化比較試験をデザインする

Steven R. Cummings
Deborah G. Grady
Alison J. Huang

臨床試験(介入研究)では，研究者は研究参加者に治療(介入)interventionを行い，1つもしくは複数のアウトカムに対する影響を観察します。臨床試験(介入研究)が観察研究に比べて優れているのは，**ランダム割り付け**(**ランダム化**)randomizationと**盲検化** blinding(**マスク化** masking)が行われている場合には，因果関係についての結論を下すことができることです。介入をランダムに割り付けることによって，**交絡** confoundingの影響を取り除くことができ，また盲検化によって，**プラセボ効果** placebo effectや，**共介入** cointervention(目的とする治療以外の治療が研究群のどちらかに偏って混入すること)の影響，アウトカムの報告や判定におけるバイアスの混入を防ぐことができます。

本章では，**盲検的ランダム化比較試験** randomized blinded trialのデザインの様々な側面，つまり，介入とコントロールの処方の選択，アウトカムや**有害イベント** adverse eventの定義や測定，研究参加者の選択方法，ランダム化や盲検化のアプローチについて解説し，さらに，臨床試験の実施やデータ分析に関係する問題やパイロット研究の意義についても解説します。臨床試験以外の実験的デザインについては，次章で解説します。

介入とコントロールの処方を選択する

古典的なランダム化比較試験randomized controlled trial(RCT)では，研究参加者は，介入を受ける群と受けない群(コントロール群)にランダムに割り付けられますが，コントロール群には，プラセボが用いられることも，介入とは異なる治療が用いられることもあります。この割り付けは，研究者，研究参加者，研究スタッフのすべてに盲検化する(=どの研究参加者がどの研究群に属するかが分からないようにする)のが理想的です。そして，それぞれの群に介入あるいはコントロールの処置が行われ，各研究群におけるアウトカムの発生が，経時的に観察されます(**図11.1**)。ランダム化比較試験には，“**並行群** parallel group”という接頭語が付けられることがありますが，それは，介入群とコントロール群が同時に設定され，かつフォローアップされることを意味します。

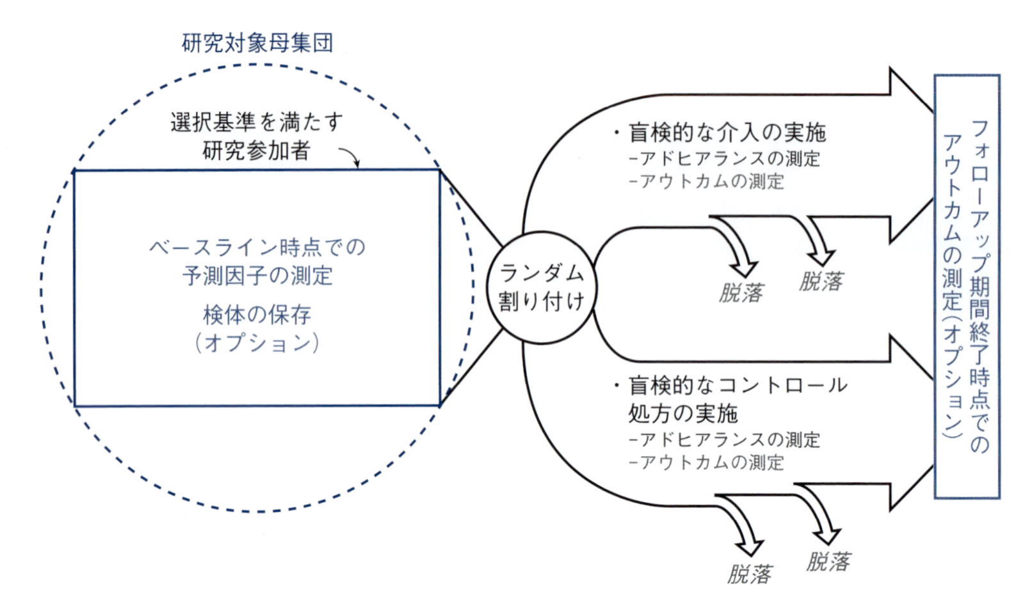

図 11.1　盲検的ランダム化比較試験の手順

- 研究対象母集団 accessible population から，介入が適切かつ安全である研究参加者をサンプリングする。
- 予測因子を測定する。アウトカムのタイプによっては，そのベースライン時点のレベルを測定する。
- 後の追加的測定のために，検体を保存する(オプション)。
- 研究参加者を，盲検的かつランダムに，介入群とコントロール群(例：プラセボ)に割り付ける。
- 研究参加者をフォローアップし，脱落を最小限にとどめ，割り付けに対するアドヒアランスを評価する。
- アウトカムを，その発生時点あるいは研究期間の終わりに測定する。

介入の選択

臨床試験(介入研究)を企画する上では，まずどのような介入を行うかを決定しなくてはなりません。そして，その実施方法，強度(例：用量，回数，侵襲度)，期間などの決定にあたっては，介入のタイプ(例：薬物，行動プログラム，手術手技)にかかわらず，**効能** efficacy と**安全性** safety のバランス，研究参加者による受容の可能性，盲検化の可能性，実用性などについての慎重な配慮が必要となります。

効能と安全性のバランスは，治療対象となる病態によって異なります。重篤な疾患の治療や，障害や死亡のリスクを減らすことを目的とする臨床試験を企画する場合には，一般には治療の効能が最も重視されるため，その場合には，許容限度内での最大の用量，頻度，期間が選択されます。一方，それほど重篤な状態を対象としない場合，特に，健康な人々を対象とした予防的介入の場合には，安全性がより重視されます。なぜなら，仮にその介入が効果的であっても，通常，それは，ごく一部の人に限られ，それ以外の人々には有害効果(副作用)しかもたらさない可能性があるからです。

ときには，1つのコントロール群に対して，用量あるいは治療期間の異なる複数の群が比較されることがあります。これは優れた選択である場合もありますが，試験はより大規模なものとなります。

治療によっては，効能 efficacy を適正化するために，研究参加者ごとに，**活性薬** active drug や**行動介入**の量を加減することがあります。そうした場合に，盲検化を維持するためには，コントロール群においても，治療群と同じように，プラセボの“量”を加減する必要があります。

1 つの介入を試験する方が，複数の介入を組み合わせた介入（**複合介入** combined intervention）を試験するよりもはるかに企画も実施も容易です。複合介入（例：運動＋ダイエット）を試験する場合の最大の問題点は，仮に効果が生じても，どの介入の効果であったかを明確に特定することができないことです。たとえば，Women's Health Initiative trial（女性健康イニシアティブ研究）で行われたある臨床試験では，閉経後の女性が，エストロゲンとプロゲステロンの併用療法を受ける群とプラセボを受ける群に割り付けられました。その結果，介入後，乳がんなどいくつかの疾患のリスクが高まることが示されましたが，それがエストロゲンとプロゲステロンのどちらの影響によるものかは区別できませんでした[1]。

また，介入の企画にあたっては，介入に対する研究参加者の**受容性**，**盲検化**の可能性，介入の**実用性**についての十分な配慮が求められます。負担の少ない介入の方が，研究参加者も参加しやすく，介入へのアドヒアランスを高めることもできます。また，多数回のカウンセリングを伴う行動変容プログラムのように，複雑で標準化が難しい介入は，その再現が困難で，時間も費用もかかるため，たとえ，研究で効果が証明されたとしても，公衆衛生や臨床医学における実用性の乏しいものとなってしまいます。

コントロールの選択

最善のコントロール群とは，盲検化が可能で，薬物の場合であれば，一般には，試験薬と全く区別のつかないプラセボもしくは代替薬を投与される群がそれに相当します。これによって，介入に伴うあらゆる**プラセボ効果** placebo effect（例：心理的効果）を排除することができ，研究群間の差を治療の効果だと結論することができます。しかし，教育，行動トレーニング，外科的処置といった介入には，盲検的コントロールの設定が困難もしくは不可能なことがあります。

臨床試験（介入研究）によっては，試験中には，アウトカムに影響する可能性のある他の介入を避けることを研究参加者に依頼できる場合があります。たとえば，骨粗しょう症の新しい薬物を研究する場合には，骨粗しょう症に影響する他の治療を受けないように要請するといったことです。しかし，それが難しい場合もあります。たとえば，冠動脈疾患患者を対象とした，心筋梗塞のリスクを減少させる新薬の臨床試験においては，スタチンなど，すでに処方されている薬の服用を禁止したり，服薬しないよう勧めることは倫理的に許されません。その場合の 1 つの解決策は，すべての研究参加者に**標準的治療** standard care を認め，その上で，介入群には介入を，コントロール群にはプラセボを処方することです。この方法では，標準的治療の存在下でも，その介入にアウトカムの改善効果があるかどうかという，最も臨床的意義の高いリサーチクエスチョンを追求することができますが，アウトカムの発生数が全体的に減少してしまうため，必要なサンプルサイズが増加してしまうという問題があります。

共介入

共介入 cointervention とは，予定した介入以外の治療や行動プログラムで，研究対象とするアウトカムの発生に影響を与えるものを意味する用語です。これが，一方の群に偏る場合には，大きな問題となります。たとえば，パーキンソン病患者の運動機能改善を目的とした新たな筋力増強トレーニングに関する試験では，コントロール群に割り付けられた患者が，介入が受けられない代わりに，自分でウォーキング(共介入)を始めるということが起こり得ます。このように共介入への曝露が研究群間で不均等に生じると，研究にバイアスが生じることになります。

盲検化は，後述するように，共介入の群間差を減らす働きがあります。盲検化が不可能な場合には，研究終了後に，共介入の群間の違いを統計学的に調整できるよう，共介入(例：運動)の状況の客観的で定期的な測定を，あらかじめ研究プロトコールに組み込んでおかなければなりません。しかし，共介入の測定は難しい場合もあり，また，ランダム割り付け後の統計学的調整は，本章で後述する，**割り付け重視の原則**(intention-to-treat[ITT] principle)に違反するため，**副次的分析** secondary analysis(あるいは**説明的分析** explanatory analysis)とみなされてしまいます。

アウトカムの測定方法を選択する

何を臨床試験(介入研究)のアウトカムとするかによって，研究デザインのみならず，研究のコストや実施可能性にも影響が生じます。実際の研究では，その生産性を高めるために複数のアウトカムを評価対象とすることが少なくありませんが，その場合でも，常に，主たるリサーチクエスチョンに対応し，サンプルサイズの計算や，研究を実施する際に特に重きを置く，1つの“**主たるアウトカム** primary outcome”を設定しておく必要があります。**副次的アウトカム** secondary outcome を含められるのは，その研究のサンプルサイズや研究期間から十分な統計学的パワーが保証される場合に限られます。

臨床試験で，臨床的アウトカム(例：脳卒中，骨折)や，研究参加者の健康，機能，QOL に変化が起これば，介入の価値が証明されたことになります。しかし，多くのアウトカム(例：新規の認知症)は，発生数が少なく，介入の効能を十分な統計学的パワーを持って検証するためには，大規模で，長期間で，従って，費用のかかる研究が必要となります。第 6 章で述べたように，連続変数として測定されるアウトカム(例：標準的尺度で測定された認知機能スコア)の方が，2 区分的アウトカムよりも，必要な研究参加者数は少なくて済みます。

臨床的アウトカムと関連のある**バイオマーカー** biomarker が，**中間的指標** intermediate marker として測定されることもあります。たとえば，肺炎の治療における白血球数の減少がそうです。しかし，バイオマーカーが臨床的アウトカムの**代替指標** surrogate marker となり得るかどうかは，介入によるそのマーカーの変化が，(以前の臨床試験で確かめられている)その介入による臨床的アウトカムの変化を確実に予測できるかどうかによります[2]。たとえば，大腿骨骨頭部骨密度は，治療による骨折リスクの減少をよく予測することが知られています。それは，骨密度が骨の強さを決定する要因であり，骨折のリスクをよく予測するからです。過去の臨床試験のメタアナリシスでも，大腿骨骨頭部骨密度の改善が，大腿骨や背骨以外の骨折の減少をよく予測することが報告されています[3]。しかし，こうした条件を満たすバイオマーカーは少なく，臨床的アウトカムを予測できるバイオマーカーでも，それを臨床試験のアウトカムにすると研究に齟齬が生じる可能性があります[2, 4, 5]。たとえば，HDL コレステロールの高値と LDL コレステロールの低値は，心血管疾患と死亡のリスクの減少を予測するマーカーとして知られていますが，ある臨床試験で，トルセトラピブは，HDL コレステロール値と

LDL コレステロール値を改善する効果があるものの，逆に，心血管疾患と死亡のリスクを高めることが明らかにされています[6]。

アウトカムの数

臨床試験においては，複数の関連するアウトカムを同時に測定できれば，研究が複雑になり研究コストもかさむというデメリットはあるものの，研究の結論をより確かなものにできる場合があります。

たとえば，COVID-19 で入院した成人を，ハイドロキシクロロキン群とプラセボ群にランダムに割り付けた臨床試験では，割り付け後 14 日目の臨床状態が“**主たるアウトカム**”に設定され，それに基づいて，サンプルサイズと研究期間が決定され，同時に多仮説検定(多重検定)の問題を避けることもできました。この研究では，同時に，回復までの時間や有害効果を含む，12 の**副次的アウトカム** secondary outcome の測定も行われましたが，主たるアウトカムにもどの副次的アウトカムにも効果が全く認められなかったことから，この治療には，効能は全くなかったと結論されてます[7]。

複合アウトカム

臨床試験によっては，複数の関連するイベントを組み合わせた「**複合アウトカム** composite outcome」が用いられることがあります。たとえば，心筋梗塞，冠血行再建術の施行，脳卒中などの複数の心血管イベントをアウトカムの中に含めるといったことです。それぞれのイベントが臨床的に重要で，かつ介入に同じように影響を受けると考えられる場合には，これは合理的なアプローチと考えられます。そして，複合アウトカムが可能な場合には，アウトカムの頻度が増えるため(監訳者注：複合アウトカムの場合，含まれたどれかのイベントが生じると，アウトカムが発生したことになります)，統計学的パワーが増すというメリットがあります。しかし，その使用には注意が必要で，生物学的メカニズムが異なるイベントが含まれたり，一部のイベントが他よりも高頻度に発生する場合などには，誤った結論に至ることがあります。たとえば，冠血行再建術の施行が，他のイベントよりも高頻度に起こる場合には，複合アウトカムの発生は，そのイベントに左右されてしまうことになり，介入によって“心血管イベント”という複合アウトカムが減少したとしても，それは，心筋梗塞や脳卒中の発生の減少ではなく，冠血行再建術の施行が減ったことを意味するだけという可能性があります。さらには，介入の生物学的効果は，冠血行再建術の施行と脳出血とでは，異なる可能性があり，“心血管イベント”という複合アウトカムの減少は，必ずしもその介入がその両者に有効であったとは限らないことになります。

有害イベント

臨床試験(介入研究)を計画するにあたっては，介入だけではなく，検査(例：動脈硬化の進行度を調べるための冠動脈造影)などの，研究に伴う処置に関連して発生する恐れのある**有害イベント** adverse event も検出できるようにしておく必要があります。介入による利益が有害効果を上回るかどうかを明らかにすることは，臨床試験の主な目的であり，それは，健康教育プログラムやがんのスクリーニング検査などの一見無害と思われる介入にも該当します。有害イベントは，上気道感染のように比較的軽微なものから，結核の再発のように重篤で致死的なものまで様々なものがあります。稀な有害イベント（例：腎不全）を検出するためには，大きなサンプルサイズが必要ですが，通常の臨床試験のサンプルサイズはそれらを検出するには不十分であり，それが発見されるのは，その治療が広く臨床応用されるようになった後の大規模なデータベースの分析や症例報告における場合がほとんどです。

臨床試験（介入研究）の初期で，有害イベントの有無がまだ定かではない時期には，有害イベントを細大漏らさず検出するために，有害イベントの可能性があるあらゆる症状を報告してもらう**自由回答式**の調査を行います。加えて，先行研究や臨床経験から予想される重要な有害イベントを検出できるように特別にデザインされた質問票を用意する必要があります。

有害イベントを分析するためには，そのコード化やカテゴリー化が必要です。**MedDRA**（www.ich.org/products/meddra.html）と**SNOMED**（https://www.nlm.nih.gov/research/umls/）といった用語集 dictionary では，有害イベントが，症状別，診断別，臓器別などいくつかの観点から分類されています。また，有害イベントは，研究で用いた介入による可能性，その重篤性などによって分類されることも少なくありません。“**重篤な有害イベント** serious adverse event（SAE）”とは，①致死的あるいは生命に危険を及ぼすもの，②入院あるいは治療の開始あるいはその延長を必要とするもの，③障害，回復不能な損傷，先天的異常の原因となるもの，と定義されるものを言います（www.fda.gov/Safety/MedWatch/HowToReport/ucm053087.htm）。がんなどの一部の疾患には，有害イベントの分類法が確立されています（http://ctep.cancer.gov/protocolDevelopment/electronic_applications/ctc.htm）。研究で用いた介入に関係すると思われる，もしくは，予期していなかった“重篤な有害イベント”が観察された場合には，ただちに，倫理委員会および試験のスポンサー（例：会社，財団，NIH）に報告しなければなりません。新薬の承認申請のための臨床試験を行う場合には，有害イベントの報告について，承認機関から求められている条件を満たすように臨床試験をデザインする必要があります（http://www.fda.gov/Drugs/InformationOnDrugs/ucm135151.htm）。

研究参加者の選択

第3章では，リサーチクエスチョンにふさわしい目的母集団 target population を定義する際の選択基準の設定の仕方，研究参加者を選択する場合の効率的で科学的な方法，リクルート法について解説しました。本節では，その中で特に臨床試験に関連する部分を解説します。

臨床試験への選択基準

臨床試験（介入研究）では，介入の効果を適切な統計学的パワーで検出できるように，主たるアウトカムのリスクが十分に高い人々をリクルートし，フォローアップしなければなりません（第5章）。そして，**選択基準** selection criteria の決定にあたっては，①介入から利益を得る可能性が最も高い人々を含める，②必要なサンプルサイズを確保する，③研究結果の一般化可能性を最大限高める，という3つの目標間のバランスをとる必要があります。たとえば，新規乳がんのような稀なアウトカムを研究対象とする場合には，できるだけ必要サンプルサイズを小さく，またできるだけフォローアップ期間を短くするために，一般には，アウトカム発生のリスクの高い人々を研究対象に選ぶ必要がありますが，そのように**包含基準** inclusion criteria を狭めてしまうと，結果の**一般化可能性** generalizability を損なうことにもなり，リクルート自体も難しくなってしまいます。

適切なサンプルサイズを算出するためには，介入がない状態の研究参加者における，主たるアウトカムの発生率 incidence あるいはエンドポイント（例：バイオマーカー）の変化についての推定値が必要となります。そうした推定値は，人口動態統計，縦断的な観察研究などを参考にすることもでき，たとえば，成人の膵臓がん患者の期待死亡率は，がん登録から推定することができます。しかし，ここで注意すべきことは，選択基準を満たし，かつ臨床試験の参加に同意するような人々は，その疾患の一般の（＝平均的な）患者よりも健康度が高い傾向があることです。したがって，そうした人々におけるアウトカムの発生率は，目的母集団における発生率より低い可能性があり，エンドポイントの変化も異なる可能性があります（**ボランティアバイアス** volunteer bias）。したがって，その意味では，同じような選択基準で行われた他の臨床試験の非介入群における同じアウトカムのデータがあれば，それを用いるのが望ましいと言えます。

目的母集団からの確率サンプルは，観察研究においては優れたサンプルですが，ランダム化比較試験では，一般には不可能で，また不可欠というわけでもありません。もちろん，様々な特性を持つ人々が研究参加者に含まれることには，臨床試験の結果を一般化しやすいという利点がありますが，目的母集団からかけ離れた，（介入効果に影響するような）生物学的あるいは遺伝的な違いが存在しない限りは，**簡易サンプル** convenience sample として集められた研究参加者（例：広告を見て応募してきた心血管系疾患の女性患者）を用いても，選択基準を満たす集団（例：心血管系疾患の全女性患者）から確率的に集められた研究参加者を用いても，研究参加者の（臨床的）特性が類似する限り，得られる結果が大きく異なることは通常ありません。ただ，ときに，介入効果が，研究参加者の特性（例：年齢，性別）によって異なることがあり，これを，**効果修飾** effect modification と言います（第 10 章）。

介入効果に影響があると考えられる特性（例：80 歳以上）を有する層に特化してサンプリングするという方法もあり，これを**層化サンプリング** stratified sampling と呼びます。この場合は，1 つの層に対するリクルートは，その層の目標数に達した時点で中止しますが，層化することによって，サンプリングできる範囲が制限されるため，十分な統計学的パワーが保証されるだけのサンプルが獲得できるかどうかをパイロット研究でよく確かめておく必要があります。

除外基準 exclusion criteria はむやみに設けすぎないよう注意が必要です。なぜなら，必要な数の研究参加者の確保が困難になったり，結果の一般化可能性が損なわれたり，リクルートに手間がかかって，その分コストが増大するなどの問題が生じるからです。臨床試験における除外の理由は，5 つに分類することができます（**表 11.1**）。

まず，治療群やコントロール群に含めることによって，健康が危険に曝される恐れのある人々は除外しなければなりません。たとえば，重篤な腎疾患を有する患者は，腎臓から排泄される薬物の臨床試験からは通常除外され，重度のうつ症状を有する患者は，抗うつ薬の臨床試験のコントロールとすることはできません。また，介入が有効とは考えられない患者や，介入へのアドヒアランスが低い，あるいはフォローアップが困難と考えられる患者も，除外する必要があります。ときには，精神的障害や母国語の違いといった理由のために，研究者の指示に従うことが困難と考えられる場合も，除外の対象となることがあります。しかし，あまり多くの人が除外されるような基準（例：糖尿病患者や高齢者を除外するといった基準）を設けると，研究の実施が困難になったり，リクルートのコストが増大したり，また，結果の一般化可能性が損なわれるなどの問題が生じることがあるため，慎重な検討が必要です。

表 11.1　臨床試験から除外する場合の理由：低用量メトトレキセート（葉酸代謝拮抗薬）投与の動脈硬化関連イベント予防効果を検討する試験の例[8]

理由	具体例
1. 試験治療（介入）が有害な場合	
・治療群に割り付けられたときに，許容できないレベルの害が生じる可能性がある場合	アルコール乱用の既往がある，あるいは飲酒を週4杯未満に制限する意思がない患者（メトトレキセートとアルコールの間には有害な相互作用がある）。
・コントロール群に割り付けられたときに，許容できないレベルの害が生じる可能性がある場合	葉酸代謝拮抗薬の投与を必要とする患者
2. 試験治療が有効でない可能性が高い場合	
・アウトカムを発症するリスクが低い場合	冠動脈疾患のリスクが非常に低い若い成人
・治療の有効性が低い状態にあると思われる場合	過去60日以内に心筋梗塞発作や治療の既往があり，心筋梗塞の再発が起こりやすい状態にある患者
・試験治療の妨げとなる可能性のある治療を受けている場合	副腎皮質ホルモン治療もしくはそれ以外の免疫抑制治療が必要な患者
3. 試験治療へのアドヒアランスが低い可能性が高い場合	試走期間中にアドヒアランスが悪かった患者
4. 完全なフォローアップが困難な可能性が高い場合	研究期間が終了する前に転居する予定があり，最終的なアウトカム測定ができない患者 余命が3年未満しかなく，アウトカムのフォローアップができない患者
5. 研究への参加に不都合な現実的問題がある場合	認知機能に障害があり，質問に正確な回答を期待できない患者

適切なサンプルサイズの設定と研究参加者のリクルート計画

サンプルサイズが小さすぎて，重要な効果を検出できないような研究は，無駄で非倫理的であるばかりか，誤った結論を導くことすらあります。したがって，サンプルサイズの見積もりは，研究企画の初期段階における最も重要な作業の1つとなります。また，臨床試験（介入研究）においては，研究参加者におけるアウトカムの発生率が，推定値より低くなることが多いことを認識しておく必要があります。これは，前述のボランティアバイアス volunteer bias によるものです。また，臨床試験における研究参加者のリクルートは，観察研究よりも一般に困難です。なぜなら，臨床試験では，研究参加者に，プラセボ群あるいは介入群にランダムに割り付けられることを受け入れてもらわなければならず，また割り付けを守ってもらわなければならないからです。したがって，研究者は研究参加者のリクルートが予想したよりも困難と思われる場合（一般にそうですが）には，選択基準を満たす研究対象母集団 accessible population の規模を十分大きく取り，時間と費用をかけて，必要なサンプルサイズを確保するように努めなければなりません。

ベースライン時点での測定

ベースライン時点における予測因子(＝研究参加者の特性)を測定する

ベースライン時点では，属性を含め，介入の有効性や有害効果に影響する可能性のある研究参加者の特性の測定を行っておく必要があります。その目的は，ベースライン時点における研究群間の特性の違いが，偶然の範囲内に収まるものかどうか，ランダム化(ランダム割り付け)のプロセスに何らかの技術的ミスやバイアスの可能性がなかったかどうかを確認することにあり，これらの情報は，ベースライン時点における(ランダムに割り付けられた)研究群間の**比較可能性** comparability と，研究結果の**一般化可能性** generalizability を検討する上で重要な情報となります。サンプルサイズの小さな研究では，ランダム割り付けを行っても，偶然のいたずらで，ベースライン特性に研究群間でかなりの違いが生じることがあります。したがって，ベースライン時点で重要な予測因子を測定しておけば，後で統計学的にそうした偏りを調整することができ，また，介入効果がサブグループ間で異なるかどうかを検討することもできます(効果修飾：第 10 章)。

ベースライン時点におけるアウトカムの値を測定する

ある事象の“**変化量** change”をアウトカムとする場合には，その事象を，研究期間終了時点だけではなく，研究の開始時点(ベースライン時点)でも，同じ方法で測定しておく必要があります。特に，その事象が連続量である場合(例：痛みスコア，血圧)には，可能な限り，研究の経過中におけるその変化量をアウトカムとしなければなりません。なぜなら，それによって，ベースライン時に存在した個人間のバラツキの影響をコントロールできるため，単に研究終了時点でその測定値を比較するだけのデザインよりも，はるかに**統計学的パワー**を高めることができるからです(**第 6 章 事例 6.8**)。また，肺がん発生の「あり/なし」のように，アウトカムが 2 区分変数の場合には，最初に病歴，検査記録などを調べて，研究参加者がベースライン時点ではアウトカムを有していないことを確認しておく必要があります。

追加的測定

上述のように，ベースラインでの予測因子の測定は様々な利用価値がありますが，普通，臨床試験(介入研究)では，ランダム割り付けによって一切の**交絡** confounding が除去されるはずであるため，本来はベースライン時点での予測因子を測定する必要はありません。測定を追加すれば，副次的リサーチクエスチョンへの答えが得られるというメリットはありますが，あまり増やしすぎると，研究が複雑化し，コストもかさんでしまいます。予算に限りがある場合には，時間と費用は，十分なサンプルサイズの確保，ランダム化や盲検化の徹底，フォローアップやアドヒアランスの徹底など，研究の本質的な側面に費やすようにしなければなりません。

検体保存バンクの確立

ベースライン時点で，血液，生体組織などの検体を採取して保存しておくことができれば，治療によって生じた変化，アウトカムの発生に関連するバイオマーカー，治療への反応の良し悪しの予測に役立つ因子(例：遺伝子型 genotype)などを，後から測定することができます。また，保存検体があれば，後からそれを，主たるアウトカムには直接関係のない別のリサーチクエスチョンに利用することもできます。

ランダム割り付けと盲検化

どの臨床試験(介入研究)にも，研究参加者を複数の群にランダムに割り付けるというプロセスが伴います。介入群とプラセボ群(あるいは代替介入群)がそれぞれ1つというのが最も単純な研究デザインです。**ランダム割り付け(ランダム化)**randomization を行えば，アウトカムと介入との関連に交絡する可能性のある因子を，その測定の有無や可否にかかわらず，ベースライン時点で群間で均等化することができますが，偶然誤差によって，群間に差が生じる可能性もあります(特に，サンプルサイズが小さい場合)。また，**盲検化** blinding は，臨床試験において，プラセボ効果の除去，研究群間の比較可能性を高める上で重要であり，また，アウトカムの確認におけるバイアスの混入を防止できるという重要な意義があります。

ランダム割り付け

研究参加者が決まったら，ランダム割り付けの前に，それぞれの研究参加者について，選択基準を満たすことの確認，予測因子の測定，インフォームドコンセントの取得などが行われ，その後，研究参加者は，ランダムに各研究群に割り付けられます。

ランダム割り付け(ランダム化)は，単純な研究では，コンピュータの乱数発生機能を用いて行うことも可能で，割り付けは，研究機関で行われることも，介入群やコントロール群の調剤を担当する**研究薬局** research pharmacy で行われることもあります。多機関共同の臨床試験では，中心研究機関が設定されて，参加研究機関は，適格な研究参加者が採用されるたびに，中心研究機関に連絡を取り，割り付けを依頼します。コンピュータによるランダム割り付けが難しい場合は，単純な研究であれば，割り付ける研究群を記した紙片を入れた不透明な封筒を，研究参加者が採用される度に開封するという方法が取られることもあります(**封筒法**)。

ランダム割り付けのプロセスは，意図的操作の入る余地のない厳格なものでなければなりません。なぜなら，研究者自身がランダム割り付けを乱す原因となることがあるからです。たとえば，本来プラセボ群に割り付けられるべき患者がいかにも介入群向きと思われるときに，割り付けを変更してしまうといったことが起こり得ます。

特別なランダム割り付け法を用いる

最も典型的なランダム割り付けは，研究参加者を，各研究群が同数となるよう割り付けることです。しかし，サンプルサイズがあまり大きくない研究では，下記に述べる特別な方法が用いられます。

1つは，**ブロックランダム割り付け** blocked randomization で，これは，盲検化された臨床試験でよく用いられる方法です。各参加研究機関をある決まったサイズのブロックと見立てて，各ブロック内で各研究群のサンプルサイズが同数となるよう，ランダムに割り付けます。たとえば，今，5つの医療機関が参加する研究において，ブロックサイズを6(つまり，各参加医療機関に割り当てるサンプルサイズは，実験群3，コントロール群3，合計6)とする場合は，登録された研究参加者を，各参加医療機関で，逐次，実験群あるいはコントロール群にランダムに割り付けていき，どちらか1つの群の人数が3人に達したら，その後登録された研究参加者は，ブロックサイズを満たすまですべてもう一方の群に割り付けるというやり方をします。これによって，全体(30人)では，15人ずつが確実に2つの研究群に割り付けられることになります。ただし，この割り付け法は，盲検化 blinding を欠く研究にはあまり向きません。なぜなら，各ブロックの最後の人がどの群に属するかを研究者が予見できるために，割り付けが操作される恐れがあるからです。こうした問題を防ぐ1つの方法としては，研究者に分からないように，ブロックサイズを各参加医療機関にランダムに割り付ける(たとえば，4〜8人の範囲で)というやり方もあります。

もう1つの方法は，**層化ブロックランダム割り付け** stratified blocked randomization で，これは，重要な予測因子の研究群間での分布を，よりよく均等化させる方法です。今，運動介入の糖尿病予防効果を調べる研究を例に取れば，肥満はアウトカム(糖尿病)の非常に強い予測因子であり，結果に重要な影響を与える可能性があるため，研究群間で肥満者の割合を等しくしておく必要があります。そのためには，まずリクルート時に研究参加者を肥満の有無によって2層に分け，各層ごとに，ブロックランダム割り付けを行います。層化ブロックランダム割り付けには，層化に用いた予測因子の研究群間の分布を均等化することによって，統計学的パワーを多少高めるという効果もありますが，サンプルサイズの大きな研究では，通常のランダム割り付けによって，ベースライン時点での予測因子を研究群間でほぼ均等化できるため，この方法を用いるメリットはほとんどありません。

層化ランダム割り付けの重要な限界は，この方法で調整できる因子が，せいぜい2〜3に限られることです。この限界に対応するための方法が，**適応的ランダム割り付け** adaptive randomization で，これは，言わば「偏ったコイン」を用いて，各新規の研究参加者ごとに割り付けの確率を変える方法で，たとえば，各研究参加者について，複数の予測因子(いくつでもよい)に基づくスコアを計算し，その研究参加者のスコアが高い場合には，それまでの割り付けで総スコアが低めになっていた群への割り付け確率をやや高めるようにします。この方法の欠点としては，新規の研究参加者をリクルートするたびに，割り付け確率をコンピュータソフトで再計算するという，実施上の複雑さなどがあげられます。

一般に，総サンプルサイズが等しいときには，各研究群が同数であるときに，統計学的パワーは最大になりますが，2〜3：1の**不均等割り付け**でも，統計学的パワーの減少はわずかなため[9]，以下のように，試験治療群とコントロール群に異なる数の研究参加者が割り付けられることもあります[10]。

- *試験治療群のサンプルサイズをコントロール群より大きくする：治療群に割り付けられる確率を高めれば，たとえば，試験治療を受けたいと願っている患者に対して，臨床試験の魅力を高めることができ，また，それによって，主たるアウトカムだけではなく，副次的アウトカムを検討することも可能となります(例：Program to Reduce Incontinence with Diet and Exercise Trial では，研究参加者の3分の2が，介入群に割り付けられ，全尿失*

禁を主たるアウトカム，腹圧性尿失禁と切迫性尿失禁を副次的アウトカムとした分析が行われました[11])。

- *介入に非常に費用がかかる場合には，介入群のサンプルサイズをコントロール群より小さくする：これによって，試験にかかる費用を節減することができます(例：Women's Health Initiative の低脂肪食試験[12])。*
- *複数の介入群を1つのコントロール群と比較するタイプの研究では，コントロール群のサンプルサイズを大きくする：これにより，コントロール群の測定の定度(精度)precisionが増し，介入群とコントロール群の比較の統計学的パワーを高めることができます(例：Coronary Drug Project trial[13])。*

マッチトペアのランダム割り付け randomization of matched pairs という手法もあります。これは，年齢や性別などの重要な因子についてマッチしたペアをまず選び，その後，ペアを介入群もしくはコントロール群にランダムに割り付けるという方法で，マッチングに用いた因子について，群間を等しくすることができます。この方法の欠点は，リクルートが複雑になってしまうことで，1人をリクルートできても，マッチングできる研究参加者が見つかるまでは，ランダム割り付けを行うことができません。さらに，サンプルサイズの大きな臨床試験では，通常のランダム割り付けで十分交絡を防ぐことができるため，一般には，マッチングの必要はありません。ただ，この手法が適する特殊な場合があります。それは，同じ個人の身体の異なる部位を，治療部位とコントロール部位に割り付けることができる場合です。たとえば，アジア人の中には，飲酒によって非常に顔が赤くなる遺伝素因を持っている人々がいます。この遺伝素因を有するアジア人を対象として，ブリモニジン(αアドレナリン受容体作動薬)を含むゲルとプラセボを両頬にランダムに割り付けた研究が行われ，同じ研究参加者の頬の変化を比較することで，そのゲルに飲酒後の赤みを軽減する効果があることが実証されています[14]。

盲検化

研究参加者がどの群に割り付けられたかが分かることによって，アウトカムの評価に影響が及ぶ可能性がある場合には，アウトカムの評価を**盲検化** blinding(**マスク化** masking)する必要があります。臨床試験では，可能な限り，割り付け内容が，研究参加者，研究参加者と接する研究スタッフ，検査・測定に関わる人々，アウトカムの診断や判定に関わる人々など，一切の研究関係者に知られることがないようデザインしなければなりません。これらの人々全員を盲検化できない場合には，研究参加者とアウトカムの測定にあたる人々の盲検化が特に重要となります。盲検化には，**プラセボ効果**や**共介入** cointervention，また，群間での**アウトカムの判定の偏り**(特に，自己報告による症状など主観的な場合)を防ぐ効果があります。たとえば，疲労の改善効果があると思われるある介入の臨床試験で，研究参加者が，自分が介入群に割り付けられたことを知った場合，介入によって活力が増すという“思い込み”によって，疲労感に変化が生じる可能性があります(プラセボ効果)。アウトカムの判定を担当する人々も，盲検化される必要があります。たとえば，心筋梗塞をアウトカムとする場合，通常，症状，心電図所見，心筋酵素についてのデータが収集されます。そして，割り付けについて盲検化された専門家が，これらのデータと判定基準を用いて，心筋梗塞が発生したかどうかを判定します。

アウトカムの判定の盲検化の重要性は，Canadian Cooperative Multiple Sclerosis trial(カナダ多発性硬化症共同研究)の結果によく示されています[15]。この研究では，多発性硬化症の患者が，群Ⅰ(シクロホスファミドとプレドニゾンの静注投与)，群Ⅱ(血漿交換＋シクロホスファミドとプレドニゾンの経口投与)，群Ⅲ(疑似血漿療法＋プラセボ投与)の3群に割り付けられ，研究期間の最後に，多発性硬化症の重症度が，盲検化された神経内科医と盲検化されていない神経内科医によって判定され，その結果が比較されました。盲検化された神経内科医の判定では，治療に有意な効能 efficacy は認められませんでしたが，盲検化されていない神経内科医の判定では，統計学的に有意な違いが認められるという結果になりました。盲検化されていない神経内科医は，意図的に過剰判定をしたわけではなく，治療に痛みや強い副作用が伴うような場合には，患者に回復して欲しいという強い願望が生じ，そこに診断にバイアスが入り込む余地が生じてしまったということです。盲検化を行えば，アウトカム判定に伴うそうしたバイアスを減少させることができます。

アウトカムが，死亡や自動測定できるもの(例：血糖値)など，その判定にバイアスが紛れ込む余地が小さい場合には，アウトカムの盲検化はそれほど重要ではありませんが，死因，疾患の診断，身体的測定，尺度スコア(例：痛み尺度)，自己報告によるイベントなど，大抵のアウトカムには，その確認や判定にバイアスが伴う可能性があります。

研究が終了した後で，研究参加者には，自分がどの群に，研究者には，各研究参加者がどの群に割り付けられていたと思うかを推量してもらうという方法もあります。もし，その適中率に群間で違いがあり，その差が偶然で期待されるよりも大きければ，研究結果の記述に際して，盲検化の不徹底によるバイアス混入の可能性を指摘しておかなければなりません。

盲検化が困難もしくは不可能な場合の対処法

盲検化がいつも可能とは限りません。たとえば，介入群に運動プログラムを処方し，コントロール群にはパンフレットだけを渡すといった場合です。また，手術による介入も，盲検化することは一般には困難です。なぜなら，コントロール群に**疑似手術** sham operation を実施することは非倫理的であると思われるからです。しかし，手術のように侵襲的な処置には常にリスクが伴うため，その手術を一般に推奨する前に，それが本当に有効かどうかを評価することは非常に重要なことです。また，手術には，患者の**共介入** cointervention(監訳者注：患者が自発的に行う試験治療以外の介入で，アウトカムに影響する可能性のある介入)を促したり，体調の感じ方に影響を与える可能性があるため，盲検化のない比較試験では，共介入やアウトカムの自己報告(例：自覚症状)に群間で偏りが生じる恐れがあり，そのため，実際には治療にアウトカムの改善効果はないのに，効果があったかのように見えることがあります。たとえば，冠動脈再建術やステント留置術には，患者の胸痛の改善効果が期待できるように思われますが，冠動脈疾患の症状のある患者を対象に実施されたランダム化比較試験では，冠動脈再建術を受けた患者と，動脈病変の治療を伴わない疑似手術を受けた患者とでは，自覚症状の報告に違いがないことが示されています[16]。リスクと利益のバランスの観点から見れば，この例では，非常に一般的に行われる治療(冠動脈再建術)に対して，厳密なエビデンスの必要性を示唆したという利益が，コントロール群の研究参加者のリスクを上回ったことになります。

介入への割り付けが盲検化できない場合には，アウトカムの判定を担当する医師の盲検化と，共介入が混入する可能性を最小限にとどめる努力が必要となります。たとえば，腰痛の改善に対するヨガの効果を調べる研究を実施する場合には，介入群とコントロール群の研究参加者に，介入期間が終了するまでは，腰痛に影響する他の治療や運動(＝共介入)を控えるように依頼する必要があり，また，腰痛の程度に関するデータの収集は，評価のバイアスを避けるためだけではなく，共介入(追加的ヨガ指導)を避けるためにも，ヨガ指導をする人以外のスタッフが担当する必要があります。

介入の性格上，研究参加者の盲検化が不可能な場合でも，研究参加者を，介入効果に対する期待に群間で違いが生じにくいように(＝均衡 equipoise が保たれるように)扱うことによって，プラセボ効果，共介入の混入，アウトカムの自己報告に，群間での偏りが生じにくいようにすることができます。たとえば，上述した，ヨガによる介入研究では，コントロール群にも，ヨガと同程度の時間とエネルギーを要する身体活動プログラムを処方すれば，介入群とコントロール群の間の“均衡”を保つことが可能になると考えられます。この場合，コントロール群の研究参加者にも健康によいと思われる処方が行われるため，そのメリットへの期待感から，研究参加者のリクルートが有利となり，また，研究へのアドヒアランスも高まる可能性があります。

パイロット研究

臨床試験(介入研究)を実施する前に，試験の研究計画に必要な情報(例：研究参加者のリクルート法，研究参加者が研究受診に要する時間)を集めるために，パイロット研究を実施することがありますが，パイロット研究のサンプルサイズは通常小さく，推定値の定度(精度)precision が低いため，介入の効能を評価する目的には適していません。

臨床医療に埋め込まれた臨床試験

ほとんどの臨床試験は，臨床の場で実施され，研究参加者に研究のための受診を求め，そこで各種の測定やデータ収集が行われます。しかし，日常診療のシステムを，ランダム化比較試験に利用することもできます。たとえば，現在では，電子健康記録(EHR)を利用して，患者が日常診療のために受診している間に，介入を行ったり，データ収集を行うことが可能です。これは，“埋め込み試験 embedded trial”と呼ばれ，ほとんどの場合，臨床的プロセスの質改善の研究で用いられています。こうした“埋め込み試験”のデザインとしては，ランダム化比較試験，盲検化試験が用いられることもあれば，前後比較デザイン before-after design や，分割時系列デザイン interrupted time series design が用いられることもあります(第 12 章)。

新しい治療に対する認可を得るための臨床試験

新しい治療の効能 efficacy や安全性 safety に関する臨床試験の多くは，FDA (Food and Drug Administration；米国食品医薬品局)などの許認可組織の認可取得を目的として行われます。また，既にある効能で FDA の認可を受けている治療薬について，他の効能や予防効果に関する認可を受ける場合にも，臨床試験が行われます。これらの臨床試験のデザインや実施方法は，一般の臨床試験と異なるものではありませんが，規制上の要件が考慮される必要があります。

表 11.2　臨床試験のステージ

前臨床相	培養細胞，組織，実験動物における研究
第Ⅰ相	少数のボランティアにおける安全性評価。盲検化，ランダム割り付けなし
第Ⅱ相	忍容性 tolerability や複数の用量(強度)の介入に対する，バイオマーカー，あるいはアウトカムへの効果を評価するための，比較的小規模のランダム化比較試験，もしくは時系列試験
第Ⅲ相	臨床的アウトカムに対する効果や有害効果を最終的に評価するための，比較的大規模で盲検化とランダム化を伴った臨床試験
第Ⅳ相	新しい治療が，米国食品医薬品局(FDA)に認可された後の大規模試験あるいは観察研究。稀で重篤な副作用の頻度や他の治療効果の可能性を評価する。

FDA は，そうした臨床試験の実施方法に関するガイドラインを作成しています。新しい治療薬や医療機器について FDA の認可を受けるために臨床試験を実施する研究者は，GCP(Good Clinical Practice)と呼ばれる一般ガイドラインについて特別なトレーニングを受けることをお勧めします。また，FDA は，ある種のアウトカムについての，個別のガイドラインも作成しており，たとえば，閉経後の女性における「ほてり hot flash」の治療方法について FDA の認可を取るための研究では，ほてりの頻度が少なくとも 1 日 7 回，つまり，1 週間に 50 回以上ある女性を研究対象とするべきとされています。FDA のガイドラインは，定期的に更新されており，また同様のガイドラインは，国際許認可組織からも入手することができます。

新しい治療の認可を受ける臨床試験は，通常 5 つの相に分けられ，その順序に従って進められます(**表 11.2**)。最初は，人間の培養細胞・組織や動物を用いた実験の段階で，**前臨床相** pre-clinical phase と呼ばれます。次が**第Ⅰ相**で，少数のボランティアに投与が行われ，安全性を見る段階です。次の**第Ⅱ相**では，小規模なランダム化比較試験もしくは時系列試験 time series trial(前後比較試験)が行われ，複数の用量について，副作用の発現や，バイオマーカー，臨床的アウトカムへの効果が評価されます。**第Ⅲ相**では，その治療が，許容しうる安全性の範囲内で，目的とする病態(例：血圧)や疾患(例：脳卒中)に有効であるという仮説を検証するのにふさわしい規模のランダム化比較試験が行われます。新薬の市販を認可するのに必要な第Ⅲ相のエンドポイントは，通常，FDA によって決められています。**第Ⅳ相**は，市販後に実施される大規模な研究で，ランダム化比較試験が行われることもありますが，多くの場合は，観察研究が行われます。この相の研究は，大規模に流通した新薬に，どの程度重篤な副作用が発生するか，あるいは認可されたもの以外に FDA から承認を受けられるような薬効などがないかを評価するために行われます。

臨床試験の実施

フォローアップとプロトコールへのアドヒアランス

臨床試験(介入研究)が，介入効果の検証というその本来の目的を達成するためには，研究参加者のプロトコールへのアドヒアランスを高め，フォローアップ中の脱落を防ぐことによって，統計学的パワーの減少やバイアスの混入を最小限にとどめる必要があります。**表 11.3** はそのための対策をまとめたものです。

介入の効果は，介入を受けない人が増えるほど不確かになります。したがって，介入は，できる限り研究参加者が受け入れやすくかつ耐えられるようにデザインしなければなりません。たとえば，薬物の服用は，飲み忘れを減らすために，1 日 1 回など，できるだけ回数が少ないものとし，行動介入は，何時間もかかるようなものは避ける必要があります。また，研究のプロトコールには，アドヒアランスを高めるための方策，たとえば，毎朝決まった時間に服用してもらう，曜日ごとに錠剤を小分けできるケース(ピルケース)を提供する，携帯電話にリマイン

表 11.3　アドヒアランスやフォローアップを高めるための対策

対策	例
介入やプロトコールへのアドヒアランスが高いことが期待できる患者を研究参加者に選ぶ。	・ランダム化する前に本試験と同じ内容で 2〜3 回の試し受診をしてもらう。 ・ランダム化前の試走期間中にアドヒアランスが悪かった人を除外する。 ・転居やアドヒアランスが悪い可能性がある人を除外する。
介入を単純化する。	可能であれば，1 日 1 回 1 剤で済むようにする。
受診しやすくかつ心地よい雰囲気を作る。	・研究参加者とよい人間関係を確立する。 ・情報収集に電話，電子メール，テレビ電話などを利用する。 ・測定や介入が，医療機関ではなく，自宅でできるようにする。 ・夜や週末にも受診できるようにする。 ・研究参加者の待ち時間が少なくて済むよう十分な数の訓練されたスタッフを配置する。 ・交通費や駐車料を支払う。
測定を，痛みがなくかつ研究参加者が興味を持てるものとする。	・検査はできるだけ非侵襲的なものとする。 ・研究参加者に検査結果を還元し，必要な場合には，適切なカウンセリングや照会先を提供する。
研究参加者が試験を続けられるよう援助する。	・プロトコール違反や介入の中断があっても，フォローアップを続ける。 ・ニュースレターや電子メールによる連絡をする。 ・アドヒアランスやフォローアップの科学的重要性を強調する。 ・研究参加者の誕生日や祝日にはカードを贈る。
脱落した人を探す。	研究参加者の知り合いに消息を尋ねる。 調査会社を利用する。

ダーを送付するなどの工夫についても記述しておく必要があります。行動介入の場合には，トレーニングセッションへの参加を促すために，インセンティブを提供することも考えられます。

また，アドヒアランスの測定についても，最善の方法を用いなければなりません。たとえば，自己申告してもらう，残った錠剤数を数える，蓋の開閉を記録する機能を持ったコンピュータチップ付きのピルケースやディスペンサー(錠剤を出す機械)を用いる，介入についての日記やメモをつけてもらう，尿中や血中の試験薬の代謝産物濃度を測定するなどの方法があります。こうした情報が得られれば，アドヒアランスの悪い人が把握でき，それに基づいて，アドヒアランスを高めるための対策を講じることができるだけではなく，研究結果を考察する際の情報としても役立ちます。

受診や測定に対するアドヒアランスを高めるためには，同意を取る前に研究内容について研究参加者とよく話し合う，スタッフ数が多く待ち時間が少なくて済む日に受診日を設定する，受診日の前日に電話もしくは電子メールをする，交通費，駐車料金などの必要経費を弁済する，などの工夫が必要です。

次のセクションで論じるように，研究参加者の自宅で測定やデータ収集が実施できれば，医療機関の受診に伴う面倒や不便を取り除くことで，研究へのアドヒアランスを高めることができます[17]。また，研究参加者が謝意や敬意を感じられるような接し方が重要であり，アドヒアランスを高める最も重要な要因の1つが，研究スタッフとの個人的な人間関係であることを，よく認識しておく必要があります。

研究参加者のフォローアップや，アウトカムの測定に失敗すると，結果にバイアスが生じ，その妥当性が損なわれたり，また統計学的パワーが減少するなどの問題が生じます。たとえば，カルシトニンの経鼻スプレーによる骨折予防効果を検討したある臨床試験で，骨粗しょう症性骨折が36%予防されたという結果が報告されました[18]。しかし，この研究では，研究参加者の60%が脱落しており，しかも脱落者に骨折があったかどうかの情報も把握されていませんでした。骨折者の数は少ないため，脱落者に数人の骨折者が含まれていただけでも，結論が大きく異なっていた可能性があります。これが，この研究結果の妥当性を損なうものとなってしまいました[19]。

たとえ，研究参加者がプロトコールに違反したり，介入を中断したとしても，フォローアップを続けなくてはなりません。そうしなければ，「**割り付け重視の分析** intention-to-treat (ITT) analysis」ができなくなってしまうからです(後述の「結果の分析」のセクション[p.266]参照)。プロトコールに違反した患者(例：他の試験に移った患者，受診を怠った患者，介入を中断した患者)をフォローアップ対象から除外してしまう研究を少なからず見かけますが，それでは，結果にどのようなバイアスが生じたかが分からなくなってしまいます。たとえば，不快な症状のために服用が中断されることの多い薬物を想定してみましょう。服用中断者のフォローアップを怠ると，その症状が，重大な有害イベントや主たるアウトカムと関連している場合(＝アウトカムを発生しやすい人ほどその症状が出やすい場合)には，研究に重大なバイアスがもたらされることになります。

研究の開始時点での対策が最も大切で，研究参加者には，フォローアップの重要性を丁寧に説明する必要があり，また，研究参加者と常に連絡が取れる立場にある家族や知人の名前や連絡先(住所，電話番号，電子メールアドレス)を記録しておく必要があります。特に後者は，単に研究参加者の消息を確認するのに役立つだけではなく，受診を拒否する研究参加者のアウトカムに関する情報について，知人から間接的に情報を得る上でも役立ちます。

臨床試験へのアドヒアランスやフォローアップを向上させるのに役立つデザイン面での工夫

が2つあります。1つは，ランダム化する前に，1〜2回の**試し受診** screening visitの機会を設けることです。そうすることで，受診が難しい人を除外できる可能性があります。ただしその際には，受診のハードルが，後から脱落しそうな人には十分に高く，しかし，受診に前向きな人には高すぎるものとならないよう配慮する必要があります。

試走期間 run-in periodも，介入へのアドヒアランスやフォローアップを高めるのに有効な方法の1つです。これは，臨床試験前のある期間(通常数週間)，全員にプラセボを処方し，その期間中にアドヒアランスのよかった人(例：服薬率80%以上)だけを，その後のランダム割り付け(ランダム化)の対象とするやり方です(**プラセボ試走** placebo run-in)。アドヒアランスの悪い人をランダム化前に除いておくことができれば，試験薬が完全に服薬された場合の効果をよりよく推定することができます。しかし，このデザインには，臨床試験の開始が遅れる，一般に試走期間後に除外される研究参加者は少ない，ランダム化で試験薬群に割り付けられた研究参加者が処方の変化に気がつき，盲検化が損なわれてしまう可能性がある，といった問題があります。また，アドヒアランスを上昇させる上で，試走期間と試し受診のどちらがより有効かは明らかではなく，アドヒアランスに対する特別な懸念がない限り，臨床試験に試走期間を設ける必要はおそらくないと思われます。

プラセボ試走の変法として，試走期間にプラセボの代わりに試験薬を用いるという方法(**実薬試走** active run-in)があります。この方法には，単にアドヒアランスを高めるだけではなく，服用に耐えられる人，治療効果のある人を選ぶという意味もあります。そして，有害イベントがないこと，中間的指標(例：アウトカムに関連するバイオマーカー)に対する治療効果が得られることを，ランダム割り付けの対象とする人々の条件とすることもできます。たとえば，ニトログリセリン持続治療のホットフラッシュへの影響を検討したプラセボ対照比較試験では，1週間の実薬試走期間が設けられ，頭痛のためニトログリセリン投与が続けられなくなった人は研究から除外されました[20]。この方法では，介入群において，服薬に耐えられる，したがってアドヒアランスの高い研究参加者の割合が高くなることから，統計学的パワーを最大限に高めることができます。ただし，研究の結果を，研究から除外された人々には一般化できないことに注意が必要です。

また，こうした研究では，有害イベントを過小評価する可能性があることにも注意が必要です。たとえば，1094人の心不全患者の死亡率に対するカルベジロールの効果を検討した臨床試験では，2週間の試走期間中に17人の患者で心不全が悪化し，7人が死亡しましたが[21]，これらの患者は研究参加者から除外されたため，臨床試験中の有害イベントには数えられていません。

医療機関外での臨床試験

バーチャル臨床試験 virtual trial(あるいは，**リモート試験** remote trial，**分散試験** disseminated trial)と呼ばれる試験もあり，これは，たとえば，オンラインで研究参加者を登録し，自宅で試験を実施するなど，少なくとも一部が医療機関以外で実施される試験(clinical trials without clinical sites[17])のことを意味します。これは，体重減少プログラムなどのオンライン行動介入試験でよく用いられていますが，薬物やサプリメントを用いる試験でも可能で，その場合は，インフォームドコンセントや適格性の評価はオンラインで行い，試験薬は送付して自宅で飲んでもらいます。また，採血はフレボトミスト phlebotomist(監訳者注：欧米にある，採血を専門に行う職種)が研究参加者の自宅や近くの検査ラボなどで実施し，アウトカムの評価は，自己報告や診療記録を用いて行うという形で行われます。こうした，医療機関受診を伴わない(あるいは受診回数が少ない)臨床試験は，地理的，時間的な制約を受けないため，医療機関で実施する場合よりも，より広汎な人々にアプローチできる可能性があります。ただし，現場スタッフが関与しない分，研究プロトコールは単純でなくてはならず，また，登録とフォローアップのシステムは，誰にでも簡単にできるようにデザインされなければなりません。

臨床試験のモニタリング

臨床試験で行われる介入が，研究参加者に何の過度の害も与えず，研究参加者の既存の利益を損なうこともあり得ないと思っていても，試験を実施しているうちにその状況が変わってしまうことがあります。たとえば，試験の実施中に，他の研究からの新たな知見によって，その試験の**利益-リスクバランス**が変わってしまうことや，他の試験から同じリサーチクエスチョンに対する答えが出てしまうこともあります。もちろん，同じリサーチクエスチョンが複数の研究で確認されることは望ましいことではありますが，他の研究で，同じ介入の利益や害が非常に明確になった後に，その試験を続けることは，非倫理的とみなされる可能性があります。

また，試験の比較的早期に，予想に反して，害が利益を上回ることが判明することもあり，また，リクルートやアドヒアランスの問題，あるいはアウトカム発生の不足などによって，その研究からリサーチクエスチョンに対する明確な答えが得られる可能性が低下し，利益-リスクのバランスが崩れてしまうこともあります。したがって，試験の実施にあたっては，①研究参加者が有害な介入に不当に曝されること，②介入が有益と証明された後も試験を続けること，③リサーチクエスチョンへの答えが得られそうにないと判明した後も試験を継続すること，がないよう，細心の注意が必要となります。これらの3つの問題は，試験の「**早期中止** early stopping/termination」をすべきかどうかを決定する上での重要な判断材料となります(**付録 11B** は，早期に終了した臨床試験の事例です)。

- **有害性による中止** stopping for harm：臨床試験のモニタリングの最も重要な目的は，予想しなかった介入の有害効果に研究参加者を曝してしまう事態を避けることです。害が利益を上回ると判断される場合には，試験を終了しなければなりません。
- **有益性による中止** stopping for benefit：介入が当初の予想より有効である場合には，統計学的に有意な効果が比較的早期に観察されることがあります。利益が証明された後に，試験を継続すること，それにより，プラセボを投与されている研究参加者や，患者一般に対するその治療の提供が遅れることは，非倫理的である可能性があります。
- **無益性による中止** stopping for futility：それ以上研究参加者を増やしても，リサーチクエスチョンに対する答えが得られる可能性が非常に低いと考えられる場合も，その試験の継続は非倫理的である可能性があります。たとえば，5 年間の予定で試験が開始され，4 年目の段階で介入群とコントロール群のアウトカムの発生率にほとんど差が認められなかった場合には，**条件付きパワー** conditional power(注：それまでの結果を前提にした上でリサーチクエスチョンに統計学的に有意な結果が得られる可能性)は極めて小さくなるため，試験の打ち切りを考慮しなければなりません。また，十分な研究参加者数を確保できない場合や，介入に対するアドヒアランスが非常に低い場合など，リサーチクエスチョンに答えを得るのに必要な統計学的パワーを確保できない場合も，試験は早期に終了されます。

中間モニタリング interim monitoring は，ほぼすべての臨床試験で必要となります。実際，米国国立衛生研究所（NIH）のような研究助成組織の中には，データと安全性のモニタリングを義務付けているところがあります。安全性が高いと思われる小規模の介入研究では，研究者自身がモニターするか，それを誰かに頼めば済みますが，大規模な研究で，介入の有害効果が未知，もしくは重篤な有害効果が生じる可能性がある場合には，中間モニタリングは，通常，研究対象となっている疾患や健康問題の専門家，医学統計家，臨床研究者，生命倫理の専門家，（場合によっては）対象疾患の患者の代表を含む委員会（**データ安全性モニタリング委員会** Data and Safety Monitoring Board［DSMB］）によって行われます。これらのメンバーは，その臨床試験に直接関わっていない人々から選ぶ必要があり，臨床試験と個人的もしくは経済的な利害関係がある人が含まれてはなりません。データ安全性モニタリング委員会のガイドラインや手続きは，臨床試験が始まる前に詳細に明文化しておく必要があります。

中間モニタリング計画には，有益性，有害性，無益性に関するエビデンスを早期に検出するための，定期的な中間モニタリングのスケジュールと，複数回にわたって結果を評価することによる**多仮説検定**（**多重検定**）multiple hypothesis testing の問題（**αエラー**［第1種の過誤］の確率が高まる）に対処するための統計学的手法が含まれていなければなりません。たとえば，中間評価を，有意水準 $\alpha=0.05$ で，臨床試験の途中で4回，最後に1回の検定を行うとすると，α エラーを生じる確率は，14％にもなってしまいます［22］。この問題を回避するために，中間モニタリングでは，一般に各検定に用いる α を小さくして，**総合α**（overall alpha）が 0.05 に近くなるように調整します。臨床試験の中間モニタリングのための統計的手法は，様々なものが開発されています。

試験の早期中止を検討する際には，研究参加者への倫理的責任と科学的知識の進歩のバランスを慎重に考慮しなければなりません。介入の中間結果の傾向は，その時間経過やサブグループ間の動向の一貫性に注意しながら慎重に評価すべきであり，試験をいきなり打ち切るのではなく，フォローアップ期間の延長や，（アウトカム発生の可能性が低い）低リスクのサブグループの除外など，試験の修正が可能であれば，それを追求することが望ましい場合もあります。研究を早めに打ち切るということは，より確かな結果を得るチャンスを失うことでもあるからです。たとえば，試験を継続することによって，何らかの有害イベントが明らかになるという可能性もあります。また，早期中止には，研究結果の有用性が低下する，重要な副次的クエスチョンを検討する機会が失われるといった，ネガティブな側面もあります（**付録 11B**）。

ベイズ流試験 Bayesian trial では，中間モニタリングに異なるアプローチがとられ，決められた時点で統計学的有意性を検定する代わりに，データの蓄積に伴う治療の期待効能を継続的に更新していきます（**付録 12A**）。したがって，P 値に基づく打ち切り規則は用いられません。

結果の分析：割り付け重視の分析，プロトコール重視の分析，治療重視の分析

臨床試験（介入研究）の主仮説の統計学的分析では，介入群とコントロール群に割り付けられた人々の間で，アウトカムを比較します。このアプローチは，研究参加者を，たとえ，割り付けに違反したとしても，当初の割り付けどおりに分析することから，**割り付け重視の分析** intention-to-treat（ITT）analysis と呼ばれます。割り付け重視の分析（ITT）では，フォローアップが終了すれば，研究参加者が介入を遵守したか否かにかかわらず，分析の対象となります。つまり，研究参加者が，たとえ介入を早期に中断したり，介入へのアドヒアランスが悪く

ても，研究者は，アウトカムデータを集めなくてはなりません。

割り付け重視の分析(ITT)は，交絡する可能性のある因子の分布を研究群間で等しくするという，ランダム割り付けの重要なメリットを保持する分析戦略です。したがって，この分析で，群間に差が認められた場合には，それは，ベースライン時点で群間に存在した何らかの違い(測定の有無にかかわらず)によるものではなく，介入がその原因であることになります(第10章の“因果関係を理解するための反事実モデル”のセクション参照)。もちろん，偶然によって，たとえば，人種/民族や性別に群間に偏りが生じた場合には，アウトカムとの因果関係に交絡が生じ得ますが，サンプルサイズの大きな臨床試験では，そういうことは起こっても極めて稀です。

割り付け重視の分析(ITT)では，**クロスオーバー** crossover した研究参加者，つまり，当初介入群に割り付けられたのに，介入を受けなかった，あるいは介入を中断した人々，もしくは，当初コントロール群に割り付けられたのに，介入を受けてしまった人々も，当初の割り付け通りに分析されます。割り付け重視の分析には，治療効果を過小評価するという欠点はありますが，交絡を防止できるという重要な利点があります。

割り付け重視に対するものが，**プロトコール重視の分析** per protocol analysis です。これは，プロトコールを遵守した研究参加者だけを分析対象とするアプローチで，いくつかのタイプがありますが，比較的多いタイプでは，割り付けられた処方をきちんと守り，ある割合以上受診もしくは測定ができ，かつ他にプロトコール違反のない患者だけが分析に含められます(＝プロトコールに違反した人々は分析から除外)。もう 1 つのアプローチは，**治療重視の分析** as-treated analysis で，当初の割り付けは無視して，(もとはコントロール群でも)介入を受けた人は介入群に，(もとは介入群でも)コントロールの処置を受けた人はコントロール群に分類して分析します(＝介入もコントロールの処置も受けなかった人は分析から除外)。研究参加者は，受けた処置によってのみ影響を受けるという意味で，このアプローチは，一見合理的に見えますが，ほとんどの場合，処方やプロトコールへのアドヒアランスが高い研究参加者は，それが低い研究参加者とは重要な特性の違いがある可能性があり，それが，介入とアウトカムの因果関係に交絡する可能性があります。

割り付け重視の分析(ITT)では，割り付けられた処方(介入あるいはコントロール)に従わなかった研究参加者も，もとの研究群に含めて分析が行われます。したがって，それによる**クロスオーバー**のために，割り付け重視の分析では，介入の効果が“**過小評価**”されることになってしまいます。このため，臨床試験では，割り付け重視の分析とプロトコール重視の分析が併用されることが少なくありませんが，両者の結果が食い違う場合には，ランダム割り付けが保たれている割り付け重視の分析の結果を，効能 efficacy の推定値として用いなければなりません。プロトコール重視の分析とは異なり，割り付け重視の分析で生じる唯一のバイアスは，介入の効果の過小評価のみとなります(＝差なし仮説の方に偏る)。しかし，有害性の評価は，治療重視の分析あるいはプロトコール重視の分析からの方が，慎重な推定値が得られます。なぜなら，有害効果は，介入を受けた人々のみに発生するからです。

今，高齢の大腿骨頸部骨折患者に，2 種類の治療法，つまり，骨接合術(骨折した部分をネジでつなぎ合わせて固定する方法)と人工骨頭置換術をランダムに割り付ける臨床試験を考えてみましょう[23]。この試験では，人工骨頭置換術に割り付けられた患者(229 人)の一部(監訳者注：図ではネジの付いた2つの最も濃い青色の人形(ひとかた)で示されていますが，実際の研究では5人)が，“状態が悪い”(手術に耐えられない)という理由で，骨接合術に切り替えられました(**図 11.2**)。

図 11.3 は，割り付け以外の治療を受けた患者の分析における 3 つのオプションを示したものです。割り付け重視の分析(パネル A)では，ランダム割り付けは保持され，患者は元々の割り

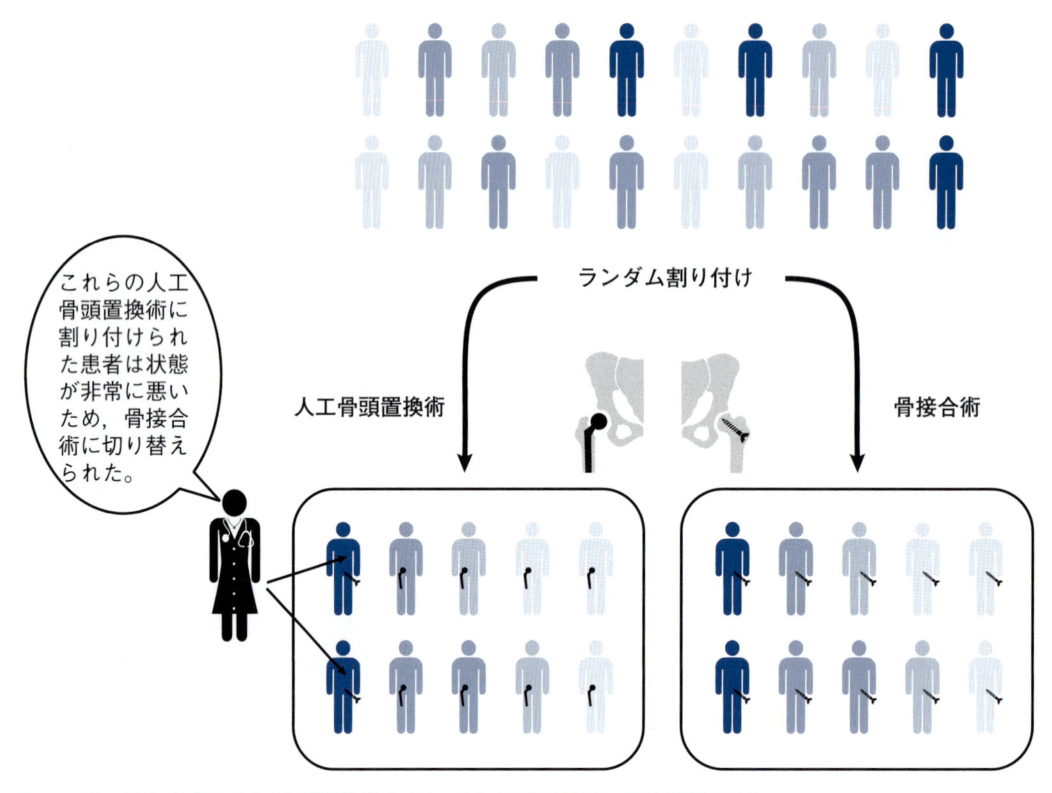

図 11.2　骨接合術と人工骨頭置換術をランダムに割り付ける臨床試験[23]。
患者は，必ずしも全員が当初割り付けられた治療法を受けておらず，一部クロスオーバーがあります。これは，割り付け以外の処置を受けた患者が，たとえば，身体の状態が悪いなど，ある特徴を持つ患者である場合(図中，濃い青色)には，分析上特に問題となります(注：処置の違いを区別しやすいように，ここでは便宜上，骨接合術は左足，人工骨頭置換術は右足で行われているようにしています)(イラストはMartina Steurerによる。Cambridge University Pressの許可を得て，Newman TB and Kohn MA：Evidence-Based Diagnosis, An Introduction to Clinical Epidemiology, 2nd edition[2020]より再掲)

付けに従って分析されています。前に論じたように，この分析では，ランダム割り付けは保存されるものの，群間の差が縮小するというバイアスが生じます。一方，治療重視の分析(パネルB)では，患者は，実際に受けた処置に従って分析されます。図から明らかなように，この分析では，骨接合術の群が不利になります。なぜなら，“状態の悪い”患者(ハイリスクの患者[濃い青色の人形])が，人工骨頭置換術の群から移ってくるからです。最後の，プロトコール重視の分析(パネルC)でも，骨接合術群が不利になります。なぜなら，“状態の悪い”患者が，人工骨頭置換術の群からは除外されるのに，骨接合術からは除外されないからです。

もちろん，他の臨床試験では，違う形のクロスオーバーが生じる可能性があります。たとえば，クロスオーバーするのが，ハイリスクの患者ではなく，低リスクの患者であることもありますが，クロスオーバーが生じると，それらの患者を分析に含めるにしろ，除外するにしろ，分析にはバイアスが生じます。

サブグループ分析

サブグループ分析 subgroup analysis とは，介入群とコントロール群の比較を，様々なサブ

A

割り付け重視の分析(ITT)
すべての患者は，実際に受けた処置(介入あるいはコントロール)に関わらず，最初のランダム割り付けに従って分析される。

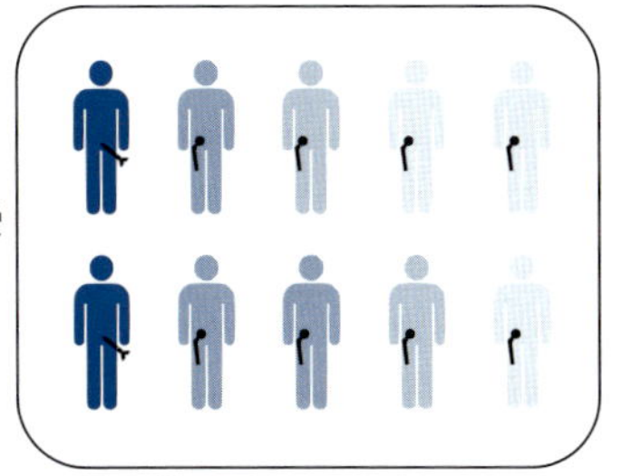
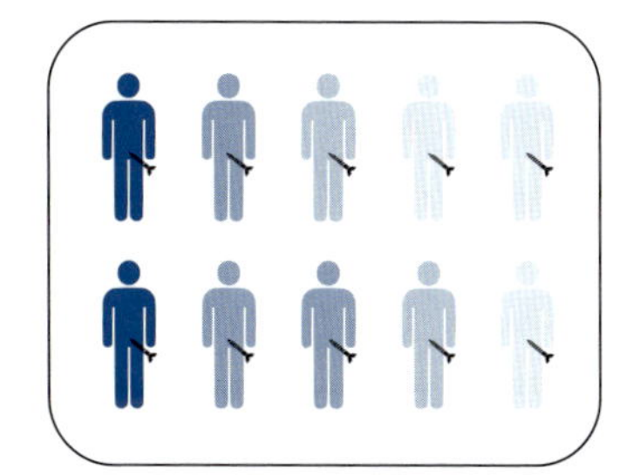

B

治療重視の分析
患者は，実際に受けた処置に従って分析される。

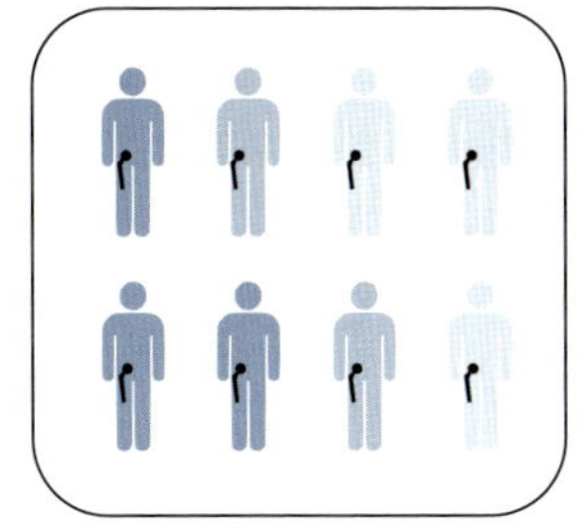
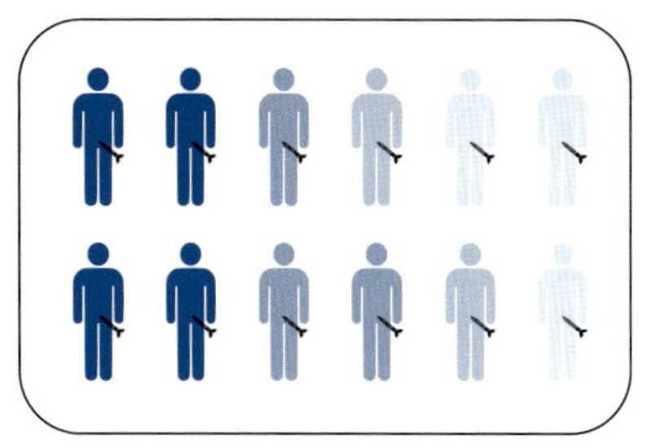

C

プロトコール重視の分析
研究プロトコール違反のない患者だけが分析される。

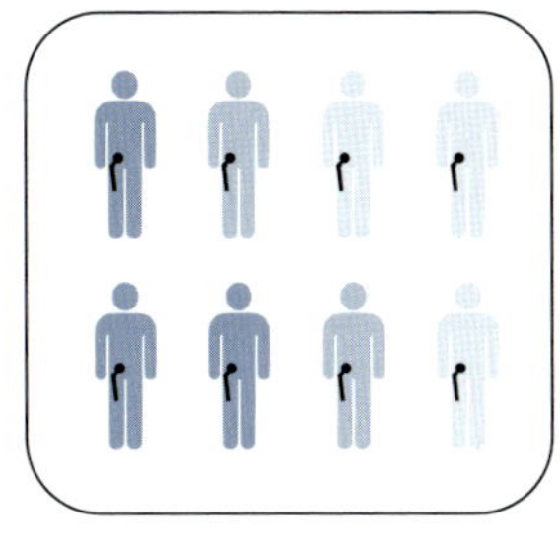
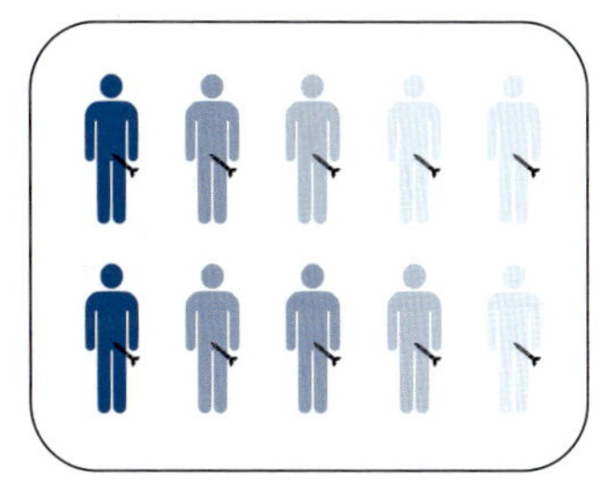

図 11.3A-C　当初の割り付けへのアドヒアランスが不完全なランダム化比較試験の 3 つの分析法(イラストは Martina Steurer による。Cambridge University Press の許可を得て，Newman TB and Kohn MA：*Evidence-Based Diagnosis, An Introduction to Clinical Epidemiology, 2nd edition*[2020]より再掲)

グループ(例：性別)に分けて行う分析のことを言います。この種の分析を行う主な理由は，サブグループにおける**効果修飾** effect modification(**交互作用** interaction)の有無を検討することで，たとえば，同じ介入の効果が，男女で異なるかどうかを検討するといったことです。サブグループ分析は，誤用されると誤った結論を導く危険性が高いことから，その効用については賛否がありますが，適切に用いれば，有用な情報が得られ，臨床試験の結果の解釈を拡張することができます。

ただし，ランダム割り付けを崩さないために，サブグループは，ランダム割り付けを行う“前”に定義されたものでなくてはなりません。そうでなければ，ランダム化が崩れてしまうからです。たとえば，骨粗しょう症性骨折の予防薬であるデノスマブの臨床試験では，介入群全体で約 20%の非脊椎骨折リスクの減少が観察されましたが，事前に計画していたサブグループ分析を行ったところ，ベースライン時点(＝ランダム化以前)で骨密度が低かった女性では，35%のリスク低下(ハザード比 0.65，95%信頼区間：0.51～0.83)があったのに対し，骨密度の高かった女性では効果がないという結果になりました[24]。この比較ではランダム化が損なわれていないことに注意してください。なぜなら，各サブグループでは，デノスマブにランダムに割り付けられた女性と，プラセボにランダムに割り付けられた女性が比較されているからです。これに対し，介入へのアドヒアランスの程度など，ランダム割り付け“後”に生じた要因によって，サブグループ分析を行うと，ランダム化が損なわれるため，しばしば誤った結論に陥ってしまうことがあります。

しかし，サブグループ分析では，たとえ，ランダム割り付け前に測定された因子に基づいて実施する場合でも，問題が生じる可能性があるので注意が必要です。それにはいくつかの理由があります。その第1は，サブグループ分析では，サンプルサイズが小さくなるため，重要な違いがあってもそれを検出するのに十分な**統計学的パワー**が得られない場合があることです。したがって，統計学的パワーが足りないのに，その治療には「効果がない」と結論する過ちを犯さないように注意しなければなりません。第2は，多くのサブグループ分析を行うと(＝**多仮説検定**[**多重検定**]multiple hypothesis testing)，偶然のみによって有意差を検出する可能性が高まることです。したがって，研究を実施する前にあらかじめどのようなサブグループ分析をするかを決め，行われたサブグループ分析の数を論文や報告書の中に明記しておかなければなりません[25]。サブグループ間に差があることを主張しようとする場合には，サブグループ間で治療の効果に統計学的に有意な違いが存在することを示さなければなりません。そして，確実に結論付ける前には，別の研究を実施して，同じ効果修飾 effect modification の存在を確認しておく必要があります。

まとめ

1．**盲検的ランダム化比較試験** blinded randomized trial は，適切にデザインされ実施されれば，エビデンスに基づく医療や診療のガイドラインに役立つ最も確実な因果推論を提供することができます。
2．介入の選択とその用量の決定は，**効能** efficacy と**安全性** safety のバランスの判断を要する難しい決定になります。その他にも，臨床的意義，盲検化の適切性，複数の薬物の併用などについても考慮する必要があります。
3．可能な限り，研究参加者，研究者，研究スタッフに**盲検化** blinding が可能となるように，コントロール群には，プラセボや代替治療の使用を追求する必要があります。
4．痛み，生活の質(QOL)，がんの発生，死亡といった臨床的に重要なアウトカムは，臨床試験にとっても最も重要なアウトカムになります。骨密度の変化といった**中間的指標** intermediate marker も，介入によるその変化が臨床的アウトカムの変化を予測できる場合には，**代替指標** surrogate marker として妥当性のあるものとなります。
5．複数のアウトカムを研究に含めることは，研究の生産性を高める意義がありますが，それらを**複合アウトカム** composite outcome とする場合には慎重な検討が必要です。臨床試験では，複合アウトカムを用いる場合でも，主たる仮説として検定するための，**主たるアウトカム** primary outcome を決めておく必要があります。
6．臨床試験では，自由回答式の調査を含め，介入よって生じる可能性のある**有害イベント** adverse event の測定を含める必要があります。そして，それを倫理委員会に速やかに報告できる体制を整えておかなければなりません。
7．研究参加者に対しては，介入による利益を最大化，害を最小化するための細心の配慮が必要であり，また，介入やフォローアップ受診を受け入れやすいものとする配慮も必要となります。アウトカム発生のリスクが高い研究参加者を選択すれば，必要なサンプルサイズは小さくすることができますが，リクルートがより困難となり，また，結果の**一般化可能性** generalizability が低下する可能性があります。

8. ベースライン時点では，後で，介入効果についての**サブグループ分析** subgroup analysis ができるように，研究参加者の特性やアウトカムの予測因子を測定しておく必要があります。また，可能であれば，後の研究に役立つように，検体を収集・保存しておくようにします。
9. ランダム割り付けは，ベースライン時点での交絡の除去に役立ちますが，その手順は，恣意的な操作が不可能なものでなくてはなりません。小規模の研究では，**層化ブロックランダム割り付け** stratified blocked randomization を用いれば，偶然による群間の偏りを減少させることができます。
10. 介入を**盲検化**すれば，**プラセボ効果**や**共介入** cointervention の群間の偏り，アウトカムの判定におけるバイアスの混入を防ぐことができます。
11. **パイロット研究** pilot study を行えば，試験の実施可能性や，試験に要する時間やコストを評価することができますが，規模が小さいため，介入の効果について定度(精度) precision の高い推定を行うことはできません。
12. 研究参加者が，介入を遵守し，かつフォローアップを完了できるよう，可能な限りの支援を提供する必要があります。フォローアップやアドヒアランスが不完全な場合には，介入の効能や安全性の評価にバイアスがかかる可能性があります。
13. **試走期間** run-in period を設けることで，アドヒアランスの悪い研究参加者や介入の有害効果が出やすい研究参加者を除外することができます。
14. 臨床試験は，安全性と効能について，**データ安全性モニタリング委員会**(Data Safety Monitoring Board)による，定期的なモニタリングを受ける必要があります。そして，それによって，有害効果や効能に重要な群間差が認められたり，それ以上続けても結果が変わらないと判断されれば，試験は早期に打ち切られます。
15. 臨床試験の分析では，当初のランダム割り付けに従う，**割り付け重視の分析** intention-to-treat analysis(ITT)が重視されますが，有害効果については，**治療重視の分析** as-treated analysis あるいは**プロトコール重視の分析** per protocol analysis からの方がより慎重な見積もりが得られます。
16. **サブグループ分析**は，介入効果のサブグループ格差を明らかにするのに役立ちますが，サンプルサイズが小さくなるため，差を検出するパワーが不足したり，逆に(多仮説検定[多重検定]のために)偶然で有意差が生じることもあるので，注意が必要です。

文　献

1. The Women's Health Initiative Study Group. Design of the women's health initiative clinical trial and observational study. *Control Clin Trials*. 1998;19:61-109.
2. Califf R. Biomarker definitions and their applications. *Exp Biol Med*. 2018;243:213-221.
3. Black DM, Bauer DC, Vittinghoff, E, et al. Treatment-related changes in bone mineral density as a surrogate biomarker for fracture risk reduction: meta-regression analyses of individual patient data from multiple randomised controlled trials. *Lancet Diabetes Endocrinol*. 2020;8(8):672-682.
4. Nissen SE, Wolski K. Rosiglitazone revisited: an updated meta-analysis of risk for myocardial infarction and cardiovascular mortality. *Arch Intern Med*. 2010;170(14):1191-1201.
5. The Action to Control Cardiovascular Risk in Diabetes Study Group. Effects of intensive glucose lowering in type 2 diabetes. *N Engl J Med*. 2008;358:2545-2559.
6. Barter PJ, Caulfield M, Eriksson M et al. Effects of torcetrapib in patients at high risk for coronary events. *N Engl J*

Med. 2007;357:2109-2122.
7. Self WH, Semler MW, Leither LM, et al. Effect of hydroxychloroquine on clinical status at 14 days in hospitalized patients with COVID-19: a randomized clinical trial. *JAMA.* 2020;324:2165-2176.
8. Ridker PM, Everett BM, Pradhan A, et al. Low-dose methotrexate for the prevention of atherosclerotic events. *N Engl J Med.* 2019;380(8):752-762.
9. Friedman LM, Furberg C, DeMets DL. *Fundamentals of Clinical Trials.* 4th ed. Springer; 2010.
10. Avins AL. Can unequal be more fair? Ethics, subject allocation, and randomised clinical trials. *J Med Ethics.* 1998;24:401-408.
11. Subak LL, Wing R, West DS, et al. Weight loss to treat urinary incontinence in overweight and obese women. *N Engl J Med.* 2009;360(5):481-490.
12. Prentice RL, Caan B, Chlebowski RT, et al. Low-fat dietary pattern and risk of invasive breast cancer: the women's health initiative randomized controlled dietary modification trial. *JAMA.* 2006;295:629-642.
13. CDP Research Group. The coronary drug project. Initial findings leading to modifications of its research protocol. *JAMA.* 1970;214:1303-1313.
14. Yu WY, Lu B, Tan D, et al. Effect of topical brimonidine on alcohol-induced flushing in Asian individuals: A randomized clinical trial. *JAMA Dermatol.* 2020;156(2):182-185.
15. Noseworthy JH, Ebers GC, Vandervoort MK, et al. The impact of blinding on the results of a randomized, placebo⊠controlled multiple sclerosis clinical trial. *Neurology.* 1994;44(1):16.
16. Al-Lamee R, Thompson D, Dehbi HM, et al. Percutaneous coronary intervention in stable angina (ORBITA): a double-blind, randomised controlled trial. *Lancet.* 2018;391(10115):31-40.
17. Cummings SR. Clinical trials without clinical sites. *JAMA Intern Med.* 2021;181:680-684.
18. Chesnut CH 3rd, Silverman S, Andriano K, et al. A randomized trial of nasal spray salmon calcitonin in postmenopausal women with established osteoporosis: the prevent recurrence of osteoporotic fractures study. PROOF Study Group. *Am J Med.* 2000;109(4):267-276.
19. Cummings SR, Chapurlat RD. What PROOF proves about calcitonin and clinical trials. *Am J Med.* 2000;109(4):330-331.
20. Huang AJ, Cummings SR, Schembri M, et al. Continuous transdermal nitroglycerin therapy for menopausal hot flashes: a single-arm, dose-escalation trial. *Menopause.* 2016;23(3):330-334.
21. Pfeffer M, Stevenson L. Beta-adrenergic blockers and survival in heart failure. *N Engl J Med.* 1996;334:1396-1397.
22. Armitage P, McPherson C, Rowe B. Repeated significance tests on accumulating data. *J R Stat Soc.* 1969;132A:235-244.
23. Parker MJ, Pryor G, Gurusamy K. Hemiarthroplasty versus internal fixation for displaced intracapsular hip fractures: a long-term follow-up of a randomised trial. *Injury.* 2010;41(4):370-373.
24. McClung MR, Boonen S, Torring O, et al. Effect of denosumab treatment on the risk of fractures in subgroup of women with postmenopausal osteoporosis. *J Bone Mineral Res.* 2012;27:211-218.
25. Wang R, Lagakos SW, Ware JH, et al. Statistics in medicine—reporting of subgroup analyses in clinical trials. *NEJM.* 2007;357:2189-2194.

付録 11A　パイロット研究

パイロット研究は，多くの研究，特に大規模なコホート研究や臨床試験を開始する前，あるいは研究助成金の申請書を作成する前などに実施すれば，そこから得られた経験やデータは，綿密な研究計画を立てる上で非常に役立ちます。パイロット研究からは，①適切な介入のタイプ，投与量や期間，②研究参加者のリクルート，ランダム割り付け，コホート維持の実施可能性，③測定の実施に伴う障害，④アドヒアランスの程度，⑤有害イベントの可能性，⑥試験に要するコストの見積もり，などの情報を得ることができます。パイロット研究には，少数のボランティアを対象に測定の実施可能性を評価するだけの短期のものもあれば，大規模な多機関共同研究の可能性を検討するための，数百人規模の研究参加者を含む，長期にわたるものまで，様々なものがあります。

パイロット研究の中には，有害イベントを最小にとどめつつ，**適切な介入**のあり方を探るために実施されるものもあります。たとえば，**中間的指標**への効果を複数の用量間で比較するような研究がそれにあたります。パイロット研究が，新たな治療法に対する FDA(**米国食品医薬品局**)の認可をとるための一連の試験の一部である場合，それは一般には，第Ⅱ相試験と呼ばれます。パイロット研究の目的が，①予定した測定法・質問票・データ管理システムなどの実施可能性の検討，②本試験の費用の見積もり，③アウトカムの変化(連続変数の場合)に関するデータの取得，に限られる場合は，コントロール群を必要としないことがあります。

また，パイロット研究は，コントロール群におけるアウトカムの頻度(あるいは平均値)や，介入によって予期される効果の大きさやその統計学的変動度といった，**サンプルサイズの見積もり**に必要な統計量を推定するために行われることもありますが，ほとんどの場合，同じような介入を用いて，同じような研究参加者を対象に行われた先行研究からの情報がベストであり，パイロット研究は，そうした情報がどうしても得られない場合のオプションとなります。特に，連続変数のアウトカムの**変化量の標準偏差**は，先行研究からは得難い情報であり，パイロット研究が必要となることが少なくありません。しかし，パイロット研究はサンプルサイズが小さいため，介入の効果量 effect size については，定度(精度)precision の高い推定値を得ることはできません。

パイロット研究の企画・実施には，かなりの時間と労力を要しますが，そこから有益な情報が得られれば，本試験への助成金申請のみならず，研究自体が成功する可能性を高めることができます。大規模な臨床試験のためのパイロット研究のプロトコールは，簡潔で，しかし，測定手段やデータ分析計画を含む完全な(そして倫理委員会の承認を受けた)ものでなくてはなりません。そうすることによって，本試験の準備のための時間を節約することができます。パイロット研究では，本試験で予定されている予測因子やアウトカムの測定が行われるだけではなく，リクルート対象となりうる患者の数，リクルート法の違いによる患者の反応の違い，適格条件を満たす患者の中でランダム割り付けを拒否する人々の割合，リクルートとランダム割り付けにかかる時間と費用，介入に対するアドヒアランスの程度，研究のための受診に伴う問題，などが検討されます。そして，パイロット研究が終わった後に，研究方法について改善すべき点についての意見を求めるために，研究参加者や研究スタッフを集めた会議を開けば，さらに有用な情報を得ることができます。

付録 11B　早期中止に至った臨床試験の3つの事例

以下，3つの事例について，早期中止 early stopping が決断された理由と，その効果について解説します。

事例1：メチシリン耐性黄色ブドウ球菌菌血症に対する抗生物質併用療法―有害性に基づく早期中止[1]

この研究では，メチシリン耐性黄色ブドウ球菌(MRSA)菌血症に罹った入院患者に対する抗生物質治療について，2つのアプローチが比較されました。この非盲検的ランダム化比較試験の目的は，標準的な抗菌薬療法に抗スタフィロコッカスβラクタム系抗菌薬を追加する治療(以下，併用療法)が，標準的な抗菌薬単独の治療よりも有効かどうかを検討することであり，440人の研究参加者を，2つの治療法にランダムに割り付け，①全死亡，②5日後の持続性菌血症の存在，③菌血症の再発，④菌血症治療の失敗の4つのアウトカムから成る複合アウトカム(90日時点で評価)を主たるアウトカムとして実施されました。この研究が，343人の研究参加者を登録・フォローアップした時点で実施された中間分析では，主たるアウトカムの累積発生率は，併用療法群35%，標準療法群39%(差4%，95%信頼区間[CI]：−14%～6%，$P=0.42$)で，群間に違いは認められず，7つの副次的アウトカムのうち5つについても，有意な違いは認められませんでした。しかし，副次的アウトカムの1つであった急性腎障害は，併用療法群が標準療法群よりも多く(23% vs. 6%；差17%，95%CI：9%～25%)，もう1つの副次的アウトカムであった“5日目までの菌血症の持続”は，併用療法群が標準療法群よりも少ない(11% vs. 20%；差−9%，95%CI：−17%～−1%)という結果になりました。急性腎障害の差は，研究参加者が220人に達した時点での中間分析でデータ安全性モニタリング委員会から指摘されていた問題であり，123人の研究参加者が追加された時点でも，併用治療群では腎障害の累積発生率が高く，90日間の死亡率にも低下が認められなかったため，データ安全性モニタリング委員会はリクルート停止を勧告しました。研究者らは，持続性菌血症の減少は併用治療の効能を示すものと解釈できるとしても，その利益は腎障害に関連する害によって相殺されたと説明していますが，一方で，併用療法の有効性に関する他の臨床的に重要な差異を検出するにはサンプルサイズが不十分であった可能性があることも指摘しています。

事例2：早期乳癌に対するタモキシフェン投与後のレトロゾール投与―有益性に基づく早期終了[2]

ホルモン受容体陽性の早期乳がんの女性においては，エストロゲン受容体修飾薬であるタモキシフェンの5年間服用によって，無病生存期間と全生存期間が延長することが知られていました。そこで，タモキシフェンを5年間服用した女性を対象として，別の非ステロイド型アロマターゼ阻害剤であるレトロゾールをさらに5年間服用することで無病生存率が改善するかどうかを検討するために，2重盲検化プラセボ対照ランダム化試験が開始されました。最初の中間分析は，5157人が登録された時点で行われ，フォローアップ期間の中央値はわずか2.4年でした。その時点で，乳がんの再発または対側乳房の新たな原発がんは，レトロゾール群75人，プラセボ群132人に生じており，4年無病生存率はレトロゾール群で93%，プラセボ群で87%でした($P<0.001$)。これらの中間結果に基づいて，データ安全性モニタリング委員会は，①研究

結果を公表すること，②研究参加者に割り付け内容を通知すること，③プラセボ投与群にはレトロゾール投与の機会を与えることを勧告しました。この決定は，当初の中間モニタリング計画および試験の早期中止ガイドラインに沿ったものでしたが，当初 5 年間の予定を，わずか中央値 2.4 年のフォローアップで試験を終了することには，結果の有用性を低下させるという反対意見も出されました[3]。試験の早期中止により，レトロゾールの長期投与に伴う有害効果を検討する機会も失われ，また，早期中止の時点で，レトロゾール群の患者ではプラセボ群の患者よりも，骨粗しょう症との診断を受けたという自己報告が多い傾向が見られましたが($P=0.07$)，早期中止により，それについての決定的なエビデンスを得る機会が失われてしまいました。

事例 3：定期的な腹腔内ドレナージを行う膵切除と行わない膵切除—1 つのサブグループにおける有害性に基づく早期中止[4]

この試験は，膵臓の外科的切除後の一般的処置として実施される腹腔内ドレナージの意義を検討する目的で実施されました。腹腔内ドレナージは，血液や膵液を排出するために，多くの外科医が実施していますが，一方で，ドレーンが膵液瘻などのより重篤な術後合併症を引き起こすことを懸念する外科医も存在していました。そこで，膵頭十二指腸切除術（膵頭部を切除する術式，以下“膵頭切除術”）または遠位膵切除術（膵尾部または膵体部を切除する術式）を受ける成人を対象として，腹腔内ドレナージが術後合併症の頻度と重症度に及ぼす影響を検討するための非盲検的ランダム化比較試験が実施されました。当初の計画では，ドレーンあり群とドレーンなし群の間で，グレード 2 以上の合併症（治療や入院期間の延長を必要とする生命に危険を及ぼす可能性のある合併症）の累積発生率の 10%の違いを検出するために，米国の 9 つの大学病院の手術センターから 750 人の成人をリクルートする予定でした。しかし，目標登録数が 18%に達した時点で行われた中間モニタリング($N=282$，膵頭切除術を受けた 196 人を含む)で，膵頭切除術を受けた患者のうち，ドレーンなし群で 8 例(12%)，ドレーンあり群で 2 例(3%)の死亡が認められたことから($P=0.10$)，データ安全性モニタリング委員会は，膵頭切除術を受けた成人患者を対象とした試験の中止を勧告しました。遠位膵切除術を受けた患者の登録は継続されましたが，死亡例が少ない段階での勧告であったため，この決定に驚いた他の臨床研究者たちから，中間モニタリング計画についての詳細な説明の要求がなされ，この試験を担当した研究者からは，以下のような説明がなされました：①早期終了についての中間モニタリング計画は，主たるアウトカムについては，あらかじめ作成されていたが，死亡をモニタリングする計画はなかった[5]，②膵切除を受けた 1000 人以上の患者を分析した新たな論文の存在をデータ安全性モニタリング委員会は知っており，その論文によれば，膵頭切除術後に腹腔内ドレナージを行わなかった患者では，死亡率が過剰であった。その後，この臨床試験を担当した研究者たちは，腹腔内ドレナージなしで膵頭切除術を受けた患者で死亡が増加する傾向があったことを受けて，死亡率を指標とする新たなモニタリングプランを追加しました。この研究は，遠位膵切除術を受けた患者数が 344 人に達した時点で終了しましたが，死亡率やグレード 2 以上の合併症に，両群間での差は認められませんでした[6]。

文　献

1. Ton SY, Lye DC, Yahav D, et al. Effect of vancomycin or daptomycin with vs without an antistaphylococcal β-lactam on mortality, bacteremia, relapse, or treatment failure in patients with MRSA bacteremia: a randomized clinical trial. *JAMA*. 2020;323(6):527-537.
2. Goss PE, Ingle JN, Martino S, et al. A randomized trial of letrozole in postmenopausal women after five years of

tamoxifen therapy for early-stage breast cancer. *N Engl J Med.* 2003;349(19):1793-1802.
3. Bryan J, Wormack N. Letrozole after tamoxifen for breast cancer—what is the price of success? *N Engl J Med.* 2003;349(19):1855-1857.
4. Van Buren G 2nd, Bloomston M, Hughes SJ, et al. A randomized prospective multicenter trial of pancreaticoduodenectomy with and without routine intraperitoneal drainage. *Ann Surg.* 2014;259(4):605-612.
5. Van Bruen G 2nd, Fisher WE. Pancreaticoduodenectomy without drains: interpretation of the evidence. *Ann Surg.* 2016;263(2):e20-e21.
6. Van Bruen G 2nd, Bloomston M Schmidt CR, et al. A prospective randomized multicenter trial of distal pancreatectomy with and without routine intraperitoneal drainage. *Ann Surg.* 2017;266(3):421-431.

第 11 章　演習問題

【問 1】 薬草の抽出物であるヒューペルジン huperzine は，認知症の治療薬として中国で使われてきた薬物で，動物実験や人における予備的な研究でも有望な結果が報告されています。今，ある研究者が，この薬物による治療がアルツハイマー病の進行を抑制する効果があるかどうかを検討する研究を計画しているとします。アルツハイマー病のバイオマーカーとしては，血中のアミロイドβ蛋白 1-40(Aβ40)が知られており，そのレベルが高い場合には，認知症のリスクが有意に高く，また認知症が進むにしたがって，Aβ40 の血中レベルが上昇することが分かっています。軽度の認知障害のある高齢の男性におけるヒューペルジンの効能の臨床試験を計画するにあたって，研究者は，2 つのアウトカムを候補として検討しています。1 つは，Aβ40 の血中レベルの変化，もう 1 つは，臨床的な認知症の発生率です。

a．Aβ40 を主たるアウトカムに使うことに伴う利点と欠点をそれぞれ1つあげてください。
b．新規に診断された認知症を主たるアウトカムに使うことに伴う利点と欠点をそれぞれ 1 つあげてください。

【問 2】 今あなたが，ヒューペルジンの臨床試験を計画しているとします。この研究の主たる目的は，軽度の認知障害を持った高齢の男女において，ヒューペルジンに認知症の発生率を減らす効果があるかどうかを検討することです。以下の目標を達成するために，ベースライン時点で収集すべき情報のタイプを記述してください(各目標につき，2 つの情報をリストしてください)。

a．研究参加者のフォローアップ率(コホート残留率)を最大限高める。
b．研究で用いたサンプルにどれほどの研究対象母集団の代表性があるかを評価できるようにする。
c．ヒューペルジンに，アルツハイマー病の進行を抑える効果があるかどうかを判定する。
d．グループ間での治療効果の違いの有無を評価するために，後でサブグループ分析ができるようにする。
e．主たるクエスチョン以外の他のクエスチョンを検討できるデータを獲得する。

【問 3】 ApoE4 アレルを有する人では，認知症のリスクが高いことが知られています。そこであなたが，ApoE4 アレルを有する人々と有しない人々では，ヒューペルジンの効果が違う可能性があると考えたとします。

a．このクエスチョンを検討するためには，①スクリーニングや適格者の登録，②ランダム割り付け，をどのようにデザインすればよいと思いますか？
b．主たるクエスチョン以外にこのクエスチョンを検討することの，利点と欠点をあげてください。

【問 4】 今，ヒューペルジンについて，フォローアップ期間が 2 年にわたる，比較的大規模な，プラセボ対照ランダム化比較試験を計画しているとします。ヒューペルジンには，下痢，吐き気，嘔吐などの消化器症状を引き起こす可能性があるため，そのモニタリングが必要となります。あなたは，以下のうちどのアプローチを好みますか？　理由とともに答えてください。

a．臨床試験の最後に，研究参加者に，治療によって，下痢，吐き気，嘔吐などの消化器症状が生じたかどうかを聞く。

b．臨床試験の開始時点で，研究参加者に，治療の副作用と思われる症状があったらいつでも遠慮なく報告するように求め，その報告を待つ。

c．フォローアップ受診のたびに，研究参加者に，消化器症状がなかったかどうかを，下痢，吐き気，嘔吐の項目を含むチェックリストを用いて質問する。

d．フォローアップ受診のたびに，研究参加者に，「前回の受診以降，何か新しい症状や健康状態の不調を感じたことがありますか？」という自由回答式の質問を行う。

【問 5】 一部の研究参加者が，消化器症状のために，ヒューペルジンの服用をやめてしまったとします。あなたが，中間モニタリングのメンバーで，胃の不調，吐き気，嘔吐の報告頻度に基づいて，臨床試験の早期中止を勧告する立場にあるとします。消化器症状についての（頻度以外の）どのような情報がその決定に役立つと思いますか？　早期中止以外にどのような選択肢があると思いますか？

【問 6】 試験中，ランダム割り付けされた研究参加者の 20％が 1 年後のフォローアップ受診に現れず，40％が 2 年後までにヒューペルジンの服用を中止したとします。治療の消化器系副作用への効果を，割り付け重視の分析（ITT）で分析することの利点と欠点を 1 つずつあげてください。

【問 7】 2 年後の割り付け重視の分析（ITT）では，ヒューペルジン投与群ではプラセボ投与群に比べ，認知症と診断される研究参加者の割合が少なかったものの，その差は統計学的に有意ではありませんでした（$P=0.08$）。しかしながら，サブグループ分析では，60 歳未満の参加者では，ヒューペルジン投与群ではプラセボ群よりも認知症と診断される研究参加者が 25％少ない可能性が示唆されました（このサブグループでは $P=0.01$）。ヒューペルジンが 60 歳未満の人の認知症予防に有効であると結論することに，どのような問題があると思いますか？

第12章 その他の介入研究のデザイン

Deborah G. Grady
Steven R. Cummings
Alison J. Huang

前章で，古典的な臨床試験(介入研究)，つまり，“個人レベル”でのランダム化あるいは盲検化を伴い，複数の研究群からなる研究デザインについて学びました。しかし，それ以外にも，介入研究ではあるものの，古典的なランダム化比較試験デザインのいくつかの側面が，変更もしくは欠落した研究デザインがあります。この章では，そうした代替的介入研究デザインの中で，よく用いられているもの，あるいは，適切な状況で用いられれば，特別な利点のあるものについて解説します。

その他のランダム化比較デザイン

要因デザイン

要因デザイン factorial design は，1つの試験で，同時に2つ(あるいはそれ以上)のリサーチクエスチョンの検討が可能な研究デザインです(図 12.1)。たとえば，VITAL Trial は，ビタミン D_3サプリとオメガ3脂肪酸サプリの，心血管イベントやがんに対する効果を検証するためにデザインされた臨床試験です。研究参加者はランダムに4群に割り付けられ，4つの仮説が検証されました。分析では，ハザード比を指標として，心血管イベントやがんのリスクが，まず，ビタミン D_3サプリ(試験薬 A)を投与された研究参加者とそのプラセボ(プラセボ A)を投与された研究参加者で比較され(オメガ3脂肪酸サプリ投与[試験薬 B]の有無は無視)，次に，オメガ3脂肪酸サプリ[試験薬 B]を投与された研究参加者とそのプラセボ(プラセボ B)を投与された研究参加者で比較されました(ビタミン D_3サプリ投与[試験薬 A]の有無は無視)。文字通り，一石二鳥の研究デザインですが，この研究では，いずれのサプリにも有益な効果は認められませんでした[1, 2]。

しかし，要因デザインには，心血管疾患のリスクに対するビタミン D_3サプリ(試験薬 A)の効果が，オメガ3脂肪酸サプリ(試験薬 B)を併用した研究参加者と，ビタミン D_3サプリ(試験薬 A)を単独服用した研究参加者では異なるという，**効果修飾** effect modification が生じる可能性があり，その場合には，ビタミン D_3サプリ(試験薬 A)の効果は，オメガ3脂肪酸サプリ(試験

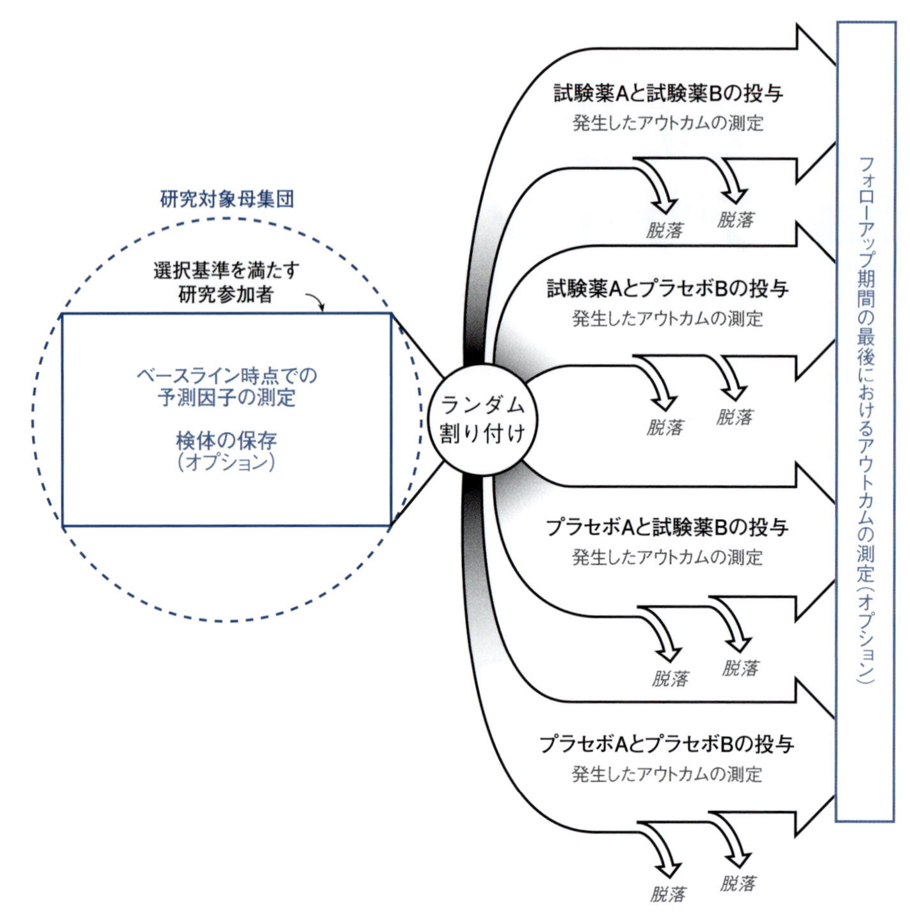

図 12.1　要因デザイン
以下の手順で実施されます。
- 研究対象母集団 accessible population から，介入(この例の場合は試験薬)を受けるのに適切な研究参加者をサンプリングする。
- ベースライン時点の予測因子を測定する。アウトカムが連続変数の場合は，そのベースライン時点のレベルを測定する。
- 後の追加的測定のために，検体の保存を検討する。
- 研究参加者を，それぞれ2つの(あるいはそれ以上の)試験薬群とプラセボ群に割り付ける。
- 脱落を最小限に留め，割り付け(試験薬とプラセボ)へのアドヒアランスを評価しながら，研究参加者をフォローアップする。
- アウトカムを測定する。
- 結果を分析する：最初に，試験薬 A を投与された2つの群とプラセボ A を投与された2つの群を比較し，次に，試験薬 B を投与された2つの群とプラセボ B を投与された2つの群を比較する。

薬 B)を服用した人々と服用しなかった人々で，別々に計算しなければなりません。しかし，この場合は，分析に含まれる人数が半減するため，比較の統計学的パワーは減少してしまいます。もちろん，要因デザインを，効果修飾を研究するために用いることもできますが，その場合には，研究の実施や解釈はより複雑となり，より大きなサンプルサイズが必要となります。また，要因デザインには，同じ目的母集団が2つの介入のいずれにも適した集団でなければならないという問題や，2 つの介入を受ける必要があることから，研究参加者のリクルートが難しくなり，また，アドヒアランスが低下しやすいという問題もあります。

活性対照試験：同等性試験と非劣性試験

コントロール群もアウトカムに何らかの効果のある治療を受ける臨床試験（介入研究）のことを，**活性対照試験** active control trial と言います（監訳者注：実薬対照試験とも訳されますが，「薬」だけではないため，「活性」という訳語を当てます）。この種の試験は，2 つの治療法（介入）が比較されるため，**比較効果試験** comparative effectiveness trial とも呼ばれ，アウトカムに対して標準的な治療法が存在する場合に適したデザインとなります。比較効果試験は，新しい治療法が既存の治療法よりも効能が優れていることを示す目的で行われることがあり，この場合の研究デザインや方法は，プラセボ対照試験と似たものとなります。しかし，多くの場合，研究の目的は，新しい治療法が，既存のものより“何らかの点で”優れていて（例：使いやすい，侵襲性が少ない，安全性がより高い），かつ効能がほぼ等しいことを示すことにあります。こうした場合には，第 6 章でも説明した，**同等性試験** equivalence trial や**非劣性試験** non-inferiority trial がよりふさわしい研究デザインとなります。たとえば，女性の尿失禁症状の改善には，個別の骨盤底筋トレーニングが有効であることがいくつかの研究から示されていますが[3]，個別トレーニングとグループトレーニングを比較した試験では，グループトレーニングの効果は，個別トレーニングに劣らないことが明らかにされ，多様なトレーニングが可能なことが示唆されています[4]。

同等性試験や非劣性試験では，一般の**優越性試験** superiority trial（＝1 つの治療法が他の治療法よりも優れていることを示すための試験）で用いられる統計学的手続きとは異なるアプローチが用いられます。優越性試験では，差なし仮説（帰無仮説）を否定（棄却）するための，標準的な有意検定が用いられますが，同等性試験では，「差なし仮説を採用すること」が目標となります。しかし，たとえわずかな差であっても，“差がない”ことを統計学的に証明するには，膨大なサンプルサイズが必要となるため，現実的な対応として，サンプルサイズとデータ分析には，標準治療に比べた新しい治療の効果の信頼区間を用いるアプローチが取られます。つまり，新しい治療と標準治療との効能差の**最大許容限度**（**非劣性マージン** non-inferiority margin；Δ[デルタ]）を定め，効能差の信頼区間がΔを含む場合には，標準治療の方が優れていると判断し[5, 6]，Δを含まない場合に，治療間に差がない（同等あるいは非劣性）と結論しようというアプローチです。「良くても悪くてもこの限度内であればよい」とする場合は，両側にマージンを設定し，「悪くてもこの限度内であればよい」とする場合には，片側にマージンを設定します。前者が同等性試験，後者が非劣性試験の場合に相当します。図 12.2 は，非劣性試験の場合で，標準治療が新しい治療より 2%優れるところに（＝新しい治療が標準治療より 2%劣るところ）にΔが設定されています。この図では，信頼区間が「差＝0」を越え，かつその上限がΔを超えない B と C の場合に「非劣性」と判定されます。通常，研究者の関心は，新しい治療が標準治療より劣っていないことを示すことであるため，このように片側の信頼区間が用いられますが，これにはサンプルサイズを小さくできるという利点があります（第 6 章）。

非劣性マージンの決定には，新しい治療について予想される効能や治療の利益に関する統計学的考慮と臨床的判断が必要となります[7]。Δを設定する 1 つの方法は，プラセボと比較された標準治療の過去の臨床試験のメタアナリシスを行い，Δを，治療効果の信頼区間のゼロと下限間の距離にある割合をかけた値に設定することです。しかし，メタアナリシスを行っても，

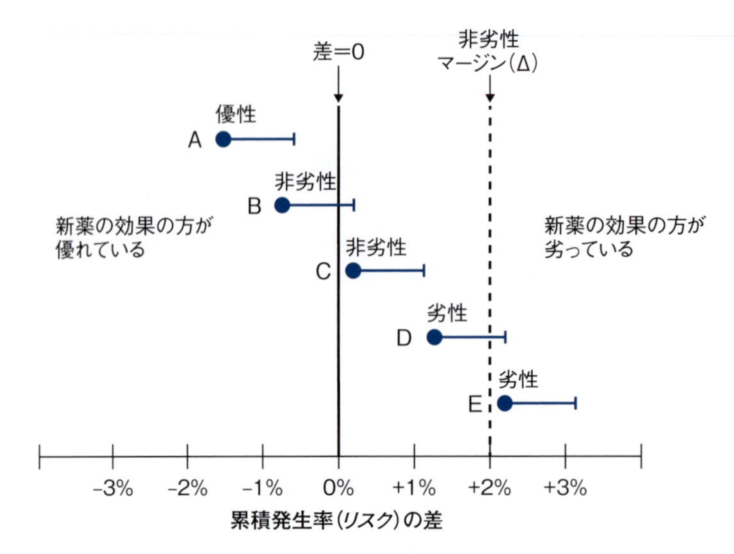

図 12.2　非劣性マージン
心房細動患者における脳卒中の累積発生率(*リスク*)を低下させる効能について，新薬と標準治療(ワルファリン)を比較する非劣性試験の仮想的結果。非劣性マージン(Δ)を＋2%に設定し，それと2つの研究群間の脳卒中の累積発生率(*リスク*)の差(効能差)の95%信頼区間(片側のみ表示)を用いて，標準治療に比べた新薬の効能の優性，非劣性，劣性のパターンが示されています(監訳者注：本訳書では，“リスク”が正確に累積発生率の意味で用いられている場合はイタリックで示しています)。

含まれる研究の質にバラつきがあることが多いため，標準治療の臨床試験の中に，選択基準，用量，アウトカム測定が類似した質の高い研究が存在すれば，その結果に基づいてΔを決めるのがよいと思われます。そして，Δを設定する際に重要なことは，「すべての利益と有害性を考え合わせた上で，新しい治療法がプラセボよりも優れていると言えるレベル」にΔを設定することです[6, 8]。非劣性試験は通常，プラセボ対照試験よりも規模の大きいものとなります。なぜなら，新しい治療法と標準治療法間の許容可能な差は，通常，新しい治療法とプラセボの間に期待される差よりも小さいからです。

「非劣性」とは，必ずしも新しい治療も標準治療も有効であることを意味するわけではなく，どちらも無効あるいは有害という場合もあり得ます。したがって，非劣性試験で評価された新しい治療がプラセボより有効であると言えるためには，比較対照となる標準治療自体の有効性が強いエビデンスで確立していなくてはなりません。そして，その上で，非劣性試験のデザインは，選択基準，用量，治療へのアドヒアランス，フォローアップ期間の長さ，フォローアップからの脱落などの面で，標準治療の効能が確立された臨床試験のデザインと極力近いものにする必要があります[6, 8]。標準治療のエビデンスに，治療効果を期待できない研究参加者の存在，治療への低アドヒアランス，フォローアップからの脱落など，治療の効能を減少させるような問題がある場合には，新しい治療を「非劣性(標準治療に劣らない)」と結論しやすくする原因となるので注意が必要です。なぜなら，標準治療の効能が減少するために，効果のない新しい治療との差が小さくなってしまうからです。また，非劣性試験自体に，研究デザイン上の問題がある場合にも，効果の小さい治療では，非劣性に見えてしまう可能性があります。

アダプティブデザイン(適応的デザイン)

通常の臨床試験では，予定期間が終わるまで，最初に決めたプロトコールを変更しないのが原則ですが，ある種の治療や研究では，**中間分析** interim analysis の結果に基づいて，プロトコールを変更することが望ましい場合があります[9]。これを，**アダプティブデザイン**(**適応的デザイン**)adaptive design と言います。たとえば，複数の用量を用いる非潰瘍性消化不良症の臨床試験を例に取ってみましょう。最初の計画は，1年をかけて，プラセボ群と，12週間投与される3つの用量群に，それぞれ50名を登録するというものであったとします。そして，各群に10名が登録され最初の4週間の治療が終わった時点で結果を検討したところ，最高用量の群だけで，有効である傾向が明らかとなったとしましょう。こうした場合には，その時点で，用量の低い2つの群への割り付けを中止し，その後は，最高用量群とプラセボ群だけに，参加者を割り付けるようにすれば，研究の効率を高めることができます。中間結果で，効果量やアウトカムの発生率が当初の予想とは異なると判断された場合には，サンプルサイズや研究期間を，予定より増やしたり，減らしたりすることができます。

これらのアダプティブデザインが可能なのは，介入によって生じるアウトカムの測定・分析が研究期間の早期に可能な場合に限られます。そして，バイアスの混入を避けるために，どのようにデザインを変更する可能性があるかを，試験開始前に決めておく必要があり，中間分析やそれに基づくデザインの変更は，**データ安全性モニタリング委員会**(Data and Safety Monitoring Board)によって行われなければなりません。さらに，データ分析にあたっては，中間分析を行うことにより，偶然によって有意な結果が生じる確率が高くなること(**多仮説検定**[**多重検定**]multiple hypothesis testing)を，十分に考慮する必要があります。

プラットフォーム試験 platform trial(およびその変法である，**バスケット試験** basket trial，**アンブレラ試験** umbrella trial)と呼ばれる，複数のサブ試験を，共通の**マスタープロトコール** master protocol を用いて，同時的もしくは逐次的に行うアダプティブデザインも存在します[10]。プラットフォーム試験では，一般には，介入の組み合わせの効果，サブグループ間での介入効果の違い，あるいは，複数の介入による連続的介入の効果，が評価されます。これらのアダプティブプラットフォームでは，①一部(1つまたは複数)の介入(あるいは用量)の優越性を宣言しながら，他の介入の評価を継続すること，②効能の不足(または有害性)のために介入を中止すること，③同じマスタープロトコールと臨床インフラを用いながら，試験期間中に新しい介入を追加すること，などが可能であり，そのため，1つの試験で1つの介入を評価する従来型の臨床試験に比べ，より迅速にかつ少ないリソースで有効な介入を特定できる可能性があります。たとえば，米国の National Institute of Allergy and Infectious Diseases によって実施された Adaptive COVID-19 Treatment Trial-1(ACTT-1)は，SARS コロナウイルス2または COVID-19 に対する連続治療のプラットフォーム試験として実施され，最初にレムデシビルが検討され，その結果，プラセボよりも回復までの期間が短いことが示されました。このプラットフォーム試験は，有効な治療法が明らかになった時点でプラセボ群は中止し，他の抗ウイルス薬や免疫応答調整薬よりも有効な治療法の検討は継続するようにデザインされていました[11]。

ベイズ流試験 Bayesian trial は，たとえば，同じもしくは類似の介入を用いた先行研究のエビデンスを取り入れる点で，通常の試験(ベイズ流試験に対して，**頻度流試験** frequentist trial と呼ばれる)とは異なります(**付録12A**)。たとえば，ある治療が，アウトカムのリスクを25%減少させる頻度流試験で，α が 0.05 に設定されているとします。この場合，20%のリスク減少があっても，*P* が 0.09 であれば，結果は，“統計学的に有意ではない”と結論されます。これに対し，ベイズ流試験では，試験の分析（とデザイン）にその治療の有効性の**事前確率** prior probability を適用します。たとえば，先行研究で，リスクの 25％の低下が示されていたとすれば，ベイズ流分析では，同じ結果を，その治療には，アウトカムのリスクを少なくとも 20％減少させる確率は 99％であると推定する可能性があります。

ベイズ流試験では，サンプルサイズや予算を固定せず，研究参加者の登録数には柔軟性を持たせることが少なくありません。また，頻度流試験のように，検定の数（多仮説検定）で調整された *P* 値に基づく中止規則が設けられることもありません。ベイズ流試験は，先行研究の結果を用いて次の試験の計画を立てる，アダプティブデザインの臨床試験で用いられることがあります。

クロスオーバー試験

クロスオーバー試験（**交差試験**，**交互試験**）crossover study では，研究参加者を，まず 2 群（A 群，B 群）にランダムに割り付け，A 群を介入群，B 群をコントロール群とします。ここまでは通常のランダム化比較試験と同じですが，その後，一定の**回復期間** washout period を置いて，介入群とコントロール群を入れ替え，A 群をコントロール群，B 群を介入群として試験を実施します（図 12.3）。このデザインでは，**群間比較** between-group comparison（介入群とコントロール群の比較）と**群内比較** within-group comparison（各研究参加者が，介入を受けたときの結果とコントロールを処方されたときの結果の比較）を同時に行うことができます。この研究デザインには，各研究参加者自身が自らのコントロールとなるため，**ペア分析** paired analysis が可能で，その結果，統計学的パワーが大きくなる，したがって，通常の並行群比較試験の場合に比べ，研究参加者数を大幅に削減できるという大きな利点があります。しかし，欠点もまた大きく，①研究期間が 2 倍に延びてしまう，②アウトカムを測定するポイントが増えるためコストが余分にかかる，③「**持ち越し効果** carryover effect」がある場合には，分析や解釈が複雑になってしまう，という問題があります。持ち越し効果というのは介入（治療）の影響が介入中止後も尾を引いて残る効果のことで，たとえば，降圧利尿薬で治療すると，治療前の値に戻るまでには，治療中止後数か月もかかることがあります。持ち越し効果の影響を減らす方法としては，介入前と同じ状態に戻ることを期待して，回復期間，つまり，介入しない期間を設けるというやり方がありますが，持ち越し効果のすべてが完全に除去されたかどうかを判断するのは容易ではありません。したがって，クロスオーバー試験が用いられるのは，一般に，研究参加者の数が限られていて，しかもアウトカムが介入に速やか反応し，かつ速やかに回復する場合（＝持ち越し効果が問題にならない場合）に限られます。

待機コントロールデザイン

クロスオーバー試験の変法が用いられることもあります。それは，介入が盲検化できず，かつ，研究参加者にとって，介入が，コントロールよりも，非常に魅力的に見える場合（例：新しい非侵襲的な介入）です。このような場合，つまり，ランダム割り付けを受け入れる適格な研究参加者を見つけることが非常に難しい場合には，**待機コントロール** wait-list control（**遅延コントロール** delayed control）を用いるという方法があります。この方法では，研究参加者は，まず，介入を行う群（即時介入群）と，待機コントロール群にランダム割り付けられ，後者には，

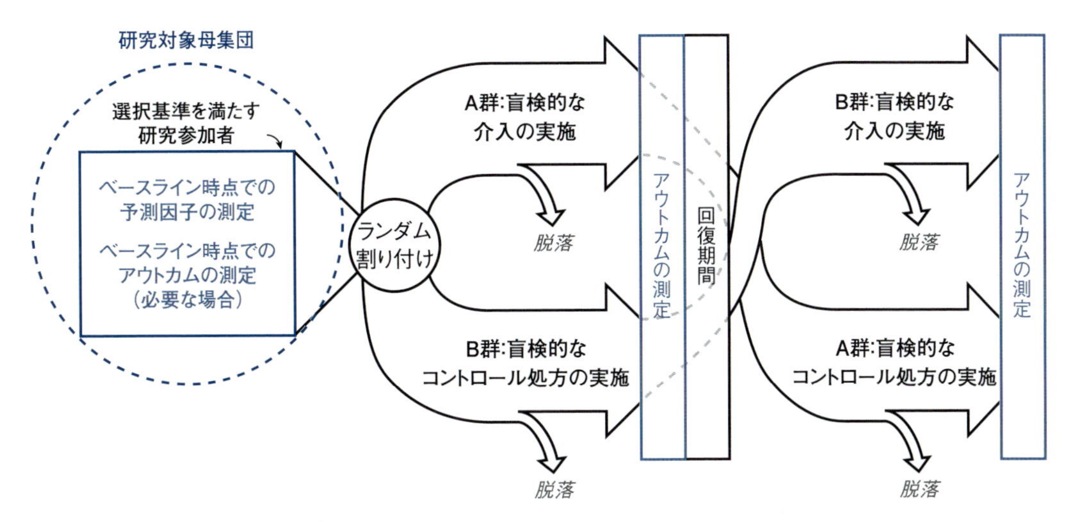

図 12.3　クロスオーバー試験

以下の手順で実施されます。

- 研究対象母集団accessible populationから，介入を受けるのに適切な研究参加者をサンプリングする。
- ベースライン時点での予測因子を測定する。アウトカムのタイプによっては(例：血圧，血糖値)，そのベースライン時点のレベルを測定する。
- 研究参加者を，ランダムかつ盲検的に，A 群と B 群に割り付け，A 群を介入群，B 群をコントロール群とする。
- 脱落を最小限に留める努力をしつつ，かつアドヒアランスを評価しながら，研究参加者をフォローアップする。
- アウトカムを測定する。
- 介入とコントロールの処方を停止し，(必要に応じて)持ち越し効果を減じるための回復期間を設ける。
- 今度は，A 群をコントロール群，B 群を介入群として，再びフォローアップしてアウトカムを測定する。

コントロール期が終わったあとに，前者と同じ介入が実施されます。待機コントロールは，有効性がまだ不確かにもかかわらず，(公平性の観点から)とにかく全員に介入を提供するべきだという“政治的”判断が(病院，地域，学校，行政などによって)なされた場合にもよく用いられます。こうした場合には，遅れて介入を提供することは許容されやすい可能性があります。

待機コントロールを用いる研究デザインでは，即時介入群と待機コントロール群の間で，ランダム割り付けされた**群間比較** between-group comparison が可能であるばかりではなく，2 つの介入期(即時介入群の介入期と待機コントロール群の介入期)をまとめて，介入前後の比較(**群内比較** within-group comparison)を行うことができるため，統計学的パワーを高めることができます。たとえば，症候性類線維腫の女性患者を対象とした，標準治療(子宮全摘術)より侵襲性の低い新しい治療法(子宮動脈塞栓術)の効果を検討するための，待機コントロールを用いたランダム化比較試験を考えてみましょう。待機コントロールは，コントロール期には新しい治療を受けませんが，6 か月後に子宮動脈塞栓術が提供されます。したがって，このデザインでは，即時介入群と待機コントロール群の比較(群間比較)が可能であるだけではなく，待機コントロール群も介入を受けるため，そのデータを即時介入群のデータとプールして，介入前後の比較(群内比較)を行うこともできます。

ただし，この研究デザインには，アウトカムが短期間に生じるものでなければならないという限界があります。そうでなければ，待機期間が非常に長くなってしまうからです。また，待機期間の後に介入を行うために，その分フォローアップ期間が長くなり，その分研究のコストがかさむという問題もあります。

N-of-1 デザイン

N-of-1 デザイン(エヌオブワン：Nはサンプルサイズの意味)は，研究参加者が1人という点を除けば，クロスオーバー試験に似た研究デザインで(**単一症例デザイン** single case design と呼ばれることもあります)，一般には，1人の研究参加者における，介入効果と有害効果に関する臨床的クエスチョンへの答えを得ることを目的として実施されます。最も単純な N-of-1 デザインでは，研究参加者は，盲検化された試験治療またはプラセボ(または標準治療)にランダムに割り付けられ，一定期間フォローアップされます。その後，クロスオーバーして(＝最初が試験治療ならプラセボに，最初がプラセボなら試験治療に変更)，同じ期間フォローアップされます。クロスオーバーが複数回行われることもあり，結果に一貫性があれば，より強力なエビデンスとなります。たとえば，今，1人の片頭痛の患者がいて，主治医が，ガバペンチンが片頭痛の減少に有効かもしれないかと考え，患者からも，N-of-1 デザインによる臨床試験の実施に同意が得られたとします。この場合，試験は，通常，ガバペンチンとプラセボのランダム割り付け後，複数回のクロスオーバーが実施され，その間患者は，まず，試験の開始時点で片頭痛の頻度を記録し，その後も定期的にその記録を続けるという形で実施されます。これは片頭痛の例ですが，一般に，このデザインでは，患者にとって最も悩ましい症状がアウトカムとして選ばれることが多く，それが，**リッカート尺度** Likert scale で測定されます。そして，予定された試験の終了時(通常，2〜5回のクロスオーバー期間後)に，盲検化を解除し，データを評価します。最良の治療法の決定は，単にデータを見れば分かる場合もありますが，**対応のある t 検定** paired t test や**時系列分析** time series analysis などの統計学的手法が用いられることもあります。

N-of-1 デザインには，グループを扱う通常の臨床試験に比べ，個人単位で効果の有無を判定できるという優れたメリットがあります。しかし，N-of-1 デザインが適しているのは，治療効果がすぐに表れ，治療をやめるとすぐに効果が消失するような，慢性もしくは再発性の症状の場合に限られ，また，クロスオーバー試験のように，**持ち越し効果**の影響を減じるために，回復期間を設けることもできますが，どれくらいの期間が必要かは不明なことが少なくありません。また実施にあたっては，患者に，試験の必要性や盲検化された治療の実施を受け入れてもらわなくてはなりません。盲検化ができないと，N-of-1 デザインを用いるメリットはほとんどありません。N-of-1 デザインによる試験は，研究薬局 research pharmacy や，「N-of-1 Service」(監訳者注：N-of-1 研究の複雑な管理を臨床医に代わって行うサービスのことで，その部門を備えた研究機関もあります)の支援なしに，臨床医個人が実施することは通常困難です[12]。

クラスターランダム化デザイン

クラスターランダム化デザイン cluster randomized design とは，個人単位ではなく，社会に自然に存在するグループ，つまり“**クラスター** cluster”をユニットとして，介入群もしくは非介入群にランダムに割り付ける方法です(**図 12.4**)。そのよい例として，120の大学の野球チームを，噛みタバコをやめるよう推奨するチームとそうでないチームにランダムに半々に割り付けた研究があります。この研究では，介入を行ったチームの35%，コントロールとなった

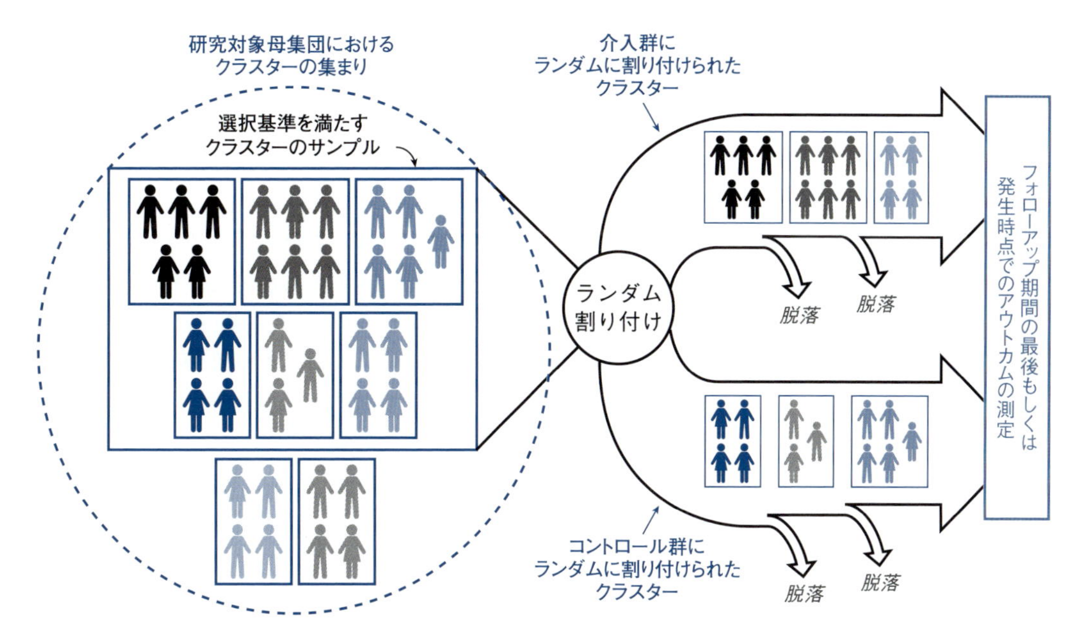

図 12.4　クラスターランダム化比較試験
以下の手順で実施されます。
・研究対象母集団 accessible population の中から，介入に適しているクラスターのサンプルを選択する。
・クラスター内の研究参加者における，ベースライン時点での予測因子，(必要な場合には)アウトカムを測定する。
・クラスターをランダムに，介入群とコントロール群に割り付ける。
・脱落を最小限に留めつつ，かつアドヒアランスを評価しながら，クラスターの研究参加者をフォローアップする。
・アウトカムを測定する。

チームの 16%に，嚙みタバコの使用の減少が認められました[13]。

このように，クラスターを対象に介入を実施すれば，個人単位の介入より実施が容易でかつコストも少なくて済み，また，公衆衛生対策の集団的効果や医療供給システムの質改善に関するリサーチクエスチョンにとって，より適切な研究デザインと考えられます。たとえば，低脂肪食などの介入は，家族のある1員だけに実施するというのは困難で，家族単位とする方がより現実的です。同じように，社会の何らかのグループに属する人を個人単位でランダムに割り付けても，介入(例：低脂肪食)を受けた参加者は，そのことを周囲の人々(家族，同僚，知り合い)に話す可能性があり，その中にコントロール群に割り付けられた人がいた場合には，コントロール群に属する人が同じ介入を自ら実行する可能性があります。これを，「**混入**(コンタミ) contamination」と言い，これが生じると，介入の見かけの効能は減少してしまいます。また，電子的意思決定支援ツール(監訳者注：情報システムに蓄積された情報を活用して意思決定の向上を支援するオンラインツール)の導入や臨床的プロセスの変更(例：より効果的な治療法の採用)といった，質改善のための介入も，個人レベルでのランダム割り付けは非常に困難です。なぜなら，同じクリニックや病院の外来には，介入群とコントロール群に割り付けられた患者が混在する可能性があり，その結果，介入の混入が生じる可能性があるからです。

なお，クラスターランダム化試験と，介入がグループ単位で行われる試験とを混同しないように注意が必要です。たとえば，ヨガや太極拳に関する研究では，研究参加者は通常，個人単位でランダムに割り付けられますが，介入自体は，介入群に割り付けられた人々を集めたグループトレーニングセッションで行われます。もちろん，この場合には，同じグループに属する人々の間では介入のクラスター効果を調整するための統計学的手法が必要となりますが，これはクラスターランダム化試験とは言いません。なぜなら，ランダム割り付けが個人単位で行われているからです。

クラスターランダム化デザインでは，ランダム割り付けのユニットは，個人ではなくクラスターです。したがって，統計学的に有効なサンプルサイズは，実際の参加者数よりも小さくなり，統計学的パワーも減少してしまいます(監訳者注：これを**デザイン効果** design effect と呼びます)。**有効サンプルサイズ**は，クラスター内部における個人間の介入効果の相関(**級内相関** intra-class correlation)の程度に依存するため，その大きさは，クラスターの数と研究参加者総数の間のどこかに位置することになります[14]。

一般的に言えば，“総参加者数が同じ”という条件下では，グループの数が多い(したがって1グループの人数が小さい)場合が，グループの数が少ない(したがって1グループの人数が大きい)場合よりも，統計学的パワーは大きくなります[15]。

クラスターランダム化デザインのもう1つの問題は，研究群間におけるベースライン特性のバラつきです。ランダム割り付けで群間の特性を等しくしやすいのは，ランダム割り付けの単位となるユニットが多い場合ですが，クラスターランダム化では，ユニットの数はどうしても小さくなります。たとえば，4つの地域の住民をクラスターとする場合に，1つの地域の特性が他と大きく異なっている場合は，いくら2群にランダム割り付けをしても，群間の特性に不均衡が生じてしまいます。(クラスターサイズ，性別分布，疾患の分布などを用いた)層化やマッチングを用いたクラスター単位のランダム割り付けができれば，群間の特性の格差を減少させることができますが，上記のような例ではそれも不可能です。

最後に，このデザインには，個人をユニットとしたランダム化デザインよりも，サンプルサイズの推定とデータ分析が複雑になるという問題があります[9]。

ステップトウェッジデザイン

ステップトウェッジデザイン stepped wedge design(**逐次的開始デザイン** delayed start design)は，クラスターランダム化デザインの変法で，クラスターやクラスターのグループを，研究群にではなく，介入を開始する“**順番**”にランダムに割り付けるデザインです[16, 17]。このデザインでは，まずどのクラスターも介入を受けないベースライン期間から始まり，データ収集が行われます。次いで，ランダムに割り付けられた順番に従って，あるインターバル(＝“ステップ”)を置きながら，クラスターに介入を実施して行きます。一旦介入が開始されたクラスターでは，研究期間の最後まで介入が続けられ，研究期間の最後には，すべてのクラスターが介入を受けることになります(図12.5)。これによって，すべてのクラスターが，介入とコントロールの条件を経験することになるため，アウトカムの発生を，クラスター間とクラスター内の両方で比較することができます。同じ時期に介入群あるいはコントロール群にランダムに割り付けられたクラスター間では，**時期効果** temporal effect(**コホート効果**)に影響を受けない比較が可能であり，同じクラスター内でのアウトカムの変化からは，クラスター間の特性の違いの交絡を受けない分析が可能となります。このデザインは，図12.5のように，“ステップトウェッジ(階段状のくさび)”のように見えることから，この名称で呼ばれています(監訳者注：このデザインでは個人がユニットとされることもあります)。

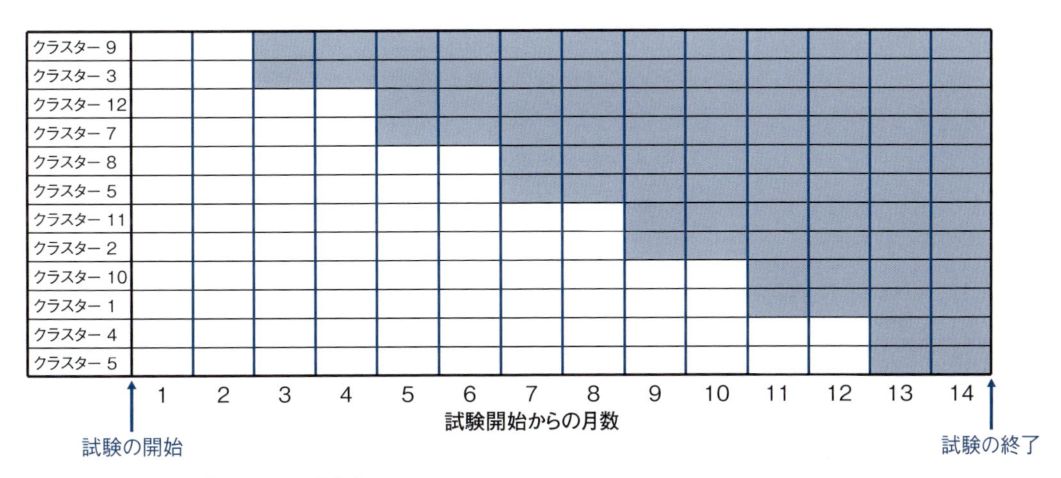

図 12.5　ステップトウェッジ試験
ステップトウェッジ試験では，すべてのクラスター(ここでは合計12)が，まずコントロールの条件(白色)でスタートし，いくつかのクラスター(ここでは2つ)が，あるインターバル(ここでは2か月)を置いて開始される介入(薄青色の部分)にランダムに割り付けられます。一旦介入が開始されたクラスターでは，研究期間の最後まで介入が続けられます。この図の形状から，このデザインは，"ステップトウェッジ(階段状のくさび)"デザインと呼ばれています。

ステップトウェッジデザインは，臨床的プロセス(例：新しい治療法の採用)，公衆衛生的介入，あるいは質改善に関する研究で最もよく用いられています。前述した，クラスターランダム化の利点に加えて，このデザインには，政治的あるいは文化的に許容されやすく，かつ実施可能性と倫理性が高いという利点があります。また，**待機コントロールデザイン** wait-list control design と同じように，このデザインは，病院，コミュニティ，学校，行政などが，公平性の観点から(有効性がまだ不確かにもかかわらず)，とにかく全員に介入を受けさせるべきと決定した場合にも用いられます。また，リソースの限界やロジスティクスの複雑さなどから，大規模で複雑な介入を，医療システム全体に一度に展開することが不可能な場合もあり，そうした場合には，このデザインのように，漸進的に試験を進める方が，実施可能性が高いと考えられます。たとえば，Mesita Azul Intervention Study では，カリフォルニア大学バークレー校の研究者たちが，地元の非営利団体と協力して，メキシコのバハカリフォルニアスル州の24の農村地域を対象に，紫外線殺菌水処理システムの有効性を判定するためのステップトウェッジ試験を行っています。この研究では，4地域ごとにグループ化して，6つのステップにランダムに割り付けて，介入が実施されました。その結果，飲料水に大腸菌が混入している世帯の割合は減少しましたが，下痢の頻度に減少は見られませんでした[18]。

クラスターランダム化試験と同様に，ステップトウェッジ試験の有効サンプルサイズは，クラスターのメンバー間の介入効果の相関(**級内相関**)に依存するため，その大きさは，クラスターの数と参加者総数の間のどこかに位置することになります。したがって，ステップトウェッジ試験では，個人単位でランダム化する試験に比べ，かなり大きなサンプルサイズが必要となり，また，一般的に，大規模で複雑となるため，医療システムや行政のリーダーとの緊密な協力が必要となります。また，このデザインでは，コントロール期間のデータは，介入期間のデータに先立って収集されます。したがって，介入とは無関係の，医療やデータ収集のプロセスの時間的変化(**時期効果**)による交絡が生じる可能性があります。このため，ステップトウェッジ試験の分析は複雑で，クラスターデザインの要素とアウトカムの時間的変化の両方を考慮した分析が必要となります。このデザインで用いられる介入は，有効性についてのエビデンスが既に確立されているものが多く，試験は，それが通常のケアの質の向上に役立つかどうかを検討する目的で実施されます。このような場合で，特にアウトカムが，公開されているデータまたは日常診療の過程で収集されるデータを用いて測定できる場合には，個人単位のインフォームドコンセントの取得が，倫理委員会によって免除されることがあります。

非ランダム化デザイン

ランダム化比較試験が，倫理的，政治的，社会的，あるいはロジスティック的な理由で不可能な場合には，ランダム割り付けを伴わないグループ間で介入効果が比較されることがあり，これを，**準実験的デザイン** quasi-experimental design と呼びます。これらの一部については，第 10 章の“**オポチュニスティック研究（臨機的研究）**opportunistic study”のところで紹介しました。“オポチュニスティック（臨機的）”という名称は，その機会（介入やデザイン）が，外的な要因（例：政策の変化）に依存することに由来します。オポチュニスティック研究は，観察的で，研究者が，意図的に介入（ここでは外的要因による変化）を企画・実行することはありません。これに対し，本章では，研究者自身が介入を企画・実行するものの，介入のランダムな割り付けが行われない，**非ランダム化デザイン** nonrandomized design について解説します。

こうしたタイプの試験は，政策や医療ケア，“**エビデンスに基づく実践** evidence-based practice（EBP）”などの評価によく用いられています。しかし，ランダム化されていない臨床試験の研究デザインとしての価値は，**交絡因子** confounding factor のコントロールという点で，ランダム化比較試験よりもはるかに劣ります。たとえば，冠動脈バイパス術と経皮経管血管形成術の効果を比較する臨床試験で，患者にどの術式を適用するかが，ランダム割り付けではなく，医師の判断に任されたとしたら，冠動脈バイパス術を適用された患者の特性は，血管形成術を適用された患者の特性とは異なってしまう可能性があります。

もちろん，ベースライン時点での予測因子の分布に群間の違いがあれば，分析の段階で統計学的に調整することもできますが，この方法で調整できるのは，“測定されている”因子だけであり，測定されていない交絡因子については，どうすることもできません（第 10 章）。同じリサーチクエスチョンについて，ランダム化がなされた研究となされていない研究の結果を比較した研究では，ベースライン時点での予測因子について統計学的調整を行っても，ランダム化していない研究における介入効果の方が，ランダム化をした研究よりも，はるかに大きく見えるという結果が報告されています[19]。

研究参加者の割り付けに，ランダム化ではなく，**準ランダム化** pseudo-randomization と呼ばれる方法が用いられることもあります。これは，ランダム化を模した方法で，たとえば，偶数の患者番号を持った研究参加者を治療群に割り付けるといった方法です。この方法には，割り付けの手間が省けるというメリットはありますが，研究参加者の割り付け順序が研究者に事前に分かってしまうため，割り付けのルール（リクルートの順番や適格基準）を研究者が操作してしまう可能性があり，ベースライン特性が研究群間で均等になる保証はありません。たとえば，ある研究参加者が平均より健康に見える場合に，介入群に優先的に登録してしまうといったことが起こり得ます。

非ランダム化デザインは，しばしば，それが（患者本人もしくは臨床医の希望を尊重できると

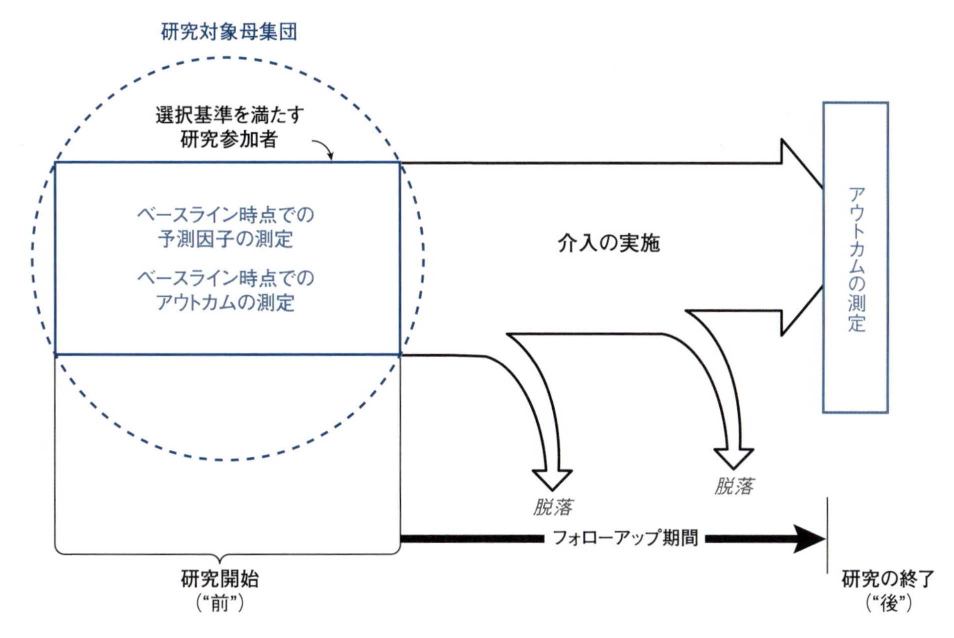

図 12.6　前後比較デザイン
以下の手順で実施されます。
・研究対象母集団 accessible population から介入を受けるのに適した人々のサンプルを選択する。
・ベースライン時点での予測因子とアウトカムを測定する。
・サンプル全体に介入を実施する。
・脱落を最小限に留めつつ，かつアドヒアランスを評価しながら，サンプルをフォローアップする。
・アウトカムを測定する。

いう意味で)倫理的であるという誤った考えに基づいて用いられることがあります。しかし実際には，目的とするリサーチクエスチョンに対して妥当性の高い結論が得られるようにデザインされた研究こそが倫理的なのであり，その点でランダム化された研究デザインの優位性は明らかです。さらに言えば，そもそも臨床試験の実施は，その介入が有益なのか有害なのかが不確かである限りにおいてのみ正当化されるのであり(これを**均衡** equipoise と言います)，その意味で，ランダム割り付けは科学的に不可欠のプロセスだということです(監訳者注：非ランダム化デザインについては，「医学的介入の研究デザインと統計―ランダム化/非ランダム化研究から傾向スコア，操作変数法まで」，木原雅子，木原正博訳．メディカル・サイエンス・インターナショナル，2013 年，p.61～72 に具体例を用いた解説があります)。

非ランダム化群内比較デザイン

前後比較デザイン

前後比較デザイン before-after design(pre-post design)は，介入実施の前後でアウトカムを比較する研究デザインで(図 12.6)，コントロール群のない，単群介入デザインです。このデザインは，特に，政策やガイドラインなどの変化の効果を評価する研究や，臨床的プロセスの質改善研究などで広く用いられています。このデザインの主な利点は，ランダム化に伴う倫理的問題の心配がないこと，一般に低コストで実施が簡単なことにあります[20]。

このデザインでは，同じ研究参加者において，介入前後で測定が行われるため，各研究参加者が自らのコントロールとなり，年齢，人種，性格，遺伝的要因などの属性要因による交絡 confounding を完全に取り除くことができます。たとえば，医学生の研修プログラムの効果を評価する研究で，高学年の医学生の心電図解読能力をプログラム実施の前後で比較するといったことです。しかし，多くの**前後比較試験** before-after trial は，複数のグループを対象にして行われることが多く，たとえば，クロストリジウム感染症の院内発生を減少させるための介入が，年齢や重症度の異なる様々な患者グループを対象に行われるといったことです。しかし，当然この場合，比較は，年齢や重症度のグループ間の違いによる交絡の影響を受けやすいことになります。

前後比較デザインには，コントロール群が存在しないため，その因果推論には，時間経過の影響による大きな制約が伴います。つまり，時期効果，平均値への回帰現象，成熟効果です。**時期効果** temporal effect（監訳者注：secular trend, seasonal change, cohort effect という用語も同義で用いられます）とは，時間経過に伴うアウトカムの変化のことで，たとえば，介入が行われる時期に同時に生じた，疾患の発生率の変化，医療の進歩，病気の報告様式や症例定義の変更などの影響で，介入とは無関係に，アウトカムの頻度に影響が生じることがあります。たとえば，新しい手指除菌薬の導入が院内感染の発生率に与える効果に関する研究では，その除菌薬以外にも，人員配置の変更，スタッフの教育，個人防護具の使用の増加，または季節的な感染症の流行の変化などが，感染率に影響を与える可能性があります。

前後比較試験におけるアウトカムの変化は，**平均値への回帰現象** regression to the mean による場合もあります。これは，測定値がその平均値に戻っていく（＝回帰する）現象のことを言います。測定には，ほとんどの場合，生物学的変動や測定の定度（精度）precision の不足のために，時期による変動が伴います。もし，研究参加者を選ぶ際のアウトカム値のカットオフポイントを，高く，もしくは低く設定すると，その後のアウトカムの測定値は，介入とは無関係に，たまたま高かったものは低く，たまたま低かったものは高くなる（＝平均値に回帰する）傾向があります。たとえば，ある人の収縮期血圧が 130〜160 mmHg の間でランダムに変動するとき，収縮期血圧値が 150 mmHg 以上を適格条件とする臨床試験に，たまたま血圧値が 150 mmHg を超えたときに登録されたとすると，介入のためではなく，平均値への回帰現象のために，登録後の血圧は，登録時点より低くなる可能性があります。アウトカムの発生が増加した直後に介入が開始される場合にも，同じ問題が生じます。たとえば，院内感染の発生には偶然によるばらつきがあるため，感染が多くなった時点で介入を実施すると，介入に効果があるように見えたものが，実は，平均値への回帰現象によるものであったということが起こり得ます。

人には，介入を受けなくても，時間経過に伴って，学習したり，向上する傾向があります。これを，**成熟効果** maturation effect（**学習効果** learning effect）と言います。たとえば，アルツハイマー病患者の認知機能低下の進行を抑制するための介入に関する前後比較試験では，研究参加者が認知機能検査に慣れることによって，検査成績が自然に向上する可能性があります。

時期効果，平均値への回帰現象，成熟効果（学習効果）の影響は，いずれも，介入前に，アウトカムを**複数回測定する**ことで減少させることができます。たとえば，片頭痛に対する β ブロッカーの効果に関する前後比較試験であれば，介入前数か月間の頭痛の頻度の週平均を介入前値として用いるといったことです。因果推論を強化するためのもう 1 つの方法は，**介入効果の特異性**，つまり，その介入が研究対象とするアウトカムには影響するが，影響するはずのない他のアウトカムには影響を与えないことを示すことです。これを，**反証テスト** falsification

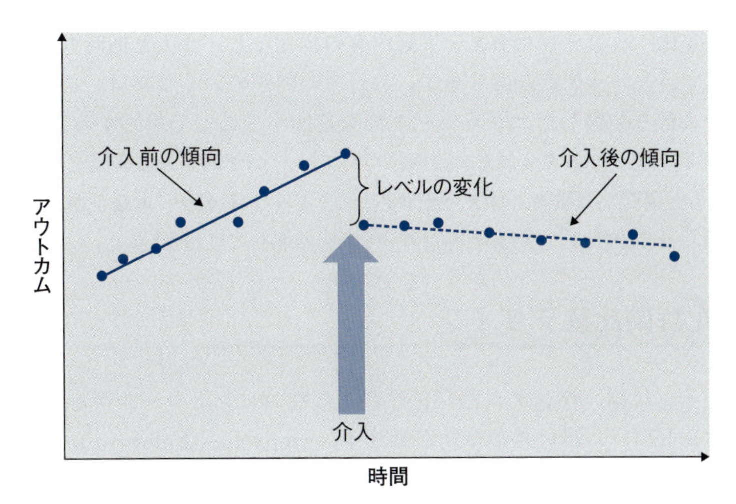

図 12.7　分割時系列デザイン
分割時系列デザインでは，介入前のアウトカムの傾向(図中の実線の傾き)を確認するために，複数回のアウトカムの測定が行われます。そして，介入が行われ，その後も，介入によって，アウトカムの“レベル”や傾向(図中の点線の傾き)に変化が生じるかどうかを調べるために，複数回のアウトカムの測定が続けられます。介入が，一連の測定の途中に割り込むため，“分割”と呼ばれます。

test と言います。たとえば，新しい抗 HIV 薬の曝露前予防服用に関する前後比較試験において，HIV 感染(アウトカム)以外に，その影響を受けるはずのない他の性感染症の発生率を測定に加えるといったことです。この場合，もし，他の性感染症にも HIV と同じような減少が見られた場合には，それは介入(新しい抗 HIV 薬)の効果ではなく，リスクの高い性行動の減少のためである可能性が高くなります。

分割時系列デザイン

分割時系列デザイン interrupted time series design は，前後比較デザインに似たデザインですが，介入前のアウトカムの傾向(または**傾き** slope)を推定するために，介入前に複数回の測定行われる点が異なります。介入前測定が終わったら，介入を実施し，介入後も複数回の測定を行って，介入後の最初のアウトカムの実測値と介入前の動向からの予測値との差(図 12.7 の“**レベルの変化**”)，または介入前後でのアウトカムの傾向に変化(図 12.7 の介入前と介入後の直線の**傾きの違い**)があったかどうかを判定します。“分割”という名称は，介入が，一連の測定の途中に割り込むために付けられたものです。ここには，介入がなかったら，介入前の傾向は変化せずに継続していただろうという仮定が置かれていることに注意してください[21]。

分割時系列デザインでは，介入前期間と介入後期間の明確な区分けが必要であり，アウトカムには，介入後に速やかに変化するという特性が求められます。従来は，アウトカムの傾向を算出するには，介入前と介入後に，それぞれ最低 3 回の測定が必要とされてきましたが(測定回数が多いほど統計学的パワーが増す)，これは実際には難しい場合もあります。

前後比較デザインと同じように，分割時系列デザインは，政策・プロセス・実践内容の変化など，その評価に，ランダム化比較試験が不可能な場合によく用いられます。介入前のアウトカムの傾向を考慮する点が，その利点ですが，季節変動，データ収集法や疾患分類の変更，疾患の流行状況の変化，政策・プロセス・実践内容の変化など，介入と同時期に起こる変化による交絡を受けやすいという欠点があります。これらの問題のいくつかは，次のセクションで論じるように，介入群と類似したコントロール群を追加することで対処することができます(監訳者注：分割時系列デザインのより詳しい説明については，「医学的介入の研究デザインと統計―ランダム化/非ランダム化研究から傾向スコア，操作変数法まで」，木原雅子，木原正博訳．メディカル・サイエンス・インターナショナル，2013年，p.127〜132を参照してください)。

非ランダム化群間比較デザイン

前後比較デザインには，ランダム割り付けによらないコントロール群を設けることが可能で，それを，**コントロール群付き前後比較デザイン** controlled before-after design と呼びます。このデザインでは，介入群で，介入の前後でアウトカムを測定すると同時に，コントロール群でも，アウトカムの測定を行います。コントロール群は，介入群のメンバーと同じ集団，地域，医療機関などから選択されなくてはなりません。このデザインでは，介入群とコントロール群それぞれにおける介入期間前後のアウトカムの変化(前後差)が比較されるため，これを「**差分の差分法** difference-in-differences method」と呼ぶことがあります。もし，両群が共に，同じ季節性変化や政策・実践の変化に曝された場合には，両群間に見られた変化の差(差分の差分 difference in differences[DiD])は，介入による可能性が高くなります。同じように，分割時系列デザインにも，ランダム化されていないコントロール群を設けることが可能で，それを，**コントロール群付き分割時系列デザイン** controlled interrupted time series design と呼びます。この場合は，アウトカムのレベルの変化，もしくは傾向が群間で比較されます。

介入群だけが，アウトカムのレベル(例：血圧)や頻度(例：院内感染)が高いことを条件に設定された場合には，たとえコントロール群を設けたとしても，平均値への回帰現象は，これらの研究デザインでも大きな問題となります。また，これらの研究デザインでは，介入群とコントロール群がランダムに割り付けられていないことから，群間に何らかの違いが存在し(もしくは生じ)，結果に交絡する可能性があります。

まとめ

本章では，典型的な比較試験(＝盲検化，コントロール群，個人レベルでのランダム割り付けを含む)の変法となるデザインと，**準実験的デザイン** quasi-experimental design と呼ばれる，ランダム割り付けを含まない研究デザインを紹介しました。

1．**要因デザイン** factorial design は，研究参加者を複数の介入に対してランダムに割り付け，1つの試験で，複数のリサーチクエスチョンに対する答えを得ることを目的とする研究デザインです。しかし，1つの介入が他の介入に影響を与える(＝**効果修飾** effect modification がある)場合には，統計学的パワーが減少する可能性があり，また，研究参加者は，複数のタイプの介入のいずれにも適した人々でなくてはなりません。
2．**非劣性試験** non-inferiority trial は，新しい治療と標準治療の効能に，事前に定められた，臨床的に重要なある値(**非劣性マージン** non-inferiority margin)を超えた違いがないことを証明するために用いられます。このデザインは，標準治療が存在する場合に適切なデザインですが，サンプルサイズは，通常，新しい治療とプラセボを比較する場合よりも大きくなります。

3．**アダプティブデザイン**(**適応的デザイン**)adaptive design は，中間分析の結果に基づいて，研究プロトコールの変更を認めるデザインで，ある種の介入にとっては効率のよいデザインとなります。**プラットフォーム試験** platform trial は，1 つの**マスタープロトコール**のもとに，多数の介入の評価を可能とするデザインで，従来型の試験デザインに比べて，有効な介入をより早く，かつより少ないリソースで検出できるという利点があります。

4．**クロスオーバー試験** crossover study とは，研究参加者を，まず，介入群とコントロール群にランダムに割り付けて試験を実施し，それが終了したら，ある期間(**回復期間** washout period)を置いた後，今度は，介入群の研究参加者をコントロール群，コントロール群の研究参加者を介入群に入れ替えて(＝クロスオーバーして)，試験を実施するというデザインです。したがって，それぞれの研究参加者は，自らのコントロールともなり，**ペア分析** paired analysis が可能となることで統計学的パワーが増すため，通常のコントロール群を設ける比較試験よりもサンプルサイズは小さくて済みます。

5．**待機コントロールデザイン** wait-list control design(**遅延コントロールデザイン** delayed control design)とは，研究参加者を**即時介入群**と待機コントロール群にランダムに割り付け，待機コントロール群には，即時介入群の介入期間の終了後に，介入を実施するというデザインです。このデザインには，①介入が非常に有益と思われる場合に，研究参加者のリクルートがより容易になること，②待機コントロール群も介入を受けるため，即時介入群と待機コントロール群の比較(**群間比較**)だけではなく，介入前後の比較(**群内比較**)もできるという利点があります。

6．***N*-of-1 デザイン**は，1 人の研究参加者を対象とする研究デザインで，個別の患者における介入効果や有害効果に関する臨床的クエスチョンへの答えを得るために行われます。

7．**クラスターランダム化デザイン** cluster randomized design は，個人ではなく，社会に存在する人々のグループ(クラスター)をランダムに研究群に割り付ける研究デザインで，個人単位のランダム割り付けを伴う試験よりも，実施が容易で，費用も少なくて済むという利点がありますが，**デザイン効果** design effect のために，**有効サンプルサイズ** effective sample size が減少するという問題，クラスター数が少ないと割り付けが偏る可能性があるという問題があります。

8．**ステップトウェッジデザイン** stepped wedge design は，クラスター，クラスターのグループ，あるいは個人に対して，介入実施の**順番**をランダムに割り付けるデザインで，最終的には，すべての研究参加者が介入を受けます。このデザインは，公平性の観点から，すべての研究参加者が介入を受けるべきだとする，政治的，文化的要請がある場合に最も適切なデザインとなります。

9．**非ランダム化群内比較デザイン** nonrandomized within-group design は，単一の群で，介入効果を評価する研究デザインで，倫理的，政治的，社会的，あるいはロジスティック的理由で，ランダム化比較試験が困難な場合に用いられます。

　a．**前後比較デザイン** before-after design(pre-post design)は，アウトカムが介入後に変化するかどうかを検討するために，1 つの群において，介入の前後でアウトカムのレベル(例：体重)あるいは頻度(例：院内感染)を比較する研究デザインです。大規模な集団を対象に実施されることもあります(例：政策や制度の変化の評価)。

b．**分割時系列デザイン** interrupted time series designは，単一の群において，介入前の期間(コントロール期)と介入導入以降の期間(介入期)に，それぞれ複数回のアウトカムの測定を行い，介入導入時点でのアウトカムの**レベル**の変化や**傾向**(**傾き**)を推定する研究デザインです。前後比較デザインに比べると，介入前の傾向を把握できる点に強みがあります。

10. **非ランダム化群間比較デザイン** nonrandomized between-group designとは，前後比較デザインと分割時系列デザインに，ランダム割り付けによらないコントロール群を加えたデザインで，介入群と同じ測定がコントロール群でも行われます。**コントロール群付き前後比較デザイン**では，介入前後のアウトカムの変化が比較され，**コントロール群付き分割時系列デザイン**では，介入時点直後のアウトカムの変化，あるいは介入時点以降のアウトカムの傾向が，群間で比較されます。コントロール群を含めることで，季節性変化や政策・実践の変化が群間で相殺されるため，因果推論を強めることができます。

文　献

1. Manson JE, Cook NR, Lee I-M, et al. Vitamin D supplements and prevention of cancer and cardiovascular disease. *N Engl J Med*. 2019;380:33-44.
2. Manson JE, Cook NR, Lee I-M, et al. Marine n–3 fatty acids and prevention of cardiovascular disease and cancer. *N Engl J Med*. 2019;380:23-32.
3. Dumoulin C, Cacciari LP, Hay-Smith EJC. Pelvic floor muscle training versus no treatment, or inactive control treatments, for urinary incontinence in women. *Cochrane Database Syst Rev*. 2018;10(10):CD005654.
4. Dumoulin C, Morin M, Danieli C, et al., for the Urinary Incontinence and Aging Study Group. Group-based vs individual pelvic floor muscle training to treat urinary incontinence in older women: a randomized clinical trial. *JAMA Intern Med*. 2020;180(10):1284-1293.
5. Piaggio G, Elbourne DR, Altman DG, et al. Reporting of non-inferiority and equivalence randomized trials. An extension of the CONSORT Statement. *JAMA*. 2006;295:1152-1160.
6. Piaggio G, Elbourne DR, Pocock SJ, et al. Reporting of non-inferiority and equivalence randomized trials. An extension of the CONSORT 2010 statement. *JAMA*. 2012;308:2594-2604.
7. D'Agostino RB Sr., Massaro JM, Sullivan LM, et al. Non-inferiority trials: design concepts and issues—the encounters of academic consultants in statistics. *Statist Med*. 2003;22:169-186.
8. Kaul S, Diamond GA. Good enough: a primer on the analysis and interpretation of non-inferiority trials. *Ann Intern Med*. 2006;145:62-69.
9. Chang M, Chow S, Pong A. Adaptive design in clinical research: issues, opportunities, and recommendations. *J Biopharm Stat*. 2006;16:299-309.
10. Berry SM, Connor JT, Lewis RJ. The Platform Trial: an efficient strategy for evaluating multiple treatments. *JAMA*. 2015;313:1619-1620.
11. Beigle JH, Tomashek KM, Dodd LE, et al., for the ACTT-1 Study Group Members. Remdesivir for the treatment of Covid-19—final report. *N Engl J Med*. 2020;383:1813-1826.
12. Guyatt G, Sackett D, Taylor DW, et al. Determining optimal therapy—randomized trials in individual patients. *N Engl J Med*. 1986:314:889-892.
13. Walsh M, Hilton J, Masouredis C, et al. Smokeless tobacco cessation intervention for college athletes: results after 1 year. *Am J Public Health*. 1999;89:228-234.
14. Donner A, Birkett N, Buck C, et al. Randomization by cluster: sample size requirements and analysis. *Am J Epidemiol*. 1981;114:906-914.
15. Cook AJ, Delong E, Murray DM, et al. Statistical lessons learned for designing cluster randomized pragmatic clinical trials from the NIH health care systems collaboratory biostatistics and design core. *Clin Trials*. 2016;13:504-512.
16. Hemming K, Haines TP, Chilton PJ, et al. The stepped wedge cluster randomised trial: rationale, design, analysis, and reporting. *BMJ*. 2015;350:h391.
17. Ellenberg SS. The stepped-wedge clinical trial. Evaluation by rolling deployment. *JAMA*. 2018;319:607-608.
18. Gruber JS, Reygadas F, Arnold BF, Ray I, Nelson K, Colford JM. A stepped wedge, cluster-randomized trial of a household UV-disinfection and safe storage drinking water intervention in rural Baja California Sur, Mexico. *Am J Trop Med Hyg*. 2013;89(2):238-245.

19. Chalmers T, Celano P, Sacks H, et al. Bias in treatment assignment in controlled clinical trials. *N Engl J Med.* 1983;309:1358-1361.
20. Sedgwick P. Before and after study designs. *BMJ*. 2014;349:g5074.
21. Bernal JL, Cummings S, Gasparrini A. Interrupted time series regression for the evaluation of public health interventions: a tutorial. *Int J Epidemiol*. 2017;46:348-355.

付録 12A　ベイズ流試験

たとえば，パーキンソン病患者における大腿骨頸部骨折(＝アウトカム)のリスクを，ビスフォスフォネート製剤投与によって，統計学的に有意($P<0.05$)に，20％減少させられるかどうかを検討する研究のように，ほとんどの臨床試験は，ある統計学的有意水準(α)のレベルで，治療(介入)のアウトカムに対する効果量を統計学的に有意に検出できるように設計され，サンプルサイズの見積もり，研究参加者のリクルート，フォローアップ計画，予算もそれに応じて作成されます。そして，試験が終了すると，研究者は介入群とコントロール群におけるアウトカムのリスク指標を比較して，その差の検定統計量(P 値)を算出し，結果が統計学的に有意であったかどうかを確認します(中間分析がある場合には，α 値は解析の回数で調整された値が用いられます)。研究デザインとデータ分析に対するこうした，いわゆる「**頻度流アプローチ** frequentist approach」では，目的母集団 target population において，差なし仮説(帰無仮説)が真であるときに，サンプルで検出された効果以上の効果が，どれくらいの確率で生じるかを基準に判断がなされ(第 5 章)，ビスフォスフォネート製剤の大腿骨頸部骨折への効果に関する事前情報は考慮されません。

これに対し，「**ベイズ流アプローチ** Bayesian approach」[1〜3]では，同じリサーチクエスチョンに対して，パーキンソン病以外の人々におけるビスフォスフォネート製剤の大腿骨頸部骨折の予防効果に関する多くの先行研究の情報が考慮されます(**表 12A.1**)。このアプローチでは，まず，パーキンソン病患者におけるビスフォスフォネート製剤の効能の各レベルについて，**事前確率** prior probability が設定されます。単純化した例で言えば，事前確率を，同製剤が有益でない(あるいは有害でさえある)場合には 0.2，大腿骨頸部骨折のリスクの減少が 20％未満の場合には 0.3，20％以上の場合には 0.5 に設定するといったことです(事前確率の合計は 1.0 となります)。研究が始まって，大腿骨頸部骨折が発生すると，観察されたデータと事前確率を組み合わせて，**事後確率** posterior probability が算出されます。こうしたベイズ流アプローチは，臨床医が，ある疾患の事前確率と検査結果を組み合わせて，その疾患の検査後確率を考えるというプロセスによく似ています[4]。

治療の効能の事前確率は，1 個の数字や，また上記の単純化した事例のように，数個の数字としてではなく，**事前確率分布** prior probability distribution という，通常は，正規分布(釣鐘型曲線)の形状をとる確率分布で表現され，効能の確率は，連続変数として推定されます(**図 12A.1**)。事前確率分布は，治療効果についてのエビデンスが多い場合には狭く，エビデンスが少ない場合には広くなります。事前確率分布は，同じようなリサーチクエスチョンに対する非常に質の高い先行研究に基づくのが理想的ですが，それが存在しない場合には，専門家の意見や主観的判断に頼らなければならないこともあります。

では，どうやって事前確率分布を決定するのでしょうか？　たとえば，今，複数の優れた臨床試験で，アウトカムの発生率を約 15％減少させることが示されている既存薬に，わずかな改良を加えた新しい薬が開発されたとしましょう。この場合，新しい薬は，同じような効果を持つ可能性があるため，たとえば，この新しい薬に対しては，7.5〜22.5％(注：平均は 15％)の有効性といった，ポジティブな有効性の範囲(＝ゼロを含まない範囲)に分布する，**楽観的事前確率分布** optimistic prior probability distribution を用いることができる可能性があります。これに対し，既存薬に対する事前のエビデンスが少ない場合には，ゼロ値を範囲に含む(＝治療が有効ではない可能性を含む)，**懐疑的事前確率分布** skeptical prior probability distribution を

表 12A.1　頻度流アプローチによる臨床試験とベイズ流アプローチによる臨床試験の比較

概念	頻度流アプローチ	ベイズ流アプローチ
試験の結果	点推定値と信頼区間で表現された治療効果	治療効果の，事後確率分布，事後平均(中央値)，信用区間
既存のエビデンスの考慮	考慮されたとしても，P 値の解釈に主観的に用いられる程度	分析には，効能の事前確率分布が必要。既存のエビデンスが全くない場合には，無情報分布や懐疑的分布が用いられる。
効能の判定基準	差なし仮説(帰無仮説)の確率がある決められた統計学的有意水準(一般には 0.05)に満たないこと。	効能の事後確率が高いこと：新しい治療法について規制当局の承認を求める場合には，この確率はより厳しくなる可能性がある。
効能についての専門家の意見	用いられない。	事前確率分布の設定に用いられる。多くの場合，先行研究の結果が今回の試験にどの程度適用できるかの判断に用いられる。
研究において，主観的に行われる決定	サンプルサイズの推定に用いる統計量の決定。分析に用いるデータの決定。分析モデルの選定。P 値の解釈(治療効果があるかどうかの確からしさの判断)。	事前確率分布の選択。分析モデルの選定
サンプルサイズ	効果量，α 値，β 値によって推定されるが，効果量は当て推量の場合も少なくない。	前もって決められないことが多い。その場合は，効能(または有害性，または効能の欠如)の確率があるレベルに達するまで，研究参加者がリクルートされる。十分なエビデンスを達成するのに必要な期待サンプルサイズが設定されることもある。
予算	サンプルサイズが決定すれば，予算を決定することができる。	完全に逐次的なベイズ流デザインでは，柔軟な予算立てが必要
モニタリングと中止規則	事前に決められたある時点でデータ分析が実施される。P 値に基づく中止規則は，中間分析の回数を加味して設定される。	結果は連続的に更新され，その回数による調整は行われない。新しい事後確率は，それ以前の事後確率にとって代わる。

用いるのが適切となります。事前確率分布は，多くの場合釣鐘型ですが，情報がない場合には，**無情報事前確率分布** uninformative prior probability distribution と呼ばれる，平行な直線で表される分布(＝効果や害が，ある合理的なレベルで均一な分布)が用いられます。

多くの場合，先行研究から得られる事前確率分布には，懐疑的分布や無情報分布を組み合わせた修正が行われます。この修正は，先行研究の結果が現在の臨床に適合する確率についての専門家の判断に基づいて行われ，それにより新たな事前確率分布が作成されます。

データ分析の段階では，ベイズ流試験では，結果の統計学的有意検定は行われず，その代わりに，それは事前確率分布と組み合わされて，**事後確率分布** posterior probability distribution

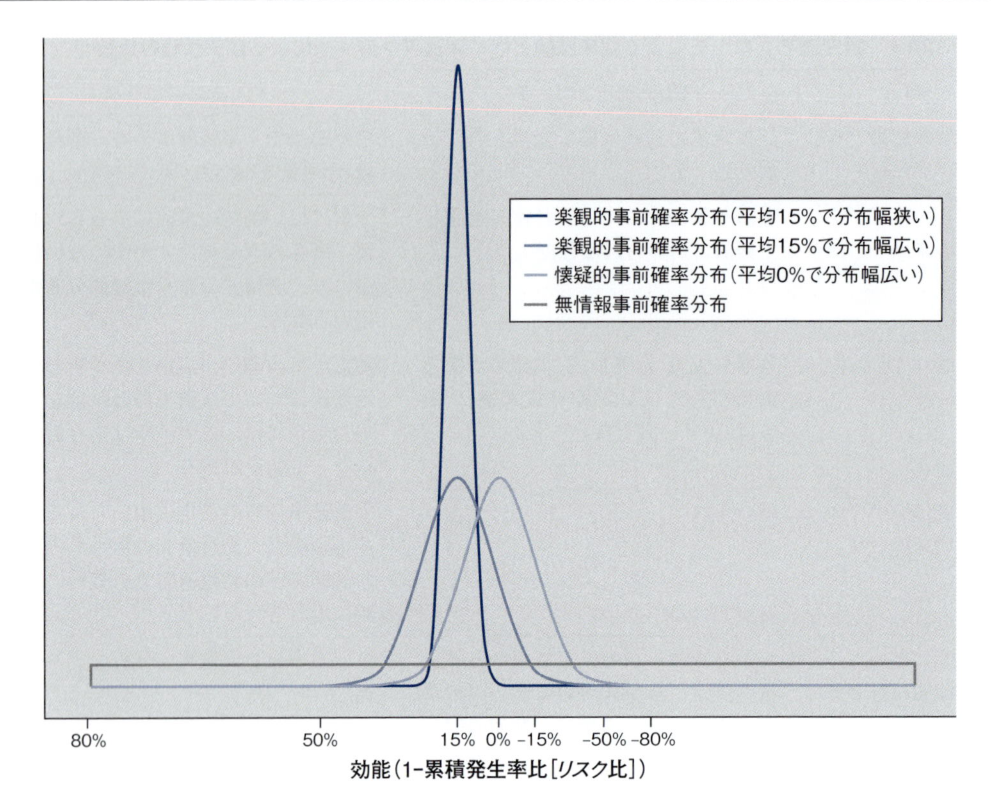

図 12A.1　事前確率分布の例

X 軸は“1－累積発生率比(*リスク*比)”(累積発生率比は，治療群におけるアウトカムの累積発生率をコントロール群における累積発生率で割った値)で効能を表し，Y 軸は治療の効能の事前確率を示す。濃い青線は，効能 15%を中心とする狭い事前確率分布，薄い青線は，効能 15%を中心とする広い事前確率分布，細いグレーの線は，効能 0%を中心とする懐疑的事前確率分布，太いグレーの線(直線)は，0%を中心とする平坦な無情報事前確率分布を示します。各線の下の面積はいずれも 1.0 となります(監訳者注：本訳書では，“リスク”が正確に累積発生率の意味で用いられている場合はイタリックで示しています)。

が生成されます。事後確率分布とは，治療効果のあり得る範囲を示すもので，一般には，**信用区間** credible interval，もしくは**最高事後密度信用区間** highest posterior density interval という形で表現されます。たとえば，90%信用区間は，選択された事前確率が妥当という仮定のもとで，治療効果がその範囲にある確率が 0.9 であることを意味します。研究結果は，それ以外にも，ある治療効果の確率，たとえば，治療がアウトカムのリスクを少なくとも 30%減少させる確率が 0.94 という形で表現することもできます。この場合にも，選択された事前確率がその前提となります。

ベイズ流アプローチでは，頻度流アプローチとは異なった結論が導かれることがあります。たとえば，Brophy[5]は，左冠動脈主幹部疾患を有する患者を，経皮的冠動脈インターベンション(PCI)群と冠動脈バイパス術(CABG)群にランダムに割り付けた研究の結果を再分析しています。その研究では，主たるアウトカム(5 年以内の死亡，心筋梗塞，脳卒中の複合アウトカム)は，CABG 群より PCI 群で多く発生したものの(差 2.8%)，その 95%信頼区間は－0.9%～6.5%とゼロを含んでいたため，この研究では頻度流アプローチにより，PCI と CABG の間に有意差はないと結論されていました。しかし，同じデータを，同じリサーチクエスチョンに対して行われた先行研究の結果を考慮したベイズ流アプローチで分析してみると，PCIが試験アウトカムのリスクを高める確率は0.96と推定されました。

ベイズ流試験のデザインは，古典的なランダム化比較試験とはいくつかの点で異なります。ベイズ流試験では，サンプルサイズは，「十分に狭い」事後確率分布（**図12A.1**の実線の曲線）を生成するのに必要な研究参加者数の期待値に基づいて推定できることもありますが，それを事前に決定する必要はありません。むしろ，ベイズ流試験では，アウトカムデータの蓄積に伴って，逐次的に，治療の効能もしくは有害性についての事後確率分布を更新して行きます。ベイズ流アプローチは，P値やα値に依存しないため，頻度流試験の場合のように，検定の回数でP値を調整する必要はありません[6]。その確率が，有益性，有害性，無益性futility（それ以上研究を続けても，リサーチクエスチョンに対する答えが得られる可能性が低いこと）について，事前に設定された閾値を超えた場合に，研究参加者の登録は終了されます。もちろん，ベイズ流試験においては，①治療効果の事前確率分布，②それを修正するか，どのように修正するか（例：懐疑的事前確率分布との組み合わせ），③試験中にそれを更新するか，どのような計画で実施するか，を明確にしておかなくてはなりません。

このように，ベイズ流試験では，サンプルサイズが固定されず（そのため，"**完全逐次的**fully sequential"デザインと呼ばれることがあります），そのため，研究開始時点では，最終的なサンプルサイズやフォローアップ期間が分からないために，柔軟な予算立てが必要となります。したがって，研究助成組織は，固定した予算配分ではなく，研究が，予期されるよりも長くかかり，予算がその分かさむ可能性，あるいは，予期していたよりも早く終了する可能性を受け入れる必要があります。

以上を要約すると，ベイズ流試験では，介入の企画や分析において，介入の有効性に関する事前データが考慮されます。そのため，事前確率分布を決定するのに十分な先行研究のデータが存在する場合に，適したアプローチであると言えます。ベイズ流試験には，観察された結果が事前データから予期されるものと一致する場合，サンプルサイズが少なくて済むという利点，さらには，治療法の有効性についての結果を，確率分布として示すため，1つのP値や信頼区間で示すよりも，情報量が多いという利点があります。しかし，一方，ベイズ流アプローチには，既存のデータが，研究対象としている目的母集団や治療にどの程度当てはまるかを含め，事前確率分布についての**主観的判断**を伴う点，また，米国国立衛生研究所（NIH）のような従来の研究助成組織には不可能な**柔軟な予算立て**を必要とするという点に難しさがあります。

文　献

1. Harrell FE, Jr. Introduction to Bayes for Evaluating Treatments. http://hbiostat.org/doc/bayes/course.html
2. Diamond GA, Kaul S. Prior convictions: Bayesian approaches to the analysis and interpretation of clinical megatrials. *J Am Coll Cardiol*. 2004;43(11):1929-1939.
3. Berry DA. Bayesian clinical trials. *Nat Rev Drug Discov*. 2006;5:27-36.
4. Browner WS, Newman TB. Are all significant P values created equal? The analogy between diagnostic tests and clinical research. *JAMA*. 1987;257:2459-2463.
5. Brophy JM. Bayesian interpretation of the EXCEL trial and other randomized clinical trials of left main coronary artery revascularization. *JAMA Intern Med*. 2020;180:986-992.
6. Gelman A, Hill J, Yajima M. Why we (usually) don't have to worry about multiple comparisons. *J Res Educ Effective*. 2012;5:189-211.

第12章　演習問題

【問1】 フィナステリド(a 5-alpha reductase inhibitor)の塗布は，男性型脱毛症に軽度の効果があり，米国食品医薬品局(FDA)によってその治療薬の1つとして認可されています。この薬物は，毎日塗布すれば，ある程度の育毛効果が認められますが，6か月間中止すると，その効果は失われてしまいます。一方，スタチンは，げっ歯類で発毛を促進し，フィナステリドとは異なるメカニズムで作用することが知られています。今，あるベンチャー企業が，スタチン塗布薬(HairStat)の男性型脱毛症に対する効能についてのエビデンスを集めようとしているとします。そのために考案された，以下の研究デザインのそれぞれについて，その利点と欠点を少なくとも1つあげてください。

a．脱毛症の男性を，HairStat群とプラセボ群にランダムに割り付ける。フィナステリドはどちらの群にも与えない。

b．脱毛症の男性を，HairStat群とフィナステリド群にランダムに割り付けて，両者の効能を比較する。

c．脱毛症の男性を，HairStat群とプラセボ群にランダムに割り付けるが，以前に，フィナステリドが無効もしくは(副作用のために)フィナステリドの継続使用ができなかった男性だけを対象とする。

d．要因デザイン factorial designを用い，研究参加者を，「フィナステリド＋HairStat」群，「フィナステリド＋プラセボ HairStat」群，「プラセボのフィナステリド＋HairStat」群，「プラセボのフィナステリド＋プラセボ HairStat」群に割り付ける。

e．クロスオーバーデザインを用い，まず研究参加者を，フィナステリド群とHairStat群にランダムに割り付け，3か月後に，介入内容を相互に入れ替える。

【問2】 今，あなたが，従業員の肥満の減少と，健康的な食生活の促進に興味がある，複数の事業所を持つある大企業に勤務していて，そこの健康指導士が，栄養パンフレットの配布，職場のカフェテリアでの栄養促進，共有空間での教育ポスターの掲示，および勤務シフト時間に合わせた食意識向上ワークショップなど，多様な内容を含む食事介入プログラムの実施を計画しているとします。そのプログラムの目的は，過体重または肥満の従業員において体重を減少させることにあります。この介入の実施に関する以下のアプローチについて，それぞれの利点と欠点をあげてください。

a．会社の全従業員を，食事介入を行う群と行わない群にランダムに割り付け，個人別に，6か月間の体重の変化を評価する。

b．6か月間，会社の全事業所で同時に介入を実施し，介入前後の個々の従業員の体重の変化を調べる。

c．6か月間を全期間とするステップトウェッジデザインを用いて，食事介入をランダムに割り付けた順序で，すべての事業所で順次実施して行く。

d．クラスターランダム化比較デザインを用いて，事業所を，食事介入を実施する事業所群と介入を実施しない事業所群にランダムに割り付ける。

第13章 診断検査に関する研究をデザインする

Thomas B. Newman
Michael A. Kohn
Warren S. Browner
Mark J. Pletcher

疾患のスクリーニング，診断，患者の予後推定などに用いられる**診断検査** diagnostic test の評価は，臨床研究の主要な研究課題の1つです。本章で述べる研究デザインは，ある検査が実施に値するかどうか，どのような対象に実施されるべきかといったテーマの研究に用いることができます。

診断検査に関する研究は，多くの面で観察研究(第8章，第9章)と共通性がありますが，同時に，いくつかの重要な違いがあります。最も重要な違いは，観察研究では，その目的は，ほとんどの場合，因果関係の探究であり，そのために，**関連** association の統計学的有意性が検討されるのに対し，診断検査の研究の場合は，それがある病態と有意な関連があったとしても，必ずしも“臨床的に有用”であるとは限らず，また，この種の研究では，一般に因果関係は問題になりません。したがって，診断検査の研究では，関連の指標，統計学的有意性，交絡の調整には，あまり重要な意義はなく，それよりも，**感度** sensitivity，**特異度** specificity，**ROC 曲線**，**尤度比**(ゆうどひ) likelihood ratio といった，記述統計(およびそれらの信頼区間 confidence interval)に重点が置かれます。そして，診断検査に関する研究は，ほとんどの場合，患者が対象であるため，本章では，研究参加者ではなく，“患者”という用語を主に用いることとします。

診断検査の有用性を評価する

検査が有用であるためには，**定度** precision(**精度**，**再現性** reproducibility)，**真度**(**正確性**) accuracy，**実施可能性** feasibility，そして最も重要な，**臨床的判断** clinical decision やアウトカムに及ぼす効果など，多角的な評価が必要であり，後の条件になるほど問題は難しくなります(表 13.1)。ただし，これらはいずれも必要条件ではあっても，十分条件ではなく，たとえば，検査結果が，検査実施者や施設によって大きく異なるようでは，役に立つ検査とは言えません。また，実施しても何ら新しい情報が得られず，したがって臨床的判断に何の影響も与えないような検査は，やはり実施する意味はありません。また仮に，臨床的判断に影響し，検査に伴う直接・間接のリスクやコストが適切なものであっても，その検査に基づく判断が患者のアウトカムに何の改善ももたらさないのであれば，やはり役に立つ検査とは言えません。

もちろん，検査によってアウトカムが改善すれば，その検査は他の面でも優れていると推察

表 13.1　診断検査の有用性を評価する場合のポイントと，それを検討するための研究デザイン，および結果の表現に用いる統計学的指標

ポイント	研究デザイン/方法	統計学的指標[a]
検査の再現性の高さ(定度[精度])	測定者内・測定者間再現性および検査施設内・施設間再現性の検討	全一致率，カッパ係数，変動係数(CV)，差の平均値と分布の指標(例：標準偏差)，Bland-Altman プロット。相関係数は避ける。
検査が疾患を正確に診断できる程度(真度[正確性])	横断研究，ケースコントロール研究，ゴールドスタンダードとの比較	感度，特異度，陽性予測力，陰性予測力，ROC 曲線，尤度比
検査あるいは予測モデルが，アウトカムを正確に予測できる程度	コホート研究(検査結果をアウトカム発生の予測因子として用いる)，ネステッド・ケースコントロール研究，分類・回帰木，分割法，K 分割交差検証	累積発生率(*リスク**)，*リスク*比，*リスク*差，オッズ比，ハザード比，ROC 曲線，キャリブレーションプロット，ネットベネフィット(正味利益)
検査の実施可能性，コスト，リスク(有害効果の可能性)	記述的研究	平均コスト，有害効果を経験した患者の割合，検査に応じた人の割合
検査が臨床判断に影響を及ぼす頻度	診断実効性研究，前後比較デザイン	陽性所見の割合，検査陽性者に行われる追加的処置(例：精密検査)，臨床判断の変更につながった検査の割合，異常検査値あるいは臨床判断の変更に伴って生じるコスト
検査による，臨床的アウトカムの改善あるいは有害効果の発生	ランダム化比較試験，コホート研究，ケースコントロール研究，決定分析，費用対効果分析/費用便益分析(予測因子は検査の実施，アウトカムは，罹病，死亡，あるいは，罹病あるいは治療に伴うコスト)	累積発生率(*リスク**)，*リスク*比，*リスク*差，オッズ比，ハザード比，NNT(必要治療数)，望ましいアウトカムと望ましくないアウトカム(例：有害イベント)の発生率とその比

*監訳者注：“リスク”が，正確に累積発生率の意味で用いられる場合は，イタリックで示しています。

できますが，現実的にはほとんどの場合，診断検査をアウトカム改善の観点から評価することは難しく，一般には，定度(精度)precision，真度(正確性)accuracy，安全性，コストを既存の検査と比較することによって評価されます。したがって，新しい診断検査を開発するときには，定度，真度，費用，安全性，実施の難しさなど，既存の方法のどこを最も改善すべきなのかを十分に検討することが大切です。

診断検査研究における一般的事項

表 13.1 は，診断検査の有用性を検討するための，研究デザインを一覧にしたものですが，それらを論じる前に，**診断検査研究** diagnostic test study 全般に当てはまるいくつかの問題を論じておくことにします。

疾患の重症度のスペクトルと検査結果

診断検査に関する研究の目的は，ほとんどの場合，患者サンプルを用いた観察から，一般的結論を導くことにあるため，サンプルの選び方は，結論の妥当性に大きな影響を与えます。**スペクトルバイアス** spectrum bias とは，患者サンプルにおける疾患（もしくは疾患以外の特性）のスペクトル（種類，特性，頻度など）が，その検査を適用したい患者一般と異なるときに生じるバイアスのことを言います。診断検査の開発では，まずその検査が，非常に重篤な患者と非常に健康な人という**極端な違い**を判別できるかどうかを検討します。その結果，判別ができないと分かれば，振り出しに戻って，その検査方法を改善するか，新たな検査を開発します。その判別が可能な場合は，**臨床的有用性** clinical utility の検討に進みますが，その場合は，研究対象とする患者も健康人も，そのスペクトルは，臨床で実際に検査対象となる人々に近いスペクトルを持つ人々でなければなりません。たとえば，症状を有する膵臓がん患者と健康人という極端な比較を行った後は，不明の腹痛や体重減少のある患者の連続サンプルなど，より判別が難しく，かつ現実の臨床に即した患者で検討するといったことです。

スペクトルバイアスは，疾患のスペクトルだけではなく，検査結果のスペクトルが偏っている場合にも生じます。たとえば，マンモグラフィ（乳房撮影）から，単に，明らかな正常，明らかな異常を選び出すだけであれば，判定者間での診断の再現性は，当然高いものになります。

盲検化の重要性

自動化された臨床化学検査のように，現在では多くの検査が客観的に測定されますが，医師による身体所見の診察や X 線画像のように主観的な解釈を伴う検査もあります。そうした検査では，患者に関する情報を，極力，判定者に対して**盲検化** blinding する必要があります。たとえば，虫垂炎の診断に対する超音波検査の有用性を研究する場合には，画像の判定者に，患者の病歴や身体所見が分からないようにするといったことです[1]。

虫垂炎の画像判定に対しては，病理検査が**ゴールドスタンダード**になりますが，ゴールドスタンダードにも，客観的なものと主観的なものがあり，病理診断には主観的な要素があるため，その判定者を盲検化する必要があります。盲検化することによって，バイアスや先入観，そして，検査以外からの情報の影響を防ぐことができます。

変動の原因

リサーチクエスチョンによっては，主要な検査結果の変動（誤差，バラツキ）の原因が，患者間の個体差であることがあります。たとえば，虫垂炎に罹っても，白血球数上昇の程度は個人差があります。しかし，その一方で，検査を実施する人，判定する人，あるいは検査が行われる環境によって影響を受ける検査も少なくありません。たとえば，虫垂炎の超音波検査の**感度** sensitivity，**特異度** specificity，**測定者間再現性** interobserver reliability/reproducibility は，機器の性能のみならず，判定者の技量，経験にも左右されます。検査結果の**真度**（**正確性**）accuracy が，判定者間や検査施設間で異なるときには，結果の一貫性を評価するために，判定者間，検査施設間で結果を比較する研究を行う必要があります。

---

[1] あるいは，病歴や身体所見だけによる虫垂炎診断の正確性（真度）accuracy と，それに超音波検査を加えた場合の診断の正確性を比較する。

ゴールドスタンダードの不完全性

疾患によっては，たとえば虫垂炎の病理診断のように，その疾患の有無を示すものとして一般的に認められている**ゴールドスタンダード**が存在する場合がありますが，疾患によっては，“**定義上のゴールドスタンダード** definitional gold standard” しか存在しないものもあり，たとえば，冠動脈造影で少なくとも1つの主幹動脈に50%以上の狭窄がある場合を，冠動脈疾患と定義するといった基準がそうです。また，多くのリウマチ性疾患のように，徴候，症状，臨床検査異常の中で，“最低いくつかの要件を満たす場合” といった症候群的定義(以下，“**症候群的ゴールドスタンダード**”)が用いられる疾患もあります。

しかし，こうした症候群的ゴールドスタンダードを用いて，ある診断検査(以下，**指標検査** index test)の有用性を検討する場合には，注意が必要です。なぜなら，指標検査が，その “症候群的ゴールドスタンダード” の一部に組み込まれている場合には，当然のことながら，その指標検査には高い予測力があるように見えるからです。これを，「**組み込みバイアス** incorporation bias」と言います。組み込みバイアスは，その指標検査を含まない，別のゴールドスタンダードを用いることで避けることができますが，そうしたゴールドスタンダードが存在しない場合には，その症候群的ゴールドスタンダードと比較するのではなく，その疾患の予後もしくは治療への反応の予測に，その指標検査がどれほど有用かを評価する内容に研究の方向を変えるようにします。

また，ゴールドスタンダードが，真にゴールドスタンダードと言えるかどうかにも注意が必要です。もし，ゴールドスタンダードが不完全なものであれば，比較される検査は，そのために，実際よりも過小(その検査がゴールドスタンダードより優れている場合[1])あるいは過大(その検査がゴールドスタンダードと同じ不完全さを有する場合[2])に評価されてしまうことになります。

過剰適合の危険

過剰適合 overfittingとは，サンプリング誤差や測定誤差から生じる誤差変動が，診断検査の開発のときに(そうとは知らずに)データとして取り込まれ，その「**誤差を含むデータに適合**」するように，検査の判定基準が作成されることを言います。過剰適合が生じると，その検査の現実のデータに対する診断能力は，研究で得られていた能力よりも必ず低下します。このため，診断検査は，必ず，別のサンプルで検証される必要があります。

たとえば，今，卵巣がんの女性患者5人と卵巣がんではない女性患者95人において，血液検査で500種類の代謝産物の濃度を測定する場合を考えてみましょう。代謝産物のうちの多くが，たまたま(＝偶然のみによって)，非卵巣がん患者よりも卵巣がん患者で濃度が高かったとしましょう。すると，そこには，5人の卵巣がん患者に特有で，95人の非卵巣がん患者にはない検査値の組み合わせ(パターン)がほぼ必ず存在します。しかし，そのパターンは，現実には，スクリーニング検査としての意味はありません。なぜなら，それは**偶然変動の産物**にすぎないからです。統計学的手続きは，偶然誤差の程度を見積もる上で有用ですが，診断検査の開発は多くの繰り返しを伴うプロセスであり，型通りの仮説検定の適用は難しく，また**多仮説検定**(**多重検定**)multiple hypothesis testingという克服しがたい問題にぶつかることにもなります。

過剰適合は，**多変量モデル**を用いて，複数の検査結果を1つのモデルに組み込む場合によく生じる問題ですが(上述の卵巣がんの例)，検査結果が連続変数(例：血中フェリチン濃度＝鉄欠乏性貧血の指標)で，その**カットオフポイント**を決めるといった単純な場合でも生じます。こうした場合，アウトカムを有する人々(例：鉄欠乏性貧血患者)と有しない人々(他のタイプの貧血患者)を集めて，それらの検査値を検討し，両者を最もよく判別できるカットオフポイントを定めればよいと思いがちですが，ここでも「誤差を含むデータに適合」という問題があることに変りはありません。カットオフポイントの設定は，他の研究から得られた臨床的あるいは生物学的な知見に基づいて定めるか，連続変数の場合には，後述するように，いくつかの層に区分し，各区分について，**尤度比** likelihood ratio を算出するようにするべきです。その際，層区分に用いるカットオフポイントは，過剰適合を避けるために，事前に定義する，もしくは，区分値には適度に丸めた数字を用いる，といった配慮が必要となります。過剰適合は，臨床予測において，とりわけ重要な問題であり，本章の臨床予測モデルのセクションでも改めて取り上げます。

検査の再現性(定度)に関する研究

検査は，結果が常に安定である(＝定度[精度]precision[再現性 reproducibility，信頼性 reliability]が高い)ことが理想ですが，実際には，いつ，どこで，誰によって行われたかによって，結果が異なることがあります。**測定者内再現性** intraobserver reliability/reproducibility とは，同じ測定者(あるいは検査施設)が同じ検体を時間を変えて測定した場合の結果の一致の度合い consistency のことを言います。たとえば，ある放射線科医が同じ胸部 X 線フィルムを 2 度異なる機会に見せられたときに，前の自分の判定を覚えていないと仮定して，その判定結果がどれほど一致するかという場合です。これに対し，**測定者間再現性** interobserver reliability とは，複数の測定者間における測定結果の一致の度合いのことを言います。たとえば，同じ胸部 X 線フィルムを異なる 2 人の放射線科の医師に見せたときに，2 人の判定結果がどれほど一致するかという場合です。再現性の研究では，多くの場合，再現性の程度が主たるリサーチクエスチョンとなりますが，臨床的ケアや研究の質の向上を目的として，再現性が研究されることもあります。再現性が低い原因が，測定者内または測定者間の再現性の低さによる場合には，その検査が有用であるとは考えにくく，改善するか，もしくはその使用をやめる必要があります。もちろん，仮に，すべての測定者間で結果が一致しても，それが同じバイアスによる場合は，検査が有用であるとは言えません。

デザイン

検査の再現性(定度)の研究では，複数の測定者が同じ測定を実施して結果を比較するというデザイン(＝測定者間再現性)，もしくは，1 人の測定者が，複数回の測定を，同じ患者あるいは同じ検体について行い，結果を比較するというデザイン(＝測定者内再現性)で実施されます。多くの診断検査は複数のステップから成っており，そのどのステップが異なっても，再現性に影響を与えるため，研究の焦点をどの範囲に絞るかを決めなければなりません。たとえば，頸管粘液細胞診の病理医間における再現性(＝測定者間再現性)を検討する場合には，施設を 1 つに限定すると，再現性は過大評価となり，その結果を必ずしも一般化できない可能性があるので注意が必要です。なぜなら，1 つの施設内で再現性を評価する場合には，検体の採取や細胞診スライドの作成過程で手技のバラツキが(施設間でのバラツキに比べて)小さいと考えられるからです。

測定者間再現性を評価する際に，検査のプロセスのどの部分を研究対象とするかは，研究の目的にもよります。ほとんどの場合は，「検査プロセス全体としての再現性」の検討が研究の目的となりますが，それは，それが検査としての有用性を決定することになるからです。しかし，研究の目的が，検査の開発，あるいは診断能力を改善させることにある場合には，どのプロセスで誤差が混入しやすいかを研究する必要があります。ただ，いずれの場合でも，研究者は，検査結果を得るまでのあらゆるプロセスを正確に記載したマニュアル(第18章)を作成する必要があり，またその研究結果の報告にあたっては，それを，方法のセクションに詳細に記載しなければなりません。

分　析

再現性(定度)の分析方法は，検査値の変数のタイプが，カテゴリー変数であるか，連続変数であるかによって異なります。

カテゴリー変数

カテゴリー変数の場合，測定者間の一致の度合いの最も簡単な指標は，**全一致率** percent agreement(監訳者注：proportion agreement，concordance rate と表記されることもあります)です。これは，測定者間で完全に結果が一致する割合のことを言います。しかし，測定結果の分布にカテゴリー間で大きな違いがある場合(例：異常，正常の2区分しかない検査 dichotomous test で「異常」のカテゴリーが50%から大きくかけ離れる場合)には，全一致率では正しい評価ができません。なぜなら，2人の測定者が，その異常所見の存在率(有病率)prevalence をあらかじめ(経験もしくは文献などで)知っている場合の**予見による一致**が全く考慮されていないからです。たとえば，一般集団の95%が正常である検査において，それを知っている2人の測定者がそれぞれ全くランダムに選んだ検体の5%を異常とし，残りを正常と判定したとしても，少なくとも90%については，両者とも「正常」という正しい判定で一致してしまうことになります。また，全一致率は，判定が3つ以上のレベルをとる場合(例：正常，境界域，異常)にも適切な指標とは言えません。なぜなら，「1人の測定者が“正常”，他者が“境界域”と判定した場合」の一致の度合いと，「1人の測定者が“正常”，他者が“異常”と判定した場合」の一致の度合いの“重みの違い”を区別することができないからです。

カッパ係数 kappa coefficient は，これらの問題に対処するために開発された測定者間の一致の度合いの指標で(**付録13.A**)，異常所見の存在率(有病率)prevalence についての測定者の予見を超えた一致の度合いを評価することができます[2]。カッパ係数は－1(完全不一致)から＋1(完全一致)の範囲の値をとり，0は，測定者の予見を越えた一致がないことを意味します。カッパ係数は，＞0.8 の場合は一般的に「非常に良好」，0.6～0.8 の範囲の場合は「良好」とみなされます(監訳者注：カッパ係数およびその拡張である重み付けカッパ係数については，木原雅子，加治正行，木原正博訳「医学的測定尺度の理論と応用—妥当性，信頼性からG理論，項目反応理論まで」，メディカル・サイエンス・インターナショナル，2016年の p.168～174 により詳しい解説があります)。

---

[2] カッパ係数は，“**偶然によって期待される一致**”を超えた一致の度合いの指標という表現をされることがよくありますが，“偶然によって期待される一致”の推定値とは，上述の95%の例のように，それぞれの測定者が予見する異常の割合が既知で固定された値とみなし得る場合に初めて計算できるものですが，そのようなことは一般にはありません。

連続変数

2つの検査法の結果がいずれも連続変数の場合の一致の度合い(例：2種類の温度計による測定値の比較)の最も簡単な評価法は，(同じ患者においてほぼ同じ時点で測定された)2つの測定値間の差の平均値と分布の指標(例：標準偏差)を示すことです。これらの差は，Bland-Altmanプロットとして，2つの測定値の平均値の関数としてプロットすることもできます。このプロットからは，測定値のどの範囲でどのように再現性が異なるかについての情報を得ることができます[3](監訳者注：Bland-Altmenプロットについては，木原雅子，加治正行，木原正博訳「医学的測定尺度の理論と応用─妥当性，信頼性からG理論，項目反応理論まで」，メディカル・サイエンス・インターナショナル，2016年のp.174～175に具体的解説があります)。それ以外にも，2つの測定値間に，“臨床的に重要な差”が生じた頻度を示すという方法もあります。たとえば，仮に臨床的に重要な差を0.3℃とすると，非接触赤外線体温計と電子腋窩体温計を比較する研究では，2つの温度計による測定値の差の平均値と標準偏差，そして，測定値の差が0.3℃を超えた例の頻度を示すことになります[3]。

測定値の値が大きくなるにつれて，一般に，変動度 variabilityも増大します。たとえば，血圧の変動は，最大血圧/最小血圧が，120/80 mmHgのあたりでは±4 mmHg程度ですが，180/120 mmHgあたりでは，±6 mmHgと大きくなります(この関係は，Bland-Altmanプロットを描くと明確に見ることができます)。こういう場合には，結果は変動係数 coefficient of variation(CV)という指標を用いて要約します。これは，1つの検体について得られたすべての測定値の標準偏差をその平均値で割った値で(第4章)，多くの検査技術者，検査施設，検査機器間での測定値の再現性の研究に用いられ，最もCVが小さいものが最も再現性(定度[精度]precision)が高いと評価されます。ただし，最も再現性が高くても，最も“正確”である(＝真度[正確性]accuracyが高い)とは限らないので注意が必要です(第4章)。

検査の正確性(真度)に関する研究

この章に一貫するテーマは，「その検査がどの程度正しい結果を与えるか」ということです。この問いに答えるためには，何が正しい(＝真の)答えなのかを示すためのゴールドスタンダードが存在しなくてはなりません。

デザイン

検査の正確性(真度)accuracyに関する研究は，その検査の目的が，診断 diagnosis(既に罹患している疾患の診断)か予後 prognosisの判定(疾患の新たな発生の予測)かによって，研究デザ

[3] 診断検査の再現性の評価に相関係数を使うことはあまりお勧めできません。なぜなら，相関係数は外れ値 outlierに大きな影響を受け，しかも臨床的に重要な差がどれほどの頻度で生じたかについての情報を与えてくれないからです。差の平均の信頼区間(CI)も適切な指標とは言えません。なぜなら，信頼区間はサンプルサイズの影響を強く受けるからです。差の平均の信頼区間が狭いことは，2つの測定結果の一致の度合いが高いことを必ずしも意味しません。単に，それぞれの測定の定度 precisionが高いことを意味するだけです。この問題について詳しく知りたい方は，Blandら[3]あるいはNewmanら[4]を参照してください。

インが異なります[4]。**診断検査研究** diagnostic test study は，“横断的”であり，独立したゴールドスタンダードで判定されたある病態を，その検査がどれほどよく検出できるかを評価します。これに対し，**予後判定検査研究** prognostic test study は，“縦断的”であり，その検査が，あるアウトカムが発生する人としない人を，どれほどよく区別できるか(**識別** discrimination)，あるいは，アウトカムが発生する確率をどれほど正確に予測できるか(**キャリブレーション** calibration)を評価します。

サンプリング

診断検査研究では，ほとんどの場合，ケースコントロール研究や横断研究に似た研究デザインが用いられます。ケースコントロール研究では，ある疾患を有する人と有しない人が，それぞれ独立してサンプリングされ，両群間で検査結果が比較されます。前述したように，ケースコントロール研究は，診断検査開発の初期，つまり，それが本格的な研究に値するかどうかの目安をつける場合にふさわしい研究デザインで，疾患が稀な場合に特に有用です。しかし，リサーチクエスチョンが検査の“**臨床的有用性** clinical utility”の段階になると，医師が日常遭遇するような，診断がまだ付いていない人々における研究を実施する必要があり，これをケースコントロール研究で実施することはできません。ケースコントロールデザインによる診断検査の研究には，測定や検査結果の報告にバイアスがかかりやすいという問題もあります。なぜなら，検査の実施やその解釈にあたる人々が，既に誰がケースか(＝誰がその病気に罹っているか)を知ってしまっている可能性があるからです。

第3章で述べたように，**連続サンプリング** consecutive sampling からは，臨床現場で遭遇する人々の，比較的代表性の高いサンプルを得ることができます。たとえば，Tokuda ら[5]は，高熱で救急外来に運び込まれた526人の成人患者の連続サンプルにおいて，悪寒の重篤度(例：寒気がする vs. 厚い毛布にくるまれてもガタガタ震える)が敗血症の強い予測因子であることを明らかにしています。この研究は，敗血症の診断がなされる前に患者がリクルートされているため，この研究の対象となった患者は，熱で救急室を訪れる患者をよく代表するサンプルであったと考えられます。

後述するように(“ダブルゴールドスタンダードバイアス[選別的確証バイアス]”のセクション参照)，**侵襲性のあるゴールドスタンダード**(例：生検)を，**指標検査** index test(＝研究対象としている検査)が陰性の人々に実施することは，多くの場合，非倫理的であり，また現実的に不可能です。しかし，たとえゴールドスタンダードが非侵襲的なものであっても，指標検査の結果の多くが陰性であるときに，全員にゴールドスタンダードの検査を実施することには，効率面の問題もあります。そういう場合には，指標検査の結果が陽性であった人々と陰性であった人々を，別々にサンプリングします(＝**検査結果に基づくサンプリング** test-result-based sampling)。そして，ゴールドスタンダード検査を，指標検査が陽性の人々には全員に，陰性の人々には，“ランダムに抽出した”一部人々にのみ実施し，抽出率で補正したデータを用いて，感度，特異度，尤度比を推定します(後述)。

タンデム試験 tandem testing と呼ばれる方法が用いられることもあります。これは，(それぞれ不完全と思われる)2つの検査法を比較する，比較的効率の高い方法で，受診者(患者，非患者を含む)の代表性のあるサンプルについて，それぞれの方法で検査し，少なくとも1つの検

---

[4] 検査のタイプ分けとしては，診断検査とスクリーニング検査という区別もよく用いられます。後者は，検査対象とする疾患の兆候や症状が明らかではない人々に用いられるものです。しかし，ここでは，議論を単純にするために，“診断検査”をスクリーニング検査を含めた意味に用いています。

査で陽性となった人々についてのみ，ゴールドスタンダード検査を実施します。さらに，両検査で陰性となった人々から，一部をランダムに選び，対象疾患を有していないことを確認するために，やはりゴールドスタンダード検査を実施します。この研究デザインは，どちらの検査がより正確か(=真度 accuracy が高いか)を，すべての陰性患者に検査を行うことなく決定できるという点で優れており，異なる子宮頸部細胞診を比較した研究で用いられています[6]。

予後判定検査研究では，コホート研究が必要となります。前向きコホート研究では，観察開始前(ベースライン)に検査を実施し，その後のアウトカムの発生の有無を観察します。後ろ向きコホート研究あるいはネステッド・ケースコントロール研究 nested case-control study(第9章)は，既存のコホート研究のベースライン時に採取保存された検体が存在し，それを用いて新しい検査(例：多発性硬化症の初期徴候である血清ニューロフィラメント軽鎖[sNfL])[7]を行うことができる場合の研究デザインで，新しい検査を保存検体で実施し，予後(例：多発性硬化症の発症)との関係を分析します。ネステッド・ケースコントロール研究は，アウトカムが稀でかつ検査が高価な場合に，特に魅力的な研究デザインです。

予測因子：検査結果

診断検査研究における予測因子は，診断検査の結果で，陽性・陰性の2区分といった単純な場合もありますが，実際には，複数のカテゴリーを含んだり，順序変数や連続変数であることが普通です。順序変数や連続変数をそのまま用いることができれば，情報を無駄なく活用できるため，陽性・陰性と2区分化するのではなく，できる限りそのままの数値を用いるようにします。ほとんどの検査では，異常の度合いが強いほど，疾患の存在を示唆し，また異常とも正常とも言えない境界域の検査結果が存在します。

アウトカム：疾患(もしくは関連するイベント)

診断検査研究 diagnostic test study におけるアウトカムは，対象疾患の有無であり，最善の判定はゴールドスタンダードによって与えられます。そして可能な限り，アウトカムの判定が，指標検査(=研究対象となる検査)の結果に影響されることがないように慎重にデザインしなければなりません。そのためには，指標検査の結果を，ゴールドスタンダード検査の実施者に対して盲検化 blinding する必要があります。

ゴールドスタンダードに相当する検査を研究参加者全員に実施することが，倫理的に，あるいは現実的に不可能なことがあります。特にスクリーニング検査に関する研究がそうです。たとえば，マンモグラフィの正確性(真度)accuracy を検討した Smith-Bindman らの研究[8]では，マンモグラフィの所見が陽性と判定された女性に対しては，最終的には，真陽性 true positive と偽陽性 false positive を区別するために，ゴールドスタンダードである病理検査が実施されました。しかし，マンモグラフィの所見が陰性の人に，生検を実施するわけにはいきません。そこで，この研究では，マンモグラフィの陰性所見が偽陰性 false negative か真陰性 true negative かを確かめる目的で，マンモグラフィ実施後1年間を経過観察期間とし，マンモグラフィ陰性者と地域のがん登録をリンクして，その間に，乳がんと診断されたケースがなかったかを検討しました。つまり，ここでは，1年間の経過観察期間中の発がんの有無がゴールドスタンダードとされたわけです。この方法は，一見合理的に見えますが，ここには，①マンモグラフィ実施時点に潜在していたすべての乳がんは，1年以内に発症しかつ診断が付けられる，②1年以内に診断された乳がんは，マンモグラフィ実施時点で存在していた，という仮定があることに注意が必要です。このように2種類のゴールドスタンダード(ここでは生検と経過観察

表 13.2　2 区分値を与える検査に関する研究結果の 2×2 表を用いたまとめ

		ゴールドスタンダード		合計	予測力
		対象疾患あり	対象疾患なし		
検査結果	陽性	a 真陽性	b 偽陽性	a+b	陽性予測力* = a/(a+b)
	陰性	c 偽陰性	d 真陰性	c+d	陰性予測力* = d/(c+d)
	合計	a+c	b+d	a+b+c+d	
		感度 = a/(a+c)	特異度 = d/(b+d)		

*陽性予測力と陰性予測力が 2×2 表を用いて，このように計算できるのは，(a+c)/(a+b+c+d)が疾患の集団中の存在率(有病率)prevalence と一致する場合に限られます。したがって,「疾患あり」の研究参加者と「疾患なし」の研究参加者が別々にサンプリングされる場合(例：ケースコントロール研究で，それぞれが 100 人ずつサンプリングされる場合)には，予測力を計算することはできません。

中の発症)を用いる場合には，本章の後半でもっと詳しく触れるように，それに伴うバイアスが生じる可能性がありますが(**ダブルゴールドスタンダードバイアス**[**選別的確証バイアス**])，それが現実に唯一可能な方法である場合もあります。

予後判定検査研究 prognostic test study は，一般的には，疾患を有する人を対象に実施され，生存期間，合併症の発症，必要となった追加治療などがアウトカムとして用いられます。ここでも**盲検化**が重要であり，研究対象としている予測因子(予後因子)が，患者の担当医の臨床的判断に関わりを持つ可能性がある場合には，特にそうです。たとえば，Rocker ら[9]は，集中治療室(ICU)における死亡率の予測因子に関する研究において，担当医による予後推定と担当看護師の予後推定を比較し，担当医の予後推定の方が死亡率とよく関連することを示しました。これは，担当医の方が，病気の重症度を判断する力が勝っているとの解釈もできますが，生命維持停止の決定において，看護師の判断よりも担当医の判断の方が優先されるためである可能性もあります。生命維持停止の決定権を持たない医師による判断を分析に取り入れていれば，そのどちらの可能性によるものかを区別できた可能性があります。

一方，予後判定検査の結果が，予後の改善をもたらす治療の決定につながれば，アウトカムを予測しにくくなるという問題があります。たとえば，HIV 抗体陽性という検査結果の 10 年死亡率の予測力は，その検査結果を受けて，患者が抗 HIV 治療を受けるようになれば，大幅に低下してしまいます。

分　析

感度，特異度，陰性・陽性予測力

陽性，陰性という 2 区分的検査結果を 2 区分的ゴールドスタンダードと比較する場合には，結果を 2×2 表にまとめ，**感度** sensitivity や**特異度** specificity を計算することができます(**表 13.2**)。感度とは，対象疾患を実際に有している人々の中で検査結果が正しく陽性であった人の割合で，特異度とは，対象疾患を有していない人々の中で検査結果が正しく陰性であった人の割合を意味します。サンプルに“検査を受ける可能性のある患者集団”の代表性がある場合には，さらに 2 つの指標，つまり，**陽性予測力** positive predictive value と**陰性予測力** negative

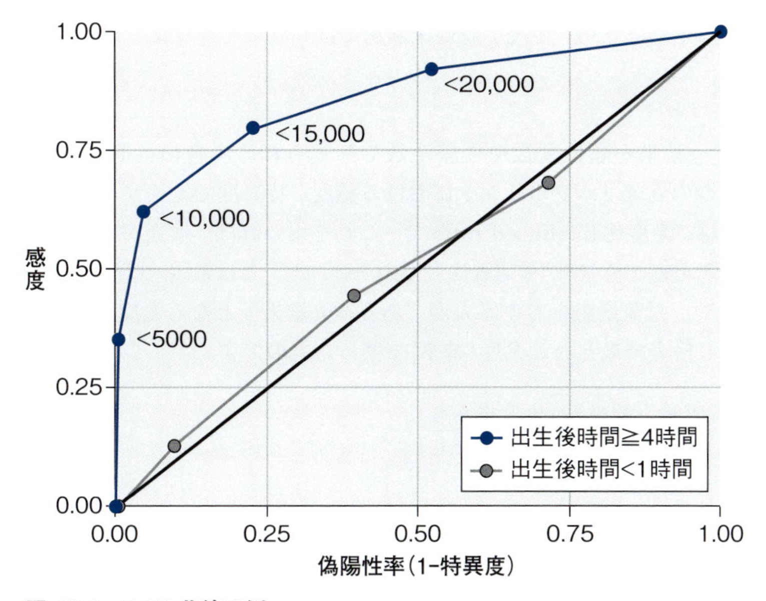

図 13.1　ROC 曲線の例
新生児感染の予測因子としての白血球数(/μL)の ROC 曲線。各ポイントは，検査結果を陽性/陰性に区分する様々なカットオフ値に対応しています。生後 4 時間以上であれば，この検査はかなり良好ですが，生後 1 時間未満では無意味であることが分かります。

predictive value を計算することができます。これらは，検査結果が陽性，もしくは陰性であった人々の中で，それぞれ，実際に対象疾患を有していた人，有していなかった人の割合を意味します。

ROC 曲線

検査結果が，順序変数や連続変数で与えられる場合には，カットオフポイント(陽性，陰性を区分けするレベル)をどこに置くかで，感度や特異度が異なってきます。こうした感度と特異度のバランスをグラフ化したものが，**ROC 曲線** receiver operator characteristics curve で，これはもともと電気工学の領域で開発されたものです。このグラフを作成するには，まず，いくつかのカットオフポイントを選び，そのときの感度と特異度を計算します。そして，Y 軸に感度，X 軸に偽陽性率 false positive rate(＝1－特異度)をとり，各カットオフポイントに対する両者の値をプロットして曲線を描きます。たとえば，**図 13.1** の上側の曲線は，生後 4 時間以上の児における新生児感染の予測因子としての白血球数(/μL)の ROC 曲線で，4 つのレベルの白血球数をカットオフポイントとして描かれています。

完璧な検査(感度 100%，偽陽性率 0%)では，左上隅を通る直角のグラフ，無意味な検査では左下から右上に向かう直線となり，常に，感度と偽陽性率が等しくなります(**図 13.1** の下側のグラフ)。

ROC 曲線下の面積(**曲線下面積** area under the curve[AUC]；C 統計量と呼ばれることもあります)は，検査の**識別能** ability of discrimination(病気を有する人と有しない人を区別できる能力)の要約推定量であり，複数の検査間の比較に用いることができます[5]。AUC は，完全な検査の場合には 1.0，無意味な検査では 0.5 となります(AUC が<0.5 となった場合には，検査結果の陽性，陰性の定義の方向を変える必要があることを意味します)。**図 13.1** では，AUC は，

生後4時間以上の児では0.86，生後1時間未満児では0.51，となります。

尤度比

上述のように，結果が順位変数や連続変数で与えられる場合の診断検査の正確性(真度) accuracyは，1つのカットオフポイントにおける感度，特異度で要約することもできますが，もっとよい指標は，**尤度比** likelihood ratioで，これを用いれば，検査に関するあらゆる情報を有効に活用することができます(監訳者注："尤度[ゆうど]"とは尤[もっと]もらしい度合いという意味)。尤度比とは，対象疾患を有する人が"ある検査結果"となる尤度(確率)を，対象疾患を有しない人が同じ検査結果となる尤度(確率)で割ったものです。

$$\text{尤度比}=\frac{P(\text{検査結果}\,|\,\text{対象疾患あり})}{P(\text{検査結果}\,|\,\text{対象疾患なし})}$$

ここで，Pは確率，"|"は，「における given」を意味します。したがって，P(検査結果|疾患あり)は，「対象疾患ありの人におけるその検査結果の確率」を意味し，P(検査結果|疾患なし)は，「対象疾患なしの人におけるその検査結果の確率」を意味することになります。尤度比とは，これらの2つの確率の比のことです[6]。

カットオフ値以上の検査結果が，"対象疾患なしの人々"よりも"対象疾患ありの人々"でより出やすい場合には，尤度比は1より大きくなり，その値が大きいほど，検査結果が，「対象疾患であることの確からしさ」が大きくなります。逆に，カットオフ値以上の検査結果が，"対象疾患ありの人々"よりも"対象疾患なしの人々"でより出やすい場合には，尤度比は1より小さくなり，その値が小さい(＝ゼロに近い)ほど，検査結果が「対象疾患でないことの確からしさ」が大きくなります。尤度比が1の場合は，その検査からは，対象疾患の確からしさについての情報が全く得られないことを，1に近い(例：0.5〜2.0)場合は，有益な情報が得られないことを意味します。

表13.3は，尤度比の計算例を示したもので，**図13.1**の上部のROC曲線はこのデータに基づいて作成されたものです。重症感染症に罹患している生後4時間以上の児においては，白血球数＜5000個/μLを示す児が最も多く，その割合は35.6%となっています。一方，感染していない児では，その割合は0.44%であり，尤度比は35.6÷0.44＝81.0となります。35.6%は感度，0.44%は"偽陽性率(1－特異度)"に当たるため，この最初の尤度比は，**図13.1**の最初の線分の傾きに相当します[6]。

検査を臨床的に用いる場合，尤度比は，**ベイズ理論** Bayes' theoremに基づき，既存の情報(**事前確率** prior probability)と組み合わせて，その患者が病気である確率を推定します。その確率を**事後確率** posterior probabilityと呼び，以下の式で表されます。

事前オッズ×尤度比＝事後オッズ

---

[5] 曲線下面積(AUC)が，検査の識別能の良い指標となるのは，線分の傾きが単調に減少していく場合のみで，曲線がU字型，つまり，病気の確からしさが，検査値の低値と高値で高く，中間値で低いといったような場合には，AUCを識別能の指標として用いることはできません。ROC曲線の線分の傾きが単調に減少していく場合には，AUCを用いて，検査間の識別能を比較することができます。

[6] 検査結果が2区分値で与えられる検査の場合，陽性結果の尤度比は，感度/(1－特異度)で，陰性結果の尤度比は(1－感度)/特異度で与えられます。

表 13.3　尤度比の計算例：新生児における白血球数計測から重篤な感染症を予測する研究の例[10]

白血球数 (/μL)	感染ありの新生児の数	感染ありの新生児の割合(%)	感染なしの新生児の数	感染なしの新生児の割合(%)	尤度比
0～<5000	32	35.6	104	0.44	81.0
5000～<10000	24	26.7	980	4.1	6.5
10000～<15000	16	17.7	4305	18.1	1.0
15000～<20000	11	12.2	7060	29.6	0.4
≧20000	7	7.8	11,376	47.7	0.2
合計	90	100.0	23,825	100.0	

ここで，オッズと確率 P の間には，オッズ $=P/(1-P)$，$P=$ オッズ/(1＋オッズ)の関係があります。たとえば，重篤感染症の事前確率が 1%の児(つまり，検査前オッズが 1%/99% = 0.0101)で，白血球数が<5000 個/μL であったとすれば，事後オッズは，0.0101×81.0＝0.82 で，事後確率(P)は，オッズ/(1＋オッズ)＝0.82/(1＋0.82)＝45.1%となります。

尤度の計算とその応用についての詳細は，Newman らの教科書[11]，もしくはその web サイト(www.ebd-2.net)を参照してください。

累積発生率(*リスク*)，*リスク*比，*リスク*差，ハザード比

予後判定検査研究 prognostic test study は，コホート研究と似ています。もし，予後判定検査研究に参加した患者がある期間(例：1 年間)フォローアップされて，ほとんど脱落がなかったとすれば，研究結果は，**累積発生率**(***リスク***)，**累積発生率比**(***リスク*比** risk ratio，**相対*リスク*** relative risk)，**累積発生率差**(***リスク*差** risk difference)として示すことができます(監訳者注：疫学で用いられる頻度や関連の指標の分類，指標間の相互関係については，巻末の監訳者付録を参照してください。なお，“リスク”が，正確に累積発生率意味で用いられている場合は，イタリックで示しています)。特に，フォローアップが完全でかつフォローアップ期間が短い場合には，予後判定検査研究の結果は，診断検査の研究の場合のように，感度，特異度，予測力，尤度比，ROC 曲線を用いて要約されることがあります。これに対し，フォローアップ期間が患者によって異なる場合には，フォローアップ期間を考慮して，**ハザード比** hazard ratio を算出する方法，つまり**生存分析** survival analysis が適しています。

キャリブレーション

予後判定検査は，ある定義された期間内にアウトカムが発生する確率(累積発生率)を推定することによって，臨床的意思決定に貢献することを目的とするものであり，そのために，検査には優れた**識別能** ability of discrimination(＝アウトカムを発症する人としない人を区別できる能力で AUC により測定)に加えて，優れた**キャリブレーション能**(**較正能**)が求められます。優れたキャリブレーション能とは，その検査で予測したアウトカム発生の確率が，真の確率と近い値をとることを意味し，それを定量化するためには，人々を，アウトカムが発生する予測確率が異なる複数のグループ(例：10 分位)に分け，各グループにおけるアウトカムの実際の発生確率(累積発生率)を予測値と比較します。通常，その結果は，**キャリブレーションプロット** calibration plot(実測値を予測値の関数として表した図)として要約されます。10 グループであ

れば10個の点が描かれます。キャリブレーションが完全であれば，傾き1の直線となります。キャリブレーションの指標(例：平均バイアス誤差mean bias error，平均絶対誤差mean absolute error，Brierスコア，ネットベネフィットnet benefit)についてもっと詳しく知りたい方は，Newmanらによるレビューを参照してください[12]。

臨床予測モデルを作成するための研究

予測モデルの開発

臨床予測モデル clinical prediction model(**臨床予測ルール** clinical prediction rule)に関する研究とは，臨床的意思決定の向上を目的として，タイプの異なる複数の重要な検査(測定)を，数学的手法を用いて，1つのアルゴリズムに統合した新しい(複合)検査指標を開発しようとする研究です。この種の研究については，多くの臨床予測モデル(その多くは過度に楽観的)が溢れるようになった状況を踏まえて，その報告様式についてのガイドライン[13]や，バイアスの可能性を評価するためのガイドライン[14]が近年相次いで作成されており，また，**米国食品医薬品局**(FDA)も，「**プログラム医療機器**(Software as a Medical Device[SaMD])」[15]という考え方のもとに，規制を開始しています。これから臨床予測モデルの開発を考えている研究者は，本セクションで述べる概要に加えて，これらのガイドラインをよく読んで研究に臨まなければなりません。

こうした研究は，そのモデルが適用される患者に近い人々を対象として実施する必要があります。臨床予測モデル(ルール)が最も役に立つ可能性があるのは，それが，特定の臨床的判断を支援する目的で作られる場合，たとえば，スタチン投薬開始を決定するといった場合などです(注：スタチン投与の決定には，American College of Cardiology/American Heart Associationのリスク予測ツール[16]がよく用いられます)。したがって，モデルの研究は，臨床的判断が現時点で難しい患者を含め，その臨床的判断の対象となる患者に近い患者で行わなくてはなりません[17]。臨床予測モデル(ルール)は，多機関を含む研究で開発された場合に，より一般性が高いものとなります。

予測モデル(ルール)の開発では，通常，投入する予測因子(予測変数)の選択や，それらの組み合わせの決定に，**多変量解析**の手法が用いられます。予測因子には，測定が容易で，再現性が高く，比較的安価に測定できる，既知の予測因子もしくは予測への貢献が期待される因子が含まれなければなりません。**ロジスティック回帰分析**や**Coxの比例ハザードモデル**などの多変量解析を用いれば，アウトカムの予測における，個々の因子(変数)の独立した寄与を定量的に推定することができます。モデル(ルール)には，常に入手可能で，かつアウトカムとの関連が強い因子が用いられます。たとえば，Puopoloら[18]は，ロジスティック回帰モデルと，電子カルテに記録された児の出生時点における母親のデータを用いて，新生児の早発性敗血症の予測スコア(**事前確率**)を算出し，そしてこの事前確率を，新生児の客観的な臨床所見と組み合わせて，治療決定に役立つ**事後確率**を算出しています[19, 20]。

こうした数学モデルを用いない手法もあります。それは，**分類・回帰木** classification and regression tree(CART)(**再帰的分割法** recursive partitioning)と呼ばれる手法で，感度の高い

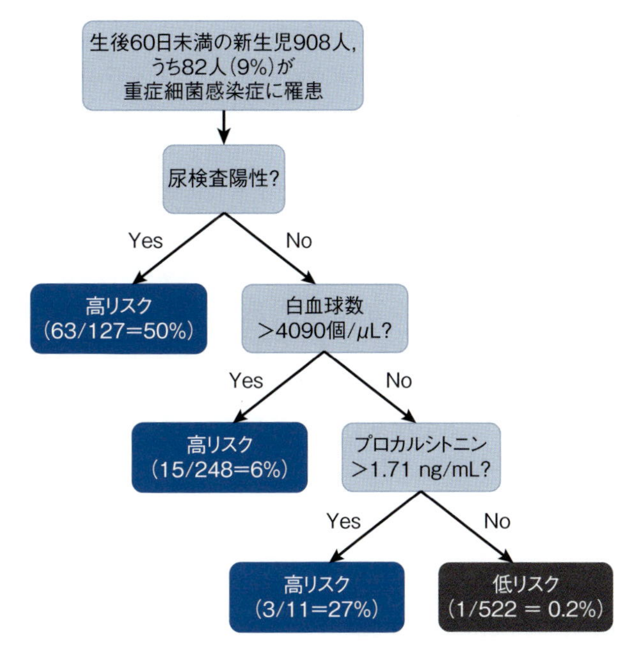

図 13.2　分類・回帰木の例
これは，発熱で受診した生後 60 日未満の新生児において，重症細菌感染症リスクが高い児と低い児を識別するための分類・回帰木の例です。薄いグレーのボックスは質問を示し，新生児を細菌感染リスクの高い児（濃いブルーのボックス）と低い児（濃いグレーのボックス）に分類しています（数字は，各枝における重症感染症の割合を示しています）。出典：Kuppermann N, Dayan PS, Levine DA, et al. A clinical prediction rule to identify febrile infants 60 days and younger at low risk for serious bacterial infections. *JAMA Pediatr.* 2019；173(4)：342-351.

ルールを作ることができます。分類・回帰木では，文字通り，木が枝分かれするように，一連の「Yes/No」の質問が配置され，それに対する回答によって，患者が分類されていき，最後まで行き着いたところで，アウトカムが発生する確率が与えられます。疑陽性よりも偽陰性に高い**ペナルティ**（**相対コスト** relative cost）を与えるようにプログラムを組み立てることによって，感度の高いルールを作ることができます。たとえば，PECARN（Pediatric Emergency Care Applied Research Network）の生後 60 日未満の新生児を対象とした研究[21]では，重篤な細菌感染（**図 13.2**）のリスクが非常に低い新生児を同定する予測ルールを作成するために，偽陽性に対する偽陰性のペナルティ比を 100：1 としています。

多変量モデルも分類・回帰木（CART）も，透明性という点で優れており，それを使用する医師は，どの因子がどの程度アウトカムの発生に寄与しているかを知ることができます。予測用の**機械学習**技術の中には，ランダムフォレストやニューラルネットワーク[22]など，透明性のないモデルがいくつか存在しますが，これらの“**ブラックボックス**”的手法も，透明性の高い手法と同じく，識別能とキャリブレーション能（較正能）に基づいて評価されます。しかし，その不透明さゆえに，データ生成プロセスに入り込んだ，たとえば，構造的な人種差別といったバイアスの検出が難しい可能性があるという問題があります[23]。したがって，これらの手法を用いる際には，それによって達成される予測性能の向上が，そのネガティブな面，つまり，**どのようなアルゴリズムで予測が行われ，どのようなバイアスを受けているかが分からないと**

いう側面を差し引いても，それを上回る利益があるかどうかを判断しなければなりません。

モデルの妥当性の検討

どのタイプのモデルを用いるにしても，前述したように，モデルには，サンプルのランダム変動による**過剰適合** overfitting という問題が生じる可能性があり，それを避けるためには，その開発に用いられた患者以外の患者集団で妥当性が証明されなければなりません[24]。

過剰適合の程度を推定する最も簡単な方法が，**分割法** split group validation で，これは，データセットをランダムに2つに分割し，一方(不等分の場合は通常大きい方)を**導出セット** derivation set(通常は50%〜67%)，他方を**検証セット** validation set とし，前者で導出したモデルの妥当性を後者のデータセットで検証します。上述の PECARN 研究では，臨床予測モデルは，導出セット，検証セットにそれぞれサンプルの半分を割り当てて作成されていますが，導出セットと検証セットにおける結果の違いは小さく，感度は，それぞれ98.8%と97.7%，特異度は63.1%と60.0%となっています。

分割法では，サンプルを分割するために，サンプルサイズが犠牲になるという欠点がありますが，**K 分割交差検証**(K-fold cross validation)という，サンプルのすべてのデータを導出と検証の両方に用いる効率の高い方法もあります。この方法では，まず，サンプルを K グループにランダムに分割して，K-1 個をプールしたものを**学習セット** training set，1 つを**テストセット** test set とします。次に，学習セットとあるモデル構築プロセス(例：ステップワイズロジスティック回帰分析)を用いて，変数の選択と最善のモデルの作成を行い，その予測能をテストセットで推定します。このプロセスを，グループを変えながら K 回繰り返します。たとえば，1000 人の患者を含むサンプルを，ランダムに各 200 人の 5 グループ(A〜E)に分割し，まず，A〜D の 4 グループを用いてモデルを構築し，E グループのデータを投入して，予測値を算出します。このプロセスをグループを変えながら 5 回繰り返します。最終的なモデルは全データを用いて作成されますが，ROC 曲線の曲線下面積(AUC)やその他の予測能の指標は，K 個のテストセットにおける観察値と予測値に基づいて算出されます。こうして得られたモデルの性能の推定値は，単に全サンプルから得られる楽観的な推定値よりも現実的なものとなります。

しかし，分割法や K 分割交差検証を用いても，モデルの性能の検証はそれが導出されたものと同じサンプルで行われているため，可能なのは，**内的妥当性** internal validation の検証だけです[25]。**外的妥当性** external validation を検証するためには，そのモデルが，異なる集団にどれほどよく適合するか(**前向き妥当性** prospective validation)を示す必要がありますが，出版されている多くの臨床予測モデルはこの点に問題があります[17]。

検査結果の臨床的判断における有用性に関する研究

検査の真度(正確性)accuracy が高くても，疾患が稀であれば，陽性結果に遭遇することはめったになく，したがって，検査を実施する意味もほとんどありません。また，ある疾患で陽性になることが多い検査でも，それが病歴や身体所見，あるいはその他の検査で得られる以上の情報を提供しなければ，**臨床的判断** clinical decision に影響を与えることはありません。本節では，診断検査の**実効性** yield とそれが臨床的判断に与える影響について論じます。

診断実効性研究

診断実効性研究 diagnostic yield study では，以下のようなクエスチョンが研究対象となります。

- *ある疾患の疑いで検査の指示が出されたときに，その検査結果が異常となる割合は？*
- *他の情報による，その検査結果の予測可能性はどれほどか？（注：他の情報で予測可能ならあえて検査をする必要はない）*
- *異常所見が出た場合に，それがその後の検査や治療の意思決定に影響を与えるか？*

診断実効性研究では，ある疾患の疑いで検査の**適応** indication とされた患者において，その検査結果が陽性となる割合が推定されます。もちろん，検査結果が陽性になる頻度が高いからといって，必ずしもその検査を実施すべきということにはなりませんが，逆に，検査結果がほとんど常に陰性であれば，その疾患の疑いの患者に対する適応を見直すに足る，十分な証拠になります。

たとえば，Siegel ら[26]は，下痢症で入院した患者における便の培養検査の実効性研究を行っています。すべての下痢症患者で培養検査が行われたわけではありませんが，ともかく，培養検査の適応となった患者では適応とならなかった患者よりも陽性結果が多く出るだろうという前提で実施されました。しかし，研究の結果，陽性結果が出たのは，1964 人中わずか 40 人（2%）にすぎず，入院後 3 日以上経った 997 例の患者からは 1 例も陽性結果は得られませんでした。細菌性下痢の可能性が低い患者で，便培養結果が陰性という結果が出ても，患者の臨床的管理に役立つとは考えられないため，この研究では，入院後 3 日以上経った患者においては，便培養検査が診断上有用である可能性は低いと結論されました。さらに最近，入院後 3 日以上経った患者では，便の病原体の同定率が低いことが，22 種類の消化器病原体の分子診断検査を用いた研究でも確認されています[27]。

臨床的判断の前後比較研究

前後比較デザイン before-after design（pre-post design）は，検査結果が臨床的判断に及ぼす効果を直接評価するための研究デザインです。一般に，このデザインでは，ある検査の実施前に医師が“行う予定だったこと”と，その検査実施後に医師が“実際に行ったこと”が比較されます。たとえば，Lam ら[28]は，皮膚・軟部組織感染症で小児救急外来を受診した 209 人の患者を対象に，ポイントオブケア超音波検査（point-of-care ultrasound：POCUS）（監訳者注：診断や治療の目的でベッドサイドで携帯型超音波機器を使用すること）が治療方針の決定に及ぼす影響を前向きに検討し，その結果，ほぼ 4 分の 1 の患者で，POCUS が初期治療計画の変更につながったことを明らかにしています。

もちろん，後述するように，**臨床的判断の変更**が必ずしも患者の利益につながるとは限らず，変更がむしろ有害な場合もあり得るため，この種の研究は，疾患の自然経過や治療の有効性が明確である場合，あるいはアウトカムデータが利用可能である場合に最も有効なものとなります。上述の POCUS の研究では，POCUS を受けた小児のアウトカムと，（それらの小児と類似の病変と併存疾患を持ちながらも）POCUS を受けなかった 90 人の小児のアウトカムが比較され，その結果，7 日以内の治療の失敗率などのアウトカムには差が見られなかったと報告されています[28]。

診断検査の実施可能性，コスト，有害効果に関する研究

診断検査の実用性 practicality に関する研究も，臨床研究の重要な領域の1つです。たとえば，便潜血検査キットを郵送した場合に，何%の人々から検査に耐える検体が返送されてくるか，低線量CT検査による肺がん検診で異常があった場合，どのような追加検査が行われ，それによる合併症がどれほどの頻度で生じるか，胎児超音波検査の偽陽性は，胎児の母親にどのような影響を与えるか，大腸内視鏡検査によってどれくらいの頻度で大腸穿孔が生じるか，といった問題が研究対象となります。

デザイン

診断検査の実施可能性 feasibility，コスト，（短期的）有害効果 adverse effect に関する研究は，一般には記述的研究であり，その目的は，その検査から，直接的もしくは間接的に生じる問題の頻度とその重篤性を推定することにあります。また，検査結果は，実施者，実施機関あるいはそれを受ける患者によって異なるため，こうした研究ではサンプリングが重要となります。

サンプリングにはいくつかの方法がありますが，最も簡単な方法は，検査を受けた人全員をサンプリングするもので，便潜血検査キットの検体返送率を郵送した人々全員を分母として調べることがそれにあたります。リサーチクエスチョンによっては，陽性あるいは偽陽性の患者だけがサンプリングされることがあります。たとえば，Viaux-Savelon ら[29]は，胎児の超音波検査で偽陽性となった19人の妊婦を調査して，そうした女性では，マッチングされたコントロール群の女性に比べて，健康な児の誕生から2か月経った後でも，臨床的ケアが必要な不安や抑うつを有する人々の割合が非常に高いことを明らかにしています。

偽陽性だけではなく，検査自体が，患者に有害効果をもたらすことがあります。たとえば，Thulin ら[30]は，スウェーデンで行われた59万3308件の大腸内視鏡検査を対象に，検査後に大腸穿孔が発生した割合を調べ，それが1万件当たり2～28で，地域間に14倍もの違いがあったことを明らかにしています。

有害効果は，遅延して生じることもあり（例：放射線検査によるがんの発症），その場合には，検査と有害アウトカムとの関連は明確にならない可能性があります。この問題については，次の「検査実施がアウトカムに及ぼす影響に関する研究」のセクションで論じます。

分　析

これらの研究結果は，一般に，平均，標準偏差，中央値，範囲，度数分布（頻度分布）といった単純な記述統計量として表現されます。有害効果の有無といった2区分的変数の場合には，割合とその95%信頼区間で表されます。たとえば，上述のスウェーデンの大腸内視鏡検査の研究では，大腸穿孔の発生は，最低で3/15,908（1万件当たり2；95%信頼区間：0.4～6），最高で37/13,732（1万件当たり27；95%信頼区間：19～38）であったと報告されています（注：信頼区間は著者の計算による）。

検査実施がアウトカムに及ぼす影響に関する研究

診断検査の価値を最も端的に示す方法は，その検査を受けた人のアウトカム(例：生存期間，QOL)が受けなかった人よりもよいことを示すことです。それには，ランダム化比較試験を行うのが理想的ですが，診断検査の研究では難しいことが多いため，一般には，観察研究のスタイルをとります。**意思決定分析** decision analysis(コストが問題となる場合は**費用対効果分析** cost-effectiveness analysis)を実施することが有用な場合もあり，それによって，他の研究からの情報を組み合わせて，アウトカムへの正味の影響の予測や，利益と有害性の比較考量が可能となります。いずれにしても，このセクションで述べる研究デザインと，観察研究や介入研究の章で解説した研究デザインとの重要な違いは，予測因子が，通常は，治療や属性，行動，社会経済的要因，あるいは「検査の結果(例：バイオマーカー)」であるのに対し，ここでは「**検査の実施**」である点にあります。

アウトカムの選択

検査実施それ自体が患者の健康に直接の利益をもたらすことはなく，得られた検査結果に基づいて健康向上につながる予防措置や治療が行われて初めて，検査実施の価値が評価されることになります[31]。したがって，**検査のアウトカム研究**で重要なポイントは，予測因子となっているのは，検査実施(例：便潜血反応検査)だけではなく，それに伴って生じる一切のプロセス(例：大腸内視鏡検査，手術)だということです。

こうした研究のアウトカムは，単に診断とか病気のステージではなく，罹病もしくは死亡といった事象であることが理想的です。たとえば，前立腺がんのスクリーニング検査で比較的多くの早期がん患者が発見されたからといって，その検査に価値があるとは必ずしも言えません。なぜなら，発見された初期がん患者の多くは，発見されなくとも何の問題もなかった可能性があるからです。この問題を，**過剰診断** overdiagnosis と言います[32, 33]。

検査や治療によって生じる可能性のある有害効果をアウトカムとする場合には，身体的効果だけではなく，心理的影響も含めるよう幅広く設定しなければなりません。たとえば，前立腺がんのスクリーニング検査に用いられる**前立腺特異抗原**(PSA)について言えば，治療に伴って生じる可能性のある医学的障害(例：インポテンツや失禁)やその心理的影響もアウトカムに含める必要があります。実際に利益のある人々以外にも多くの人々が検査を受ける場合には(それが普通ですが)，疾患を有しない人(＝検査の利益のない人)における軽微な有害効果にも注意が必要です。そうした例が比較的高頻度に見られるからです。また，陰性結果によって，病気でないことの確認や安心感がもたらされることはよいとしても[34]，**偽陽性** false positive によって，心理的影響が生じたり，保険等の加入資格を失ったり，また，予防的治療によるやっかいな(しかし致死的ではない)副作用を被ったりすることがあれば，検査の利益は帳消しどころか，全体としては，有害ですらあることになります[32]。

観察研究

観察研究は，臨床試験(介入研究)に比べ，結果が迅速に得られ，実施が容易で，かつ費用も少なくて済むという利点があります。しかし，重大な欠点もあります。それは，特に，検査を受ける人と受けない人では，罹病や予後に関わる特性が，もともと大きく異なっている可能性があるからです。たとえば，検査を受けに来る人は，そうでない人に比べて，罹病リスクが低い人である可能性があります。なぜなら，自発的に検査や治療を受けようとする人は，平均以上に健康な人である場合が多いからです。逆に，検査を受ける人がより高リスクである場合もあります。それは，疾患やその合併症の不安を持っている人はより検査を受ける傾向が強く，主治医も検査を勧める傾向が高いからです。これは検査の「**適応による交絡** confounding by indication」と呼ばれるものです(第 10 章)。

検査の観察研究には，また，陽性結果が出た後の治療やケアの変化についてのデータのとり方が標準化されていなかったり，記録が不十分であったりするという問題もあります。その場合は，検査が患者の健康状態の改善につながらなかったとしても，それは，検査自体の問題ではなく，検査結果が判明した後のフォローアップの不備，患者が予定された治療を受けなかったこと，治療が適切に実施されなかったこと，などが原因である可能性があります。

第 8 章と第 10 章で述べたように，観察研究を計画し評価する際には，**ターゲットトライアル** target trial(理想的な臨床試験)を模してデザインすることが望まれます。ターゲットトライアルでは，アウトカムは介入(ここでは検査)開始時点から測定され，疾患と診断された患者だけでなく，すべての患者がフォローアップされます。

臨床試験

診断検査の利益を検討する上で最も厳密な方法は，**ランダム化比較試験** randomized clinical trial を行うことです。ランダム化比較試験では，研究参加者は検査を受ける群と受けない群にランダムに割り付けられ，検査の結果によってその後の取り扱いが決定されます。2 つの群の間では，様々なアウトカムが比較されます。ランダム化比較試験では，交絡や選択バイアスを，完全に除去もしくは最小限にとどめることができ，また，検査や治療プロセスも標準化されるため，他の研究者が追試をすることができます。

しかし，残念なことに，診断検査のランダム化比較試験の実施は現実には難しく，既に臨床で用いられている検査の場合には，特に困難です。これに対し，**新しいスクリーニング検査**のように，多数の健康者に対して行われる検査の場合には，ランダム化比較試験は実施可能であることも多く，その実施は重要です。

ランダム化比較試験には，倫理的な問題が指摘されることがあります。それは，コントロール群に割り付けられた人々に，有益な可能性のある検査を受ける機会が与えられないことに対するものです。この問題を回避するための研究デザインとしては，患者を検査を受ける群と受けない群ではなく，「**検査に対する勧誘**」(例：複数回のはがきによる誘いや受けやすい期日の調整サービス)を行う群と行わない群にランダムに割り付けるという方法があります。このデザインでは，分析は，**割り付け重視の分析** intention-to-treat(ITT) analysis が原則であり(監訳者注：これを，スクリーニング検査の場合に特化して，intention-to-screening[ITS]と呼ぶことがあります[35])，受検率にかかわらず，勧誘群全体と非勧誘群全体を比較しなければなりません。しかし，この分析では，実際の検査の効果を過小評価してしまうことになります。なぜなら，勧誘群には検査を受けない人が存在し，逆に非勧誘群には検査を受ける人が存在しうるからです[7]。

分　析

検査実施がアウトカムに及ぼす影響を評価する方法は，用いられた研究デザインによって異なります。ケースコントロール研究であればオッズ比，コホート研究や臨床試験であれば累積発生率比(*リスク*比)，累積発生率差(*リスク*差)，ハザード比が用いられます(監訳者注：“リスク”が正確に累積発生率を意味する場合はイタリックで示しています)。コホート研究や臨床試験の結果を表現するための便法としては，最初に実施された検査数，その後フォローアップとして実施された検査数，治療を受けた患者数，治療で生じた副作用，コスト，死亡者数などを，検査を受けた群と受けていない群別に(コホート研究)，あるいは治療を受けた群と受けていない群別に(臨床試験)，たとえば1000人対などで表現するという方法があります。

決定分析

検査のアウトカムへの影響の推定には，**決定分析** decision analysis という方法もあります[36]。決定分析モデルでは，一般に，概ねエビデンスに基づく仮定の上に，様々な情報源からの情報を組み合わせて，検査に伴って生じる結果をシミュレーションします。**費用便益分析** cost-benefit analysis と**費用対効果分析** cost-effectiveness analysis と呼ばれる決定分析では，費用情報を組み入れ，価値の推定値(例：健康改善の1単位あたりに要する費用)を算出します。たとえば，冠動脈カルシウム測定の意義を検討した研究では，その検査から得られる可能性のある利益(スタチン処方の最適化)と，検査による直接の害やフォローアップ検査による間接的な害や費用が比較され，その結果，冠動脈カルシウム測定が費用効果的であるのは，スタチン治療が高価であるか，生活の質(QOL)を有意に低下させる場合に限られることが明らかにされています[37]。

診断検査研究のデザインや分析における留意点

他の臨床研究と同じように，診断検査研究でも，研究デザインの不備によって研究の妥当性に問題が生じることや，データ分析の誤りによって，研究結果の解釈に問題が生じることがあります。その中でも最も頻度が高くかつ深刻な誤りと，それらを避けるための方策について，以下概説します。

[7] この問題は，勧誘群と非勧誘群の検査受検率を計算し，2群間のアウトカムの差はすべて受検率の差によるものと仮定する2次分析で対応することができます。介入(この場合は，“勧誘”)の結果としての検査の実際の利益は，介入(勧誘)へのランダム割り付けをインスツルメント変数(操作変数)instrumental variable とする分析によって，代数的に推定することができます[35]。

サンプルサイズの不足

研究対象とするアウトカムが稀な場合には，研究には非常に多くのサンプルが必要になります。しかし，陽性率が仮に1%以下と小さくとも，検査が高価でなく，かつ治療可能な重篤疾患の発見が可能であれば，その実施には妥当性があります。たとえば，Sheline ら[38]は，性感染症検査を含む入院時のルーチン検査を後ろ向き retrospective に検討し，252 人の精神病患者の調査から，1 名(0.4%)の未診断の梅毒感染が発見されていたことを突き止めました。もし，この梅毒感染がその患者の精神疾患の真の原因であったとすれば，252 人の性感染症検査に費やされた合計 3186 ドルの費用が無駄であったとは言えないことになります。しかし，仮に精神疾患患者一般における真の梅毒陽性率がこの研究と同じく 0.4%であったとすれば，この程度のサンプルサイズでは，陽性者を全く発見できないということも十分起こり得たことになります。

不適切な除外

割合を計算する場合に，分子からある特性を持つ人々を除外する場合には，分母からも同じ特性を持つ人々を除外しなければなりません。たとえば，救急外来を新規に受診したけいれん患者におけるルーチン臨床検査に関する研究[39]では，改善可能な検査異常値(例：低血糖)が，136 例中 11 例(8%)で見い出され，それがけいれんの原因であることが示唆されました。しかし，その 11 例中 9 例においては，病歴や身体所見からそうした異常の存在の推測が可能であったため，研究者らは，病歴や身体所見から推測できない検査異常者は 136 例中 2 例(1.5%)あったと報告しました。しかし，検査異常が予期される患者を分子から除いたのであれば，同じような患者を分母からも除かなければなりません。したがって，正しい分母は，検査を受けた全員(＝136 人)ではなく，病歴や身体所見から検査異常が予期されるような患者を除いた患者でなくてはならなかったことになります。

解釈不能例や境界域の結果

検査をしても，何ら意味のある結果が得られない場合があります(**解釈不能例**)。たとえば，手技上の失敗，検体の変性，検査結果が陽性とも陰性とも言えない結果になった場合などがそれにあたります。そうした結果を無視することは一般には許されませんが，その扱い方は，リサーチクエスチョンや研究デザインによって異なります。検査に伴うコストや不都合 inconvenience について研究する場合には，そうした結果自体が重要なアウトカムになります。

画像検査や臨床検査の結果が“**境界域**”の結果であった場合は，それ自体を 1 つの検査結果の中間的カテゴリーとして分類する必要があります。それによって，検査結果は 2 区分変数(陽性，陰性)から順序変数(陽性，境界域，陰性)に変わり，陽性，陰性所見のみならず，境界域所見についても，ROC 曲線の作成や尤度比の計算が可能となります。

部分的確証バイアス：1 つのゴールドスタンダードが患者の一部に用いられる場合

診断検査の研究では，ある疾患を疑わせる所見があり，かつその確診のためのゴールドスタンダード検査を受けた人だけが研究対象とされることがよくありますが，このように，研究対象となる検査結果や臨床所見によってゴールドスタンダード検査を受ける人が決められる場合には問題が生じます。たとえば，足首をくじいて救急外来を訪れた小児において，「足首の腫れ」という臨床所見がどの程度骨折の診断に役立つかを評価する仮想の研究を考えてみましょう(**付録13B**)。その研究では，X線検査(ゴールドスタンダード)を受けた小児だけが研究対象とされたとします。この場合に，「足首の腫れ」のあった小児には全員X線検査が実施され，「足首の腫れ」のなかった小児では半数でしかX線検査が実施されなかったとしたら，**付録13B**に示したように，偽陰性数の減少(したがって感度sensitivityの増加)と真陰性数の減少(したがって特異度specificityの減少)が生じます。このバイアスを，**部分的確証バイアス** partial verification biasと呼びます(監訳者注：“確証”はゴールドスタンダード，“部分的”は，それが患者の一部だけに行われたことを意味します)。このバイアスを避けるためには，ゴールドスタンダード検査(上記の例では，X線検査)を実施する基準の中に，研究対象とする検査(**指標検査** index test)の結果(上記の例では，「足の腫れ」の有無)が決して含まれないようにしなければなりません。それが現実的に難しい場合には，“**検査結果に基づくサンプリング** test-result-based sampling”を用いて，指標検査が陽性の人々には全員，陰性であった人々には，そこからランダムに抽出したサンプルに対してゴールドスタンダード検査を実施し，**抽出率で補正**して感度，特異度を算出することによって，部分的確証バイアスを避けることができます[40]。

ダブルゴールドスタンダードバイアス(選別的確証バイアス)：1つの研究に，2つのゴールドスタンダードが用いられる場合

1つの研究で2種類のゴールドスタンダードが用いられることがあります。こうした場合には，**ダブルゴールドスタンダードバイアス** double gold standard bias(**選別的確証バイアス** differential verification bias)と呼ばれるバイアスが生じるので注意が必要です[2, 41]。2つのゴールドスタンダード間で結果が完全に一致するのであれば問題はありませんが，必ずしも一致しない場合には，問題が生じます。

小児における腸重積症の超音波検査に関する研究を例にとってみましょう(**付録13C**)[42]。この研究では，超音波検査で陽性とされた小児に対しては，ゴールドスタンダードとして“注腸造影”が実施され，超音波検査で陰性とされた小児(大多数がこのケース)に対しては，“注腸造影”あるいは“臨床的経過観察”と2種類のゴールドスタンダードが用いられました(**表13C.1**)。今仮に，この研究で，超音波検査陰性かつ腸重積症なしとされた104例のうち経過観察のみで判定された86例の中に，腸重積症の自然緩解例が9例含まれていたとしたらどうでしょう(**表13C.2**)？　つまり，これらの自然緩解例では，臨床的経過観察では腸重積症なしと判定されていますが，最初の受診時点で注腸造影を行っていれば腸重積症ありと判定されていたはずです。つまり，これらの自然緩解例では，注腸造影をしていれば，超音波検査は偽陰性であったことになります。このバイアスによって，検査の感度と特異度はいずれも増加します。前出のマンモグラフィの研究[8]でも，マンモグラフィ陽性の患者には“生検”，陰性の患者には，(生検を実施するわけにはいかないため)1年間の“経過観察”における乳がん発症の有無と2種類のゴールドスタンダードが用いられていますが，“生検”と“経過観察”の判定が必ずしも一致しなければバイアスが生じることになります。

ダブルゴールドスタンダードバイアス(選別的確証バイアス)は，当然のことながら，1つの

ゴールドスタンダードを全員(もしくは，陰性者ではそのランダムサンプル)に適用することによって，避けることができますが，いずれも難しい場合には，あらゆる手段を尽くして，2つのゴールドスタンダードを用いることによって，研究にどれほどのバイアスがもたらされる可能性があるかを検討しなければなりません。

まとめ

1. 医学的検査の有用性の評価に用いることのできる研究デザインには，リサーチクエスチョンに応じて，様々なタイプが存在します(表 13.1)。
2. **診断検査研究** diagnostic test study の研究参加者は，実際の臨床の場でその検査の対象となるすべての患者や非患者をよく反映する特性を持つ集団でなければなりません。
3. 研究対象となる検査の解釈やゴールドスタンダード検査の判定にあたる人々に対しては，可能な限り，患者についての臨床情報を**盲検化**しておく必要があります。
4. **測定者内再現性** intraobserber reliability/reproducibility や**測定者間再現性** interobserver reliability/producibility の検討は，検査評価の最初のステップとして行われるのが普通です。
5. 検査の**正確性**(**真度**)accuracy の検討には，その患者が本当に対象疾患あるいはアウトカムを有しているか否かを決定できる基準，すなわち，**ゴールドスタンダード**が必要となります。
6. **診断検査**の正確性(真度)の結果を要約する指標には，**感度** sensitivity，**特異度** specificity，**予測力** predictive value，**ROC 曲線**，**尤度比** likelihood ratio とその信頼区間などがあります。
7. 一方，**予後判定検査** prognostic test の結果を要約する指標には，**累積発生率比**(*リスク比*)，**累積発生率差**(*リスク差*)，**オッズ比**，**ハザード比**とその信頼区間，そして，**ROC 曲線**，**キャリブレーションプロット**などがあります。
8. 新しい**臨床予測モデル** clinical prediction model を開発するための研究では，**過剰適合** overfitting，**一般化可能性**の限界が問題となるため，新しいモデル(ルール)は，研究に用いたサンプルとは異なるサンプルで，妥当性が検証されなければなりません。
9. 診断検査の価値を最も厳密に評価するには，**ランダム化比較試験**が必要です。この試験では，研究参加者は，検査を受ける群と受けない群にランダムに割り付けられ，死亡率，罹病率，コスト，生活の質(QOL)などが比較されます。
10. 研究の倫理性や実施可能性に問題がある場合には，利益，有害性，コストに関する観察研究が役に立ちますが，その場合は，バイアスについて十分な注意が必要です。

文　献

1. Limmathurotsakul D, Turner EL, Wuthiekanun V, et al. Fool's gold: why imperfect reference tests are undermining the evaluation of novel diagnostics: a reevaluation of 5 diagnostic tests for leptospirosis. *Clin Infect Dis*. 2012;55(3):322-331.
2. Newman T, Kohn M. *Evidence-Based Diagnosis: An Introduction to Clinical Epidemiology*. 2nd ed. Cambridge University Press; 2020:89-91.
3. Bland JM, Altman DG. Statistical methods for assessing agreement between two methods of clinical measurement. *Lancet*. 1986;1(8476):307-310.
4. Newman T, Kohn M. *Evidence-Based Diagnosis: An Introduction to Clinical Epidemiology*. 2nd ed. Cambridge University Press; 2020:110-137.
5. Tokuda Y, Miyasato H, Stein GH, Kishaba T. The degree of chills for risk of bacteremia in acute febrile illness. *Am J Med*. 2005;118(12):1417.
6. Sawaya GF, Washington AE. Cervical cancer screening: which techniques should be used and why? *Clin Obstet Gynecol*. 1999;42(4):922-938.
7. Bjornevik K, Munger KL, Cortese M, et al. Serum neurofilament light chain levels in patients with presymptomatic multiple sclerosis. *JAMA Neurol*. 2020;77(1):58-64.
8. Smith-Bindman R, Chu P, Miglioretti DL, et al. Physician predictors of mammographic accuracy. *J Natl Cancer Inst*. 2005;97(5):358-367.
9. Rocker G, Cook D, Sjokvist P, et al. Clinician predictions of intensive care unit mortality. *Crit Care Med*. 2004;32(5):1149-1154.
10. Newman TB, Puopolo KM, Wi S, Draper D, Escobar GJ. Interpreting complete blood counts soon after birth in newborns at risk for sepsis. *Pediatrics*. 2010;126(5):903-909.
11. Newman T, Kohn M. *Evidence-Based Diagnosis: An Introduction to Clinical Epidemiology*. 2nd ed. Cambridge University Press; 2020:16-22.
12. Newman T, Kohn M. *Evidence-Based Diagnosis: An Introduction to Clinical Epidemiology*. 2nd ed. Cambridge University Press; 2020:144-167.
13. Moons KG, Altman DG, Reitsma JB, et al. Transparent reporting of a multivariable prediction model for Individual Prognosis or Diagnosis (TRIPOD): explanation and elaboration. *Ann Intern Med*. 2015;162(1):W1-W73.
14. Moons KGM, Wolff RF, Riley RD, et al. PROBAST: a tool to assess risk of bias and applicability of prediction model studies: explanation and elaboration. *Ann Intern Med*. 2019;170(1):W1-W33.
15. Food and Drug Administration. *Software as a Medical Device* (SaMD). https://www.fda.gov/medical-devices/digital-health-center-excellence/software-medical-device-samd
16. Goff DC Jr, Lloyd-Jones DM, Bennett G, et al. 2013 ACC/AHA guideline on the assessment of cardiovascular risk: a report of the American College of Cardiology/American Heart Association Task Force on Practice Guidelines. *Circulation*. 2014;129(25 Suppl 2):S49-S73.
17. Grady D, Berkowitz SA. Why is a good clinical prediction rule so hard to find? *Arch Intern Med*. 2011;171(19):1701-1702.
18. Puopolo KM, Draper D, Wi S, et al. Estimating the probability of neonatal early-onset infection on the basis of maternal risk factors. *Pediatrics*. 2011;128(5):e1155-e1163.
19. Escobar GJ, Puopolo KM, Wi S, et al. Stratification of risk of early-onset sepsis in newborns ≥34 weeks' gestation. *Pediatrics*. 2014;133(1):30-36.
20. Kuzniewicz MW, Walsh EM, Li S, Fischer A, Escobar GJ. Development and implementation of an early-onset sepsis calculator to guide antibiotic management in late preterm and term neonates. *Jt Comm J Qual Patient Saf*. 2016;42(5):232-239.
21. Kuppermann N, Dayan PS, Levine DA, et al. A clinical prediction rule to identify febrile infants 60 days and younger at low risk for serious bacterial infections. *JAMA Pediatr*. 2019;173(4):342-351.
22. Newman T, Kohn M. *Evidence-Based Diagnosis: An Introduction to Clinical Epidemiology*. 2nd ed. Cambridge University Press; 2020:175-200.
23. Robinson WR, Renson A, Naimi AI. Teaching yourself about structural racism will improve your machine learning. *Biostatistics*. 2020;21(2):339-344.
24. Steyerberg EW, Bleeker SE, Moll HA, Grobbee DE, Moons KG. Internal and external validation of predictive models: a simulation study of bias and precision in small samples. *J Clin Epidemiol*. 2003;56(5):441-447.
25. Steyerberg EW, Harrell FE Jr. Prediction models need appropriate internal, internal-external, and external validation. *J Clin Epidemiol*. 2016;69:245-247.
26. Siegel DL, Edelstein PH, Nachamkin I. Inappropriate testing for diarrheal diseases in the hospital. *JAMA*. 1990;263(7):979-982.
27. Hitchcock MM, Gomez CA, Banaei N. Low yield of FilmArray GI panel in hospitalized patients with diarrhea: an opportunity for diagnostic stewardship intervention. *J Clin Microbiol*. 2018;56(3).
28. Lam SHF, Sivitz A, Alade K, et al. Comparison of ultrasound guidance vs. clinical assessment alone for management of pediatric skin and soft tissue infections. *J Emerg Med*. 2018;55(5):693-701.

29. Viaux-Savelon S, Dommergues M, Rosenblum O, et al. Prenatal ultrasound screening: false positive soft markers may alter maternal representations and mother-infant interaction. *PLoS One*. 2012;7(1):e30935.
30. Thulin T, Hammar U, Ekbom A, Hultcrantz R, Forsberg AM. Perforations and bleeding in a population-based cohort of all registered colonoscopies in Sweden from 2001 to 2013. *United European Gastroenterol J*. 2019;7(1):130-137.
31. Zapka J, Taplin SH, Price RA, Cranos C, Yabroff R. Factors in quality care—the case of follow-up to abnormal cancer screening tests—problems in the steps and interfaces of care. *J Natl Cancer Inst Monogr*. 2010;2010(40):58-71.
32. Welch HG, Schwartz LM, Woloshin S. *Overdiagnosed: Making People Sick in Pursuit of Health*. Beacon Press; 2011.
33. Esserman LJ, Thompson IM, Reid B, et al. Addressing overdiagnosis and overtreatment in cancer: a prescription for change. *Lancet Oncol*. 2014;15(6):e234-e242.
34. Detsky AS. A piece of my mind. Underestimating the value of reassurance. *JAMA*. 2012;307(10):1035-1036.
35. Angrist JD, Hull P. Instrumental variables methods reconcile intention-to-screen effects across pragmatic cancer screening trials *Proc Natl Acad Sci U S A*. 2023 Dec 19;120(51):e2311556120. doi: 10.1073/pnas.2311556120
36. Pletcher MJ, Pignone M. Evaluating the clinical utility of a biomarker: a review of methods for estimating health impact. *Circulation*. 2011;123(10):1116-1124.
37. Pletcher MJ, Pignone M, Earnshaw S, et al. Using the coronary artery calcium score to guide statin therapy: a cost-effectiveness analysis. *Circ Cardiovasc Qual Outcomes*. 2014;7(2):276-284.
38. Sheline Y, Kehr C. Cost and utility of routine admission laboratory testing for psychiatric inpatients. *Gen Hosp Psychiatry*. 1990;12(5):329-334.
39. Turnbull TL, Vanden Hoek TL, Howes DS, Eisner RF. Utility of laboratory studies in the emergency department patient with a new-onset seizure. *Ann Emerg Med*. 1990;19(4):373-377.
40. Kohn MA. Studies of diagnostic test accuracy: Partial verification bias and test result-based sampling. *J Clin Epidemiol*. 2020; 45:179-182.
41. Kohn MA, Carpenter CR, Newman TB. Understanding the direction of bias in studies of diagnostic test accuracy. *Acad Emerg Med*. 2013;20:1194-1206.
42. Eshed I, Gorenstein A, Serour F, et al. Intussusception in children: can we rely on screening sonography performed by junior residents? *Pediatr Radiol* 2004;34(2):134–137.
(文献35，40，42は監訳者追加)

付録 13A　測定者間再現性の指標としてのカッパ係数の計算

今２人の医師(測定者)が心音検査で，S4 ギャロップ(奔馬調律)を聴取したとします(表 13A.1)。S4 ギャロップは，その「あり」「なし」で判定されたため，結果は下表のように，2×2 表にまとめることができます。測定者間での結果の一致を表す最も単純な指標は，全一致率(percent agreement あるいは concordance rate)で，これは両者間で判定が一致したケースの割合であり，表では，両者が共に S4 ギャロップ「あり」と判定した例が 10 例，共に「なし」と判定した例が 75 例であり，全例数が 100 例であるため，全一致率は，(10＋75)/100＝85%となります。

表 13A.1　S4 ギャロップ音の有無に関する測定者間の一致度

	測定者 1 によって S4 ギャロップ音が聴取された例	測定者 1 によって S4 ギャロップ音が聴取されなかった例	測定者２の合計
測定者2によってS4ギャロップ音が聴取された例	10	5	15
測定者2によってS4ギャロップ音が聴取されなかった例	10	75	85
測定者 1 の合計	20	80	100

しかし，所見の分布が均等ではなく，たとえば，異常所見が 50%から大きくかけ離れているような場合や，カテゴリーが 3 つ以上ある場合には，全一致率では不都合が生じるため，カッパ係数と呼ばれる測定者間再現性の指標が用いられることがあります。カッパ係数とは，表の縦合計欄と横合計欄の数字(マージン値 marginal value)から期待される一致からどれほど実際の一致がかけ離れているかを測定する指標です。カッパ係数は－1(完全不一致)から 1(完全一致)までの範囲の値をとります。カッパ係数がゼロということは，一致率が期待値と等しいことを意味します。カッパ係数は以下の式に基づいて計算します。

$$k=\frac{\text{全一致率}(\%)-\text{一致率の期待値}(\%)}{100\%-\text{一致率の期待値}(\%)}$$

ここで，「一致率の期待値」とは，縦合計欄もしくは横合計欄の数字の分布(%)にしたがって表内部の数字が分布する，と仮定した場合に得られる全一致率のことを言います。たとえば，表 13A.1 を見ると，縦の合計欄には，15，85，横の合計欄には 20，80 という数字が並んでいて，総合計が 100 となっています。15 人を 20：80 に分布させると，3 人：12 人になります。同じように 85 人を 20：80 に分布させると，17 人：68 人になります。これが，期待される分布であり，判定が一致する人数は，3＋68＝71 人と期待されます。つまり，期待分布によれば，100 人中 71 人，つまり 71%が一致する可能性があるわけです。したがって，カッパ係数は，(85%－71%)/(100%－71%)＝0.48 と計算され，85%よりは一致の度合いが低い印象が得られます。

判定のカテゴリー数が3つ以上の場合には，それが，**順序変数** ordinal variable か，**名義変数** nominal variable かを区別することが大切です。順序変数の場合には，上記のカッパ係数ではすべての情報を有効に活用することができません。なぜなら，上記の方法では，判定が比較的近い場合の一致の度合いを評価できないからです。たとえば，今，X線フィルムの判定が，正常，異常の疑い，異常と3段階に区分されるとします。この場合，1人が「正常」，他が「異常の疑い」と判定した場合の方が，1人が「正常」，他が「異常」と判定した場合よりも，一致の度合いは高いはずです。こうした“部分的な一致”を考慮するためには，**重み付けカッパ係数** weighed kappa を用いる必要があります。詳しく知りたい方は，Newman ら[1]あるいは Streiner ら[2]を参照してください(監訳者注：カッパ係数およびその拡張である重み付けカッパ係数については，木原雅子，加治正行，木原正博訳「医学的測定尺度の理論と応用—妥当性，信頼性からG理論，項目反応理論まで」，メディカル・サイエンス・インターナショナル，2016年[文献2の翻訳書]の p.168〜174 により詳しい解説があります)。

文　献

1. Newman T, Kohn M. *Evidence-Based Diagnosis: An Introduction to Clinical Epidemiology*. 2nd ed. Cambridge University Press; 2020:110-137.
2. Streiner D.L., Norman G.R, and Cairney J. *Health measurement scales-A practical guide for their development and use*. 5th edition. Oxford University Press, 2015(日本語訳：木原雅子，加治正行，木原正博訳．医学的測定尺度の理論と応用−妥当性，信頼性からG理論，項目反応理論まで．メディカル・サイエンス・インターナショナル，東京，2016年)

(文献2は監訳者追加)

付録 13B　部分的確証バイアスの仮想例

(監訳者追加：本書第 4 版の第 12 章付録 12B の再掲)

足首を負傷した小児において，「足首の腫れ」という臨床所見が骨折をどれほど予測できるかに関する 2 つの研究を想定してみましょう。最初の研究(**表 13B.1**)では，200 人の連続サンプルが用いられ，足首を負傷した小児全員が，「足首の腫れ」の有無にかかわらず，X 線検査(ゴールドスタンダード検査)を受けたとします。この研究では，表に示したように，「足首の腫れ」の感度と特異度は，それぞれ，80%，75%となります。

表 13B.1　X 線検査(ゴールドスタンダード検査)を全員に実施した場合

	X 線検査による判定	
	骨折あり	骨折なし
「足首の腫れ」あり	32	40
「足首の腫れ」なし	8	120
合計	40	160
感度＝32/40＝80%　特異度＝120/160＝75%		

もう 1 つの研究(**表 13B.2**)では，X 線検査を受ける子どもを限定し，「足首の腫れ」がなかった子どもの半数ではその X 線検査を実施したとします。そのため，「足首の腫れ」なしの子どもの数は，いずれも**表 13B.1** の半分になっています。この部分的確証バイアス partial verification bias によって，表に示したように，感度は 80%から 89%に増加し，特異度は 75%から 60%に減少してしまいます。

表 13B.2　部分的確証バイアスの例：X 線検査(ゴールドスタンダード検査)を「足の腫れ」なしの症例の半数のみに実施した場合

	X 線検査による判定	
	骨折あり	骨折なし
「足首の腫れ」あり	32	40
「足首の腫れ」なし	4	60
合計	36	100
感度＝32/36＝89%　特異度＝60/100＝60%		

付録 13C　ダブルゴールドスタンダードバイアス（選別的確証バイアス）の仮想例

（監訳者追加：本書第 4 版の第 12 章付録 12C の再掲）

表 13C.1 は，Eshed らの腸重積症の超音波検査についての研究結果を示したものです（本文文献 43）。

表 13C.1　腸重積症の超音波検査に関する研究結果

	腸重積症あり	腸重積症なし
超音波検査陽性	37	7
超音波検査陰性	3	104*
合計	40	111
感度＝37/40＝93%　特異度＝104/111＝94%		

*うち 18 例は注腸造影，86 例は経過観察による判定

超音波検査で異常所見が認められなかった症例のうち 104 例が，"腸重積症なし" のカテゴリーに分類されていますが，実際には，この中には，臨床経過の観察のみで，注腸造影を実施しなかった 86 例が含まれています。今仮に，この 86 例中 9 人が，"自然緩解した腸重積症" であったとしたらどうでしょう。この場合，もし 9 人全員が注腸造影を受けていれば，この 9 人にはその時点で腸重積症が発見されていたことになり，その場合，超音波検査の結果は，この 9 人では偽陰性であったことになります。したがって，**表 13C.2** に示すように，この 9 人は真陰性から偽陰性に分類し直さなければならなくなります。つまり，**表 13C.1** の感度と特異度は，ダブルゴールドスタンダードバイアス double gold standard bias（選別的確証バイアス differential verification bias）によって，いずれも増加していたことになります。

表 13C.2　経過観察で腸重積なしとされた，9 名の（仮想の）自然緩解例が超音波検査の感度と特異度に与える影響

	腸重積症あり	腸重積症なし
超音波検査陽性	37	7
超音波検査陰性	3＋9	104－9＝95
合計	49	102
感度＝37/49＝76%　特異度＝95/102＝93%		

第 13 章　演習問題

【問 1】今あなたが，腹痛を訴える女性における骨盤炎症症候群(PID)の診断検査として，赤血球沈降速度(ESR)の有用性を検討しているとします。

a．この研究を行うには，PID を有する女性と有しない女性を集める必要があります。そうした女性たちをサンプリングするのに最も適切な方法を述べてください。

b．PID の最終診断をゴールドスタンダードとし，かつ診断を下した人が ESR の検査結果を知っていたとすると，結果にはどのようなバイアスが混入する可能性があるかを述べてください。

c．ESR≥20 mm/時の感度は 90％で，特異度が 50％，一方 ESR≥50 mm/時の感度は 75％で特異度が 85％であったとします。あなたはどちらのカットオフ値を採用しますか？

【問 2】頭部外傷で救急外来を訪れる小児の頭部 CT スキャンの有用性についての研究を行う場合を考えてください。まず，放射線科の画像データベースを用いて，18 歳未満の患者で頭部外傷のために救急外来から頭部 CT 検査がオーダーされた症例のデータを検討し，次に，救急外来の記録から頭部 CT で異常所見が見出されたすべての症例(200 事例)を調べて，救急外来受診時点での身体症状(神経学的巣症状あるいは精神状態像)と頭部 CT 所見の関連を検討することとします。

a．200 事例の CT スキャンのうち，20 例に“少なくとも 1 つ”の異常所見が認められ，そのうち身体症状の異常が認められていたのは 10 例だったことが分かりました。そこで，あなたは，身体症状がなくて頭部 CT に異常所見が認められたのは 10 例だったので，想定外の異常所見は，5％(10 例/200 例)にすぎなかったと結論しました。この結論の問題点を述べてください。

b．この診断実効性研究 diagnostic yield study で，CT スキャンで“少なくとも 1 つ”の異常所見をアウトカムに用いることの問題点を述べてください。

c．単に実効性 yield だけではなく，CT スキャンの臨床判断に及ぼす効果について研究することの利点について述べてください。

【問 3】今あなたが，頭蓋内損傷を予測するための神経学的巣症状の感度と特異度を検討しようとしているとします(注：頭蓋内損傷の症例は少ないため，サンプルサイズを増やすためには，複数の救急外来との共同研究が必要です)。この研究の 1 つの問題点は，神経学的巣症状を示した子どもは，それを示さなかった子どもよりも CT 検査を受けた割合がはるかに高いということです。このことが，以下の場合に，どのように，そしてなぜ感度や特異度に影響を与えるかを説明してください。

a．CT 検査を受けた子どもだけを研究に含める。

b．頭部外傷があったが CT 検査を受けなかった子どもを研究に含め，脳外科的治療を受けずに回復した症例は頭蓋内損傷がなかったと仮定する。

第14章 医学的研究における質的アプローチ

Daniel Dohan

質的研究 qualitative study は，量的な測定が，困難，もしくは不可能な医学的研究の領域において有益な情報をもたらし，現実世界の複雑なあり方を，その豊かな**社会的文脈** social context の中で包括的に描くことができます。質的研究は，社会的にセンシティブでスティグマ化されたトピックや，それまで研究から疎外されてきた**脆弱性** vulnerability の高い人々の研究，また，研究から得られた“エビデンス”の，複雑な日常的現実の中への実装を目的とする研究などで用いられてきました[1〜3]。

質的研究は，社会科学分野では長い伝統のある研究方法ですが，**インタビュー** interview や**観察** observation といった一見ありふれた方法が用いられ，量的研究のような標準化された測定法が用いられないため，医学的研究におけるその意義については，依然として多少の議論がありますが[4, 5]，近年の，**ミクストメソッズ** mixed methods（質的方法を量的方法と組み合わせる方法）[6]の広がりとともに，新たな注目を集めつつあります。本章では，質的研究がどのように有用であるかを示す事例の紹介から始めて，その哲学的前提，研究方法，倫理的問題，応用の範囲，結果の発表のあり方などについて概説します。

質的研究とは何か：3 つの事例

質的研究の方法の解説に入る前に，質的研究の具体的イメージをつかんでいただくために，以下に，筆者も直接関わった，3 つの研究の事例（個人/個人間レベル，グループ/組織レベル，コミュニティレベル）を見て行くことにしましょう（**事例 14.1〜14.3**）。

事例 14.1　臨床試験についてのがん患者の知識の不確実性（個人レベルの研究）

エスノグラフィー ethnography は，個人間，グループ，組織，コミュニティにおける社会的相互作用や行動の状況を観察するための質的な社会科学的研究手法の 1 つです。エスノグラフィーでは，ある文化の，詳細でホリスティックな分析を行うために，質的データの収集が行われます[7]。ここで紹介するエスノグラフィー研究[8, 9]では，まず，がん患者の受診時に，(医師と患者の)やり取りの様子の“観察 observation”と，患者を臨床試験にリクルートした医師への“個別インタビュー in-depth interview”が行われ，その結果，患者のリクルートのための非公式なプロセスが，医師が患者に同意書への署名を求める前から始まっていること，つまり，医師は，患者と研究参加について話し合うずっと以前から，誰が“good study patient(よい研究患者)”になり得るかを考えていたことが明らかとなりました。この事実から，①このような非公式のプロセスが始まっていたことを患者が認識していたのかどうか，②参加を公式に求められる前に，患者たちは臨床試験について一体何を理解していたのか，といったいくつかの疑問が生じてきました。

これらの疑問への理解を深めるために，臨床試験に参加経験のある，進行がん患者 78 人を対象に個別インタビューが実施されました。インタビューはインタビューガイドを用いて行われましたが，回答にバイアスが生じないよう，患者が触れない限り，インタビュアーの方からは，臨床試験参加に関する話題を切り出さないなど，それぞれの患者の語りに沿った配慮が行われました。しかし，大半の患者は初回面接から臨床試験のことを話題とし，そして，多くの患者は，疾患の初期ステージのときに参加した臨床試験の経験について語り，その中には，その経験への思い入れが強く，将来の試験への参加を望んでいる人々もいましたが，一方で，複雑な感情を持ち，自分は研究参加の適格性を欠くかもしれないという不安を口にする患者もいました。研究チームはまた，患者が臨床試験について語ることと，その内容の正確さとの間には，しばしばギャップがあること，つまり，患者が，がんやがん治療の専門用語をよく知っているように見えても，必ずしもそれは，臨床試験の本質を理解していることを意味しないことを明らかにしました。

これらの知見から，患者が話すことと患者の理解とは必ずしも一致しないことが示されました。これは，臨床試験に適格な“good study patient(良い研究患者)”であるように見せるために，知識があるかのように振舞う患者がいる可能性があること，したがって，それを額面通りに受け取ってしまうと，患者や臨床試験自体に不利益をもたらす可能性があることを示唆しています。

事例 14.2　“患者中心のメディカルホーム”プログラムが中止されるに至った理由(グループ/組織レベルの研究)

キーインフォマントインタビュー key informant interview は，組織やコミュニティで鍵となる人々(キーインフォマント)の見解や考え方を学ぶための質的研究の手法の 1 つです。このインタビューは，通常，半構造化インタビューガイド semi-structured interview guide を用いて，自由回答式 open-ended で実施されます。つまり，インタビュアーは，インタビューガイドという形で，あらかじめいくつかの大まかな質問を用意し，それらを，会話の流れに沿って適切なタイミングで尋ねていきます。そして，すべての質的研究がそうであるように，興味深く思いがけない問題が出てきた場合には，それを探るために新たな質問を自由に追加することができます。このアプローチは，キーインフォマントが，あるトピックについてどのように考えているか，どのように意思決定を行うかなどを知る上で，非常に有用です。

Dohan ら[10]は，この手法を用いて，“患者中心のメディカルホーム(Patient Centered Medical Home)”(監訳者注：治療アウトカムの最大化を目的として，患者に包括的で継続的な医療を提供するためのチームベースの医療提供モデル)という新たなプログラムを，ある大規模な医療グループがなぜ放棄するに至ったか，その経緯と理由を検討しました。この研究は，当初は，プログラムの実施状況に焦点を当てたものでしたが，研究を進める過程で，なぜこの医療グループではこのプログラムが根付かなかったのか，その経緯と理由を明らかにする方向へと焦点がシフトして行きました。Dohan らは，クリニックの長（以下，所長），マネージャー，臨床医，医療スタッフを含む，38 人のキーインフォマントにインタビューを実施しました。

その結果，その医療グループでは，"患者中心のケア" とメディカルホーム指定の問題が乖離していたことが明らかになりました。クリニックの内部では，"患者中心のケア" と，メディカルホームの認証の手続きは，それぞれ担当が分かれており，所長や臨床医や医療スタッフたちは，"患者中心のケア" は自分たちの組織の優先的理念であると認識し，仮に，メディカルホームに指定されなくても，クリニックでの "患者中心のケア" の実施には何の支障もないと考えていたのに対し，メディカルホーム認証の業務に携わっていたマネージャーたちは，自分たちの業務とこの理念を結びつけて考えてはいなかったことが判明しました。彼らは，自分たちのクリニックがメディカルホーム指定の申請を行ったのは，親組織である医療グループがそのためのインセンティブを提供したからだと考えており，認証の更新時には既にそのインセンティブは打ち切られていたため，彼らは他の仕事を優先し，そのうちに認定は失効してしまったのでした。つまり，クリニック内では，"患者中心のケア" の理念が揺らぐことはなかったものの，メディカルホームへの指定自体が，クリニックにとって必要なものと認識されることはなかったということだったのです。

事例 14.3　カリフォルニア大学のバイオバンクプロジェクトに対する様々なコミュニティの人々の見方（コミュニティレベルの研究）

質的研究では，あるトピックについてのコミュニティの受け止め方を探求するために，フォーカスグループインタビュー focus group interview（FGI）を用いることがあります。FGI では，4～10 人の人々を集めて，ファシリテーターが研究参加者にいくつかの質問を行います。ファシリテーターは 2 人の場合もあり，その場合には，1 人が会話を進行させ，もう 1 人はノートテイカー note-taker として，研究参加者間の相互作用における非言語的側面（表情や仕草）に注意しつつ，気づいたことをメモします。

カリフォルニア大学（UC）は，研究用のバイオバンクを，多様な人々を含むものへと拡大する戦略を立てるために，州の北部と南部で，コミュニティの人々を集めた FGI を実施し，バイオバンクに対する彼らの見方や意見を探ることにしました [11]。

この研究（名称：Engage UC）の目的は，様々なコミュニティのニーズをバイオバンクプロジェクトに反映させることであり，英語とスペイン語で行われた FGI には，カリフォルニア州の多様性を反映させるために，人種や民族としての歴史や伝統が異なる数十のコミュニティから 51 人の一般住民が選ばれました。FGI では，まず，バイオバンクの専門家が，研究参加者にバイオバンク運用の技術的側面を説明し，その後，経験豊かなファシリテーターが議論を進行させました。

FGI の最終日，研究参加者には，カリフォルニア大学のバイオバンクプロジェクトに対するアドバイスが依頼され，寄せられた 47 件のアドバイスのうち，23 件には，研究参加者のコンセンサスが得られ，残り 24 件は承認はされたものの，コンセンサスは得られませんでした。

研究チームとバイオバンクのリーダーたちにとって，FGI は，カリフォルニアの人々が，大学と州によるバイオバンクプロジェクトをどのように見ているかを知る機会となりました。参加した多様な人々からは，プロジェクトについて，①バイオバンクに関するより広範な啓発活動の必要性，②情報とデータのオープンな共有，③研究活動の監視と説明責任の強化，④バイオバンクに検体を提供した人々との，法的側面を超えたより人間的な関わりの必要性といった，コンセンサスを伴う多くのアドバイスや希望が表明されました。

これらの事例から，医学的研究における質的アプローチの核心となる 2 つの特徴を見て取ることができます。その第 1 は，いずれの事例においても，研究参加者はランダムではなく，"**合目的的** purposeful" に選ばれていること(臨床試験参加経験者，キーインフォマント，多様なコミュニティの人々)，第 2 は，データ収集には，**インタビュー**(個別インタビュー，フォーカスグループインタビュー)という，研究者と研究参加者が相互に関わる，密接で "柔軟な" プロセスが用いられていることです。たとえば，**事例 14.1** では，それぞれの患者の語りに沿った流れで質問が行われ，**事例 14.2** では，当初は，メディカルホームプログラムの実施状況に焦点が当てられていたものが，生成するデータの洞察を深める過程で，メディカルホーム指定の放棄に至った経緯と理由へと，研究の焦点が変更されています。そして，**事例 14.3** では，カリフォルニア州の多様なコミュニティの人々へのフォーカスグループインタビューを通して，それらの人々のバイオバンクに対する見方を探求しています。

また，これらの事例から，質的研究からは，量的方法では測り得ない，個人の経験や個人間の相互作用，グループ/組織のダイナミクス，コミュニティの文化や価値観などについての深い洞察が得られることが分かります。**事例 14.1** では，臨床試験に関して，末期がん患者と医師の間の相互作用，医師側のプロセス，患者の理解・思いなどが明らかになり，**事例 14.2** では，メディカルホームというプログラムが，ある医療グループで頓挫してしまった理由として，内部での価値観の乖離を含む組織文化の役割が示され，**事例 14.3** では，バイオバンクという重要な医学的プログラムについての，人種/民族や歴史・伝統が様々に異なる多様なコミュニティ間での認識の類似点や相違点が明らかになりました。いずれも，医学にとって重要な情報であり，かつ量的方法では測定することができない情報です。

このように，質的研究は，健康科学分野において，個人/個人間レベルでは，患者，介護者，医療従事者が，どのように病気やケアを経験し相互作用するかについての理解とケアの改善，グループ/組織レベルでは，医療機関内部における複雑なダイナミクスや組織文化の理解と医療サービスの改善に役立つ重要な情報をもたらし，また，コミュニティレベルでは，重要な医学的プログラムについてのコミュニティの考え方(例：**事例 14.3**)や，社会・文化・経済的要因がコミュニティの人々の健康にどのような影響をもたらし，したがって健康向上のためにどのような介入が必要かについての，コミュニティの視点からの重要な情報をもたらす可能性があります(第 15 章の「コミュニティ関与型研究」参照)。

また，量的研究との関係では，質的研究から得られるデータは，量的研究で用いる質問票や仮説や介入の開発，あるいは量的データの理解に有用であり，近年では，**ミクストメソッズ** mixed methods(質的アプローチと量的アプローチを組み合わせる研究方法)を用いた研究の広がりにより，その役割が高まりつつあります[6]。

質的研究の方法(論)

しかし，質的研究に対しては，懐疑的な見方があるのも事実です。つまり，①研究者が研究のプロセスにそのように密接に関わる場合，研究にバイアスが持ち込まれることはないか？，②インタビューにおける研究参加者の回答は客観的であり得るか？，③**ナラティブ(語り)**narrative の分析や解釈にバイアスが持ち込まれることはないか？，といった疑問で，いずれもバイアスと研究の客観性に関するものです[12]。

哲学的前提

量的研究と同じように，質的研究でも，研究の"**厳密性** rigor"を確保するために，様々な方法上の努力がなされていますが[6]，それを理解するためには，まず，量的研究と質的研究が基礎とする**哲学的前提**(**パラダイム** paradigm)の違いを理解する必要があります。

量的研究は，**実証主義** positivism をその主な前提とします。実証主義では，普遍的法則 universal law や客観的実在が存在するという立場を取り，科学的で客観的 objective な測定を通して，それに到達できると考えます。そのため，実証主義に基づく研究では，測定の客観性，再現性，正確性，標準化が重んじられます。方法論としては，仮説を立て，それを統計学的に検証するという手続きを取ります(**演繹** deduction)。この立場では，主観性が極力排除されるため，主観的現象を扱うことの多い質的研究において，純粋な実証主義の立場に立つ研究者はほとんど存在しません。

多くの質的研究が前提とするのは，**構築主義**(構成主義)constructivism です[13]。構築主義では，ものごとは，「社会的に構築」される，つまり，社会階級，ジェンダー，人種，民族，文化，年齢などの社会文化的要因によって形作られる，したがって，「"**様々な真実**"が存在する」と考えます。したがって，構築主義に基づく研究では，「人々が，自らの"世界"における経験をどう解釈し意味づけているか，そして，それに，人々が置かれた社会文化的"文脈"がどのように影響しているか」を探求しようとし，データからテーマや理論を生成しようとします(**帰納** induction)。構築主義に連なる方法論的枠組みは多様で，現象学 phenomenology，シンボリック相互作用論 symbolic interactionism，解釈学 hermeneutics，フェミニスト方法論など様々なものがあります[14]。

質的研究と量的研究の比較

表 14.1 は，質的研究の方法を量的研究と比較したものです(一部監訳者追補)。以下，それぞれを本文で説明していきます。

質的研究の 3 つのスコープとリサーチクエスチョン

質的研究は，そのスコープによって，「完全探索的」，「焦点探索的」，「比較探索的」の 3 つに区別することができ*，それによってリサーチクエスチョンも変わってきます。表 14.2 は，臨床研究/疫学研究，インプリメンテーション(実装)科学，コミュニティ関与型研究という研究の

表 14.1　質的研究の方法(量的研究との比較)

	質的研究	量的研究
主な哲学的前提	構築主義	実証主義
研究のスコープ	完全探索的 焦点探索的 比較探索的	記述的 分析的 実験的
リサーチクエスチョン	リサーチクエスチョンは，研究の途中に変更されたり，発見されたりすることがある。	リサーチクエスチョンとそれを踏まえた仮説が事前に設定される。
主な研究デザイン†	個別インタビュー フォーカスグループインタビュー 非干渉的方法 エスノグラフィー 参加型アクションリサーチ 質的ケーススタディ グラウンデッド・セオリー	横断的研究 コホート研究 ケースコントロール研究 ランダム化比較試験
サンプリング(研究参加者の選定)	主に合目的的サンプリング(必要な情報を持つと考えられる人々，グループ/組織，コミュニティ，などを意図的に選択)	・目的母集団の代表性の高いサンプルを用いる(理想的には確率サンプル) ・選択基準(包含基準，除外基準)に従って，適格な研究参加者を選択
サンプルサイズ	事前に推定は困難。データ(あるいはテーマ，理論)が“飽和”した時点でサンプリングは終了する。	推定効果量とその分散，α 値，β 値を用いて事前に推定する。
データ収集法	研究の過程で変化する柔軟で相互作用を伴うプロセス ・観察(参加型，非参加型，フィールドノート) ・インタビュー(インタビューガイド，録音，逐語録作成，メモ)	バイアスを回避するために，事前にデータ収集の手順やツール(測定機器，質問票)が標準化される。 ・構造化質問票(例：尺度) ・検査(例：画像，生化学検査，遺伝子)
データ分析	データ収集と分析の交互反復的なプロセス。系統的コーディングから，テーマ，理論を生成する。	統計学的推論により，事前に設定した仮説を検証する。
データ管理	標準的な文書形式の電子ファイル 標準的なデータベースソフト(質的分析ソフトを用いる場合)	標準的なデータベースソフト

†質的研究のデザインは，文献14より監訳者追加

＊監訳者注：原著では，Rendle ら[15]に基づいて，この3つのスコープを，探索的 exploratory，記述的 descriptive，比較的 comparative と表現し，“デザイン”としていますが，質的研究一般の用語や定義との混乱を避けるため，本訳書では，“スコープ”とし，各スコープにはその内容をそのまま表す用語(完全探索的，焦点探索的，比較探索的)を当てています。なお，こうした区分は，研究の分類に1つの有益な視点をもたらすと思われますが，従来の質的研究の教科書ではまだ明示的には用いられていないので注意してください。

表 14.2　研究のスコープとリサーチクエスチョンの例

研究のスコープ	目的	研究のタイプ		
		臨床/疫学研究	インプリメンテーション(実装)科学	コミュニティ関与型研究
完全探索的	事前情報がほとんど存在しない新たなトピックの概観を掴む。	健康状態や医療ケアの経験を，患者がどのように意味付けするか？(**事例 14.1**)	介入の実践において，クリニックはどのように関わっているか？	あるコミュニティには，どのような健康問題があり，健康のどのような側面が最も重視されているか，それはなぜか？
焦点探索的	焦点がある程度絞られたトピックを掘り下げる。	どうすれば，質問票を，対象集団の社会文化，状況などに適したものにすることができるか？	ある医療グループが，積極的に受け入れていたプログラムを結局中止するに至った理由は何か？(**事例 14.2**)	ある健康上の問題(例：精神疾患)を，あるコミュニティではどのように理解し，対処しているか？
比較探索的	個人間，組織間，コミュニティ間で，類似点や相違点を明らかにする。焦点が絞られる場合と，そうでない場合がある。	患者文化と組織文化は，どのように相互作用して，老人介護施設入居者の意思決定に影響を与えているか？(＝患者文化と組織文化の比較)	クリニック間の組織文化の違いが，あるプログラムの円滑な導入の成否にどのように影響するか？(＝クリニック間の比較)	医学的プロジェクトに対する理解やニーズについて，様々なコミュニティ間で，どのような類似点や相違点があるか？(**事例 14.3**)(＝コミュニティ間の比較)

タイプ別に，スコープとリサーチクエスチョンの関係を示したものです。

- **完全探索的**：これは，先行研究(したがって事前情報が)がほとんど存在しないトピックについて，その“概観 landscape”を捉えることを目的とするもので，情報の乏しい対象(個人，グループ/組織，コミュニティ)や，何らかの理解できない事実や出来事(例：介入の予期しない失敗)についての研究などがこのタイプとなります。このスコープでは，どのタイプの研究でも，リサーチクエスチョンは大まかなものとなり，したがって，インタビュー(個別もしくはフォーカスグループ)や観察は，特定の概念に焦点化することなく，全体を包括的に捉えるような形で実施されます。
- **焦点探索的**：これは，既にある程度の情報があるトピックに焦点を絞って掘り下げることを目的とするタイプの研究で，リサーチクエスチョンとしては，たとえば，臨床/疫学研究であれば，ある対象(個人，個人間，グループ/組織，コミュニティ)における特定の現象の掘り下げ，他で認められた知見の新たな対象における検討，新たな対象の社会・文化に適合した質問票の開発，インプリメンテーション科学であれば，あるクリニックの疾病管理における患者-医療者間相互作用の役割や，医療組織における新たなプログラム導入に関わる組織力学の検討，コミュニティ関与型研究であれば，ある健康問題についての，あるコミュニティにおける意味付けや対処戦略の探求，などが行われます。

- **比較探索的**：これは，個人間，グループ間(例：臨床試験の介入群とコントロール群)，組織間(例：クリニック間)，コミュニティ間での異同の探求を目的とするもので，量的研究のように，研究を開始する前に，“どのような対象を，どのように比較するか”が事前に決定されますが，あるトピック(例：行動パターン，健康信念，アウトカム)に焦点が絞られることもあればそうでないこともあります。しかし，量的研究に類似するのはそこまでで，質的研究であるため，あくまで探索的であり，統計学的検定による仮説検証は行われません。

なお，この 3 つのスコープは最初からそのように設定されることもありますが，完全探索的研究が，研究の経過で，焦点探索的研究や比較探索的研究に，あるいは，焦点探索的研究が比較探索的研究に展開していくこともあります。分析のアプローチは，完全探索的スコープでは，完全に**帰納的** inductive ですが，後の 2 つのスコープでは，研究の概念的枠組みが設定されるため，その分，多少**演繹的** deductive な要素が加わることになります。

研究デザインとデータ収集法

研究デザインとは，ある目的のためのデータ収集・分析の方向とプロセスを定義する研究の枠組みのことであり，量的研究では，“**関連** association”や因果関係の探求を目的とした多くのデザインが開発されています(第 8 章，第 9 章，第 11 章，第 12 章)。質的研究では，個人の考え方や経験の意味，個人間の関係を探求する場合は，**個別インタビュー** in-depth interview が，グループとしての意見の一致点や相違点を探求する場合は，**フォーカスグループインタビュー** focus group interview がデザインとして用いられ，その名称から自明なように，インタビューによるデータ収集が行われます。一方，個人間の相互作用，組織やコミュニティの文化やその内部でのダイナミクスを探求する場合には，**エスノグラフィー** ethnography がデザインとして用いられ，その枠組みの中で，**観察** observation(**参加型**あるいは**非参加型**)やインタビューがデータ収集法として用いられます。特殊な個人，グループ/組織，コミュニティを対象とする場合の研究デザインを，特に**質的ケーススタディ** qualitative case study と呼び，様々なデータ収集法が併用されます。これ以外にも，文書や保存された視聴覚データ，人々の行動やその物理的痕跡などを研究対象とする**非干渉的方法** unobtrusive method，帰納的に理論を構築するための**グラウンデッド・セオリー** grounded theory，人々を研究のプロセスに含めることによって，社会変革を目指す**参加型アクションリサーチ** participatory action research などがあります(監訳者注：質的研究のデザインは，哲学的前提，政治的視点，データ収集法，データ分析法，あるいはそれらの組み合わせによる多様な分類が可能であり，したがって，教科書によって多少異なります)。以下，最も基本となるデザイン/データ収集法である個別インタビューとフォーカスグループインタビューについて解説します。

個別インタビュー

個別インタビュー(in-depth interview あるいは individual interview)は，研究者と研究参加者の対面での対話を通して，データを収集する方法であり，その目的は，研究対象とするトピックについて，“**研究参加者自身の視点**”からの豊富な情報を引き出すこと，つまり，研究参加者自身の言葉で，彼らのものの見方，考え方，経験と，それらの意味を引き出すことにあります。したがって，そのプロセスは，研究者からの一方的な“機械的問いかけ”ではあり得ず，相手の会話の流れに沿った適切な問いかけと真摯な傾聴が必要となります。そして，そのためには，研究者と研究参加者の間に信頼と共感の関係（**ラポール** rapport）を築く必要があります。個別インタビューには，①**非構造化インタビュー** unstructured interview（**インフォーマルインタビュー** informal interview：構造が全くあるいはほとんどない，くだけた会話式の自由回答式インタビュー），②**半構造化インタビュー** semi-structured interview（大まかな質問からなるインタビューガイドを用いて行われる自由回答式インタビュー），③**構造化自由回答式インタビュー** standardized open-ended interview（全員にあらかじめ定めた同じ質問を行うインタビュー）があり，目的によって使い分けられますが，研究者が研究にとって重要な質問を押さえつつ，会話の流れに沿って自由に質問を加減でき，参加者も自由に発言ができることから，質的研究では，半構造化インタビューが最もよく使われています。インタビューは，後述するインタビューガイドを用いて行われ，通常，研究参加者の許可を取った上で録音し，また，インタビュー中には，後で追加質問するポイントや気づきなどを，簡単にメモするようにします。インタビューの場所は，研究参加者がリラックスでき，かつ守秘が保たれる空間で行い，インタビューは，研究参加者の疲れや集中力に配慮し，通常 1～1.5 時間の範囲で実施されます。

フォーカスグループインタビュー

フォーカスグループインタビュー focus group interview とは，研究者が**ファシリテーター** facilitator（モデレーター moderator）となって行う小グループでの議論のことで，個別インタビュー同様，研究参加者側の視点からのものの見方を探る手法ですが，個別インタビューとは異なり，それぞれの研究参加者を深く掘り下げるのではなく，**研究参加者間におけるものの見方や考え方の共通性や違い**を把握することを目的とします。フォーカスグループでは，参加者間での自発的な議論の高まり（＝**グループダイナミクス** group dynamics，**グループ相互作用** group interaction）を促すことが特に重視されます。フォーカスグループの成否は，グループダイナミクスが起こせるかどうかにかかっているため，ファシリテーターには，そのためのスキルが求められ，それには，かなりの熟練を必要とします。グループダイナミクスを起こすためには，ファシリテーターが仕切りすぎないようにし，適切な補足質問を用いることで，参加者間の自由な討論や相互作用を促すようにします。発言が，一部の研究参加者に偏る場合には，上手に他の参加者の発言を促して，参加者全員が発言できるように支援しなくてはなりません。

フォーカスグループインタビューでも，一般的には，半構造化インタビューガイドが用いられ，1～2 時間程度，同じような社会的・文化的背景，あるいは経験や関心を持つ人々（約 6～8 人）を集めて行われます（監訳者注：適切な人数は，研究参加者のタイプ，ファシリテーション技術，文化，年齢，性別，トピックなどによって異なります）。

事例 14.3 のバイオバンクの研究では，フォーカスグループインタビューが用いられていますが，この研究の目的は，バイオバンクについての個々人の経験や意味を探求することではなく，バイオバンクについての，コミュニティとしての見方・考え方を探ることにあったため，フォーカスグループインタビューが適切な研究法であったと考えられます。

個別インタビューとフォーカスグループインタビューのどちらを用いるか

データ収集法に関して，よくある質問の 1 つに，個別インタビューを使う場合と，フォーカスグループインタビューを使う場合をどう判断するかという質問があります。フォーカスグループは，効率の面から魅力的に見えます。なぜなら，6〜8 人の人々を一度に集めてインタビューができるからです。しかし，フォーカスグループは“個別インタビューの足し算”ではなく，個別インタビューとフォーカスグループでは，データ収集プロセスと集まるデータの種類がそれぞれ異なるため，どちらを選ぶかは，リサーチクエスチョンによります。個別インタビューでは，個人の，ものの見方，考え方，経験とそれらの意味が，ファシリテーターとの密接なやり取りの中で深く探求されるのに対し(**事例 14.1** の進行がん患者への個別インタビュー)，フォーカスグループでは，個々の研究参加者の深い探求ではなく，グループダイナミクスを利用しながら，参加した人々の間でのものの見方，考え方，経験の多様性と共通性が探求されます(**事例 14.3** のバイオバンクの例)。こうしたそれぞれの特徴を踏まえた，適切な選択が必要となります。

インタビューガイド

インタビューは，**インタビューガイド** interview guide を用いて行われます。これは，インタビューで行う自由回答式の質問を記したもので，**コア質問** core question と**補足質問**(プローブ質問，フォローアップ質問など)から成ります(注：これを，“stem and probe approach”と呼ぶことがあります。stem はコアと同義)。コア質問は，リサーチクエスチョンに関係する重要な質問で，補足質問は，コア質問に対する研究参加者の回答が不十分な場合に，情報の追加やさらに詳しい説明などを促すために行う質問です。たとえば，**事例 14.1** のがん患者の臨床試験の知識に関する研究では，コア質問は，「最後に主治医を受診したときに何を言われたかを教えてください」で，補足質問として，診断名，予後，治療の選択について主治医が言ったことをどのように理解したか，それについて主治医に質問する機会があったかどうか，主治医がそれを傾聴し回答したかどうかといった質問が行われました。

インタビューガイドの構成は，研究のスコープによって多少異なり，「**完全探索的**」な研究では，通常，研究者が知りたいと思う少数(10 以下)のトピック領域についての質問が一応用意されますが，実際の会話は，インタビュアーと研究参加者の間の話の流れに沿って(しばしば予想しない形で)展開されるため，それらの質問は，聞きたい範囲についての，あくまで目安程度の役割にすぎません。「**焦点探索的**」な研究では，インタビューガイドは，それよりもやや構造的であり，研究者が関心の対象とするトピックに関するコア質問と，その質問を展開するのに必要な補足質問が用意されます。そして，「**比較探索的**」な研究では，トピックの焦点化も伴う場合は，インタビューガイドはさらに構造化され，研究者が関心の対象とするトピックについての人々の経験を他と比較する質問が用意されます。質問を標準化するために，質問の仕方についての説明がガイドに含まれることもあります。

ただ，いずれの場合にも，インタビューは，単に機械的にインタビューガイドに沿って進めるのではなく，会話の流れに応じて，新たな質問を加えたり，質問を言い換えたり，順序を変更したりしながら，相手の話を遮ったり，誘導したりすることなく，必要な情報や予期しなかった情報が得られるよう，**臨機応変**に対応する必要があります。インタビューに経験とスキルが必要なのはそのためです。研究が大規模で，インタビューを複数の研究者で分担する場合には，主任研究者は，補足質問を含めたインタビューガイドの作成，インタビュアーの事前のトレーニング，研究中の監督など，すべてのプロセスを適切に統括する必要があります。

サンプリング法

量的研究のサンプリングは，目的母集団の代表性の高い，あるいは比較可能性の高いサンプルを選択するために行われますが，質的研究のサンプリングは，人々のものの見方，考え方，経験とそれらの意味を探るのに適切なサンプルを選択するために行われるため，そうした情報を豊かに持つと考えられる人々，グループ/組織などが意図的に選択されます。これを，**合目的的サンプリング** purposeful sampling と言い，目的に応じて，典型事例，例外(極端)事例，多様事例，均一事例，希少事例，確証事例，反証事例などがサンプリングされます。この他，**スノーボールサンプリング** snowball sampling(監訳者注：研究参加者に知人を紹介してもらうという形で芋ずる式に研究参加者を集めていく方法。アクセスが難しいグループに用いられる)[16]，**理論的サンプリング** theoretical sampling(監訳者注：グラウンデッド・セオリー[17, 18]で用いられる方法で，理論構築に必要な情報を有する人々を選択的にサンプリングする)と呼ばれる方法もあります。合目的的サンプリングが難しい場合(例：スコープが完全探索的な場合)には，**簡易サンプリング** convenience sampling(監訳者注：アクセスが簡単で研究に参加してくれる人をサンプリングすること)が用いられることがあります。

事例 14.3 のバイオバンクに関する研究では，多様な研究参加者の獲得を目的とする合目的的サンプリングが行われ，研究参加者の中には，それまで遺伝子研究にほとんど含まれることのなかった，スペイン語系住民があえてサンプリングされています。こうした場合，通訳を用意して，同じフォーカスグループに複数の言語を話す研究参加者を含めるか，同じ言語を話す研究参加者だけでグループを構成するかの判断に迫られます。どちらの場合もあり得ますが，この研究では，研究参加者の希望により，同じ言語を話す人々によるフォーカスグループが用いられています。

サンプルサイズ

サンプルサイズは，量的研究では，統計量に基づいて事前に推定されますが(第5章，第6章)，質的研究では，その帰納的な性質上，事前に推定することはできません。質的研究では，「**飽和** saturation」という概念が，サンプルサイズが十分かどうかの判断基準となります。飽和とは，**グラウンデッド・セオリー** grounded theory に由来する概念で，もうそれ以上データを集めても新たな情報は得られないと判断される状態のことを言います。言い換えれば，質的研究では，「あるテーマや理論が，質の高いデータによって飽和に達した時点」でサンプルサイズは十分と判断されるということです。飽和は，研究を進めていく過程で到達するものであるため，質的研究では，あらかじめ必要なサンプルサイズを決定することはできません。

上述のように，質的研究では，サンプルサイズを事前に設定することはできませんが，健康科学分野の研究においては，経験則上の大まかな最小値の目安が様々な研究者から提示されており，それらをレビューして，個別インタビュー in-depth interview では 20〜50，フォーカスグループインタビューでは，各グループに 6〜9 人で，1つの対象層(例：医師，看護師，病院管理職)あたり 4〜5 グループという数を紹介している教科書もあります[6]。しかし，こうした目安のサンプルサイズは，解説書によってばらつきがあるため，固定的に考えないよう注意が

表 14.3　量的研究と質的研究における，分析結果の厳密性を担保するための戦略

目標	質的研究	量的研究
研究結果への，偶然やバイアスの混入を避ける。	プロセス：データ収集と分析(通常，コーディングを伴う)を交互反復的に実施する中で解釈を深める。	統計学：統計学的推論を用いて仮説検定を行う。
他者が理解できるように結果を提示する。	文脈：分析結果を，それを裏付けるに足るナラティブ(語り)とともに提示する。	透明性：分析結果を標準化されたフォーマットで提示する。

必要です。事実，同じ手法を用いても，データの飽和に達する人数は，リサーチクエスチョン，研究対象とする人々の特性などによってもかなり異なります。

データ分析

表 14.3 に示したように，量的研究でも質的研究でも，分析の目的は，研究結果への偶然やバイアスの混入を避けることと，他者が理解できるように結果を提示することにあります。質的研究では，データ収集と分析を**交互反復的** iterative に継続するプロセスを通じて，結果を洗練させ，解釈の偏りや間違いを減らそうとします。このプロセスは，データ収集とともに始まり，研究が終わるまで続きます。分析方法には，**系統的コーディング** systematic coding に基づく，**テーマ分析** thematic analysis や**グラウンデッド・セオリー** grounded theory，ストーリーに焦点を置く**ナラティブ分析** narrative analysis を含め，多くの方法がありますが，ここでは，医学的研究で用いられることの多い，系統的コーディングに基づく分析を解説します。

分析はテキスト化されたデータ(インタビューの場合は**逐語録** transcript)を対象に行われます。その重要な第 1 歩は，データに“**溶け込む** immerse”ことであり，テキストを繰り返し読んで全体を把握します。そして，研究にとって重要と思われる事実，概念，出来事などを示す**チャンク**(まとまり)chunk があれば，そこに，「それらを要約し，説明するラベル」で名称をつけます。このプロセスを**コーディング** coding と言い，これはデータに戻っては再考を繰り返すダイナミックなプロセスであり，これがその後の分析の基礎となるため，丁寧な作業が求められます。類似するコードは 1 つに集めて，それを**カテゴリー** category とし，それにも適切な名称を付けます。こうしたプロセスを繰り返して，コードを階層的(系統的)に整理していき，最終的に，全体を表すパターン，テーマ，あるいは理論を生成します(監訳者注：分析自体は必ずしも階層的に進むわけではなく，早い段階で，カテゴリーやテーマ・理論が抽出されることがあり，そういう場合は，後で抽象度を階層化します)。コードやカテゴリーは修正を繰り返して完成するものであり，中心的概念もそれに伴って変化することがあります。

こうして生成された概念(コード，カテゴリー，パターン，テーマ，理論)を階層的(系統的)にまとめ，かつ，それぞれの定義，コード間の関係，対応するデータを一覧にしたものが**コードブック** code book であり，データ(もしくは理論)が飽和に達した時点で完成し，通常，かなりの分量になります。

こうした分析のプロセスは，「**分析メモ** analytical memo」に記録しておきます。上述したように，コーディングは，データに戻っては再考を繰り返すダイナミックなプロセスであり，その中で，新たなコードやカテゴリーが生まれたり，コードやカテゴリーの再編や名称の変更が行われることがありますが，そうした過程をメモし，また，データ間の矛盾や，何らかの関係

や相互作用に気づいたり，パターン，テーマ，あるいは理論についてアイデアが湧いたら，それらも逐次メモしておきます。こうしたメモは，後でコードやカテゴリーの正しさを確認する際に役立ち，また，それに基づいて研究チームで議論すれば，研究者間での解釈の一致や食い違いを明らかにすることができ，データ全体をまとめる上で，非常に重要な情報となります。

たとえば，**事例 14.1**(臨床試験についてのがん患者の知識に関する研究)では，ある分析メモに，試験薬ついて詳しい技術的知識を有しているように見える患者が，臨床試験の本質や目標について誤解しているという矛盾した様子が記録されていました。それについてチームで議論したところ，他の分析者もこの解釈に同意したため，他の患者ついて同様のパターンが存在するかどうか確認するために，コード化されたデータを再調査することになりました。その結果，このパターンが他の患者でも確認され，この研究の中心的なテーマの1つとして浮上することとなったのです。

なお，分析のアプローチは，研究のスコープ(**表 14.1**)によって多少違いがあり，「完全探索的」研究では，完全に帰納的で，すべての概念はデータから生成しますが，「焦点探索的」あるいは「比較探索的」研究では，やや演繹的で，焦点を置く概念や比較分析のフレームワークが事前に設定され，そのフレームワークの中で帰納的なデータ分析が行われるため，これを，**フレームワーク分析** framework analysis[19]と呼ぶことがあります。

最近，質的データ分析ソフト(computer-assisted qualitative data analysis：CAQDAS)がよく用いられるようになってきましたが，研究のプロセスの本質には何の変わりもありません。質的データ分析ソフトに可能なのは，“物理的な”作業の効率化と透明化であり，チャンクの同定，コード名，カテゴリー名，テーマ・理論の同定といった“知的”作業は，すべて研究者自身が行わなくてはなりません。

質的データ分析ソフトには，注釈 annotation，並べ替え(ソーティング sorting)，フィルタリングの機能が備えられており，以下のことが可能です。

- 階層化したコードリスト(コードブック code book)の作成
- 各コードに関係するすべてのチャンクの登録
- コーディングされたテキストを元のデータの文脈において調べる。
- コードとデータにリンクさせたメモの記入
- 複数のメンバーでコーディングする場合のバージョン管理
- メンバー間でのコーディングの再現性(intercorder reliability)の検討

現在，質的データ分析ソフトとしては，Atlas.ti(現在は version 9)，MAXqda2020，NVivo(現在は version 12)の3つが主に使われています。

質的研究の倫理

研究倫理一般については，第7章で解説し，その基本原則，インフォームドコンセントの取得や守秘の必要性はそのまま質的研究にも当てはまりますが，質的研究には，データの匿名化と守秘性 confidentiality の保証において，特有の難しさがあります。インタビューでは，医師から不快あるいは不公平な扱いを受けた経験，医療機関でのヘルスケアの質改善の取り組みが失敗した理由，コミュニティが差別を受けた経験，あるいは社会的な差別や非難につながるような考え方や行動などといったことについての，非常に**センシティブな質問**をすることがあります。相手との信頼関係に基づく優れたインタビューからは，こうした，普通なら秘密にされるような内容が引き出されることがありますが，そうしたデータがそのまま公になれば，匿名であっても，研究参加者や医療機関が特定されてしまう恐れがあり，関係者に多大な被害を及ぼす可能性があります。そうした恐れがある場合には，研究発表にあたっては，特別な配慮が必要となります。詳しくは，Tolich[20]を参照してください。

研究プロセスの管理と研究結果の発表

研究プロセスの管理

質的研究でも，量的研究と同じように，研究プロセスを定義するための，研究プロトコールが作成されますが，量的研究とは異なり，研究の途中で内容が変更されることや，研究の詳細な内容を後から付け加える必要もあるため，これを**データ管理プロトコール** data management protocol と呼ぶこともあります。このプロトコールには，たとえば，研究フィールドや研究参加者の定義やアクセスの方法，同意の取得，会話の記録法，ノートテイキング，逐語録作成法，フォーカスグループインタビューの各参加者の選択の根拠，フィールドノートのテキスト化とテキストデータへの挿入のプロセスなどが記入されます。データ管理プロトコールは分析メモとともに，論文執筆する上での重要な情報となります。

質的研究は，研究参加者のリクルート，データ収集，データ分析を含め，あらゆるプロセスに想像以上の時間がかかります。これはしばしば過小評価されることが多く，研究が始まってから慌てることも少なくありません。そのため，事前の計画は，経験豊富な研究者に相談しながら，十分なゆとりを持って作成する必要があります。また，質的研究は，量的研究とは異なり，後からの分業が難しいことが多いため，チームで実施する場合には，インタビュー技法やデータ分析に，メンバー間で技能レベルに大きな違いが出ないように，経験豊かなリーダーによる，事前のトレーニング，研究経過中のチームメンバーの研究手順の監視などが必要となります。

論文の執筆・結果の発表

量的研究の論文では，その限界を踏まえつつ，データ分析から統計学的モデルの作成に至る論理的プロセスを明確に記述する必要がありますが，質的研究の論文でも同じで，データの系統的コーディングによる分析からテーマや理論を導いたプロセスを論理的に記述しなければなりません。ただし，その根拠として，変数の要約値(例：平均値，分散，信頼区間)を示せば済む量的研究とは異なり，質的研究では，作成したコードやカテゴリーの意味とそれらの相互関係からテーマや理論を生成したプロセスが，研究者の独断ではなく，実際のデータ(例：研究参加者の語り，観察結果)に基づいていることを示す必要があるため，その引用に十分なスペースを必要とします。

論文の書き方は，研究のスコープによって，多少の違いがあり，「完全探索的」な研究では，多くの帰納的知見が生まれるため，重要なものへの絞り込み，もしくは分割した論文化が必要となることがありますが，「焦点探索的」研究では，設定したトピックの範囲での，「比較探索的」研究では，設定された比較の枠組みの範囲での，帰納的知見(期待された知見・予期されなかった知見)を記述することになります。

質的論文の出版には，編集者や査読者の質的研究への理解の程度や，学術誌に設定される字数制限が制約となることがあり，学術誌によって違いがあります。前者に対処するには，機械的にインパクトファクターの高さで判断するのではなく，学術誌の質的研究の受容度を，掲載論文の検索，あるいは編集者への問い合わせなどで十分確認してから投稿する必要があり，後者(字数制限)に対しては，テクニカルな戦略となりますが，表が字数に含まれないことを利用して，表に実際のデータ(例：研究参加者の語り，観察結果)を盛り込むことも考えられます。

質的研究をどういう場合に用いるか

以上，質的研究の方法について概説してきました。その有用性については，冒頭の事例でも強調してきましたが，最後に改めて，質的研究が，医学的研究において果たし得る役割をまとめておきたいと思います。

量的には測定困難な複雑な概念の理解

健康や医療に関する概念の中には，医学的研究にとって重要にもかかわらず，量的方法では測定が困難なものがあり，それらは3つのタイプ，つまり個人レベルの概念，関係者間の相互作用，組織文化，に分類することができます。

- 個人レベルで量的に測定が難しいものとしては，人々(例：患者)の行動の微妙な意味合いなどがあり，たとえば，意思決定に関する研究では，質的データを用いることで，人々が意思決定に至った背景を深く探究することができます。
- 関係者間の相互作用で量的に測定が難しいものとしては，たとえば，患者と医療従事者間，患者と介護を行う家族間の相互作用などがあります。質的データ，特に双方の関係者の視点から集められたデータは，相互作用を理解する上で重要な情報となります。
- コミュニティや医療機関といった複雑なシステムは，それぞれ独自の文化を有していますが，そうした文化も量的な測定は困難です。エスノグラフィーは，こうした文化の豊かさや微妙さを探求する上で特に優れた研究デザインと言えます。

新しい視点や概念の発見

質的研究は，たとえば，「Boys in White(白衣の少年たち)」(医学部が医学生をどのように社会性を持つ医師へと育てていくかのプロセスの研究)[21]，「Awareness of Dying(死のアウェアネス理論)」(死にゆく人間をめぐって，患者，介護者，臨床医がどのような相互作用を行うかを解明した研究)[22]，「Forgive and Remember(過ちを認め，そして忘れない)」(外科医がどのように医療上の過失に対処するかを描いた研究)[23]など，量的研究が及ばない，医学・医療の深く複雑な側面を明らかにすることによって，医学・医療に新たな視点や概念をもたらしてきました。実際，医療従事者は，様々な活動の場面(例：患者のケア，教育，組織運営)において，観察とフィールドノート，自由回答式のインタビュー(個別，フォーカスグループ)などの質的研究手法を用いることができ，それによって，患者，学生，同じ場で働く人々，そしてコミュニティに，健康や医療についての新しく深い視点，ひいては，医学的研究全体に，包括性，厳密性，再現性，そしてその研究の重要性の向上をもたらすことができます。

質的方法と量的方法の併用

質的研究には，上述のように，独立した研究として，医学に重要な情報をもたらす可能性がありますが，近年では，質的方法と量的方法を相補的に用いる，**ミクストメソッズ** mixed methods というアプローチが広がりつつあります[6]。その 1 つが，新たな**量的質問票の開発**あるいは既存の量的質問票の改良への応用で，質的データは，量的研究でよく用いられる選択回答式質問票の新たな開発や改良に非常に有用です。たとえば，研究の初期段階で，半構造化式のインタビュー(個別もしくはフォーカスグループ)を実施し，あるトピックについて，人々が何を問題と考えているかを明らかにしたり，あるいは，質問票に含まれる質問文や回答項目が，研究参加者にとって社会的文化的に適切か，誤解を招く表現はないかなどを検討することによって，質問票をより適切で妥当性の高いものにすることができます。また，**量的研究の解釈**にも質的データは役立ちます。たとえば，医療機関が提供する医療の質についての量的研究で，質スコアが高いあるいは低いと評価された医療機関をそれぞれエスノグラフィー的アプローチで研究することによって，その背景にある組織文化や管理体制の違いを知ることができ，また介入研究が失敗した場合には，研究参加者に個別インタビューを行うことによって，その原因を探ることや，介入を成功させるのに必要な具体的問題を把握することができます。そして，これが最も重要な応用ですが，同じ現象を，量的研究と質的研究で，それぞれ独自に探究し，それらを総合して，**現象のより包括的で深い理解**に到達することができます。

質的研究の意義が，医学的研究の世界に広がるには，まだ時間が必要と思われますが，ミクストメソッズ研究の広がりがそれを加速することが期待されます。

まとめ

1. 質的研究では，個人，個人間，グループ，組織，コミュニティにおける，複雑で文脈性のある経験や行動，考え方とその意味について，**研究参加者の視点**からの深い理解と解釈を可能とします。
2. 質的研究のスコープは，**完全探索的**，**焦点探索的**，**比較探索的**の 3 つに区別することができ，後になるほど，研究の演繹性が高くなります。
3. 質的研究のデザインは，哲学的前提，政治的視点，データ収集法，データ分析法による多様な分類が可能ですが，医学的研究では，**個別インタビュー** in-depth interview，**フォーカスグループインタビュー**，**エスノグラフィー**がよく用いられます。
4. サンプリング法として質的研究で主に用いられるのは，**合目的的サンプリング** purposeful sampling であり，様々なタイプがあります。サンプリングは，データ(もしくは理論)が**飽和** saturation した時点で終了するため，サンプルサイズを事前に決定することはできません。

5．データ収集とデータ分析は，交互反復的に継続的に実施され，テキストデータの**系統的コーディング**を通して，最終的に，テーマや理論が抽出されます。

文　献

1. Hoff TJ, Witt LC. Exploring the use of qualitative methods in published health services and management research. *Med Care Res Rev.* 2000;57(2):139-160.
2. Mays N, Pope C. Rigour and qualitative research. *BMJ.* 1995;311(6997):109-112.
3. Weiner BJ, Amick HR, Lund JL, Lee SYD, Hoff TJ. Review: use of qualitative methods in published health services and management research: a 10-year review. *Med Care Res Rev.* 2011;68(1):3-33.
4. Devers KJ. How will we know "good" qualitative research when we see it? Beginning the dialogue in health services research. *Health Serv Res.* 1999;34(5):1153-1188.
5. Greenhalgh T, Annandale E, Ashcroft R, et al. An open letter to the *BMJ* editors on qualitative research. *BMJ.* 2016;352:i563.
6. Curry L, Nunez-Smith M. *Mixed methods in health sciences: A practical primer*. SAGE Publications, 2015（日本語訳：木原正博, Lawn M.J., 木原雅子監訳「ミクストメソッズ：質・量統合のパラダイム−その理論と健康科学分野における応用と展開」, メディカル・サイエンス・インターナショナル, 2024年）
7. Reeves S, Kuper A, Hodges BD. Qualitative research methodologies: ethnography. *BMJ.* 2008;337:a1020.
8. Garrett SB, Koenig CJ, Trupin L, et al. What advanced cancer patients with limited treatment options know about clinical research: a qualitative study. *Support Care Cancer*. 2017;25(10):3235-3242.
9. Joseph G, Dohan D. Diversity of participants in clinical trials in an academic medical center: the role of the "good study patient?" *Cancer*. 2009;115(3):608-615.
10. Dohan D, McCuistion MH, Frosch DL, Hung DY, Tai-Seale M. Recognition as a patient-centered medical home: fundamental or incidental? *Ann Fam Med.* 2013;11(Suppl_1):S14-S18.
11. Dry SM., Garrett SB, Koenig BA, et al. Community recommendations on Biobank Governance: results from a deliberative community engagement in California. *PLOS One*. 2017;12(2):e0172582.
12. Teherani A, Martimianakis T, Stenfors-Hayes T, Wadhwa A, Varpio L. Choosing a qualitative research approach. *J Grad Med Educ*. 2015;7(4):669-670.
13. Brown MEL, Dueñas AN. A medical science educator's guide to selecting a research paradigm: building a basis for better research. *Med Sci Educ*. 2020;30(1):545-553.
14. Liamputtong P. *Qualitative research methods* (5th ed). Oxford University Press, 2020（日本語訳：木原雅子, 木原正博監訳「質的研究方法：その理論と方法−健康・社会科学分野における展開と展望」, メディカル・サイエンス・インターナショナル, 2022年）
15. Rendle KA, Abramson CM, Garrett SB, Halley MC, Dohan D. Beyond exploratory: a tailored framework for designing and assessing qualitative health research. *BMJ Open*. 2019;9(8):e030123.
16. Goodman LA. Snowball sampling. *Ann Math Stat*. 1961;32:148-170.
17. Charmaz K. *Constructing Grounded Theory*. Sage Publications; 2014.
18. Glaser BG, Strauss AL. The Discovery of Grounded Theory: Strategies for Qualitative Research. Aldine Publishing Company; 1967.
19. Gale NK, Heath G, Cameron E, Rashid S, Redwood S. Using the framework method for the analysis of qualitative data in multi-disciplinary health research. *BMC Med Res Methodol*. 2013;13(1):117.
20. Tolich M. Are qualitative research ethics unique? In M.Tolich (ed.), *Qualitative ethics in Practice*. Left Coast Press, Walnut Creek, CA, 2016.
21. Becker HS, Geer B, Hughes EC, Strauss AL. Boys in White; Student Culture in *Medical School*. University of Chicago Press; 1961.
22. Glaser BG, Strauss AL. *Awareness of Dying*. Aldine Pub. Co.; 1965.
23. Bosk C. Forgive and Remember: *Managing Medical Failure*. University of Chicago Press; 1979.

（文献6，14，20は監訳者追加）

第 14 章　演習問題

【問 1】現代に続く歴史的差別の中で，アフリカ系アメリカ人が，医学や医学研究に対して強い不信を抱いていることはよく知られています。そこで，ある研究者が，不信の性質や経験がアフリカ系アメリカ人のサブグループ間によってどのように異なるかを知るために，質的研究を計画しているとします。この研究には，ガーナからの最近の移民，ドミニカ共和国からのアフロカリビアン 2 世，3 世，米国に何世代にもわたって住んでいるアフリカ系アメリカ人が含まれます。どのような質的研究を行うべきだと思いますか？　**表 14.2** を参照して，その方法の概略を述べてください。

【問 2】**事例 14.3** は，カリフォルニア大学が，バイオバンクを多様な人々を含むものへと拡大する戦略を立てるために，フォーカスグループを用いて行われた Engage UC 研究について述べたものです。この研究では，フォーカスグループが用いられていますが，それが適切である最も重要な理由を以下の中から選んでください。

a．カリフォルニア州の規模を考えると，多数の研究参加者を集める上で，フォーカスグループは効率的である。
b．フォーカスグループは，バイオバンキングについての理解や考え方が，コミュニティ内あるいはコミュニティ間でどのように一致あるいは異なるかを明らかにすることができる。
c．フォーカスグループは，グループで行うため，安心してインタビューに臨むことができ，したがって，より自由に発言することができる。

【問 3】質的研究のデータ分析には，帰納的アプローチが用いられますが，研究のねらいがある程度焦点化され，その意味での多少の演繹的要素を含むことがあります。**事例 14.1**（臨床試験についてのがん患者の知識に関する研究）と**事例 14.2**（患者中心のメディカルホームの実施中止に関する研究）について，それぞれについて，演繹的と思われる要素を指摘してください。

第Ⅲ部
研究の実施

第15章　コミュニティ関与型研究

Alka M. Kanaya

ほとんどの医学的研究は，大学病院や研究機関で実施されますが，それは，そうした組織には，研究を重んじる風土，経験豊かな研究者やサポートスタッフ，様々なインフラなど，研究を実施する上で非常に有利な環境が存在しているからです。しかし，その反面，そうした特殊な環境であるがゆえに，そこで得られた研究結果の一般性，つまり，**社会全体への適用可能性**には限界があり，その結果，意図せずして，健康格差の拡大につながることさえあります。こうした限界を克服するために，近年，米国NIH（国立衛生研究所）のClinical Translational Science Awards（CTSA）やPatient-Centered Outcomes Research Institute（PCORI）を通して，**コミュニティ関与型研究** community-engaged researchに対する連邦政府の資金援助が大幅に増加しています。

本章では，コミュニティ関与型研究を，「学術機関以外の環境で実施される研究で，コミュニティのニーズに合致するようにデザインされた研究」と定義します。“**コミュニティ**”の定義は多様であり，ある地域の住民，ある疾患を有する人々，あるジェンダーもしくは民族/人種のアイデンティティを有する人々，非営利組織やアドボカシーグループ，ある医療システムの中で働く医療従事者などが含まれ，そして，“**関与**”とは，当該コミュニティのステークホルダーと学術機関の研究者が“**共同** collaboration”して研究に臨むことを意味しています。この“共同”は，そのコミュニティにおける健康問題の解決と健康の公平性の促進にとって不可欠であり，コミュニティと学術機関の研究者の双方にとって，学びと**キャパシティビルディング**の非常に貴重な機会となりますが，必ずしも容易ではなく，相互の信頼関係の構築，研究のタイムラインの決定，お互いの期待の調整，力関係の不均衡への対処など，難しい問題に取り組まなければなりません。

なぜコミュニティ関与型研究が必要か？

特定の地域や集団が絡むリサーチクエスチョンに対しては，コミュニティ関与型研究が，その答えを得るための唯一のアプローチであることが少なくありません。学術機関の研究は，コミュニティのニーズとはずれたところに焦点が当てられがちですが，健康の公平性の促進に重きを置くコミュニティ関与型研究からは，コミュニティに一般化可能な研究結果が得られると

表 15.1　コミュニティ関与型研究を必要とするリサーチクエスチョンの例

- シカゴの低所得地域の青少年における電子タバコの使用率はどの程度か？
- 文化的背景に配慮したアウトリーチは，アジア系アメリカ人の大腸がん検診率の向上に有効か？
- 職場での性感染症予防キャンペーンは，テキサス州の出稼ぎ農業労働者にどれほど有効か？
- コミュニティヘルスワーカーによる介入は，プエルトリコ人コミュニティにおける2型糖尿病管理を向上させることができるか？

いう利点があり，また，それ以上に，コミュニティと研究者間の人間的関係の構築，コミュニティの自尊感やキャパシティの高まり，(健康向上による)経済効果を期待できるという大きな利点があります。

コミュニティの問題と知識

コミュニティ関与型研究では，**表 15.1** に示した例のように，(学術機関にとってではなく)コミュニティにとって重要な問題が優先されます。国，もしくは州など，中央レベルから得られるデータは，全体の“平均値”であり，コミュニティにおける疾病負荷 disease burden や予測因子の分布とは異なる可能性があります。また，用いられる環境(状況)が異なれば，介入の効果，特に，行動変容を目的とする介入の効果は異なる可能性があります。たとえば，一般的な禁煙キャンペーンは，ベトナム系アメリカ人など，非常に喫煙率の高いグループには有効ではない可能性があるといったことです。こうしたことから，禁煙に最も有効なメッセージの開発や[1]，**文化的適切性** cultural appropriateness に配慮した介入の開発と評価を目的とする[2]，コミュニティ関与型研究が行われる機会が増加しつつあります。

健康，ヘルスケア，病気に関する理解や対処法には，コミュニティによって大きな違いが存在します[3]。そのため，コミュニティにおける問題やそのコミュニティの文化に適した有効な解決法を見い出すためには，コミュニティにある知識や機会を活用しなければなりません[4]。たとえば，アフリカ系アメリカ人男性においては，**健康格差** health disparity の原因となっている社会的，政治的，経済的要因と，それによる医療へのアクセスの限界のために，適切な血圧管理が難しいという現実が存在しますが，ロサンゼルス郡では，その解決を目的として，学術機関とコミュニティのパートナーシップによる，アフリカ系アメリカ人が経営する理髪店を利用した取り組みが行われています[5]。理髪店は，コミュニティの男性が，長年にわたって信頼関係を築いている場であるため，この研究では，理髪店を活用して介入を提供することとしたのです。研究は，理髪店をランダム化のユニットとする，クラスターランダム化デザイン cluster randomized design で実施され，未治療の高血圧を有する顧客は，介入群の理髪店では，薬剤師から降圧剤の処方と血圧と血漿電解質の測定のサービスを受け，コントロール群の理髪店では，理髪店のスタッフからライフスタイルの改善と医師への予約を勧められました。6か月後，介入群では，コントロール群より，収縮期血圧が平均22 mmHgも低下し，自己評価による健康状態や健康への関与の度合いにも大きな改善が認められました。

より一般性の高い知見が得られる

コミュニティにおける研究では，学術的医療機関を受診する機会があまりない人々にも一般化できる結果を得ることができます。たとえば，腰痛で診療を受けている患者のタイプは，学術的医療機関とプライマリケア医療機関とでは大きく異なるため，学術的医療機関で得られた腰痛の自然経過や治療効果に関する研究結果の，コミュニティレベルの実地医療への応用可能性には限界があります。こうした背景から，実地医療に根差したリサーチクエスチョンを研究するために，コミュニティの医療機関の医師たちによる共同研究のネットワーク(**実地臨床研究ネットワーク** practice-based research network：PBRN)作りの試みが，報告されるようになってきました[6]。そうした研究の1例として，手根管症候群の治療に関する研究があります。この研究では，実地医療では，ほとんどの患者が保存的治療で回復し，専門医師の受診や精密検査を必要とする患者はほとんどいなかったことが示されました。この結果は，同じ症候群について，大多数の患者に手術が必要としてきた，学術的医療機関における従来の研究結果とは大きく異なるものとなっています[7]。

コミュニティの研究能力とプログラムの持続可能性を高める

コミュニティ関与型研究 community-engaged research には，研究から得られる直接の研究成果を超えた重要な意義，つまり，コミュニティや途上国の学問的水準の向上や，自分で物を考える力や創造性の醸成につながるという重要な意義があります。コミュニティ関与型研究では，研究を重ねるごとに，コミュニティで働く医療従事者の間に，自分たちが単なる知識の消費者ではなく，新たな知識を生む科学的プロセスのパートナーであり，かつリーダーでもあるという自覚と自信が醸成されていき，それが，さらなる研究への動機となっていきます。また，同時に，コミュニティに，知的，経済的リソースが蓄積していくに伴って，コミュニティの**エンパワメント** empowerment が進み，また，**自己肯定感**も高まっていきます[8]。

コミュニティ関与型研究では，プログラムの**実装可能性** implementability，つまり，研究期間が終わった後も，そのプログラムを持続できるかどうかが重要な鍵となります。そのためには，どのような介入を，いつ，どのように，そして誰が実施するのかについて，コミュニティパートナーとの密接な“共同”が必要であり，それによってプログラムに対するコミュニティの**オーナーシップ**が高まり，プログラムの長期的な**持続可能性** sustainability も高まっていきます。

健康の公平性を促進する

コミュニティ関与型研究のもう1つの重要な目的は，コミュニティにおける**健康格差** health disparity を減少させることにあります[8]。コミュニティとの共同におけるいくつかのプロセス，つまり，コミュニティで最も重要な問題の同定とコミュニティに根差したその解決策の開発，プログラムを効果的で持続可能なものにするのに必要なキャパシティの向上には，いずれも，**健康の公平性** health equity を促す効果があります。コミュニティ関与型研究によって，コミュニティ内で最も差し迫った問題の解決策が見つかれば，研究に対する信頼と支持が高まり，それが，やがては，アウトカムの改善と健康格差の減少につながっていきます。最も理想的なコミュニティ関与型研究では，健康と社会の公平性の実現に向けて，コミュニティ，研究者，その他のステークホルダー(例：行政)が対等な立場で共同し，研究とそこから得られたデータは，コミュニティの優先課題の解決とキャパシティの向上をもたらすものとなります[9]。

コミュニティにおける研究は，健康政策の向上につながる可能性もあります。その成功例の 1 つが，サンフランシスコ市の Tenderloin Healthy Corner Store Coalition で，このプロジェクトでは，コミュニティ関与型研究で得られた知見に基づいて，コミュニティ組織，地元企業，研究者，保健局，アドボカシー団体の関係者が一致協力して，市内で最も貧しい地域の 1 つである Tenderloin で，タバコやアルコールの広告と販売を減らし，低価格で，持続可能な健康食品へのアクセスを高める取り組みが行われました[10]。

コミュニティ関与型研究で用いられる方法と実施プロセス

コミュニティ関与型研究では，個別インタビュー in-depth interview，フォーカスグループインタビュー focus group interview，エスノグラフィー ethnography などの**質的アプローチ**から，疫学調査，ビッグデータの分析，介入研究などの**量的アプローチ**に至るまで，あらゆる研究手法や研究デザインが用いられます。もちろん，これまでの章で説明してきた，量的な観察研究や介入研究は有用な研究手法ですが，多くの場合，コミュニティのニーズの評価に基づくリサーチクエスチョンの設定や，研究結果の解釈には，質的アプローチを欠かすことはできません。そのため，ほとんどのコミュニティ関与型研究では，**ミクストメソッズ** mixed methods を採用しており，研究の段階によって，質的アプローチ(第 14 章)と量的アプローチが使い分けられます。したがって，コミュニティ関与型研究を行うには，多様な方法に関する知識と経験が必要であり，通常は，研究者側も，研究チームを組織して実施することになります。

コミュニティ関与型研究では，こうした方法上の難しさに加えて，とりわけ，学術機関の若手の研究者にとっては，コミュニティと良好な関係を持つ研究者やメンターを見つけることが難しいという問題があります。このため，コミュニティ関与型研究を志す研究者は，結局，研究の開始にあたっては，単独で研究を行うか，コミュニティ研究の経験の乏しい他の研究者と協力して行うかという不本意な決断を迫られることも少なくありません。

研究を開始する

経験豊かな研究者の助けもなく研究を始めることは，言わば独力で泳ぎを覚えようとすることに似ています。つまり，不可能ではないにしても，困難だということです。そういう場合には，以下の指針が参考になると思われます。

- **ネットワークを築く**：第 2 章で論じたように，ネットワークの構築はどの研究者にとっても重要です。したがって，コミュニティで研究を始めるにあたっては，まず，そのコミュニティと良好な関係を確立している経験豊かな研究者との共同を模索するのが得策であり，自分と似たリサーチクエスチョンに取り組む研究者や，自分が興味を持つコミュニティで研究している研究者がいれば，必ず連絡を取るようにしてください。関連する研究分野の学会に参加することも，そうしたネットワークを築くよい機会となります。多くの学術機関には，研究のインフラとして，**コミュニティ連携室** community engagement office が設けられており，そこのスタッフに頼めば，地域を含め様々なコミュニティとの連携の手助けをしてくれます。また，同じトピックについて研究しているグループやプロ

コミュニティ関与の程度 →

軽度	高度	完全
・一部の業務の分担 ・研究参加者のリクルート ・コミュニティアウトリーチの実施 ・コミュニティエンゲージメントスタジオへの参加	・研究デザインや研究方法についての意見 ・研究参加者のリクルート ・コミュニティの中での研究の実施 ・コミュニティアドバイザリーボードへの参加	・完全に対等な関係 ・リサーチクエスチョンの決定，プロトコールの作成，研究資金の獲得 ・研究デザイン，研究方法，実施，分析，発表での共同

図 15.1　コミュニティ関与型研究におけるコミュニティ関与の段階

グラムを探すことによって，コミュニティとのつながりが拓けることもあります。

- **段階的に進める**：コミュニティ研究では，いきなり，ランダム化比較試験を行うというわけにはいきません。それよりも，コミュニティで役立つデータが得られる小規模の記述的研究を行う方がよほど意味があり，それがコミュニティのパートナーと将来の共同研究を築く上での基礎となります。野心的な研究は，そうした経験を積んでから実施するのが賢明です。つまり，小さな研究が，その後の大きな研究のきっかけとなるということです。たとえば，シカゴでは，南アジアからの移民を対象に，心疾患についての知識に関する小規模な記述的研究が実施されましたが[11]，それが，その後，そのコミュニティで心血管疾患予防を目的として行われた，大規模な行動介入研究の第 1 ステップとなったのです[12]。
- **コミュニティの利益を考える**：そのコミュニティで研究するべきリサーチクエスチョンが何かを真剣に考えることです。そのためには，**質的アプローチ**を用いて，そのコミュニティにとって最も注目すべき健康問題やグループについて，そのコミュニティの人々の「**声を聴く**」必要があり，そこから，コミュニティ関与型研究のための優れたリサーチクエスチョンが生まれてきます。

共同研究におけるコミュニティ関与の程度

コミュニティ関与型研究においては，**コミュニティ関与** community engagement の程度(図 15.1)を考慮する必要があります[13]。

コミュニティ関与が“**軽度** modest”の場合，研究のアイデアは学術機関から生まれ，コミュニティパートナーは研究参加者のリクルートなど限られた業務を担当します。これは，学術機関の研究者が，コミュニティのパートナーやスタッフと協力して，文化的，言語的に適切なリクルート資料を作成するといった場合で，このコミュニティ参加のレベルでは，通常，学術機関の研究者が研究をデザインし，それに必要な研究資金と倫理承認の獲得の責任を負い，コミュニティパートナーは，研究企画の早期に開催される**コミュニティエンゲージメントスタジオ** community engagement studio に参加して，研究計画について，アドバイスを行います(表 15.2)。また，コミュニティパートナーは，資金やその他のリソースを受け取り，コミュニティアウトリーチや研究参加者のリクルートを手伝う中で，研究への経験を積んでいきます。

表 15.2　コミュニティ関与型研究に伴う特有の活動

コミュニティアウトリーチ	これは，研究チームのメンバー(コミュニティメンバーと学術機関のメンバーの両者を含む)が，コミュニティが直面する重要な問題に対するコミュニティの認識を高めるための講演を行うといった活動のことで，こうした活動は，コミュニティの人々の研究への関心を高め，研究参加者のリクルートと研究参加の維持に役立つだけではなく，将来の研究のための新しいアイデアが生まれる素地にもなります。
コミュニティエンゲージメントスタジオ	これは，学術機関が主催して行う公式の会合で，研究デザイン，その実施と研究結果の普及をより円滑で生産的なものとするために，コミュニティのステークホルダーからプロジェクトに対する具体的な意見を得るために行うもので[14]，学術機関の研究者がまず，研究の概要について簡単なプレゼンテーションを行って，コミュニティから選ばれたパネルメンバーにいくつかの質問を行い，パネルメンバーはそれに回答しながら，ともに学び，かつ，プロセス評価の役割を担います。
コミュニティアドバイザリーボード	コミュニティアドバイザリーボードは，コミュニティと学術機関の研究者の間の連絡役となる組織で，ほとんどの場合，コミュニティの様々な側面を代表するメンバー(コミュニティ組織，宗教団体，学校，メディアなどの関係者)が含まれます。コミュニティアドバイザリーボードは研究の早期から活動を開始し，研究期間全体を通して，研究の様々な側面について検討し，意見を述べます。

コミュニティ関与が“**高度** substantial”の場合，コミュニティパートナーは，研究のデザインや実施に関わり，多くの場合，コミュティにおける教育やカウンセリングによる介入プログラムの実施を，学術機関の研究者とともに担当します。**コミュニティアドバイザリーボード** community advisory board が設置されることも多く，そこでコミュニティパートナーは，研究の全期間を通して，研究プロトコールやリクルート資料など，研究の様々な側面にコメントを行います。コミュニティパートナーは，結果の発表にも関わり，かつ次の段階の研究計画にも参加します(表 15.2)。このレベルでの研究関与の利点としては，①コミュニティで研究を実施すること自体の科学としてのメリット，②共著論文の出版，③コミュニティと学術界の共同的パートナーシップの構築，④コミュニティの研究能力の開発への貢献，などがあります。

コミュニティ関与が“軽度”の研究の例としては，Live Well Be Well 研究[15]があります。この研究では，学術機関とコミュニティが責任を分担しつつ，研究全体の運営に関わりました。コミュニティパートナーは，バークレー市のカリフォルニア州公衆衛生局のスタッフで，糖尿病予防介入の方法についての意見の提供，電話による介入の実施，研究結果の普及を担当しました。学術機関のパートナーは，カリフォルニア大学サンフランシスコ校の研究者で，コミュニティアウトリーチや研究参加者のリクルートの支援，プログラム評価とデータ分析を担当しました。このランダム化比較試験では，電話によるライフスタイル介入によって，境界型糖尿病を有するコミュニティ参加者の体重と中性脂肪値の有意の減少と，食生活の改善が見られました[16]。このプログラムには，公衆衛生局が最初から関与したため，公衆衛生局が日常的に提供している他のプログラムを補完するように設計され，そのため持続可能で，研究終了後も長年にわたって継続して実施されています。

“**完全** fundamental”なコミュニティ関与型研究では，学術機関の研究者は，互恵的な立場でコミュニティパートナーとともに研究に必要なインフラの構築を行い，コミュニティは，研究の発案からその結果の普及に至る，あらゆるプロセスに参加します。このタイプの研究は，**コミュニティベースの参加型研究** community-based participatory research（CBPR）と呼ばれており，コミュニティと学術機関の研究者が決定権を対等に分かち合い，コミュニティの優先課題に取り組み[9]，コミュニティにおけるアウトカムの改善と健康の公平性の実現を，その究極の目的とします。長期的なCBPRの例としては，がんの知識と予防の促進を目的とした共同研究である，Asian American Network for Cancer Awareness, Research and Training San Francisco[17]，ノースカロライナ州のアフリカ系アメリカ人の農村コミュニティにおけるプロジェクトであるGRACEがあります。GRACEは，もともと，HIVの知識と予防の促進に重点を置いたものでしたが，その後，心血管疾患の予防を中心とするものへと発展していきました[18, 19]。

Patient-Centered Outcomes Research Institute（PCORI）を通じて連邦政府の助成金を提供される研究では，多くの場合，研究開発，運営，実施，普及のすべての側面において，患者，家族，コミュニティメンバー，医療関係者を含めることが求められます[20]。たとえば，高血圧あるいは2型糖尿病を有する肥満患者を対象とした，あるクラスターランダム化比較試験では，患者と医療関係者（クリニックで健康管理のための患者アウトリーチを業務とするスタッフ）が共同で，体重減少のための介入の選択と改良に関わりました。この研究では，通常ケア群，オンライン体重管理プログラム群，“オンラインプログラム＋健康管理スタッフによるアウトリーチ”群（複合介入群）が比較され，その結果，複合介入群で，最も大きな体重減少が生じたことが明らかになりました[21]。

この研究の優れた点は，①学術機関の研究者らが，地元クリニックの日常活動の一部を担う健康管理アウトリーチチームと協力し，彼らの意見を取り入れつつ，彼らの業務スケジュールに組み込めるプログラムを作成したこと，そして，それによって，②プログラムの実現可能性と有効性が高まり，かつ活動の規模拡大と持続性の確保が可能であることを示した点，にあります。

コミュニティ関与型研究を成功に導くために

たとえ，念入りに計画し，高度な技術を導入しても，対象コミュニティの文化に十分な理解もなく研究を始めれば，失敗する可能性が高くなります。それを避けるには，そのコミュニティの人々の，病気についての理解や対処行動をよく理解し，**文化的適切性**の高いアプローチを開発する必要があります。そしてそのためには，コミュニティとの密接なコミュニケーションが不可欠であり，研究についての問い合わせがあった場合には，迅速に対応しなければなりません（監訳者注：健康と文化，コミュニティとの共同の重要性については，木原正博，木原雅子訳「疫学と人類学—医学的研究におけるパラダイムシフト」，メディカル・サイエンス・インターナショナル，2012年に優れた論考があります）。

信頼関係の構築

共同研究が成立するには，その基礎として，学術機関とコミュニティの間の相互の信頼関係が不可欠であり，コミュニティパートナーと学術機関の研究者は，互いに信頼し合うとともに，その共同研究は相互に利益をもたらすものでなくてはなりません。信頼関係の毀損(きそん)は，個人，グループ，社会など様々なレベルで起こり得ますが，それは，過去に，学術機関の研究者に無視されたり，見下されたり，搾取されたという，**負の記憶**が，多くのコミュニティに存在することによります[22]。学術機関の研究者は，そうした過去の過ちを認め，誠実に対話し，コミュニティのあらゆる声や経験に謙虚に耳を傾けることで，関係の修復と，信頼関係の強化に意識的に取り組む必要があります[23]。

学術機関の研究者は，恵まれた環境にあり，医学的研究の経験やトレーニング，その他の具体的な支援を受けられるため，多くの場合，コミュニティに比べて，パワーと特権 privilege を持つ立場にありますが，そのことを認識し，自らの持つ知識，技能，機会，資金などをコミュニティのパートナーと共有することは，コミュニティと長期的な信頼関係を築く上で不可欠です。

パートナーとの信頼関係を築くには，時間と努力を要します。すでにコミュニティと信頼関係を築いているシニアの研究者の協力を得ることは，その意味では早道ですが，若手の研究者も，独自にコミュニティとの良好で持続性のある関係を築き，コミュニティに貢献する姿勢を示す必要があります。そのための1つの方法は，お互いに，最新情報を提供したり，課題や次のステップについての意見を述べられるようなミーティングを，コミュニティと定期的に持つことです。その場合，食事や飲み物を用意し，くだけた交流の時間も設けるようにすれば，絆をより深めることができます。

タイムラインとお互いの期待の調整

コミュニティのパートナーやステークホルダーとの会議の調整は簡単ではなく，週末や夕刻に設定しなければならないことも少なくありません。プロジェクトが始まると，コミュニティパートナーは，通常業務のスケジュールの中に，研究に関係する仕事を組み込まなくてはなりませんが，この問題については，研究計画の早い段階で合意を得ておく必要があります。ここで手こずると，予定していたタイムライン，あるいは助成組織への研究結果報告の締め切りに，研究が収まらなくなってしまう危険があります。研究計画を立てる場合には，研究開始とリクルートの遅れをあらかじめ計算に入れ，早い段階から，コミュニティパートナーからの経験や意見を取り入れながら，最も実現可能なタイムラインについて，検討するようにします。

学術の世界，そしてほとんどのコミュニティには，力関係の階層構造が存在しますが，中には，公的な組織構造を持たないコミュニティがあり，その場合には，パートナーを見つけることは難しくなります。こうしたケースでは，そのコミュニティと何らかの関係を持つ，アドボカシー団体や社会福祉関係者と連絡を取ることも考えられますが，コミュニティで最も弱い立場にある人々の利益を代表しない人々との協力は，そのコミュニティのキャパシティを高めるどころか，不平等を悪化させることにつながる可能性もあるので，注意が必要です。

新しいパートナーシップのもとに研究計画を立てる際には，それぞれのパートナーの役割を明確にしなければなりません。学術機関が実施するほとんどの共同研究では，すべての研究参加機関について，研究における立場，役割，研究成果報告の分担や権利などが，契約として明記されます。コミュニティ関与型研究においても，特に正式な契約を結ばない場合でも，コミュニティパートナーとの間で，それぞれがどういう義務と権利を有するかを明確に伝えておく必要があり，その場合には，タイムライン，役割，報告書の分担などについて明記した，**覚書**(Memorandum of Understanding：MOU)を作成するようにします。覚書は，それぞれのパートナーが共同で作成し，署名します。

コミュニティ関与型研究においては，学術機関のパートナーには，研究助成金，出版した論文の数や質などで測られる科学的生産性がその報酬となり，コミュニティのパートナーには，コミュニティにおける健康の改善，雇用の創出，格差是正につながる持続可能なプログラムの創造がその報酬となります。そして，それを通して，学術機関の研究者が，コミュニティの課題を自らの課題と考えるようになり，さらには，学術機関自体の文化が，コミュニティからの意見にオープンで柔軟なものへと変化して，共同関係が強化され，研究機会が拡大すれば，社会全体にとって，それこそが，コミュニティ関与型研究から得られる最大の報酬であるということができます[24]。

まとめ

1．**コミュニティ関与型研究** community-engaged research では，そのコミュニティにとって，どのような介入が最も必要かつ有効であるかを検討する上で不可欠な，コミュニティ特有の文化的要因や機会を踏まえた取り組みが可能となります。

2．**コミュニティパートナー**が研究に参加することによって，そのコミュニティに応用可能な知見が生まれ，コミュニティの**キャパシティ**が高まり，**持続可能なプログラム**を構築することができ，その結果，**健康の公平性** health equity を促進することができます。

3．コミュニティ関与型研究における研究デザインや倫理面の問題は，他の医学的研究と変わりはありませんが，コミュニティとの**パートナーシップの構築**やメンターの確保といった問題には，このタイプの研究特有の困難が伴います。**ネットワークの構築**，簡単な研究から始めること，コミュニティのメリットを最優先に考えることが，成功の鍵となります。

4．コミュニティ関与型研究における**コミュニティ関与の程度**は，**軽度**(学術機関の研究者がデザインした研究の一部をコミュニティパートナーが分担する)，**高度**(コミュニティパートナーがアウトリーチや研究の実施に協力する)，**完全**(コミュニティパートナーと学術機関の研究者が，研究のあらゆる側面で対等な立場で共同する)の3段階に分けることができます。

5．コミュニティ関与型研究に特有の活動としては，**コミュニティアウトリーチ**，**コミュニティエンゲージメントスタジオ**，**コミュニティアドバイザリーボード**などがあります。

6．コミュニティ関与型研究の難しさとしては，信頼関係を築くのにかかる時間，タイムラインの管理，お互いが期待するものの調整などがあります。

文　献

1. Kenny JD, Tsoh JY, Nguyen BH, Le K, Burke NJ. Keeping each other accountable: social strategies for smoking cessation and healthy living in Vietnamese American men. *Fam Community Health*. 2021;44(3):215-224.
2. Tong EK, Saw A, Fung LC, Li CS, Liu Y, Tsoh JY. Impact of a smoke-free-living educational intervention for smokers and household nonsmokers: a randomized trial of Chinese American pairs. *Cancer*. 2018;124(Suppl 7):1590-1598.
3. Griffith BN, Lovett GD, Pyle DN, et al. Self-rated health in rural Appalachia: health perceptions are incongruent with health status and health behaviors. *BMC Public Health*. 2011;11:229.
4. Corburn J. Bringing local knowledge into environmental decision making: improving urban planning for commu-

nities at risk. *J Plan Educ Res*. 2003;22(4):420-433.
5. Victor RG, Lynch K, Li N, et al. A cluster-randomized trial of blood-pressure reduction in black barbershops. *N Engl J Med*. 2018;378:1291-1301.
6. Nutting PA, Beasley JW, Werner JJ. Practice-based research networks answer primary care questions. *JAMA*. 1999;281:686-688.
7. Miller RS, Ivenson DC, Fried RA, et al. Carpal tunnel syndrome in primary care: a report from ASPN. *J Fam Pract*. 1994;38:337-344.
8. Cooper L. Rethink how we plan research to shrink COVID health disparities. *Nature*. 2021;590:9.
9. Wallerstein N, Duran B, Oetzel J, Minkler M, eds. *Community-Based Participatory Research for Health: Advancing Social and Health Equity*. 3rd ed. Jossey-Bass; 2018.
10. Flood J, Minkler M, Hennessey Lavery S, et al. The Collective Impact Model and its potential for health promotion: overview and case study of a healthy retail initiative in San Francisco. *Health Educ Behavior*. 2015;42(5):654-668.
11. Kandula NR, Tirodkar MA, Lauderdale DS, et al. Knowledge gaps and misconceptions about coronary heart disease among U.S. South Asians. *Am J Prev Med*. 2010;38(4):439-442.
12. Kandula NR, Patel Y, Dave S, et al. The South Asian Heart Lifestyle Intervention (SAHELI) study to improve cardiovascular risk factors in a community setting: design and methods. *Contemp Clin Trials*. 2013;36(2):479-487.
13. Pasick R, Oliva G, Goldstein E, Nguyen T. Community-engaged research with community-based organizations: a resource manual for UCSF researchers. In: Fleisher P, ed. *UCSF Clinical and Translational Science Institute (CTSI) Resource Manuals and Guides to Community-Engaged Research*. Clinical Translational Science Institute Community Engagement Program, University of California San Francisco; 2010. http://ctsi.ucsf.edu
14. Joosten YA, Israel TL, Williams NA, et al. Community Engagement Studios: a structured approach to obtaining meaningful input from stakeholders to inform research. *Acad Med*. 2015;90(12):1646-1650.
15. Delgadillo AT, Grossman M, Santoyo-Olsson J, et al. Description of an academic-community partnership lifestyle program for lower-income, minority adults at risk for diabetes. *Diabetes Educ*. 2010;36(4):640-650.
16. Kanaya AM, Santoyo-Olsson J, Gregorich S, et al. A telephone-based lifestyle intervention trial to lower risk factors in ethnic minority and lower socioeconomic status adults at risk of diabetes: the live well be well study. A randomized controlled trial. *Amer J Public Health*. 2012;102(8):1551-1558.
17. McPhee SJ, Nguyen TT, Mock J, et al. Highlights/best practices of San Francisco's Asian American Network of Cancer Awareness, Research, and Training (AANCART). *Cancer*. 2005;104(12):2920-2925.
18. Corbie-Smith G, Adimore AA, Youmans S, et al. Project GRACE: a staged approach to development of a community-academic partnership to address HIV in rural African American communities. *Health Promot Pract*. 2011;12(2):293-302.
19. Corbie-Smith G, Wiley-Cene C, Bess K, et al. Heart Matters: a study protocol for a community-based randomized trial aimed at reducing cardiovascular risk in a rural, African American community. *BMC Public Health*. 2018;938.
20. Hickam D, Totten A, Berg A, et al. *The PCORI Methodology Report*. Patient-Centered Outcomes Research Institute; 2013.
21. Baer HJ, Rozenflum R, De La Cruz BA, et al. Effect of an online weight management program integrated with population health management on weight change. A randomized clinical trial. *JAMA*. 2020;324(17):1737-1746.
22. Pacheco CM, Daley SM, Brown T, et al. Moving forward: breaking the cycle of mistrust between American Indians and researchers. *Am J Public Health*. 2013;103:2152-2159.
23. Moreno-John G, Gachie A, Fleming CM, et al. Ethnic minority older adults participating in clinical research: developing trust. *J Aging Health*. 2004;16(5 Suppl):93S-123S.
24. Michener L, Cook J, Ahmed SM, et al. Aligning the goals of community-engaged research: why and how academic health centers can successfully engage with communities to improve health. *Acad Med*. 2012;87(3):285-291.

第 15 章　演習問題

【問 1】 ある若手の研究者が，アジア系女性移民における乳がん検診の受診率を高める方法を見つけたいと考えているとします。まだ，研究企画の初期段階にあり，この研究に，コミュニティのパートナーを含めることを考慮しているとします。

a．コミュニティ参加の程度を“軽度”にする場合のコミュニティ関与の内容と，その実施にどのような利点と困難が伴うかを述べてください。

b．コミュニティ参加の程度を“高度”にする場合のコミュニティ関与の内容と，その実施にどのような利点と困難が伴うかを述べてください。

第16章 既存のデータや検体を用いた研究

Mark J. Pletcher
Deborah G. Grady
Steven R. Cummings

既存のデータや検体を用いることができれば，**2次データ分析**secondary data analysis(既存のデータを，元々の研究とは異なるリサーチクエスチョンに利用する研究)や，**副次的研究**ancillary study(既存データに新たな測定を追加する研究)を行うことができ，研究参加者のフォローアップがまだ続いている場合には，新たな前向きのコホート研究やランダム化比較試験を行うことも可能で，様々なリサーチクエスチョンに，迅速かつ効率的に答えを得ることができます。

既存データの中には，研究以外の目的で集められたものもあり，たとえば，パソコンやスマートフォンのなどのインターネット接続機器からのアクセスは，すべて追跡・記録されており，また，**医療供給関係のデータベース**(health care delivery database)には，膨大な量の健康関連データが保存されています。

既存のデータを用いることの主な利点は，その迅速性と経済性にありますが，既存データの利用には，欠点もあります。それは，調査が終わっているため，研究対象母集団，サンプル，そして測定がすべて固定され，変更が効かないことです。たとえば，サンプルのスペクトルが狭すぎる(例：50〜64歳の女性しか含まれていない)，データの測定法が望ましくない(例：血圧が実測値ではなく，高血圧の有無のみ)，データの質が低い(例：欠測や不正確なデータが多い)などの問題がある可能性や，重要な交絡因子やアウトカムの測定や記録が行われていない可能性もありますが，既に研究が終わっているため，後からそのデータを利用する研究者にはどうすることもできません。しかし，その限界の中でも，うまく利用できれば，リソースの乏しい若手研究者でも，重要なリサーチクエスチョンに対して，迅速かつ効果的に答えを得られる可能性があり，また，医療製品の「**リアルワールド**real world」における使用実態に関する研究や臨床研究など，それらを有効に活用できる研究もあります[1]。

本章では，まず，既存データの分析を伴う研究について，その利点と問題点を論じ(**表16.1**)，次に，メタアナリシス，副次的研究，複数のデータソースの結合，そして，フォローアップが続いているコホート研究やランダム化比較試験を利用した前向き研究の実施など，既存データの創造的利用について解説します。

表 16.1　既存データのタイプ別の利点と問題点

既存データのタイプ	利点	問題点
研究データ		
全国調査	・全国規模 ・米国国民全体に結果を一般化できるサンプリング法が用いられている。 ・研究方法が詳細に記述されておりアクセスが容易	・多段階クラスターサンプリングが用いられているため，特別な統計分析を必要とする。 ・測定の種類と研究参加者に制限がある。 ・他の研究者が同じような分析を行い，出版してしまう可能性がある。
疾病登録	・ある特定の疾患の患者のデータが大規模に収集されている。	・患者の登録やデータ収集は，患者，医療システム，医療機関に依存するため，必ずしも網羅的とは限らず，そのため，その疾患の患者集団の代表性があるとは限らない。
他の研究プロジェクトのデータ	・研究レベルの質の高い測定値が利用でき，研究方法が詳細に記述されており，すぐに統計分析を行うことができる。	・研究参加者は，一般集団とは異なる可能性がある。 ・学術研究として実施された測定は，普段の研究参加者の経験や身体状態を必ずしも反映していない可能性がある。 ・データを利用する研究者は，サンプルや測定を変更することができない。
医療供給関係データ		
電子健康記録(EHR)データ	・診察時所見，処置，投薬，画像データ，臨床検査値，アウトカムに関する豊富な情報が得られる。 ・医療の利用状況，医療サービスの内容，医療における格差などについての情報が得られる。	・電子健康記録(EHR)データは複雑で，そこから有用なデータを抽出するのは容易ではない。 ・患者の受診理由には医療機関のレベルによって偏りがあり，かつ医療システムにアクセスできるという意味で患者の層にも偏りがある。 ・介入(治療)はランダムに割り付けられたものではなく，測定も非系統的で，各患者の健康状態によって様々。したがって： – 介入(治療)効果の評価は，「適応による交絡」の影響を受けやすい。 – データの欠測が多く，欠測値の代入も難しい。 – 患者が受診する医療機関が様々なため，予測因子や(特に)アウトカムの確認が不完全なことがある。 – データは，法律(医療保険の携行性と責任に関する法律：HIPAA)によって保護され，アクセスが難しい。 – 電子健康記録(EHR)のシステム・構造が医療機関によって異なることがある。

(つづく)

表 16.1（つづき）

医療費の請求・支払い，およびその他の医療管理関係データ	・診断や処置（臨床検査のオーダーリストを含む）についてはかなりの情報が得られるが，診察時所見は限られている。 ・医療の利用状況，医療サービスの内容，医療における格差などについての情報が得られる。 ・アウトカムの確認は比較的完全である。	・臨床データ（例：臨床検査値，血圧値）が含まれていない。 ・サンプルの属性が限られている（例：Medicare データは65歳以上の患者に限られ，民間医療保険のデータには貧困層の患者が少ない）。 ・データは，法律（HIPAA）によって保護されており，入手に費用がかかることが多い。
インターネット接続機器のデータ		
スマートフォンのデータ	・スマートフォンのセンサーによって，GPSによる位置データ，3軸加速度計による体動データ，カメラによる画像データ，通話やテキストによるソーシャル・インタラクション，他のデバイスからのBluetoothデータを収集することができる。 ・スマートフォンアプリを用いて，ユーザーとの対話，様々な情報の収集（例：食事記録），介入の提供，データ合成などを行うことができる。	・スマートフォンには様々なOS（例：iPhone，Android）や機能レベルがあり，それがユーザーの特性とも関連している。 ・測定の可否，測定の質や頻度はその時点での技術レベルやスマホの機種に依存する。 ・ユーザーはアプリを一時的にしか利用しないことが多い。
家庭用電子機器からのデータ	・インターネットに接続された家庭用電子機器を通して，血圧や体重，あるいは歩数や睡眠などのデータを収集することができる。 ・この種の技術は急速に発展している。	・測定の可否・質は機種によって非常に多様であり，また機器の利用は，ユーザーの特性とも強く関連している。 ・測定には，妥当性が検証されていない独自のアルゴリズムで算出されているものが多い。 ・ユーザーの機器使用は長続きしないことが多く，バッテリーの再充電を行わなかったり，使用をやめてしまうことが多い。
ソーシャルメディア	・ユーザーの興味，習慣，感情，気分，社会的つながりに関する情報が豊富に含まれる，ネットワークに関するデータ（例：友人関係，グループ関係）と個人的データ（テキストコンテンツ）が結合したデータを利用できる。	・測定が有用かどうかはユーザーの関わりの程度による。 ・データへのアクセスが困難

既存のデータソース

既存データを用いる研究の可能性とその質は，そのデータがいつ，どこで，どのように，誰によって収集されたかに強い影響を受けるため，明確な利点と同時に欠点があります。

研究目的で集められたデータ

研究におけるデータ収集には，多大なリソースと時間と労力が費やされており，そうしたデータの活用は，研究者や研究助成組織によって行われた努力と投資や，研究参加者が研究に貢献した時間とエネルギーに報いることにもなります。

全国調査

政府によって行われた全国規模の調査(national survey)の中には，研究に利用できるものがあります。こうした調査には，全数把握を目的としたもの(例：国勢調査)もあれば，国民の代表性が得られるようなサンプリング法を用いたものもあり，大きな研究上の利用価値があります。以下に，主な調査の例を紹介します。

- **国民健康栄養調査**(National Health and Nutrition Examination Survey：NHANES)：これは，米国国民の健康状態や栄養状態を評価するために毎年実施されている調査で，国民代表性のあるサンプルを得るために，全国規模でのクラスターランダムサンプリングの手法が用いられ，自己報告による情報(例：属性，社会経済状態，食生活，健康に関連する行動)，身体所見，臨床検査などのデータが集められています。NHANESのデータを用いれば，疾患や予測因子などの存在率(有病率)prevalenceについて，国民的代表値を得ることができます。NHANESのデータと報告書は，国立保健統計局(NCHS)によって管理されており，NCHSでは，National Health Interview Survey(NHIS)のような他の全国規模の調査も行っています。
- **全国外来診療調査**(National Ambulatory Medical Care Survey：NAMCS)：これは，米国のクリニックを受診する全外来患者を代表するサンプルを用いて行われる調査で，診療記録から，受診理由，バイタルサイン，痛みの有無とその程度，処方薬，診断名が抽出され，コード化され，データベース化されています。全国病院外来診療調査(National Hospital Ambulatory Medical Care Survey：NHAMCS)は，病院の外来患者や救急外来患者について，NAMCSとほぼ同じデータを集める調査ですが，これらのデータベースは，国立保健統計局(NCHS)によって管理されています。
- **医療費パネル調査**(Medical Expenditure Panel Survey：MEPS)：これは，米国における，医療の利用状況，要した費用，支払方法，医療保険の負担を測定するための調査で，医療研究品質庁(Agency for Healthcare Research and Quality：AHRQ)によって運営されています。AHRQは，National Inpatient Sample(NIS)やNational Ambulatory Surgery Sample(NASS)などの国家レベルのデータベースへのアクセスを提供するために，Healthcare Cost and Utilization Project(hcup-us.ahrq.gov)への支援も行っています。

- **米国国勢調査局**(U.S. Census Bureau)は，10年ごとに，米国に居住するすべての人々の調査データを収集しており，そのデータの多くは，米国人口のローリング方式のサンプリング(rolling sampling)で集められたより詳細な調査情報とともに，American Community Survey[2]を通じて，その多くを利用することができます。
- **国立保健統計局**(NCHS)は，すべての出生と死亡の記録を含む米国の人口動態統計を管理しています。全国死亡登録(National Death Index：NDI)は，死亡日および死因を含む死亡診断書データの国家レベルのデータベースで，研究から脱落した研究参加者の生死を，社会保障番号Social Security number，氏名，あるいは生年月日などから確認することができます。
- **米国疾病管理予防センター**(Centers for Disease Control and Prevention：CDC)のWide-ranging ONline Data for Epidemiologic Research(CDC WONDER)は，人口動態統計や，がんや報告義務のある感染症などの公衆衛生関連データにアクセスできるwebベースのデータベースシステムです(wonder.cdc.gov)。

これらの全国規模の調査データは，様々な目的に使用することができます。たとえば，ある研究では，国民健康栄養調査(NHANES)の大腿骨骨密度のデータを用いて米国民の正常値が算出され，それによって，骨粗しょう症は，NHANESの若い成人の平均骨密度値の2.5標準偏差未満と定義されています[3]。それ以外にも，NHAMCSを用いて，米国の救急外来における疼痛に対するオピオイド処方の違いを実証した研究[4]，心臓突然死予防のための装着型除細動器のランダム化比較試験において，研究参加者の生死を確認するために，全国死亡登録(NDI)を利用した研究[5]などがあります。

研究を始めたばかりの研究者には，こうした既存のデータベースは手っ取り早い研究機会となるため，関連分野のデータベースについて，それを分析する価値があるかどうかを検討することをお勧めします。こうした全国規模の調査データを用いる場合には，クラスターサンプリングを考慮したやや高度な統計学的手法を用いなければならないという問題がありますが，これは統計に詳しい人に相談すれは，簡単に解決することができます。ただ，こうしたデータは，アクセスが容易なため，他の研究者に先を越されるという危険が常にあります。

疾病登録

疾病登録 disease registryは，特定の疾病に罹患した人々(例：新たに乳がんと診断された女性)のデータを登録し，将来の研究に使えるようにするためのデータベースで[6]，リサーチクエスチョンの検討，他のデータベースとリンクした分析，研究参加者のリクルートなどに利用することができます。全国調査national surveyとは異なり，疾病登録にはランダムサンプリングの手法は用いられず，登録事業に参加意思のある医療機関を通したデータ収集，あるいは患者グループの直接参加によってデータベースが構築されています。

がん登録 cancer registry：がん登録には，1973年以来，Surveillance, Epidemiology, and End Results Program(SEER：サーベイランス・疫学・予後に関するプログラム)を通して集められた，がんの発生率，治療やアウトカムなどについてのポピュレーションベースのデータが収録されています。この登録は，多くの州や地域，そして，3つのアメリカ先住民のグループをカバーしており(seer.cancer.gov/registries)，National Program of Cancer Registriesが各地を支援する形でデータ収集が行われています(cdc.gov/cancer/npcr)。この登録を用いた研究としては，たとえば，Kerlikowske らの研究があり，彼らは，乳がん登録データを用いて，2001〜2003 年にかけて，エストロゲン受容体陽性の乳がんの発生率が，13%減少したことを発見しています。これは，閉経後の女性におけるホルモン補充療法の減少と並行した変化であることから，ホルモン補充療法の停止との因果関係が示唆されています[7]。また，Wang らは，Greater Bay Area とロサンゼルスのがん登録を用いて，5 年以内に 1 次治療を終了した乳がん女性を対象にインタビューを行い，米国文化にうまく適応できていない中国人女性は，白人女性に比べて，身体機能は劣るものの，心理状態は良好で，不安感情も低いことを明らかにしています[8]。

心血管疾患登録(cardiovascular disease registry)：米国には，心血管疾患登録も確立されています。American College of Cardiology が支援して作成されている National Cardiovascular Data Registry(cvquality.acc.org/NCDR-Home)には，様々な病態(例：胸痛，心筋梗塞，心房細動)の患者，あるいはある治療(例：経皮的冠動脈インターベンション[PCI]，植え込み型除細動器，外来予防プログラム)を受けた患者の登録プログラムが存在しています。これらのデータを用いた研究としては，たとえば，心房細動患者に対する経口抗凝固薬による治療が進歩しているにもかかわらず，高リスク患者の半数しかその処方を受けていないことを示した研究[9]などがあります。

米国国立衛生研究所(National Institutes of Health：NIH)は，web からアクセス可能なデータベースのリンクを掲載した登録リストを公開していますが[10]，これらは，実際に存在するデータベースの一部にすぎません。Patient-Centered Outcomes Research Institute(PCORI)は，オンラインポータルを利用した，患者からの報告による情報やアウトカムを含む，大規模な「**患者主導型登録**(patient-powered registry)」に資金を提供しています[11]。たとえば，Health eHeart Study(health-eheartstudy.org)は，心臓の健康と関連テクノロジーに興味を持つ人々の大規模なオンライン登録データベースで，多くの人々が自分のスマートフォンやウェアラブル機器を通して，データを提供しています。また，Pride Study(pridestudy.org)は，研究へのデータ提供や副次的研究 ancillary study に関心を持つ，LGBTQ＋を自認する人々の登録データベースです。こうしたデータベースを活用した研究の例としては，Health eHeart Study で集められた，スマートフォンカメラによる指の光電容積脈波データと，自己報告による糖尿病や HbA1c との関連から，糖尿病の“**デジタルバイオマーカー**”を開発し，それを複数のコホートで検証した研究があります[12]。

United Kingdom Biobank は，50 万人のボランティアを登録し，質問票と電子健康記録(EHR)のデータをリンクさせつつ，全ゲノム配列データ，メタボロミクス，脳・心臓・体幹部の MRI 画像など，多様なバイオデータを含むデータベースを構築しています(ukbiobank.ac.uk)。これらのデータを用いて，機器で測定した身体活動とゲノムデータの関連を検討した研究では，身体活動レベルの約 20%が遺伝すると推定されています[13]。NIH の All of Us Research Program では，大規模コホートから集めた，自己報告データ，電子健康記録(EHR)，機器で測定されたデータ，生物検体を含む登録システム(allofus.nih.gov)の構築を支援しています。

ボランティア参加に依存する登録では，一般人口に比べ，相対的に白人や高学歴者が多い傾向があるため[14]，結果の解釈にはその点についての配慮が必要となります。

他の研究プロジェクト

ほとんどの研究プロジェクトでは，将来の研究に利用するためにデータを保存しています。NIHや他の主な研究助成組織は，助成した研究プロジェクトに対して，データの維持管理と共有化を要求し，学術誌も，2次分析のためのデータアクセスを提供することがあります。NIHが助成している研究の中には，2次データ分析の支援が重要な目標の1つとなっているものがあります。たとえば，Coronary Artery Disease In Young Adults（CARDIA）研究（cardia.dopm.uab.edu）は，冠動脈疾患の発症とその決定要因を調査するためにNIHから助成を受けている多機関コホート研究ですが，このプロジェクトでは，データ利用や副次的研究を申請する場合の手順，申請や論文出版を審査する出版委員会 publications committee，出版前に研究結果を検証する分析者などが，詳細に文書化されています。CARDIA研究には，数十年にわたって継続測定された，豊富でユニークなデータが蓄積されており，そのデータは，700を超える論文に使用され，その中には，たとえば，肺機能検査測定と調査データを用いて，通常レベルのマリファナ喫煙はタバコ喫煙とは異なり，肺機能に影響を与えないことを証明した研究[15]など，冠動脈疾患以外のテーマも含まれています。また，NIHが助成するOsteoarthritis Initiative（nda.nih.gov/oai）では，変形性膝関節症の画像を含め，研究データの説明やアクセス情報についての広範なオンラインリソースを提供しており，Alzheimer's Disease Neuroimaging Initiative（adni.loni.usc.edu）では，アルツハイマー病患者，軽度の認知機能障害患者，認知機能障害のない人々から集めた，放射線画像，ゲノム情報，認知機能検査データ，脳脊髄液や血液のバイオマーカーを含むデータベースが構築されています。NIHはまた，ゲノム情報や表現型データを含むデータベース（dbGaP：ncbi.nlm.nih.gov/gap）や，National Heart, Lung, and Blood Instituteが助成した研究のデータベース（BioLINCC；biolincc.nhlbi.nih.gov/home）のリポジトリを管理しています。

さらに，小規模な研究でも，分析しきれないほどのデータが集められることが多く，残念ながら，そうしたデータへのアクセスを可能とする公的な仕組みは一般には存在しませんが，要求が合理的なものであれば，多くの場合，それが受け入れられる可能性は高いと考えられます。

既存データを用いた研究を始める

研究テーマを決め，関連分野の文献を十分に読み込んだら，一見無関係に見えるデータも含めて，既存のデータベースによって，リサーチクエスチョンに対する答えが得られる可能性があるかどうかを検討します。それにあたっては，シニアの研究者の助けを借りるのが賢明です。経験を積んだ研究者は，自分の専門領域が確立しており，自分の研究機関を含めて，どういう所にどういうデータが存在し，どうアクセスすればよいかを知っているからです。

たとえばOsteoporotic Fractures in Men研究は，骨粗しょう症性骨折の予測因子を研究するために，高齢男性の地域居住者を登録したものですが，ある若手研究者は，メンターの協力を得てこの研究のデータにアクセスし，下部尿路症状を有する男性にフレイル frailtyが多いことを明らかにしています[16]。Heart and Estrogen/Progestin Replacement Study（HERS）は，冠動脈性心疾患を有する女性における，冠動脈イベントの再発を予防するためのホルモン補充プログラムに関する臨床試験ですが[17]，研究参加者は試験の参加時点で頸管スメア検査（Pap検査）が正常である必要があり，その後も毎年Pap検査を受ける必要がありました。それを知った，Pap検査の反復スクリーニングの価値に疑問を持っていたある若手研究者が，HERS研究のデータを用いれば，自分のリサーチクエスチョンへの答えが得られる可能性があることに気づき，研究を行いました。その結果，Pap 検査を受けた 2763 人の女性のうち 110 人で異常所見が認められたものの，経過観察で組織学的に異常が見られたのは 1 人だけ(＝109 人が偽陽性)であったことを報告し[18]，この研究は，その後の**米国予防医療作業部会**(U.S. Preventive Services Task Force)による，「以前 Pap 検査が正常であった 65 歳以上の低リスク女性では Pap 検査を行うべきではない」という勧告に影響を与えました。

インターネットで検索すれば，すぐに見つかり，アクセス可能な既存データもあります。たとえば，NHANES と BioLINCC の web サイトでは，**オープンアクセス**の研究データが掲載されており，CARDIA や，心血管疾患の疫学で歴史的に有名な**フラミンガム研究**(Framingham Study)の web サイト(framinghamheartstudy.org)にも，データ使用の申請手順が詳しく記載され，若手研究者を歓迎しています。オンラインでアクセスできないデータの場合には，先行研究の著者や行政の担当部局に電話もしくは電子メールで問い合わせる必要があります。返信文書や電子メールには，正式な肩書きと所属機関のドメイン名を用い，その研究分野で認知された人物としてメンター名に触れるようにします。その場合，メンターが，そのデータベースを作成した研究者と既知の間柄であれば，メンター名を含めることは相手から好意的に受け止められる可能性があります。しかし，多くの研究者は，若手研究者からの興味深いリサーチクエスチョンの提案には，一般に，驚くほど協力的であり，それが適切と思えば，自分のデータを提供し，そうでなければ，より適切なデータを持つ研究者を紹介してくれたりします。

希望するデータを有する研究チームの中に，共同研究者となってくれる人を見い出すことができれば非常に研究がしやすくなります。その研究者を通せば，データへのアクセスはより容易であり，また，その研究者から，研究方法や変数の測定方法について正確な情報を得ることもできます。そうした協力関係については，将来の論文の筆頭著者と最終著者を誰にするかなどを含め，早い段階で明確にしておくのが賢明です。

他の研究機関の研究者と協力関係を築くことは，双方にとって有益であり，若手研究者にとっても，自分の所属研究機関のメンターから独立するよい機会ともなります。

医療供給関係データ

電子健康記録(electronic health record：EHR)(医療保険の医療費請求・支払いのプロセスで作成され，米国の医療供給システムに属する病院，クリニック，薬局，検査施設などで共有される医療情報)には，豊富な情報が保存されています。**医療供給関係データ** health care delivery data などの，研究以外の仕組みで収集される，いわゆる“**リアルワールドデータ** real-world data”には[1]，①データが研究参加者(＝科学への時間や労力の貢献を厭(いと)わない人々)に限定されない，②観察されていることを自覚している研究参加者にありがちな測定バイアスの可能性が少ない，③観察項目が多い傾向がある，という利点がありますが，その一方で，データに欠測が多い，米国の医療システムが複雑で統合されていないため，アクセスや分析が難しいといった問題があります。以下，電子健康記録(EHR)を用いたいくつかの研究の事例を紹介します。

- 電子健康記録(EHR)データは，医師の医療活動の様子，電子健康記録(EHR)の利用状況，それが医師の医療活動やウェルビーイングに及ぼす影響などの研究に利用することができます。たとえば，Adler-Milstein らは，電子健康記録(EHR)監査ログ(監訳者注：電子健康記録の使用履歴を記録する機能）を分析し，勤務時間外の電子健康記録（EHR）入力に要する時間が，医師調査で測定されたバーンアウト（燃え尽き症候群）と関連することを明らかにしています[19]。

- 医療供給関係データは，医療サービス提供のパターン（例：経時推移，格差）に関する研究に用いることができます。たとえば，Muench らは，コミュニティヘルスセンターの大規模ネットワークから得られた電子健康記録（EHR）データを用いて，オピオイド処方のあり方を分析し，非ヒスパニック系の白人患者への処方率が他の人種・民族グループよりも高いこと，2009～2018年にかけて，1人当たりのオピオイド処方が大幅に減少したことを明らかにしています[20]。
- 医療供給関係データは，医療の質の評価に利用することもできます。たとえば，Birkmeyer らは，Medicare の医療費請求データを用いて，大動脈弁置換術から膵臓がん切除術に至る多くの高リスク手術において，手術件数の多い外科医では少ない外科医に比べ，手術死亡率が大幅に低いことを明らかにしています[21]。
- 医療供給関係データには，バイアスや誤った解釈の危険が伴いますが[22]，医薬品などによる介入の有効性や安全性の推定に用いられることがあります。たとえば，Orkaby らは，Veterans Affairs Health System の電子健康記録（EHR）データを用いて，スタチンを初めて処方された高齢退役軍人を調査し，傾向スコア propensity score による重み付けを行って非処方者と比較し，スタチンの処方が死亡率の低下と関連していることを明らかにしています[23]。ただ，この関連は，心血管系死亡率よりも非心血管系死亡率で5倍以上大きかったため，因果関係を示す可能性は低いと考えられています[24]。また，Suchard らは，医療費請求データと電子健康記録（EHR）データを結合して，いくつかの種類の単剤による降圧治療の新規使用者における効果を比較し，サイアザイドまたはサイアザイド様利尿薬による治療を受けている人々では，アンジオテンシン変換酵素阻害薬による治療を受けている人々に比べ，心筋梗塞，心不全，脳卒中の発生が少ないことを報告しています[25]。

ただし，観察データを用いた治療の有効性の推論には交絡の可能性があるため注意が必要です。それは，リアルワールド（＝ランダム化比較試験ではないセッティング）では，治療を受ける患者は，受けない患者に比べ，①医療にアクセスできる，②治療に適応があると判断されている，③長期の治療に対するアドヒアランスが高いという点で，特性が異なるからです。こうした要因が，（治療ではなく）アウトカムと強く関連している場合には，"**適応による交絡** confounding by indication" が生じます[26]。こうした交絡には，多変量解析，傾向スコア，マッチトサンプリング，**ターゲットトライアル** target trial 戦略（第8章）など，様々な方法で対処することができますが（第10章），どの方法を用いても，**残渣交絡** residual confounding が常に問題となります[22]（監訳者注：残渣交絡については，「アドバンスト分析疫学—369の図表で読み解く疫学的推論の論理と数理」[木原正博，木原雅子訳．メディカル・サイエンス・インターナショナル，東京，2020年]の p.181～182，p.298～300 を参照してください）。

グループ内およびグループ間の経時的な動向分析も，介入評価に用いることができます。医療供給組織は，質の向上やその他の組織的な必要のために，しばしば医療内容を変えることがありますが，こうした変更の前後でアウトカムを分析し，その効果を推論することができます。第12章の**分割時系列デザイン**のところで説明したように，こうしたデザインは，変更が短期間で生じ，かつ施設間で変更の時点にばらつきがある場合に有用ですが，同じ時期に生じた何らかの出来事の交絡を受ける可能性があるので，注意が必要です。

既存の医療供給関係データを用いた研究には，選択バイアス，欠測データ，フォローアップからの脱落など，多くの問題が伴います。また，医療にアクセスできる人々は，アクセスできない人々とは特性が異なるため，医療供給関係データから，目的母集団 target population についての推論を行う場合には慎重を要します。一方，臨床検査のように，臨床的必要性から実施される測定は，そうした測定の有無やタイミングが，測定結果そのものよりも，アウトカムと強い関連を有することが報告されています[27]。さらには，患者は複数の医療機関で医療を受ける可能性があるため，1つの医療機関の電子健康記録(EHR)データだけでは，フォローアップ期間中のアウトカムの確認が不完全になる可能性が高くなります。その意味では，Medicare や民間保険会社から入手できる医療費請求データの方がよりよいと思われますが，米国では医療システムが統合されていないため，完全なアウトカムの確認は困難です。電子健康記録(EHR)データは，退院時にフォローアップが完了する入院患者の短期コホート研究には有効ですが，Kaiser Permanente のような医療保険と統合された医療システムは，比較的長期に患者をフォローアップできるため，外来患者のコホート研究に適しています。

医療供給関係データから有用な変数を導き出すことは通常困難です。電子健康記録(EHR)データは，請求書作成をサポートするデータを集める目的と，医師によるデータ入力や検索に便利なように構築されているため，診断名や投薬に関するコードデータが，様々なテーブルの中に現れます。たとえば，投薬コードは，投薬歴，現在の処方薬のリスト，処方オーダー，投与記録 administration event(監訳者注：患者に使用した薬や医療機器の記録)，および調剤記録を格納するテーブルなどに現れます。コーディングシステムは，一般には，具体性(例：薬のブランド名，用量，製剤)や階層的一貫性(例：ICD10＝S93.4 は足関節捻挫の初診，S93.421A は右足首の三角筋靭帯捻挫の初診を表わすコード)を表すようにデザインされていますが，用い方に医師による一貫性がないため，そのままグループ化することは困難です。たとえば，電子健康記録(EHR)データを用いて，2型糖尿病の有無を示す変数を定義する場合には，①糖尿病関連の診断コード，②糖尿病患者のみ，あるいは糖尿病患者が主に使用する薬剤，③未治療・未診断の糖尿病の存在を示す可能性のある検査項目，などを含む複雑なアルゴリズムの開発が必要となります。

電子健康記録(EHR)システムとそのデータ構造は，それぞれの医療機関のワークフローと好みに合わせて作成されています。それはたとえ，同じ会社の電子健康記録(EHR)システムを用いている場合でもそうです。そのため，ある医療機関のために作成されたデータ抽出と分析のためのコードが，他の医療機関では役に立たない可能性があります。こうした問題を解決するため，研究者のネットワークによって，共通した定義と名称のテーブルや変数を持つデータモデルが開発されるようになってきました。たとえば，カリフォルニア大学付属の6つの医療センターでは，電子健康記録(EHR)データを，OHDSI プログラム(Observational Health Data Sciences and Informatics：ohdsi.org)が推進する，OMOP(Observational Medical Outcomes Partnership)の**共通データモデル**(Common Data Model：CDM)に変換し，そのデータを，統一したデータウェアハウス(data.ucop.edu)で一元管理するようにしています。Veterans Affairs Health System や他の機関も OMOP を使用しています。PCORI(Patient-Centered Outcomes Research Institute)は，PCORnet(pcornet.org)を推進していますが，PCORnet には，PCORnet Common Data Model と，契約関係に基づく多機関共同研究のネットワークが含まれています。共通データモデル(CDM)は，電子健康記録(EHR)データを用いた多機関共同研究を可能にしますが，開発と維持に費用がかかるだけではなく，共通データモデル(CDM)に変換される時点で，元の表にあった多くの詳細なデータが失われてしまうという欠点があります。

医療供給関係データを用いた研究を始める

医療供給関係データ health care delivery data へのアクセスは，プライバシーと守秘性の保護と，そのデータが組織の資産であるとの観点からその利用が規制されています。**医療保険の携行性と責任に関する法律**(Health Insurance Portability and Accountability Act：HIPAA)によれば，患者の医療データは，当該患者が，同意書と HIPAA 承認書(監訳者注：患者が自分の医療情報を HIPAA の規則で許可されている範囲外の目的で使用または開示することに同意する書類)に署名した場合，あるいは研究機関の倫理委員会によって，ある限定された状況下で，それらが免除された場合に，研究目的でのアクセスが可能となります。HIPAA は，電子健康記録(EHR)データに対しては，プロジェクトにとって“**最低限必要なデータ** minimum necessary data”のみを提供する公正な仲介者(honest broker)を介してアクセスすることを義務付けています。また，多くの医療機関は，**保護対象保健情報**(protected health information)に該当する 18 のデータを取り除いた“非識別化された deidentified”医療供給関係データセットを作成しており，日付と郵便番号以外は非識別化されたデータセット(**限定データセット** limited data set)は，データ使用契約 data use agreement があればアクセスすることができます。医療供給関係データの分析に関心のある研究者は，HIPAA の基本を理解しておく必要があります。

大規模な**医療費請求データ**(health care claims data)が，Medicare や民間保険会社などの支払者によって蓄積されています。Medicare と Medicaid の請求データセットは，政府機関(data.medicare.gov)を通じて購入可能であり，Optum や Truven Health Analytics のような営利企業は，民間保険会社の大規模な請求データセットを集めて，販売しています。

こうした大規模なデータセットの分析は，技術的に困難な場合があり，たとえば，データベースプログラムに，統計分析に扱いやすい形でデータを抽出するためには，多くの場合，構造化されたクエリー言語を用いる必要があります(第 19 章)。**医療情報データ** health care data (監訳者注：保健医療に関するデータの総称で，医療供給関係データ health care delivery data や医療費請求データ health care claim data を含む)で使用されるコード化システムを理解し活用するためには，情報学的トレーニングが必要ですが，可能であれば，情報学の専門家のサポートを得ることが望まれます。

インターネットとインターネット接続機器

インターネットやインターネット接続機器から得られるデータは，広告のターゲティング，消費者のエンゲージメントの向上を含む様々なビジネス目標をサポートする目的で，企業によって収集・利用されています。企業によっては，そのデータを消費者や研究者などに提供しているところがあります。以下は，インターネットやインターネット接続機器のデータを用いた研究の例です。

- 情報の検索，ニュースの閲覧，ショッピング，ソーシャルメディアを通じた交流といったインターネットの情報を，研究に活用することができます。たとえば，Nguyen らは，Twitter(現在の X)のフリーテキストデータを用いて，ツイートの中の否定的な人種感情を検出するアルゴリズムを作成し，それを使って，COVID-19 の流行後に，アジア系アメリカ人に対する否定的なツイートが大幅に増加したことを実証しています[28]。
- スマートフォンは，音声，ビデオ(カメラ)，位置(GPS)，動き(3 軸加速度計)，Bluetooth

レシーバーなど，様々なセンサーを使ってデータを収集することができます。スマートフォンのアプリの中には，独自のアルゴリズムを使って，これらのセンサーからの信号を健康情報に変換するものがあり，たとえば，加速度センサーのデータを使った歩数や運動時間のモニター，カメラを利用した指先の脈拍の検出などがそうです。Tison らは，広汎に用いられている無料のアプリを提供している会社と協力して，COVID-19 の流行期間中に身体活動が世界的に減少したことを明らかにしています[29]。

- 他の機器からも，意識的な測定(例：Bluetooth 接続の体重計による測定)，あるいは自動化された測定(例：手首の活動量計)によって，データを収集することができます。これらの機器のデータは，通常，インターネットに接続されたスマートフォンを経由して，集中型サーバーに送信され，そこで分析されます。たとえば，スマートフォンに接続された**腕時計型デバイス**によって，不整脈を検出することができます。Perez らは，ある会社と協力して，明らかな不整脈を有する人々に，ECG パッチを最長 7 日間提供し，34％に心房細動があることを確認しています[30]。

インターネットやインターネット接続機器のデータは，機器が 1 つの場合，測定項目は少ない傾向がありますが，長期にわたって非常に高い頻度で反復測定されることがあります。そうした機器の使用者は，一般集団とは異なる傾向があるため(例：非常に健康マインドが強い)，そうした人々における研究結果は，一般化できない可能性があるので注意が必要です。米国では，現在，ほとんどの成人が携帯電話を所有していますが，その機種，インターネットアクセス，データプランは社会経済的地位によって異なります。また，多くのインターネットサービス，スマートフォンアプリ，ウェアラブル機器の利用は，積極的な関与(例：デバイスの充電や装着)を必要とするため，時間経過とともに，その使用が急速に減退する傾向があります。そのため，インターネットやインターネット接続機器のデータを研究のために系統的に収集する場合には，継続的な使用を促す何らかのインセンティブが必要となる可能性があります。

インターネットとインターネット接続機器を用いた研究を始める

インターネットやインターネット接続機器で集められたデータへのアクセスは，一般には困難ですが，企業の中には，協力に前向きで，依頼すれば，データへのアクセスを許可してくれるところや，データを一般公開している企業もあります。

インターネットやインターネット接続機器で集められたデータを入手するには，ユーザーの承認を得る必要があります。企業は，たとえば，クラウドベースのサーバーを，API(アプリケーション・プログラミング・インターフェース)を通じて他のサーバーと通信できるようにすることで，顧客が使用する他のアプリにデータを提供することがよくあります。研究者はユーザーの許可を得てこれらのデータにアクセスすることができますが，そのためには専門的なプログラミングとインフラを必要とします。Eureka Research Platform(info.eurekaplatform.org)は，NIH(米国国立衛生研究所)が資金提供するプラットフォームで，NIH の助成を受けた研究者が利用することができます。このプラットフォームは，商用プラットフォームとの API を介したやり取りによる**モバイルヘルス**(mHealth)のデータ収集に特化しており，**電子同意**(eConsent)，オンライン調査，スマートフォンアプリを使った参加者からの直接的なデータ収集も行っています。

既存データの創造的な使用

既存データだけで，リサーチクエスチョンへの答えが得られることもありますが，そのためには，その創造的な使用，他のデータによる補強，あるいは特別な方法が必要となります。

メタアナリシス

同じようなリサーチクエスチョン(例：高齢者にスタチンが有効かどうか)について複数の研究データが存在している場合には，**メタアナリシス** meta-analysis でそれらのデータを組み合わせて，1つの**併合効果** summary effect estimate を算出することがあります。多くの場合，このプロセスは，発表された文献の**系統的レビュー** systematic review から始まりますが，そこでは，含めるべき研究についての明確な選択基準と標準化されたデータ抽出法を用いて，研究対象とするリサーチクエスチョンに関係するすべての研究が網羅的に検索され，検討されます。

選択基準を満たした研究について，(著者からの提供で)個人レベルのデータが入手できる場合には，それらをプールした単一の大規模なデータセットを作成して，新たな分析を，メタアナリシスとして実施します。たとえば，Cholesterol Treatment Trialists' Collaboration は，スタチン治療に関する28のランダム化比較試験のデータをプールすることによって，各試験では数が少なく評価が困難であった75歳以上の高齢者においてもスタチンが有効であることを明らかにしています[31]。

しかし，個人レベルのデータが入手できることは少なく，論文に示されたデータしか利用できないのが普通です。こうした場合でも，複数の研究結果を組み合わせることによって，より定度(精度)precision の高い(＝信頼区間が狭い)併合効果を得ることができますが，研究によって，データの定度が異なるため，それらを併合する場合には，特別な分析手法を用いなければなりません。つまり，大規模な研究ほど推定値の定度が高いため，メタアナリシスではこうした研究の推定値により大きな重みを付けた計算が行われます。たとえば，de Souto Barreto らは，40のランダム化比較試験(それぞれは少数の高齢者を含む)の60歳以上の高齢者のデータをメタアナリシスで併合して，1年間以上の持続的運動プログラムによって，転倒や転倒による傷害のリスクが低下することを明らかにしています[32]。

メタアナリシスでは，研究間の違いについての考慮が必要となるため，**非一様性** heterogeneity(研究間で結果がどの程度異なるか)の評価が行われます。非一様性が大きい場合，つまり研究間に何か重大な違いがあると考えられる場合には，それらの研究結果を単純に1つの併合効果にまとめることはできません。その場合は，研究間で特徴が比較的類似したサブグループに分けて併合効果を求めるか，あるいは，研究間の特徴の違いを考慮できる**メタ回帰分析** meta-regression を行うことが考えられます。たとえば，上述した de Souto Barreto らの研究では，メタ回帰分析が行われ，転倒や転倒による傷害をアウトカムとし，運動頻度を主たる予測変数として他の共変数を含めた回帰分析が行われ，週2～3回の運動が最適な頻度であることが示唆されています[32]。ただし，メタ回帰分析には，個人レベルのデータ，もしくは多数の研究からのデータが必要であり，いつもその機会に恵まれるとは限りません。

メタアナリシスにおけるより深刻な問題は，**出版バイアス** publication bias であり，これは，出版された(あるいはメタアナリシスに含めることができる)研究が，実際に行われたすべての研究を反映していない場合に起こる問題で，これは，ネガティブデータよりも，ポジティブデータ(＝統計学的有意差が得られたデータ)の方が出版されやすいことから生じます。したがって，メタアナリシスを行う場合には，以下の点を徹底する必要があります：①発表された文献を系統的にレビューして，関連するすべての文献をリストアップする，②論文として発表されていない研究を探索し，可能な限りそのデータの入手に努める(例：その分野の研究者への問い合わせ，学会の抄録集，学会発表，博士論文)，③メタアナリシス特有の分析法(例：**感度分析**，**漏斗プロット** funnel plot)を用いて，出版バイアスの可能性(例：規模が小さく関連も弱いという研究が欠落している)を検討する[33]。

若手研究者にとって，系統的レビューやメタアナリシスは，自分が関心を持つ分野で発表された文献の深い理解に役立ち，それは，その後に自らの論文を執筆する上での重要な基礎となります。しかし，系統的レビューは，資金をあまり必要としないものの，かなりの時間と労力を必要とします。系統的レビューを行うには，Cochrane Handbook for Systematic Reviews (http://handbook.cochrane.org)など，**Cochrane ネットワーク**が出版しているリソースを参考にして，メタアナリシスに必要な技術の習得に努める必要があります。

副次的研究

副次的研究 ancillary study とは，新たなリサーチクエスチョンへの答えを得るために，既存の研究に，新たな測定を追加する研究のことで，2次データ分析の利点の多くを持つと同時に，ある程度の自由度があるという特徴があります。副次的研究は，どのタイプの研究にも応用できますが，前向きコホート研究やランダム化比較試験に特に適しています。たとえば，閉経後ホルモン補充療法の効果に関する HERS 研究(Heart and Estrogen/Progestin Replacement Study)[17]では，Grady らは，尿失禁の頻度と重症度の測定を追加し，それによって，余分な時間や費用をほとんどかけることなく，ホルモン補充療法が尿失禁に及ぼす影響を，大規模な臨床試験の結果として発表しています[34]。

副次的研究では，研究参加者のリクルート開始前(＝ベースライン時点)に測定を追加するのがベストですが，そういう段階で，副次的研究の対象となり得る研究を特定することは，外部者には通常困難です。しかし，ベースライン時に測定できなくとも，研究の途中，もしくは試験中または試験終了時点で測定を追加できれば，リサーチクエスチョンに対する答えが得られることがあります。たとえば，Herrington らは，HERS 研究の終了時点で認知機能の測定を追加し，それによって，ホルモン補充療法を受けた高齢女性と受けなかった高齢女性の間で，認知機能の比較を行っています[35]。

副次的研究の申し出があった場合，元々の研究を担当する研究者は，測定を追加することによって生じる，研究参加者への負担と追加的データから得られる科学的利益のバランスを取った判断をしなければなりません。そのバランスが崩れると，研究参加者の不満や脱落につながることさえあるからです。副次的研究を計画する際には，この点を十分に考慮し，研究参加者が魅力的と感じ，本来の研究に悪影響を与えないように慎重に計画する必要があります。

大規模な臨床試験やコホート研究で収集された，検体(例：血清，DNA)や画像データなどのデータバンクが存在すれば，副次的研究の優れた機会となります。これらの保存試料を用いて新たな測定が可能であれば，研究参加者の負担を増やすことなく，新しいリサーチクエスチョンを非常に効率よく研究することができます。**ネステッド・ケースコントロール研究** nested case-control study や**ケースコホート研究** case cohort study のデザインを用いて保存検体の一部を測定できる場合には，特にそうです(第 9 章)。たとえば，HERS 研究では，ネステッド・ケースコントロール研究のデザインで，保存検体の遺伝子解析が行われ，ホルモン補充治療群における静脈血栓症の多発は，ライデン因子Ⅴ欠損との相互作用によるものではないことが明らかにされています[36]。

多機関による大規模な研究に副次的研究を申し込むには，ほとんどの場合，書面による申請が必要であり，内部に設置された委員会によって審査されて，承認，却下，修正が決定されますが，共同研究という形が求められることもあります。追加的測定を行うには，追加的な予算が必要であり，その獲得は，申請した研究者の責任となります(もちろん，自分で同じ研究を初めから立ち上げるよりははるかに少額で済みます)。副次的研究は，助成額は少ないものの，キャリア開発を主な目的とするタイプの NIH の助成金に適した研究と言えます(第 20 章)。大規模研究の中には，特にリサーチクエスチョンが重要で，研究助成組織から適切と認められた場合には，副次的研究に資金提供を行う独自の仕組みを持っているものもあります。

複数のデータセットの統合

あるリサーチクエスチョンについての答えを得るために，2 つのデータセットを連結して用いることもあります。たとえば，兵役が健康にどのような影響を与えるかを調べるために，1970～1972 年の徴兵名簿(生年月日によってランダムに選ばれた 520 万人の 20 歳の男性の名簿)とカリフォルニア州とペンシルバニア州の死亡登録(2 次データ)をリンクさせて，帰還後の死亡率を調べた調査があります。この研究では，ベトナム戦争への兵役経験を代替する予測因子として生年月日が用いられましたが，その結果，帰還後 10 年間の自殺と交通事故の死亡率が兵役経験者で有意に高いことが明らかとなりました[37]。この研究に要した費用は，わずかなものでしたが，兵役帰還後の影響を調べた研究としては，これよりはるかに大きな予算を投入して行われた研究よりも，むしろバイアスの少ない研究となっています。

位置情報に関するデータ location-based data と，他のソースからのデータを組み合わせて用いることもできます。たとえば，Lang らは，フィラデルフィアの地区別の喘息による死亡に関する情報(データソース 1)と，1990 年の国勢調査から得られた，フィラデルフィアの国勢調査区における，人口密度，貧困，その他の人口統計学的情報(データソース 2)を組み合わせて，貧困レベルの高い地区に居住することと喘息による死亡との間に強い関連があることを明らかにしています[38]。また，Rosenthal らは，Health eHeart Study で，大気汚染地区に居住するカリフォルニア住民の**ウェアラブル機器**(Fitbit)から収集した歩数データ(データソース 1)と，経時的な大気質センサーデータ(データソース 2)をリンクさせ，2017～2018 年のカリフォルニア州の山火事期間において，大気質が悪い期間には，それ以外の期間に比べ，1 日の歩数が18% 減少したことを報告しています[39]。

研究機関の間でデータリンクが可能な場合もあります。たとえば，Hsia らは，カリフォルニア州保健計画開発局(Office of Statewide Health Planning and Development：OSHPD)の救急部からの入退院データ(データソース 1)を入手し，それを，カリフォルニア州の救急医療機関から収集した救急車搬送データ(データソース 2)とリンクして，機関別に時系列分析を行った結果，救急部が混雑している日に再入院が増加することはなかったことを明らかにしています[40]。

データソースの組み合わせが，個人レベルではなく，集団レベルでのみ可能な場合には，個人レベルでの因果関係についての推論には限界があり，いわゆる“**生態学的錯誤** ecologic fallacy”が生じる可能性があります。たとえば，乳がんの累積発生率(リスク)には，21か国の間で5倍以上の格差があり，1人当たりの脂肪摂取量とともに増加することが示されています[41]。しかし，Nurses' Health Studies(NHS)で集められた，個人ベースの質の高い食事摂取調査とアウトカムデータの分析からは，この関連(＝乳がんと脂肪摂取量の関連)は認められていません(総脂肪摂取量5%増加当たりの乳がんの累積発生率比[リスク比，相対リスク]＝0.96，95%信頼区間：0.93～0.99)[42]。こうした生態学的錯誤は，乳がんの予測因子(例：月経開始時期の遅れやホルモン補充療法の使用)のレベルの国間の違いの強い交絡によるものであり，これらの予測因子は1人当たりの脂肪摂取量と相関することが示されています[42]。

既存のデータ収集メカニズムを用いたランダム化比較試験

既存のデータ収集システムを，コホート研究やランダム化比較試験のためのデータ収集に利用することもできます[43]。たとえば，Swedish Coronary Angiography and Angioplasty Registryでは，経皮的冠動脈インターベンション(PCI)を受けた患者のデータが前向きに収集されていますが，Frobertらは，このレジストリに登録されている患者の一部を，PCI時に血栓吸引術を受ける群と受けないにランダムに割り付け，このレジストリを用いて心筋梗塞の再発や脳卒中などの臨床的アウトカムを比較しました(**ランダム化レジストリ試験[登録ランダム化試験]**randomized registry trial)。その結果，血栓吸引術を受けた群と受けなかった群では，アウトカムに差がないことが明らかとなりました[44]。

患者，診察，臨床医，または臨床ユニットの一部に，ある介入をランダムに割り付け，そのアウトカムへの効果を，電子健康記録(electric health records：EHR)を用いて評価するという形で，ランダム化比較試験を行うこともできます(**電子健康記録組み込み型ランダム化比較試験** EHR-embedded randomized trial)。たとえば，Semlerらは，5つの集中治療室で，生理食塩水と調整晶質液(例：酢酸リンゲル液)の効果を比較するクラスターランダム化比較試験を実施し，調整晶質液を投与された患者では，腎臓に関連する重大な有害イベントの累積発生率がわずかに低いことを明らかにしています[45]。

ランダム化比較試験は，医療の質の改善を目的として行われることもあり(**ランダム化質改善試験** randomized quality improvement trial)，一部の患者や医療従事者に対して，ランダムに介入が割り付けられます。このタイプの研究は，多くの場合，**ステップトウェッジデザイン** stepped wedge design(第12章)を用いて行われ，介入の有効性や予期しない有害イベントの有無が検討されます。そして，この結果を踏まえて，介入を全体に実施すべきかどうかが判断されます。たとえば，Montoyらは，低く設定したオピオイドの通常処方量を医師にランダムに割り付けて(ただし，医師は処方量を変更できる)，処方量を観察し，それによって，オピオイドの平均調剤量が減少することを示しています[46]。

こうしたランダム化質改善試験には，電子健康記録(EHR)の利用が最適であり，医療従事者へのガイドライン遵守の推奨，臨床診断モデル(ツール)の提供，医療の改善につながる行動の推奨，といった介入の効果を検証する上で非常に役に立ちます。こうした試験は，患者の選択，ランダム化，介入の実施，フォローアップの手続きを，電子健康記録(EHR)システムに完全に組み込んで実施することができますが，倫理的問題への配慮が必要であり，また技術的困難を克服しなければなりません[47]。電子健康記録(EHR)に組み込まれたランダム化比較試験やランダム化質改善試験は，米国のNational Academy of Medicineの「**学習する医療システム** learning health care system」の一部として推奨されています[48](監訳者注：“学習する医療システム”の重要性については，木原正博，木原雅子訳「国際誌にアクセプトされる医学論文――流誌査読者調査に基づく『再現性のある研究』時代の論文ガイド 第 2 版」，メディカル・サイエンス・インターナショナル，東京，2019 年，で強調されています)。

まとめ

1. 若手研究者は，メンターの協力を得て，既存の調査研究の保存データや試料の中に，自分のリサーチクエスチョンの研究に使えるものがないかどうかの探索に努める必要があります。メンター自身の研究データを利用することができれば，優れた研究キャリアの出発点となります。
2. **電子健康記録**(EHR)，**医療費請求データ**，その他の診療管理データなどの**医療供給関係データ** health care delivery data は，医療の利用，医療サービス，質改善の研究に利用することができます。ただし，これらのデータには，選択バイアスや交絡の可能性があるため，分析や解釈には困難が伴います。
3. 企業が業務目的で収集した**インターネット**や**インターネット接続機器**のデータを，研究に利用できる場合があります。
4. 同じリサーチクエスチョンに関する複数の研究の結果を統合する，**系統的レビュー** systematic review や**メタアナリシス** meta-analysis を実施することは，若手研究者にとって，その分野の専門家になるための優れた出発点となります。メタアナリシスには，**非一様性** heterogeneity の評価と**出版バイアス**の検討を含める必要があります。
5. **副次的研究** ancillary study とは，他の研究プロジェクトに測定を追加するというタイプの研究で，それが可能であれば，安価で効率的にリサーチクエスチョンへの答えを得ることができます。
6. 複数のソースのデータを組み合わせることにより，新しいリサーチクエスチョン対する答えを得られることがありますが，集団レベルのデータ間に見られる関連には**生態学的錯誤** ecologic fallacy の可能性があるため，解釈には注意が必要です。
7. 既存のデータソースを利用してランダム化比較試験を実施できれば，強力なエビデンスを効率的に生み出すことができます。

文　献

1. US Food and Drug Administration. Real-World Evidence. Accessed April 4, 2021. https://www.fda.gov/science-research/science-and-research-special-topics/real-world-evidence
2. US Census Bureau. American Community Survey (ACS). Accessed April 30, 2021. https://www.census.gov/programs-surveys/acs.
3. Looker AC, Johnston CC, Jr., Wahner HW, et al. Prevalence of low femoral bone density in older U.S. women from NHANES III. *J Bone Miner Res*. 1995;10(5):796-802.
4. Pletcher MJ, Kertesz SG, Kohn MA, Gonzales R. Trends in opioid prescribing by race/ethnicity for patients seeking care in US emergency departments. *JAMA*. 2008;299(1):70-78.
5. Olgin JE, Pletcher MJ, Vittinghoff E, et al. Wearable cardioverter-defibrillator after myocardial infarction. *N Engl J Med*. 2018;379(13):1205-1215.
6. Workman TA. Engaging Patients in Information Sharing and Data Collection: The Role of Patient-Powered Registries and Research Networks. Agency for Healthcare Research and Quality; 2013.
7. Kerlikowske K, Miglioretti DL, Buist DS, et al. Declines in invasive breast cancer and use of postmenopausal hor-

mone therapy in a screening mammography population. *J Natl Cancer Inst*. 2007;99(17):1335-1339.

8. Wang JH, Gomez SL, Brown RL, et al. Factors associated with Chinese American and White cancer survivors' physical and psychological functioning. *Health Psychol*. 2019;38(5):455-465.
9. Hsu JC, Maddox TM, Kennedy KF, et al. Oral anticoagulant therapy prescription in patients with atrial fibrillation across the spectrum of stroke risk: insights from the NCDR PINNACLE registry. *JAMA Cardiol*. 2016;1(1):55-62.
10. National Institutes of Health. List of Registries. Accessed April 30, 2021. https://www.nih.gov/health-information/nih-clinical-research-trials-you/list-registries.
11. PCORnet PPRN Consortium, Daugherty SE, Wahba S, Fleurence R. Patient-powered research networks: building capacity for conducting patient-centered clinical outcomes research. *J Am Med Inform Assoc*. 2014;21(4):583-586.
12. Avram R, Olgin JE, Kuhar P, et al. A digital biomarker of diabetes from smartphone-based vascular signals. *Nat Med*. 2020;26(10):1576-1582.
13. Doherty A, Smith-Byrne K, Ferreira T, et al. GWAS identifies 14 loci for device-measured physical activity and sleep duration. *Nat Commun*. 2018;9(1):5257.
14. Guo X, Vittinghoff E, Olgin JE, Marcus GM, Pletcher MJ. Volunteer participation in the health eheart study: a comparison with the US population. *Sci Rep*. 2017;7(1):1956.
15. Pletcher MJ, Vittinghoff E, Kalhan R, et al. Association between marijuana exposure and pulmonary function over 20 years. *JAMA*. 2012;307(2):173-181.
16. Bauer SR, Scherzer R, Suskind AM, et al. Co-occurrence of lower urinary tract symptoms and frailty among community-dwelling older men. *J Am Geriatr Soc*. 2020;68(12):2805-2813.
17. Hulley S, Grady D, Bush T, et al. Randomized trial of estrogen plus progestin for secondary prevention of coronary heart disease in postmenopausal women. Heart and Estrogen/progestin Replacement Study (HERS) Research Group. *JAMA*. 1998;280(7):605-613.
18. Sawaya GF, Grady D, Kerlikowske K, et al. The positive predictive value of cervical smears in previously screened postmenopausal women: the Heart and Estrogen/progestin Replacement Study (HERS). *Ann Intern Med*. 2000;133(12):942-950.
19. Adler-Milstein J, Zhao W, Willard-Grace R, Knox M, Grumbach K. Electronic health records and burnout: time spent on the electronic health record after hours and message volume associated with exhaustion but not with cynicism among primary care clinicians. *J Am Med Inform Assoc*. 2020;27(4):531-538.
20. Muench J, Fankhauser K, Voss RW, et al. Assessment of opioid prescribing patterns in a large network of US community health centers, 2009 to 2018. *JAMA Netw Open*. 2020;3(9):e2013431.
21. Birkmeyer JD, Stukel TA, Siewers AE, Goodney PP, Wennberg DE, Lucas FL. Surgeon volume and operative mortality in the United States. *N Engl J Med*. 2003;349(22):2117-2127.
22. Collins R, Bowman L, Landray M, Peto R. The magic of randomization versus the myth of real-world evidence. *N Engl J Med*. 2020;382(7):674-678.
23. Orkaby AR, Driver JA, Ho YL, et al. Association of statin use with all-cause and cardiovascular mortality in US veterans 75 years and older. *JAMA*. 2020;324(1):68-78.
24. Digitale JC, Newman TB. New statin use and mortality in older veterans. *JAMA*. 2020;324(18):1907-1908.
25. Suchard MA, Schuemie MJ, Krumholz HM, et al. Comprehensive comparative effectiveness and safety of first-line antihypertensive drug classes: a systematic, multinational, large-scale analysis. *Lancet*. 2019;394(10211):1816-1826.
26. Shrank WH, Patrick AR, Brookhart MA. Healthy user and related biases in observational studies of preventive interventions: a primer for physicians. *J Gen Intern Med*. 2011;26(5):546-550.
27. Agniel D, Kohane IS, Weber GM. Biases in electronic health record data due to processes within the healthcare system: retrospective observational study. *BMJ*. 2018;361:k1479.
28. Nguyen TT, Criss S, Dwivedi P, et al. Exploring U.S. shifts in anti-Asian sentiment with the emergence of COVID-19. *Int J Environ Res Public Health*. 2020;17(19).
29. Tison GH, Avram R, Kuhar P, et al. Worldwide effect of COVID-19 on physical activity: a descriptive study. *Ann Intern Med*. 2020;173(9):767-770.
30. Perez MV, Mahaffey KW, Hedlin H, et al. Large-scale assessment of a smartwatch to identify atrial fibrillation. *N Engl J Med*. 2019;381(20):1909-1917.
31. Cholesterol Treatment Trialists Collaboration. Efficacy and safety of statin therapy in older people: a meta-analysis of individual participant data from 28 randomised controlled trials. *Lancet*. 2019;393(10170):407-415.
32. de Souto Barreto P, Rolland Y, Vellas B, Maltais M. Association of long-term exercise training with risk of falls, fractures, hospitalizations, and mortality in older adults: a systematic review and meta-analysis. *JAMA Intern Med*. 2019;179(3):394-405.
33. Lin L, Chu H. Quantifying publication bias in meta-analysis. *Biometrics*. 2018;74(3):785-794.
34. Grady D, Brown JS, Vittinghoff E, et al. Postmenopausal hormones and incontinence: the Heart and Estrogen/Progestin Replacement Study. *Obstet Gynecol*. 2001;97(1):116-120.
35. Grady D, Yaffe K, Kristof M, Lin F, Richards C, Barrett-Connor E. Effect of postmenopausal hormone therapy on cognitive function: the Heart and Estrogen/progestin Replacement Study. *Am J Med*. 2002;113(7):543-548.
36. Herrington DM, Vittinghoff E, Howard TD, et al. Factor V Leiden, hormone replacement therapy, and risk of venous thromboembolic events in women with coronary disease. *Arterioscler Thromb Vasc Biol*. 2002;22(6):1012-1017.
37. Hearst N, Newman TB, Hulley SB. Delayed effects of the military draft on mortality. A randomized natural experi-

ment. *N Engl J Med*. 1986;314(10):620-624.
38. Lang DM, Polansky M. Patterns of asthma mortality in Philadelphia from 1969 to 1991. *N Engl J Med*. 1994;331(23):1542-1546.
39. Rosenthal DG, Vittinghoff E, Tison GH, et al. Assessment of accelerometer-based physical activity during the 2017–2018 California wildfire seasons. *JAMA Netw Open*. 2020;3(9):e2018116.
40. Hsia RY, Asch SM, Weiss RE, et al. Is emergency department crowding associated with increased "bounceback" admissions? *Med Care*. 2013;51(11):1008-1014.
41. Prentice RL, Kakar F, Hursting S, Sheppard L, Klein R, Kushi LH. Aspects of the rationale for the Women's Health Trial. *J Natl Cancer Inst*. 1988;80(11):802-814.
42. Holmes MD, Hunter DJ, Colditz GA, et al. Association of dietary intake of fat and fatty acids with risk of breast cancer. *JAMA*. 1999;281(10):914-920.
43. Lauer MS, D'Agostino RB, Sr. The randomized registry trial—the next disruptive technology in clinical research? *N Engl J Med*. 2013;369(17):1579-1581.
44. Frobert O, Lagerqvist B, Olivecrona GK, et al. Thrombus aspiration during ST-segment elevation myocardial infarction. *N Engl J Med*. 2013;369(17):1587-1597.
45. Semler MW, Self WH, Wanderer JP, et al. Balanced crystalloids versus saline in critically ill adults. *N Engl J Med*. 2018;378(9):829-839.
46. Montoy JCC, Coralic Z, Herring AA, Clattenburg EJ, Raven MC. Association of default electronic medical record settings with health care professional patterns of opioid prescribing in emergency departments: a randomized quality improvement study. *JAMA Intern Med*. 2020;180(4):487-493.
47. Pletcher MJ, Flaherman V, Najafi N, et al. Randomized controlled trials of electronic health record interventions: design, conduct, and reporting considerations. *Ann Intern Med*. 2020;172(11 Suppl):S85-S91.
48. Friedman CP, Wong AK, Blumenthal D. Achieving a nationwide learning health system. *Sci Transl Med*. 2010;2(57):57cm29.

第 16 章　演習問題

【問 1】リサーチクエスチョンを，「ラテン系アメリカ人では他の民族・人種に比べ，胆のう疾患の発生率が高いか？」とするとき，胆のう疾患の，人種・民族別，年齢別，性別の発生率を，時間と費用をかけずに調べるには，どのような既存のデータベースを用いるとよいと思いますか？

【問 2】ある研究者が，「軽度または中等度の腎機能障害が冠動脈性心疾患の発症と死亡のリスクを高めるかどうか」というリサーチクエスチョンを立てましたが，自分で一から研究を立ち上げるのは費用がかかりすぎるため，必要な変数を含む既存のデータベースを探しました。その結果，彼は，NIH の助成で行われている，高齢男女を対象とした心血管疾患の予測因子に関する大規模な多機関コホート研究である Cardiovascular Health Study(CHS)が，彼の研究に必要な変数をすべて含んでいることを発見しました。彼のメンターは，CHS の主要な研究者の 1 人を彼に紹介してくれ，その人のサポートを得て，彼は CHS 運営委員会に研究の提案書を作成し，その承認を得ることができました。

a．このアプローチの利点は何ですか？
b．このアプローチの欠点は何ですか？

【問 3】ある研究者が，閉経後のエストロゲンあるいは選択的エストロゲン受容体修飾薬(SERM)による治療の効果が，内因性エストロゲン濃度によって異なるかどうかに興味があるとします。この研究者が，副次的研究を用いて，このリサーチクエスチョンへの答えを得るには，どういう機会を探せばよいと思いますか？

【問 4】ナトリウムグルコース共役輸送体 2(SGLT2)阻害薬に関心を持つある研究者グループが，COVID-19 パンデミック時に，何千人もの糖尿病患者を治療している大規模な大学病院の電子健康記録(EHR)データにアクセスができたとします。

a．パンデミック中に，SGLT2 阻害薬が，COVID-19 に感染した糖尿病患者を重症化しやすくするのではないかという疑問(リサーチクエスチョン)が生じました。この疑問に対する答えを得るためには，電子健康記録(EHR)データをどのように用いればよいと思いますか？　その場合，“適応による交絡 confounding by indication”は因果推論にどのような影響を与えると思いますか？　この交絡に対処するためには，どのような分析的アプローチを用いる必要があると思いますか？
b．この疑問が一般メディアで広く報道されてしまったため，研究者らは，SGLT2 阻害薬の使用パターンが変化した可能性があると考えています。この仮説を検討するためには，電子健康記録(EHR)データをどのように使用すればよいと思いますか？

第17章 自己報告測定のデザイン，選択，実施

Alison J. Huang
Steven R. Cummings
Michael A. Kohn

医学的研究に用いられる行動，態度，病歴，症状，機能，QOL(生活の質)など，多くの情報は，**自己報告測定** self-reported measure*によって集められることが多く，研究結果の**妥当性** validity はその情報の質に左右されます。

自己報告測定は，**質問票** questionnaire を用いて行われ，面接式，オンライン式，質問紙式，ダイアリー式など様々な形式がありますが，その形式にかかわらず，①構成，質問文の表現，回答の選択肢が適切かつ意味が明快で，正確な回答を引き出せる，②識字レベルや文化的前提を含め，**目的母集団** target population に適した内容となっている，といった要件を満たす必要があります。

本章では，よく用いられるタイプの自己報告測定のいくつかについて，質問文や回答欄のデザイン，得られるデータの質に影響を及ぼす要因，研究に適切な測定の選択・作成・実施について，その手順の概要を解説します(監訳者注：質問票に関する理論や作成法については，木原雅子，加治正行，木原正博訳「医学的測定尺度の理論と応用―妥当性，信頼性から G 理論，項目反応理論まで」，メディカル・サイエンス・インターナショナル，2016 年に詳しい解説があります)。

よく用いられる自己報告測定のタイプ

質問票には，以下のように，いくつかの様式が存在します。

* 監訳者脚注：本章および本書全体で用いる測定に関わる用語を定義しておきます。研究では測定 measurement が行われ，測定には，物理的測定，化学的測定，そして本章で扱う，研究参加者自身の回答に依存する自己報告測定 self-reported measure があります。測定方法は，一般に測定手段 instrument(測定ツール)と呼ばれますが，自己報告測定の場合には，質問票 questionnaire がその手段(ツール)となります。質問票の構成単位を「質問 question(もしくは質問項目 question item)」と呼び，質問は質問文(質問内容)と回答欄からなります。質問は回答欄の種類によって分類され，回答欄が自由記載式の場合は，自由回答式 open-ended，選択式の場合は，選択回答式 closed-ended と呼びますが，後者は，①複数の名義カテゴリー(例：性別)から回答を選ぶ単純選択式と，②1 つの順序カテゴリーあるいは線分の位置(例：痛みの程度)から回答を選ぶ，単純尺度 simple scale，③ある概念(例：うつ)を測定するための複数の「尺度項目 scale item」(短い質問文と順序カテゴリー[線分]回答のセット)から成る，多項目尺度 multi-item scale に分類されます。

- *●**面接式** structured interview：質問票に基づいて，面接者が対面で，研究参加者から回答を聞き取って記入する。*
- *●**オンライン式** online survey：質問票作成ソフト（例：Qualtrics, SurveyMonkey, REDCap）を用いてコンピュータ画面上に作成された質問票に，研究参加者自身が回答を入力する。*
- *●**質問紙式** paper-based questionnaire：郵送もしくは手渡された質問紙に，研究参加者自身が，家庭や職場，あるいは受診時に記入する。*
- *●**ダイアリー式** diary：健康関連行動の頻度，症状のタイプや頻度などを，決められた様式に記入する。研究者は，そこからデータを抽出して変数化する。紙もしくは電子媒体が用いられる。*

自己報告測定における質問のタイプ

自由回答式質問と選択回答式質問

質問票に用いられる質問 question は，**自由回答式** open-ended と**選択回答式** closed-ended に大別され，使われる目的には多少の違いがあります。自由回答式質問は，回答者が自分自身の言葉でどのように表現するかに関心がある場合には特に重要な質問方法となります。たとえば，次のような質問文がそれに該当します。

> あなたはどのような生活習慣が脳卒中を起こすリスクを高めると思いますか？

しかし，自由回答式質問に対する回答はバラつきが大きく，時に予想もしない内容となることがあり，信頼のおける情報が得られない恐れがあります。たとえば，上記の質問文に対しては，選択回答式であれば喫煙を選んでいた可能性がある研究参加者が，自由回答式では，それを思いつかず，抜かして回答してしまうといったことが起こり得ます。また，自由回答式質問の分析には，**質的分析**（第 14 章）が必要となることがあり，コーディングや分析に時間がかかるという問題もあります。

これに対し，選択回答式質問では，回答があらかじめ選択肢として与えられているため，その範囲では，回答漏れがなく，また，選択肢の内容から，逆に質問の意味が明らかになるという利点もあり，研究者にとっても，集計と分析が容易になるという利点があります。しかし，その一方で，回答の選択肢があらかじめ決められているため，回答者独自の回答（おそらく，より適切な回答）を行う余地がなく，その意味で回答が誘導されやすいという問題があります。

選択回答式質問の回答の選択肢

回答者に，最も当てはまる回答を１つだけ選ばせる場合には，「１つだけ選んでください」と質問文に明記する必要があります（オンライン調査の場合には，１つしか選べないようにプログラムできます）。また，回答者が混乱しないように，おのおのの選択肢が“**相互に排他的** mutually exclusive”である(＝内容がオーバーラップしていない)ことを確認しておく必要があります。

「以下の中で，脳卒中のリスクを高めるものはどれですか？ 当てはまるものすべてを選んでください」と，1 つの質問内容に対し，複数の回答を求める方式もありますが，あまり望ましいやり方ではありません。なぜなら，そういう場合，回答者は個々の選択肢を深く考えない傾向があり，選ばれなかった選択肢が，あえて選ばれなかったのか，あるいは単なる見落としなのかが分からなくなってしまうからです。それよりも，それぞれの選択肢について，「はい」，「いいえ」のいずれかで回答させるほうが確実です。

選択肢は，“**網羅的** exhaustive”(＝すべての場合が尽くされている)でなくてはなりませんが，他の回答があり得ると考えられる場合には，「その他(具体的に：　　　　)」という選択肢を設けるようにします。

選択回答式質問の回答に段階をつける

選択回答式質問では，多くの場合，測定しようとする事象の量，頻度，強さの把握を目的として作成され，回答者に，順序付けされた選択肢を選ばせるか，連続した線分上の適切な位置にマークしてもらうという方式が取られます。

順序付けされた選択肢では，たとえば，以下の例のように，“程度”の選択肢の中から最も当てはまるものを選んでもらいます。

過去 7 日間に感じた痛みはどの程度のものでしたか？
○1＝痛みはなかった
○2＝非常に軽度だった
○3＝軽度だった
○4＝中等度だった
○5＝強かった
○6＝非常に強かった

リッカート尺度 Likert scale もよく用いられますが，これは，程度の選択肢が両側に“対称的”に設定される尺度で，真ん中に，「どちらでもない」という“中間的”選択肢が設けられることがよくあります。

過去 7 日間の痛みのコントロールにどの程度満足していますか？
○1＝非常に満足している
○2＝満足している
○3＝どちらでもない
○4＝不満である
○5＝非常に不満である

次のように，程度を，最低(0)と最高(10)を両極端とする線分上にマークしてもらうという形式の尺度もあり，通常は，答えやすいように，両極端の間を等間隔に区切って，各区切りに目安となるラベルがつけられます。

過去 7 日間に感じた痛みはどの程度のものでしたか？

0	1	2	3	4	5	6	7	8	9	10
痛みはなかった		軽度		中等度		強かった		非常に強かった		これまでで最悪だった

視覚的アナログ尺度 visual analog scale（VAS）という尺度もよく用いられますが，これも，程度を，最低と最高を両極端とする線分上にマークしてもらうという形式の尺度ですが，ラベルは両極端のみで，途中の区切りもありません。VAS は，程度のカテゴリーを選択肢として選ばせる尺度よりも，微妙な変化を感度よく捉えられる可能性があります（監訳者注：これについては研究者間で異論があります。木原雅子，加治正行，木原正博訳「医学的測定尺度の理論と応用―妥当性，信頼性から G 理論，項目反応理論まで」，メディカル・サイエンス・インターナショナル，2016 年 p.38〜39 を参照してください）。

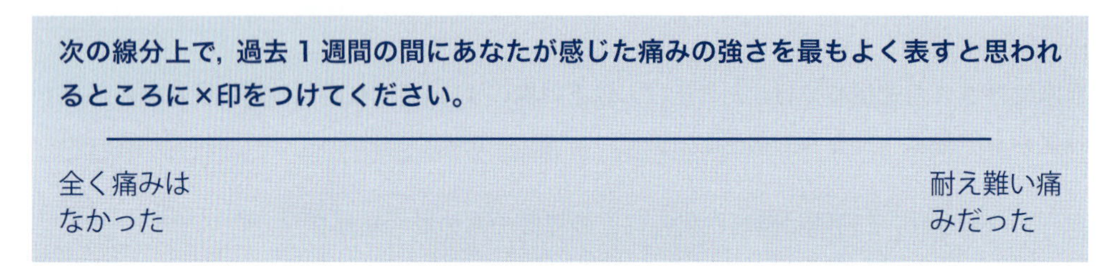

枝分かれ質問

ある質問への回答を受けて，さらに詳しい内容を質問したいことがあります。その場合に用いられるのが，**枝わかれ質問** branching question です。この場合，最初の質問は，いわば“ふるい screener”としての役割を持ち，その回答の具合によって，回答者はさらに詳しい質問に進むか，あるいはそれを飛ばして次の質問へ進むことになります。枝わかれ質問は時間の節約になり，回答者は自分に関係のない質問や，繰り返しとなるような質問にわずらわされなくて済みます。

質問紙の場合は，次に示すように，次にどの質問に進めばよいかがわかりやすいように，矢印を用いて進むべき質問の方向を示したり，あるいは，「質問 11 へ」といった飛び先指示を出すようにします。

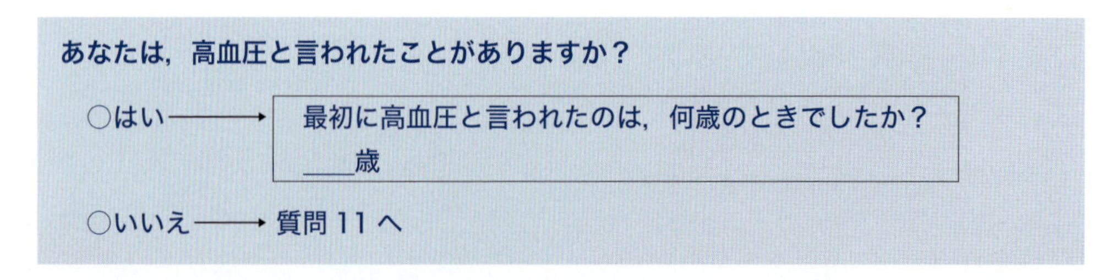

オンラインの質問票では，**飛び先質問** skip question のロジックを組み込むことができます。たとえば，血圧に関する質問では，これまで高血圧と言われたことはないと回答した人は，「い

つ高血圧と言われましたか」という質問は自動的に飛ばす，また，喫煙習慣の有無に「あり」と回答した場合は，喫煙量の質問に飛ぶようにすることができます。しかし，飛び先質問のロジックを組み込む場合には，プレテストを行って，ロジックに間違いがないよう，綿密にチェックしなければなりません。ロジックを複雑にしすぎると，出口のない質問や，回答者がアクセスできない質問(**迷い子質問** orphan question)が生まれてしまうことがあるからです。

適切な言葉使い

質問文は，正確で率直な回答を得られるように，平易で明確な言葉や表現を用い，回答者を混乱させたり感情を害したりすることがないように注意が必要です。

- **明解さ** clarity：質問文は，抽象的ではなく具体的で，かつ明解で的確なものでなくてはなりません。たとえば，運動量を測定するために，「普段どのくらい運動をしていますか？」と聞くと，研究参加者が持つ“運動”の概念が，研究者と異なる場合には，不確かな回答しか得られない可能性があります。運動について聞く場合には，「普通の週には，何時間ほどウォーキングしますか？」といった聞き方を様々なタイプの運動について行うか，あるいは，たとえば，「運動には，ウォーキング，水泳，ヨガ，競技，リフティングなど，健康や体重を改善するための身体的活動を含みます」と，“運動”を明確に定義するようにします。
- **平易さ** simplicity：回答者の混乱を避けるために，質問文は，一般的な言葉や文法を用いた表現とし，**専門用語**の使用は避ける必要があります。たとえば，普通の人には，「院外処方薬」と聞くよりも，「医師の処方箋で薬局でもらう薬」と聞く方が分かりやすいはずです。
- **中立性** neutrality：質問文では，望ましい回答を誘うような，ある種の価値観を伴った表現は避けなければなりません。たとえば，「先月，お酒を飲みすぎたことは何回ありましたか？」と聞くと，回答者が正直に答えにくく感じる可能性があります。それよりも，「先月，1 日に 5 杯以上お酒を飲んだ日は何日ありましたか？」という聞き方の方が，より客観的で中立的な質問と言えます。

望ましくないと一般に考えられている行動や態度について聞くときには，それを受け入れるような聞き方をすることが有効なこともあります。たとえば，患者が処方通りに服薬しているかどうかを聞く場合には，「人はときどき処方された薬を飲み忘れることがあります。あなたもときどき薬を飲み忘れることはありませんか？」といった具合です。正直な回答を引き出すためには，質問文は，参加者に，どの回答を選んでも構わないと感じさせるものでなければなりません。

質問のデザインでよく起こる問題

- **2 連質問**(**多重質問**)double-barreled question：1 つの質問文に含まれる内容は，1 つでなくてはなりません。たとえば，医療従事者のケアに対する満足度を測るための，「あなたは，医師と看護師から受けたケアにどれほど満足していますか？」という質問文を考えてみましょう。この質問文では，看護師から受けたケアに満足していても，医師のケアには満足していない患者は答えることができません。このような場合には，医師，看護師別々に分けて聞くようにしなければなりません。

- **無意識の前提** hidden assumption：質問文によっては，全員に当てはまらない“ある条件”が無意識の前提となっていることがあるので注意が必要です。たとえば，うつに関する標準的尺度の中には，過去1週間における気持ちの状態に関する次のような質問があります。「家族の助けがあっても，沈んだ気持ちを取り払うことができなかった」(回答は“はい/いいえ”)。この質問には，家族がいること，そして，家族からの感情的なサポートが期待できることが前提となっているため，家族のいない人や，家族がいても家族の助けを借りることのない人は，回答することができません。
- **質問内容と選択肢の不整合**：当然のことですが，質問内容と選択肢の間で整合性が保たれていなければなりません。たとえば，「過去1週間に痛みを感じたことがありましたか？(Have you had pain in the last week?)」という質問文に対しては，「一度もなかった never」,「ほとんどなかった seldom」,「よくあった often」,「非常によくあった very often」という選択肢は(英文法的には)適切ではありません(監訳者注：この場合は，回答を「はい/いいえ」とするか，質問を「過去1週間にどれほど頻繁に痛みを感じましたか？[How often have you had pain in the last week?]」，に変える必要があります)。
- **医学的あるいは科学的専門用語**：質問内容は，回答者と想定される人々のヘルスリテラシー(および，リテラシー全体)を踏まえたものでなくてはなりません。医学関連の用語の多くは，医師にとっては常識でも，医学を学んでいない人々には理解が難しい場合があります(例：“収縮期血圧”よりも“最高血圧”という表現の方が，理解されやすい可能性があります)。

質問のタイムフレーム

時間とともに変わる可能性のある特性を評価する場合には，適切な**タイムフレーム** time frame を設けた聞き方をする必要があります。たとえば，服薬数が毎日一定という前提で，「1日に何錠服薬しますか？」という聞き方をすることがありますが，服薬数が期間によって異なる可能性がある場合には，「過去1週間に，1日何錠服薬しましたか？」と，タイムフレームを限定して聞く方が，より正確な回答が得られます。

タイムフレームは，できるだけ直近で，かつ短い方が，回答者はより正確に想起することができますが，どのくらいのタイムフレームが適切かは，測定の目的によります。たとえば，睡眠のパターンは日々大きく変わることがありますが，過去1週間の睡眠の様子を聞けば，おそらく通年の睡眠パターンを適切に反映する情報が得られると思われます。一方，無防備な性行動の頻度は，日単位より週単位で大きく変化すると思われるため，もっと長いタイムフレームで聞く必要がありますが，あまりに長いと(例：過去1年)，想起が困難となってしまう可能性があります。

行動の平均的な量の聞き方には2つのタイプがあります。1つは，ある期間における，「普段」の，つまり「平均的」な行動量について聞くタイプ，もう1つはある期間内に行った具体的な行動量を聞くタイプです。たとえば，前者の例で，“普段の”平均的なビール摂取量を測定する場合を例にあげてみましょう。

普段，1 週間に何杯ほどビールを飲みますか？（1 杯は，350 ml の缶もしくは瓶，あるいは，大きなグラス 1 杯に相当するとします）

1 週間に ［＿］ 杯

この聞き方は短く簡単に見えますが，これは，回答者が自分の行動（この場合は飲酒量）を正確に平均化できるという前提に基づいた聞き方です。しかし，実際には，短期間でも飲酒パターンは著しく変化することがよくあるため，回答者自身も，何を「普段の」としてよいか迷ってしまう可能性があります。「普段の」，あるいは「平均的な」といった聞き方をされると，人はしばしば極端なことは無視し，頻度の高い行動のみを報告する傾向があります。たとえば，飲酒について言えば，週末にかなりの飲酒をすることがあっても，それを除いて回答する可能性があるため，飲酒量が過小評価される恐れがあります。

最後に，多くの質問を並行して行う場合（例：飲酒，喫煙，運動）には，質問文の表現や，タイムフレームは，（誤回答を避けるために）可能な限り揃えるようにする必要があります。

抽象的概念を測定するための多項目尺度

生活の質（QOL）のような抽象的な概念を，単純尺度で定量的に測定することは一般には困難であり，そういう場合には，一連の関連した質問内容を組み合わせた**多項目尺度** multi-item scale のスコアの要約値が用いられます[1, 2]。この方式には，概念を多角的に評価できるという利点以外に，スコアの幅を広げられるという利点があります。QOL の測定を例に取れば，単純尺度では，選択肢の幅は，「よくない」から「とてもよい」の範囲でせいぜい 4〜5 の段階がスコアの限度であるのに対し，多項目尺度を用いれば，項目数によっては，スコアの範囲は 1〜100 の幅まで広がり，これによって，測定の感度 sensitivity を高めることができます。

たとえば，次の質問は，果物や野菜を多く含む食事は健康によいという信念について，その強さを測定するための尺度ですが，これについて考えてみましょう。

それぞれの質問について，あなたの考えに最も近いと思われる番号を 1 つ選んで○をつけてください。

	強くそう思う	そう思う	どちらでもない	そう思わない	全くそう思わない
a. 果物や野菜を多く摂取することで，心臓病のリスクが減少する。	1	2	3	4	5
b. 菜食主義者は，肉を食べる人よりも健康である。	1	2	3	4	5
c. 果物や野菜の摂取量を増やすと，老化が遅くなる。	1	2	3	4	5

これらの各回答のうち，回答漏れのない質問のスコアを単純に全部合計するか，その平均をとって尺度スコアとします。たとえば，質問aと質問bに「強くそう思う」(1点)と回答し，質問cに「そう思わない」(4点)と回答した人の合計スコアは6点となります。ただし，このように単純にスコアを合計するときには，すべての質問の重みが等しく，かつ同じような特性を測る内容になっていることが前提となっているので注意が必要です。

多項目尺度には，ランダム誤差が減る(したがって，**信頼性** reliabilityが高まる)という利点があります。それは，一部の項目にランダム誤差が生じても他の項目によってそれが緩和されるからです。しかし，その一方で，スコア化のアルゴリズムが複雑な多項目尺度の結果(例：QOLスコア46.2点)は，その意味が直感的には分かりにくいという欠点があります。多項目尺度の**内的一貫性** internal consistencyは，**クロンバックのα** Cronbach's alpha[3]などを用いて，統計学的に評価することができます。クロンバックのαは，尺度を構成する個々の項目(尺度項目)が同じような特性を測定しているかどうかを測る指標で，0～1.0の間の値を取り，項目間の相関に基づいて算出されます。この値が大きいほど，内的一貫性が大きいことを意味します。逆に，この値が低値(<0.7)であれば，尺度項目の中に異なる特性を測定しているものがあること，したがって，尺度項目のスコアを足して1つの尺度スコアを算出することは適切ではないことを示唆しています。

質問票のフォーマット

質問票は，回答者が困難を感じることなく，すべての質問に正しい順序で回答できるように，フォーマットされていなければなりません。フォーマットがあまりに複雑あるいは見苦しい場合には，研究参加者が，質問を飛ばしたり，誤った回答をしたり，すべてに回答しないということが起こり得ます。

正確な回答を得るためには，質問ごとに，回答をどのように記入するのかを明示しておく必要があります。これは，自記式の場合だけではなく，面接式の場合でもそうです。

場合によっては，以下のように，回答の簡単な例を使って，記入の仕方を例示しておくとよいでしょう。

食事摂取状況を評価するための質問票の記入の仕方

以下の質問は，あなたの過去12か月間の普段の食事についてお尋ねするものです。まず，あなたが普段の飲食時に用いている容器の大きさを示している選択肢の□に✓をつけ，次いでその期間と頻度(回数)を答えてください。

たとえば，あなたが，アップルジュースを中くらいの大きさのコップ(180 cc)で，1週間に3回程度飲む場合には，以下のように記入します。

アップルジュース

□小さいコップ(90 cc)で ☑中くらいのコップ(180 cc)で □大きいコップ(270 cc)で	□1日に ☑1週間に □1か月に □1年に	[3] 回

質問の流れを分かりやすくするためには，同類の質問を1つのセクションにまとめ，各セクションの冒頭には，見出しあるいは短い説明文をつけるようにします。

質問の流れは，ウォーミングアップという意味からも，誕生日や家族構成といったあたりさわりのない事務的な質問から始めるようにし，**センシティブな質問**(例：収入や性行動)はその後に配置するようにします。

ダイアリー

ダイアリー diary(“ログ log” とほぼ同義)を用いれば，イベント，行動，症状のように，突発的な出来事(例：転倒)や，日々変化する事象(例：手術後の痛み)をより正確に記録することができます。これは，イベントが生じたタイミングや期間が重要な場合や忘れやすいイベントの場合に，特に適した方法です。研究参加者は，紙媒体に記録したり，あるいはオンラインフォームに書き入れ，研究者は，そこからデータを抽出して，測定しようと思うイベントや行動の頻度の，ある期間(例：1 日，1 週間)における平均値を計算することができます。しかし，この方法は，通常の質問票に比べると研究参加者にとって負担が大きく，長期間になると，いわゆる「**ダイアリー疲れ** diary fatigue」が生じて，不正確な記録や記入漏れが増えやすくなります。このため，ダイアリーは，研究にとって必須なイベントや行動(主たる予測因子やアウトカム)に限定して用いるべきであり，また，記入期間も，必要最小限の期間にとどめる必要があります。

研究参加者は，通常，普段の生活を営みながら，ダイアリーの記入を行うことになるため，記入時に，研究者からの指導を受ける機会はほとんどない可能性があります。そのため，不完全な回答や解釈できない回答を最小限に抑えるためには，最初の時点での，明確な指示と記入例の提示が特に重要となります。

たとえば，尿失禁の治療効果を評価する臨床試験では，尿失禁の頻度，タイミング，重症度，タイプを評価するために，ダイアリー法がよく用いられます[4]。しかし，質問内容が複雑になることが多いため，正確に記入してもらうためには，詳細な説明だけでなく，記入例を示しておくことが望まれます。

排尿に関するダイアリーの例

1. 時間	2. 尿意切迫感がありましたか？	3. 排尿はトイレで行いましたか？	4. 尿漏れがありましたか？ ⟶	尿漏れがあった場合：その理由
10：30 ☑午前 ☐午後	1. ☐なし 2. ☐軽度 3. ☑中等度 4. ☐強度	☑はい ☐いいえ	☑はい ☐いいえ	☑間に合わなかった ☐咳・くしゃみ，圧迫など ☐不明

紙ベースのダイアリーでは，研究者が量的分析に用いるためのデータを抽出する必要があるため，その作業のための抽出フォームを別途作成しなくてはなりません。以下は，その例です。

排尿に関するダイアリーの集計様式の例

	トイレでの排尿	尿漏れ	尿漏れの理由 間に合わなかった	咳・くしゃみ，圧迫など	不明
日中 合計回数：	□□	□□	□□	□□	□□
夜間 合計回数：	□□	□□	□□	□□	□□

オンラインのダイアリーの場合は，そうした作業が自動的に行われるようにプログラムすることができます。

新しい自己報告測定法の作成 vs. 既存の測定法の利用

新たな自己報告測定法を作成する

リサーチクエスチョンによっては，標準的な自己報告測定法が存在しない場合があります。その場合は，自分で開発しなければなりません。新しい測定法の開発は，単純な質問の場合から，多項目尺度 multi-item scale（例：多機関共同研究におけるアウトカムの測定尺度）の開発に至る様々なレベルがあります。

単純な質問であれば，研究者は自分の判断と基本的な原則にしたがって質問を作り，それを使ってすぐにプレテストを行い，質問文が明解かどうか，適切な回答が得られるかどうかを検討すれば済みますが，多項目尺度の場合には，系統的な手順を踏んで開発・検証する必要があり，それには，数年を要することもあります[5]。

多項目尺度の開発は，測定しようとする**構成概念** construct の明確化に始まり，次いで，**個別インタビュー** in-depth interview もしくは**フォーカスグループインタビュー** focus group interview（第 14 章）を行って，尺度項目の案を可能な限りリストアップし，研究参加者と想定される人々を対象にプレテストを繰り返して，数を絞り，また表現を洗練していきます。

こうして，候補となる尺度項目からなる多項目尺度の原案ができたら，調査対象となる集団に近い人々，メンター，尺度開発に詳しい研究者から，それに対するコメントをもらいます。そして，その後さらに，プレテスト，修正，短縮化，そして，次節で述べる，**計量心理学的特性** psychometric properties の検討という手順を，必要に応じて繰り返しながら，尺度を完成させていきます（**事例 17.1**）。新しい多項目尺度の開発とその**妥当性** validity や**信頼性** reliability の検証は，このように多大な労力と時間を要するプロセスであり，既存の測定法が，研究の主たる予測因子やアウトカムに適していないと判断される場合に限るのが賢明です。

表 17.1　公開されている自己報告測定法のデータベースの例

データベースとその URL	内容
PhenX toolkit https://www.phenxtoolkit.org/	薬物乱用と中毒，メンタルヘルス，健康の社会的決定要因などに重点を置いた，広く妥当性が検討され確立した測定法が収集されています。
National Institutes of Health toolbox http://www.healthmeasures.net/explore-measurement-systems/nih-toolbox	米国民を代表するサンプルを用いて開発・検証された，広範な年齢の人々を対象とした，認知機能，感覚機能，運動機能，情緒機能を評価する測定法が集められています。
PROMIS(Patient-Reported Outcomes Measurement Information System) http://www.healthmeasures.net/explore-measurement-systems/promis	一般の人々，慢性疾患を有する人々を対象とする，身体的，精神的，社会的健康に関する測定法が集められています。
Science of Behavior Change Measures Repository https://scienceofbehaviorchange.org/measures	Science of Behavior Change Network の研究者が使用している，行動変容のメカニズムに関する測定法が，それらの計量心理学的特性のデータとともに提示されています。
National Institutes of Health Common Data Element(CDE)Resource Portal https://www.nlm.nih.gov/cde	共通質問項目(common data element：CDE)，質問票，質問項目，その他のデータ収集法が提示されています。
Neuro-QoL Neurologic Quality of Life Measures http://www.healthmeasures.net/exploremeasurement-systems/neuro-qol	神経疾患を有する成人および小児を対象とする，身体的，精神的，社会的健康全般についての QOL を評価する測定法が集められています。
REDCap HealthMeasures https://www.healthmeasures.net/implement-healthmeasures/administration-platforms/redcap	PROMIS や Neuro-QoL を含め，REDCap オンライン調査やデータベースアプリで用いることができる，自己評価および代理者評価のための測定法が含まれています。
Rand Health https://www.rand.org/health-care/surveys_tools.html	患者の健康状態の評価，メンタルヘルスのスクリーニング，医療の質と生活の質の測定のために作成された測定法が含まれています。

既存の自己報告測定法を用いる

前述したように，可能な限り，既存の自己報告測定法を用いる，もしくはそれを修正して用いるべきであり，それによって，開発にかかる手間を省けるだけではなく，自分の研究結果を先行研究と比較することも可能となります。既存の測定法を探し始めると，誰もがその数と種類の多さに圧倒されます。その多くは，無料で公開されており，中には，その領域の研究やケアを促進するために，公的組織 consensus organization によって開発されたものもあります(表 17.1)。

しかし，すべての測定法が公開されているわけではないため，その場合には，当該論文の著者または出版社に連絡して，新しい集団における使用，もしくはそれを修正して用いることについての許可を得る必要があります。なぜなら，著作権保護は，著作権表示の有無にかかわらず適用されるものだからです。無償で使用できるようになっている場合でも，それを用いた研究の論文や報告書には，その出典を明記する必要があります。

多項目尺度の場合，計量心理学的特性の評価が行われている既存の尺度を，無修正で用いることができれば理想的ですが，一部の尺度項目が不適切な場合(例：文化的不適切性)には，それらの削除・修正，あるいは新たな尺度項目の追加が必要となることがあります。

また，既存の尺度が長すぎる場合には，その開発者に連絡を取り，元の特性を保持した短縮版がないかどうかをまず確認するようにします。既存の尺度から一部の項目を削除すると，その尺度のスコアの意味が変わってしまうため，元の尺度を使った他の研究との比較が困難となるだけではなく，その尺度の妥当性 validity，信頼性 reliability，感度を低下させてしまう可能性があります。ただし，尺度が複数の独立した**下位尺度** subscale から構成されている場合には，別々にスコア化できるため，不必要な下位尺度を削除することができます。

事例 17.1　新しい多項目尺度を開発する

DIVA(Day-to-Day Impact of Vaginal Aging)は，多項目尺度で，開発，テスト，特性評価を繰り返すプロセスを経て作成されたものです。これは，閉経後の腟症状について，多様な女性集団での使用に適した厳密性の高い尺度が存在しないという，米国国立衛生研究所(NIH)の専門家委員会の指摘[6]に応えたもので，この尺度は，一般的な閉経後腟症状が女性の重要な機能と幸福に及ぼす影響を多角的に評価するためにデザインされ，その開発とテストには数年が費やされました。Huang らは，まず，閉経後腟症状を持つ，3 つの人種/民族グループの女性を対象としたフォーカスグループを実施し，症状が，日常活動，感情，人間関係に与える影響について話し合いました[7]。その結果，候補となる 100 項目の尺度項目が作成され，臨床の専門家や症状のある女性からの追加情報に基づいて，改良や削除が行われました。その結果，25 項目からなる尺度が開発され，それを用いて，北カリフォルニアの多民族コホート研究に参加する数百人の女性の調査が実施されました。そして，そのデータを用いて，回答の分布，内的一貫性，信頼性，構成概念妥当性が検討され，最終的に，日常活動，感情，性的機能，自己観・ボディイメージの 4 つのドメイン(領域)からなる，23 項目の尺度として完成されました[8]。その後，この尺度は，NIH が助成する Menopause Strategies：Finding Lasting Answers for Symptoms and Health (MsFLASH) Vaginal Health trial という多機関共同研究で採用され，さらに広範な地域の女性に適用する中で，構成概念妥当性のさらなる検討が行われていきました[9]。また，各ドメインのスコアについて，治療後の「**変化への敏感性** sensitivity to change」と「**臨床的に重要な最小変化量** minimal clinically important difference(MCID)」の評価も行われました[10]。この尺度は，その後，米国の他のコミュニティや，他の国々の女性たちに適用されて，計量心理学的特性のさらなる評価が行われ，がん患者女性など，特別なグループの女性たちのための，より短い，あるいは特殊なバージョンの質問票も開発されています[11]。

既存の自己報告測定法の選択，修正のステップ

既存の自己報告測定法 self-reported measure からの選択，評価，修正は，通常，以下の 8 ステップを経て行われます。このプロセスは，因子のタイプ(予測因子，アウトカム，交絡因子)にかかわらず，また，多項目尺度であるか否かにかかわらず，すべての自己報告測定法に適用することができます。そして，その目的は，研究対象とするリサーチクエスチョンにとって重要なデータを収集する上での，既存の測定法の利点と問題点を評価することにあります。

ステップ 1：測定したいと思う構成概念を決める

測定したいと思う重要な構成概念 construct のリストを作成し，それぞれについて，その短い定義を記し，複雑な構成概念については，区別して測定する必要がある複数の下位概念が含まれるかどうかを検討します。

ステップ 2：既存の測定法を集める

リストアップしたすべての構成概念について，関係する既存の自己報告測定法を収集します。まずは，自分が研究対象とするものと同じ事象を扱っている先行研究の測定法や，様々な測定法を集めているリポジトリを探します(表 17.1)。同時に，集めた測定法の開発プロセスを記述した文献を収集します。同じ構成概念に複数の測定法が存在する場合には，それらを 1 つのフォルダーにまとめて保存します。

ステップ 3：測定される構成概念の定義の確認

各測定法について，それが測定する構成概念の定義や下位尺度の有無を確認し，質問票の説明文，質問文，回答の選択肢などが，自分の研究に適切であるかどうかを検討します。

ステップ 4：尺度の構成とスコアの解釈可能性を検討する

多項目尺度の場合は，そのスコアの範囲と，スコアの方向(例：スコアが高いこと，あるいは低いことの意味)を確認し，スコアの大きさが直感的に意味を感じ取れるものかどうかを検討します。その開発にどのような特別な手法(例：因子分析)が用いられたかを検討し，また，その尺度からどのようにスコアを算出するかを記したマニュアルが存在するかどうかを調べます。

ステップ 5：測定法の用い方やそれが用いられた目的母集団を調べる

各測定法について，それが，自分が研究対象とする目的母集団 target population に近い集団で使用されたことがあるかどうかを調べ，そうした事例が存在しない場合には，自分の目的母集団で使用することに問題がないかどうかを検討します。そして，その自己報告測定法の使用方法(例：自記式，面接者記入式，対面，電話での聞き取り)を確認し，そこに何らかの修正が

表 17.2　自己報告測定法の評価によく用いられる計量心理学的特性

変動度(バラつき，分布) variability	自己報告測定法の開発にあたっては，最初に，回答のばらつきを評価し，偏りのない回答の分布が得られるかどうかを確認する必要があります。回答が，“**天井効果** ceiling effect”(最高点付近にスコアが偏ること)や“**床効果** floor effect”(最低点近くにスコアが偏ること)を生じるような非常に偏った分布をする場合には，サブグループ間の差や介入に対する反応の変化の検出が困難となります。
再テスト信頼性 test-retest reliability	測定は，測定対象とする事象(例：飲酒)が変化しない程度に短く，かつ回答者が最初の回答を思い出せない程度に長い間隔で繰り返した場合に，同一もしくは類似した回答が得られるものでなくてはなりません。初回回答と2回目の回答の間の一致度が高いほど，再テスト信頼性が高いこと，つまり，同じ条件下であれば，回答の再現性が高いことを意味します。
妥当性 validity	妥当性にはいくつかの基準がありますが，通常は，まず，**表面妥当性** face validity，つまり，質問文や選択肢が，研究対象とする事象や概念を測定するのに適切なものになっているかどうかについての，主観的な判断から始まります。たとえば，視覚機能を測定するためには，視覚障害を聞き取る上で妥当性のある質問が含まれていなくてはなりません(例：眼鏡やコンタクトレンズなしで新聞を読めますか？)。多項目尺度の場合は，さらに，**内容妥当性** content validity や**構成概念妥当性** construct validity を評価する必要もあり，そのためには，その尺度に対する回答と，類似する概念を測定する既存の尺度に対する回答との間に相関が見られるかどうかを検討しなければなりません。
変化への敏感性 sensitivity to change	研究の目的が“変化”の測定である場合には，有効と考えられる介入を受けた前後での，その質問の反応性(変化)を評価する必要があります。たとえば，視覚機能(例：暗くなってからの運転能力)を評価する質問の場合，白内障手術で視力が回復した人では，回復していない人に比べ，よりよいスコアが得られなくてはなりません。
臨床的に重要な最小変化量 minimal clinically important difference(MCID)	アウトカムの変化を数量的に捉えるための質問の場合，アウトカムの改善もしくは悪化について，「**臨床的に重要な最小変化量**(MCID)」という基準を設けておくことが有用な場合があります。たとえば，視覚機能を評価するための質問の場合，そのスコアの「臨床的に重要な最小変化量」とは，治療成功の目安として認められている他の指標の変化(例：白内障手術後の視力変化に対する患者の総合的満足度)に対応する変化量のことになります。

必要かどうかを検討します。翻訳が必要な場合には，自分の目的母集団に用いることができる翻訳版があるかどうかを調べます。

ステップ 6：計量心理学的特性を調べる

多項目尺度の場合は，自分の目的母集団と類似する集団における，その計量心理学的特性，つまり，**変動度** variability(適切な[＝偏りのない]分布の回答が得られるかどうか)，**信頼性** reliability(同じ条件下で，再現性のある回答が得られるかどうか)，**妥当性** validity(測定しようとする事象や概念を正しく反映しているかどうか)，**変化への敏感性** sensitivity to change(第 4 章)を検討します(表 17.2)。

ステップ 7：測定法の修正，短縮化の必要性を検討する

興味深いデータが得られるかもしれないと，“念のため”に質問を追加したい気持ちに駆られることがありますが，そうした誘惑に負けないようにしなくてはなりません。長時間を要する面接や質問票の記入は，回答者を疲れさせ，回答の妥当性と信頼性を損なう可能性があります。主たるリサーチクエスチョンにとって，必ずしも必要ではない質問が多いと，データの収集，入力，クリーニング，分析にかかる時間と労力を増大させ，研究の質や効率にも影響を与えます。この場合に役に立つ格言は，「**疑わしきは，除外する**(When in doubt, leave it out)」です。

ステップ 8：測定法のプレテストを行う

測定法の検討が終わったら，自分の目的母集団と類似する集団の一部の小サンプルを対象に，**プレテスト** pretest を行います。プレテストからは，回答者がその測定法への回答に要する時間や問題点についての情報が得られ，測定対象が新しい集団である場合には，それは特に重要な情報となります。プレテストが済んだら，欠測が多かった質問，回答者に混乱を招いた質問など，問題のある質問を修正し，また，必要に応じて，質問文やフォーマットの修正を行います。重要な因子(主たる予測因子やアウトカム)についての測定の場合には，回答の分布や計量心理学的特性を評価するための，比較的大規模なプレテストが必要となります。

自己報告測定法の適切性を多様な集団で評価する

自己報告測定法は，社会の主流で比較的高い教育を受けた人々を対象に開発・検証されているものが多いため，それ以外の集団における，その適切性，回答の分布，信頼性，妥当性などについての情報がほとんど存在しないことがあります。

回答の偏りは，概念の意味についての受け止め方，質問の理解，調査の実施法(例：対面，自記式)への慣れの違いなどによって生じる可能性があります[12]。たとえば，多様な集団の成人を対象としたうつの研究では，質問への回答は，①ネガティブな感情の表現についての**文化的規範** cultural norm の違い，②感情の状態を他人から面接で聞かれることについての個人的好き嫌い，③“うつ”に対する微妙な言語的意味合いの違い，などの影響を受ける可能性があります。

ある測定法を，それがまだ用いられたことのない集団(以下，“新たな集団”)で用いる場合には，**概念的適切性** conceptional adequacy，つまり，その概念が，その集団にとって，重要かどうか，意味があるかどうか，受け入れられるかどうかを検討する必要があります。また，集団間での，その**概念的同等性** conceptional equivalence，つまり，それが新たな集団でも基本的に同じ意味を持つかどうかを確認する必要があります[13]。一部に，その集団には当てはまらない文化的前提に基づく質問がある場合には，再テストが必要となる可能性があり，また，計量心理学的特性(例：信頼性，妥当性)も新たに評価しなければなりません。それには，かなりの時間と労力を要しますが，そうしたデータがなければ，その測定が本当にその集団に適切かどうかを判断することができません。特に，その集団での知見を他の集団と比較する場合に

は，計量心理学的特性が，集団間で等しいことを確認しなくてはなりません。そうでなければ，仮に，集団間でその測定のスコアに違いがあっても，それは真の違いではなく，その自己報告測定法の計量心理学的特性の集団間での違いを反映しているにすぎない可能性があるからです(監訳者注：測定の文化人類学的意味については，木原正博，木原雅子訳「疫学と人類学―医学的研究におけるパラダイムシフト」，メディカル・サイエンス・インターナショナル，2012年に優れた解説があります)。

測定の実施

測定の媒体

質問票調査は，**電子媒体**，**紙媒体**，**面接**など，様々な媒体を用いて行われます。電子媒体の場合は，質問票は，研究プロジェクトのwebサイト上に掲載されるか，電子メールで送付され，紙媒体の場合は，手渡すかもしくは郵送され，記入を終えた質問票は，その場もしくは郵送で回収されます。

電子媒体には，紙媒体にないいくつかの利点があります。その第1は，回答が直接データベースに入力されるため，紙媒体からデータベースに入力する場合の時間や労力，入力ミスなどを減らすことができること[14]，第2は，欠測，範囲外回答，非論理的回答などを自動的にチェックして，リアルタイムで回答者に指摘し，修正された回答のみを集めることができること，第3は，期限までに回答を送付しなかった研究参加者にリマインダーを送ることや，回答が不完全な場合に，研究者側にアラートを送ることができることです。

しかし，その一方で，欠点もあります。それは，インターネットや電子機器にアクセスできる人にしか適用できないことで，その分，研究参加者の範囲に制限が加わることになります。これは，たとえば，高齢者や経済的に恵まれない人々など，デジタルコミュニケーションがあまり普及していない集団で特に問題となります。そういう集団を対象に電子媒体による調査を行う場合には，研究期間中，回答者に携帯の電子媒体を貸与して使用法を説明するか，研究機関に来てもらって，その場で説明を受けて入力してもらうなどの対応を取る必要があります。

ある媒体用に開発されたフォーマットは，そのままでは，他の媒体では使えないため，フォーマットを修正しなければなりません。たとえば，紙媒体では，質問間には十分スペースを空け，大きく読みやすいフォントで作成するなどの配慮が必要ですが，電子媒体では，そのディスプレイの大きさに配慮したフォーマットが必要となります。たとえば，質問の選択肢が画面に全部収まり切らないようにフォーマットしてしまうと，回答者は選択を誤る可能性があり，かなりスクロールしないと質問全体が見渡せない場合には，回答に支障をきたす恐れがあります。

自記式と面接式

質問票調査には，**自記式** self-administered と**面接式** interviewer-administered があります。自記式は，簡単な質問(例：基本属性)に向いており，効率的でかつ全員に同じ条件での調査ができるという利点，また，研究者側の手間がかからず（例：電子媒体の場合は，データ入力が不要），**センシティブな質問**（例：社会的スティグマに曝される恐れのある症状や行動）に対しても，より正直な回答が得られる可能性があるという利点があります。

これに対し，面接式は，回答者に研究スタッフからの説明を要するような複雑な質問や，回答者の間に，識字力や理解力にバラつきがある場合，あるいは，回答者の回答が完全であることをその場で確認したい場合に適した方法です。しかし，面接式は，自記式より費用と時間がかかり，また，**面接者と回答者の関係性**によって回答が影響を受ける可能性があるという問題，面接者の質問文や選択肢の読み上げ方や説明の仕方が，毎回微妙に変わる可能性があるため，常に同じ条件で調査が行われるとは限らないという問題があります。

また，自記式にも面接式にも，回答者の記憶の不確かさに影響されやすいという問題，回答者が“**社会的に望ましい回答**（socially desirable answer）”をする傾向があるという問題が付きまといます。後者は，面接式で特に問題となります。面接式の変法として，研究参加者が受診をしたときに，研究スタッフがいる前で，自分で質問票に記入してもらうという方法（**面前自記式**）もあり，この場合は，自記式でありながら，研究者側が記入法を説明できるという利点があります。質問票を受診前に送付しておき，受診時に回答を研究者が確認するという方法もあります。

面接式の実施方法

面接式では，**面接者の技量**が，回答の質に少なからぬ影響を与えます。したがって，面接式では，回答の信頼性 reliability（再現性 reproducibility）を高めるために，質問（質問文と選択肢）の言葉使い，非言語的な仕草など，細かな点まで，**標準化**する必要があります。相手によって言葉使いや声の調子を変えたりすることは，回答にバイアスをもたらすため，避けなければなりません。そして，面接者が心地よく読み上げられるように，面接で用いる質問票の文章は，日常会話で用いられるものに近い言葉で書く必要があります。読み上げたときに，不自然もしくはぎこちなく響く場合には，面接者がその場で自分流に表現を変えてしまう恐れがあり，変え方が面接者間で，あるいは回答者によって異なれば，それがバイアスの原因となります。

面接式の場合，回答が不適切もしくは不明瞭な場合には，面接者は，相手に適切な回答を促す必要が生じます。この“促す”質問を，「**プローブ質問**（**探査質問**）probing question）」と呼びますが，これも，面接者によって言い方が変わらないように，面接者の手持ちの質問票の余白やそれぞれの質問文の下に，標準的な表現をあらかじめ明記しておくようにします。たとえば，「普段，1 日何杯のコーヒーを飲みますか？」という問いに対しては，「なんとも言えません。日によって違いますから」と回答する人が出ることが想定されますが，それに備えて，質問票には，「もう少し考えてみてください。普通の日に何杯くらい飲むか，おおよそでよいので答えていただけますか？」といった“プローブ質問”を用意しておきます。

面接式は，対面，テレビ電話，電話で実施されますが，研究参加者の直接観察が必要な場合，もしくは，相手がテレビ回線や電話を利用できない，あるいは利用しにくい場合には，対面式の面接が必要となります。

先端技術を利用する

テクノロジーの進歩に伴って，一部の測定については，センサーやバイオアッセイ技術による測定が可能となってきました。たとえば，小さなウェアラブルな加速度計を用いれば，身体活動を直接測定し，質問票による身体活動の測定よりも，総活動量やエネルギー消費量などを，より客観的で正確に推定することができ[15]，夜間に装着するセンサーを用いれば，睡眠の時間や睡眠の中断をより正確に測定することもできます[16]。研究者は，常に，そうした新しい技術に目を向け，取り入れる努力をしなければなりません。

しかし，すべての測定がそうした方法で置き換えられるわけではなく，質問票でしか収集できない情報が多くあります。たとえば，不眠症について言えば，睡眠の質に関する本人の感じ方，日中の眠気の日常活動への影響などは，センサーで測定することはできません。また，全般性不安障害 generalized anxiety disorder や過敏性腸症候群のように，患者の主観的認識による健康状態は，質問票による測定を欠かすことはできません。

まとめ

1．研究結果の**妥当性** validity は，多くの場合，測定法やその用い方の質と適切性に大きな影響を受けます。
2．質問は，回答者から見て，**明解**で，**平易**で，**中立的**で，かつ**適切**なものでなければならず，そのためには，回答者の視点に立って質問案をよく吟味し，**専門用語**，曖昧な表現，**2連質問** double-barreled question，**無意識の前提** hidden assumption のある質問，**質問内容と選択肢の不整合**などについて，丁寧に検討する必要があります。
3．態度や健康状態などのような抽象的な概念の測定には，**多項目尺度** multi-item scale が用いられます。こうした尺度では，各尺度項目は，ある概念を測るという点での共通性があること，したがって，**内的一貫性** internal consistency が高いことが前提となっています。
4．質問調査を計画する場合には，まず，その妥当性や信頼性が，自分の目的母集団と類似した集団で検討された既存の測定法を探すことから始めるようにします。
5．新しい**自己報告測定法** self-reported measure の開発は，測定対象とする概念の明確化，既存の測定法の検討，候補となる質問の作成と洗練から始まります。その中で最も有望と思われる質問に対して，予定対象者や専門家から意見をもらい，さらにプレテスト，修正，評価を繰り返します。
6．研究で用いる測定法は，**プレテスト** pretest を行い，回答に要する時間を事前に測定しておく必要があります。
7．1つの集団のためにデザインされた自己報告測定法は，**文化的背景**の異なる他の集団では，そのままでは適切でない場合があります(例：米国人 vs. 日本人)。
8．**自記式** self-administered の調査は，**面接式** interviewer-administered に比べ，経費がより少なくて済み，標準化も容易で，プライバシー保護の面でも優れているという利点があります。一方，面接式には，回答漏れを減らせる，説明することで質問への理解を高められるといった利点があります。

9．**電子媒体**や**オンライン**による調査には，研究の効率や収集されるデータの正確性を高められるという利点がありますが，回答者がそうした機器にアクセスできなくてはなりません。

10．質問は，自記式の場合には理解しやすく，面接式の場合には，面接者が読み上げやすいものでなくてはなりません。また，用いる媒体(例：紙，コンピュータ画面)に適した**フォーマット**で作成されなくてはなりません。

文　献

1. McDowell I. *Measuring Health: A Guide to Rating Scales and Questionnaires*. 3rd ed. Oxford University Press; 2006.
2. Streiner DL, Norman GR. *Health Measurement Scales: A Practical Guide to Their Development and Use*. 4th ed. Oxford University Press; 2009.
3. Bland JM, Altman DG. Cronbach's alpha. *Br Med J*. 1997;314:572.
4. Food and Drug Administration. Guidance for Industry and Food and Drug Administration Staff: Clinical Investigations of Devices Indicated for the Treatment of Urinary Incontinence. March 2011. FDA-2008-D-0457.
5. Food and Drug Administration. Guidance for Industry: Patient-Reported Outcome Measures: Use in Medical Product Development to Support Labeling Claims; 2009.
6. Santoro N, Sherman S. *New Interventions for Menopausal Symptoms Meeting Summary*. National Institutes of Health; 2007.
7. Huang AJ, Luft J, Grady D, et al. The day-to-day impact of urogenital aging: perspectives from racially/ethnically diverse women. *J Gen Intern Med*. 2010; 25(1):45-51.
8. Huang AJ, Gregorich SE, Kuppermann M, et al. Day-to-day impact of vaginal aging questionnaire: a multidimensional measure of the impact of vaginal symptoms on functioning and well-being in postmenopausal women. *Menopause*. 2015; 22(2):144-154.
9. Hunter MM, Guthrie KA, Larson JC, et al. Convergent-divergent validity and correlates of the day-to-day impact of vaginal aging domain scales in the MsFLASH vaginal health trial. *J Sex Med*. 2020;17(1):117-125.
10. Gibson CJ, Huang AJ, Larson JC, et al. Patient-centered change in the day-to-day impact of postmenopausal vaginal symptoms: results from a multicenter randomized trial. *Am J Obst Gynecol* 2020;223(1):99.e1-99.e9.
11. Toivonen K, Santos-Iglesias P, Walker LM. Impact of vulvovaginal symptoms in women diagnosed with cancer: a psychometric evaluation of the day-to-day impact of vaginal aging questionnaire. *J Women Health (Larchmt)*. 2021;30(8):1192-1203.
12. Sanchez A, Hidalgo B, Rosario AM, Artiles L, Stewart AL, and Nápoles A. Applying self-report measures in minority health and health disparities research. In: Dankwa-Mullan I, Pérez-Stable EJ, Gardner KL, Zhang X, and Rosario AM, Eds. *The Science of Health Disparities Research*. 1st ed. John Wiley & Sons, Inc. 2021;153-169.
13. Stewart AL, Thrasher AD, Goldberg J, and Shea JA. A framework for understanding modifications to measures for diverse populations. *J Aging Health*. 2012;24(6):992-1017.
14. Dillman DA, Smyth JD, Christian LM. *Internet, Mail, and Mixed-Mode Surveys: The Tailored Design Method*. 3rd ed. Wiley, 2008.
15. Mackey DC, Manini TM, Schoeller DA, et al. Validation of an armband to measure daily energy expenditure in older adults. *J Gerontol Ser A Biol Sci Med Sci*. 2011;66:1108-1113.
16. Girshik J, Fritschi L, Heyworth J, Waters F. Validation of self-reported sleep against actigraphy. *J Epidemiol*. 2012;22:462-468.

第 17 章　演習問題

【問 1】アルコール摂取と筋力の関係に関する研究の一環として，ある研究者が，最近のアルコール摂取を評価するために，次のような質問を用いることを計画しています。

「1 日にビール，ワイン，あるいはリキュールを何回飲みますか？(1 つだけチェック)」
◯0
◯1〜2
◯3〜4
◯5〜6
◯7〜8

この質問について，少なくとも 2 つの問題点を簡潔に述べてください。

【問 2】最近のアルコール摂取を評価する上で，問 1 の例よりもっとよいと思われる質問をいくつか作ってみてください。

【問 3】若者を対象とした観察研究において，リスクの高い性行動を調べるための質問票の作成を試みているとします。この場合に，自記式，面接式，ダイアリー式(本人が性行動のタイプや期日を記録する方法)を用いることの，それぞれの利点と欠点を述べてください。

【問 4】今あなたが，慢性腰痛を持つ低所得の高齢者を対象としたコミュニティベースの運動プログラムによる介入研究を計画しており，そのプログラムが身体機能と生活の質(QOL)に与える影響を評価したいと考えているとします。そして，文献を検索したところ，最近の先行研究で，10 項目を含む多項目尺度で，0 点(痛みの影響はない)から 40 点(痛みの影響は極めて深刻)までのスコアを算出できるように設計された，「Impact of Chronic Back Pain(ICBP)」と命名された尺度が開発されていたことが分かり，この尺度があなたの研究に適切かどうかを評価するために，関連文献を検討しているとします。以下が，それらの文献から得られた情報ですが，これらの情報から，この尺度を自分の研究に用いることについて，どのような問題が考えられると思いますか？

a．ICBP は，ある整形外科医によって開発され，そのクリニックを受診する患者において，その計量心理学的特性が評価されている。
b．腰痛が強く，外科的治療も考えている患者を対象としたある研究では，ICBP スコアの平均値(±標準偏差)は 10±6 で，範囲は 4〜24 であった。
c．ICBP のクロンバックの α 値(内的一貫性の指標)は 0.59 であった。
d．ある研究では，痛みの重症度とその影響を測定するための既存の標準的尺度である Brief Pain Inventory(BPI)のスコアと，ICBP スコアの間に相関は認められなかった。

第18章 研究の実施と質管理

Deborah G. Grady
Alison J. Huang

ここまでは，その大部分を，研究デザインに関わる問題の解説に費やしてきましたが，本章では，研究の実施 implementation と質管理 quality control に関する問題を取り扱います。どのような研究でも，その実施には困難が伴いますが，研究参加者をリクルートして行われる研究では，問題は特に複雑となります。机上でいかによく練られた研究計画でも，実際に実施してみると，計画どおりに行かないことが少なくありません。熟練した研究スタッフがいない，十分な研究用スペースが確保できない，期待したほど研究参加者が集まらない，介入からの脱落が多い，測定が難しいなどの問題にぶつかることがあります。よくデザインされた計画でも，不注意や，スタッフの研修や標準化の不足，プロトコールの準備や実施面での不備などによって，台無しになることさえあります。

研究を円滑に実施するためには，スペース，設備，スタッフ，研究費の管理など，研究に必要なリソースを確保しなければなりません。それができたら，研究参加者のリクルート法，測定手順，介入計画について，研究途中でプロトコールを変更する羽目に陥らなくて済むように，入念なプレテストを行い，プロトコールを完全なものに仕上げる努力が求められます。また，研究の手順を詳しく記述した，**実施マニュアル** operations manual を作成し，研究開始後にも必要に応じて改定を行います。いったん研究が開始されると，データ収集やデータ管理について，系統的な**質管理** quality control を実施しなければなりません。

本章で解説する戦略は，小規模の研究チームで実施される，単機関での研究を想定したものですが，戦略の多くは，多機関が参加する大規模共同研究にも該当します。

研究の開始

スタートアップ

研究を開始するまでに，**主任研究者** principal investigator (PI) は，①すべての研究スタッフによる研究プロトコールの熟知，②予算の確立，③必要な契約の締結，④各スタッフの役割の決定とトレーニングの実施，⑤必要なスペースや設備の確保，⑥倫理委員会 institutional review board (IRB) の承認の取り付け，⑦必要な資材の購入，⑧実施マニュアルの作成，⑨測定方法（例：測定機器，質問票）の選択や（必要な場合は）開発，データ記録書式，データベースの決定・開発とプレテスト，⑩研究参加者のリクルート計画とそれに必要な資材の開発，を完了しなくてはなりません。研究参加者のリクルートを開始するまでのこの時期を，「**スタートアップ**（研究準備期）study start-up」と呼び，かなりの時間と労力が必要となります。研究準備期は，質の高い研究を実施する上で決定的に重要な時期であるため，十分な時間をかけ，計画的に取り組む必要があります。通常，数か月を要します。

研究チーム

研究チームは，主任研究者と研究アシスタントだけという小規模なものから，多数の常勤スタッフを擁する大規模なものまで様々ですが，どのような規模であっても，**表 18.1** に示された活動を実施しなければなりません。規模が小さい場合には，1 人で何役もこなすことになりますが，その場合でも，主任研究者は，**表 18.1** に示された活動が確実に実施されているかどうかを常に把握しておかなければなりません。中には，経理や人事などに関わるスタッフのように，一般には，研究者が属する研究機関の側で雇われ，研究者もそれを利用できるようになっているスタッフもあります。

研究チームに必要なメンバーとそれぞれの役割が決まったら，所属研究機関の事務部に相談して，適切な人材を雇用する手続きに入ります。これは必ずしも容易なことではありません。なぜなら，求められる職務内容は研究によって様々であり，最適な人材が必要なタイミングで得られるとは限らないからです。たとえば，研究の日常的マネージメントを担当する**プロジェクトディレクター**は要（かなめ）となるポジションの 1 つですが，研究によって，看護師，薬剤師，公衆衛生の専門家，臨床検査の専門家，薬学研究の専門家と，必要な人材は様々で，また，その役割も非常に多岐にわたります。もう 1 つの重要なポジションは，**臨床研究コーディネーター** clinical research coordinator (CRC) で，研究を実行し，必要な測定を行います。CRC は通常，研究参加者との接触が最も多いため，研究の「顔」となる立場にあります。リクルートを円滑に行い，かつ研究参加者の脱落を防ぐために，CRC は研究参加者と良好な関係（**ラポール** rapport）を築き，研究参加者のニーズに応えることができなければなりません。多くの研究機関は，CRC を含む研究スタッフのためのトレーニングプログラムを提供しています。

ほとんどの研究機関には，求人情報を掲載する公式なシステムが存在しますが，オンライン求人リストやソーシャルメディア/LinkedIn などの手段も有効です。適切な人材を確保する上で最も安全な方法は，他の終了したプロジェクトで働いた経験のある，評価の高いスタッフを見つけることです。パートタイム雇用が可能な経験豊かな研究コーディネーターやその他の人材のリストを作成している研究機関では，その中から適切な人材を探すことができます。

リーダーシップとチーム構築

質の高い研究を行うには，**主任研究者**の指導力や統率力が求められます。主任研究者は，適切なトレーニングを積み，必要な任務を十分にこなせる能力を備えた人材の確保に努める必要があり，そして，研究メンバーに対しては，人権の尊重，プライバシーの保護，完全で正確なデータの収集，研究データの公正な報告の重要性を十分説明し，徹底させなければなりません。もちろん，スタッフが行うすべての業務を主任研究者が直接監督できるわけではありません

表 18.1 研究チームのメンバーの役割

役割	機能	備考
主任研究者(PI)	研究のデザイン，資金調達，人員確保，実施，研究の質，研究参加者の安全，研究結果の報告に最終的責任を負う。	
プロジェクトディレクター/クリニックコーディネーター	すべての研究活動の日常的管理を行う。	経験豊富で責任感があり，緻密で，人間関係の構築や組織運営に長けていること
リクルート責任者	適格基準を満たす研究参加者を目標数だけ確実に集める。	リクルートに必要なノウハウを熟知し，経験豊富であること
臨床研究コーディネーター(CRC)/クリニックスタッフ	研究参加者の受診時に，必要な手続きや測定を行う。	診察や，特別な検査などの実施が必要な場合にはそのための資格・免許が必要
臨床モニター/臨床研究アソーシエイト	研究機関における活動のモニター(特に，多機関共同研究の場合)	研究の適確な進行，プロトコールや実施マニュアルの遵守，記録管理の状況を確認するために，サイトビジットの実施や研究関連文書の確認を行う。
規制関係マネージャー/質管理コーディネーター	倫理委員会(IRB)や政府機関に提出する必要のある書類を締め切りまでに作成・提出する。全スタッフが標準業務手順書(SOPs)に従うように，研究の質管理を監督する。	倫理委員会や規制組織への必要文書の提出と承認獲得，SOPsの遵守状況の監督，FDA(米国食品医薬品局)などによる外部査察がある場合には，その担当となる。
臨床データマネージャー(第19章)	データの入力，編集，管理システムについての，企画，プレテスト，実施を担当する。	データクリーニング，データレポート，クエリー/データ編集システムの維持・管理
プログラマー/データ分析担当者	リクルート状況，アドヒアランス，データの質に関する報告書を作成し，データ分析を行う。	主任研究者と医学統計家の監督の下に作業を行う。
医学統計家	研究デザイン，サンプルサイズやパワーの見積もりを共同して実施し，分析計画やデータ安全性モニタリングガイドラインの作成，解析結果の解釈を行う。	研究デザインから，研究の実施，中間分析，データ分析，結果の発表に至るまで，研究全体にわたって重要な役割を果たす。
管理業務アシスタント	事務的な実務を担当し，会議の準備などを行う。	
予算管理者	予算を立て，支出を管理する。	研究費の使用状況や残高などを報告する。
人事担当者	雇用関係の業務(募集要項の作成，雇用，評価)を補助する。	人事面の業務や問題解決を補助する。

が，主任研究者が常に全体を把握しているという雰囲気がチームに伝わり，また主任研究者が人権の尊重やデータの質に強いこだわりを持っていることが分かれば，多くのスタッフはその期待に応えようとするものです。ときどき研究チームの各メンバーと会って，感謝の気持ちを伝えたり，問題やその解決法について議論するようにすれば，研究チームの志気を高めることができます。しかし，同時に，主任研究者は，リーダーとしての権威を示すことも大切であり，細部まで十分に目が行き届くような階層的な研究管理体制を築くことも必要となります。

主任研究者は全研究スタッフが参加する**ミーティング**を定期的に開催するようにしなければなりません。ミーティングでは，各担当部門の責任者による進行状況の報告が中心となりますが，ミーティングごとにきちんと**議事次第** agendaを作成し，前もって配布するようにします。このような定期的なミーティングを行えば，問題を早目に発見して解決できるだけではなく，それにより全スタッフがプロジェクトの運営や管理に参加できるようになります。スタッフミーティングでは，単に事務的な内容ばかりではなく，科学的な内容や研究の進捗状況の報告を含めるようにすれば，研究スタッフの充実感，モラル，関心の向上に役立つとともに，オン・ザ・ジョブの教育やトレーニングの機会ともなります。

こうしたグループミーティングに加えて，定期的に各スタッフと**個別ミーティング**を行い，グループミーティングでは言いにくい懸念事項や研究改善のための提案を引き出す努力が求められます。また，職務上の問題に関するスタッフへのフィードバックは，グループミーティングの場ではなく，個別に行うという配慮が必要です。個別の面談には時間と労力がかかりますが，主任研究者はチームリーダーであると同時に雇用者でもあるため，こうしたアプローチは不可欠です。

多くの研究機関では，データベース管理サービス，スタッフの雇用支援サービス，各種測定が可能な臨床検査施設，米国食品医薬品局（FDA）などによる規制に詳しい職員，研究書式や文書のライブラリなど，研究に必要な様々なリソースを有し，それを研究者に提供しています。大規模な研究機関では，こうしたリソースの存在が分かりにくい場合もあるため，何でも自分で準備しようとする前に，自分の研究機関にどのようなリソースがあるかを探す努力も必要です。

研究スペースと設備

研究では，研究参加者が，研究専用もしくは通常の外来を受診する必要がある場合もあれば，そうでない場合（例：webベースや郵送での介入，電話やテレビ会議システムでの面談，家庭での自己測定，オンラインもしくはモバイル端末からのデータ入力）もあり，それは研究によって異なります。しかし，後者の場合であっても，研究参加者の診察や測定，研究に必要な資材やデータの保存，検体処理するための物理的スペースは必要となります。

研究参加者が訪れるスペースは，研究参加者にとって，アクセスしやすく，快適で，かつ十分な広さを持つものでなくてはなりません。そうでなければ，研究参加者の確保や研究参加者の受診へのアドヒアランスや（質問への）回答意欲にもネガティブな影響を与えるばかりか，スタッフの不満にもつながる恐れがあります。駐車場の確保はもちろん，公的交通機関との距離にも配慮が必要です。また，研究する側にとっても，スタッフが十分な余裕をもって働くことができ，かつ測定機器の設置や研究に用いる薬物やファイル類の格納が十分できるスペースが確保されなければなりません。そして，当然のことながら，診察には，プライバシーが保たれる空間の確保が必要であり，研究参加者が，検査のために少し離れた所に行く必要がある場合

(例：臨床検査部や放射線部)には，それに便利な場所に研究スペースを設置するといった配慮が必要です。

多くの場合，研究には，コンピュータ，検査機器，診察用機器などが必要となります。新しい研究を立ち上げる場合には，機器の購入と，そのメンテナンス，キャリブレーション，品質チェックためのスケジュール作成が必要となりますが，高価なものについては，様々な業者から費用の見積りを取り，購入に所属機関から特別な承認が必要な場合には，それに要する時間を見積もっておく必要があります。

所属機関に，研究に使用できる設備や施設があれば，それを利用する方がはるかに効率的です。しかし，利用にあたっては，通常，申請手続きや審査が必要で，またそこで提供されるサービスに対して対価を支払う必要があります。

研究予算

当然のことながら，研究を行うためには，適切な予算立てが必要です。予算計画は，研究費の申請段階，つまり，研究を実施するかなり前に立てなければなりません(第 20 章)。ほとんどの研究機関には，予算関係の専門部署があり，そこの職員が予算計画を立てる支援をしてくれます(pre-award manager)。こうした人たちと知り合いになって，そうした職務に伴う担当者のストレス(特に申請締め切り前)や，様々な種類の研究費に関する申請手続きやルールについての理解を深めることが大切です。そして，研究費の使用についての規則は，研究助成組織によって異なるため，それを十分に考慮した予算計画を立てる必要があります。

研究費は，申請した満額が受け取れないこともあり，助成金を受け取った後に，一部の研究活動に予定以上の費用がかかることもあります。しかし，通常は，たとえ途中で予算が不足することが分かったとしても，増額は一般には不可能で，また，細目(例：人件費，備品，消耗品，旅費)を越えて使用する場合や，主要なスタッフの**エフォート率**が大きく減少する場合は，許可を必要とします。研究機関には，通常，予算担当の事務部門があり，そこの職員が，研究費が適切に使われているかどうかをチェックします(post-award manager)。この職種にある人は，定期的に予算の執行状況とその後の見込みについてのレポートを作成しますが，それによって，主任研究者は，予算を適切に執行し，また，予算超過とならないようにすることができます。研究の終了時点に研究費に若干の余裕が残るようにしておくのが賢明です。なぜなら，助成組織は，正式な研究期間が終了した後でも，その研究プロジェクトに関係する範囲で，研究の完了もしくは拡張に必要な繰り越し使用を認めることが多いからです(これを no-cost extension と言います)。

製薬会社などの民間組織からの助成金は，**契約**(研究プロトコールと研究者及び会社側の役割を定めた文書)の一部として研究者に支払われるものです。契約とは，ある研究活動を，研究者とその研究機関に義務付ける法的な文書であり，規定された**成果物** deliverable(例：研究参加者のリクルート目標の達成や進捗レポート)への対価として支払われる金額と支払い時期が明記されます。契約を締結するには，研究機関専属の弁護士の支援が不可欠であり，研究者の知的財産権，データにアクセスする権利，出版権などが保護されるようにしなければなりません。しかし，弁護士は，その研究の達成に必要な仕事内容までは把握していないことがあるため，研究者は弁護士に対して，研究内容や期待される成果について，十分に説明しておく必要があります。

測定方法とそのプラットフォームの決定

研究の立案において，重要なステップの1つは，最も適切な測定方法やそのプラットフォームを決定することであり，その決定にあたっては，定度(精度)precision(再現性 reproducibility)と真度(正確性)accuracy，研究参加者にとっての利便性とアクセスの容易さ，研究スタッフのコストや負担について，適切なバランスを取る必要があります。以前であれば，対面で実施しなければならなかった多くの測定が，現在では，オンラインの質問票，ウェアラブル機器，あるいはテレビ会話システムなどの**遠隔プラットフォーム** remote platform によって可能となっています。

しかし，そうした遠隔によるデータ収集は，便利ではあるものの，その開発とテストには，多大の時間や労力を要することがあります。具体的には，研究参加者に対する，遠隔プラットフォームへのアクセス法や貸し出した機器の返却法についての詳細な説明書や，遠隔で集められたデータの質管理や保全についての研究スタッフのための指示文書の作成が必要であり，また，米国食品医薬品局(FDA)の規制(21CFR Part 11)のような，**電子文書に関する規制基準**を満たすインフォームドコンセントの手続きを準備する必要もあります。

データ収集に直接関係はありませんが，研究参加者の長期にわたる参加を必要とする研究では，研究の早い段階で，研究者が研究参加者に実際に会って，**ラポール** rapport を築くことが望まれます。それによって，研究スタッフと研究参加者の間に強い人間的絆を築くことができれば，たとえ，その後研究スタッフとの直接の接触がなくても，その後のフォローアップ率が高まる可能性があります。

倫理委員会の承認

主任研究者は，研究を開始する前に，研究プロトコール，同意書，リクルート関係資料，また，データ収集フォーム data collection form(監訳者注：研究参加者側が記入する質問票と，研究者側が記入するデータ記録書式の総称)，研究用の web サイトなどについて，**倫理委員会**からの承認が必要なため(第7章)，自分の属する研究機関の倫理委員会の承認を得る上で必要な要件や承認手続きにかかる時間について，事前によく調べておく必要があります。倫理委員会が何らかの疑問を持ったり，修正が必要と考える場合には，審査は特に長引く可能性があるため，そうした事態を避けるためには，申請要件を熟知し，かつ申請書準備の早い時期に，倫理委員会のスタッフと連絡をとって，問題になりそうな点があれば，指摘してもらうようにします。

カバレッジ分析

多くの研究では，画像や血液検査などのデータが用いられますが，その費用は，それらが明らかに研究目的のものでない場合には，研究参加者の医療保険から支払われる場合があります。ほとんどの研究機関では，臨床研究の審査が義務付けられており，検査や治療を医療保険に請求するべきか，研究者の側に請求するべきかが判断されます(これを，**カバレッジ分析** coverage analysis と呼びます)。たとえば，がん治療のための新薬の研究では，腫瘍の大きさの変化という主なアウトカムを測定するための画像検査が，患者の医療保険に請求できるかどうかがカバレッジ分析によって決定されます。

実施マニュアルと各種様式の開発

研究プロトコールができたら，通常は，それを元に，**実施マニュアル** operations manual を作成します。実施マニュアルには，研究プロトコール，研究組織や研究方針に関する情報，研究方法の詳細などが含まれ(**付録 18A**)，研究参加者のリクルートと登録の方法，研究参加者が研究機関を受診した際に実施する手続き(例：ランダム化比較試験の場合であれば，ランダム割り付けや盲検化の手順，測定方法，質管理やデータ管理の手順，統計分析，データ安全性モニタリング)について，詳細な計画が書き込まれます(第 11 章)。それ以外にも，実施マニュアルには，研究で用いられる(質問票を含む)すべての測定のリストとともに，どのように研究参加者に接触するかの説明や，インタビューの仕方，データ収集フォーム(質問票，データ記録書式)への記入やコード化の方法，データの入力や編集の仕方，検体の収集や処理法などが記載されます。実施マニュアルは，多機関共同研究や，研究が長期間にわたる場合には特に重要で，それがあれば，どこで研究が行われようと，また，研究チームのメンバーが変わっても，研究の手順に一貫性を保つことができます。

たとえ 1 人ですべてを行う研究の場合でも，実施マニュアルを作成しておけば，測定に伴う偶然誤差を減らしたり，研究途中で測定の仕方が変わったりすることを防ぐことができます。また，実施マニュアルを作成することによって，研究の実施をその細部まで考え抜くことができ，その作成過程で，ロジスティック上の問題や修正が必要な箇所が明らかになることもあります。

データ収集フォーム(質問票，データ記録書式)のデザインは，データの質，したがって研究の成否に大きな影響を与えます(第 19 章)。最初の研究参加者がリクルートされる前に，必ずそれらのプレテストを済ませておかなければなりません。データ記入に際して，何らかの主観的判断を要する場合には，それについての明確な**作業定義** operational definition を示しておく必要があり，それを，実施マニュアルに詳細に記載するだけではなく，フォームの中にも簡潔に記しておく必要があります。また，データ収集フォームは，表現の意味が明確で使いやすいものとなるように，必ずプレテストを行う必要があります。データ収集フォームには，万一ページがはずれても元に戻せるように，ページごとに，日付，記入した研究参加者やスタッフの名前や ID 番号をつけるようにします。データ収集フォームに，紙媒体ではなく，web ベースの入力画面，タブレット端末，スマートフォンなどを用いることがありますが，その場合でも，スタートアップ期間中に必ずプレテストをして動作確認をし，その操作法を実施マニュアルの中に記載しておく必要があります。

データベースのデザイン

最初の研究参加者がリクルートされる前に，データの入力，編集，保存，モニター，分析に用いられる**データベース**の作成と動作確認を完了しておく必要があります(第19章)。用いられるデータベースのタイプと研究の内容によっては，データ入力・管理システムの開発と動作確認には，専門技術を持ったスタッフでも，数週間から数か月も要することがあります。そのため，多くの研究機関では，データベース開発を支援するためのサービスが提供されています。非常に大規模な研究なら，データベースのデザインや管理については外注もできますが，相当のコストがかかることを知っておく必要があります。若手研究者の場合，業者の選択にあたっては，その方面に詳しい専門家や研究者に相談するのが賢明です。

早く研究を始めたいと思うあまり，データベースではなく，紙媒体やスプレッドシート(例：エクセル)などで手っ取り早くデータを集めようとする研究者もいますが，そうしたアプローチは，研究を早く始めることはできても，結局は，データのクリーニングや分析の段階で，かえって時間や労力がかかるという結果に終わる恐れがあります。研究開始時点でデータベースを作成しておけば，範囲外の値，非論理的な回答，欠測に対しては，アラートを発するようにプログラムすることができます。データ入力・管理システムの質が高ければ，データ収集やデータ入力の質管理が向上するばかりではなく，データクリーニングに要する時間を大きく節約することができます。しかし，質の高いデータ管理システムの何よりの利点は，大量の欠測，範囲外値，非論理的回答などを，修正不能な時点で発見して慌てるという事態を避けられることにあります。

リクルートとコホート残留率

適切なタイミングにおける研究参加者のリクルートは，研究において最も難しいプロセスの1つであり，事前によく計画を立て，十分な時間，スタッフ，リソース，予算，専門性をもって臨まなければなりません。しかし，残念ながら，そのことへの認識が甘いまま研究を始めてしまう研究者が少なくありません。目標とする研究参加者をリクルートするためのアプローチについては，第3章の解説を参照してください。

リクルートが開始されたら，アプローチ(例：郵便，電子メール，電話，直接の声かけ)ごとに，リクルートできた数と効率(費用対効果)をモニターし，非効率的なアプローチがあれば取りやめ，相対的に優れたアプローチがあれば，そちらにリソースを集中するようにします。この場合，参加を拒否した対象者にインタビューを行えば，その理由を確かめることによって，その後のリクルートの改善につながる情報を得ることができます。

研究参加者のフォローアップを伴う研究では，**コホート残留率** cohort retention のモニターとその促進を図るための丁寧な計画が必要となります。そのためには，研究に対する研究参加者の関心を高める対策とともに，研究参加者の過度の負担にならない程度に頻繁なフォローアッププランを立てる必要があり，また，登録時点で何らかの**インセンティブ**を提供する場合には，フォローアップ中にも何らかのインセンティブを提供する必要があります。残留率が予想したよりも低い場合には，研究参加者への連絡やインセンティブの頻度を増やすか，フォローアップ時の手続きや処置で，研究参加者の負担が大きいものがあれば，その削除を検討するようにします。

残留率を高めるための他の戦略としては，以下のようなものがあります。

- *駐車や交通機関に使えるクーポン券の提供*
- *研究参加者の研究への興味を持続させるための，定期的な測定結果(例：骨密度検査や質問票調査結果の要約)の提供*
- *誕生日カード，あるいは研究の中間結果に関するニュースレターの送付*
- *研究のための受診が長時間に及ぶ場合の食べ物や飲み物の提供*
- *夜間や週末など，柔軟性の高い受診日の設定*

研究プロトコールの完成と変更

プレテスト，リハーサルとパイロット研究

プレテスト，リハーサル，パイロット研究は，①研究の実施可能性，効率，およびコスト，②測定の定度(精度)precsion(再現性 reproducibility)および真度(正確性)accuracy，③研究参加者のリクルート率，を評価するために実施されますが，その内容や規模は，研究デザインや個々の研究の事情によって異なります。ほとんどの研究では，研究手順のプレテストを行うだけで十分と思われますが，大規模で費用のかかる研究では，本格的なパイロット研究が必要となります。リクルート戦略がうまくいくかどうか，見積もったサンプルサイズが現実的かどうか，予定した測定が適切かどうか，研究参加者への負担が適切かどうかを評価するためのパイロット研究には，総研究費の最大10%が必要となることもあります。

プレテスト pretestとは，研究スタッフによって，測定(質問票，測定機器)やデータ管理システムの実施手順をチェックするプロセスであり，それらの適切性や実施可能性が評価されます。たとえば，データ入力およびデータベース管理システムの動作確認は，欠測，外れ値，または非論理的回答のある質問票を作成して，それをデータベースに入力し，データ編集システムが適切にエラーを識別できるかどうかを試すことによって行います。

また，受診とその際の手順・手続きについても，研究開始前に，主任研究者もしくは研究スタッフが完全な模擬受診を行うことで，本番さながらの**リハーサル** rehearsalを行い，測定の実施手順についても最終確認を行うようにします。紙の上ではスムーズで問題のないプロトコールに見えても，実際には様々な問題が露見するのがむしろ普通であり，リハーサルによって，細部にわたる修正を行うことができます。

パイロット研究 pilot studyは，フルスケールで研究のチェックを行う，研究の成功にとって不可欠なプロセスです(臨床試験のパイロット研究については第11章)。パイロット研究では，研究参加者のリクルート，(必要な場合には)研究群へのランダム割り付け，測定の実施，データ収集，研究参加者の脱落の防止といった活動の実施可能性や，研究活動に要するコストについての評価が行われます。

研究開始後の研究プロトコールのマイナーな変更

いかに注意深く研究をデザインし，プレテストを実施しても，研究が始まってから問題が発見されることはよくあります。そうした場合の原則は，その段階での修正は最小限にとどめることですが，修正によっては，研究が強化されることもあるため，研究プロトコールにマイナーな修正を加えるかどうかは，それによるメリット，研究の一貫性に及ぼすデメリット，変更に要する時間とコスト，それによって研究チームの中に生じる恐れのある混乱の程度，などを考慮して判断します。修正も，作業定義 operational definitionなどをもっと明確にするという程度のものなら，判断は比較的簡単です。たとえば，アルコール中毒患者を除外すべき研究で，数年間禁酒している人をどう扱うかという疑問が生じたとしましょう。こうした場合には，共同研究者とよく話し合って方針を決め，その上で，研究チームの全員がそれに従って動くよ

うに，メモや変更した実施マニュアルを配布し，その決定を周知するようにしなければなりません。

多くの場合，特に，研究参加者のリスクや，承認を受けた研究プロトコール自体の変更を伴わないようなマイナーな修正には，倫理委員会の承認を必要としませんが，不確かな場合には，倫理委員会の委員に相談するとよいでしょう。プロトコール，同意書，実施マニュアルなどの文書を変更した場合には，新しい版番号や変更の日付を付けて，古い版の書類が間違って使われることがないようにしなければなりません。

データ収集開始後のプロトコールの大幅な変更

研究参加者の適格基準を変更する，介入やアウトカムを変更するといった**研究プロトコールの大幅な変更**は重大な問題です。たとえそれが正当な理由によるものであっても，その場合には，修正の前と後のデータを別々に分けて分析し，変更の影響について考察する必要があります。

そうした変更の2つの事例を，Raloxifene Use for the Heart trial（RUTH：ラロキシフェンの心疾患予防効果に関する研究）において見ることができます。RUTHはラロキシフェンの冠動脈疾患や乳がんに対する効果に関する多機関共同研究で，冠動脈疾患リスクの高い1万101人の女性を対象として行われました。当初は，致死的あるいは非致死的心筋梗塞を主たるアウトカムとして開始されましたが，研究が始まって間もない段階で，これらのアウトカムの発生が予想よりも少ないことが明らかになり，それは，血栓溶解療法や経皮的血管形成術の進歩によるものと考えられました。慎重な検討の末，RUTH研究の運営委員会は，急性冠動脈症候群を主たるアウトカムに追加することにしました。この決定は，研究の早い段階で行われ，研究参加者のデータベースから，心臓に関係すると思われるイベントについての情報が集められ，それらが，急性冠動脈症候群の新しい定義を満たすかどうかが検討されました。それによって，プロトコールの変更前に生じていた急性冠動脈症候群を同定しようとしたのです[1]。

また，RUTHが始まって間もなく，Multiple Outcomes of Raloxifene Evaluation trial（MORE：ラロキシフェン多重アウトカム研究）の結果が発表され，ラロキシフェン治療によって，乳がんのリスクが大きく減少することが示唆されました[2]。しかし，乳がん症例が少なかったために，その結論は決定的ではなく，またMORE研究の対象となった女性は全員が骨粗しょう症を有していたため，結果の一般化可能性に疑念が持たれていました。そこで，RUTH研究の運営委員会は，「骨粗しょう症がなく，かつ冠動脈疾患のリスクの高い高齢女性」である自分たちの研究参加者において，ラロキシフェンにMORE研究と同じような乳がんリスク減少効果が認められるかどうかを確認するために，乳がんを副次的アウトカムとするという決定を行いました[1]。

これらの変更は，いずれも大きな変更であったため，プロトコールの変更，各研究参加機関における倫理委員会の承認，FDA（米国食品医薬品局）の承認，研究で用いる多くの様式や文書の修正が必要となりました。これらは，大きな変更でありながら，研究の一貫性を損なうことなく，研究の意義を高めることに成功した好例ということができます。しかし，いつもうまく行くとは限りません。大きな修正を行う前には，研究チームのメンバーやデータ安全性モニタリング委員会（Data and Safety Monitoring Board：DSMB）や研究助成組織のアドバイザーなどに相談して，変更に伴うメリットやデメリットについて十分に検討する必要があります。そして，報告に際しては，研究プロトコールの変更が，分析や研究結果に及ぼした影響を考慮しつつ，慎重に結果を解釈しなければなりません。

研究の終了

縦断的研究では，ある時点で，研究参加者のフォローアップが打ち切られます。研究参加者が最後の受診を終える時点のことを，「**完了** closeout」と言います。研究の完了にあたっては，いくつかの問題について，慎重な配慮が必要となります[3]。研究参加者に対して，彼らが研究参加に費やしてくれた時間や労力，彼らの参加の重要な意義について謝意を表明することは最低限必要なことですが，それ以外にも，以下の点についての徹底が求められます。

- *研究参加者に(そして，多くの場合その主治医にも)，研究期間中に行われた臨床検査やその他の測定結果で今後のケアに必要な情報を，最終受診日に直接手渡すか，郵送する。*
- *盲検化された臨床試験では，最終受診日，あるいは，すべての研究参加者が試験を完了しかつデータ分析が終了した時点，あるいは，研究結果に基づく主たる論文が出版された時点で，研究参加者がどの群に割り付けられていたかを，直接，もしくは郵送で報告する。*
- *規制上の必要性，あるいは研究プロトコールに従った，ハードコピーおよび電子データの保存*
- *将来の研究，もしくは副次的研究で使用される可能性のある保存検体の維持管理*
- *研究結果に基づく主たる論文のコピー，もしくは，プレスリリースなど，一般向けの平易な言葉で書かれた文書を，研究参加者に郵送する。その際，質問を受け付けるための電話番号を付記しておく。*

研究中の質管理

GCP

研究で大切なことは，研究のあらゆる面で，研究の質を最高に保つことです。FDA(米国食品医薬品局)などの承認を得るために行われる薬物の臨床試験に対しては，**GCP**(Good Clinical Practice)というガイドラインが作成されています。GCP は,「人被験者を用いる臨床試験の，デザイン，実施，データ記録，報告書の倫理性，科学性について，その質の国際標準」と定義されており，それに従えば，研究参加者の権利や安全，福利に対して，公的な保証が与えられることになります[4]。

最近では，連邦政府とそれ以外の研究助成組織の資金援助を受けたあらゆるタイプの臨床試験のみならず，それ以外の種類の研究に対しても，GCP の遵守が求められるようになってきています(**表 18.2**)。GCP の要件は，連邦法(FDA Code of Federal Regulations Title 21) [4, 5]の中に詳しく記載されています。**国際ハーモナイゼーション会議**(International Conference on Harmonization) [6]も，質管理の国際規約を定めており，ヨーロッパ，米国，日本の監督省庁で採用されています。

GCP を確実に遵守するためには，**標準作業手順書**(standard operating procedures：SOPs)に従って実施しなければなりません。SOPs とは，研究のすべてのプロセスを，明確かつ詳細に記した文書のことです。研究プロトコール，実施マニュアル，統計分析プラン，データ安全

表 18.2　GCP が臨床研究に求める要件

- 前臨床的研究や動物実験のデータなど，研究デザインを支持する適切なデータが存在すること
- 研究の倫理原則に基づいて研究が行われること
- 研究プロトコールを文書化し，それを忠実に遵守すること
- 研究者や臨床業務に携わるメンバーは十分に訓練されかつ適切な資格を有すること
- すべての臨床的手技および検査手技の質が標準的レベルを満たすものであること
- 測定の定度（精度）precision と真度（正確性）accuracy が高いこと
- 測定記録が常に完全でかつ正確であること
- 統計分析計画が事前に立てられ，遵守されること
- 研究結果の報告が明確で公正であること

性モニタリングプランも SOPs の一種ではありますが，スタッフのトレーニングの内容や技能チェック certification，データベースの開発や動作確認，データファイルの管理や個人情報保護やバックアップなどの手順についての細かい内容は，通常は含まれません。それらは SOPs に記載されます。多くの研究機関には，GCP や様々な種類の SOPs の書式やモデルに詳しいスタッフがいます。GCP の倫理的側面については，第 7 章で解説しましたので，本章では，研究手順やデータ管理の質管理について解説します。

研究手技・手順の質管理

研究チームの 1 人を**質管理コーディネーター** quality control coordinator（あるいは**規制関係マネージャー** regulatory manager）に指名し，その人に，研究のあらゆる面での質管理，スタッフのトレーニングや技能チェックの監督，倫理委員会（IRB）や政府機関への提出文書の作成と提出，研究中の質管理状況のモニタリングなどについて，責任を持たせるようにします。その目的は，問題が発生する前にその可能性を検知し，その発生を防ぐことにあります。質管理コーディネータには，また，倫理委員会，FDA，研究助成組織などの監査に対する準備や連絡係としての役割もあります。質管理は，計画段階から始め，研究期間中一貫して維持されなければなりません（**表 18.3**）。

- **実施マニュアル**：実施マニュアル operations manual は，質管理に非常に重要な役割を果たします（**付録 18A**）。分かりやすいように，骨粗しょう症の予測因子として身長の変化を測定する場合を例に考えてみましょう。身長の測定は，機器や測定者による手順や技能の違いによる誤差が入り込みやすいため，実施マニュアルには，測定に用いる機器（身長計の製造会社や型式），測定前の準備（靴や靴下を脱がせる），測定時の研究参加者の姿勢，測り方，記録の仕方など，測定上の注意を詳細に記述しなければなりません。
- **キャリブレーション，トレーニング，技能チェック**：測定機器（例：体重計，身長計，画像装置，臨床検査機器）は，研究を始める前，そして研究中にも，定期的にキャリブレーションを行う必要があります。また，研究スタッフに適切なトレーニングの機会を提供することは，研究の質を高める上で不可欠であり，研究に関わるすべてのスタッフに，研究開始前に適切なトレーニングの機会を用意し，研究における重要な手技や測定については，適切な技能を修得していることを確認する必要があります。**技能チェック** certification は，研究の途中でも再度行うようにし，そうしたトレーニング，技能チェック，再確認の記録

表 18.3　臨床的手技[a]の質管理

研究開始前に行うこと	・実施マニュアルの作成 ・研究参加者のリクルート方法の決定 ・測定の作業定義の設定 ・測定方法(測定機器や質問票)の標準化 ・質管理システムの確立 ・研究参加者と研究者の盲検化システムの作成 ・質管理コーディネータの任命 ・研究チームのトレーニングとその記録 ・研究チームの技能チェックとその記録
研究実施中に行うこと	・一貫したリーダーシップの発揮 ・定期的なスタッフ会議の開催 ・薬物を用いた介入における特別な手技・手順の確立 ・研究チームの研究技能の再チェック ・定期的な実施状況の点検 ・測定担当者間での測定結果の比較の定期的な実施

[a]臨床的手技とは，各種測定，構造化面接，診療記録からのデータ収集などを意味します。

は適切に保管しておく必要があります。

- **実施状況の点検と観察**：研究を統括する立場にある人は，診療現場の視察や電話などによって，臨床的手技が適切に行われているかどうかを，定期的に点検する必要があります。そして，研究参加者の了解を得た上で，邪魔にならない形で，少なくとも 1 回は，診療の全プロセスに立ち会い，個々の研究スタッフが実施する，あらゆる面接や手技について，それらが適切に実施されているかどうかを確認しなければなりません。
- **チェックリストの作成**：研究プロトコールや実施マニュアルに基づくチェックリストをあらかじめ作成しておき，それを用いて定期点検を行うと，後で，研究スタッフと問題点を検討することができます。ただし，この場合には，ポジティブで，相手を傷つけない形で行うことが大切です。こうした点検の日時や結果については，必ず記録しておくようにします。
- **ピアによる点検**：一部の研究スタッフ(ピア)にかわるがわる点検に参加してもらうことは，スタッフのモラルやチームワークを高めるだけではなく，研究チーム全体で手技の統一を図る上でも有効であり，また，それによって，全員が質管理に関わっているという自覚を促す効果を期待することもできます。また，他の人の手技を評価することは，評価されるのと同じくらい大切な学びの機会となります。
- **定期報告**：研究手技や手順の質管理に関するデータや測定されたデータを，定期的に表集計することによって，データの欠落，測定の真度(正確性)accuracy，定度(精度)precision(再現性 reproducibility)をチェックすることができます。たとえば，過去 2 か月の血圧測定値の平均値がスタッフ間で異なる場合には，スタッフ間で測定手技に違いがある可能性があり，また，血圧の標準偏差が数か月の間に徐々に変化している場合には，測定手技自体に何らかの変化があった可能性があります。定期報告には，リクルートやデータ入力の進捗状況，欠測値や外れ値の割合，データチェックをした期日，フォローアップの成功率，介入(治療)に対するアドヒアランスの状況などが含まれます。
- **薬物を用いた臨床試験における特別な質管理**：薬物を用いる臨床試験では，薬物のラベリング，配布，保管，調合，未服薬の薬物の回収などに関する質管理に特別な注意が必要です。正しい薬物を適正量提供するためには，製薬会社および研究薬局とともに薬物の配布方法について綿密な計画を立て，適切なモニタリングをしながら実行する必要がありますが，実際に投与されている薬物の成分をチェックして，正しい薬物が投与されているかどうかを確認する必要もあります。薬物を用いる研究では，薬物の受け取り，保管，配布，未服薬分の研究参加者からの回収について，その手順や手続きを明確に定め，記録しておかなければなりません。

検査手技の質管理

検査手技 laboratory procedure の質管理には，**表 18.3** で示した臨床的手技の質管理と共通する部分が数多くありますが，それに加えて，検体の取り扱いやラベル表記の正確さの確認を含め，検査の技術的特性に応じた特別な質管理が必要になります。

- **ラベリング上の注意**：研究参加者から採取された検体に間違ったID番号を付けてしまうと，後になって訂正することはおろか，誤りを発見することさえできなくなる恐れがあります。このようなミスの発生を防ぐには，検体を採取した時点で研究参加者の名前とID番号を十分確認する以外にありません。バーコードやQRコードのついたラベルを用いれば，ラベリングの迅速化だけではなく，手書きする際に発生しやすい書き間違いを避けることができます。
- **盲検化**：検体の測定を盲検化 blinding することは比較的簡単で，検査担当者に対する盲検化(研究参加者が属する研究群，あるいは他の測定値の盲検化)は，常に実施する必要があります。これは血糖の自動定量のように，機械的に測定される場合でも同じです。しかし，検査担当者を盲検化する場合には，同時に，異常な検査結果が出た場合に，誰がその判断に責任を持つか，どのような場合にそれを研究参加者に連絡するか，その他取るべき行動について，明確に定めた手順書を作成しておく必要があります。また，臨床試験では，介入によると思われる異常が発生し速やかな措置が必要な場合に，盲検化を解除する手続きについても定めておかなければなりません。
- **盲検2重サンプル，標準プール血清，複数者による判定**：多機関共同研究において，検体や画像を臨床検査や画像解析のために中央研究機関に送る場合に，一部を**盲検2重サンプル** blinded duplicate として送ることができれば，質管理上理想的です。盲検2重サンプルとは，検体の中から一部をランダムに選んで分注し，架空のID番号を付けた検体のことで，この方法を用いれば，検査手技の定度(精度)precision(再現性 reproducibility)を評価できます。また，血清のように検体が凍結保存できる場合には，**標準プール血清** standard specimen pool を最初に作成して小分けにして保存し，それを定期的に取り出して架空の番号を付け，盲検的に他の検体とともに測定するというやり方もあります。最初にプール血清について，可能な限り正確な技術を用いて，目的となる成分の濃度を定量しておけば，それをゴールドスタンダードとして利用することができ，定度(精度)precision と真度(正確性)accuracy の両者を評価することが可能となります。さらに，頸管スメア検査やマンモグラフィなどのように，本質的に結果のばらつきが大きい検査では，盲検化された判定者を2人用意し，2人の判定が事前に取り決めた範囲で一致する場合に，検査結果を確定するようにします。2人の結果が食い違う場合には，2人が議論してコンセンサスが得られた結果を採用するか，もしくは3人目の判定者を立てるようにします。

- **商業的検査機関への委託**：研究によっては，血液や組織などの検体の検査を，商業的検査機関に委託することがあります。当然のことながら，そうした機関は適切なライセンスと資格を備えていなければならないため，研究者は認定証のコピーを入手し，それを研究ファイルに保存しておく必要があります。そうした検査機関は，①変動係数 coefficients of variation(CV)など，測定の再現性に関するデータを提示できる，②迅速に検査が可能で，コード化された検体を標準化された方法で扱うことができる，③異常値が検出された場合に速やかに研究者と連絡をとることができる，④研究者のデータベースへのデータ転送ができる，などの能力を備えた機関でなければなりません。

データ管理の質管理

実際に研究を始める前には，データ管理システムがうまく作動するかどうかのプレテストを実施しておく必要があります(第19章)。これには，①データ収集フォームのデザイン，②データ入力用のコンピュータやソフトの選定，③欠測，指定範囲外の値，非論理的回答を検出するためのデータ編集ロジックのデザイン，④仮データによる作表作業などが含まれます(**表18.4**)。

- **欠測データ**：欠測データ missing data の割合が大きいと，研究結果に致命的な影響を生じることがありますが，たとえわずかの欠測でも，その内容次第では結論に重大な影響を与えることがあります。たとえば，真の術後死亡率が5%である手術方法の長期予後の研究において，仮に10%の患者がフォローアップ不能となり，しかもその多くが死亡によるものであれば，この手術方法による死亡率は著しく過小評価されてしまうことになります。データの欠測は後から補うことができる場合もありますが(例：脱落した患者の消息を徹底して突き止める努力をする)，取り返しのつかないことも少なくありません。研究参加者に関して利用可能な情報(ベースライン時点のデータ，フォローアップデータ，あるいは他の研究参加者の平均値)を用いて，欠測データを推定する統計学的手法(**代入法** imputation)もありますが，欠測データが多い場合には，いかにこれらの手法を用いても欠測によ

表 18.4　データ管理の質管理：研究実施前

・不必要な測定項目をできるだけ省く。
・データベース管理のための，適切なコンピュータとソフトを選ぶ。
・指定範囲外の値，欠測，非論理的回答を検出できるように，データベースを設計する。
・指定範囲外の値，欠測，非論理的回答を用いて，事前にデータベースの動作確認を行う。
・データ分析計画を立て，ダミーデータを用いて，分析の妥当性を検証する。
・質問票(紙あるいは電子媒体)では以下の点に留意する。
　- 質問の意味が明確であること
　- 質問文と選択肢の間の整合性が保たれていること(例：選択肢が網羅的で，内容に意味の重複がないこと)
　- 回答のためのチェックボックスがあり，質問の飛び先が矢印で示されるなど，明快にフォーマットされていること
　- 強調される部分が，大文字，太い文字，下線などで示されていること
　- 美しく読みやすいこと
　- プレテストによって，妥当性や信頼性が確認されていること(第15章)
　- ページごとに，日付，ID番号，バーコードなどが記入されていること

表 18.5　データ管理の質管理：研究実施中

- 研究参加者がまだその場にいる間に，以下のポイントをチェックする。
  - データ収集フォーム（質問票，データ記録書式）の各ページのID番号，日付に誤りや取り違いがないか。
  - 受診時に正しいデータ収集フォームが用いられ，かつ適切に記入されているか。
  - 記入漏れがないか。正しい飛び先の質問に回答されているか。
  - 判読できるように記入されているか。
  - データが許容範囲を超えていないか。
  - データ間に矛盾がないか（例：誕生年月日と年齢の食い違い）。
- 異常値を発見するために，定期的に度数分布の作成と分散の統計指標の計算を実施する。
- 間違いを発見するために，定期的に表集計を行う（**付録 17B** 参照）。

るバイアスの混入を避けることはできません。

唯一のよい解決法は，欠測データが生じないようにしっかりとした研究計画を立てて，それを忠実に実行することです。たとえば，研究参加者が受診を終えて帰る前に，質問票の記入が適切になされているかどうかを確認する，記入漏れを許さないようなデータ入力用のインタフェースを作成する，あるいは，欠測データがあるとすぐにアラームを発するようにデータベースをプログラムする，などの対策が考えられます（**表 18.5**）。欠測や内容の疑わしいデータがある場合には，研究参加者が帰る前に確認を取るようにすれば，比較的簡単にデータの間違いを修正することができます。

● **データの質**：データの質（真度［正確性］accuracy や定度［精度］precision）の問題は，研究者自身も気づかないことがある厄介な問題であり，特に測定に複数の者が関わる場合に生じやすい問題です。

スタッフのトレーニングや技能チェック，定期的な実施状況の点検，スタッフ間での平均値や測定値の分布などの違いの評価を実施すれば，こうした問題の発見や防止につながります。また，データ入力管理ソフトを用いて，欠測，非論理的な回答，指定範囲外の値などを検出したり，それを許さないように入力プログラムを設計すれば，データの質を高めるのに大きく役立ちます。ただし，どのようなデータであれ，それを修正する場合の統一した手続きを明確に定めておく必要があり，修正は，データ収集の終了後，できるだけ速やかに実施しなければなりません。そして，修正する場合には，誤ったデータを（削除するのではなく）マーキングして正しいデータを併記するようにし，かつ修正した日付や署名を記入するようにします（これを“**監査証跡** audit trail”と言います）。データ入力画面から入力・編集する場合にも，同じような手続きを整える必要があります。監査証跡は，データの変更が正当なものであることの証左となり，データの改ざん防止にも役立ちます。

定期的に，重要な変数について，その表集計や度数分布の作成を行うことによって，まだ修正可能でかつその後の間違いを防ぐことができる段階で，データの完全さや質をチェックすることができます（例：研究参加者に電子メールや電話で確かめるか，研究室まで来てもらう）。

● **データの捏造**：主任研究者は，時として不心得なスタッフやアシスタントが紛れ込んでいて，データを捏造 fabrication する可能性があることを心に留めておかなければなりません。そのような破滅的な事態を避けるための対策としては，①研究チームを編成する際に細心の注意を払う，②倫理的な行動を貫くことが当たり前と感じられるような強い人間関係を研究チームの中に築く，③データの確認時に不正の可能性について十分注意する，④データが集められた直後に抜き打ちチェックを行い，データが真正であることを確かめる，などが考えられます。

多機関共同研究

リサーチクエスチョンによっては，1つの研究機関だけでは集めきれない数の研究参加者が必要となることがあり，その場合には**多機関共同研究** multicenter study が必要になります(監訳者注：本訳書では，「人を対象とする生命科学・医学系研究に関する倫理指針」に基づき，“多施設共同研究”ではなく，“多機関共同研究”という表記を用いています)。参加機関がすべて同じ都市や州内に存在する場合には，1人の研究者が，研究チーム全体を統括することも不可能ではありませんが，一般には，参加機関は地理的に遠く分散していることが多く，研究費の出所や事務管理の仕組みなどが異なることも少なくありません。

こうした多機関共同研究では，すべての研究参加機関で同じ研究プロトコールや実施マニュアルに従った研究が行われ，データの質に機関間でバラつきが生じないように，特別のシステムを組む必要があります。**中心研究機関**(**コーディネーティングセンター** coordinating center)は，参加機関間のネットワーク体制の確立，実施マニュアルや各種フォームおよび質管理プログラムの開発，各参加機関で測定や介入に関わる研究スタッフの訓練，データの管理・分析・出版，などを統括します。共同研究においては，各参加機関のコンピュータをインターネットで結んで，分散して入力するシステムがよく用いられます。

また，大規模な多機関共同研究においては，主任研究者と各参加機関の代表者，および研究助成組織の代表者をメンバーとする**運営委員会** steering committee と種々の小委員会を含む**管理運営システム**を確立する必要があります。そして，小委員会の1つに質管理を担当させ，トレーニングの標準的実施方法やシステムの開発，技能チェック certification，実施状況の点検などにあたらせます。このような研究体制では，各研究参加機関のスタッフを集めたトレーニング，実施状況の点検のためのサイトビジット，中心研究機関によるデータ監査などを行う必要があるため，仕組みが複雑で，その維持に多額の経費がかかるのが普通です。その他にも，①研究参加者のリクルート状況や臨床活動，②出版や学会発表，③申請された副次的研究の審査などについて，それぞれ小委員会が設けられることがあります。

多機関共同研究では，作業定義 operational definition やその他の研究方法の変更は，1部の参加機関の質問から始まることが多く，それを関係者や委員会が検討して回答を作成し，そして研究関係者全員に周知するための連絡は，インターネットの変更通知欄への掲載，あるいは文書連絡という形で行われます。変更の数が多くなった場合には，実施マニュアルなどの文書に，それらの変更を反映した改定を行う必要があります。その場合は，必ず改定の日付を明記します。1機関で行う研究の場合はもっと単純で，実施マニュアルの中に変更点と変更の日付を記入すれば済みます。

多機関共同研究では，**臨床モニター** clinical monitor(＝臨床研究アソーシエイト clinical research associate)が任命されることがあります。その役割は，研究が，研究プロトコールや規制要件を遵守して行われているかどうかをモニターすることにあります。臨床モニターは，主任研究者の直属である場合も，全く独立した立場あるいはコンサルタントとして雇用される場合もあります。臨床モニターがデータ収集に関わることは通常ありませんが，日常の研究活動を管轄するプロジェクトマネージャーや臨床研究コーディネーター(CRC)と連絡を取りながら，サイトビジットの実施，研究記録の確認などを行います。

最後に考えておくべきポイント

研究の質管理に関してよく見られる誤りは，“**データの集めすぎ**”です。ベースライン測定では，多少とも興味のあると考えられるデータは何でも含めてしまおうという“欲”が生じがちであり，フォローアップ受診でも，受診回数を増やして，必要以上に多くのデータを集めようとする傾向が生じることがあります。これによる問題の1つは，あまり重要度の高くない測定に費やされる時間と経費のロスです。また，研究参加者に“**測定疲れ**”が生じる可能性もあり，その場合には，研究からの脱落や，より重要な項目の測定の質が落ちるという事態を招く恐れもあります。また，データベースが必要以上に大きくなって，複雑さが増し，その結果，質管理とデータ分析が難しくなるという問題も生じます。

したがって，測定を予定しているデータの必要性をよく検討し，必須でないデータはできるだけ削除するのが賢明です。回答の信頼性 reliability を確かめるために，内容が重複する質問をわざと加えることもありますが，原則は，必要最小限にとどめること(parsimony)です。

まとめ

1．研究は，研究に必要なスタッフ，スペース，予算の確保から始まりますが，すべてにおいて，**主任研究者** principle investigator の強いリーダーシップが求められます。
2．研究を開始するまでには，予算の確保，倫理員会の承認の獲得，そして，**プレテスト** pre-test(リクルート計画，介入，予測因子・アウトカムの測定法，各種データ収集フォーム［質問票，データ記録書式］，データベースなどの適切性や実施可能性の確認)の結果に基づく**研究プロトコール** research protocol や**実施マニュアル** operations manual の確定などが必要となります。このプロセスを入念に行うことによって，研究途中で研究プロトコールを訂正するという事態を防ぐことができます。
3．研究途中で研究プロトコールの変更が必要な場合，それが，質問を増やすとか，**作業定義** operational definition を修正するといったマイナーな変更であれば比較的簡単ですが，それでも，倫理委員会の承認が必要なこともあり，データ分析に影響が及ぶこともあります。
4．介入内容，選択基準，主要アウトカムの変更といった**大幅な研究プロトコールの変更**は，研究の根幹に関わる問題であるため，極力行わないのが原則ですが，変更が必要な場合には，データ安全性モニタリング委員会(Data and Safety Monitoring Board：DSMB)や倫理委員会，研究助成組織の承認を得なければなりません。
5．研究を**完了** closeout する際には，研究参加者に，研究成果やその後のケアについて，報告する必要があります。
6．研究中の**質管理** quality management は，質管理コーディネータの監督のもと，**GCP** の原則に基づいて，系統的に行われなければなりません。
   - **標準作業手順書**(standard operating procedures：SOPs)の作成：SOPs には，実施マニュアルの内容に加えて，スタッフのトレーニングと技能チェック certification，進捗状況の点検と定期報告(リクルート，受診，測定などの状況)，チームミーティングの定期的開催などについての詳細が含まれます。

- 検査手技の質管理：検体の系統的かつ**盲検的なラベリング**，**標準プール血清**の作成と**盲検2重サンプル**の利用
- データ管理の質管理：データ収集，編集，入力，分析の完全性，正確性などを監視するデータ管理システムの開発
- 多機関共同研究では，運営委員会や小委員会など，研究とその質を管理するための**管理運営システム**の構築が必要となります。

文　献

1. Mosca L, Barrett-Connor E, Wenger NK, et al. Design and methods of the Raloxifene Use for The Heart (RUTH) Study. *Am J Cardiol*. 2001;88:392-395.
2. MORE Investigators. The effect of raloxifene on risk of breast cancer in postmenopausal women: results from the MORE randomized trial. Multiple Outcomes of Raloxifene Evaluation. *JAMA*. 1999;281:2189-2197.
3. Shepherd R, Macer JL, Grady D. Planning for closeout—from day one. *Contemp Clin Trials*. 2008;29:136-139.
4. U.S. Food and Drug Administration. CFR - Code of Federal Regulations Title 21. https://www.accessdata.fda.gov/scripts/cdrh/cfdocs/cfcfr/cfrsearch.cfm
5. U.S. Food and Drug Administration. Good Clinical Practise. https://www.fda.gov/about-fda/center-drug-evaluation-and-research-cder/good-clinical-practice.
6. European Medicines Agency. Good clinical practice. https://www.ema.europa.eu/en/human-regulatory/research-development/compliance/good-clinical-practice

付録 18A　実施マニュアルの目次の例[a]

第１章　研究プロトコール
第２章　研究体制と研究方針など
　2.1　参加機関(協力医療機関，検査機関，中心研究機関など)，研究者，スタッフ，運営管理システム(運営委員会，小委員会，データ安全性モニタリングなど)
　2.2　研究方針に関すること(出版と発表，副次的研究の実施，利益相反など)
第３章　研究参加者のリクルート
　3.1　包含基準と除外基準
　3.2　サンプリング計画
　3.3　リクルート法(例：公募する，照会者を介して集める，スクリーニングを行う)
　3.4　インフォームドコンセント
第４章　受診計画
　4.1　初回受診(ベースライン)時の測定内容
　4.2　フォローアップ受診の時期と測定内容
　4.3　脱落者のフォローアップ方法
第５章　ランダム化と盲検化の手順
第６章　予測因子
　6.1　測定方法
　6.2　介入(薬物のラベリング，配布，取り扱いの手順を含む)
　6.3　アドヒアランスの評価
第７章　アウトカム
　7.1　主要アウトカムの評価と判定
　7.2　その他のアウトカムや有害イベントの評価と管理
第８章　質管理
　8.1　監督と責任
　8.2　研究手順のトレーニング
　8.3　スタッフの技能チェック
　8.4　機器のメンテ
　8.5　研究スタッフ同士による点検(ピアレビュー)とサイトビジット
　8.6　定期報告
第９章　データ管理
　9.1　データの収集と記録
　9.2　データ入力
　9.3　データの編集，保管，バックアップ
　9.4　個人情報の守秘

[a] この例は，大規模な多機関共同研究の場合を示したもので，小規模の研究の場合には，もっと簡略化することができます。

第 10 章　データ分析計画
第 11 章　データ安全性モニタリングガイドライン
付　録
　A.1　研究参加者や主治医への手紙
　A.2　質問票，その他の書式
　A.3　手技，基準の詳細など
　A.4　リクルートに用いる資材(広告，フライヤー，手紙など)

第 18 章　演習問題

【問 1】ある研究者が,「心筋梗塞による入院後の死亡の予測因子は何か？」というリサーチクエスチョンについての研究を行いました。研究アシスタントがカルテから詳細なデータを集めて紙のデータ記録書式に記入し，さらに，120 名の入院患者に質問票による面接調査を行い，その後，1 年間フォローアップしたところ，約 15％の患者がフォローアップ期間中に死亡しました。データ収集を完了した時点で，研究アシスタントの 1 人がスプレッドシートにデータを入力しましたが，データ入力終了後，その研究者がデータ分析を開始したところ，残念なことに，いくつかの予測因子で，約 10〜20％の欠測データもしくは意味不明のデータであることが判明しました。1 年後のフォローアップ受診に訪れた患者はわずか 57％であり，何人かの研究参加者については，フォローアップすべき時点から，もう 1 年以上が経過してしまっていました。この時点で，この研究に関してあなたが相談を受けたとします。

a．データの質を高めるために，この研究者には何ができると思いますか？

b．この研究者が次に行う研究においてデータの欠測や誤りを少なくするために何をするべきか，少なくとも 3 つのアプローチを簡潔に述べてください。

【問 2】あなたが，所属機関のみで実施する，不眠症の高齢者の睡眠の質を改善する新薬のランダム化比較試験についての助成金申請書を準備しているとします。申請書には，研究の主なプロセスの遂行に要する時間を示すタイムラインを添付する必要があります。以下の表は，プロジェクト初年度に含まれる活動とそのタイムラインの草案ですが，他に記入すべき重要な活動があれば指摘してください。

月1	月2	月3	月4	月5	月6
研究プロトコールの作成と研究参加者からの同意の取り付けの終了					
倫理委員会とデータ安全性モニタリング委員会(DSMB)からの承認の獲得		倫理委員会からの最終承認のための研究プロトコールの修正			
	ClinicalTrials.govへの登録の終了				

注：ClinicalTrials.govは，米国国立衛生研究所が運営する臨床試験に関するオンラインデータベース

第19章 データ管理

Michael A. Kohn
Thomas B. Newman

研究を実施するにあたっては，研究デザインの選択，目的母集団 target population や研究対象母集団 accessible population の決定，予測因子 predictor やアウトカムの決定が必要であることをこれまで解説してきましたが，最終的に，ほとんどの情報は，コンピュータのデータベースに入力された後，統計学的分析ができるようにフォーマットされ，保存されます。研究データベースには，電話の記録，受診スケジュールなど，研究管理上のデータも保存されることがあります。

多くの臨床試験，特に，薬物や機器の認可の申請に必要なデータを集めるための臨床試験では，**臨床データマネージャー** clinical data manager と呼ばれる専門家が置かれ，データ入力フォームの設計，データ収集の管理やモニター，分析のためのデータのフォーマットや抽出を行います[1]。多くの臨床試験を実施する大きな製薬会社は，臨床データの管理に相当の資金や人的資源を投入しています。しかし，小規模ではあれ，若手研究者でも，データ管理については，十分な関心を払う必要があります。なぜなら，データの正確性，完全性とその保全は，研究の結論に大きな影響を与えるからです。

データベースは，最も単純には，スプレッドシート(例：EXCEL)や統計ソフトのデータシートを用いて作成することができますが，データ入力システムの開発，データのモニター，複数のデータテーブルを相互に連関させた複雑なデータベースの構築を行うためには，**データ管理ソフト** data management software を用いなければなりません。

データテーブル

すべてのコンピュータデータベースは，複数の**データテーブル**から構成されており，その「行 row」は，個々のレコード(例：研究参加者，臨床的イベント)，「列 column」は，フィールド，つまり特性に該当します。たとえば，最も単純なデータベースでは，行は個々の研究参加者，列は，その研究参加者の，名前，生年月日，性別，予測因子，アウトカムといった属性/特性に該当するといった具合です。一般に，最初の列には，通常，各研究参加者に固有の**個人識別番号** identification number(個人 ID)が入力されます。名前ではなく，外部者にとって無意味な個人 ID を用いることによって，データを個人情報から簡単に**非連結化** de-linking でき，個

ParticipantID	FName	DOB	Sex	Hyperbili_ind	ExDate	ExWght	ExHght	IQ
2101	Robert	1/6/2010	M	1	1/29/2015	23.9	118	104
2322	Helen	1/6/2010	F	0	1/29/2015	18.3	109	94
2376	Amy	1/13/2010	F	1	3/22/2015	18.5	117	85
2390	Alejandro	1/14/2010	M	0				
2497	Isiah	1/18/2010	M	0	2/18/2015	20.5	121	74
2569	Joshua	1/23/2010	M	1	2/13/2015	24.8	113	115
2819	Ryan	1/26/2010	M	0				
3019	Morgan	1/29/2010	F	0	2/9/2015	19.1	105	105
3031	Cody	2/15/2010	M	0	4/16/2015	15.2	107	132
3290	Amy	2/16/2010	F	1	4/12/2015	18.0	102	125
3374	Zachary	2/21/2010	M	1				
3625	David	2/22/2010	M	1	2/10/2015	19.2	114	134
3901	Jackson	2/28/2010	M	0				

図 19.1　新生児黄疸の既往と5歳児の知能指数との関連に関するコホート研究のデータテーブルを単純化したテーブル
「Hyperbili_ind」は参加児が新生児黄疸を経験したかどうかを示す2区分変数の予測変数で，生後2日間に血中総ビリルビン値が25 mg/dLを超えた場合と定義されています。「IQ」は，5歳児の知能指数を示す連続変数のアウトカム変数で，2390, 2819, 3374. 3901番の参加児では測定されていません。

人情報の漏洩を防ぐことができます。

図 19.1 は，実際の研究[2]を参考に作られた新生児黄疸と5歳時点の知能指数(IQ)の関連に関する仮想のコホート研究のデータテーブルを単純化して示したものです。テーブルの各行は，各参加児に対応し，各列は，各参加児について測定された各因子(変数)に対応します。たとえば,「Hyperbili_ind」は2区分の予測変数で，参加児における黄疸既往の有無を示し,「IQ」は，連続変数で，参加児の5歳時点の知能指数を示しています。

データが**図 19.1** のような1枚の単純なものなら，スプレッドシートや統計ソフトのデータシートで十分です。こうした2次元のテーブルのことを，**フラットファイル** flat-file と呼びます。

しかし，複数の機関における検査データや治療情報を扱う場合や，同じ研究参加者で反復して測定が行われる場合には，1つのデータテーブルでは間に合わないため，データ管理ソフトを用いなければなりません。データベースでは，投薬記録，臨床検査結果など，繰り返し記録・測定されるデータは，研究参加者の基本属性などを収めるテーブル(**図 19.2** の Participant テーブル)とは別のデータテーブル(例：**図 19.2** の Exam テーブル，**図 19.3** の LabResult テーブル)に保存されます[3, 4]。これらのデータテーブルの行には，たとえば，測定の種類，測定日・時間，測定値などが入力され，1つの行には，必ず，共通する個人 ID(**図 19.1**〜**図 19.3** の ParticipantID)が記入され，テーブル間でデータをつなぐ役割を果たします。こうしたデータベースのことを,「**リレーショナルデータベース** relational database」と呼び，このタイプのデータベースにおける基本テーブルと他のデータテーブルとの関係を,「**1 対多** one-to-many」の関係と言います。データテーブルの最初の列には，必ず，**検査番号**が並びますが，これをテーブルの**プライマリーキー** primary key と呼びます。**図 19.2** と**図 19.3** では，それぞれ，ExamID と LabResultID がプライマリーキーに該当します。

上述の新生児黄疸の研究の参加児は，知能指数検査は1回しか受けていませんが，ほとんどの参加児が，身長や体重，またそれ以外の検査を繰り返し受けており，身長と体重からは，体格指数 body mass index(BMI)と成長曲線のパーセンタイル値が算定されています(後述する，“データの抽出[クエリ]” のセクションを参照)。これらのデータを保存する最もよい方法

Participant

ParticipantID	FName	DOB	Sex	Latinx_	Race	Hyperbili_ind
2101	Robert	1/6/2010	M	1		1
2322	Helen	1/6/2010	F	0	3	0
2376	Amy	1/13/2010	F	0	3	1
2390	Alejandro					
2497	Isiah					
2569	Joshua					
2819	Ryan					
3019	Morgan					
3031	Cody					
3290	Amy					
3374	Zachary					
3625	David					
3901	Jackson					

Record: 20 of 405　No Filter

Exam

ExamID	ParticipantID	ExaminerID	ExDate	ExWght	ExHght	IQ
709	2322	3	1/29/2015	18.3	109	94
710	2101	4	1/29/2015	23.9	118	104
711	2376	2	2/1/2015	18.3	117	84
712	3290	2	2/5/2015	17.6	102	136
713	3019	4	2/9/2015	19.1	105	105
714	3625	5	2/10/2015	19.2	114	134
715	2569	4	2/13/2015	24.8	113	115
716	2497	4	2/18/2015	20.5	121	74
717	3031	1	2/26/2015	15.5	107	126
718	2322	2	3/19/2015	18.6	109	92
719	2376	4	3/22/2015	18.5	117	85
720	3290	3	3/26/2015	17.8	101	145
721	2322	1	4/5/2015	19.1	110	88

図 19.2　2 テーブル構成の新生児黄疸研究データベース
このテーブルは，各行が各参加児に対応するテーブル（Participant）と各行が各検査に対応するテーブル（Exam）からなっています。たとえば，2322 番の参加児は，第 1 のテーブルによれば，名前は，Helen，誕生日は 2010 年 6 月 1 日で，2 番目の匿名のテーブル（Exam）には，3 つの測定（検査）の結果が ParticipantID とともに示されています。**図 19.1** とは異なり，ExWght（体重）と ExHgh（身長）は，Participant テーブルではなく，Exam テーブルに記入されていることに注意してください。

Participant

ParticipantID	FName	DOB	Sex	Latinx_	Race	Hyperbili_ind	Click to
2101	Robert	1/6/2010	M	1		1	
2322	Helen	1/6/2010	F	0	3	0	
2376	Amy	1/13/2010	F	0	3	1	
2390	Alejandro	1/14/2010	M				
2497	Isiah	1/18/2010	M				
2569	Joshua	1/23/2010	M				
2819	Ryan	1/26/2010	M				
3019	Morgan	1/29/2010	F				
3031	Cody	3/15/2010	M				
3290	Amy	2/16/2010	F				
3374	Zachary	2/21/2010	M				
3625	David	2/22/2010	M				
3901	Jackson	2/28/2010	M				

Record: 20 of 405　No Filter　Search

LabResult

LabResultID	ParticipantID	LabID	LabResult	LabDate
16	2322	WBC	11.00	1/30/2010
18	2322	HCT	28.90	1/30/2015
19	2322	PLT	464.00	1/30/2010
20	2322	abs lymph	7.30	3/31/2010
21	2322	Alb	4.82	2/28/2010
24	2322	ALT	73.80	2/28/2010
27	2322	CD4Perc	34.10	3/31/2010
28	2322	AST	56.00	2/28/2010
29	2322	HgB	10.00	1/30/2010
30	2322	bili, tot	8.00	1/6/2010
32	2322	bili, tot	11.00	1/7/2010
36	2376	bili, tot	22.30	1/13/2010
37	2376	bili, tot	25.10	1/14/2010
39	2376	bili, tot	20.00	1/15/2010
40	2376	bili, tot	18.00	1/16/2010

図 19.3　Participant テーブルと LabResult テーブル（検査測定値を記入した表）の連結
LabResult テーブルには，生後 4 日間における Amy の血中総ビリルビン値の推移が示されています。

は，測定データのテーブル（Exam テーブル）を独立して作成することであり，そのテーブルでは，各行がある時点での検査に対応し，列は，検査日（ExDate）と検査結果を含み，ParticipantID によって，Participant テーブルにある，性別，誕生日，新生児黄疸の有無などの情報と連結されます（**図 19.2**）。1 人の参加児は複数回の検査を受けているため，Participant テーブルと Exam テーブルは，「1 対多」の関係となります。検査データと研究参加者の属性データをリンクするフィールドは，**外部キー** foreign key と呼ばれますが，**図 19.2** の Exam テーブルでは，ParticipantID が外部キーに該当します。

こうした 2 テーブル構成のデータベースでは，ある期間内に行われたすべての検査を検索するには，検査日に該当する 1 つの列を調べれば済み，また，生年月日などの属性データを変更する場合には，1 箇所でそれを修正すれば済みます。名前や生年月日などの個人識別情報は，Participant テーブルにのみ入力され，他のテーブルとは ParticipantID で連結されます。Participant テーブルには，まだ検査を受けていない参加児(例：Alejandro, Ryan, Zachary, Jackson)の情報も入力することができます。

臨床検査データを詳細に追跡するには，検査データのための独立したテーブルが必要となります。そのテーブルには，たとえば，**図 19.3** の LabResult テーブルのように，1 つの検査結果を 1 レコードとし，フィールドには，検査日時，検査の種類(総ビリルビン)，検査結果(総ビリルビン値)，そして，Participant テーブルにある参加児の個人情報にリンクするための外部キーである ParticipantID が含まれます。これによって，出生後のビリルビン値の変化を追跡することができます。

通話記録，受診スケジュールなどの管理データにも，それぞれ個別のテーブルが必要となります。新生児黄疸の研究では，各参加児の親に，少ない場合で数回，連絡が取りづらい場合には50回以上の電話連絡が行われていますが，このように人によって回数が大きく異なるデータを，1 つの 1 行が 1 人の研究参加者に対応するテーブルに保存することは困難です。この場合には，通話記録用の別テーブルを設けて，1 回の通話に 1 行を当て，個人 ID によって，Participant テーブルと連結します。

大きくて複雑な 1 枚のテーブルではなく，このように連結された複数のテーブルからなるデータベースを構築することを「**正規化(ノーマライゼーション)** normalization」と言います。正規化には，データの重複や食い違いの可能性を減らす効果もあります。リレーショナルデータベースでは，**参照整合性** referential integrity が維持されます。これは，リレーショナルデータベースでは，Participant テーブルから削除された研究参加者については，診察結果，臨床検査データ，通話記録などを入力することができないことを意味しています。逆に，すべての他のテーブルのデータが削除されない限り，その研究参加者がデータベースから削除されることもありません。

データディクショナリ，変数タイプ，ドメイン

データベースの列(フィールド)には，それぞれについて，名称，変数タイプ(型)，定義が設定されます。たとえば，**図 19.2** の Participant テーブルの「FName」が，参加児のファーストネームを入力するテキスト型のフィールドで，「DOB」は，生年月日を入力するフィールド，そして「Hyperbili_ind」は，生後 2 日以内に血中ビリルビン値が 25 mg/dl を超えたかどうかを，「yes/no」で入力するフィールドです。Exam テーブルでは，「ExWght」は，体重を kg の実数で入力するフィールド，「IQ」は，知能指数を整数値で入力するフィールドです。**データディクショナリ** data dictionary には，それぞれのフィールドに関する，これらの情報が明確に示されなければなりません。データディクショナリは，データベース自体の情報を含むため，**メタデータ** metadata と呼ばれることもあります。

図 19.4 には，Participant テーブルと Exam テーブルそれぞれのデータディクショナリが示されています。データディクショナリ自体もテーブルであり，行がフィールドに相当し，列が

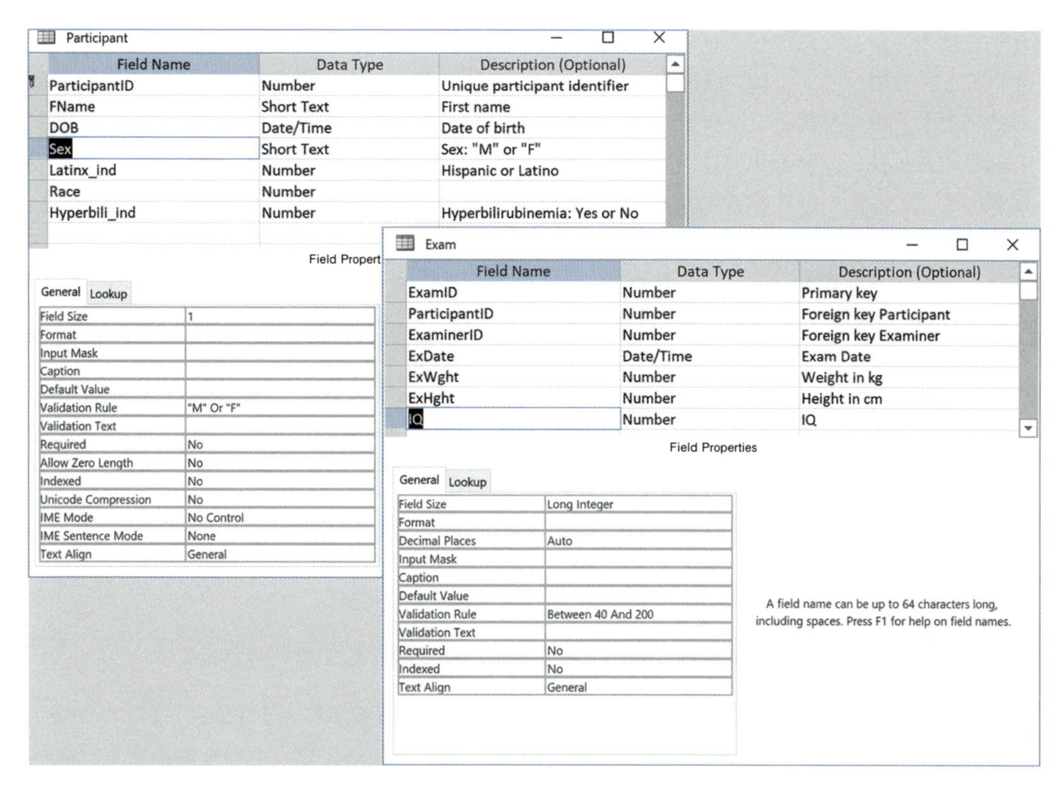

図 19.4　Participant テーブルと Exam テーブルのデータディクショナリ
それぞれの変数(＝フィールド)には，名称，変数のタイプ(型)，変数の説明とドメイン(許容される値)が含まれます。

フィールド名 field name，変数タイプ(型)data type，フィールド定義 description を示しています。各フィールドの Field properties には，各変数が取り得る値の範囲も示されます。たとえば，新生児黄疸のデータベースでは，「Sex」というフィールドに指定された値は，「M」と「F」だけで，それ以外の値は入力することはできません[1]。同じように，「IQ」というフィールドには，40～200 までの整数しか入力できないようになっています。臨床試験のデータマネージャーは，こうしたルールのことを，「エディットチェック edit checks」と呼びます[1]。このように，入力できるデータに許容範囲を設けることによって，入力ミスの発生をある程度減らすことができます。変数タイプの中には，許される範囲が自動的に設定されているものがあります。たとえば，4 月 31 日という日付は，入力できません。

変数名とそのコード化

変数(フィールド)名は，打ち込むのに長すぎず，かつそれ自体で意味が分かるほどの長さを持つものでなくてはなりません。スペースや特殊な記号の使用は避け，フィールド名の中で単語を区別する場合には，私たちは，「InterCaps」，「camelCase」のように大文字を用いますが，アンダーラインで区別する人もいます。また，2 区分(あり/なし)の変数の場合は，それとわかるように，indicator の略である“_ind”を付けるようにし(例：EverSmoker_ind)，かつ，“あ

[1] 性別のもっとインクルーシブなコーディングについては次ページに示します。

り”には1,“なし”には0を対応させれば，その平均値がその特性の割合を示すことになります。ほとんどのソフトでは，入力シートに，長く意味の分かりやすい変数名をつけることができ，出力も，短い変数名ではなく，長い変数名を打ち出すことができます。

回答の選択肢のコード化では，“不明”,“該当なし”,“未回答”などには，慣習的に，9(または99)を，“その他”には8(または88)がよく用いられます。性別，民族，人種のコード化には，多くの場合，一部の電子カルテに組み込まれているNational Center for Health Statistics[5]のコードが用いられます。

性別については，以下の標準コードを使用するようにします。

0 女性
1 男性
4 トランスジェンダー：女性から男性へ
5 トランスジェンダー：男性から女性へ
8 ノンバイナリー
9 不明

民族，人種については，以下の2つの質問が標準的な質問として用いられます。

質問1：あなたは，自分が，ヒスパニック系/ラテン系であると思いますか？(はい/いいえ)
質問2：以下の5つの人種区分で自分に最もよく当てはまると思うものを選んでください(いくつでも)。

1：白人
2：アフリカ系アメリカ人
3：アジア系
4：ハワイ先住民あるいはその他の太平洋島嶼系
5：アメリカ先住民あるいはアラスカ先住民

このアプローチでは，質問2(**図 19.5**)で複数の回答が可能となっています。「その他(該当する人種が複数)」と「不明/無回答」を選択肢に加えることもできますが，その場合は，「いくつでも」ではなく，回答は1つを選択することになります。

質問1のフィールド名は,“EthnLatino_ind”とし，ヒスパニック系/ラテン系に該当しない場合は0，該当する場合は1とし，不明・無回答の場合は9とコード化します。質問2については，コンピュータ画面では以下のようにフォーマット化し，次ページのようにコード化します。

人種—該当するものをすべてチェックしてください。
1□白人
2□アフリカ系アメリカ人
3□アジア系
4□ハワイ先住民あるいはその他の太平洋島嶼系
5□アメリカ先住民あるいはアラスカ先住民

図 19.5　National Hospital Ambulatory Medical Care Survey[6]とNational Center for Health Statisticsにおける人種のコード化

1＝白人
2＝アフリカ系アメリカ人
3＝アジア系
4＝ハワイ先住民あるいはその他の太平洋島嶼系
5＝アメリカ先住民あるいはアラスカ先住民
8＝その他(該当する人種が複数)
9＝不明/無回答

共通データ要素

National Institute of Neurologic Disorders and Stroke(NINDS)[7], National Cancer Institute[8], 米国食品医薬品局(FDA)[9], European Medicines Agencyなどの研究助成組織や規制機関, そしてClinical Data Interchange Standards Consortium(CDISC)[10]などのような非政府・非営利団体によって, 研究データベースの"**共通データ要素**common data element(CDE)"を開発するためのイニシアティブが開始されています。

レコード構造, フィールド名/定義, 変数タイプ/フォーマット, **データ収集フォーム**data collection form(監訳者注：研究参加者側が記入する質問票と, 研究者側が記入するデータ記録書式の総称)を標準化することができれば, 新しい研究を始めるたびに, 全く新たにデータベースを開発する必要がなくなり, 研究間でデータの共有や結合も可能となります。

そのためには, データディクショナリと, ある研究分野のすべての研究者に使用が奨励される説明書付きのデータ収集フォームを確立することが必要となります。

データ入力

データベースに含まれるデータテーブル数にかかわらず, また用いるソフトが, スプレッドシートか, 統計ソフトか, データ管理ソフトかにかかわらず, データを入力するための手順が必要となります。以前は, 臨床研究では, **ケースレポートフォーム**case report form(CRF)と呼ばれる, 紙ベースのフォームでデータを収集して, それを, データチェック機能が組み込まれたデータ入力画面から入力する, というやり方が一般的でしたが, 現在では以下のような電子的手法が用いられることが普通となっています。

電子媒体によるデータ収集

紙ベースのフォームを用いたデータ収集は, 現在では非常に稀になってきており, 通常は, データは, **オンラインフォーム**(臨床試験では, 電子的ケースレポートフォーム[eCRF]と呼ばれる)を用いて行われます。オンラインフォームは, タブレット, スマートフォン, ノートパソコンなど, 携帯可能なワイヤレスデバイスで閲覧し, その画面からデータを入力することができます。オンラインフォームによるデータ入力には, 以下のような多くの利点があります。

- *データが直接データベースに入力されるため, 紙媒体で集めてから入力する場合に比べる*

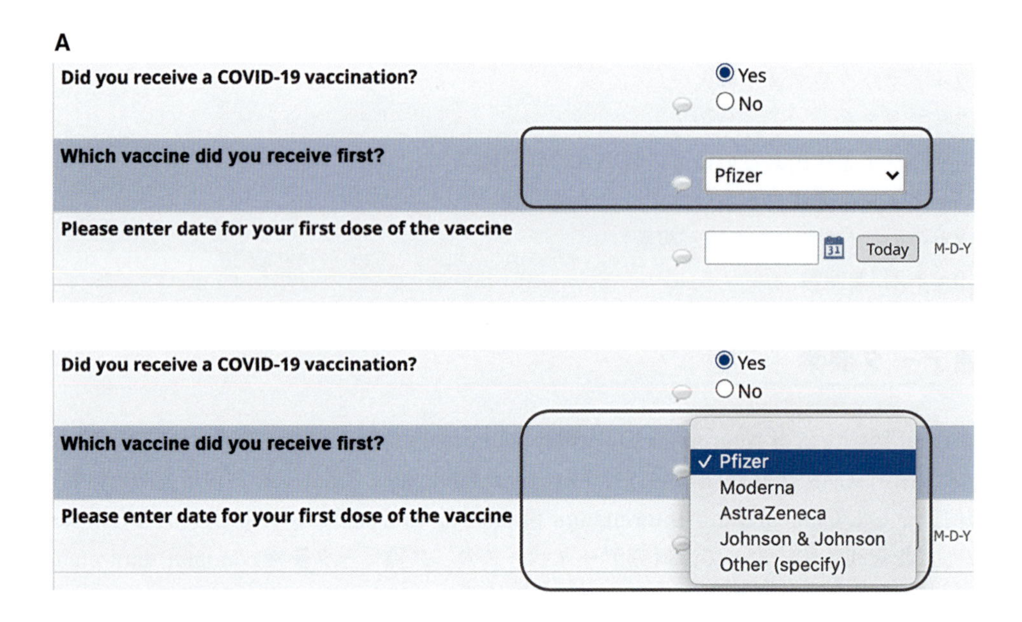

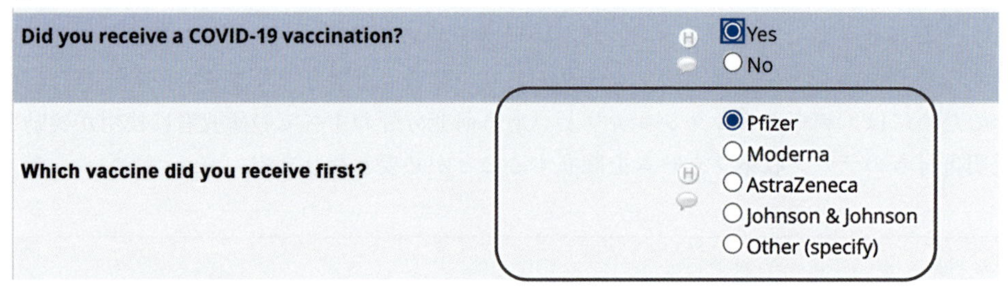

図 19.6　網羅的でかつ相互に排他的な選択肢から回答を入力するためのフォーマット
プルダウンリスト(Aの下段パネル)は，画面を節約することができますが，印刷する必要がある場合には向きません。オプショングループ(B)は，画面のスペースを取りますが，印刷が必要な場合には適しています。

と，入力ミスを減らすことができる。

- *妥当性をチェックするプログラムを組み込むことができるため，入力された値が範囲外の場合，即座にアラートを表示できる。*
- *飛び先指定のロジックを組み込むことができるため，たとえば，タバコの本数を聞く質問は，喫煙経験を問う質問に「あり」と答えた人しか答えられないようにすることができる。*

オンラインでデータ収集を行う場合にも，可能であれば，入力直後に紙に印刷して，研究参加者に内容を確認してもらうようにします。監査のときに，データを紙媒体で示すことを求められた場合には，それを原データとして示すことができます。

オンラインの質問票には，相互に排他的(＝重複がない)で網羅的な回答選択肢の表示法として，プルダウンリストとオプショングループ(図19.6AおよびB)という2つの主な形式があり，オンラインの質問票に関わったことのある研究参加者や研究者であれば，誰でも知っているものです。

相互に排他的な選択肢から 1 つの回答を選ばせる方式の質問では，回答はデータベースの 1 つのフィールドに納めることができますが，「当てはまるものすべて(all that apply)」(あるいは「複数回答可」)という形式の質問では，選択肢は相互に排他的ではなく，当てはまるものすべてが回答されるため，データベースには選択肢の数だけのフィールドを用意する必要があります。通常，「当てはまるものすべて」式の質問では，四角のボックスをチェックするスタイル(図 19.5)が用いられ，「どれか 1 つ」式の質問では，丸いラジオボタン(図 19.6)が用いられます。「当てはまるものすべて」型の質問よりも，各項目を「はい/いいえ」で聞く方がお勧めです。なぜなら，前者では，チェックのないところが，当てはまるものが本当にないのか，未回答なのか区別がつかないからです。

測定結果や臨床検査結果のインポート

最近では，患者の属性データ，臨床検査データ，あるいは 2 重エネルギー X 線吸収法(DEXA［デキサ］法)で測定された骨密度データ，ホルター心電図など，多くのデータが，電子カルテの中にデジタル化されて保存されるようになっています。したがって，可能な限り，必要なデータは病院のコンピュータシステムから研究用データベースに直接読み込むようにするべきです。その方が，労力を節約できる上に，再入力による入力ミスを避けることができるからです。大抵のコンピュータでは，タブ区切りや固定長のテキストファイルを作成することができ，それらはデータベースソフトに読み込むことができます。臨床試験では，こうしたバッチで読み込まれる情報のことを，「**非 CRF データ**」と呼びます[1]。

データ管理ソフト

これまで述べてきたデータテーブルやデータ入力法は，**バックエンド**(back end)方式と**フロントエンド**(front end)方式に区別することができます。バックエンド方式とは，データテーブルに直接入力する方式，フロントエンド方式(ユーザーインターフェース方式)とは，データ入力，データ表示，データ編集機能を持つ，オンラインフォームから入力する方式のことを言います。複数のテーブルからなる複雑なデータベースでは，バックエンドテーブルの管理にリレーショナルデータベースソフトを用いる必要があります(表 19.1)。データが紙媒体で集められる場合には，データの入力には，オンラインフォームへの転記が必要となります。

第 17 章で論じたように，SurveyMonkey，Zoomerang，Qualtrics，QuesGen，REDCap など，オンライン調査をサポートするツールが開発され，研究参加者に質問票を電子メールしたり，質問票を web サイトにアップすることができるようになりました。これらのツールには，色々な質問のフォーマット，飛び先指定のロジック，集計機能，レポート作成，データのエクスポート機能などが備えられています。SAS などの統計パッケージには，データ入力モジュールが備えられており，また，Access や Filemaker Pro などのデータベースソフトにも，データ入力画面をデザインするための豊富なツールが用意されています。

最近では，**REDCap**(Research Electronic Data Capture)のような，web ベースの統合的な研究データ管理用プラットフォームが開発され，使われるようになっています。REDCap は，米国のバンダービルド大学に拠点を置く学術コンソーシアムによって開発された，臨床研究に特化された web ベースの研究支援ツールで，これを用いて，質問票，データ入力画面，データベースの作成や管理を行うことができます。REDCap は，学術研究者だけに開放されたツール

表 19.1　データ入力やデータ管理に用いられるソフトの例

スプレッドシート
Microsoft Excel
Apple Numbers
Google Sheets[a]
Apache OpenOffice Calc[a]
統計分析ソフト
Statistical Analysis System (SAS)
Statistical Package for the Social Sciences (SPSS)
Stata
R[a]
統合的デスクトップリレーショナルデータベースシステム
Microsoft Access (Windows のみ)
Filemaker Pro
商業的リレーショナルデータベースシステム
Oracle
SQL Server
MySQL[a]
PostgreSQL[a]
web ベースの統合的な研究データ管理用プラットフォーム
Research Electronic Data Capture (REDCap) (学術機関に無料で公開)
QuesGen (商業的で，ベンダーがホスト)
MediData RAVE (商業的で，ベンダーがホスト)
Oracle InForm (商業的で，ベンダーがホスト)
Datalabs EDC (商業的で，ベンダーがホスト)
OnCore
OpenClinica
EpiInfo[a]
オンライン調査ツール
SurveyMonkey
Zoomerang
Qualtrics

[a]無料

で，多くの学術機関で用いられています。これは，若手研究者にとっては有り難い「do-it-yourself」ツールで，モデルとなる様々な質問票のリポジトリも整備されていますが，カスタム化の多様性や高度機能は限られています。また，REDCap のデータベースは，1つのテーブルで構成されているため，統計ソフトへのエクスポートは簡単ですが，反面，1人の研究参加者において反復測定される，大量のデータの詳細な追跡を行うことはできず，高度なデータバリデーション，クエリ(後述)，レポート作成機能も整備されていません。

これに対し，QuesGen，MediData RAVE，Oracle InForm などのような商業的な web ベースのデータ管理プラットフォームは，あらゆる機能が完備されており，複雑なデータ構造を扱うことができ，高度なデータバリデーション，クエリ，レポート作成機能を備えています。これらのツールを提供している会社は，様々なサポートやシステム構成の支援を行っています。

クエリによるデータの編集・抽出

データベースが設定され，データが入力されたら，それを編集したり，ソートしたり，フィルターをかけたり，閲覧をしたりすることができます。これをクエリ query と言います。クエリは，データ入力のモニタリング，研究の進展状況のレポート作成，そしてデータの分析に用いることもできます。リレーショナルデータベースでデータを操作する際には，Structured Query Language(SQL，シクェルと発音)という言語が用いられます。多くのリレーショナルデータベースプログラムでは，クエリを作成するためのグラフィカルインターフェースが提供されています。統計プログラムであるRは，SQLをサポートしていますが，dplyrライブラリで別のコマンドセットも提供しています[11]。

クエリを用いれば，複数のテーブルのデータを結合し，必要なフィールドだけ，あるいはある条件を満たすデータだけを選んで表示することができ，また，原データのフィールドの値を用いて関数計算をすることもできます。図19.7は，新生児黄疸の原データにクエリを使って，2月に検査を受けた男児を選び，かつ検査時点の月齢(検査日から生年月日を引いた値)と，体格指数(body mass index[BMI]，体重と身長から計算)を計算したものです。クエリでは，高度なテーブルルックアップ機能を用いて，児のBMIに対応する成長曲線のパーセンタイルを計算することもできます。

図19.7は，2つのテーブルから，一部のフィールド(変数)と一部の研究参加者(行)を選び，かつ計算式で求めたデータ(月齢，BMI)を示したものですが，見た目には，普通のスプレッドシートと変わらないことに注意してください。これが，リレーショナルデータベースの特徴です。こうして作成したデータテーブルは，統計ソフトに簡単に出力することができます。

修正を要するデータの検出と修正方法

データテーブル，入力画面，クエリなど，データ管理システムのすべての面について，ダミーデータを使って，問題がないかどうかを丁寧に検討する必要があります。FDAへの許認可申請

ParticipantID	ExDate	AgeMonths	Sex	ExWght	ExHght	BMI	Zscore	ZPerc
3625	2/10/2015	59	M	19.2	114	14.75	-0.63	26.4
2569	2/13/2015	60	M	25.0	113	19.58	2.34	99.0
2497	2/18/2015	61	M	20.5	121	14.02	-1.41	7.9
5305	2/23/2015	60	M	20.5	116	15.21	-0.18	42.9
4430	2/23/2015	59	M	35.0	105	31.75	4.38	100.0
5310	2/24/2015	60	M	19.6	115	14.78	-0.59	27.8
3031	2/26/2015	59	M	15.5	102	14.94	-0.45	32.6

Record: 5 of 7　No Filter　Search

図 19.7　新生児黄疸の原データにクエリをかけて作成されたテーブル
2月に検査を受けた男子を抽出し，かつ検査時点の月齢(検査日から生年月日を引いた値)と，体格指数(body mass index[BMI]；体重と身長から計算)が計算されています。クエリでは，子どものBMIに対する成長曲線のパーセンタイルを計算する高度なテーブルルックアップ機能を用いることもできます。4430番の参加児では，BMI 31.75に対するパーセンタイル値が100となっていますが，これは恐らく入力ミスによる外れ値と思われます。

を目的として行われる臨床試験では，連邦規則でその必要性が定められています[12]。

データ収集が始まってからは，許容範囲外の値は，入力時点で排除できなくてはなりませんが，同時に，**欠測値** missing value や**外れ値** outlier（極端な値ではあるが，許容範囲とみなされる値）もクエリできなくてはなりません。データが複数の研究機関で集められる場合には，研究者間，研究機関間で，データの平均値や中央値を定期的に集計して比較する必要があります。もし，研究者間，研究機関間で違いがある場合には，測定に何らかの系統的違いがある可能性があります。

フィールド間チェック cross-field validation とは，それぞれのフィールドの数値が許容範囲である場合に，相互に矛盾がないかどうかをチェックすることを意味しますが，多くのデータ管理システムでは，それを直接行うことはできません。たとえば，身長が 105 cm しかない 5 歳の子どもにとって，35 kg という体重は，一般にはあり得ない値です。体重も，身長も，それぞれは，許容範囲の値ですが，身長（5 歳児としては極端に低い）と体重（5 歳児としては極端に重い）の間には矛盾があります。こうした矛盾は，図 19.7 に示したクエリを用いれば，簡単に検出することができます。

欠測値，外れ値，矛盾などの問題が，クエリを使って検出されたら，できるだけ速やかに，スタッフに頼んで，原票の確認，研究参加者へのインタビュー，もしくは，再測定（再調査）を実施してもらうようにします。データが紙媒体の場合には，データを変更した箇所は，赤字などで目立つよう訂正した上に，修正した日付や修正者の名前を記入しておくようにします。後述するように，コンピュータのデータベースの場合には，あらゆるデータ変更について，ログを残しておかなければなりません。

データ編集は，行きつ戻りつのプロセスであり，エラーデータが確認・修正されたら，さらにデータに戻って，ほとんどエラーが確認できなくなるまで，そのプロセスを繰り返します。そして，ある段階に達したら，データベースの「**凍結**」（final あるいは locked）を宣言し，その後は，たとえ間違いが発見されたとしても，もう修正を行うことはできません[1]。

データの分析

データ分析においては，データセット中の変数から，新たな変数を作成しなければならないことがあります。たとえば，連続変数を 2 区分変数化する（例：BMI が 25 を超える場合とそれ以下に区分），複数の変数を組み合わせて新しいカテゴリー変数を作る（例：いくつかの薬物をまとめて「抗生物質」という変数を作る），あるいは，計算によって新しい変数を作る（例：喫煙年数と 1 日の喫煙箱数をかけて，箱・年 pack years という変数を作る）といったことです。欠測値についても，その扱い方を明確にしておく必要があります。「わからない（Don't know）」という回答は，それ自体を独立したカテゴリーとして扱うこともありますが，「いいえ（No）」という回答にまとめてしまうこともあり，また，欠測値として分析から排除されることもあります（監訳者注：このいずれを採用するかは，回答の意味によるため，機械的に行ってはいけません）。データベースソフトを用いる場合には，統計ソフトにデータを出力する前に，クエリを用いて，新しい変数を作成しておくことができます。最近では，データ管理ソフトよりも，統計ソフトを扱い慣れた研究者が増え，こうした変数の作成は，統計ソフト上で行われることが増えてきました。

データの守秘性と保護

研究参加者の**個人情報**は，倫理的にも法的にも厳格に守られる必要があります。研究参加者が，クリニックや病院の患者の場合には，個人情報は，**医療保険の携行性と責任に関する法律**(Health Insurance Portability and Accountability Act：HIPAA)によって保護されます。研究参加者の個人情報を保護するためには，そのデータベース以外では意味を持たず，個人の特定につながらない**個人 ID** を用いる必要があります(注：個人 ID には，研究参加者の名前，イニシャル，誕生日，診療番号などは，一切含めてはなりません)。データベースが，複数のテーブルを含む場合には，個人識別情報は，独立したテーブルに保存する必要があります。

そして，個人情報を含むデータベースは，許可された研究者だけがユーザー ID やパスワードを用いてアクセスできるようにプロテクトされたサーバー上で管理されなければならず，個人情報が含まれるフィールドをエクスポートすることは許されません。REDCap や QuesGen のような，web ベースの研究データ管理プラットフォームでは，個人識別情報を含むフィールドを作成でき，こうしたフィールドの送付，変更，閲覧の権限をユーザーごとに設定することができます。

データベースシステムでは，すべてのデータ入力と編集を監視しなければなりません。それによって，いつ，誰によって，どのようなデータの変更がなされたかを把握することができます。そして，これは，臨床試験については，連邦規則によって義務付けられています[12]。また，データベースは，定期的にバックアップされる必要があり，バックアップの手順自体も定期的にテストされなければなりません。web ベースの研究データ管理プラットフォームでは，バリデーション，監視，バックアップ，データ保護は自動的に行われます。

研究が終了したら，オリジナルデータ，データディクショナリ，最終的なデータベース，分析結果は，安全に保存しなくてはなりません。そうすることによって，データや分析の整合性についての将来の問い合わせへの対応，新しいリサーチクエスチョンに対する分析，他の研究者との共同研究が可能となります。

まとめ

1. データベースは，1つもしくは複数の**データテーブル**からなり，行が「レコード」(例：研究参加者)に，列が「フィールド」，つまり変数(例：測定値)に対応します。
2. 研究参加者に，外部者にとっては無意味な固有の個人 ID を与えることによって，データを個人情報から**非連結化** delinking することができ，個人情報の漏洩を防ぐことができます。**個人識別情報** personal identifier を含むデータベースは，プロテクトのかかったサーバーに保存し，アクセスは制限しかつ監視しなければなりません。
3. 臨床検査結果や投薬など，同じ研究参加者で何度も繰り返し測定される情報は，**正規化**(**ノーマライゼーション**)normalization，つまり，複数のテーブルに分割して保存するようにしなければなりません。この場合，各テーブルの行は，研究参加者個人ではなく，各測定に対応することになります。

4．データベースには，通話記録，診察スケジュールなどの管理上のデータも含まれることがあります。
5．データディクショナリには，データベースに含まれるすべてのフィールドについて，その名称，変数タイプ(型)，定義，取り得るデータの範囲などが記録されます。
6．データ入力システムとは，データテーブルにデータを入力しやすくするシステムのことで，通常，オンラインの電子的データ収集で用いられます。
7．単純な場合には，スプレッドシートや統計ソフトをデータベースとして用いることもできますが，複雑な場合には，Structured Query Language(SQL)で作られたデータ管理ソフトを用いて，リレーショナルデータベースによるデータ管理を行う必要があります。
8．リレーショナルデータベースには，クエリ機能があり，それを用いれば，データの並び替えや抽出ばかりではなく，原データのフィールドを用いた計算などを行うことができます。クエリは，それ以外にも，データ入力のモニター，研究の進捗状況のレポート作成，分析結果のフォーマットにも用いることができます。
9．データベースは，逸失することがないように，定期的なバックアップを行う必要があります。そして，最終的データベースは，将来の使用に備えて，そのコピーを安全に保存しなければなりません。

文　献

1. Prokscha S. *Practical Guide to Clinical Data Management*. 3rd ed. CRC Press; 2012.
2. Newman TB, Liljestrand P, Jeremy RJ, et al. Outcomes among newborns with total serum bilirubin levels of 25 mg per deciliter or more. *N Engl J Med.* 2006;354(18):1889-1900.
3. Codd EF. A relational model of data for large shared data banks. *Commun ACM.* 1970;13(6):377-387.
4. Date CJ. *An Introduction to Database Systems*. 8th ed. Pearson/Addison Wesley; 2004.
5. FDA. Collection of Race and Ethnicity Data in Clinical Trials (10/26/2016). Accessed March, 20, 2021. https://www.fda.gov/regulatory-information/search-fda-guidance-documents/collection-race-and-ethnicity-data-clinical-trials
6. NHAMCS. Sample 2020 Emergency Department Patient Record. Accessed March, 20, 2021. https://www.cdc.gov/nchs/data/nhamcs/2020-NHAMCS-ED-PRF-sample-card-508.pdf
7. NINDS. Common Data Elements. Accessed March, 20, 2021. https://www.commondataelements.ninds.nih.gov/
8. NCI. NIH CDE Repository. Accessed March, 20, 2021. https://cde.nlm.nih.gov/home/
9. FDA. CDER Data Standards Program. Accessed March, 20, 2021. https://www.fda.gov/drugs/electronic-regulatory-submission-and-review/cder-data-standards-program
10. CDISC. The Clinical Data Interchange Standards Consortium Study data tabulation model. 2012. Accessed March, 20, 2021. http://www.cdisc.org/sdtm
11. Wickham H, Grolemund G. *R for Data Science: Import, Tidy, Transform, Visualize, and Model Data*. 1st ed. O'Reilly; 2016.
12. DHHS. Guidance for industry: computerized systems used in clinical trials. May, 2007. FDA. Use of Electronic Records and Electronic Signatures in Clinical Investigations Under 21 CFR Part 11 — Questions and Answers; June 2017. Accessed March, 20, 2021. https://www.fda.gov/regulatory-information/search-fda-guidance-documents/use-electronic-records-and-electronic-signatures-clinical-investigations-under-21-cfr-part-11
13. Lowenstein DH, Alldredge BK, Allen F, et al. The prehospital treatment of status epilepticus (PHTSE): design and methodology. *Control Clin Trials.* 2001;22:290-309.
14. Alldredge BK, Gelb AM, Isaacs SM, et al. A comparison of lorazepam, diazepam, and placebo for the treatment of out-of-hospital status epilepticus. *N Engl J Med.* 2001;345(9):631-637.

(注：文献13，14は演習問題に関係する文献)

第 19 章　演習問題

【問 1】PHTSE(Pre-Hospital Treatment of Status Epilepticus Study：てんかんの入院前治療に関する研究)[13, 14]は，入院前のてんかん治療におけるロラゼパムとジアゼパムの効果に関する，プラセボを用いたランダム化比較試験です。主要アウトカムは病院到着時点までのけいれんの消失とされました。発作を起こした患者が発生すると，救急隊員は患者名を基地病院に無線電話で連絡します。図で示したのは，2 人の患者について，基地病院で手書きで記入されたデータ記録書式の実例です(注：読みやすいように活字化されています)。

a．これらの2つのデータ記録書式のデータを2行のデータテーブルとして示してください。

b．上記のデータテーブルについて，9 つのフィールドのデータディクショナリを作成してください。

c．ここに示したデータ記録書式は，救急車から無線電話で連絡を受けた基地病院の医師が非常に忙しい中で手書きで記入したものです。紙の代わりにコンピュータ画面でのデータ入力方式に切り替えた場合の利点と欠点について述べてください。あなたが研究をデザインするとしたら，紙とコンピュータ画面のどちらの方式を採用しますか？

PHTSE

Base Hospital Physician Data Collection Form

PHTSE Subject ID :

Study Drug Administration　　*189*

Study Drug Kit #:　　A322

Date and Time of Administration :　　*3 / 12 / 94*　　*17 : 39*
(Use 24 hour clock)

Transport Evaluation
Seizure Stopped
Time Seizure Stopped　　*17 : 44*
(Use 24 hour clock)

Final ("End-of-Run") Assessment
Time of Arrival at Receiving Hospital ED:　　*17 : 48*
(Use 24 hour clock)

On arrival at the receiving hospital:
[*X*] 1 Seizure activity (active tonic/clonic convulsions) continued
[　] 0 Seizure activity (active tonic/clonic convulsions) stopped
Verbal GCS
[　] 1　No Verbal Response
[　] 2　Incomprehensible Speech
[　] 3　Inappropriate Speech
[　] 4　Confused Speech
[　] 5　Oriented

PHTSE

Base Hospital Physician Data Collection Form

PHTSE Subject ID :

Study Drug Administration　　*410*

Study Drug Kit #:　　*B536*

Date and Time of Administration :　　*12 / 01 / 98*　　*01 : 35*
(Use 24 hour clock)

Transport Evaluation
[*X*]Seizure Stopped
Time Seizure Stopped　　*01 : 39*
(Use 24 hour clock)

Final ("End-of-Run") Assessment
Time of Arrival at Receiving Hospital ED:　　*01 : 53*
(Use 24 hour clock)

On arrival at the receiving hospital:
[ ] 1 Seizure activity (active tonic/clonic convulsions) continued
[*X*] 0 Seizure activity (active tonic/clonic convulsions) stopped
Verbal GCS
[ ] 1　No Verbal Response
[ ] 2　Incomprehensible Speech
[ ] 3　Inappropriate Speech
[*X*] 4　Confused Speech
[ ] 5　Oriented

【問 2】 上記のデータ記録書式には，受け入れ病院に到着した時点でけいれん発作が持続していたかどうか(＝研究の主要アウトカム)が記載されています。この項目に相当するフィールドには，HospArrSzAct というフィールド名が使われ，けいれん発作が続いていたら「1」，けいれんが治まっていたら「0」が記入されました。下記に示す HospArrSzAct の平均値は何を示すでしょうか？

	HospArrSzAct	
	(1＝けいれん発作持続；0＝けいれん発作停止)	
	N	平均
ロラゼパム	66	0.409
ジアゼパム	68	0.574
プラセボ	71	0.789

第20章 助成金申請書の作成と研究助成

Steven R. Cummings
Deborah G. Grady
Alka M. Kanaya

第2章で解説したように，研究計画の作成は，リサーチクエスチョンの設定から始まります。それに続いて，1ページの研究計画のアウトライン(付録1)を作成し，アドバイスを得るために，それを，メンター，研究者仲間，専門家などに見てもらいます。私たちが臨床研究のコースで教えるときには，学生たちに，研究の背景と意義，デザイン，研究参加者，予測因子・アウトカム・交絡因子の測定法，サンプルサイズの推定，倫理的配慮など，ほとんどの重要な要素を含む，5〜7ページの研究計画を作成してもらいます。

研究プロトコール research protocolとは，研究計画を詳しく記載した文書のことです。研究プロトコールを書くには，研究を構成する諸要素をうまく組み立てて，明快で無駄のない内容に仕上げる必要があり，これには，研究計画を科学的に厳密でしかも効率的なものにする効果があります。したがって，助成金を申請するしないにかかわらず，研究プロトコールは，研究の指針となり，また，倫理委員会の承認を得るのに必要なため，常に作成しなければなりません。一方，**申請書** proposalとは，研究助成組織に助成金を申請するときに提出する文書のことで，この文書には，研究の目的，研究の背景と意義，研究方法，倫理的配慮，予算，申請に際して必要な事務的事項や業績などの情報が含まれます。

本章では，申請書の構成と，優れた申請書を書くためのポイントについて解説します。ここでは，米国国立衛生研究所(NIH)への申請に用いられる書式を例に説明しますが，他の組織(例：退役軍人管理局 Department of Veterans Affairs，疾病管理予防センター[CDC]，国防総省 Department of Defense[DOD]，医療研究品質庁 Agency for Healthcare Research and Quality[AHRQ]，民間財団)の書式もほぼ同じです。NIHのwebサイトには，申請書の書き方，予算の立て方，申請書の提出法について，丁寧な解説があります(https://grants.nih.gov/grants/how-to-apply-application-guide.html)。

申請書を書く

申請書を書き上げるまでには，何度も修正を重ねる必要があり，完成までには通常数か月を要します。その作業をスムーズに進めるには，以下の手順・ポイントに留意して行うことをお勧めします。

- **申請書の提出先の決定**：どの研究助成組織にも，申請に対してそれぞれ独自の助成領域，要件，選考プロセスがあります。したがって，申請書の提出先を決定したら，申請書の作成方法や締め切りに関する具体的なガイドラインを入手しなければなりません。手始めとしてはNIHがよいでしょう(http://grants.nih.gov/grants/oer.htm)。NIHの各研究所やその他の研究助成組織が重視する領域については，それぞれのwebサイトから知ることができます。また，直接各研究所や研究助成組織に連絡すれば，それぞれが現在重視している研究領域について，担当者からさらに詳しい情報を得ることができます。各研究所や研究助成組織の連絡先や，研究領域についての情報は，NIHの助成公募情報(Funding Opportunity Announcements)やwebサイトから入手できます。
- **研究チームの組織**：申請書は，ほとんどの場合，実際の研究の遂行に携わる研究者チームによって作成されます。そのチームは，研究者とそのメンターだけといった小さいものから，共同研究者，医学統計家，会計担当者，リサーチアシスタント，研究スタッフなどを含む大がかりなものまでありますが，大切なことは，研究の企画や実施に必要な専門性を持つ人をメンバーに加えておくこと，あるいは，専門家にいつでも相談できる態勢を整えておくことです。
- **主任研究者の選定**：主任研究者 principal investigator(PI)は，研究チームを最終的に代表し，かつ最終的な責任を負います。主任研究者は常にリーダーシップを発揮して，書類作成などの取りまとめ，締め切り日の設定，定期的なチーム会合の開催などを行い，必要な作業が期限内に完成するように努め，また，申請書の質についても最終的な責任を負わなければなりません。主任研究者には，経験が豊かで，研究計画の決定に必要な知識や知恵，そして，研究能力の高さを示す過去の研究実績が必要であり，そういう研究者が主任研究者となれば，助成金を得られる可能性は高くなります。
- **若手研究者による申請**：しかし，一方で，NIHは，新規研究者 new investigator が，主任研究者(PI)として申請することを奨励しており，そのための特別な助成プログラムが用意されています(http://grants.nih.gov/grants/new_investigators/)。NIHは，「新規研究者」を，まだNIHの助成金による主任研究者になったことがない研究者，「早期研究者 early stage investigator」を，最終学位または臨床研修から10年以内の研究者と定義しています(監訳者注：本訳書では，全体を通して，「若手研究者」を新規研究者と早期研究者の総称として用いています)。若手研究者が初めて主任研究者として申請する場合は，それまでに，**キャリア形成型助成金** career development awards(CDA)やシニア研究者からの指導と研究費支援，あるいは，所属研究機関や民間財団からの小規模の助成金などを得て研究を実施した経験があれば，助成金を獲得できる可能性は高くなります。若手研究者が，独立した研究者として活躍できるかどうか，研究チームをリードする能力を備えているかどうかを判断する上では，筆頭著者を含む論文数がどれほどあるかが重視されます。
- **複数主任研究者制の利用**：初めて主任研究者として申請する際には，当該分野で優れた研究実績があり，研究指導が可能な研究者を共同研究者に加えるようにすると，審査のときに有利になることがあります。そのためには，複数主任研究者制 multiple-PI mechanism を利用する手があります。NIHは，研究に，異なる角度から補完的な役割が期待でき，かつ役割と責任が明確である限り，主任研究者を複数置くことを認めています(http://grants.nih.gov/grants/multi_pi/overview.htm)。
- **研究助成組織のガイドラインの遵守**：研究助成組織は申請書作成のためのガイドラインを発行しており，研究者は申請書を書き始める前に，まずそれをよく読む必要があります。

ガイドラインには通常，助成対象となる研究の種類，申請書の構成の詳細，ページ数の制限，申請可能金額，申請書に盛り込むべき事項などが記されています。しかし，その組織の運営方針や助成対象となりやすい研究領域といった重要な情報がすべてそのガイドラインに書かれているとは限りません。各組織には，応募書類の審査の調整にあたる担当者がおり，その担当者に，書き始めの段階から相談しておけば，その研究助成組織のポリシー(研究助成方針，申請書に書くべき内容の詳細)を明確に知ることができ，自分の申請がそれに合っているかどうかを確認することができます。NIH，他の連邦機関，民間財団では，**プログラムオフィサー**と呼ばれる学術担当の職員が，その研究助成組織の方針に合った申請書の書き方についてアドバイスをしてくれます。また，プログラムオフィサーに，電子メールや電話でコンタクトし，ガイドライン，助成対象領域，審査プロセスを問い合わせるのもよい考えです。学会などで会えるチャンスや，NIH 本部の近くまで行く機会がある場合には，直接プログラムオフィサーに会って関係を築けば，申請書の作成にさらに有益なアドバイスを得られる可能性があります。

- **チェックリストによる点検**：申請書の要件の詳細をチェックリスト化し，提出前にそれに基づいて念入りに点検すれば，書類の不備を防ぐことができます。優れた申請書であるにもかかわらず，細かいところで書類の不備があったために却下されるという事態は何としても避けたいところです。ほとんどの大学では，通常，大学の研究費担当部局に，そうしたチェックリストが用意されていて，申請する前にチェックしてくれますが，研究助成組織のガイドラインへの遵守は，主任研究者が責任を持つ必要があります。
- **スケジュールの設定と定期的会合の開催**：申請書完成までのスケジュールを設定すれば，研究チームのメンバーは，期限を意識せざるをえなくなります。スケジュールには，申請の科学的内容の準備に関する日程だけではなく，所属研究機関の事務手続きについてのスケジュールも含めるようにしなければなりません。助成組織に申請書を出す以前に，大学内での，経理面や契約面での審査に相当な時間がかかることが多いため，大学内での締め切りは，助成組織の締め切りよりも，数日もしくは数週間も前に設定されることがあります。こうした細かいことへの配慮を怠ると，締め切り間際にあわてる羽目に陥って，せっかく作った申請書がふいになる危険すらあります。スケジュールには，各研究者の分担内容や原稿の締め切り日を記載するようにし，その上で，定期的な会合の度に，作業が予定どおり進んでいるかどうか，設定した締め切り日に無理がないかどうかをチェックするようにします。
- **モデルとなる申請書の入手**：申請しようとする研究助成組織で最近認可された申請書のコピーが入手できれば，書類の作成上大いに参考になります。なぜなら，それを見れば，優れた申請書の形式と内容がどのようなものかを具体的に知ることができるからです。研究者はその優れた点を吸収した上で，自分の研究をデザインし，もっと明快かつ論理的で，説得力のある申請書を作成することができます。また，認可された申請書や，認可されなかった申請書に対する審査委員のコメントがあれば，それも入手するようにします。それがあれば，審査員がどのような問題を重視しているのかを理解することができます。こうした事例は，知り合いの研究者や，所属研究機関の外部資金掛から入手することができます。
- **アウトラインの作成**：申請書の作成にあたっては，まず，そのアウトライン(表 20.1)を書くことが先決です。それによって，全体を把握し，これから行う作業の見通しを立てることができます。特に，複数のメンバーで申請書を作成する場合には，アウトラインは，執

表 20.1　申請書の項目—NIH モデル

- タイトル
- 要約
- 事務的部分
  - 予算とその必要性
  - 研究者の研究履歴
  - 所属研究機関で利用できるリソース
- 研究目的(通常 1 ページ)
- 研究のインパクト
- 研究の戦略(通常 12 ページ)
  - 意義
  - イノベーション
  - アプローチ(監訳者注：以前の書式の「研究方法」に該当する部分)
    - 概要
    - アプローチの正当性(研究計画の合理性とそれに関連する予備的データ)
    - 研究参加者
      - 選択基準(包含基準と除外基準)
      - サンプリング法
      - 研究参加者のリクルート計画
      - アドヒアランスやフォローアップを確実にするための方策
    - 研究の手順(必要な場合)
      - ランダム化
      - 盲検化
    - 測定
      - 主たる予測因子(臨床試験であれば，介入)
      - アウトカム
      - 交絡が予想される因子
    - 統計学的問題
      - 統計分析の手法
      - 仮説，サンプルサイズ，パワー(検出力)
    - 受診時の測定内容と受診スケジュール
    - データ管理と質管理
    - 予定表と組織図
    - 研究の限界と他の研究方法の可能性
- 研究倫理等に関わる問題
- 参考文献
- 付録と共同研究同意書

筆の分担を決めるのにも役に立ちます。アウトラインの作成が遅れる最大の原因は，最初の 1 行から完璧を期そうとする一種の気負いです。研究者はそうした気負いを払拭して，とにかく，まず，たたき台を作成し，見直しや修正を行ったり，他のメンバーからのアドバイスを得るようにしなければなりません。

● **見直しと修正を繰り返す**：申請書の作成は，繰り返しの多い作業であり，新しい考え，アドバイス，データを盛り込みながら，幾度となく書き換えが行われます。早い段階から，その研究領域や助成金申請に詳しい研究者(メンターや専門家)に見せて，コメントをもらうようにしましょう。その際，研究の意義や新規性，研究デザインと方法の妥当性，申請書の構成，文章の明解さには特に注意してもらうようにします。問題点を見逃して，不採用という憂き目を見るよりも，申請を準備する段階で，厳しく細かい批判を受けておく方がよほどましです。申請書が提出できるところまで仕上がったら，最後にもう一度，趣旨が一貫しているかどうか，書式に合っているかどうか，研究助成組織のガイドラインに沿っているかどうか，文法の間違いやタイプミスがないかどうかを注意深くチェックします。書き方が拙いと研究自体やリーダーシップさえ疑われ，せっかくのアイデアも台無しになってしまいかねません。

申請書の項目

表 20.1 は，NIH の主な研究費（例：R01）の申請書に使われる項目を示したものです。他の研究助成組織や，同じ NIH でも研究費の種類が違えば，項目がもっと少ないことや，書式が異なることがあるので，研究者は申請する研究助成組織のガイドラインに十分注意を払う必要があります。

冒頭事項

タイトル Title は，簡潔で，しかも内容を的確に表現するものでなくてはなりません。このタイトル次第で，研究の内容やデザインに対する第一印象が決まってしまいます。たとえば，「MRI 誘導による高周波超音波の症候性子宮筋腫治療効果に関するランダム化比較試験：シャム超音波治療との比較（A randomized trial of MRI-guided high frequency ultrasound vs. sham ultrasound for treating symptomatic fibroids）」というタイトルには，リサーチクエスチョンや研究デザイン，研究対象とする集団が簡潔明瞭に表現されています。「……を明らかにするための研究（A study to determine the....）」といった冗長な表現は避けるようにしましょう。

アブストラクト Abstract は研究内容を簡潔にまとめたもので，研究の目的や意義，研究デザイン，方法を記し，最後にその研究から期待される結果のインパクトを述べます。アブストラクトは，関連する領域の研究者が読んでも十分な情報を含み，かつ科学的知識のある読者なら，誰にでも理解できるように書く必要があります。多くの研究助成組織は，アブストラクトに語数制限を設けているため，なるべく短く的確な表現を用いるようにします。アブストラクトは，第一級の文章となるまで十分に推敲を重ねなくてはなりません。審査員の中にはアブストラクトだけしか読まない人もあり，また，どの審査員も，その申請内容の概要を把握するために必ず目を通す部分です。したがって，アブストラクトは，それ自身で完結し，申請した研究計画のすべての特徴を伝え，しかも，その強みや重要性を説得力をもって伝えられるものでなければなりません。

事務的事項

ほとんどすべての研究助成組織の申請書には，予算，予算の正当性，研究機関が持つリソース（例：専門性を持つ人員，研究に用いることのできる設備・機器・スペース）など，事務的事項を記載する欄があります。**予算** Budgetのセクションは，通常，研究助成組織の発行するガイドラインに指定された構成に沿って作成されます。たとえば，NIHの申請書には，最初の12か月間の詳細な予算案を記入する書式と，その後の全研究期間（通常は2〜5年間）の予算案を要約して記述する書式が付けられています。12か月間の予算書式に記載する予定経費のカテゴリーには以下が含まれます：①人件費（プロジェクトに参加する全メンバーの名前と職位，個々のメンバーの**エフォート率**，個人ごとの給与と給与外収入の総額），②コンサルタント料，③備品費，④消耗品費，⑤旅費，⑥患者のケアに要する経費，⑦改造・修理費，⑧共同経費・契約料，⑨その他の経費（例：電話代，郵送費，コピー代，イラスト代，印刷費，図書費，保守サービス料）。

予算を後回しにしてはいけません。予算作成には，どの項目についてもかなりの時間がかかるものです（例：スペース，設備，人員の確保にかかるコストの概算見積もり）。大学には通常，研究費申請に関する予算立案を含め，事務的な部分の準備を支援してくれる経験豊かな専門職員がいるため，申請準備を始めたら，そうした専門職員に速やかに連絡して，定期的に会合を持ち，進行状況のチェックや，その作業に関する予定表の作成などを行う必要があります。アウトラインができ次第，専門職員と打合せを開始し，各予算項目の金額や項目間のバランス，重要な必要経費の記載法についてのアドバイスを受けるようにします。研究機関には，それぞれ，従わなければならない規則や期限がありますが，経験豊かな専門職員がいれば，そうした規則や注意点，かかる時間について，的確なアドバイスをしてくれるだけではなく，予算の正当化（理由づけ）や所属機関にあるリソースについての記述や，メンバーの研究履歴，契約文書，添付文書，その他の必要書類を集める上での支援を提供してくれるはずです。

予算案に盛り込まれた各項目の予算額の妥当性を，**予算理由** Budget justificationの項で十分に説明しなければなりません。典型的な臨床研究プロジェクトにおいては，一般に給与が総コストの大部分を占めるため，給与支払い名簿に記された各人員の必要性とそれぞれの役割を明記する必要があります。各メンバーの役割を完全かつ簡潔に記述できれば，各メンバーがプロジェクトに不可欠であることを審査員に納得してもらうことができます。

審査員は，しばしば，プロジェクトの中の主要メンバーのエフォート率に注目し，ときには，主要メンバーのエフォート率が小さすぎるという批判を受けることもあります。エフォート率が小さいと，他の仕事が多すぎて，申請している研究に必要なエネルギーを費やす余裕がないのではないかとの疑念が生じるからです。また逆に，記載された仕事内容の割には，エフォート率が大きすぎるという指摘を受けることもあります。予算理由に納得できないと，審査員から，その部分の予算の削除あるいは減額を求められることがあります。

いかによく練られた予算案でも，研究の状況によって支出も変わり，予想外に出費がかさむことも，逆に予算が余ることもあります。一般的には，あまり大幅な変更ではなく，かつ研究目的に照らして使途が適切である限り，必ずしも予算案どおりに研究費を使わなくてもよいことになっています。もし，どうしても費目を超えて研究費を使用したいとき，あるいは研究費の使途に大幅（>25%）な変更が必要な場合には，研究助成組織の承認を得る必要がありますが，その要求が妥当で，また，予算増を伴わない限り，承認されるのが普通です。

NIHに研究費を申請する場合には，研究費を受け取るすべての研究者やコンサルタントの**研究履歴**が必要となります。研究履歴は5ページ程度で，当該研究に自分の研究経験が適している理由，学歴，受けたトレーニング，職歴，関連する文献や受賞歴の一部，研究費の獲得状況などを含む書式となっています。

プロジェクトのために利用できる**所属研究機関のリソース** Institutional resourceを書くセ

クションには，保有するコンピュータ，専門機器，使用できる画像装置・検査機器，研究室や実験室のスペース，研究参加者のリクルートやデータ収集・管理，検体の保存などに使える人員や設備などを記載します。この部分については，同じ研究機関の他の研究者が以前に作成した申請書があれば，それを参考にするのがよいでしょう。このセクションは，以前の申請書，あるいは研究機関や研究室から提供される資料を参考にすればよいので，比較的簡単です。

研究目的

研究目的 Specific aims とは，リサーチクエスチョンと，期待される研究成果を具体的な言葉で表現したものです。NIH の申請書では，このセクションは 1 ページしかないため，かなり簡潔に記載しなければなりません。このセクションは，審査員が最も注目する部分であり，何度も推敲して，丁寧に仕上げる必要があります。

このセクションは，研究が必要な理由(リサーチクエスチョン，その重要性，先行研究の結果，残された問題，研究方法)をまとめた，2〜3 段の短いパラグラフで始まるのが普通で，その後，研究目的を簡潔に述べ，それをさらに具体化した目標を，可能であれば，検証可能な仮説として提示します。

研究目的は，研究計画に即して，合理的かつ論理的に述べる必要があります。たとえば，ベースライン時点では横断研究にふさわしい目的を，フォローアップ時点では縦断研究にふさわしい目的を述べるといったパターンや，病態生理学的メカニズムから始め，臨床的，公衆衛生的アウトカムに展開するというパターンもあります。また，キャリア形成型助成金の場合に有効なアプローチとして，質問票や介入をデザインするための，フォーカスグループインタビュー focus group interview を用いた質的研究目的から始め，続いて，予測因子，アウトカム，仮説検定を含む量的研究目的を述べるというパターンもあります(注：この種の研究を，ミクストメソッズ mixed methods と呼ぶこともあります)(監訳者注：ミクストメソッズについては，木原正博，Lawn M. J.，木原雅子監訳「ミクストメソッズ：質・量統合のパラダイム—その理論と健康科学分野における応用と展開」，メディカル・サイエンス・インターナショナル，2024 年に詳しく実践的な解説があります)。あるいは，最も重要な目的から順に書き始めるというパターンもあります。このパターンのよい点は，たとえば，サンプルサイズや統計学的パワーのセクションを含め，後に続くすべてのセクション，を主たる目的を中心とした構成で記述できるために，全体の構成が明確な申請書にできることです。

このセクションは，多くの場合，研究成果が，健康や疾患の理解，臨床医学，公衆衛生，将来の研究にどのような影響を与えるかを述べる，短いパラグラフで締めくくられます。重要なことは，1 次，2 次審査者と違い，恐らく申請書の 1 ページくらいしか目を通すことのない，最終審査委員会のメンバーに，自分の研究がいかに優れたものであるかを印象付けることです。

研究戦略

現在の NIH の様式では，ほとんどのタイプの申請書において，研究戦略を，3 つのセクションに分け，合計 12 ページに制限しています。

- **意義** Significance：このセクションは，一般に 2〜3 ページの長さで，その研究からもたらされる可能性のある科学的進歩，その分野に存在する解決するべき問題とその重要さ，そ

表 20.2　テストステロン投与の心疾患，前立腺がん，骨折のリスクファクターに及ぼす影響に関するランダム化比較試験の研究タイムライン

	スクリーニングのための受診時	ランダム割り付けの時点	3 か月	6 か月	12 か月
既往歴	×	–	–	–	×
血圧	×	×	×	×	×
前立腺検査	×	–	–	–	×
前立腺特異抗原(PSA)測定	×	–	–	–	×
血中脂質測定	–	×	×	×	×
炎症マーカーの測定	–	×	–	–	×
骨密度測定	–	×	–	–	×
骨代謝指標の測定	–	×	×	–	×
握力測定	–	×	×	×	×
有害イベントの調査	–	–	×	×	×

の研究によってもたらされる可能性のある臨床医学や公衆衛生における進歩，保健医療政策に与える影響，などを記述します。

- **イノベーション** Innovation：このセクションは，一般に 1〜2 ページで，その研究がどのような新たな進歩をもたらすのかを記述する部分です。たとえば，①新しい測定法を導入する，②疾患の新たなメカニズムの解明につながる，③対象とする集団のタイプや規模がこれまでの研究とは異なる，④新しい測定法や新しい治療・予防方法，新しいデータ分析法の開発につながる，などといったことです。NIH のガイドラインには，新たな概念，方法，介入を用いることで，その研究が，現在の研究，臨床医学にどのようなパラダイムシフトをもたらす可能性があるかを重視すると述べられていますが，臨床/疫学研究では，1 つの研究で，それほど大きな進歩がもたらされることはあまりありません。したがって，大げさに誇張するよりも，研究の新しい側面を正確に記述するほうがよいでしょう。
- **アプローチ** Approach(以前の“方法 Methods”)：このセクションは，一般に 7〜9 ページの長さで，研究のデザインや実施方法を詳細に記述する部分です。審査員はこの部分を特に念入りにチェックします。NIH ガイドラインでは，このセクションは研究目的 Specific aims に基づいて構成すること，**表 20.1** に示された要素と順序に沿って記述することを勧めています。このセクションは，アプローチ全体の概要から始め，場合によっては，理解しやすいように，図や表を付け加えることもあります(**表 20.2**)。概要では，研究デザインを明確に述べ，研究参加者，主な測定，介入，フォローアップの期間，主たるアウトカムを簡潔に記述します。

アプローチのセクションでは，通常，研究の合理性を，申請者の研究チームが実施した**予備研究のデータ** preliminary data に基づきつつ簡潔に述べ，申請している研究の有望性を印象付けます。ここで大切なことは，予備研究で得られたデータの重要性や，その研究を継続発展させなければならない理由を強調することです。リサーチクエスチョンの重要性と研究の実施可能性の裏付けとなる予備研究のデータは，どのようなタイプの申請でも重要であり，研究チームが，その方法に経験が浅い場合，クエスチョンが新しい場合，研究の実施方法や研究参加者のリクルートの実施可能性に疑問を持たれる可能性がある場合には，特にそうです。予備研究のデータが有望なものであれば，申請者の研究チームが，研究の遂行に必要な経験と専門性を

課題	1年目				2年目				3年目				4年目				5年目	
	Qtr 1	Qtr 2	Qtr 3	Qtr 4	Qtr 1	Qtr 2	Qtr 3	Qtr 4	Qtr 1	Qtr 2	Qtr 3	Qtr 4	Qtr 1	Qtr 2	Qtr 3	Qtr 4	Qtr 1	Qtr 2
1. 測定手段の準備																		
2. 研究参加者のリクルート																		
3. フォローアップ受診とデータ収集																		
4. データクリーニング																		
5. データ解析と論文執筆																		

図 20.1　研究の仮想的タイムライン

有していることを示すことにもなり，申請が採択される可能性が高くなります。

このセクションのその他の要素については，以前の章で既に論じてきました。研究参加者のセクション(第 3 章)では，包含基準と除外基準とその理由，そしてサンプリング法を明確に記述する必要があり，また，研究参加者の具体的なリクルート法やフォローアップ法を記述し，必要な数の研究参加者を集められることを，審査者に納得させなければなりません。そして，介入やフォローアップ受診へのアドヒアランスを高める計画についても述べなければなりません。また，このセクションでは，ランダム化や盲検化，介入の実施方法などの重要な研究手順についての記述も必要であり，測定方法(第 4 章)については，予測因子，アウトカム，交絡因子のそれぞれについて，測定方法，測定が行われるタイミング，主たるアウトカムの測定や判定方法について，明確に記述する必要があります。

統計学 Statistics のセクションは，分析計画から始まるのが普通で，研究目的 Specific aims に沿って，論理的な順序，つまり，各変数(因子)の記述統計量の表の作成，変数間の関連 association の分析，サンプルサイズ(第 5 章，第 6 章)という順に記載しますが，**サンプルサイズ**の記述は，計算の基礎となる差なし仮説(帰無仮説)null hypothesis から始めなければなりません。サンプルサイズと統計学的パワーの推定は，想定される関連の強さ(効果量 effect size)と，使用する測定の定度 precision(再現性 reliability)によって決まりますが，これらの仮定は，文献，もしくは申請者自身の予備研究のデータによって，その妥当性が担保されなければなりません。この場合，算出したサンプルサイズの合理性を示すために，効果量，パワーなどの違いによって，サンプルサイズがどう変わるかを示す表やグラフを記載するとよいでしょう。NIH の審査委員のほとんどは，統計学のセクションにかなりの重きを置くため，このセクションは，医学統計家を交えて準備するようにし，統計学的手法が非常に高度な場合には，医学統計家を研究メンバーに加えるようにします。

また，研究参加者のフォローアップ受診については，その時期や受診時に実施される手続きや検査・測定を，**表 20.2** のように表形式で分かりやすく表示すれば，研究に関係するすべての活動を簡潔に表すことができます。質管理やデータ管理のセクション(第 18 章，第 19 章)では，データの質管理や安全管理を最適化するための計画とともに，研究データをどのように，収集，保存，編集するかを記述しなければなりません。

申請書には，研究の各時期の開始時点と終了時点の日付を含め，現実的な作業計画と**タイムテーブル**を記載しなければなりません(**図 20.1**)。人員の雇用計画やプロジェクトの他の内容についても，タイムテーブルで表示することが望まれます。大規模な研究では，各メンバーの役割を含む研究チームの組織図を記載しておけば，研究チームの遂行能力，指揮系統，したがって，チームがどのように機能するかを示すことができます。

また，必須ではありませんが，研究の限界や他の研究方法を考察したセクションを付け加え，各研究方法の利点と欠点を比較しながら，なぜその研究方法を選択するに至ったのかを論じることが望まれます。このように，重要な問題点を正面から取り上げ，その解決方法を指摘することによって，弱みを強みに転換することができます。しかし，そうかといって問題点をあまりに強調しすぎると，審査員はそこばかりに目が行って，計画の長所を見逃してしまう恐れがあり，逆効果になりかねません。ポイントは，研究者が問題となり得る点をきちんと把握していて，しかも，それに対処する現実的かつ有効な方法を心得ていることを審査員に印象付けることにあります。

その他のセクション

研究倫理等に関わる問題 Human subject のセクションは，研究に伴う可能性のある倫理的な問題を扱うところで，インフォームドコンセント，安全性の問題，プライバシーや個人情報の保護などを取り扱います（第7章）。NIH はこのセクションを拡張し，研究参加者に，研究参加に伴うリスクと利益をどのように説明するか，どのように研究参加への同意を得るかについて，具体的な説明を求めています。さらに，包含基準や除外基準については，女性や子ども，あるいはマイノリティグループが研究参加者に含まれるかどうか，除外する場合には，その理由を明確に記述しなければなりません。臨床研究の場合には，さらに，リクルートとコホート残留率を高めるための計画の詳細，研究のタイムライン，データ安全性モニタリング計画，介入内容，盲検化や割り付けの手順，アウトカムの測定法，研究成果の公表計画などについて記述する必要があります。このセクションにはページ制限はありませんが，できるだけ簡潔に記述します。

参考文献 Bibliography は，その領域に関する申請者の学識が反映されるところです。引用する参考文献は，むやみに網羅するのではなく，最新の文献の中から，包括的でかつ必須なものに絞って示すようにします。文献の引用は正確でなければなりません。引用の間違いや関係のない論文の誤用などは，その研究領域に詳しい審査員に悪い印象を与えるので注意が必要です。

申請内容によっては，本文では十分に記述するスペースがなかった技術的情報や参考資料を，**付録** Appendix として添付するとよい場合があります。ただし，NIH では，決められたページ数に書き切れない場合の方便として使われるのを防ぐために，その使用を制限しており，NIH の申請では，データ収集フォーム（質問票，データ記録書式），同意書しか添付することができません。付録は，第1次，第2次段階の審査員までしか配布されません。したがって，重要な申請内容は，すべて，申請書本文の中に的確に記載しなければなりません。

コンサルタントを雇う場合には，その理由を記し，かつ，就任承諾書と履歴書を添付しなければなりません。その他，研究機器やその他の研究資源を提供してくれる研究者などからの承諾書も必要です。多機関共同研究の場合には，申請者の属する研究機関と共同研究機関との間で，どのように研究上あるいは事務上の役割・業務を調整するかの説明が必要で，またそれに対するそれぞれの機関の担当者からの申請者宛の承諾書を添付する必要があります。

優れた申請書の特徴

優れた申請書には，いくつか備えるべき条件があります。その第1は，研究戦略の「科学的な質」です。そのためには，リサーチクエスチョンが優れたものであること，研究デザインや方法が厳密でしかも実行可能なものであること，研究チームのメンバーが必要な経験や技能を備え，研究遂行可能な状態にあること，などがその条件となります。第2は「記述の明解さ」で，簡潔で的確，整然と構成され，魅力的で，しかも誤りがない申請書であれば，研究も質が高いという印象を審査員に与えることができます。

申請書を作成するときには，それを読む審査員の状況を念頭に置くことが大切です。審査員は大抵，山のように積まれた申請書にうんざりしています。したがって，飛ばし読みをされても研究計画の要点が確実に伝わるように，①アウトラインは簡潔かつ明瞭にまとめる，②段落に分けて，それぞれに分かりやすい小見出しをつける，③長い文書の途中に必要に応じて簡潔な表や図を織り込む，などの工夫をすれば，審査員も重要なポイントを容易に把握することができます。最近のNIHのガイドラインでは，各パラグラフを，その内容の要点を示した太字bold typeの文章で始めることを勧めています。そうすれば，要点がつかみやすく，忙しい審査員も，太字の部分を飛ばし読みするだけで，その申請書の重要な内容を把握することができるからです。重要なことは，審査員の様々な観点や専門性の違いに配慮すること，つまり，申請した研究分野を専門とする一部の審査員を納得させるだけの詳細な情報を盛り込みながらも，その他の専門外の大多数の審査員にも分かりやすいものとなるように配慮することです。

ほとんどの審査員は，誇張されたり，研究費獲得のために技巧を弄したような申請書については不快に感じるものです。したがって，プロジェクトの重要性を誇張したり，実際に達成できそうもないことまで書いてしまうと，研究計画自体の妥当性を疑われることになってしまいます。熱意を示すことは大切ですが，同時に自分の研究計画の限界についても認識しておかなければなりません。審査員は，研究計画やその実施可能性における問題点に敏感であることを念頭に置く必要があります。

申請書を一応書き終えたら，まだ大幅な修正が可能な時点で，その申請書の作成に関わっていない他の研究者から科学的観点からのコメントをもらうようにしましょう。また，ライティングに優れた他の研究者から，文章のスタイルや簡潔性についてアドバイスをもらうことも大切です。最後に，申請書を提出する前には，必ずそれを印刷して読むようにします。コンピュータのスペルチェックや文法チェック機能に頼るだけではなく，自分の目であらゆるタイプミスをチェックすることが大切です。

助成金の申請先を探す

助成金がなければ，必ずしも優れた研究ができないというわけではありません。たとえば，若手研究者の場合には，他の研究者が収集したデータセットを分析したり，使途に制限のない少額の研究資金を他の研究者や自分の属する研究室から分けてもらって小規模の研究を行うこともできます。しかし，こうしたやり方は，手っ取り早くて簡単である反面，できる研究の範囲が非常に限られるという欠点があります。さらに，学術機関では，研究者の業績の一部として，外部資金獲得実績が評価対象となることも念頭に置いておかなければなりません。

医学的研究のための主な研究助成組織としては，以下の4つがあります。

- *政府(例：特にNIH，それ以外では，退役軍人管理局，疾病管理予防センター[CDC]，医療研究品質庁[AHRQ]，国防総省，およびその他の連邦，州や郡の行政機関など)*
- *財団，学会(例：米国心臓協会[AHA]，米国がん協会[ACS])，個人寄付者*
- *民間企業(例：製薬会社や医療機器製造会社)*
- *学内基金(例：研究者が所属している大学)*

これらの組織から助成を得るには複雑で競争率の高いプロセスが伴い，研究者にも経験と粘り強さが求められるため，優れたメンターを見つけることは，若手研究者にとって非常に大切です。以下のセクションでは，多数の研究助成組織の中で重要なものに絞って紹介します。

NIH の研究助成と契約の形式

NIH の助成金には，多くのタイプがあります。**R アワード**(R award)は，申請者が自ら考えた研究プロジェクト，もしくはNIH の各研究所が公募した研究プロジェクトに申請するもので，R01 や，もっと規模の小さい，R03 や R21 などのタイプがあります(www.nimh.nih.gov/research-funding/grants/research-grants-r.shtml)。これに対して，**K アワード**(K award；K23, K01, K08, K24 や NIH の各研究所が募集する K12，KL2)は，若手研究者に給与を提供して，トレーニングやキャリア形成を支援するとともに，若干の研究費を提供するものです(https://researchtraining.nih.gov/programs/career-development)。K アワードの申請書は，いくつかのセクションからなり，それぞれが採点されて，総合的に判断されます(**表 20.3**)。

指定研究(institute-initiative proposal)は，NIH の顧問委員会 advisory council によって指定された領域の研究促進を図るための研究で，**RFP**(指定課題に対する研究 Requests for Proposals)と **RFA**(指定領域に対する研究 Requests for Applications)に大別されます。RFP では，具体的な研究課題があらかじめ NIH から指定されており，研究者は契約を結んでその研究を実施しますが，RFA では，指定された研究領域の範囲内で，自由にリサーチクエスチョンを設定し，研究計画を立てることができます。研究費の支出面では，RFP では計画された研究課題を達成するのに要した経費を後から払い戻すという**契約方式** contract mechanism がとられるのに対し，RFA では**助成方式** grant mechanism がとられ，もっと柔軟に研究費を使用することができます。

提出された申請書は，NIH の担当職員による審査，科学者グループによるピアレビュー，各研究所の顧問委員会の推薦を経て，最終的には，各研究所長によって決定されます。申請書は，通常，多数の NIH の**研究審査部門** study section のどこかで審査されます。各審査部門は特定のトピックに関する研究計画を審査し，その審査委員会は全国の研究機関から選ばれたその研究領域の専門家によって構成されています。研究部門や現在の審査委員のリストは NIH の web サイトから入手することができます。

NIH における審査と助成のプロセスは，NIH の web サイトに掲載されています(https://grants.nih.gov/grants/referral-and-review.htm)。NIH に提出された申請書は，まず，**研究審査センター** Center for Scientific Review (CSR)に集められ，そこから適切な研究審査部門に振

表 20.3　キャリア形成型 K アワードの採点セクション

採点セクション	長さの目安	審査のポイント
申請者	1 ページ	・申請者は独立した研究者に成長する可能性があるか？ ・適切なトレーニングや経験を有しているか？ ・研究プログラムに関わったエビデンスがあるか？ ・研究実績を示すエビデンスがあるか？(論文，抄録，助成金)
キャリア開発プランとキャリア目標	2〜3 ページ	・この研究によって，申請者が独立した研究者に確実に成長する可能性があるか？ ・トレーニング計画は，その内容，範囲，レベル，期間が申請者にとって適切か？
研究計画	7〜8 ページ	・アプローチ(研究方法)が，科学的・技術的に優れたものであるか？ ・トレーニング計画が，申請者の研究段階に適切であり，かつ，研究に必要な技能を開発するのに有用であるか？ ・研究が，申請者のキャリア目標に適したものとなっているか？
メンター/メンタリングチーム	0.5〜1 ページ	・各メンターは，申請者に必要なトレーニングを提供する資質と経験を備えているか？ ・各メンターが有するスキルは，申請者が研究者として必要とする様々なスキルをカバーするものとなっているか？ ・トレーニングにおける，各メンターの役割が適切に記述されているか。
所属研究機関からの支援	1 ページ	・最低限必要なエフォートを，申請者が研究やトレーニングに当てることを，研究機関が明確に保証しているか？ ・申請者のトレーニングに対し，研究機関から十分な支援が得られるか？ ・研究設備やトレーニングの機会が適切かつ十分か？

り分けられます(図 20.2)。申請書は，1 人の第 1 次審査員と複数の第 2 次審査員に回され，各審査員によって，**意義** Significance，**イノベーション** Innovation，**アプローチ**(研究方法) Approach，**研究者** Investigator，**研究環境** Environment に関して，それぞれ 1〜9 点で採点され，それらを合計して，総合点が算出されます。1 点は，基本的に欠点がなく格別に優れている場合，9 点は，深刻な弱点がありほとんど評価に値しない場合に相当します。これらの採点結果は，研究審査部門に集められて，上位の半分に入る申請書が委員会全体で検討されますが，残りは対象外としてスコア順に並べられ，その中の一部の申請書については，不明な点について研究者に書き直しを求め，4 か月後の再審査に回されることがあります。全体での検討の後，担当した審査委員が再度採点し(点数は議論の後変わる可能性がある)，その点数を無記名で投票します。そしてその平均点数に 10 をかけて，総点を 10 点(最高)から 90 点(最低)に直し，それに基づいて，NIH の各研究所が研究助成の優先順位を決定します。R01 助成金については，総合点をパーセンタイル値に変換し，その研究審査部門が過去 3 回の審査委員会で審査した申請書の相対的なランク付けを行います。申請書の最終的な総合点(またはパーセンタイル)は，各研究所において，助成金提供の優先順位を決定するのに用いられます。

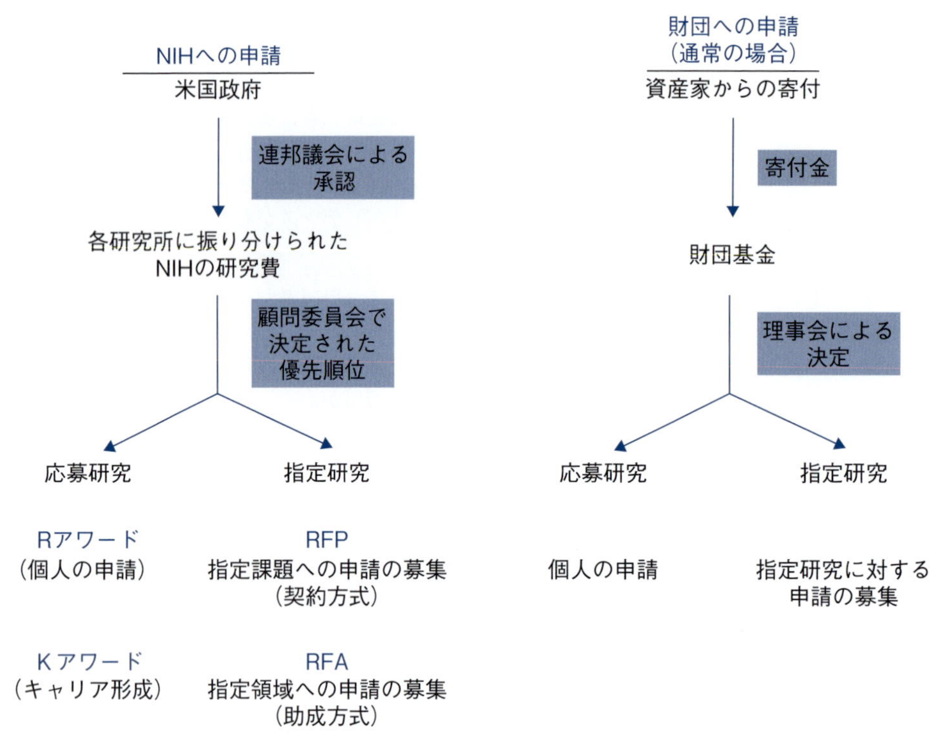

図 20.2　NIH および財団による研究助成方式の概要

研究者は，申請書を出す前に，シニアの研究者からアドバイスを得て，審査を希望する**研究審査部門** study section をあらかじめ決めておく必要があります。この選択は非常に重要です。なぜなら，研究審査部門によって，研究のトピック，審査員の専門性，競合する申請の質が大きく異なるからです。もちろん，研究者の希望がそのまま通るわけではありませんが，審査を希望する(あるいは希望しない)研究審査部門を 3 つまでリストすることができます。

受理された申請書は，研究審査センター(CSR)によって，本部内の該当する研究審査部門に振り分けられますが，同時に，該当すると思われる NIH 内の研究所(やセンター)にも振り分けられます(申請者は研究所も希望することができます)。そして，それぞれの研究所は，振り分けられた申請書に対して，顧問委員会の点数の高い順に研究費を支給していきますが，委員会の決定が，研究所長によって覆されることもあります(図 20.3)。新規研究者，つまりまだ NIH からの助成金を受け取ったことがない研究者からの申請の場合には，シニアの研究者の場合よりも，多少柔軟な基準で助成金が与えられることもあります。研究内容が，複数の研究所の興味にまたがる場合には，複数の研究所から研究費が支給されることもあります。

申請書が各委員会で審査された後，申請者は，委員会からの通知を受け取ることになります。この**審査結果通知書** summary statement には，スコアや，審査員によるコメントが詳細に記されています。

不採用となった申請書は(最初は誰でもそうですが)，修正の後，1 回を限度として，再提出することができます。もし審査員の評価が，「適切な修正後に認可の可能性もあり」といった内容であれば，慎重に修正して再提出すれば，認可の可能性もあります(ただし，委員のコメントが，イノベーションや意義に問題ありといった評価の場合には，その可能性は低いと考えられます)。各研究所のプログラムオフィサーは，通常，研究審査部門の会議に出席するため，参加

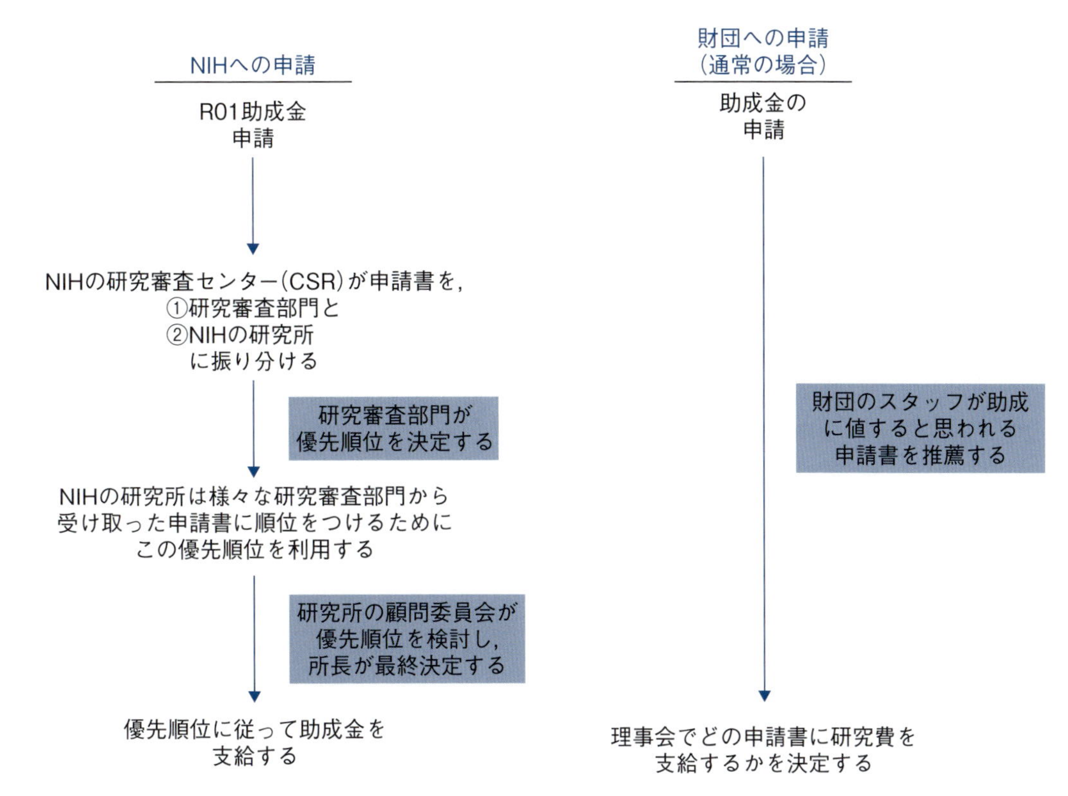

図 20.3　NIH および財団による申請書の審査プロセス

したオフィサーの 1 人に接触して，審査内容を聞くことが大切です。なぜなら，コメント文書は，通常，会議の前に作成されるため，会議の中で初めて提起され，スコアの修正につながったような問題は記載されていないことが多いからです。

修正に際しては，審査員の指摘のすべてにそのまま従う必要はありませんが，できる限り，審査員の納得が得られるような修正を行い，あえて修正しない部分については，その理由を述べる必要があります。NIH では，審査員のコメントに対する**回答書**(Introduction)を 1 ページに制限しており，そこに，すべての修正内容を記載しなければなりません。回答書では，審査結果通知書にある主なコメントを簡潔に要約して，太字もしくはイタリックで示し，それに対する修正内容を簡潔に記述するようにします。

もちろん，研究者は，新たな申請を何度も行うことができますが，全く同じ申請書を出すことはできないため，内容を更新し，必要な修正を行った上で提出しなければなりません。申請書を再提出する場合の手続きが分からないときは，NIH のスタッフに確認するようにしてください(https://grants.nih.gov/grants/policy/resubmission_q&a.htm)。

民間財団や専門学会による研究助成

民間財団(例：Robert Wood Johnson Foundation)による研究助成は，その目的を，それぞれある特定の領域に限定しているのが普通です。また，特定の疾患に関して設立された財団や**学会**(例：米国心臓協会，米国がん学会)なども研究助成を実施しています。これらの多くは，若手研究者を支援するための助成金で，助成金総額は，NIH の研究費にははるかに劣りますが，これら財団の目的は，重要性が高いにも関わらず，NIHの研究助成を受けにくい研究を支援すること，いわばギャップを埋めることにあります。一部には，医療の質など，ある分野に特化したキャリア形成型助成金を提供している財団もあります。**財団センター** Foundation Center (http://candid.org/)には，検索可能な財団のディレクトリや連絡先が登録されており，優れた申請書を書くためのアドバイスも提供されているので，参照してください。助成金の決定方法は組織によって様々ですが，通常は，迅速です(図20.3)。審査はピアレビュー方式ではなく，事務的な手続きによって行われますが，普通は，まず，財団のスタッフが助成対象となる申請を選び，それを理事会が承認するという形がとられています。

財団が関心を寄せる研究領域を知るためには，研究者はメンターに相談するか，あるいは財団のwebサイトを調べる必要があります。webサイトには，その財団の目標と目的，そしてしばしば，最近助成した研究のリストが掲載されています。申請しようと思う財団が見つかったら，その財団の担当者に連絡をとって研究計画を説明し，それが財団の関心に沿うかどうかや，申請の手続きなどについてアドバイスを受けるようにします。多くの財団は，まず，研究の背景や主な目的，研究歴や業績，研究期間と予算の概要を提出するよう求めるのが普通で，もし，それが十分に関心を引く内容であれば，より詳細な申請書を送るように要求してきます。

企業からの研究助成

治療薬や医療機器を作る会社(以下，「企業」と略)は，特に，ランダム化比較試験にとっては，重要な助成源となります。臨床研究の場合，大企業から最も大きな支援が得られるのは，新しい治療薬や医療機器の有効性に関する多機関共同研究への研究参加者登録に対する助成で，研究機関と企業との契約に基づいて行われます。こうした大規模臨床試験は，大学の臨床研究センターによって企画，管理されることもありますが，一般には，会社と契約した**受託試験機関** clinical research organization(CRO)によって行われます。

臨床試験に研究参加者を登録する契約では，一般に，企業からは，リクルートに必要な諸経費を含めた定額の助成が行われ，研究全体に必要な数が集まった時点で登録は終了します。したがって，必要な数が短期間で集まれば，必要経費は少なくて済み，研究機関は余剰の資金を他のプロジェクトに使うことができますが，逆に長期間経ってもあまり研究参加者が集まらない場合には，かえって赤字になることもあります。したがって，契約をかわす前には，リクルート戦略の現実性をよく検討しておく必要があります。

企業，それもそのマーケティング部門からの研究助成は，その会社の製品の売り上げを伸ばすことを意図したリサーチクエスチョンや業務に結び付けられる傾向があるので注意が必要です。また，企業主導の臨床試験では，研究データの分析は，会社の統計部門の医学統計家が，論文の執筆は，企業が雇ったライターが行うのが普通で，そうしたライターは論文を企業の製品に有利なように記述する可能性があります(第7章)。研究者が，企業から助成を受けた臨床試験の論文に共著者として加わる場合には，分析が厳密であること，論文が客観的に結果を提示していることを確かめなくてはなりません。企業が助成する臨床試験では，(ほとんどもしくは全員が)企業以外の研究者で構成される運営委員会や出版委員会を設けて出版を管理するのが理想的です。

企業によっては，たとえば，治療効果のメカニズムに関する小規模の研究や，企業が興味を持つ問題についての疫学的研究といった，**研究者主導の研究**(investigator-initiated study)の申請を受け入れ，そうした研究に対して，薬物やプラセボ，医療機器の提供をするところもあります。そうした場合は，研究データの分析や論文の執筆は，(企業ではなく)研究者自身が行うのが普通です。

内部助成金

多くの大学やその他の研究機関では，内部の研究者のために，独自の研究助成プログラムを設けています。このような**内部助成金** intramural fund は，一般に少額ですが，NIH や財団からの助成金に比べて交付は速やか(数週ないし数か月)で，また，採択率も高いのが普通です。内部助成は，外部の研究助成を受けるための予備研究を行う場合や，研究に必要な機器を購入する場合など，ある特定の目的に限定されていることがあります。また，これらの助成は若手研究者に対象が限定されていることも多く，若手研究者が，自らの研究費で研究する経験を持つためのよい機会となります。内部助成金への申請のためのガイドラインは，研究機関によって様々であり，申請を考える場合には，まず研究機関の担当部署に問い合わせる必要があります。

まとめ

1. **申請書** proposal とは，研究プロトコールをさらに詳しくしたもので，研究費の申請に用いられます。申請書には，研究計画以外に，助成組織が求める，予算，事務的事項，研究履歴，業績などの情報が含まれます。
2. **若手研究者**が申請書を書くにあたっては，まずリサーチクエスチョンについて，メンターに相談し，どの研究助成組織を提出先とするかについてアドバイスを受ける必要があります。次に，その組織が発行しているガイドラインを調べ，そこの学術担当者に接触してアドバイスを受けるようにします。
3. 申請書の作成は，しばしば予想を超えた時間を要する作業で，必要な専門性を備えた研究チームの編成，**主任研究者**(principal investigator：PI)の決定，研究助成組織のガイドラインに厳格に沿った申請書のアウトラインの作成，モデルとなる申請書の入手，進行状況をチェックするための定期的な会合の開催などの作業やプロセスが含まれます。申請書は，経験豊かな研究者(メンターや専門家)にチェックしてもらい，修正を繰り返しつつ，細部に至るまで丁寧に仕上げる必要があります。
4. 申請書の主な要素には，アブストラクト，予算を中心とした事務的事項，予算理由，履歴，研究に使用できるリソース，研究目的，研究戦略(意義，イノベーション，申請者が行った以前の研究を含む“アプローチ”のセクション)などがあります。
5. 申請書は，リサーチクエスチョンや計画，また，研究チームの構成が優れているだけではなく，その記述も洗練されていなければなりません。つまり論理的で，研究計画の弱点と強みに適切に言及しつつ，明瞭かつ簡潔に記載する必要があります。申請内容の重要なポイントについては，忙しい審査員が読み落とさないように，また，申請のポイントを強調するために，太字，小見出し，表，図などを，適宜用いるようにします。
6. 医学的研究への主な研究助成源としては，以下の 4 つのものがあります。

a．米国国立衛生研究所(NIH)およびその他の政府機関による研究助成

これらは最大の研究助成源であり，その審査はピアレビューや事務的なレビューを含む複雑なシステムで行われ，時間もかかりますが，助成分野は非常に多岐にわたり，また，若手研究者のための**キャリア形成型助成金** career development awards (CDA)も提供しています。

b．民間財団や学会による研究助成

財団や学会による研究助成は，NIH の研究助成対象には含まれないものの，将来性のある研究が対象となるのが普通です。審査は，NIH よりも迅速ですが，その手続きは財団や学会によって異なります。

c．企業による研究助成

この種の研究助成は，非常に大規模で，通常は，企業が開発する新薬や医療機器の研究のために実施されますが，研究テーマによっては，研究者主導型の研究に助成する企業もあります。

d．内部助成金

内部助成金 intramural fund は，研究者の所属研究機関が提供する助成金で，採択率も比較的高く，少額ですが迅速に交付されます。これは，予備的研究や新規の研究者に適しています。

第 20 章　演習問題

【問 1】研究戦略 Research strategy の項における主な 3 つのセクションをあげてください。

【問 2】NIH への助成金申請書の審査で，研究環境 Environment 以外で，1～9 点でスコア化されて評価されるカテゴリーを 4 つあげてください。

【問 3】今，自動膨張カフ式，腕時計式，携帯電話アプリの 3 種類の血圧測定法を比較する研究を計画しているとします。血圧データは，心血管疾患に関するオンライン研究への参加を志願した全米の 20 歳以上の 5 万人以上を対象に収集するものとします。そしてこの研究では，それぞれの測定法における血圧値とその値の変動を測定し，その後フォローアップ調査を行って，これらの研究参加者の診療記録から致死的，あるいは非致死的脳卒中の発生に関するデータを収集することとします。

a．この研究の研究目的を，2 つないし 3 つあげ，それぞれ 1～2 文で書いてください。
b．この研究の少なくとも 2 つの新規性を強調した，イノベーションのセクションを，簡潔な文章で書いてみてください。

【問 4】NIH 以外で，あなたの研究テーマに適していると思われる研究助成金源を少なくとも 3 つあげてください。

追加付録*（文献7から一部修正のうえ再掲）

頻度の指標，関連の指標の用語の一覧とその数学的相互関係について

はじめに

頻度 frequency の指標には，“**発生** occurrence”と“**存在** existence”に関するものがあり，関連の指標は，それらの“**差** difference”あるいは“**比** ratio”から作成されるため，関連の指標は，それらの組み合わせから大きく4つのカテゴリーに分類できます。しかしこうした**単純な事実**が，用語の混乱から見えにくくなっており，これが疫学の理解や，また，同じ手法を用いる社会科学領域とのコミュニケーションの妨げとなっています。この「追加付録」では，こうした状況の整理を兼ねて，本訳書を含め，私たちの一連の訳書（木原ライブラリー）で用いる用語の体系を定義するとともに，各指標間にある数学的関係や仮定，研究デザインとの関係を一覧できる形で提示します。本書あるいは類書を読み進める上での道案内としていただければ幸いです。

用語の混乱

疫学の内外の様々な教科書を読み比べると，頻度や関連の指標には，その用語に混乱があることが分かります。1つは，**同じ用語が複数の意味で使われる混乱**で，たとえば，「rate」という用語は，“event rate”と“頻度”の意味で，あるいは“incidence rate”と“速度”の意味で用いられる一方で，“cumulative incidence rate”，“prevalence rate”と“割合”の意味で用いられるなど，混乱があります。また，「risk」も，「〜が発生する可能性」，「（害を）被る可能性」を意味する一般的用語として用いられる一方，累積発生率 cumulative incidence の同義語として，risk ratio（*リスク*比），attributable risk（寄与*リスク*），relative risk（相対*リスク*）という具合に用いられますが，文脈によっては，一般的意味なのか，累積発生率を意味しているのかが，明確でない場合があります（注：本訳書では，リスクが正確に累積発生率の意味で使われている場合にはイタリックで示しています）。もう1つは，**同じ概念に複数の用語が用いられる混乱**で，次ページの表に示すように，同じ概念に実に様々な英語表現が用いられてきました。日本語の混乱は，こうした英語側の混乱に一部起因しますが，訳語自体の問題もあります。英語では，頻度の指標に，「疾患」に限定するような用語は使われていませんが，日本語では，incidence に「罹患率」，prevalence に「有病率」という疾患に限定する訳語が伝統的に用いられてきました。しかし，疫学で対象とする事象は「疾患」ばかりではありません。社会経済要因，遺伝子多型，生活に関する行動（例：飲酒，喫煙，食生活，運動，性行動），物品（例：車，携帯電話）の所有者の集団中の頻度（割合）などもあり，これらをすべて「有病率」という用語で表すのは無理があります。そしてそれが，prevalence という用語の理解の妨げにもなってきたと思われます。したがって，本訳書では，用語の一般性を高めるため，incidence には「発

---

* 監訳者による。

(1)頻度の指標

類別	定義	用語(太字＝木原ライブラリーで主として用いる用語)
発生の指標	総称	発生率，罹患率(incidence，incidence rate)
	アウトカムの発生数/人数 (単位：なし)	累積発生率(cumulative incidence，cumulative incidence rate)，発生確率(probability)，発生割合(incidence proportion)，リスク(risk)
	アウトカムの発生数/人時 person-time (単位：時間$^{-1}$)	人時発生率(incidence rate，person-time incidence)，発生密度(incidence density)，レート[率](rate)，発生速度 注：人時発生率には，個人データに基づくものと，集団データ(平均人口)に基づくものがありますが，均一性の仮定が満たされる場合は両者は等しくなります。
	瞬間(Δt)におけるアウトカムの発生/Δt (単位：時間$^{-1}$)	ハザード(hazard rate)，瞬間発生率(instantaneous incidence rate)，罹病力[死亡力](force of morbidity[mortality])
存在の指標	アウトカムの存在数/人数 (単位：なし)	存在率[有病率，有病割合](prevalence，prevalence rate)，割合(proportion) 注：時点存在率(point prevalence)と期間存在率(period prevalence)に区別される。
オッズ	アウトカムが起こる(存在する)確率/起こらない(存在しない)確率	オッズ(odds) 注：発生率のオッズと存在率のオッズがある。

(2)関連の指標

頻度の指標	関連の指標	
	差(difference)	比(ratio)
発生率	発生率差(incidence difference)	発生率比(incidence ratio)
累積発生率	曝露群($I_{曝露}$)と非曝露群($I_{非曝露}$)の差	累積発生率比(cumulative incidence ratio)，リスク比(risk ratio)，相対リスク(relative risk)
	■差：$I_{曝露}-I_{非曝露}$ 累積発生率差(cumulative incidence difference)，リスク差(risk difference)，寄与リスク[寄与危険](attributable risk)，過剰リスク(excess risk)，絶対リスク(absolute risk)，絶対リスク差(absolute risk difference) ■%差：$100\times(I_{曝露}-I_{非曝露})/I_{曝露}$ %累積発生率差(% cumulative incidence difference)，%リスク差(% risk difference)，%寄与リスク(% attributable risk)，寄与分画(attributable fraction[proportion])，超過割合(excess fraction)，病因分画[病因割合](etiologic fraction)	
	集団全体($I_{全体}$)と非曝露群($I_{非曝露}$)の差	
	■差：$I_{全体}-I_{非曝露}$ 集団累積発生率差(population cumulative incidence difference)，集団[人口]寄与リスク(population attributable risk)，集団リスク差(population risk difference)	

	■%差：100×($I_{全体}-I_{非曝露}$)/$I_{全体}$ %集団累積発生率差(% population cumulative incidence difference)，%集団寄与*リスク*[人口寄与*リスク*割合，人口寄与*リスク*%](% population attributable risk)，%集団*リスク*差(% population risk difference)，人口寄与分画(population attributable fraction)	
人時発生率	曝露群($I_{曝露}$)と非曝露群($I_{非曝露}$)の差	人時発生率比(incidence rate ratio)，レート比[率比](rate ratio)，相対レート(relative rate)
	■差：$I_{曝露}-I_{非曝露}$ 人時発生率差(incidence rate difference)，レート[率]差(rate difference)，寄与レート(attributable rate) ■%差：100×($I_{曝露}-I_{非曝露}$)/$I_{曝露}$ %人時発生率差(% population incidence rate difference)	
	集団全体($I_{全体}$)と非曝露群($I_{非曝露}$)の差	
	■差：$I_{全体}-I_{非曝露}$ 集団人時発生率差(incidence rate difference)。集団寄与レート(population attributable rate) ■%差：100×($I_{全体}-I_{非曝露}$)/$I_{全体}$ %集団人時発生率差(% incidence rate difference)	
ハザード	差の指標が，直接用いられることは稀で，累積発生率に近似できる場合には，累積発生率で用いられる用語が適用されることがあります。	ハザード比(hazard rate ratio)
オッズ		オッズ比(odds ratio)
存在率	存在率差[有病率差](prevalence difference)	存在率比[有病率比](prevalence ratio)

(3) 頻度および関連の指標の間の数学的関係および仮定

1. 累積発生率と人時発生率の関係	累積発生率$_T = 1 - e^{(-人時発生率 \times T)}$ ＊疾患が希少(<0.1)でかつ人時発生率が一定の場合は： 累積発生率$_T \approx$ 人時発生率 × T 注：T はある期間
2. 時点存在率(比)と人時発生率(比)の関係	時点存在率 = 人時発生率 × 罹病期間 × (1 − 時点存在率) ＊疾患が希少(<0.1)な場合は： 時点存在率 ≈ 人時発生率 × 罹病期間 ＊この式は，平均罹病期間や「検出可能な前臨床期」の推定に用いられます。 ＊この式から以下の式が導かれます： $時点存在率比 = 人時発生率比 \times \frac{罹病期間_+}{罹病期間_-} \times \frac{(1-時点存在率_+)}{(1-時点存在率_-)}$ 注：+と−は，それぞれ曝露群と非曝露群を意味します。
3. オッズ比と累積発生率比(*リスク*比)の関係	$オッズ比 = 累積発生率比(リスク比) \times \left(\frac{1-q_-}{1-q_+}\right)$ 注：q_+とq_-は，それぞれ曝露群と非曝露群における累積発生率 注：疾患が希少(<0.1)な場合は： オッズ比 ≈ 累積発生率比(*リスク*比) 注：上式から以下の式が導かれます： $累積発生率比(リスク比) = \frac{オッズ比}{1-[q_- - (オッズ比 \times q_-)]}$

注：本訳書では，リスクが正確に累積発生率の意味で使われている場合にはイタリックで示しています。

生率」，prevalenceには「存在率」を主たる訳語として用いていますが，これは，木原ライブラリー[1〜8]における，25年来の一貫した方針です。ただし，他の用語を使い慣れた人々が用語に迷わないように，原語と従来の主な訳語も付記してあります。

関連出版物(すべて，メディカル・サイエンス・インターナショナル)

1. 疫学—医学的研究と実践のサイエンス　原著第4版(Gordis L著，木原正博・木原雅子・加治正行訳，2010年)(絶版)
2. 現代の医学的研究方法—質的・量的方法，ミクストメソッド，EBP(Liamputtong P編，木原雅子・木原正博訳，2012年)
3. 医学的介入の研究デザインと統計—ランダム化/非ランダム化研究から傾向スコア，操作変数法まで(Katz MH著，木原雅子・木原正博訳，2013年)
4. 医学的測定尺度の理論と応用　原著第5版—妥当性，信頼性からG理論，項目反応理論まで(Streiner DL他著，木原雅子・加治正行・木原正博訳，2016年)
5. 国際誌にアクセプトされる医学論文　第2版——流誌査読者調査に基づく「再現性のある研究」時代の論文ガイド(Byrne DW著，木原正博・木原雅子訳，2019年)
6. 医学的研究のための多変量解析　第2版—標準一般化線形モデルから一般化推定方程式まで：最適モデルの選択，構築，検証の実践ガイド(Katz MH著，木原正博・木原雅子訳，2020年)
7. アドバンスト分析疫学—369の図表で読み解く疫学的推論の論理と数理(Szklo M，Nieto FJ著，木原正博，木原雅子訳，2020年)
8. ミクストメソッズ：質・量統合のパラダイム—その理論と健康科学分野における応用と展開(Curry L，Nunez-Smith M著，木原正博，Lawn MJ，木原雅子監訳，2024年)

章末の演習問題の解答

第１章　さあ，始めよう：医学的研究の「解剖学」と「生理学」

【問 1】

a．これは，研究に参加者した女性に関する推論であるため，**内的妥当性** internal validity の問題になります。推論は妥当である可能性もありますが，早期補完的母乳哺育（early limited formula：ELF）群で，3 か月時点の母乳哺育率が大きかった理由が，①ELF 以外の要因による（例：コントロール群における処置が，母乳哺育率を減少させた），②自己報告による母乳哺育が実際の行動を反映していない（例：優等生的回答），③関連が偶然による，場合には妥当とは言えなくなります（*P* 値が有意でもこれらの可能性は必ずしも排除できません。実際，その後の大規模研究では，この知見は再現性がなかったことが報告されています［Flaherman VJ et al. *J Pediatr.* 2018；196：84-90 e1］）。

b．これは，研究結果を他の地域（ボストン）に一般化しようとする推論であるため，**外的妥当性** external validity の問題となります。推論は妥当である可能性もありますが，上述した内的妥当性の問題が外的妥当性を損なっている可能性があり，加えて，その地域の市中病院で出産する女性と，それ以外の地域の女性では，介入に対する反応が異なる可能性，あるいは，他の医師が行っている ELS の方法が，この研究を実施した医師の方法とは異なっている可能性，介入の効果が 6 か月までは続かない可能性（この研究の介入期間は 3 か月までなので）などがあるため，この推論に外的妥当性があるとは言えない可能性があります。

c．これは，集団も介入方法も異なる状況に一般化しようとしている推論で，外的妥当性は恐らくないと思われます。他の地域の母親や児に対して一般化しようとしているだけではなく，対象が 5％以上の体重減少をした新生児ではない点，補完的母乳哺育と人工乳哺育とでは哺育方法が異なる点，健康利益の定義が広く曖昧で（それ自体に問題はないかもしれませんが），しかもこの研究ではそれに対する効果が調べられていない点が，問題となります。

【問 2】

a．Winston-Salem の高校生においてテレビでレスリング番組を見ることが，デート時のけんかの予測因子となるかどうかを検討する**コホート研究**

b．少なくとも 1 人の子どもを母乳哺育で育てたことのある中国人の母親において，母乳哺育の期間と卵巣がんリスクの間に負の関連があるかどうかを検討するための，**ケースコントロール研究**

c．オランダの軍入隊者において，自己報告による飽和脂肪の摂取と精子濃度との関連を検討する**横断研究**

d．別の適応で心臓手術を受けることになった心房細動患者において，左心耳の閉塞が（閉塞をしない場合に比べ）脳卒中や全身性塞栓症の発生を減少させるかどうかを検討する**ランダム化比較試験**

以上の 4 つの文章は，研究全体を，研究デザイン，リサーチクエスチョンの主な要素（主要な予測因子と予定サンプル）を含めて簡潔に表現したものとなっています。たとえば，2a

はコホート研究で，予測因子は，テレビでレスリング番組を見ること，アウトカムはけんか，予定サンプルは，Winston-Salem にある高校の生徒です。

第2章 リサーチクエスチョンを考え，研究計画を作る

【問 1】

リサーチクエスチョンから研究計画に至るプロセスは，双方向的，つまり行きつ戻りつのプロセスで，原案を様々な角度から検討して最終案に至ります。

a．たとえば，「大麻使用が若い成人の健康状態に関連しているかどうかを検討するための横断研究」というリサーチクエスチョンに変えたとしましょう(研究デザイン＝横断研究，予測因子＝大麻使用，アウトカム＝健康状態，目的母集団＝若い成人)。

b．「大麻使用」と「健康状態」が関連しているかどうかは，**科学的重要性**(important)の要件を満たすと思われますが，それ以外の**FINE の基準**(**実施可能性** feasible，**新規性** novel，**倫理性** ethical)を満たすかどうかを判断するには，内容があまりに曖昧すぎます。たとえば，「若い成人」では対象が漠然としすぎており，また，「大麻使用」といっても，それをどのように測定するのかが不明で，そのため，実施可能性も新規性も倫理性も評価することができません。なお，横断研究では，因果関係の確立は困難であり，大麻使用が健康状態を悪化させたのか，健康状態が悪化したために大麻を使用するようになったのかを判別することができません。

c．FINE の基準を満たすためには，たとえば，以下のようなリサーチクエスチョンが考えられます：「日常的に大麻を使用する大学生が，翌 1 年間に，健康を害して大学保健センターを訪れる回数が，使用しない大学生よりも多いかどうかを検討するためのコホート研究(A cohort study to determine whether college students who use marijuana daily make illness-related visits to the student health service more than the nonusers in the next year)」

【問 2】

喘息患者の存在率(有病率)prevalence とアセトアミノフェンの使用がともに世界全体で増加したという事実と，アセトアミノフェンがグルタチオンを枯渇させるという生物学的妥当性に照らせば，アセトアミノフェンと喘息の関係に関して行われるあらゆる研究は**科学的に重要**(important)であることは間違いありませんが，これに関する研究が増えれば，**新規性**(novel)は減少することになります。以下，回答として実例を提示しますので，自分の回答と比較してみてください。

研究 #1：「ロンドン南部の一般医療機関を喘息症状で受診した成人(ケース)と，同じ地域の一般医療機関を喘息症状以外で受診した成人からランダムに選んだ人々(コントロール)の間で，自己報告によるアセトアミノフェン使用頻度を比較する**ケースコントロール研究**」：

ケースコントロール研究は，関連を検討する最初の段階に適した研究デザインです(第9章)。この研究は，喘息と食物中の抗酸化物質との関連を検討するための，ポピュレーションベースの大規模なケースコントロール研究の一環として実施されたもので，特に**実施可能性**が高い(feasible)研究であったと言えます。日常的にアセトアミノフェンを使用する人では，喘息のオッズ比は2.4(95%信頼区間：1.2～4.6)であることが示されました。この研究は，観察研究で，研究参加者を何ら新たなリスクに曝すことがないため，**倫理的**(ethical)であったと言えます

(Shaheen SO et al. *Thorax.* 2000；55：266–270)。

研究 #2：「6〜7歳の子どもの親を対象とした，生後1年間における子どもの発熱時のアセトアミノフェン使用歴に関する質問を含む，喘息症状(喘息，花粉症，湿疹)関連質問票を用いた多国間**横断研究**」：

これは，31か国の6〜7歳児20万5487人が登録された研究ですが，この研究は，International Study of Asthma and Allergies in Childhood(ISAAC：子どもの喘息・アレルギーに関する国際研究)の一部として行われたものです。そうでなければ，実施は不可能だったことでしょう。この例は，新たなリサーチクエスチョンを研究する場合に，既存の研究やデータを探索することの重要性を示しています(第16章)。この研究では，アセトアミノフェンの使用と喘息症状の間に強い量–反応関係があることが示され，喘息症状と，「生後1年間に子どもが発熱したときには，いつもパラセタモール(アセトアミノフェン)を投与していましたか？」という質問に対する「はい」という回答の間には，オッズ比1.46(95%信頼区間：1.36–1.56)の関連があることが示されています(Beasley R et al. *Lancet.* 2008；372：1039–1048)。

研究 #3：「登録時に喘息の治療で入院もしくは外来受診していた6か月齢から12歳までの子どもの中で，発熱があった症例をアセトアミノフェン(12 mg/kg)群とイブプロフェン(5あるいは10 mg/kg)群に割り付けた，2重盲検的**ランダム化比較試験**」：

ランダム化比較試験は，多大のコスト(費用やロジスティクス)を要するため，最も実施可能性が低い研究デザインです。また，試験薬の有害効果を示すエビデンスが増えていけば，ランダム化比較試験を継続することは非倫理的となっていきます。そこで研究者は，1993年に終了した2重盲検化ランダム化比較試験であるBoston University Fever Study(ボストン大学発熱研究)のデータを用いて後ろ向きの分析を実施し，アセトアミノフェン群に割り付けられた群では，比較群に比べ，喘息による入院が59%，喘息による外来受診が79%多いこと(累積発生率比[*リスク比*]＝1.79，95%信頼区間：1.05–2.94，P＝0.01)を示しました(Lesko SM et al. *Pediatrics.* 2002；109：E20)。

【問3】

作成したアウトラインを友人や同僚に見せて，意見をもらってください。

第3章　研究参加者を選ぶ：参加者の定義，サンプリング，リクルート法

【問1】

a．**目的母集団** target population(高校2年生)がリサーチクエスチョンに適していない可能性があります。喫煙開始がもっと低い年齢で生じる可能性もあるため，中学生まで研究対象を広げるか，中学生を研究対象とするほうがよいかもしれません。また，この**研究対象母集団** accessible population(郊外のある高校の生徒)だけでは目的母集団を適切に代表していない問題があります。喫煙の理由は，社会環境などによって異なる可能性があるからです。少なくともいくつかの高校を，地域の偏りがないように，かつランダムに選択することが望まれます。最も重要な問題は，ボランティア参加を募るという点にあります。これでは，参加した生徒たちは，喫煙行動に関して，研究対象母集団の代表性すら欠く可能性があります。

b．**偶然誤差の場合**：代表性のないサンプルは，偶然誤差によっても生じる可能性があります

が，抽出するサンプル数が少なすぎない限り，あまりそうした問題は起こりません。サンプルサイズが10と非常に小さい場合には，7：3という歪んだサンプルは偶然によって稀ならず生じます。事実，男女同数の集団から，10人をサンプリングした場合に，7人が女性（あるいは男性）となる確率は，17％もあります。しかし，サンプルサイズが100人であれば，女性が70人となる確率は，0.01％未満にまで低下します。このことは，サンプリング時の偶然誤差の大きさは，研究者がコントロールできることを意味しており，偶然誤差を減らそうと思えば，サンプルサイズを大きくすればよいことになります。

系統誤差の場合：代表性のないサンプルは系統誤差によっても生じます。女性の研究参加者の割合が大きいのは，男女で調査への参加率が異なること（非応答バイアス nonresponse bias）による可能性があります。非応答バイアスを減らすための方策には，様々なものがあります。女性が多かった原因には，候補者リストを作成する過程で，何らかの手違いで女性が多くリストアップされた可能性（あまり考えられませんが），あるいは，男性が喫煙をテーマとする研究への参加に意欲的でなかった可能性があります（これは考えられます）。サンプリングを行う前には，第18章で論じるように，プレテストや質管理を適切に行う必要があります。

【問2】

a．ランダムサンプリング（確率的）：一般化可能性に関わる主たる問題は，非応答です。応答率を高めるためには，質問票を短くする，インセンティブを提供するなどの努力が必要です（非応答バイアスは，以下のすべてのサンプリング法でも問題となります）。

b．層化ランダムサンプリング（確率的）：男性は1の目，女性は偶数の目（2，4，6）と，女性は男性の3倍の確率でサンプリングするデザインになっています。これは，コンサートに来る女性の数が少ないという判断によるものと思われます。

c．系統的サンプリング（非確率的）：サンプリング法としては簡単ですが，カップルは連番で買うことが多いため，カップルの一方しかサンプリングされないという問題点，そして，少なくとも理論的には，入場券の販売員が，番号が1で終わるチケットを特定の人に売るように操作する可能性もあります。

d．クラスターサンプリング（確率的）：これもサンプリング法としては簡単ですが，分析の段階で，サンプルのクラスター性を考慮する必要があります。なぜなら，会場の同じ横の列に座る人々は，ランダムに選ばれたコンサート参加者に比べ，お互いに多少とも似通う可能性があるからです。たとえば，前の列ほど音が大きい場合は，その好き嫌いで，座る人のタイプが異なる可能性があります。

e．連続サンプリング（非確率的）：連続サンプリングは，通常，望ましいサンプリング法ですが，早く会場に来る人と遅く会場に来る人では，タイプが異なる可能性があるため，何回かに時間を分けてサンプリングすることが望まれます。

f．簡易サンプリング（非確率的）：このサンプリングでは，チケットを郵送で購入した人がサンプリングから漏れる可能性があり，また，グループでコンサートに来る人が，過剰もしくは過小にサンプリングされる恐れがあります。

g．簡易サンプリング（非確率的）：このサンプリングには，研究者の手心によるバイアスが加わる可能性だけではなく，声を掛け損なった人々が調査から漏れてしまうという問題があります。

【問 3】

a．**目的母集団** target population（研究者が結果を一般化したいと思う集団）は，その研究が実施された年に 5 歳未満であった米国在住の子ども全員です。これは，この研究で，ヒト・メタニューモウイルス（hMPV）感染による受診頻度の推定に，全国規模調査のデータが用いられていることから明らかです。もちろん，結果をその年だけではなく，それ以降の年にも一般化できれば興味深く，多くの論文の読者は深く考えずにそうしてしまう傾向がありますが，ある年での研究結果を異なる年に安易に一般化することはできません。なぜなら，特に感染症の状況は年によって大きく異なるからです。

b．**研究対象母集団** accessible population（研究者がそこからサンプルを抽出しようとする集団）は，3 つの研究参加医療機関（シンシナティ，ナッシュビル，ニューヨーク州のロチェスター）の周辺地域に住み，その医療機関を受診している 5 歳未満の子どもです。恐らくこれらの都市は，研究上の地理的利便性から選ばれたものと思われます。したがって，この研究対象母集団が hMVP 感染の頻度に関して，どれほど米国全体の代表性があるかは定かではありません。

c．これは**簡易サンプリング**です。明示されてはいませんが，もしサンプリングが特定の曜日に行われていたなら，バイアスが生じていた可能性があります。たとえば，呼吸器症状が軽度の場合は，週末ではなく，月曜日に受診するように親が判断する可能性があります。また，論文には明示されていませんが，サンプリングは，**連続サンプリング**で行われていた可能性があり，それによって選択バイアス selection bias が多少緩和されていた可能性があります。なぜサンプリングを特定の月に限定していたのか，その理由は分かりませんが，恐らく研究者たちは，その月に，ほとんどすべての hMVP 感染の発生が集中すると考えていたのでしょう。

d．この研究では患者が特定の地域に限定されており，その意味で**クラスター化**されています。したがって，統計学的にはクラスター性に配慮した分析を行う必要があります。推定値の都市間の違いが大きいほど，統合されたデータの信頼区間は大きくなります。これは直感的にも理解可能です。推定値が都市間で非常に大きく異なる場合，研究に含まれる都市が違えば，結果が異なっていた可能性もあります。信頼区間が大きかった場合は，そうしたことを考慮する必要があります。

　また，微妙なクラスター化が年によって生じることもあります。前述したように，hMVP の流行は年ごとに異なる可能性があり，したがって，研究の目的が，研究が行われたその年だけではなく，それ以降の年にも一般化することである場合には，年によるデータのクラスター性を考慮した分析を行う必要があり，年ごとの発生率の違いが大きい場合には，信頼区間がその分大きくなります。

第 4 章　測定方法を計画する：定度，真度，妥当性

【問 1】

a．2 区分変数
b．連続変数
c．2 区分変数
d．名義変数
e．離散変数

f．順序変数
g．連続変数
h．名義変数
i．2区分変数

統計学的パワーは，量的情報を持つ変数をアウトカムにする方が大きくなります。たとえば，学歴に関して言えば，大学卒かどうかというタイプの変数(2区分変数)よりも，就学年数(離散変数)の方がパワーが大きいということです。同じように，体格指数(BMI)(連続変数)をアウトカムにする方が，肥満か非肥満かというタイプの変数(2区分変数)よりも，統計学的パワーは大きくなります。正常体重/肥満傾向/肥満という具合に順序変数化することもよく行われます。

【問 2】

a．これは，測定手段(体重計)の変動による**系統誤差**の問題です。キャリブレーションに用いている 10 kg の錘(おもり)を正確なものに取り換える必要があります。そうしないと，今後ずっと児の体重が“過小評価”されることになってしまいます。ただし，そうした問題があっても，同じ体重計をすべての児の測定に用いる限り，6か月齢時点でフルーツジュースを児に与えた場合の，1年後の体重の“変化”の予測といった縦断的研究には支障なく用いることができます。
b．この場合は，体重計の変動による**定度(精度)**precision の低さが主な原因と考えられます。測定者に起因する変動の可能性もありますが(特に，体重計がデジタルでない場合)，体重計を買い換えるか，バッテリーを交換する必要があるように思われます。
c．この場合は，**偶然誤差**と**系統誤差**の両方が問題となります。偶然誤差は，児が体重計の上でむずかって動くことによって生じ，系統誤差は，児が落ちないように測定者が支えるときに，測定者の技量次第で，体重が常に高目に出たり，逆に少な目に出ることによって生じる可能性があります。この問題は，親に児を静めてもらってから測定するか，0.01 kg 単位まで正確に測れる大人用の体重計を用いて，親が児を抱いている場合と，抱いていない場合とで体重を測定し，その差から児の体重を計算することで解決できます。
d．この場合は，主として**定度** precision が問題となります。なぜなら，体重計の針は，正しい値の前後を揺れるからです(体重計自体に問題がないと仮定して)。原因は児にあり，したがって c と同じ方法で問題を解決することができます。
e．これは，主に**定度** precision の問題です。なぜなら，児の体重は，測定前の食事の有無，オムツの湿り具合によって変動するからです。この問題は，親に体重測定の3時間以内には食事をさせないよう指導すること，赤ちゃんを裸の状態で測定することなどが考えられます。測定者によって湿ったオムツの扱い方が違う場合には(ある人はオムツをはずして測定，ある人は新しいオムツに換えてから測定，ある人は，そのまま測定)，**測定者内変動** observer variability が生じることになります。

【問 3】

a．スコアが，燃え尽き症候群に関連して生じると思われるアウトカム(ここでは，ドロップアウト)を適切に予測できていることから，これは，**予測的妥当性** predictive validity に該当します。
b．燃え尽き問題の当事者となる可能性のある人々から，質問が，燃え尽き症候群の測定に適切かどうかの“主観的”判断を求めていることから，これは，**表面妥当性** face validity に該当します。

c．燃え尽き症候群が生じやすいと思われる状況を，スコアが適切に反映できていると思われることから，これは，**構成概念妥当性** construct validity に該当します。

d．2つの質問による測定結果が，確立した標準的方法による測定結果とよく一致していることから，これは**基準関連妥当性** criterion-related validity に該当します。

第５章　サンプルサイズを見積もるための準備：仮説と基本事項

【問 1】

サンプルサイズ＝サンプルに含まれる研究参加者の数。推定されるサンプルサイズは，データが完全で，分析に供することが可能な研究参加者の数のことで，分析的研究では，ある効果量を所定のα値やβ値のレベルで有意に検出することができる研究参加者の数として推定することができます。

- **差なし仮説（帰無仮説）**null hypothesis＝比較する群の間に差がないという研究仮説
- **差あり仮説（対立仮説）**alternative hypothesis＝比較する群の間に差があるという研究仮説
- **統計学的パワー** power＝比較する群間の差（効果量）が母集団間の真の差に等しいと仮定した場合に，その効果量が（あるサンプルサイズと統計学的有意水準において）統計学的に有意に検出される可能性の大きさ
- **統計学的有意水準** level of statistical significance＝差なし仮説を“誤って”否定してしまう確率として設定された確率値
- **効果量** effect size＝比較される群間で研究者が統計学に有意に検出したいと考える最低の差
- **変動** variability＝測定値のバラツキの程度で，通常は平均値の標準偏差で表現される。

【問 2】

a．どちらでもない。これは統計学的に有意の結果であり，**αエラー**（第 1 種の過誤）である可能性もありません。

b．この研究の場合，サンプルサイズが小さいため，研究期間中に肺がんを発症した症例はごくわずかであり，他の多くの研究から，喫煙が肺がんの原因であることが証明されていることを考えれば，この研究で有意な結果が得られなかったのは，ほとんど確実に**βエラー**（第 2 種の過誤）によるものと考えられます。

c．これまでの疫学的研究や基礎医学的研究からは，アルコール摂取が糖尿病のリスクを減らすという結果は得られていないため，これはおそらく**αエラー**（第 1 種の過誤）によるものと思われます。P 値が<0.05ではなく，たとえば，0.04 あるいは 0.001 など，具体的値で示されていたら，より判断しやすくなります。

第６章　サンプルサイズの推定：その応用と実例

【問 1】

差なし仮説（帰無仮説）：胃がん患者（ケース）とコントロールの間にBMI（体格指数）の差はない。

差あり仮説(対立仮説)(両側)：胃がん患者(ケース)とコントロールの間にBMIの差がある。BMIは連続変数であり，ケースとコントロールの区別は2区分変数であるため，t 検定を用いる必要があります。

効果量(E)＝1 kg/m^2
標準偏差(S)＝2.5 kg/m^2
$E/S = 0.4$

付録6Aから，

α(両側)＝0.05，β＝0.20のとき，100サンプルが各群に必要
α(両側)＝0.05，β＝0.10のとき，133サンプルが各群に必要
α(両側)＝0.01，β＝0.20のとき，148サンプルが各群に必要

[追加質問]いくつかのアプローチが考えられます。

a．**連続変数を用いる**：体格指数はすでに連続変数として測定されており，また，ケースとコントロールの状態を表す2区分変数を連続変数にする方法はありません。
b．**もっと定度(精度)の高い変数を用いる**：身長と体重は定度precisionの高い変数であり，それらの標準偏差はほぼ純粋に個体間の体格の違いの反映であり，それを減少させることはできません。身長と体重の測定法を厳密に標準化することで，測定誤差を減らすことはもちろんできますが，ここではあまり有効ではありません。
c．**ペア測定を用いる**：該当しません。BMIの変化は，この研究のリサーチクエスチョンではありません。
d．**もっと頻度の高いアウトカムを用いる**：ケースコントロール研究には該当しません。
e．**不均等サンプルサイズを用いる**：胃がんではない人を集めるのは簡単なため，コントロールのサンプルサイズ(n)を増やすことは難しくありません。今，コントロールのサンプルサイズを4倍の240にできるとして，本文の第6章の近似式を用いてみましょう。

$$n' = ([c+1] \div 2c) \times n$$

ここで，n' は，更新後のケース数で，cはコントロール：ケース比(この場合は4)，n は更新前のケース数(ケース：コントロールを1：1としていたときのケース数)です。コントロール数を4倍にすると n' は以下のように計算されます。

$$n' = ([4+1] \div 8) \times 100 = 5/8 \times 100 = 62.5$$

つまり，リクルートできるだけの患者数とほぼ一致しました。したがって，60ケースと240コントロールを準備できれば，ケース100，コントロール100の場合とほぼ同じパワーで研究を行えることになります。

【問2】

差なし仮説(帰無仮説)：DHEAを処方された群とプラセボ処方群の間に，平均筋力の差はない。
差あり仮説(対立仮説)：DHEAを処方された群とプラセボ処方群の間に，平均筋力の差がある。

α(両側)＝0.05；β＝0.10
効果量(E)＝10%×20 kg＝2 kg

標準偏差$(S)=8$ kg
$E/S=0.25$

群間の比較を t 検定で行うとし，**付録 6A** の表の左側の欄で 0.25 を見つけ，今度はそこから右に進んで 5 つ目の列，つまり，α(両側)$=0.05$ で $\beta=0.10$ に相当するところを探すと，338 という数字に行き当たります。それが各群に必要なサンプルサイズです。$\beta=0.20$ なら，サンプルサイズは 1 群 253 となります。

【問 3】
差なし仮説(帰無仮説)：DHEA を処方された群とプラセボ処方群の間に，筋力の変化の平均値に差はない。
差あり仮説(対立仮説)：DHEA を処方された群とプラセボ処方群の間に，筋力の変化の平均値に差がある。

α(両側)$=0.05$；$\beta=0.10$
効果量$(E)=10\%\times 20$ kg$=2$ kg
標準偏差$(S)=2$ kg
$E/S=1.0$

付録 6A の左側の欄で 1.0 を見つけ，今度はそこから右に進んで 5 つ目の列，つまり，α(両側)$=0.05$ で $\beta=0.10$ に相当するところを探すと，23 という数字に行き当たります。それが各群に必要なサンプルサイズとなります。

【問 4】
差なし仮説(帰無仮説)：失読症の人とそうでない人の間で，左利きの人の割合に差はない。
差あり仮説(対立仮説)：失読症の人とそうでない人の間で，左利きの人の割合に差がある。

α(両側)$=0.05$；$\beta=0.20$
効果量＝オッズ比 2.0

失読症でない人における左利きの人の割合(P_0)を約 0.1 とし，研究者は，オッズ比 2.0 が統計学的に有意となるような左利きの人の割合(P_1)を失読症の人に期待しているとします。サンプルサイズの計算には，カイ 2 乗検定が用いられ，**付録 6B** を使用します。しかし，**付録 6B** は，オッズ比(OR)ではなく，P_0と P_1が与えられた場合の表であるため，これを直接使うことはできません。今分かっているのは，$P_0=0.1$ だけです。

そこで，まず P_1を計算しましょう。オッズ比が与えられている場合は，第 6 章の式で算出できます。

$$P_1=\frac{\text{オッズ比}\times P_0}{(1-P_0)+(\text{オッズ比}\times P_0)}$$

したがって：

$$P_1=\frac{2\times 0.1}{(1-0.1)+(2\times 0.1)}=\frac{0.2}{0.9+0.2}=0.18$$

こうして得られたP_1とP_0を比較します。P_1は0.18で，P_0は0.1，したがって，P_1-P_0は0.08となります。これらの値を用いて，**付録6B**を見れば，サンプルサイズは，各群318であることが分かります。

【問5】
知能指数の**標準偏差**は，通常の値域range（この場合150−110＝40）の約4分の1であるため，この例では，10点となります。

信頼区間の**全体幅**＝6（±3）
信頼区間の**標準化区間幅**＝全体幅（W）÷標準偏差（S）＝6/10＝0.6
信頼区間＝99%

表6Dを用いて，W/Sの列の0.6と信頼水準99%が交わるところを見ると，必要なサンプルサイズは74であることが分かります。

第7章　倫理の問題

【問1】

a．倫理的観点からは，研究参加者が元々の研究に同意した時点で，自分の検体が，ゲノムシークエンシングを含め，将来の研究に用いられることに同意していた場合，あるいは，将来どのような研究に検体が使われる可能性があるかが明確にされていた場合には，この研究は実施可能ですが，元々の同意において，その点の表現が曖昧であったり（例：“あなたの検体は，関連する研究を行っている他の研究者によって将来用いられる可能性がある”），まったく触れられていない場合には，倫理委員会は，改めてインフォームドコンセントを取る必要があると判断する可能性があります。

b．元々の同意の内容をあまり厳格に解釈しすぎると，①医学的に重要な知識を得られる機会が妨げられる可能性，②研究参加者に害を与えない研究さえその機会を奪われる可能性，③新たに検体を収集すると途方もない費用がかかるため研究の機会が失われてしまう可能性，があります。提案されている研究によって，研究参加者に，新たな身体的害が生じることはありませんが，ゲノムシークエンシングは，保存検体を用いた他の臨床検査（例：糖尿病や冠動脈疾患の新たなバイオマーカーの検証）とは異なる見方をされる可能性があります。なぜなら，個人情報が漏洩した場合，研究参加者は，それによるスティグマ，プライバシーの侵害，差別を受ける可能性があるからです。したがって，この研究の場合は，適切な守秘義務規定が設けられる必要があります。

　当初の同意に，ゲノムシークエンシングが含まれていない場合でも，2次研究の実施が可能な場合があり，倫理委員会は，適切な基準が守られるという条件の下で，インフォームドコンセントを免除することがあります。最も多いのは，患者番号など，データや検体をつなぐ数値コードを，破棄するか，2次研究に用いる研究者には渡さないというやり方ですが，元々の同意に，他の研究者による検体の使用を認めないと明記されている場合には，そういうやり方をしても倫理的に問題となります。

c．研究で新たな検体を収集するときには，余分の検体を保存して将来の研究に使用してもよいかどうかについて，研究参加者の同意を得ておくのが賢明です。将来の研究のために検体を保存することによって，新たなコホート研究を立ち上げるより，はるかに効率的に研究を実施できるようになります。同意は以下の3ステップで取得します：①これから実施しようとする研究に対して同意を取る，次に，②その研究と同じトピック（例：冠動脈疾患や脳卒中のリスクに関する研究）に関する将来の研究に対して同意を取る，そして最後に，③倫理審査委員会や科学審査委員会などの承認を得て行われるあらゆる将来の研究に対して同意を取る。上記の(b)で指摘された問題に対処するためには，②では，「DNAの配列を調べるタイプの研究」と特定して，同意を取ることも考えられます。研究参加者は，これら全てに同意するかもしれませんし，その一部にしか同意しないかもしれません。当然のことながら，将来どのような研究が行われるかはこの時点では分かりません。したがって，将来の研究に同意を取るとは言っても，研究参加者が将来の研究の性格やそれに伴う害や利益について知るすべがないという意味で，それは本当の意味での同意とは言えません。研究参加者は，つまるところ，「倫理委員会や科学審査委員会が科学的で倫理的な研究しか承認しないと信じること」を求められていることになります。NIHは，将来的な生物検体使用についての同意にあたって，考慮すべきポイントと参考となる文例を作成しています（https://grants.nih.gov/grants/guide/notice-files/NOT-OD-21-131.html）。

【問2】

a．効果があることが分かっている薬物をコントロール群が服用できなくすることは，患者に有害であり，したがって非倫理的です。たとえ，そうしたプラセボ対照試験に研究参加者が同意したとしても，倫理委員会が，「害と利益のバランスが許容範囲で，害は最小であるべき」とする法律の要件に反するような研究を承認することはありません。

b．すべての臨床試験参加者が，既存の標準的な化学療法によって治療されていたのであれば，その継続を前提として，それらの患者を新しい治療とプラセボにランダムに割り付けて研究を行うことは可能です。あるいは，既存のどの治療でも延命（ほとんどのがん治療で最も重要な臨床的エンドポイント）ができないことが分かっている患者のグループを対象とすることも考えられます。たとえば，既存のいくつかの化学療法を行ったにもかかわらず病気が進行し，他には効果的な治療方法が全くない患者を対象とするといったことです。その場合は，プラセボを用いる実験的研究に参加を依頼することができます。このデザインでは，他の治療が効かなかった患者でその試験薬が有効であれば，全く未治療の患者にも有効であることが暗黙の前提となっていますが，他の治療が効かなかった患者には有効ではなくても，初めて治療を受ける患者には有効な可能性もあるため，常にその前提が成り立つとは限らないので注意が必要です。こうしたデザインの研究は，プラセボ対照を用いる研究よりも，パワーが減少します。

【問3】

a．臨床研究が，裕福な国々の資金提供者や研究者によって，貧困な国々で実施される場合には，"相手の弱みにつけ込む"ことにならないよう注意が必要です。そういう場合には，まずフィージビリティスタディ feasibility study を行い，その後の研究は，現地で医療を提供している国境なき医師団 Médecins Sans Frontières などの，信頼のおける人道組織に依頼し，利害関係のない現地国の研究者と共同した研究を行ってもらうことで，倫理性の高い研究デザインとすることができます。もちろん，研究には，現地国の政府や研究に関与する研究機関やNGOの承認を受ける必要があります。そして，その研究から，現地国やその住民が確実に長期的利益を受けられるように，たとえば，現地が満足できる量のワクチンを低価格で提供できるようにするといった形での，現地国との合意を，フィージビリティスタディの前に得ておく必要があります。

b．インフォームドコンセントを取る過程で，研究者は以下のことを研究参加者に説明する必要があります：①研究の性格，②研究のための受診にかかる時間と回数，③研究参加に伴う可能性がある利益と害(この例では，個人情報が漏洩した場合の差別と偏見が主なリスクとなります)，④その研究外で利用できるHIV予防法など，試験に参加する以外に選択可能な方法，⑤参加が自由意志によるものでありいつでも参加を中止できること，⑥個人情報が保護されること。

c．研究者は，研究参加者が理解できる形で情報を提供する必要があります。ヘルスリテラシーの低い研究参加者には，同意書の詳しい内容の理解が難しいことがあるため，関連するコミュニティやアドボカシーグループなどに，どのように情報を提供するのがよいかを相談することが望まれます。説明用のビデオやDVD，漫画などを作製することが提案されるかもしれません。同意文書については，バックトランスレーションを済ませた翻訳版について，十分なプレテストを行う必要があり，研究者は，どういう誤解が生じやすいかをよく把握し，それを踏まえて同意の手続きを修正する必要があります。

さらには，この研究は観察研究ではありますが，研究者は，研究参加者に対し，どうすればHIV感染を減らすことができるかについて，十分な情報を提供する義務があります。それには，倫理的理由と科学的理由があります。研究者には，研究参加者を害から守る倫理的義務があり，HIV感染予防に効果のあることが知られている，実施可能な公衆衛生的対策，たとえば，カウンセリング，コンドーム配布，薬物中毒治療プログラムや針交換プログラムへの紹介といった対策を提供しないことは許されません。こうした対策は，たとえ，それが，臨床試験のパワーを減少させることになっても，その後のワクチン試験でも実施されなければなりません。

第8章　横断研究とコホート研究をデザインする

【問1】

a．まず，包含基準と除外基準を定め，研究参加者(おそらく，大腿骨頸部骨折の既往のない70歳以上の高齢者)をリクルートし，次に，これらの研究参加者の血清ビタミンB_{12}レベルとその他の大腿骨頸部骨折の予測因子を測定します(おそらく，後の研究で使用できるよう血清検体を保存)。倫理的な理由から，明らかにビタミンB_{12}欠乏症であることが確認された人には治療を提供します(そしておそらく研究からは除外する)。そして，研究参加者における大腿骨頸部骨折の発生をある期間(たとえば5年間)追跡し，B_{12}レベルと大腿骨頸部骨折の発生との関連を分析します。

b．横断研究と比較した前向きコホート研究の利点としては以下のものがあげられます。

- ビタミンB_{12}が，大腿骨頸部骨折が起こる前に測定されているため，因果関係の推論を強めることができる。大腿骨頸部骨折を起こした人々では，おそらく老人介護施設に入居したことによって，食事からのビタミンB_{12}摂取量が減り，そのために血中のビタミンB_{12}レベルが減少する可能性があるため，横断研究では，「低ビタミンB_{12}レベル→大腿骨頸部骨折」という因果関係を確立することはできない(ただし，骨折直後にビタミンB_{12}が測定されている場合は別)。

欠点としては，以下のものがあげられます。

- 前向きコホート研究では，数千人もの研究参加者を長期間フォローアップする必要があり，そのため，多額の費用を要し，また研究結果が得られるまでに時間がかかる。
- 長いフォローアップ期間の間に，研究参加者の食事の変化やサプリの摂取などのために，血中ビタミン B_{12} レベルが変化し，ベースラインの値は，もはや骨折時のビタミン B_{12} レベルを反映するものではなくなってしまう可能性がある。このため，フォローアップ期間中にも血中ビタミン B_{12} レベルを測定する必要があるが，その分，研究は複雑で多額の費用がかかるものとなってしまう。

c．血清検体が保存され，かつ大腿骨頸部骨折の発生が観察できるほど長くフォローアップされたコホート研究があれば，後ろ向きコホート研究を実施することができる。このデザインの主な利点は，かかる時間と費用が少なくて済むことで，主な欠点としては，保存検体中のビタミン B_{12} レベルが，長い保存期間中に変化してしまう可能性があること，交絡する可能性のある因子(例：運動，喫煙)の測定が行われていない可能性があることが考えられる。

【問 2】

a．PRIDE はランダム化比較試験ですが，ベースラインデータを用いた研究報告は，(観察的な)横断研究です。横断研究は，コホート研究やランダム化比較試験の第 1 ステップとしてよく実施されます。

b．うつが，尿失禁を増やす可能性はありますが，逆に，尿失禁がうつを引き起こす可能性もあります。また，第 10 章で論じるように，もし，うつの女性が実際には尿失禁の頻度が増えていないのに増えているかのように報告する可能性があれば，関連はバイアスによる可能性もあり，また，第 3 の因子(例：肥満)がうつと尿失禁の原因であれば，この関連は交絡による可能性もあります。

縦断的(コホート)研究を行えば，時間的順序を確認することができます。たとえば，ベースライン時点で，尿失禁症状が(ほとんど)ない，うつの女性とうつでない女性のコホートを設定してフォローアップすることができれば，うつの女性で尿失禁が増加するかどうかを観察することができます。同じように，ベースライン時点でうつ症状のない女性を，尿失禁のある女性とない女性に分けてフォローアップすれば，どちらの群で，うつ症状の発生が多いかを観察することができます(この場合，尿失禁のある女性をその程度で 2 群以上に分けてうつ症状の発生を観察すれば，量-反応関係を検討することができます)。最後に，最も説得力があるのは，うつの変化が尿失禁に，あるいは尿失禁の変化がうつに影響を与えるかどうかを検討することです。変化は，自然に起こるものでも，介入によるものでも構いません。たとえば，尿失禁の治療が成功した後にうつ症状が改善するか，うつ症状が改善した後に，尿失禁が改善するかといったことです。

第 9 章　ケースコントロール研究をデザインする

【問 1】

効率を高めるためには，血中ビタミン B_{12} レベルの測定回数を減らす必要があります。そのためには，ベースライン時点で全コホートメンバーの血中ビタミン B_{12} レベルを測定するのではなく，ベースラインで採取した血液を保存しておき，ネステッド・ケースコントロール研究を行います。このデザインでは，血中ビタミン B_{12} レベルは，大腿骨頸部骨折を発生した人々(ケース)と，発生していない人々の中からランダムに選んだサンプル(コントロール)の保存検体でのみ測定します。1ケースに4〜5人のコントロールを選べばパワーがほぼ最大となり(第5章の“**不均等サンプル比**”の項参照)，かつ，血中ビタミン B_{12} の測定数を，大きく減らすことができます。

【問2】

a．**前向きのネステッド・ケースコントロール研究**では，そのコホートで生じたすべてのケースを含めるべきですが，年齢の範囲(例：30〜75歳)と最低の診断基準(例：病理診断)は設定する必要があります。その上で，そのコホートでフォローアップ期間内に新たに発生した卵巣がんのケースを網羅的に集めてケースとします。転出あるいは死亡などによって，コホートから脱落したメンバーについては，直接の連絡，あるいは必要に応じてがん登録や死亡登録なども利用しつつ，卵巣がん発生の有無を追跡します。死亡ケースについては，可能であれば，その家族にインタビューを行って必要な情報を収集します。

b．コントロールは，そのコホートの30〜75歳の女性で，フォローアップ期間内に卵巣がんが発生しなかったメンバーからランダムに選びます。

c．卵巣がんは集中的な治療が必要であり，また死亡率も高いため，研究に応じてくれなかったり，また既に死亡していることもあり得ます。また，卵巣がんの**家族歴**がより悪性度の強い卵巣がんに関連があるとすれば，家族歴を持つ卵巣がん患者は，既に死亡している可能性が高いため，そうした患者はフォローアップから漏れる可能性があり，そうしたケースをカバーできない場合は，家族歴のリスクを過小評価してしまう可能性があります。

　同様に，健康な女性で，卵巣がんの家族歴がある人は，家族歴がない人よりも，こうした研究に興味を持ち，研究により積極的にコントロールとして参加するということが起こりえます。この場合は，コントロール群における卵巣がんの家族歴が不自然に高くなり，卵巣がんの家族歴と卵巣がん発生との関連が過小評価されることになります。この問題を避けるための1つの方策としては，倫理委員会での承認が前提となりますが，コントロール群の女性には，リサーチクエスチョン，もしくはどのがんを研究対象としているかを伏せることが考えられます。

d．卵巣がんの家族歴は，一般には，研究参加者の親戚に何人の女性がいて，そのうち卵巣がんの患者が何人いたかを尋ねることで評価されます。この場合，最も生じやすいのは**リコールバイアス(想起バイアス)**recall biasです。卵巣がんになった患者は，遺伝素因の可能性に強い関心を抱くようになるため，親戚の中にいた卵巣がんの患者のことを，卵巣がんになったことのない人よりも強く想起する可能性があります。この場合は，家族歴と卵巣がんの関連は過大評価されることになります。

　また，女性の中には，卵巣がんと他の婦人科関係のがん(例：子宮頸部がん，子宮体部がん，卵管がん)あるいは手術を要する良性腫瘍と悪性腫瘍を区別できない人がいる可能性があります。これは，**曝露の誤分類** misclassificationの原因となります(卵巣がんの家族歴がない人が，家族歴ありと誤って分類される)。曝露の誤分類が，ケース群とコントロール群で同じ程度に生じると，家族歴と卵巣がんに関するオッズ比は，過小に見積もられることになりますが，誤分類がケース群でより多く生じると(例：親類におけるがんのタイプや手術の理由を勘違いする)，家族歴と卵巣がんの関連に過大評価が生じることになります。こうした誤分類は，家族の中に卵巣がんに罹患した人がいると答えた人の家族の診療記録を確認することによって避けることができます。

最後に，家族歴が同定されやすい家族構成があることにも注意が必要です。たとえば，年上の姉妹を多く持つ女性では，男兄弟や年下の姉妹しかいない女性よりも，家族歴が同定されやすいからです。第10章で論じたように，こうした問題には，マッチングや層化によって対処することができます。

e．最も単純な方法は，卵巣がんの家族歴を2区分変数とし(例：第1親等の親類に卵巣がん患者がいるかどうか)，オッズ比を関連の指標として用いることです。この例では，アウトカム(卵巣がん)が稀な疾患であるため，オッズ比は，*リスク*比の近似値となります。統計学的検定法としては，単純なカイ2乗検定で十分ですが，家族歴の強さが定量的に測定される場合(例：卵巣がんを罹患した第1度親族と第2度親族の女性の割合)には，家族歴の強さを何段階かに分けて，各レベルでのオッズ比を計算して，量-反応関係を検討することもできます。ゲノムワイドの相関研究 genome-wide association study(GWAS)を行うことができれば，コントロール群よりもケース群に多い遺伝子を同定することもできますが，そのためには大規模なサンプルサイズが必要となります。

f．このリサーチクエスチョンには，ケースコントロール研究が適切な研究デザインと考えられます。ただし，サンプリングバイアス，リコールバイアス，誤分類に注意が必要です。独自に，大規模なコホート研究を行うという選択肢もありますが，卵巣がんが稀な疾患であるため，このリサーチクエスチョンのためだけに実施するのはおそらく困難と思われます。卵巣がんについて系統的にデータが収集された既存のコホートデータがあれば，後ろ向きのコホート研究も可能です。

【問3】

a．ケースは事故経験がある若いドライバー(恐らく16〜20歳の範囲)で，コントロールは，事故経験のないその友人か知り合いとすることが考えられます。ただし，ケースのビデオゲーム仲間は，オーバーマッチングを避けるために除外する必要があります。コントロールのサンプリングにランダムダイアル法を用いるのは，この年齢層に携帯電話が広く普及している現実を考えれば，もはや適切とは言えません。なぜなら，固定電話と違い，携帯電話は地理的な指定がないからです。ケースとコントロールは，自動車保険の顧客情報が利用できれば，それを用いて選出することもできます。ビデオゲームと自動車事故は，若い男性に多いため，性別でケースとコントロールをマッチングする必要があるかどうかは，オーバーマッチングの可能性を含め，慎重な検討を要します。ビデオゲームへの曝露は，質問票を用いて，自記式もしくは面接式で測定します。ゲームについて聞く際には，それがドライビングを含むゲームなのか否かを聞き分けることが大切です。なぜなら，自動車事故との関連が，ドライビングやレーシングを含むゲームへの曝露でのみ検出され，その他のゲームとは関連がなければ，自動車事故とそうしたビデオゲーム曝露との因果関係が強まることになるからです。

b．運転直前のビデオゲーム使用のように曝露が短期的で間歇的な場合には，ケースクロスオーバー研究は，非常に適切な研究デザインです。ケースは，(a)と同じく交通事故経験のある若いドライバーですが，ケースクロスオーバー研究では，コントロール群は設定されず，その代わりに，“コントロール期間”が設定され，ケースには，事故を起こした直前とコントロール期間(事故を起こしていない時期)のそれぞれについて，ゲームをしていたかどうかが質問されます。そして，ドライビングゲームの使用が，コントロール期間よりも事故直前の方で多いかどうかを検討するために，事故時とコントロール期間のデータをマッチングした分析が行われます。

第10章　観察研究を用いて，因果関係を推論する

【問1】

a．果物・野菜摂取と冠動脈疾患の間の関連が因果関係でないことについては，4つの理由が考えられます。

- **偶然** chance—冠動脈疾患の患者で果物や野菜の摂取が少ないのは偶然誤差による可能性があります。第5章で説明したように，*P* 値は観察された差が，偶然のみによる確率を示すものです。95％信頼区間では，研究結果から推定しうる値の範囲が示されます。他のすべての条件が等しい場合には，*P* 値が小さいほど，そして，信頼区間の上限値（あるいは下限値）が，差がない場合の値（例：オッズ比＝1）から遠ければ遠いほど，その差が偶然による可能性は小さくなります。
- **バイアス** bias—サンプル，予測因子，アウトカムのいずれにも，系統誤差（バイアス）の可能性があります。系統誤差とは，リサーチクエスチョンと実際に行われる研究との間のずれのことで，たとえば，コントロールが，ケースと同じ健康保険に加入している人々で，しかも健康診断を毎年受けている人々から選ばれたとすれば，コントロールは，心血管疾患リスクを有する母集団よりも健康意識が高く，したがって，果物や野菜を多く摂取している人々に偏っている可能性があります。また，心臓発作の経験を持つ患者では，コントロールよりも自分の食生活の悪い点を想起する傾向が強く（**リコールバイアス**），また，研究参加者が面接者に対して**盲検化**されていない場合には，面接者が，ケースに対する質問や記録をコントロールとは異なるやり方で行う可能性があるため，食事の測定にバイアスが生じる可能性があります。アウトカム（心血管疾患）の測定にも，たとえば，患者が果物や野菜を多く食べているかどうかに，主治医の心血管疾患の診断が影響を受ける場合には，バイアスが生じる可能性があります。
- **“効果-原因” 関係** effect-cause—心臓発作を経験することによって，食事嗜好が変化し，果物や野菜の摂取が発作前よりも減少する可能性もありますが，実際には，心臓発作の経験が果物や野菜の摂取を増やす動機になる可能性の方が高いと思われます。そうであれば，果物や野菜の摂取が多い人ほど心血管疾患に罹患している可能性が高いという関連が生じてしまいます。こうした“効果-原因”関係については，研究デザインの段階で，過去に遡った問いを導入することによって対処することができます。たとえば，ケースとコントロールの両方に，現在の食生活ではなく，心臓発作前の食生活を聞くといったことです。食物摂取が測定された既存のコホートを利用できる場合には，**ネスティド・ケースコントロール研究**が可能で，それができれば，“効果-原因”関係は排除することができます。
- **交絡** confounding—果物や野菜を多く食べる人とそうでない人の間では，それ以外の要因が異なっている可能性があり，それ（ら）の違いが心疾患の発生率が異なる本当の原因であるかもしれません。たとえば，果物や野菜を多く食べる人は運動をよくする可能性があります（1b 参照）。

b．次の表は，交絡をコントロールする方法をまとめたものです。

上記のような観察研究で用いられる戦略の他にも，強力な戦略があります。それは，ランダム

化比較試験です。しかし，その場合，研究参加者に長期間，果物や野菜を“投与する”という形の介入は不可能なため，果物や野菜の摂取を“勧める”というのが現実的な介入となります。

その他，たとえば，①量-反応関係(果物や野菜をよく食べるほど心疾患のオッズが小さい)，②生物学的知見(多くの果物や野菜には，抗動脈硬化作用を持つ物質[例：抗酸化物質]が含ま

方法	計画	利点	欠点
研究デザインの段階			
研究参加者の限定 specification	定期的に運動をしていない人だけを登録する。	単純	適格条件を満たす人の数が少なくなり，リクルートが難しくなる。結果を運動をしている人々に一般化できない可能性がある。
マッチング matching	運動量のレベルによって，ケースとコントロールをマッチングする。	運動の交絡を除去でき，食事を予測因子として評価する場合の定度(精度)precision が高まる(ただし，マッチングの幅が大きいと**残渣交絡**の可能性が残る)。	各ケースにマッチするコントロールを探すのに労力が要る。マッチするコントロールが見つからない場合には，ケースが無駄になる。運動と心疾患との関連を検討することができなくなる。
オポチュニスティック研究(臨機的研究)	曝露(果物や野菜の摂取)と関連があり，かつアウトカム(心血管疾患)とは独立した関連を有しない因子(**インスツルメント変数**[**操作変数**])を見つける。	適切なインスツルメント変数が存在する場合には，測定されていない交絡因子も含めて，制御することができる。	強力で説得力のあるインスツルメント変数を見つけるのは難しいことが多い。
データ解析の段階			
層化 stratification	分析する場合に，参加者を運動レベルの異なる3〜4層に分けて分析する。	簡単で，理解しやすく，かつやり直しが効く。	扱える層や交絡変数は，それぞれせいぜい数個に留まる。連続変数として測定した運動量をカテゴリー変数に変換してしまうため，情報の一部が失われる。また，カテゴリーの幅が広すぎる場合には，残渣交絡の可能性が残る。
統計学的調整 statistical adjustment	運動やその他の交絡する可能性のある因子を調整するために，多変量解析(例：ロジスティック回帰分析，Cox の比例ハザードモデル)を用いる。	連続変数として運動変数の持つすべての情報を活用でき，かつ交絡する可能性のある他の因子(年齢，人種，糖尿病，高血圧，喫煙など)を同時に調整することができる。何度も分析のやり直しが効く。	統計学的モデルがデータに適合せず，交絡の調整が不十分な場合には，結論を誤る可能性がある。たとえば，食事や運動の効果は，喫煙者と非喫煙者とでは異なる可能性がある。交絡する可能性のある重要な因子は，事前に測定しておく必要がある。**交互作用**がある場合や，変数が2区分変数でない場合は，結果の解釈や記述が難しいことがある。

れている)，③他の集団における研究や，デザインの異なる研究の知見(例：心疾患が果物や野菜をよく食べる地域ほど少ないという生態学的研究のエビデンス)など，因果関係をサポートするエビデンスを探すことも意味があります。

【問 2】
これは，「共通効果への限定(条件付け)conditioning on a shared effect」の例です。この研究は発熱をした幼児だけを対象としていますが，発熱は，尿路感染でも中耳感染でも生じます。割礼をしていない児では，している児に比べてはるかに尿路感染が生じやすいため，中耳感染よりも尿路感染による発熱が生じやすいことになります。言い換えれば，割礼をしていない児における“発熱”には，尿路感染と中耳感染が，原因として拮抗するということです。

【問 3】
母親のアセトアミノフェン使用と児の喘息との関連はコホート研究で検討が可能です。つまり，妊娠中の母親にアセトアミノフェンの使用について質問し，出生後，児を追跡して，喘息の発生を観察するという研究デザインです。この研究では，母親の遺伝子型が，母親のアセトアミノフェン使用と児の喘息との関連を修飾するかどうか(交互作用 interaction)を検討することもでき，遺伝的に最も感受性が高いと思われるグループで，曝露とアウトカムの関連がより強いことが示されれば，より強いエビデンスとなります。事実，そうした結果が，報告されています(Shaheen SO et al. *J Allergy Clin Immunol.* 2010；126(6)：1141-1148 e7)。

第 11 章　盲検的ランダム化比較試験をデザインする

【問 1】
a．臨床試験において，バイオマーカー(連続変数)を主要アウトカムに用いることの主な利点は，サンプルサイズが小さくて済むことと，介入の効果を(マーカーの血中濃度の変化として)比較的早く判断することができることです。これに対し，主な欠点は，治療によって生じたマーカーの血中濃度の変化が，本来のアウトカムである認知症への効果を本当に反映するものかどうかが分からないことです。
b．認知症の予防方法を向上させることを目的とする臨床試験にとっては，新たな認知症発生こそがより意味のあるアウトカムと言えます。しかし，その反面，認知症は長時間をかけて徐々に発症し，かつ研究参加者のごく一部にしか生じないため，そうした臨床試験は，大規模で，長期間でかつ費用のかかる研究となってしまいます。

【問 2】
a．研究参加者のフォローアップ率(コホート残留率 cohort retension)を高めるためには，ベースラインデータを収集する際に，各研究参加者，親しい友人，家族，あるいは主治医などの連絡先についての情報を集めておく必要があります。
b．研究サンプルの一般化可能性 generalizability を客観的に評価できるようにするためには，ベースライン時点で，研究参加者の属性(例：年齢，人種/民族，性別/ジェンダー)，一般的健康状態，認知障害の程度，などの情報を集めておく必要があります。
c．治療の効能 efficacy を評価できるようにするためには，ベースライン時点で，認知機能や，認知障害による日常生活への影響の程度など，効能評価に必要なアウトカムの測定を行っておく必要があります。

d．サブグループ分析を可能とするためには，高血圧，認知症の家族歴，ApoE4アレルの有無など，アウトカムに対して，予測因子や効果修飾因子となる可能性のある因子についてのベースラインデータを集めておく必要があります。こうした因子が測定されていれば，アウトカムの発生リスクが最も高い研究参加者のグループを特定でき，サブグループ分析を実施することができます。

e．将来，認知症に関する別のリサーチクエスチョンの研究に，この研究を用いられるようにするためには，認知症の予測因子の測定以外に，血液などの検体を保存して，たとえば，薬物の代謝に関係し，治療の効能に影響を与える可能性のある酵素の遺伝子型を将来調べられるようにしておくという方法があります。それ以外にも，他の研究者に，副次的な測定(例：追加の質問項目)の希望を出してもらい，それを，ベースライン測定時に含めるというやり方もあります。

【問 3】

a．重要なことは，ApoE4アレルを有する人を十分な数確保することです。それができれば，将来，ApoE4アレルを有する人々と有しない人々の間で，ヒューペルジンの効果を比較することができます。そのためには，ベースライン時点で，ApoE4アレルの有無のスクリーニングを行い，サンプル全体に占めるApoE4アレルの保有者の割合を，十分な統計学的パワーが確保できるレベルにまで高める必要があります。層化ブロックランダム割り付けを行えば，治療群とプラセボ群の間で，ApoE4遺伝子型の分布を等しくすることができます。

b．利点としては，この研究で，ヒューペルジンがApoE4遺伝子型によって非常に異なる効能を示すことが分かれば，臨床的に非常に有用な情報が得られる可能性があることがあげられますが，一方で，それによって，研究がより複雑化するという欠点があります。登録前にApoE4遺伝子型を測定することになれば，ランダム割り付けが遅れてしまい，また，その結果について，どのように相手にカウンセリングを行うかという問題も生じるため，ApoE4遺伝子型の測定をしない場合よりも，困難が増し，費用もかさむことになります。また，ランダム割り付けの手順が複雑になれば，試験薬とプラセボの準備も複雑化することになります。したがって，ヒューペルジンに認知症の進行を遅らせる効果があるかどうかがまだ不明な時点での臨床試験では，ApoE4遺伝子型の測定は含めないという選択をする可能性もあります。

【問 4】

a．このアプローチには，手間や費用がほとんどかかりませんが，ヒューペルジンによる消化器症状を正確に捉えられる可能性は低いと考えられます。その理由としては，第1に，長い臨床試験の後に，試験の初期のころの消化器症状を正確に思い出すことは難しいこと，第2には，研究参加者には，自分の経験した消化器症状が，試験薬によるものかどうかの判断は難しいことがあげられます。

b．このアプローチでは，①試験開始時に消化器症状の報告を依頼されたとしても，研究参加者がそれ(依頼)を忘れてしまう可能性があること，②研究参加者が，自分の経験した消化器症状が，試験薬によるものかどうかを判断できず，それを報告しない可能性があること，などの理由により，症状の報告が過少になる可能性があります。

c．このアプローチでは，下痢，吐き気，嘔吐の経験について，一貫性のある情報が得られる可能性が高いと思われます。報告された症状には，試験薬とは関係のないもの（＝非特異的症状）が含まれる可能性がありますが，それはヒューペルジン群とプラセボ群の間で等しいと考えられるため，両群間に，症状の頻度や重症度に違いがあれば，その違いは，ヒューペルジンによるものと推定することができます。
d．このアプローチでも，消化器症状を捉えられる可能性はありますが，（自由回答式であるため）消化器症状以外の症状や，臨床試験の期間中に生じた様々な健康問題なども報告される可能性があります。この方法の利点は，**予期しない副作用**があった場合にそれを検知できることですが，この方式で集められたデータを，統計的分析に供するためには，回答内容の分類やカテゴリー化（＝**質的内容分析**）が必要となります。ただ，ヒューペルジンに関連する消化器症状を定量的に評価することが重要な場合には，下痢，吐き気，嘔吐の経験を項目立てて聞く一方で，例外の症状や健康問題は自由回答式で答えてもらうという，いわば**ハイブリッド方式**を採用するとよいでしょう。

【問5】
中間モニタリングとしては，消化器への有害効果が認知機能への有益な効果を上回るかどうかを判断するために，消化器症状の重篤度や持続時間に関する情報を要求すべきであると思われます。その際，有害効果が，ある特定のサブグループの人々に限定して生じているかどうかを検討できるように，有害効果が生じた人々の特徴についての情報を集める必要もあります。それが分かれば，将来の臨床試験ではそれらの人々を除外できるからです。そうしたデータが得られれば，中間モニタリングの結果として，試験治療の有害効果が出やすい人々を研究から除外するために，今後のスクリーニングプロセスでは，消化器症状の既往（例：過敏性大腸炎）についての新たな質問を加えることを推奨することができます。

【問6】
割り付け重視の分析 intention-to-treat analysis（ITT）の主な欠点は，ランダムに割り付けられた処方に従わなかった（従えなかった）人々も分析に加えるため，全体として介入効果が薄められてしまうことです。しかし，**治療重視の分析** as-treated analysis には，それを上回る欠点があります。なぜなら，割り付けられた処方に従わなかった（従えなかった）人々と，従った（従えた）人々との間には，重要かつ未測定の違いが存在するため，治療重視の分析では，ランダム割り付けに基づく比較にはならず，誤って，ヒューペルジンが有効であると結論してしまう恐れがあるからです。

【問7】
サブグループ分析に基づく結論は，偶然の結果である可能性があります。全体として有意な治療効果がないときに，サブグループで“有意な”治療効果が認められる確率は，サブグループの数が多いほど高くなります。この“有意な”効果が得られるまでに，いくつのサブグループ分析が行われたかは明らかではありませんが，60歳未満の研究参加者に治療が有効であったという主張からは，より高齢の研究参加者では治療が有効でなかった，あるいは逆効果であった可能性が示唆されます。そうであれば，その結果も報告されるべきであり，認知障害に対するヒューペルジンの効果の加齢による修飾の可能性を統計学的に検証する必要があります。もし，このサブグループ分析が生物学的根拠に基づいて事前に決定されたものではなく，**事後的**

post hoc なもので，多数のサブグループ分析が実施され，治療効果と年齢との間の**効果修飾** effect modification（**交互作用** interaction）の P 値が統計的に有意でない場合には，60 歳未満のサブグループでヒューペルジンが有効であると結論するべきではありません。

第 12 章　その他の介入研究のデザイン

【問 1】

a．HairStat と**プラセボ**を比較する臨床試験は，最も単純で，サンプルサイズは最小で済み，したがって，費用も最小で済むデザインになります。このデザインは，プラセボと比較しているため，HairStat が有効かどうかについては，明確なエビデンスを提供できます。しかし，フィナステリドが既に男性型脱毛症の治療薬として広く販売されている場合には，研究参加者の一部が，試験中にフィナステリドを使ってしまう可能性があるという欠点があります。たとえ 2 重盲検試験であっても，もし，研究参加者の一部が，フィナステリドを使用してしまい，その割合が，プラセボ群で HairStat 群よりも大きかったとすれば，たとえ HairStat が有効であっても，それを統計学的に有意に検出することができなくなってしまう可能性があります。もちろん，研究参加者に，フィナステリドの使用を避けるように依頼することはできますが，有効と分かっているフィナステリドを使用できないことを知ると，試験参加に消極的になる人が増える可能性もあります。

b．HairStat とフィナステリドを比較することの 1 つの利点は，フィナステリドが男性型脱毛症の治療に広く用いられている場合には，HairStat とフィナステリドの間に効能の違いがあるかという，臨床的に重要なリサーチクエスチョンへの答えが得られることです。この例の場合，HairStat はフィナステリドよりも効果的と考えるかどうかを，研究者はまず決めなくてはなりません。より効果的と考える場合には，**活性対照試験** active control trial（比較効果試験 comparative efficacy trial）において，HairStat とフィナステリドを比較するのが最善の選択となります。一方，HairStat の効果はフィナステリドとあまり変わらないが，フィナステリドよりも安く治療を提供できると考える場合は，**非劣性試験** non-inferiority trial を実施することになります。この場合，研究デザインは，あらゆる面（包含基準，用量，治療期間，アウトカム）で，フィナステリドの効能が検証された研究と類似するものとなるように設定する必要があり，実施にあたっても，アドヒアランスやフォローアップが最大となるよう努力が必要です。非劣性試験の主な欠点は，プラセボ対照試験よりも，かなり大きなサンプルサイズが必要となることです。

c．過去にフィナステリドを試して失敗した男性のみを対象とする HairStat のプラセボ対照試験の利点は，上記の(a)および(b)における問題を回避できる点にあります。研究参加者はフィナステリドを使う誘惑にかられることはなく，また，この対象集団において，HairStat の有効性をフィナステリドと比較する臨床的理由もありません。しかし，不利な点としては，フィナステリドを試して失敗した男性を十分な数集めることが難しい可能性があること，たとえ作用機序が異なる薬であっても，ある薬に耐えられない人は別の薬にも耐えられない可能性があることがあげられます。そのため，この臨床試験では，薬物耐性問題の頻度や重症度が，フィナステリドの臨床試験で報告されたものよりも，高くなる可能性があります。

d．プラセボを用いる**要因実験**には，①それぞれの治療をプラセボと比較できる，②（統計学的パワーが十分な場合は）2 つの治療を組み合わせた場合の効果をそれぞれの単独治療の場合の効果と比較できる，という利点があります。欠点は，大きなサンプルサイズが必要であること，費用がかかること，試験が複雑になることです。

e．**クロスオーバー試験**の利点は，すべての研究参加者に，それぞれの試験薬に曝露する機会が与えられるため，研究参加の魅力が増す点にあります。さらに，各研究参加者が自分自身のコントロールとなるため，サンプルサイズが並行群間比較試験 parallel group trial より小さくなることも利点としてあげられます。しかし，このアプローチは，1つの試験薬の効果が投薬中止後もかなりの期間持続する場合には不適切なデザインとなります。そうした残存効果(**持ち越し効果** carryover effect)があると，薬を切り換えた後に，数か月間毛髪の成長が続いたとしても，それを，後者の薬の効果であるとは結論できなくなってしまいます。

【問 2】

a．食事摂取を変化させる介入の体重に及ぼす影響を評価する上では，個人レベルでのランダム化比較試験が最も単純な研究デザインと思われますが，介入の性格を考えれば，同じ職場の従業員の一部だけに介入を行うことは，困難あるいは不可能と思われます。たとえば，職場の掲示板に介入用のポスターを掲示すれば，すべての従業員に見えてしまいます。

b．このアプローチの利点は，全事業所の全従業員に介入を実施できることと，効果評価が単純であることにあります。しかし，比較群がないため，従業員の体重に何らかの変化が生じたとしても，それが介入によるものとは必ずしも結論できず，逆に，体重に変化がなかった(あるいはわずかに上昇した)としても，介入に効果がなかったと結論することはできません。なぜなら，介入がなければ体重が増加していたところを，介入によってそれを押さえたという可能性があるからです。このデザインの限界の一部は，**分割的時系列デザイン** interrupted time series design を用いることによって対処できます。このデザインでは，介入前の体重の経時変化が測定され，その傾向を統計学的に介入期間に外挿することによって，介入による正味の影響を推定することができます。

c．このアプローチでは，介入を漸次的に全事業所に展開できることから，社内のすべての過体重または肥満の従業員の減量を促進するという会社の目標に合致するという利点があります。しかし，このアプローチには，**「どの月に実施された介入も効果が等しい」という仮定**が置かれているという欠点があります。現実には，従業員の体重には，時間的傾向(例：春や秋よりも冬に体重が増加する傾向)が存在する可能性があるため，それが研究結果を複雑にしてしまう可能性があります。

d．このアプローチには，介入を実施する事業所と実施しない事業所をランダムに割り付けるため，従業員の体重の変化と介入の関係を厳密に評価できるという利点があります。主な欠点は，分析単位が個々の従業員ではなく事務所となるため，十分な統計学的パワーを確保するためには，多数の事務所が必要になることです。アウトカム分析は，事業所の規模の違いを考慮する(＝重みづけをする)必要があるため，やや複雑となります。

第 13 章　診断検査に関する研究をデザインする

【問 1】

a．診断検査研究への研究参加者のサンプリングは，対象疾患への罹患の有無が分からない段階で行うのが理想的です。この例の場合，骨盤内炎症症候群(PID)と共通する徴候や症状があって，急遽，クリニックや救急外来を訪れた女性を研究対象にするのが最もよいと思われます。逆に，PIDで入院した女性患者と，健康な女性(例：看護師や医学生)で赤血球沈降速度(ESR)を比較するのは最悪のアプローチです。なぜなら，PID患者も健康女性も，その健康状態のスペクトルが，臨床的に検査対象となると思われる集団とはかけ離れており，後者で特にその傾向が顕著だからです(＝入院したPID患者は平均より重症であり，一方，健康女性には，赤血球沈降速度[ESR]の高い人が含まれる可能性が非常に低い)。

b．もし，最終診断を行う人が，ESRの情報を参考してPIDを診断していたとすれば，(当然のことですが)，ESRの感度と特異度は，過大に見積もられることになります。ESRの情報に診断を頼る度合いが強ければ強いほど，バイアスも大きくなります。

c．この問題に対する最もよい答えは，異常かどうかの決定を，特定のカットオフ値を用いて行ってはならないということです。それよりも，ROC曲線を描いて，視覚的に感度と特異度のバランスの取れる点を示し，また様々なカットオフ値に対する感度や特異度よりも，ESRの様々なレベル(例：＜20，20〜49，≧50 mm/時)における**尤度比** likelihood ratioを示すことが必要です。それを示したのが，下の表で，設問中のデータを参考に作ったものです。

赤血球沈降速度(ESR)	骨盤内炎症症候群(PID)	非PID群	尤度比
＜20	10%	50%	0.20
20-49	15%	35%	0.43
≧50	75%	15%	5.00
Total	100%	100%	

ROC曲線は，白血球数など他の検査との診断能力の比較にも用いることができます。それを示したのが，下記の仮想のROC曲線です。これによれば，PIDを診断する上で，ESRは白血球数よりも優れた指標であることが分かります。

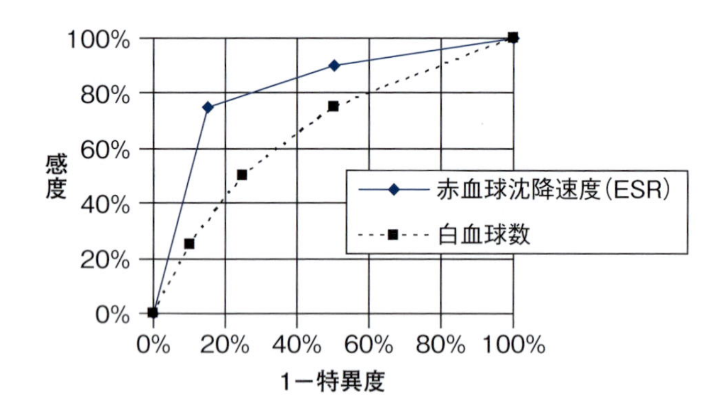

【問2】

a．頭部CT検査を受けた200例中，身体症状(神経学的巣症状や精神状態像)がないのに，異常な頭部CT所見が認められた事例が10例であったことは事実ですが，分母にも修正が必要です。分母は，異常な頭部CT所見が想定されていなかった事例，つまり，身体症状がなかった事例に限定しなければなりません。そうすると200人よりもかなり少なくなるはずです。たとえば，頭部CTスキャンに回された患者のうち，身体症状がなかった患者が

100 人であったとすれば，割合は，100 人のうち 10 人(10%)となり，2 倍も大きくなります。

b．頭部 CT 検査の“少なくとも 1 つの”異常所見の多くは，臨床的重要性が，ほとんど，もしくは全くないものである可能性があります。アウトカムを,「治療を要する頭蓋内損傷」とすればよいかも知れませんが，その場合は，どういう損傷があれば“治療を要する”のかについてのコンセンサスが必要であり，また，その治療がアウトカムを改善する効果について，ある程度の根拠が必要となります。

c．**臨床判断** clinical decision に対する CT スキャン検査の効果を研究することの利点は,「正常」という結果の利益を評価できることです。たとえば，この設問の例の場合，CT 所見が正常であれば,「経過観察のための入院」ではなく,「帰宅」という方向に患者管理を変更することができます。これは，**診断実効性研究** diagnostic yield study では，正常所見が一般にはほとんど価値のないものとして扱われるのとは対照的です。逆に，CT 所見が異常の場合は，患者管理に何の変化ももたらしません。なぜなら，脳神経手術が必要であろうとなかろうと，患者は結局入院することに変わりはないからです。このように，検査が臨床判断に与える効果を検討することによって，検査によって得られる新しい情報が，検査オーダー時点で既に分かっていた事実以上に，どれほど有益な情報をもたらしてくれるかを知ることができます。なお，検査が臨床判断に影響を与えることは，アウトカムを改善することの必要条件ではあっても，十分条件ではありません。なぜなら，たとえば，検査が偽陽性の場合，その結果に基づいて患者を精密検査に回すという判断をしても，アウトカムの改善につながることはないからです。

【問 3】

a．CT 検査を受けた子どもだけを研究に含めると，**部分的確証バイアス** partial verification bias の問題が生じ，感度が過大となり，特異度は逆に過小となってしまいます。なぜなら，神経学的巣症状を示さない子ども(偽陰性もしくは真陰性)の割合が小さくなってしまうからです。

b．頭部外傷はあるのに，CT 検査を受けなかった子どもを研究に含め，手術を受けることなく回復した場合は頭蓋内損傷がなかったものとみなしてしまうと，**ダブルゴールドスタンダードバイアス** double gold standard bias(**選別的確証バイアス** differential verification bias)が生じ，一部の頭蓋内損傷が手術なしに治癒してしまう場合には，感度，特異度とも過大評価となる可能性があります。

第 14 章　医学的研究における質的アプローチ

【問 1】

医学や研究に対するアフリカ系アメリカ人の不信感については，タスキーギ研究(第 7 章)の歴史もあり，既に多くの先行研究の知見が存在します。その意味で，この研究は，それについて全く(ほとんど)知見が存在しない場合の,「完全探索的」スコープの研究ではなく，①既存の知見から出発しつつもさらに探索を深めるというタイプの研究となることと，②サブグループ間で比較するという研究目的から考えて，焦点化を伴う「比較探索的」スコープの研究となります。

【問 2】

答えはbとなります。フォーカスグループは，“グループとして”の議論を通して，ある問題について，人々の間での意見の一致，不一致を探る研究手法です。決して，個別インタビューの寄せ集めでも，効率的に人数をかせぐための手段でもなく，グループとしての自発的で自由な議論を促すこと(＝**グループダイナミクス**)に手法としての主眼があり，その意味でファシリテーターにはかなりの技量が求められます。

【問 3】

事例 14.1(臨床試験ついてのがん患者の知識に関する研究：Trials Knowledge)の場合は，先行研究がほとんどないトピックを扱うため，**帰納的分析**が適切な分析法となります。インタビューガイドは，研究参加者が研究者が予期しない新たなトピックとその背景を語るのを促す内容で，分析では，そこにある考え方や概念を，帰納的に(ボトムアップに)抽出します。**事例 14.2**(患者中心のメディカルホームの実施中止に関する研究：Deimplementing study)では，メディカルホームについての捉え方を理解するために，ステークホルダーへの個別インタビューが行われています。この研究では，ある程度焦点化されたインタビューガイドが準備され，加えて，予期しないトピックが探索されており，分析も，そのため，**演繹性**と**帰納性**を組み合わせたものとなります。

第 15 章　コミュニティ関与型研究

【問 1】

a．**軽度** modest のコミュニティ参加では，コミュニティの組織やメンバーは，リクルート資材の翻訳，コミュニティアウトリーチ，宣伝のためのイベントの実施など，プロジェクトの一部の業務を分担します。プロトコール開発や研究実施の参考になる重要な情報を得るために，**コミュニティエンゲージメントスタジオ** community engagement studio が実施されることもあります。

利点：コミュニティパートナーは，研究参加，乳がん検診，コミュニティヘルスワーカーなどについての経験，考え方，態度について，コミュニティの視点からの知識を提供することができ，それによって，より受け入れられやすい介入を開発できる可能性があります。そうして開発されたプログラムは，持続可能性が高く，また，他のアジア系移民グループにも一般化できる可能性があります。

困難：コミュニティパートナーとの信頼関係の確立には，時間と努力を要します。コミュニティパートナーに業務を依頼するには，そのための予算の確保が必要です。プロジェクトのタイムラインについてもパートナーの合意を得る必要があります。

b．**高度** substantial のコミュニティ参加では，コミュニティは，研究デザインや方法についても意見を述べ，(多くの場合)その実施も手伝います。研究企画の早い段階で，研究の全体にわたってアドバイスを提供するための，**コミュニティアドバイザリーボード**が設置されることもあります。

利点：研究プロジェクトへのコミュニティの参加がより高度になることで，コミュニティの研究能力やプログラムの長期的な持続可能性を高め，健康の公平性の促進により大きく貢献することができます。

困難：研究プロジェクトに対して，コミュニティパートナーから高いレベルでの参加を得るには，時間と労力を要します。このようなレベルのコミュニティパートナーシップには，覚書（Memorandum of Understanding：MOU）や研究委託契約が必要であり，多額の予算が必要となる場合もあります。プロジェクトの目標は，すべてのパートナーにとって実行可能なタイムラインで実現できるものでなくてはならず，そのためには，研究者とコミュニティとの間での密度の高いコミュニケーションが必要となります。

第16章　既存のデータや検体を用いた研究

【問1】

いくつかの可能性があります。

a．国民健康栄養調査（NHANES）のデータを分析する：この調査は連邦政府によって定期的に実施され，わずかな料金を払えば誰でもデータを入手することができます。このデータには，腹部超音波検査の結果や自己報告による胆石疾患の既往に関する質問も含まれています。

b．Medicareのデータあるいは全国退院者調査（National Hospital Discharge Survey）のデータを用いる：前者を用いれば，米国の65歳以上の患者における胆石手術の頻度を調べることができ，後者を用いれば，全年齢にわたって胆石手術の頻度を調べることができます。これらのデータベースには人種の情報が含まれています。分母は，国勢調査から得ることができます。NHANESと同じように，これらはいずれも優れた**ポピュレーションベースのサンプル**ですが，得られる答えが，リサーチクエスチョン（＝胆石疾患における手術施行率）とは多少ずれるという問題があります。また，手術へのアクセスの問題があるため，すべての患者がカバーされるわけではなく，したがって得られるデータは胆石疾患の真の発生率とは異なる可能性があります。

【問2】

a．2次分析にCardiovascular Health Study（CHS）のデータを用いることの主な利点は，大規模なコホート研究を企画実施する場合に比べると，迅速で，簡単で，かつ費用がかからないことです。CHSを実施している研究者と共同研究を実施することができれば，さらに高度な腎機能検査を用いた副次的研究を実施できる可能性もあります。

b．2次データにある予測因子，アウトカム，交絡因子が，自分の研究目的に適した形で測定されていない場合があります。したがって，データのアクセスに時間や労力を費やす前に，そのデータセットから，自分のリサーチクエスチョンに対する適切な答えが得られるかどうかを十分に検討する必要があります。さらには，①申請書の提出，②その研究グループの少なくとも1人と共同研究をしなくてはならない，③その研究の運営委員会や助成組織の承認を取る必要がある，など，データの入手に条件が課される場合もあります。

【問3】

疾患に対するエストロゲンとSERM（selective estrogen receptor modulator）の効果に関しては，心血管系疾患，がん，静脈血栓などをアウトカムとした，いくつかの大規模なランダム化比較試験が行われています。女性健康イニシアティブ研究（Women's Health Initiative randomized trials)，乳がん予防研究(Breast Cancer Prevention Trial)，ラロキシフェン多重アウトカム研究(Multiple Outcomes of Raloxifene Evaluation trial：MORE)，ラロキシフェンの心疾患予防効果に関する研究(Raloxifene Use for The Heart trial：RUTH)などがそうです。この研究者にとっては，凍結保存された検体でエストロゲンを測定できれば理想的です。したがって，まずは，これらの研究において，エストロゲン測定が可能な血漿が凍結保存されているかどうかを確認しなければなりません。研究デザインとしては，**ネステッド・ケースコントロール研究**か**ケースコホート研究**が最もふさわしいデザインになります。研究者は，副次的研究に関する研究申請書を作成し，その研究の運営委員会や研究助成組織の承認をとり，そして，エストロゲンの測定を行うための研究費を調達しなければなりません(研究に要するほとんどの経費は元々の研究でカバーされているので，副次的研究自体は，比較的少ない費用で実施することができます)。

【問 4】

a．その大学病院で治療を受けている，コロナ検査陽性の糖尿病患者のコホートを作成し，それぞれの患者について，処方指示書からSGLT2阻害薬への曝露を推測し，SGLT2阻害薬曝露の有無とCOVID-19による入院もしくは死亡との関連を解析する，**後ろ向きコホート研究**の実施が考えられます。しかし，SGLT2阻害薬を処方された糖尿病患者は，他の糖尿病患者とは大きく異なる可能性があり(例：糖尿病がより重症，より良い保険に加入)，その違いがCOVID-19の重症度にも関連する可能性があるため，「**適応による交絡** confounding by indication」は因果推論を行う上で大きな脅威となる可能性があります。分析では，**傾向スコア** propensity score(曝露群と非曝露群の比較可能性を高めるために，ロジスティック回帰分析を用いて，SGLT2阻害薬曝露を予測する因子によるスコアを算出する方法)を用いることもできますが，社会経済的状態など，電子カルテデータでは測定が不十分な因子の違いが**残渣交絡** residual confounding を引き起こす可能性があります。

b．最も単純なアプローチは，SGLT2阻害薬の処方オーダーを月ごとに数え，その数を経時的にプロットすることですが，このアプローチでは，分母がないため，ごく予備的な意味しかありません。なぜなら，パンデミックの結果，多くの人々が雇用や保険を失った場合には，そのために処方数も減少する可能性があるからです。より厳密な分析とするためには，コホート内の個々の糖尿病患者を追跡し(おそらく，治療継続が確実な患者に限定し，かつ患者の他の特徴を調整しながら)，SGLT2阻害薬の処方オーダーの月ごとの動向を，たとえば糖尿病患者100人当たりの処方件数として，パンデミック前(ベースライン)とパンデミック後で経時的に図にプロットし，パンデミックとニュース報道によって，処方動向が「中断」されたかどうかを評価します(＝**分割時系列分析** interrupted time series analysis)。

第17章　自己報告測定のデザイン，選択，実施

【問 1】

この質問には以下のようないくつかの問題があります。

- 「1杯」の量が定義されていない。
- 1日に9杯以上飲酒する人が記入できる欄がない。
- 「1日」が定義されていない―普通の日なのか，週末なのか，毎日の場合と毎日でない場合

の区別をどうするのかが分からない。人々は通常，週末の方が飲酒量が多い。
- 人が毎日飲酒するという前提に基づいている。週に3〜4回しか飲酒しない人はどのように答えてよいか分からない。
- 質問の時間枠が不明確(例：「過去1週間」などのように明確にする)。

【問2】

a．あなたの過去1年間の飲酒頻度を最もよく表すものは次のうちどれですか？　アルコール飲料には，ワイン，蒸留酒，混合酒(カクテルなど)も含みます。以下の8つのうちから1つを選んでください。

○毎日	○月に2〜3回
○週5〜6日	○約1か月に1回
○週3〜4日	○年12回未満
○週1〜2日	○稀，または全く飲まなかった

b．過去1年間の普通の飲酒日には，通常何杯くらい飲みましたか？　1杯は，ビールなら約12オンス，ワインなら5オンス，アルコール度の強い酒なら1.5オンスに相当します。
　(　　　　)杯

c．過去1年間に，あなたが1日に飲んだ最高の飲酒量はどれくらいですか？
　(　　　　)杯

d．あなたがお酒を飲み始めたのは何歳のときですか？
　(　　　　)歳(お酒を飲んだことがない人は,「なし」と記入してください)

e．あなたが，今よりもっとよくお酒を飲んでいた時期がありますか？
　1. はい　　2. いいえ

f．あなたは飲みすぎと考えられるほど飲酒をしたことがありますか？
　1. はい　　2. いいえ

【問3】

利点，欠点としては以下のものがあげられます。

- 面接でデータを集めるためには，スタッフのトレーニングが必要であり，また面接に時間がかかるため，**自記式質問票**self-administered questionnairを用いるよりもかなり費用がかかります。
- 性行動などのセンシティブな行動についての質問には，面接での回答をいやがる人がいます。そういう人には，**自記式質問票**の方がより適切である可能性があります。
- **面接の標準化**のためのトレーニングが行われていないと，質問のたびに聞き方が変わり，得られる情報が変動する可能性があります。
- しかし，面接式であっても，相手の理解を高め，かつ正確で完全な回答を得られるようなやり方で，質問を繰り返したり，**プローブ質問(探査質問)**probing questionを補ったりすれば，自記式質問票よりもよい回答が得られることもあります。たとえば，面接式であれば，研究参加者が，“無防備な性交”の意味を，研究者が意図したように理解しているかどうかを確かめることができます。
- **ダイアリー**からは，無防備な性交が起こった時点についての情報が得られ，その頻度を正確に定量することができます。

●しかし，ダイアリーは，長期間にわたると研究参加者の負担となり，最初のうちだけで記入をやめてしまう可能性があります。

【問 4】

a．ICBPの開発やプレテストが行われた集団(民間の整形外科クリニックを受診する患者)は，あなたの目的母集団(低所得の高齢者)とは異なります。そのため，それを用いるには，自分の目的母集団と共通する特性を有する人々において，内容や言葉使いが理解可能で適切かどうかを評価するための，プレテストを実施する必要があります。

b．このスコアの最高値が40点であることを考えると，外科治療を考慮するほど強い腰痛を持つ患者のサンプルにおけるスコアが平均値10で最大24ということは，ICBPのスコアは，低い値の方に偏りすぎていることになります。

c．0.59というクロンバックαの値は低く，この尺度の内的一貫性 internal consistency が低いことが示唆されます。これは，尺度項目の一部に関連が弱い項目が存在することを意味しており，したがって，そのまますべての尺度項目のスコアを足し合わせて1つの総合スコアを算出することは適切ではない可能性があります。

d．BPIは痛みの程度や影響について，確立された測定法の1つであるため，BPIとICBPの間には相関があることが期待されますが，相関がなかったということは，ICBPの構成概念妥当性(意図したものが測定されているかどうか)に問題がある可能性があります。

第18章　研究の実施と質管理

【問 1】

a．できることはあまり多くはありませんが，それでも以下のような対策が考えられます。

●すべての欠損値 missing value や外れ値 outlier を見つけ出し，元のデータ記録書式や質問票と照合して，それらが入力ミスではなかったどうかを確認する。

●カルテを見て，回収できる欠損データがないかどうかを検討する。

●質問票については，生存患者に対しては，再度面接して，欠損していたデータを回収する。

●フォローアップから脱落した患者を探し出す努力を行い，せめて電話面接を行う。

●全国死亡登録National Death Indexを用いたり，調査会社に頼んで，生死の確認を行う。

b．将来の研究で欠測データを減らすために，いくつかできることがあります。

●集めるデータ量を減らし，完全性と質の高いデータだけに限定する。

●データ収集直後に，質問票やデータ記録書式をチェックして，すべての項目が完全でかつ正しく記入されていることを確認する。

●双方向的なデータ入力支援プログラムを用いて，欠損値，外れ値，非論理的な回答をチェックする。

●紙媒体からのデータ入力の際のエラーを減らすために，カルテからデータベースに，直接，データの入力・抽出ができるようにし，質問票もスクリーンから患者が直接入力できるようにする。

●データ入力後，速やかにデータチェックを行う。そうすれば患者がまだ病院にいるうち

（もしくは死亡する前）に，欠損データを回収することができる。
- 研究期間中に，すべての項目について，定期的にデータの分布を表にまとめ，欠損値，外れ値，データの間違いをチェックする。
- 進捗状況をチェックするための定期的な研究チーム会議を開催する。

【問 2】
他に記入すべき内容としては，以下のものがあります。

- データ収集フォーム（質問票やデータ記録書式）やデータベースの開発と修正，およびダミーデータを用いたデータベースの動作確認
- 研究参加者のスクリーニングに用いる質問票の開発とプレテスト
- リサーチアシスタントやコーディネーターを対象とした，測定や研究手順についてのトレーニングと技能チェック
- 研究参加者が受診した際の手続きに問題がないか，時間がかかりすぎないか，をチェックするための模擬受診の実施

第 19 章　データ管理

【問 1】
a．

Subject ID（研究参加者 ID）	Kit Number（試験薬キット番号）	Admin Date（投与日）	Admin Time（投与時刻）	SzStop PreHosp（到着前のけいれんの停止）	SzStop PreHosp Time（到着前のけいれん停止の時刻）	HospArr Time（病院到着の時刻）	HospArr SzAct（病院到着時のけいれん発作持続の有無）	HospArr GCSV（病院到着時の GCS スコア）
189	A322	3/12/1994	17：39	0		17：48	1	
410	B536	12/1/1998	01：35	1	01：39	01：53	0	4

b.

フィールド名	データのタイプ	変数の意味	備考
SubjectID	整数	研究参加者に固有の番号	
KitNumber	テキスト(4)	4文字 研究に参加している薬局のコード	
AdminDate	日付	治験薬が投与された日	
AdminTime	時刻	治験薬が投与された時刻	
SzStopPreHosp	Y/N	入院前にけいれんが止まったか	
SzStopPreHosp-Time	時刻	入院前にけいれんが止まった時刻(止まっていない場合は空欄)	
HospArrTime	時刻	病院に到着した時刻	
HospArrSzAct	Y/N	病院到着時にまだけいれんが続いていたか	SzStopPreHosp との整合性を確認
HospArrGCSV	整数	Glasgow Coma Scale(GCS)による言語機能(けいれんが持続している場合は空欄)	範囲は1～5

c.

スクリーン入力方式の利点：

- データを紙からコンピュータのデータテーブルに入力する必要がない。
- 不合理な入力を即座にチェックできる。
- 飛び先をプログラムできる(例：けいれんが病院到着前に停止したと入力すると，コンピュータ画面のけいれんが止まった時刻の入力枠が点滅するが，停止していなければ，その入力枠は入力ができないようになり，次の質問に飛ぶ)。
  webを使って入力画面を設定すると，複数の場所から同時に入力ができる。

スクリーン入力方式の欠点：

- 機器が必要―デスクトップコンピュータ，タブレット(もしくは携帯電話？)など
- 使用する人に対するトレーニングが必要

質問紙方式の利点：

- 簡単で手っ取り早く使用できる。
- 持ち運びができる。
- 質問項目にない情報やメモを余白に記入することができる。
- 必要な用具は，ペンだけ
- 記入者に対するトレーニングが不要

質問紙方式の欠点：

●質問紙からコンピュータデータベースにデータを入力しなければならない。
●不合理な入力のチェックや，飛び先の自動設定ができない。
●データの閲覧や入力が1個所で1人でしかできない。

スクリーン入力方式は多くの利点があり，なるべくこの方式をお薦めしますが，この研究では，非現実的です。最も単純で，迅速で，かつ使いやすいデータ収集の方式は，まだやはり紙とペンによる方式です。

【問2】
「いいえ」「なし」を0,「はい」「あり」を1にコードし，2区分変数化すると，その平均値は，その属性の割合を示すことになります。ロラゼパムに割り付けられた群では，40.9%(27/66)に到着時点でけいれんがあり，ジアゼパム群では57.4%(39/68)，プラセボ群では78.9%(56/71)にけいれんの持続が認められました。

第20章　助成金申請書の作成と研究助成

【問1】
意義Significance，イノベーションInnovation，アプローチApproachです。

【問2】
意義Significance, 研究者Investigator, イノベーションInnovation，アプローチApproachです。NIHのキャリア形成型助成金(Kアワード)では，候補者Candidate, キャリア開発計画/キャリア目標(Career Development Plan/Career Goals & Objectives)，研究計画Research Plan，メンターMentorsがそれに該当します。

【問3】
a．研究目的としては以下のものがあげられます。
　●それぞれの血圧測定法における血圧値の分布と変動を明らかにする。
　●収縮期血圧，拡張期血圧，血圧変動と，致死的あるいは非致死的脳卒中との関連を評価する。
　●平均血圧と脳卒中との関連の強さを，それぞれの測定法間で比較する。
b．イノベーションのセクションでは，申請する研究で用いる新たなアプローチ(研究方法)が，既存の文献や現在行われている研究で用いられているアプローチに比べて，どう異なるかを強調しなくてはなりません。この研究の場合は，以下のように表現できると思われます。

　●ウェアラブル機器や携帯電話アプリによる新たな血圧測定法を用いていること
　●血圧と心血管系アウトカムに関する研究をwebを通して実施すること
　●一部の医療施設を受診するボランティアの研究参加者ではなく，全国規模の集団を対象としていること
　●研究参加者がアップロードした反復測定のデータ，自動的に収集されるデジタルデータ，電子カルテデータなどの経時的データを，複雑で高度な統計学的手法で解析すること

【問 4】

他の研究助成金の申請先としては，米国心臓協会などの財団，学会，非営利組織(NPO)や，Patient-Centered Outcomes Research Institute(PCORI)などの連邦政府関連組織，企業による研究者主導型研究への助成金，所属研究機関の内部助成金などがあります。

用語集

*が付いた単語は，この用語集に含まれる単語であること，文献引用がある場合は，例として示された数値が実際の研究からのものであることを示し，引用がない場合は，その数値が仮想のものであることを意味します。

アウトカム outcome（**アウトカム変数** outcome variable）. 研究のエンドポイント（死亡や疾患の発生など）を意味する一般的用語。【例】孤立性脳転移に対する放射線手術の有益性を評価する研究では，死亡あるいは専門介護施設への入所をアウトカムとして，追跡調査が行われた。

アダプティブデザイン（適応的デザイン） adaptive design. 中間分析 interim analysis の結果に基づいて，プロトコールの変更を認める臨床試験のデザインで，中間分析で介入に有効性が認められた場合，サンプルサイズとリクルート期間を増やすことができる。

アルファ alpha（α）. 研究をデザインする際に，αエラー（第1種の過誤）*（差なし仮説が真のときにそれを棄却する過ち。つまり。差が“ない”のに“ある”とする過ち）を犯す最大の確率として事前に設定される値。【例】αを0.05に設定すれば，実際には存在しない“大腸がんとある予測因子との関連”が偶然のみによって統計学的に有意となる最大確率を5%に設定したことになる。統計学的有意水準*も参照。

一様性 homogeneity. 異なる研究間で，予測因子とアウトカムの関連が一様（均一）である状態のこと。【例】喫煙と肺がんの関連を検討した，比較的大規模な研究間には，結果にかなりの一様性が認められ，すべての研究で，喫煙者において肺がんリスクが大きく上昇していた。非一様性*も参照。

一致率 concordance. 複数の測定者間で観察結果が一致する割合。【例】肺小葉性浸潤に関する放射線医AとBの一致率は96%であったが，心肥大については，76%にすぎなかった。カッパ*も参照。

一般化可能性 generalizability. 研究に用いたサンプルで得られた結果が，他の集団に適用できる程度のこと。【例】その研究で得られた下部食道ウェブの管腔内ラジオ波焼灼療法の90%という成功率については，研究者がその方法の確立に関わった専門家たちばかりで，一般の医療の状況とは大きく異なると思われたことから，その一般化可能性について，査読員から疑義が出された。外的妥当性*を参照。

1サンプルt検定 one-sample t test. サンプルにおけるある変数の平均値をある固定値と比較する場合に用いる統計学的検定方法で，最もよく用いられるのは，対応のある1サンプルt検定で，1つのグループにおける対応のある測定間（＝各研究参加者における前後1組のデータ間）の差の平均値をゼロ値と比較する場合に用いられる。【例】男性医師における研修期間中の体重増加は，4±3 kg（SD）で，対応のある1サンプルt検定によって統計学的に有意であった（P=0.03）。2サンプルt検定*を参照。

1対多 one-to-many. 1人の研究参加者が複数回の検査を受けているときに，研究参加者の基本情報を入れたテーブルと様々な測定データを入れた他のテーブルとの関係を「1対多」の関係という。リレーショナルデータベース*参照。

医療保険の携行性と責任に関する法律 Health Insurance Portability and Accountability Act

(HIPAA). 日常的な医療，請求，管理の過程で収集された，個人を特定できる情報を保護する米国の法律。この法律によれば，研究プロジェクトで保護対象保健情報を用いる場合には，その個人から承認書に署名を得なければならない。【例】アルツハイマー病の遺伝学的研究に個人を特定できる電子カルテの情報を用いるには，HIPAA に基づく，患者からの承認が必要であった。保護対象保健情報*を参照。

因果関係 cause-effect relationship. 予測因子がアウトカムの発生原因となるという関係のこと。観察研究の目的のほとんどは，因果関係を推定することにあるが，原因(例：治療)がランダムに割り付けられる場合以外は，確実に因果関係を証明することはできない。【例】飲酒と膵臓がんとの間に因果関係があるかどうかを検討するために，多変量解析で交絡因子の影響を調整した分析を行ったが，明確な結論には至らなかった。因果効果*，交絡*，"効果−原因" 関係*も参照。

因果効果 causal effect. 個人レベルでは，ある曝露を受けた人におけるアウトカムの起こり方と，その人が曝露を受けなかった場合の起こり方(＝反事実*)との違いとして得られる効果。集団レベルでは，個々人の因果効果の平均となる。その最良の推定値は，ランダム化比較試験で与えられる。因果効果は，カテゴリー変数でも連続変数でも，ほぼ同様に定義することができる。【例】研究参加者の半数をアスピリン投与群，半数をプラセボ投与群にランダムに割り付け，定期的な皮膚検査を行いつつ20年間追跡することによって，メラノーマの発生率に対するアスピリンの平均的因果効果を推定した。

インスツルメント変数(操作変数) instrumental variable. 予測因子と関連するが，その関連を介する以外は，アウトカムと関連を持たない変数(因子)のことで，予測因子のアウトカムに対する効果の間接的な評価に用いることができる(監訳者注：instrumental は "操作" よりも，因果推論の "手段(道具)" という意味)。【例】新しいインフルエンザワクチンの使用に大きな地域差があったため，高齢者の総死亡率に対するインフルエンザワクチンの効果を検討するために，居住地域をインスツルメント変数(操作変数)として用いることとした。

陰性予測力 negative predictive value. ある疾患の診断検査の結果が陰性となった人が，その疾患を有しない確率。【例】62〜91 歳の男性における，PSA 値≦4.0 ng/mL の陰性予測力は 85% であった(Thompson IM et al. *N Engl J Med*. 2004；350(22)：2239-2246)。存在率*，事前確率*，感度*，特異度*を参照。

院内コントロール clinic(hospital)-based control. ケースコントロール研究*において，ケースが由来する同じ医療機関から選ばれたコントロールのこと。【例】舗装された道路を少なくとも週に 2 マイル走ることと，X 診断による変形性膝関節炎との関連を検討するために，院内コントロールを用いたケースコントロール研究を実施した。

インフォームドコンセント informed consent. 研究参加を依頼する相手に，研究の要点，研究参加に求められること，研究に伴う可能性のある利益と害，研究参加を断る自由，研究参加を途中で取りやめる自由などを説明し，研究参加への同意を取るプロセスのこと。【例】同意書が分かりにくく，治療に伴う可能性のある重要な有害効果の説明が不十分であったため，倫理委員会は，同意書の修正を要求した。

後ろ向き retrospective. 文字通り，"後ろを見ること(遡ること)" で，研究者によって使い方が微妙に異なるので注意が必要。既存のコホート研究を用いる場合(後ろ向きコホート研究*)や，過去にさかのぼって予測因子の情報を集めるケースコントロール研究が "後ろ向き" 研究に分類される。【例】帽子の共有が頭じらみの予測因子であるかどうかに関するあるケースコントロール研究では，頭じらみと診断された子どもの家族(ケース)とそうでない家族(コントロール)に質問票が送付され，過去に帽子の共有があったかどうかが質問された。

後ろ向きコホート研究 retrospective cohort study. コホートの設定，ベースライン測定，フォローアップがすべて過去に終了しているコホート研究。【例】胸部大動脈瘤の自然経過を記述するために，後向きコホート研究が2022年に実施され，2017年に胸部大動脈瘤との診断を受けた退院記録と死亡登録のデータベースをリンクさせて，どの患者が2022年以前に動脈瘤破裂で死亡したかを同定した。前向きコホート研究*参照。

打ち切り(センサリング) censoring. 縦断研究で，脱落，研究終了時点でアウトカムの発生がないなどの理由で，研究参加者にアウトカムについての完全な情報がない状態のこと。打ち切り例 censored case では，イベント発生は，打ち切り以降にその可能性があるという以外には，情報はない。【例】子宮がんのリスクファクターに関する前向き研究で，途中で脱落した研究参加者は打ち切り例とされた。

運営委員会 steering committee. 多機関共同研究において設置される，研究全体の運営を担う委員会で，通常は，各研究機関の主任研究者，中央研究機関のスタッフ，スポンサーの代表などのメンバーで構成される。【例】提案された副次的研究を実施するかどうかは，運営委員会で判断される。

エスノグラフィー ethnography. ある社会，組織，文化の中で，人々がどのような価値観や信念を持ち，相互作用し，行動しているかを深くかつ包括的に調べるための研究方法で，長期間のフィールドワークにおける参与観察(参加観察)participatory observation が手法としてよく用いられる。【例】外科研修医を参与観察し，彼らがどのように様々なタイプのエラーから学んでいくかを探求した。

***N*-of-1 デザイン** *N*-of-1 design. 1人の研究参加者で行われるクロスオーバー試験*(監訳者注：単一事例デザイン single patient design とも呼ばれる)。研究参加者は，盲検化された試験治療またはプラセボ(または標準治療)にランダムに割り付けられ，一定期間フォローアップされた後，クロスオーバー*して(＝最初が試験治療ならプラセボに，最初がプラセボなら試験治療に変更する)，同じ期間フォローアップされる。【例】*N*-of-1 デザインを用いて，リドカインによるトリガーポイント注射が生理食塩水よりも鎮痛効果が高いかどうかを検討した。

演繹 deduction. 事前に設定した理論や仮説に基づく，いわばトップダウンの分析的アプローチ。【例】「血中脂質レベルが正常な研究参加者においては，スタチン投与群とプラセボ群の間で，跛行のリスクに差はない」という仮説に基づいて研究を行った。帰納*も参照。

横断研究 cross-sectional study. ある時点で(あるいはある短期間内に)研究参加者を選び，(一般には)曝露や疾患の存在率(有病率)*を推定するための研究デザイン。【例】カリフォルニア州バークレイの1200人の大学生を対象にした横断研究で，近視の存在率を推定した。

応答率 response rate. 研究参加者の中で，質問票調査に回答した人の割合。応答率が低いと，研究の内的妥当性が損なわれ，アウトカムにバイアスが持ち込まれることがある。【例】高校生の研究で，マリワナの使用に関する質問への応答率が20%しかなかったため，マリワナ使用者の存在率の正しい推定はできないと考えられた。欠測データ*を参照。

オーバーマッチング overmatching. ケースとコントロールを必要以上にマッチングしすぎて，両者の違いが小さくなり，予測因子とアウトカムの関連を評価しにくくなってしまう状態のこと。【例】静注薬物使用者における心内膜炎の予測因子に関する研究において，ケースの知人の静注薬物使用者をコントロールとした場合は，注射の仕方や薬物の入手先が類似している可能性があるため，オーバーマッチングとなる可能性が高い。

オッズ odds. ある疾患（アウトカム）の累積発生率（発生確率，リスク，p）を“$1-p$”で割った値。【例】ハイリスクの女性の乳がんの生涯累積発生率は20%であるため，乳がん発生のオッズは，0.25（0.20/0.80）となる。稀な疾患（累積発生率＜約10%）の場合は，累積発生率（リスク）とオッズは近い値となる。

オッズ比 odds ratio. ある予測因子に曝露されている人々におけるアウトカム（例：対象疾患）のオッズ*を，曝露されていない人々におけるアウトカムのオッズで割った値，あるいは，ある疾患を有する人々（例：ケースコントロール研究におけるケースとなる人々）における曝露のオッズを，その疾患を有しない人々（例：ケースコントロール研究におけるコントロールとなる人々）における曝露のオッズで割った値のこと。曝露群，非曝露群いずれにおいてもアウトカムが稀な場合は，オッズと累積発生率（リスク）が近似するため，オッズ比と累積発生率比（リスク比 risk ratio）は近い値となる。【例】米国民の0.04%に毎年発生する終末期腎疾患に関するケースコントロール研究で，インシュリン非依存性糖尿病のオッズ比は7となり，インシュリン非依存性糖尿病を有する人は，そうでない人よりも7倍，終末期腎疾患を発症しやすいことが示唆された（Perneger TV et al. *Ann Intern Med.* 1994；121：912-918）。

オポチュニスティック研究（臨機的研究） opportunistic study. 交絡因子*を測定することなく，交絡のコントロールが可能なある特殊な機会または条件を利用して行われる研究のこと。【例】ワシントン州では，血中アルコール濃度の法定基準値0.08%前後でドライバーの処罰の有無が峻別されることを利用して，飲酒運転に対する処罰の効果を調べるための，オポチュニスティック研究デザイン（回帰不連続デザイン*）による研究が実施された（Hansen B. *Am Econ Rev.* 2015；105(4)：1581-1617）。

懐疑的事前確率分布 skeptical prior probability distribution. 既存薬に対する事前のエビデンスが限られている場合に用いられる事前確率分布*で，ゼロ値を範囲に含む（＝治療が有効ではない可能性を含む）。【例】ある新しい血糖降下薬の効能を検討する研究において，0%を中心とし，20%減少から20%増加の間に分布する懐疑的事前確率分布が用いられた。

回帰不連続デザイン regression discontinuity design. オポチュニスティック研究（臨機的研究）*の1つで，そのカットオフ値が，人々が治療（もしくは曝露）を受けるかどうかの決定に強い影響を与える連続変数（割り当て変数 running variable）が存在する場合に可能な研究デザイン。【例】新生児集中治療室（NICU）への入室が6か月後の母乳哺育に及ぼす影響を，（NICUではなく）母児保健病棟への入居資格のカットオフである妊娠週数（割り当て変数）が35週を上回った新生児と下回った新生児を比較する回帰不連続デザインを用いて検討した。

介在因子（中間因子） mediator. 予測因子の影響を受け，かつアウトカムの（少なくとも一部の）原因となる因子のこと。【例】肥満には，糖尿病リスクの上昇を介して脳卒中のリスクを高めるというメカニズムがある（＝糖尿病は介在因子である）と考えられたため，肥満と脳卒中リスクとの研究では，糖尿病は調整には用いられなかった。

改ざん falsification. 試料や機器や研究手順に操作を加えたり，あるいは一部のデータを変えたり削除したりして，データを作り変えること。【例】Andrew Wakefieldが発表した，MMRワクチンが子どもの自閉症リスクの上昇に関係していることを示唆する論文が，データの改ざんを理由に撤回された（Rao TS, Andrade C. *Indian J Psychiatry.* 2011；53(2)：95-96）。

カイ2乗検定 chi-squared test. 複数の割合の間に有意な違いがあるかどうかを検定するための統計学的手法。【例】少なくとも1週間に2回運動をする人とそうでない人の間で，認知症を発症する人の割合が異なるかどうかをカイ2乗検定で検討した。

外的妥当性 external validity. その研究で得られた結論が，その研究を超えて，他の集団や状況に適用できる程度のこと。【例】その投稿論文では，50歳未満では出血性脳卒中による死亡率が高いと結論づけてられていたが，査読者は，研究対象となった患者が，頭蓋内動脈瘤の治療を専門とする4次医療センターからものであったことから，その外部妥当性に懸念を示した。一般化可能性*と同義。

介入 intervention. 実験的研究で，研究参加者が受ける治療や処置もしくは予防プログラムのこと。【例】不安症の心理療法に関するあるランダム化比較試験において，心理専門職による週1回1時間の6か月にわたる認知行動療法が介入として実施された。コントロール*を参照。

概念的適切性 conceptual adequacy. 自己報告測定*が，研究対象とする概念や特性を適切かつ理解可能な形で反映する程度。【例】新しく開発した多項目尺度が，概念的適切性を有するかどうかを，少人数の研究参加者を募って検討した。

概念的同等性 conceptual equivalence. 測定対象とする概念や特性が，異なる集団やグループ間で同じ意味を持つかどうか，その程度のこと。【例】あるうつ尺度をプレテストした結果，メキシコ系アメリカ人においては，その概念的同等性に問題があることが分かった。なぜなら，“青”という色は彼らにとって，文化的にポジティブな意味があるため，“feeling blue(気持ちが落ち込んでいる)”という質問を違う意味に解釈したからである。

回復期間 washout period. クロスオーバー試験*において，先行した介入(治療)の効果を消失させ，アウトカム値をベースラインレベルに戻すために，次の介入までの間に置かれる期間のこと。【例】高血圧の治療に関して，降圧利尿薬とプラセボの効果を比較するクロスオーバー試験において，血圧をベースラインを戻すために，2つの治療期の間に，1か月の回復期間が設定された。

科学的不正行為 scientific misconduct. 研究不正(捏造*，改ざん*，剽窃*)，ゲスト/ゴーストオーサーシップ*，利益相反*の隠匿など，科学コミュニティを意図的に欺く行為のこと。【例】ある研究者が研究に用いている医療機器の会社との利害関係を開示しなかったため，研究所はそれを科学的不正行為と判断した。研究不正行為*を参照。

確証バイアス verification bias(**参照バイアス** referral bias). 部分的確証バイアス*を参照。

確率的サンプリング probability sampling. 母集団の代表性のあるサンプルを得るために，母集団のすべてのメンバーを同じ確率でランダムに抽出するサンプリング法で，サンプルから母集団への推定を行う上で頑健な基礎を得ることができる。通常は，乱数表もしくはコンピュータの乱数発生機能を用いて行われる。【例】カリフォルニアの全病院の退院記録に基づいて，慢性閉塞性肺疾患患者の5%の確率サンプルを用いた研究を行えば，再入院や死亡の予測因子について信頼性の高い結果を得ることができる。

加算モデル additive model. 複数の曝露がアウトカムに与える交互作用に加算的関係を想定するモデル。【例】酒気帯び運転と運転中の携帯使用(ながら運転)が交通事故死亡に及ぼす影響に関する研究で，酒気帯び運転とながら運転には，交通事故死亡率に対する加算的交互作用が認められた(**第10章の事例10.2**)。

過剰適合 overfitting. 偶然変動を含むデータに適合するよう作られた判定基準や多変量モデルには，一般化可能性に限界があることを意味する概念。【例】65〜74歳の女性における白内障の再発予測のための多変量モデルで，3月と8月の誕生月が有意の予測変数となったのは，過剰適合によるものと推測された。

活性対照試験active control trial(**比較効果試験**comparative efficacy trial). アウトカムに何らかの効果がある(と考えられる)治療をコントロール群も受ける臨床試験のこと。【例】その研究では，関節痛に対する新しい治療薬を非ステロイド性抗炎症薬の標準用量と比較する活性対照試験が行われた。

カッパkappa. ある事象の有無について複数の測定者間の，マージン値*からの推定を超えた一致の度合いを表す統計学的指標で，−1(完全不一致)から1(完全一致)の間の値を取る。【例】肝臓の生検サンプルにおける肝硬変所見の有無について，2人の病理医間のカッパは0.55であった。

カテゴリー変数 categorical variable. いくつかの区分値のみを取る変数。【例】教育レベルを，高校未満(0)，高校卒(1)，大学卒(2)，大学院卒(3)の4つの区分値に変換した。

簡易サンプリングconvenience sampling. アクセスが比較的容易というだけの理由で行われるサンプリング。【例】髄膜腫のリスクファクターを検討するためのケースコントロール研究において，コントロールは研究者の医療機関の患者の中から簡易サンプリングで選択された。

観察研究 observational study. 全く介入することなく，研究参加者を単に観察するタイプの研究の総称。定義上，ランダム化比較試験(介入研究)は含まれない。【例】悪性黒色腫の予測因子を分析するための観察研究。

感度 sensitivity. 対象疾患を有している人のうち，その診断検査で陽性となる人の割合。進行した疾患では，一般に感度は高い。【例】生検による病理学的検査をゴールドスタンダードとした場合，PSA(血清前立腺特異抗原)値>4.0 ng/mLの感度は20%である。つまり，前立腺がんに罹患している男性の20%がPSA>4.0 ng/mLの検査値を示す。特異度，尤度比*，陰性予測力*，陽性予測力*も参照。

感度分析 sensitivity analysis. 主たる分析の結果の頑健性を，異なるアプローチ(例：予測因子やアウトカムの定義や値の変更，異なる統計学的検定の使用)で試すこと。【例】うつに対する選択的セロトニン再取り込み阻害薬の効果に関する臨床試験のメタアナリシス*で，盲検化された高質の試験(フォローアップ率が最低90%)だけに分析を限定した場合でも，結果が頑健かどうかを検討した。

関連 association. 2つの因子(変数)間の量的な関係。【例】60〜69歳の研究参加者において，男性であることと認知障害の間にオッズ比1.3の関連があった。

疑陰性 false-negative.

1．診断検査の文脈では，ある病態を有している患者が，誤って陰性と診断されること。【例】バイオプシーで乳がんが確診されているのに，マンモグラフィでは陰性と診断される場合。
2．研究の文脈では，母集団中に実在する効果を，研究に用いたサンプルにおいて統計学的に有意に検出できないこと。【例】後の研究で，喫煙が脳卒中のリスクを高めることが示されたが，初期のケースコントロール研究では，関連なしと結論されていた($P=0.23$)。

記述的研究 descriptive study. 量的研究において，関連の分析，仮説検定，比較などを伴わないタイプの研究。【例】就学前の児童における肥満の頻度を推定するための記述的研究。分析的研究*を参照。

基準関連妥当性 criterion-related validity. ある現象(事象)の測定が，評価の定まった既存の測定とどれほどよく相関するかの度合いを示す概念。【例】思春期のうつの測定尺度は，Beckうつ尺度と高い相関を有するため，基準関連妥当性があると考えられた。構成概念妥当性*，内容妥当性*も参照。

帰納 induction. データから直接，ボトムアップに，理論，テーマ，仮説を生成する分析的アプローチ。**【例】**患者による死に至るプロセスの経験についての新たな理論を生成するために，入院患者の観察データの質的分析を行った。演繹*も参照。

機密保持証明書 certificate of confidentiality (CoC). 連邦政府機関が発行する文書で，研究参加者の同意なしに，個人の特定につながるデータを，召喚や裁判所の命令を含め，研究とは無関係の者に開示することを禁止する文書。**【例】**機密保持証明書があれば，アンフェタミン使用に関する調査から得られたデータを法執行機関に提供することを要求されることはない。

キャリブレーション calibration.

1. 測定手段 instrument が正確な測定値を出せるように調整する作業のことで，通常は，標準値となるものを測定することによって行う。**【例】**新生児用の体重計を 3 kg の鉄の塊を計ることによって毎月キャリブレーションを行う。
2. あるイベントについての予測確率が観察された確率と一致する程度のこと。予測確率を X 軸，観察された確率を Y 軸に取ったグラフで可視化して示されることが多い。**【例】**スタチン治療の決定には，American College of Cardiology による心血管疾患発症の 10 年発生予測式(注：多数のコホートをプールして算出されたもの)が用いられることが多いが，これらの予測式は，より新しいコホートに対して十分キャリブレーションされていないため，心血管イベントの発生を過大評価する傾向がある。

共介入 cointervention. 臨床試験(介入研究)において，割り付け後に生じた，試験介入以外の介入で，かつアウトカムの発生に影響を与える可能性のある介入のこと。共介入への曝露が，研究群間で不均等に生じるとアウトカムにバイアスが生じ，試験介入による因果関係の解釈が困難となる。**【例】**術後の脳卒中発症について，頸動脈ステント留置術と手術を比較した研究において，頸動脈ステント留置術を受けた患者では長期の抗凝固剤服用(＝共介入)が伴うため，結果の解釈が困難となった。

疑陽性 false-positive.

1. 診断検査の文脈では，ある病態を有していない患者が，誤って陽性と診断されることを意味する。**【例】**マンモグラフィで乳がんと診断されたが 6 年間のフォローアップ期間に乳がんの発生は見られなかった。
2. 研究の文脈では，母集団中に実在しない効果を，研究に用いたサンプルにおいて統計学的に有意に検出してしまうことを意味する。**【例】**後の研究で，喫煙とパーキンソン病との間には関連がないことが証明されたが，初期のケースコントロール研究では関連が指摘されていた($P=0.03$)。

共通効果 shared effect. 複数の要因で生じるある効果のことで，共通効果への限定(条件付け)*を行うと，それらの要因間に負の関連があるかのように見えるため，特に臨床研究では注意が必要である。**【例】**嘔吐は，妊娠初期でも胃腸炎でも生じる「共通効果」であり，嘔吐のある若い女性に限定して研究を行うと，妊娠初期であることと胃腸炎の間に人為的な負の関連が生じ，初期妊娠によって，胃腸炎が予防されるかのように見える可能性がある。

共通効果への限定(条件付け) conditioning on a shared effect. バイアスの一種で，ある現象(効果)に複数の原因となる要因(＝共通した原因という意味で，共通効果*と呼ばれる)が存在する場合に，研究参加者をその効果(現象)を有する人々に限定すると，その限定(条件付け*)のために，それらの要因間に人為的な負の関連が生じる(コライダー[合流点]バイアス collider bias とも呼ばれる)。**【例】**対象を，1 日に最低 6 時間スクリーン画面を見る子どもに限定すると，テレビを視聴する時間が長い子どもではゲームに費やす時間がそれだけ短くなり，テレビ視聴時間とゲーム時間の間に負の関連が生じる。これは，共通効果への限定によるものであって，テレビをよく見るほどゲーム時間が短いということではない。

共通データモデル common data model(CDM). 異なるデータソースのデータを統合して分析できるようにするための標準化されたデータモデルで，多くの場合，標準的な変数名，連続変数の標準的な単位，カテゴリー変数の標準的数値設定などが含まれる。【例】オムロンの家庭用血圧計と iHealth の家庭用血圧計では，収縮期血圧(SBP)データの変数名(sbp 対 sysbp)や日付/時間フォーマット(date＝"12/3/21 03：05：44" 対 dt＝03dec2021)が異なるため，血圧の"共通データモデル"(例：SBP，date＝"12/03/2021")を用いて標準化すると，一部の情報が失われる可能性がある(例：時刻)。

共変数 covariate. 多変量解析において，主たる変数(臨床試験の治療，分析的研究の主たる予測変数，アウトカム変数)以外の変数の総称。【例】携帯電話画面への過度の曝露が不眠症の予測因子であるかどうかを調べた横断研究では，共変数として，年齢，カフェイン摂取，アルコール摂取，鎮静薬の服用が含まれた。

均衡 equipoise. 2つの可能性(薬物 X はプラセボより優れている，薬物 X はプラセボに劣る)のどちらがより真である可能性があるかが分からない(したがって，どちらに割り付けられても被る害の可能性が等しい)状態のこと。薬物 X とプラセボを比較するランダム化比較試験はこの前提で倫理的に許容される。【例】喘息のイメージ療法の効能については，専門家や臨床医の間で意見が均衡している。

偶然誤差 random error. 偶然のみによって，測定値や推定値が真値から離れた値となることで，反復測定の実施やサンプルサイズを大きくすることで減らすことができる。【例】冠動脈疾患を有する人々における魚油サプリ摂取者の真の割合が 20％であるとき，100 人の研究参加者におけるその割合は，正確に 20％であることもあるが，偶然誤差によって，それよりも高い値もしくは低い値になることがある。

クエリ query. リレーショナルデータベース*において，Structured Query Language(SQL)という言語を用いて，データベースを編集したり，ソートしたり，フィルターをかけたり，閲覧すること。

グッドクリニカルプラクティス good clinical practice(GCP). 米国食品医薬品局(FDA)などの規制組織からの認可を必要とする薬物の臨床試験のための実施基準のことで，「人間を研究参加者として用いる臨床試験の，デザイン，実施，データ記録，報告書の倫理性，科学性の質の国際標準」と定義される。【例】綿密な実施マニュアルを作成し，活動状況を頻繁にチェックすることによって，研究スタッフが GCP を遵守していることを確認した。

組み込みバイアス incorporation bias. ある診断検査の結果がゴールドスタンダードの一部に組み込まれている場合に，その検査に高い予測力があるように見えるバイアスのこと。【例】膵炎の検査法としての血中リパーゼ測定の意義を検討したある研究は，組み込みバイアスの影響を受けた可能性がある。なぜなら，膵炎のゴールドスタンダードとしてコンセンサス定義(＝国際的合意に基づく定義)を用いていたが，その要素の1つに血中リパーゼ値の異常が含まれているからである。

グラウンデッド・セオリー grounded theory. Glaser と Strauss によって開発された，①理論的サンプリング theoretical sampling，②継続比較 constant comparison(生成したカテゴリーとデータとの絶えざる比較)，③理論的飽和 theoretical saturation という手続きによって，データから理論を帰納的に生成する質的方法。【例】病院でのフィールドワークのデータに基づいて，末期がん患者，家族，医療関係者がどのような相互作用を行っているかを，グラウンデッド・セオリーを用いて分析した。

クラスターサンプリング cluster sampling. 個人ではなく，社会に存在する人々の集合(クラスター)を単位とするサンプリング手法。母集団が非常に大きい場合によく用いられる。【例】薬物使用者の存在率 prevalence を見積もるために，300 人の一般集団のサンプルを，まず 3 桁の電話のエリアコードから 10 を選び(例：285-，336-)，次に，これらのエリアコードクラスターの中から，ランダムダイアル法で 30 人ずつを選ぶという形でサンプリングした。

クラスターランダム化 cluster randomization. 個人ではなく，クラスター(例：地域，学校)をユニットとして，ランダムに研究群(治療群やコントロール群)に割り付ける方法。【例】心臓手術の術後回復に与える騒音減少の効果を検討するために，40 の病院の ICU(集中治療室)を「術後の静謐(せいひつ)な環境」を提供する群と通常の環境のままとする群にランダムに割り付けた。

クロスオーバー crossover.

1. 研究期間中に，ある研究群に割り付けられた研究参加者が他の研究群に移動すること(例：標準治療群から実験的治療群へ)。主に臨床試験で使われる用語で，実験的治療が手術等の処置を含む場合によく生じる。【例】当初経過観察群に割り付けられた前立腺がん患者のうち 15%が，試験期間中に，放射線治療あるいは手術群にクロスオーバーした。
2. より一般的には，1 つの曝露レベルから他の曝露レベルへの移動を意味する。【例】救急外来で行われた，スケートボード事故の予測因子に関するケースクロスオーバー研究*では，スケートボードビデオへの曝露に，事故の起きた日とその前日で違いがあったかどうかを確認するために，それぞれの日におけるビデオ視聴の有無が質問された。

クロスオーバー試験 crossover study. 複数の介入の効果を試すために，通常は研究期間の中央で，全研究参加者を 1 つの研究群から別の研究群へ入れ替える研究デザイン。クロスオーバーの途中で回復期間*が設けられることもある。この研究デザインでは，すべての研究参加者が介入を受けられることになるが，次の介入までにもとのベースラインの状態に戻れること(＝持越し効果*がないこと)が前提となる。【例】注意欠如・多動症(ADHD)の新しい治療薬とプラセボの効果を比較するための，クロスオーバー試験が行われた。

群間比較デザイン between-group design. 複数の研究群間で，研究参加者の特性あるいはアウトカムを比較するタイプの研究。【例】専門医が常駐する ICU と電子機器でモニタリングされるだけの ICU 間で，患者の院内死亡率を比較する研究。群内比較デザイン*も参照。

群内比較デザイン within-group design. 1 つのグループにおいて，複数の時点で研究参加者の測定を行う研究デザインで，研究参加者自身が自らのコントロールとなるため，交絡*を除去することができるが，成熟効果*，平均値への回帰現象*，時期効果 secular trend などの影響を受けるという欠点がある。【例】肺サルコイドーシス患者において，運動に肺活量改善効果があるかどうかを検討するために，群内比較デザインによる研究が行われ，運動プログラム開始前とプログラム終了時点で，肺活量が測定された。群間比較デザイン*と 1 サンプル t 検定*，時系列デザイン*を参照。

傾向スコア propensity score. 多くの場合，研究参加者が，ある介入(治療)群に属する確率(予測受療確率 predicted probability of treatment)の意味で用いられる。傾向スコアは，マッチング*，層化*，多変量解析の変数として，たとえば，「適応による交絡」* の調整法の 1 つとして用いることができる。具体的には，まず，各研究参加者がある介入(治療)群に属する確率を予測する多変量モデルを作成し，そのモデルを用いて，各参加者の予測受療確率(傾向スコア)を計算し，次に，それを唯一の交絡因子として，治療とアウトカムの関連を分析する。【例】アスピリン服用と大腸がんとの関連を分析するために，傾向スコアを用いて，アスピリン服用に関連する要因を調整した。

経済的利益相反 financial conflict of interest. 臨床試験の計画や実施のバイアス，ポジティブな結果の過大解釈，ネガティブな結果の隠匿につながる可能性のある金銭的利害関係のこと(例：特許，株式，ストックオプション，金銭授受)。【例】臨床試験において，試験薬を製造している会社のストックオプションを保有している研究者は，経済的利益相反の立場にある。

計数変数 count variable. 正の整数で表現できる計数による変数。【例】1 世帯の構成員の数は計数変数である。

系統的誤差 systematic error. バイアス*を参照。

系統的サンプリング systematic sampling. あらかじめ設定されたサンプリングフレーム*から，あらかじめ定めた間隔(インターバル)でサンプリングする方法。単純ランダムサンプリング*を超える利点はなく，逆にいくつかの不利な点がある。【例】過去半年間にある救急外来を訪れた 5〜10 歳のすべての子どものリストから，1 人置きに研究参加者をサンプリングした。

系統的レビュー systematic review. ①目的とするリサーチクエスチョンを含む論文の系統的検索，②レビューに含める研究に対する明確な基準，③各研究からのデータ抽出における統一的方法，に基づいて行われる医学的文献のレビュー法。メタアナリシス*も系統的レビューの一種。【例】亜鉛サプリが風邪のリスクを減少させるかどうかを検証したすべての研究を対象に系統的レビューが実施された。

計量心理学的適切性 psychometric adequacy. 自己報告測定*が，ある集団において頑健な計量心理学的特性を示す程度のこと。【例】その質問票は，目的母集団において，高い再テスト信頼性*と構成概念妥当性*を示すことから，十分な計量心理学的適切性を有することが確認された。

計量心理学的同等性 psychometric equivalence. 自己報告測定*が異なる集団においても同じような計量心理学的特性を有する程度のこと。【例】あるうつ尺度は，大学教育を受けた人々の間では，高い信頼性*と妥当性*を示したが，識字レベルの低い人々の間で計量心理学的同等性を示すかどうかは分からない。

計量心理学的特性 psychometric characteristics. 自己報告測定*の，適切性，関連性，有用性などに関する情報のこと，主なものとしては，変動度*，信頼性*，妥当性*，変化への敏感性がある。【例】その研究では，Female Sexual Function Questionnaire(FSFQ)は用いられなかった。なぜなら，FSFQ の計量心理学的特性は，その研究の目的母集団では検証されていなかったからである。

ケース case. 研究対象とするアウトカム(例：ある疾患)を有する研究参加者のこと。【例】San Diego County で 2018〜2022 年の間に悪性黒色腫と診断された人々ケースと定義した。

ケースクロスオーバー研究 case-crossover study. ケースコントロール研究の変法で，ケース自身が自らのコントロールともなる研究デザイン。アウトカムが生じる直前の曝露の有無(あるいは値)とアウトカムが生じていない時期(コントロール期)の曝露が比較される。このデザインは，リコールバイアス(想起バイアス)*の影響を受けやすいため，曝露が客観的に測定できる場合に適している。【例】ケースクロスオーバー研究を用いて，肺塞栓で救急外来を受診した患者では，1 週間前の同じ時間帯に比べ，肺塞栓が起きた 48 時間以内には，飛行機に乗っていた可能性が高いかどうかが検討された。

ケースコホート研究 case-cohort study. 大きなコホート研究において，フォローアップ期間中に疾患(あるいは他のアウトカム)を発生した人をケースとし，全コホートからランダムに選出したサンプルをコントロールとして比較する研究デザイン。【例】初期の前立腺がんの患者2000人のコホートを設定し，フォローアップ期間中に死亡した患者をケース群，全コホートからランダムに選んだ患者をコントロール群とし，両群間でベースライン時に測定したアンドロゲンとビタミンDレベルを比較した。

ケースコントロール研究 case-control study. 研究対象とする疾患(あるいはアウトカム)を有する人をケース，有しない人をコントロールとして，ある曝露を受けた人の割合を比較する研究デザイン。【例】救急外来における憩室炎の患者(ケース)とその他の消化器疾患の患者(コントロール)との間で，木の実や種の1週間の平均的摂取量を比較する。

ケースシリーズ研究 case series study. ある疾患と診断された患者を対象とした研究(コントロールは置かれない)のことで，ある治療を受けた患者が対象となることもある。通常，記述的な研究で，仮説生成が目的とされる。

K分割交差検証 K-fold cross validation. モデルの過剰適合*を避けるための妥当性検証法の1つで，サンプルのすべてのデータを導出と検証の両方に用いる方法。【例】10分割交差検証では，サンプルを10グループにランダムに分割し，9個のプールを学習データ，1つをテストデータとし，学習データで変数の選択と最善のモデルを作成し，その予測性能をテストデータで推定するというプロセスを，グループを変えながら10回繰り返す。

ゲストオーサーシップ guest authorship. 研究にわずかな貢献しかしていないのに論文などの著者になること。名誉オーサーシップと呼ばれることもある。

欠測データ missing data. ベースラインもしくはフォローアップ中に集められるべきデータが欠落している状態。【例】転倒の予測因子に関する研究で，アルコール使用データの34%が欠測していたため，研究にバイアスが持ち込まれた可能性がある。

研究仮説 research hypothesis. 目的母集団*(あるいは研究対象母集団*)，予測因子*とアウトカム，期待される結果などの研究の主要な要素を要約した文章のことで，通常は，統計学的検定になじむように，差なし仮説(帰無仮説)*あるいは差あり仮説(対立仮説)*の形で表現される。【例】「前立腺がんの治療のための前立腺摘除術は，放射線治療よりも，尿失禁の発生が最低40%多い」という仮説。

研究参加者 participant. 研究に参加する人々のこと。以前は“被験者subject”という用語がよく使われたが，単なる研究対象ではなく，科学の進歩に寄与する一員であることを強調するために，最近では“研究参加者”という表現がよく用いられる。【例】不眠症の新しい治療法に関する研究で，適格条件たす人々(例：眠れない人々)を研究参加者とした。

研究参加者による変動(誤差) participant variability. 研究参加者の測定時点の状態などに起因する測定結果の変動(誤差)のこと。【例】血圧測定における，測定が行われる時間帯(例：午前，午後)，最後の食事や服薬からの時間などによって生じる誤差。

研究参加者の限定 specification. ある交絡因子*をコントロール*するために，包含基準*において，その交絡因子の値(あるいは，カテゴリー)を限定して研究参加者をリクルートすること。【例】おしゃぶりの乳児突然死症候群に対する効果を検討したある研究では，人工乳でのみ哺育された乳幼児に研究参加者が限定された。それにより，おしゃぶりを使用していた乳幼児で突然死が少なかった場合に，それが，母乳哺育による可能性を除外することができる。

研究申請書 research proposal. 研究費を申請するために作成される，研究プロトコールと必要な事務的，補足的情報を含む文書。【例】米国 NIH では，様々なタイプの研究の研究申請書の審査が行われる。

研究対象母集団 accessible population. 目的母集団*の中で，目的母集団代表性があり，かつ研究者にとってアクセス可能で，そこからサンプリングが可能な人々の集合のこと。【例】2021 年 1 月 1 日から 2024 年 6 月 30 日の間に，ロングビュー病院で治療を受けた乳がん女性患者を研究対象母集団とした。予定サンプル*も参照。

研究不正行為 research misconduct. 科学的不正行為*を参照。

研究プロトコール research protocol. 研究計画を詳細に記述した文書のこと。【例】ある研究のプロトコールでは，8 年生で英語が理解できる生徒だけが研究参加者とされた。

検査前確率 pretest probability. 事前確率*を参照。

検査結果に基づくサンプリング test-result-based sampling. 診断検査研究に用いられるサンプリング戦略の 1 つで，検査結果が陽性であった人々には全員，陰性であった人々では，そこからランダムに抽出した一部の人々にのみ，ゴールドスタンダード*検査を実施し，抽出率で補正して感度*，特異度*，尤度比*を推定する。【例】尿路感染を判定する上での，ディップスティックの感度と特異度を決定するために，検査陽性の人々の尿検体はそのすべてを，陰性の人々の尿検体はその 20%をランダムに選んで，培養検査に回した。

限定データセット limited data set. 医療保険の携行性と責任に関する法律(HIPAA)*に基づいて提供される電子カルテのデータセットで，同法が定義する保護対象保健情報*に該当する 18 のデータのうち，診療日，年齢，郵便番号以外を取り除いたデータセットのこと。データ使用契約*があればアクセスすることができる。【例】COVID-19 の流行が医療利用に及ぼす影響を研究するためには，医療保険から限定データセットの提供を受ける必要がある。

効果 effectiveness. 統一された定義は存在しないが，本書では，実験的条件下ではなく，現実的条件下における介入の有効性の意味で用いる。【例】都市部の医療施設で行われたいくつかの臨床試験で，組織プラスミノーゲン活性因子(tPA)が脳卒中の罹病や死亡を減少させること(効能*)が示されたが，それが地方部の救急室の条件下でも有効であるかどうか(効果)を検討する研究が 25 機関で実施された。

“効果-原因” 関係 effect-cause relationship. アウトカムが予測因子の原因であるという逆転した関係のこと。【例】ケースコントロール研究*で，吸入式気管支拡張剤への曝露と間質性肺疾患との関連が認められたが，これは，間質性肺疾患の患者は(誤って)吸入薬を処方されることが多いという，“効果-原因” 関係である可能性が高い。

効果修飾 effect modification. 予測因子とアウトカムの関連の強さが，第 3 の因子(効果修飾因子 effect modifier と呼ばれることが多い)の影響を受けること。【例】貧困の脳卒中リスクに及ぼす影響は，白人とアフリカ系アメリカ人で異なり，貧困との関連は，白人よりもアフリカ系アメリカ人において強い。交絡*と交互作用*も参照。

効果量 effect size. サンプルサイズの見積もりの文脈では，研究で検出を期待する研究群間の差あるいは関連の大きさを意味するが，一般的には，研究によって得られた研究群間の差あるいは関連の大きさを意味する。【例】2 群間の平均血糖値の差を 20 mg/dL(＝効果量)と仮定して，サンプルサイズの算出を行う。

交互作用 interaction. 長い間，効果修飾*と同じ意味で用いられてきたが，正確には，両者の間には微妙な違いがあり，“効果修飾” とは，原因 X と効果 Y の間の関連の推定値(例：*リスク*

比)が，第3の変数Cのレベルによって異なることを意味し，因子CがYの原因ともなっている場合を，特に“交互作用”と呼ぶ。【例】喫煙，アスベスト曝露，肺がんの間には交互作用があり，アスベストが肺がんリスクを高める効果は，非喫煙者に比べ喫煙者においてより高い。

交互作用項 interaction term. 線形回帰分析もしくはロジスティック回帰分析*などの多変量解析*において，個々の変数の効果とは別に，変数の組み合わせのアウトカムへの効果を評価するために設けられる合成変数のこと。【例】“男性であること”と喫煙は，それぞれ膀胱がんのリスクを高めることが知られているが，2つの因子(男性，喫煙)が組み合わさった場合の効果は，それぞれが2区分変数である場合は，多変量モデルに交互作用項(男性×喫煙の積項)を含めることによって推定できる。

構成概念妥当性 construct validity. 測定が，研究対象とする特性(構成概念)をいかに正しく表現し得ているかということ。【例】社交性を測定する目的で作成した質問は，その測定スコアが，外交的で遊び好きな人々と，内向的でパーティ嫌いな人々の間で大きな違いがあったため，構成概念妥当性があると考えられた。内容妥当性*，基準関連妥当性*も参照。

公正の原則 principle of justice. 研究倫理の基本原則の1つで，研究に伴う利益とリスクに関して研究参加者間に不公平が生じてはならないという原則。【例】新しい化学療法薬の臨床試験の研究参加者を，(研究に必要な検査費用を払える)保険加入者のみとし，保険非加入者を除外するのは，公正の原則に反する可能性がある。

効能 efficacy. 統一された定義は存在しないが，本書では，現実的条件下ではなく，実験的条件下における介入の有効性の意味で用いる。【例】組織プラスミノーゲン活性因子を投与した臨床試験において，急性脳卒中の患者の死亡率や罹病率が25%減少するという効能が得られた。効果*も参照。

合目的的サンプリング purposeful sampling. 質的研究で用いられるサンプリング戦略で，研究にとって重要で豊かな情報を持つ(含む)，ある特定の人々・できごと・状況を意図的にサンプリングすること。確率的サンプリング*ではないので，サンプルに母集団代表性はない。【例】“患者中心のメディカルホームプログラム”に関するある研究では，クリニックの管理者と医療従事者から合目的的に選んだ研究参加者にインタビューを行い，このプログラムがどのように実施され，あるいはなぜ実施されなかったかを検討した。

交絡 confounding. 予測因子とアウトカムの関連が，因果関係ではなく，第3の因子(交絡因子)によって生じる疫学的現象。【例】褥瘡のある患者は，健康状態が悪いことが多いため，褥瘡と院内死亡率との関連の一部には，患者の健康状態が交絡している可能性がある。有向非巡回グラフ*，効果修飾*も参照。

交絡因子 confounder(**交絡変数** confounding variable). 交絡*を参照。

ゴーストオーサーシップ ghost authorship. 研究に重要な貢献をしたにもかかわらず著者に含まれない場合で，該当者が製薬会社の社員や商業的な医学ライターである場合にしばしば生じる。【例】試験薬を開発した会社の従業員であったある研究者は，臨床試験結果に関する極めて重要な論文を執筆したが，著者リストには名前が載らず，ゴーストオーサーとなった。

コーダー間信頼性 intercoder reliability. 同じ質的データのコーディングを複数の研究者が行った場合の，コードやカテゴリーの一致の度合いのこと。【例】コード間信頼性は，“個人的な混乱についての言及”というコードよりも，“親切なスタッフについての言及”というコードの方がより高かった。

コーディネーティングセンター coordinating center. 多機関共同研究において，他の研究参加機関とのネットワーク体制の確立，実施マニュアルや各種様式および質管理プログラムの開発，測定や介入に関わる参加研究機関の研究スタッフの訓練，データの管理，統計分析，出版を統括する中心研究機関のこと。

コーディング(コード化)coding. テキストデータの意味のまとまり(チャンク chunk)に，内容を簡潔かつ的確に表現するラベルを付けること。参加者が会話の中で実際に用いた言い回しや名称をそのままコード名に用いることもあり，それは「インビボコード in vivo code」と呼ばれる。質的分析の出発点となる手続きであり，コード化されて初めて，データは分析の対象となる。

コードブック codebook. 質的分析によって生成した，コード，カテゴリー，テーマを系統的(階層的)にまとめたリストのことで，各コードの定義，コード間の関係などが含まれる。

ゴールドスタンダード gold standard. 患者がある疾患やアウトカムを有しているかどうかを確実に診断できる方法のこと。**【例】**放射線専門医による確定診断が，大腿骨頸部骨折のゴールドスタンダードとされた。

コックスモデル Cox model. Cox の比例ハザードモデルとも呼ばれる多変量解析の手法。研究参加者ごとの追跡期間を考慮しつつ，アウトカムに対する各予測因子の独立した効果を，ハザード率*として推定する方法。**【例】**Cox の比例ハザードモデルで，年齢，血圧，糖尿病の有無，フォローアップ期間を調整した分析を行った結果，男性は女性より 2 倍，黒人は白人より 3 倍，脳卒中を発生しやすいことが示された。

誤分類 misclassification. あるカテゴリーに属する研究参加者が別のカテゴリーに誤って分類されてしまう測定誤差のこと。**【例】**診療記録が不完全なため，入院中に転倒した患者が“転倒歴なし”の群に分類されていた。選別的誤分類バイアス*，非選別的誤分類バイアス*を参照。

コホート研究 cohort study. 前向きコホート研究*では，まず，登録した研究参加者によるコホートを設定してベースライン測定を行い，その後アウトカムの発生を観察するために，前向きにフォローアップする。これに対し，後ろ向きコホート研究*は，測定とフォローアップがすべて終了したコホートを用いて行われる。前向きと後ろ向きをハイブリッドすることもできる。**【例】**米軍に登録された兵士において，登録時点で測定されていた心理テストの結果が，その後の心的外傷後ストレス障害(PTSD)の発生と関連があるかどうかに関する前向きコホート研究を実施した。

コミュニティアウトリーチ community outreach. コミュニティが直面する重要な課題とその研究の意義に対するコミュニティの認識を高めたり，研究参加者のリクルートやコホート残留率を高めるために，研究チームのメンバー(コミュニティメンバーと学術研究者の両者を含む)が行う，講演や広報などの活動のこと。**【例】**研究者たちは，コミュニティアウトリーチを行って，高齢の移民コミュニティにおける認知症予防に関する新しい研究についての教育講演を行った。

コミュニティアドバイザリーボード community advisory board. コミュニティ関与型研究*で設置される，コミュニティの様々な分野の代表者で構成される組織。研究初期に設置され，研究プロジェクトの様々な側面についてアドバイスを行う。**【例】**バングラデシュ人コミュニティにおける心血管疾患の社会的決定要因を検討する研究において，コミュニティアドバイザリーボードが設置され，データ収集法，研究参加者のリクルート法，研究結果をコミュニティに広める方法，その研究から生まれる可能性のある将来のリサーチクエスチョンなどについて意見を提供した。

コミュニティエンゲージメントスタジオ community engagement studio. コミュニティのステークホルダーから研究プロジェクトへの具体的な意見を得るために行われる会合のこと。【例】ベトナム系アメリカ人の乳がん検診率を向上させるためのある介入研究では，その研究デザインと実施方法について，乳がん患者とその介護者，医療従事者，その他のコミュニティリーダーなどを含むエンゲージメントスタジオからの意見が取り入れられた。

コミュニティ関与型研究 community-engaged research. コミュニティのニーズに合致するようにデザインされた研究のこと。学術研究者とコミュニティのステークホルダーの共同関係には様々なレベルのものがある。【例】乳がん検診率の低いコミュニティで乳がん検診率を向上させるには，そのコミュニティの知識や情報を取り入れる，コミュニティ関与型研究が最も適切なアプローチであると思われる。

コミュニティベースの参加型研究 community-based participatory research(CBPR). コミュニティ関与型研究*のタイプ1つで，コミュニティにおける健康の公平性の実現をその究極の目的とし，コミュニティのステークホルダーが研究のあらゆるプロセスに参加し，かつ決定権を学術研究者と対等に分かち合うという，最も徹底した形の研究。【例】Asian American Network for Cancer Awareness, Research and Training プロジェクトは，がんに対する知識普及と予防促進を目的とする，サンフランシスコの学術研究者とコミュニティパートナーとの共同による，長期的なコミュニティベースの参加型研究である。

コライダー(合流点) collider. 共通効果への条件付け*を参照。

コントロール(対照) control.

1. ケースコントロール研究の文脈では，あるアウトカムを有する人(ケース)に対し，そのアウトカムを有しない人のこと。【例】胃潰瘍の予測因子に関するあるケースコントロール研究では，研究期間中に，消化器疾患以外の疾患で入院していた人がコントロールとされた。
2. 臨床試験(介入研究)の文脈では，介入(治療)群ではない群の研究参加者が受ける処置(例：プラセボ，標準治療)を意味し，そうした処置を受ける研究参加者を指して用いられることもある。【例】コントロールには，実薬と外見が全く同じプラセボが投与された。
3. 統計学的文脈では，目的とする因子(1つのアウトカムと1つの予測因子)間の関係に影響を与えると思われる他の因子の影響を調整することを意味する。【例】課外活動と10代の自殺との関連を探求したある観察研究では，年齢，民族/人種，性別，非合法薬物使用の効果を調整するために，ロジスティック回帰分析が用いられた。
4. 治療の文脈では，投薬や行動変容などによって，望ましくない状態やアウトカムの発生を防ぐ意味で用いられることがある。【例】高血圧患者において，降圧薬を用いて，血圧をコントロールする。

コントロール群付き前後比較デザイン controlled before-after design. 前後比較デザイン*に，ランダム割り付けによらないコントロール群を加えた研究デザイン。このデザインでは，介入群でもコントロール群でも，介入期間の前後で，アウトカムの測定が行われる。【例】チャイルドシート法導入の子どもの自動車事故傷害に与える影響を評価するために，同法を制定した州としなかった州で，子どもの自動車事故傷害の頻度の変化を比較するコントロール群付き前後比較デザインによる研究が行われた。

混入(コンタミ) contamination. 本来介入群だけが曝露されるはずの介入に，コントロール群の一部あるいは大半が曝されてしまうこと。【例】逆算法の教育に算数能力全般を高める効果があるかどうかの研究では，逆算法を習った群の子どもがコントロール群の子どもにその方法を教えてしまったために，混入(コンタミ)が生じてしまった。この研究の場合は，クラスターランダム化*を行うべきだったと考えられる。

差あり仮説(対立仮説)alternative hypothesis. 目的母集団中に，予測因子とアウトカムの間に関連があるという仮説で，サンプルサイズを推定する場合に用いられる。【例】「10代の若者において，喫煙者と非喫煙者とでは学校から脱落するリスクが異なる」という差あり仮説(対立仮説)。差なし仮説(帰無仮説)*も参照。

再帰的分割法 recursive partitioning. 研究参加者におけるある特性(例：アウトカム)の存在率(割合)を，一連の予測因子の有無に基づいて分類していく分析手法。ロジスティック回帰分析*のような数学的モデルを用いる手法とは異なり，予測因子とアウトカムの間の関係に関して一切の仮定を設けず，一連の「はい/いいえ」質問(＝予測因子の有無)によって患者を分類していき，分類・回帰木(CART)*と呼ばれる枝分かれ図を作成する。【例】再帰的分割法によって，救急外来を訪れた20〜65歳の患者で，腹痛があるが，食欲低下，熱，反跳圧痛がない患者は，急性盲腸炎のリスクは低いことが示された。臨床予測モデル(ルール)*と過剰適合*を参照。

最高事後密度信用区間 highest posterior density interval. ベイズ流分析*の用語で，確率分布から分布密度がある値以上の区間を切り出した場合に，それがある割合(例：95%)となる区間のこと。非対称分布の場合，これは最も狭い区間となる。【例】体重減少薬の研究において，95%最高事後密度信用区間が－1.5〜－4.6 kgであれば，薬の効果がこの間にある確率は0.95であり，これより狭い95%信用区間はない。

再現性 reproducibility(**定度** precision). 同じ特性または事象の測定を繰り返した場合に，(特性または事象が変化していないときに)同じ結果が得られる度合いのこと。ただし，再現性は正確性(真度)*ではないため，常に測定値が同じだけずれる場合でも再現性は高くなる。【例】乳幼児用体重計が，3 kgの標準錘(おもり)に対して，常に3 kgの測定値を示す場合は，再現性(定度)も正確性(真度)も高い。しかし，常に3.1 kgとなる場合は，再現性(定度)は高いが，正確性(真度)は低いことになる。

再現性研究 reproducibility study. 測定の再現性の検討を主なリサーチクエスチョンとする研究で，同じ検体や画像などを，同じ観察者(測定者，評者)あるいは機器によって複数回測定し，その一致度(測定者内再現性 intraobserver reproducibility)を見る場合と，異なる観察者や機器による測定間の一致度(測定者間再現性 interobserver reproducibility)を見る場合がある。【例】新しい電子聴診器の拡張期の心雑音検出の再現性を検討する研究。

最善の原則 principle of beneficence. 研究倫理の基本的原則の1つで，研究から得られる科学的知識が研究参加者が研究から被る不利益を上回ることと，害を最小限にとどめることが求められる。【例】ワクチン試験において，COVID-19ウイルス感染の可能性のある非常に危険な行動を参加者に求めることは，最善の原則に反する。

差なし仮説(帰無仮説)null hypothesis. 比較する群間に差がないという研究仮説*。【例】「血中脂質レベルが正常な研究参加者において，スタチン投与を受けた群とプラセボを投与された群の間で，跛行の発生率に差がない」という仮説。

サブグループ分析 subgroup analysis. 研究参加者の一部のグループ間で行われる比較分析。【例】選択的エストロゲン受容体モジュレーター(SERM)の乳がん再発に対する効果に関するランダム化比較試験において，初発乳がんの病期(Ⅰ，Ⅱ，Ⅲ)に分けて，SERM群とプラセボ群の比較が行われた。

差分の差分法 difference-in-differences method. 非ランダム化デザインにおいて，介入期間前後におけるアウトカムの変化量(差)を介入群とコントロール群で比較する分析手法。【例】病室における紫外線消毒の効果を検討するために，差分の差分法を用いて，標準的な清掃を行った場合と紫外線消毒を行った場合の院内感染率の変化を比較した。

参照整合性 referential integrity.「オーファンレコード orphan record」（“1 対多*” のリレーションの “多” 側のレコードで，“1” 側に対応するデータがないレコード）の生成を禁じるデータベースの機能。この機能では，“多” 側の対応するレコードがすべて削除されない限り，“1” 側のレコードを削除することはできない。【例】研究参加者テーブルから参加者 #243 を削除しようとしたとき，“多” 側のテーブルにその参加者のデータが残っていたため，エラーメッセージが表示された。

サンプリングバイアス sampling bias. 選択バイアス*を参照。

サンプリングフレーム sampling frame. 研究対象母集団*の中で，研究対象となる可能性のあるすべての人々のリストのこと。【例】Topeka Health Plan の参加者のうち，18 歳以上で過去 1 年以内にナルコレプシーと診断された人々全員をサンプリングフレームとする。

サンプルサイズ sample size. サンプルに含まれる研究参加者の数のことで，研究計画時点で必要と見積もられた研究参加者数，あるいは研究に実際登録された研究参加者の数の意味で用いられる。【例】暴力的なビデオゲームに曝露された 3 年生男子が，曝露されていない男子に比べて攻撃的な行動を 2 倍高頻度に行うという効果を，90％のパワーで検出するのに必要なサンプルサイズは，54 人と見積もられたが，実際の研究には 58 人が参加した。

視覚的アナログスケール visual analog scale（VAS）. 回答の両極端の間に（通常は）直線を置き，回答者に該当する位置に印を付けてしてもらうスケール。通常，直線の長さは 10 cm で，最も低い端からの距離を物差しで測った長さをスコアとする。【例】痛みの程度を測る VAS では，“痛みなし” と “耐え難い痛み” を両極端として，研究参加者はその間に引かれた直線の上で，最も自分の痛みの程度をよく表すと思われる位置に X 印を付ける。

識別能力 ability of discrimination. 検査もしくは診断モデルが，それが対象とする状態（例：疾患）を有している人々と有していない人々を区別できる能力のことで，ROC 曲線下の面積（曲線下面積*［AUC］）によって評価できる。【例】新生児感染の予測因子としての白血球数（/μL）の識別能力（AUC）は，ROC 曲線から，生後 4 時間以上の児では 0.86，生後 1 時間未満児では，0.51 と推定された。

時系列デザイン time series design（**時系列試験** time series trial）. 同一個体内で経時的にアウトカムの測定を繰り返す研究デザインの総称で，間に介入を挟む場合（群内比較デザイン*とも呼ばれる）は，介入前後の測定がそれぞれ 1 回の場合を，前後比較デザイン*，それぞれ複数回の場合を分割時系列デザイン*と呼ぶ。このデザインでは，各研究参加者が自らのコントロールとなるため，交絡を除去することができるが，群内比較は，成熟効果*，平均値への回帰現象*，時期効果 secular trends などの影響を受ける。【例】運動が空腹時血糖値に影響を与えるかどうかを検討するために，運動プログラム開始前と開始後に，糖尿病患者において，空腹時血糖値が測定された。

事後確率 posterior probability.

1. 診断検査の文脈では，事前確率*（＝その患者の臨床的特性から推定される，その病気である確率）と検査結果を組み合わせた推定確率を意味する。【例】COVID-19 の流行状況とその患者の発熱と咳の症状から，患者が COVID-19 に罹患している可能性（事前確率）を 60％と推定したが，その後，迅速抗原検査結果が陰性であったため，この検査結果を組み合わせて，COVID-19 感染の事後確率は 40％に修正された。

2．治療効果の文脈では，臨床試験の結果が判明する前のその治療有効性の確率（事前確率）と臨床試験の結果を組み合わせた推定確率を意味する。【例】同じ治療法に関する先行研究の結果に基づいて，その治療法によって生存期間の中央値が少なくとも30%増加する事前確率は70%と推定されたが，臨床試験によって，その治療の有効性が証明されたため，その治療が生存期間の中央値を少なくとも30%増加させる事後確率は95%と推定された。

事後確率分布 posterior distribution. ベイズ流分析*において，研究（通常は，臨床試験）の結果と事前確率分布*から生成される，治療効果のあり得る範囲を示す確率分布のことで，一般には，信用区間*，もしくは最高事後密度信用区間*という形で表現される。【例】新しいアンジオテンシン受容体拮抗薬の片頭痛発作発生頻度に対する効果の事後確率分布（95%信用区間）は，ベースラインから15～40%の減少として表わされた。

事後仮説 post hoc hypotheses. データの分析途中で作られた仮説のこと。【例】睡眠の質と転倒リスクとの関連に関する研究において，様々なタイプの睡眠障害の影響を様々な年齢・性別のサブグループで検討した後に立てた，「不眠症は75歳以上の男性においてのみ転倒リスクを増加させる（＝女性あるいは75歳未満の男性では増加させない）」という仮説は事後仮説である。

自己報告測定 self-reported measure. 研究対象とする現象（事象）を，研究参加者の報告に基づいて測定することで，質問票，構造化面接，ダイアリーなどを用いて行われる。【例】自己報告測定による研究参加者の体重には，研究参加者が自分の体重を正確に知らない可能性や，過小報告の可能性がある。

事前確率 prior probability.

1．診断検査の文脈では，その検査が行われる前に，その人がその疾患を有している確率のことで，検査前確率*と呼ばれることもある。【例】救急外来に搬送されてきた成人が細菌性肺炎である事前確率は12%である。事後確率*参照。
2．治療効果の文脈では，研究結果が判明する前におけるその有効性の確率のこと。【例】その研究では，末梢血管疾患用の新しいタイプの薬剤溶出ステントが，ステント留置後の跛行リスクを少なくとも25%減少させる事前確率は約50%と推定された。ベイズ流分析*，事前確率分布*を参照。

事前確率分布 prior probability distribution. 研究結果が判明する前に推定された，治療の効能の推定確率分布のこと。【例】新しいアンジオテンシン受容体拮抗薬の片頭痛に対する効果の楽観的事前確率分布*は，別のアンジオテンシン受容体拮抗薬に関する先行研究の結果に基づいて作成され，片頭痛頻度が35±15%（平均±標準偏差）減少するとされた。ベイズ流分析*，事後確率分布*を参照。

自然の実験 natural experiment. オポチュニスティック研究デザイン（臨機的研究デザイン）*の1つで，治療や予測因子への曝露が，ほぼランダムに生じ，アウトカムの他の決定要因とは無関連である場合を利用して，因果推論を行う研究デザイン。【例】5時以降に入院した患者は，担当したレジデントが，そのまま継続して担当するか（＝継続ケア群），翌朝に別の診療チームに回す（＝非継続ケア群）かを決めるという事実を利用して，それによって，臨床検査のオーダーや入院期間の長さがどのような影響を受けるかを検討した。

試走期間 run-in period. 臨床試験で，本試験の前に，適格条件を満たす研究参加者に，プラセボもしくは試験薬（介入）を短期間処方する期間のことで，あるレベルのアドヒアランスを達成した人，介入に耐えられた人，あるいはアウトカムがよかった人だけをその後の本試験の研究参加者とする。【例】Cardiac Arrhythmia Suppression Trial（不整脈抑制試験）では，試走期間中の試験薬投与によって，心室性期外収縮が十分抑制された人だけが選ばれ，ランダムに，試験薬を継続する群とプラセボ投与に切り替える群に割り付けられた。

質改善 quality improvement. 提供するケアの質を向上させるために行う取り組みのこと。このような活動は，特に研究以外の目的で実施される場合は，インフォームドコンセントや倫理委員会の承認を必要としないことがある。【例】ある病院では，中心静脈ラインの感染を減らすために，ガーゼの定期交換を，自動的にリマインドするプログラムを開発した。

質管理 quality control. 研究の実施，つまり，研究参加者の登録，測定，手技，データ管理と分析などが最高の質で行われるようにするプロセスのこと。【例】すべての測定の手順を操作マニュアルに明記し，かつ研究スタッフがそれを遵守しているかどうかを時々観察することによって，データ収集の質管理を行った。

実施マニュアル operations manual. 研究プロトコールを拡張したもので，研究プロトコール，研究チームや研究方針に関する情報，研究方法や手順の詳細などが含まれる。【例】実施マニュアルには，血圧は，研究参加者が5分間座って安静にした後に測定することと記載されている。

実地臨床研究ネットワーク practice-based research network(PBRN). 地域(コミュニティ)の医師たちが，実地臨床に根差したリサーチクエスチョンを解決するために構築する共同研究ネットワークのこと。【例】第一線の医療における手根管症候群の治療に関する臨床医ネットワークによる研究によって，ほとんどの患者で保存的治療によって症状が改善することが明らかになった。これはそれまでの大学病院などにおける研究で，大半の手根管症候群の治療には手術が必要とする従来の結果と対照的な結果となった。

指標検査 index test. 診断検査研究*や予後判定検査研究*に関する研究において，研究対象となる検査のこと。診断検査の場合は，ゴールドスタンダードによって評価され，予後判定検査の場合は，患者にその後起こるアウトカムによって評価される。【例】指標検査である腹部超音波検査の結果を，盲腸炎のゴールドスタンダードである病理検査の結果と比較した。

尺度 scale. 抽象的な概念を測定する場合に用いられる測定法で，多数の尺度項目で構成され，各尺度項目への回答は点数化され，その合計や平均がその概念の測定指標として用いられる。【例】SF36 尺度は，生活の質(QOL)を測定する尺度で，36 の尺度項目からなり，健康度やウェルビーイングに関する 8 つの下位尺度 subscale を含んでいる。リッカートスケール*を参照。

自由回答式質問 open-ended question. 自由な形式，つまり文章による自由な回答を促すように作られた質問。【例】研究参加者が自分の言葉で回答できるように，自由回答式の質問(“現代の社会で健康にとって一番の問題は何だと思いますか？”)が用いられた。

集団調査(社会調査) survey. ある集団において行われる横断研究*のことで，測定手段*としては，通常は質問票*が用いられる。【例】National Epidemiologic Survey on Alcohol and Related Conditions(アルコール関連状況に関する全国疫学調査)では，米国成人の代表的サンプルを用いて，現在と過去のアルコール消費，アルコール性障害，アルコール依存症治療利用の有無などについての質問が行われる。

出版バイアス publication bias. あるトピックについて学術誌に出版された論文が，それに関して実施された全研究の代表性を欠く(＝偏っている)状態のことで，統計学的に有意な結果(例：治療が有効であったという結果)が得られた研究がそうでない研究よりも投稿・出版されやすい場合などに生じる。【例】メタアナリシスを行ったところ，結果が有意であった研究は 6 つでいずれも小規模であり，一方，有意でなかった研究は 1 つのみで大規模であったことから，出版バイアスの存在が疑われた。

主任研究者 principal investigator(PI). 研究のデザイン，実施，データ分析，成果発表について，最終的な責任を負う研究者。研究によっては，それぞれ異なる責任を担う共同主任研究者coprincipal investigator(co-PI)が置かれることがある。

主要アウトカム primary outcome. 研究の主なリサーチクエスチョンに対応するアウトカムのことで，サンプルサイズ算定はそれに基づいて行われ，研究の主な努力の対象となる。【例】COVID-19 感染の外来患者を対象としたある治療法のランダム化比較試験では，入院もしくは死亡が主要アウトカムとされた。

主要仮説 primary hypothesis. 研究で追及する主な仮説で，それに基づいてサンプルサイズやその他の研究の詳細が決定される。【例】この研究の主要仮説は，「C 反応性蛋白値の上昇を抑える新しい治療法は，プラセボと比べて，喫煙者における 5 年間の追跡期間中の心血管イベントのリスクを減少させるか」である。

準実験的デザイン quasi-experimental design. 以下の 2 つのデザインの総称：①介入効果を，ランダム割り付けを伴わない研究群間で比較するデザイン(準ランダム化デザイン quasi-randomized design)，②比較群を置かず，1 つの介入群のみで，介入前と介入後のアウトカムを比較する研究デザイン(前後比較デザイン*)。

順序変数 ordinal variable. カテゴリー間に順序があるカテゴリー変数*のこと。【例】治療全体に対する患者の満足度が，「非常によくない」から「非常によい」を両極とする5段階のスケールを用いて，順序変数として測定された。名義変数*を参照。

条件付け conditioning. 他の変数の値を固定した条件下で，複数の変数間の関連を検討するプロセスのこと。研究参加者の限定*，マッチング*，層化*，多変量解析*が条件付けの手法としてよく用いられる。【例】過去 6 か月間の性的パートナー数で条件付けした場合には，コカイン使用と梅毒感染の間に関連は見られなかった。

除外基準 exclusion criteria. 研究参加が不適格となる特性のリスト。【例】①過去 2 年以内に抗うつ剤による治療歴がある，②αブロッカーもしくはβブロッカーを服薬中，③6 年生レベルの英語が読めない，を除外基準とした。包含基準*を参照。

職業的利益相反 professional conflict of interest. 専門家としての名声への渇望，新たな知見を得たいという過剰な知的野心など，研究結果に先入観に基づくバイアスを持ち込む可能性のある非経済的利益相反のこと。【例】ビタミン B_6 の冠動脈疾患予防効果の検証に全研究人生をかけてきた研究者を，ビタミン B_6 摂取の効果を検討する委員会のメンバーに加えると，職業的利害相反が生じる可能性がある。

人権尊重の原則 principle of respect for persons. 人は誰でも，研究参加に関して，自己決定を行う権利を有するという，研究倫理の基本原則の 1 つ。研究者には，研究参加者から自由意志によるインフォームドコンセント*を得ること，研究参加者が研究の途中を含め，いつでも研究参加を取りやめられるようにすること，プライバシーを保護すること，が求められる。【例】タスキーギ梅毒研究は，その“被験者たち”が，それが研究であることを知らされていなかったこと，インフォームドコンセントが取られていなかったことなど，あらゆる面で，人権尊重の原則に明確に違反した研究であった。

審査免除 exemption of review. 研究が，倫理委員会の審査を免除されること。非識別化された既存のデータの 2 次分析などがそれに該当する。【例】医学生を対象とした，講義や実習における困難に関する調査は，倫理委員会の審査を免除された。

人時 person-time. 研究対象となる人々がリスク(あるアウトカムの発生の可能性)に曝された

時間のことで，その総和は，人時発生率*計算の分母に用いられる（監訳者注：時間の単位が年の場合は，人年 person-year と呼ばれる）。観察対象となる研究参加者の数に研究参加者の平均リスク曝露時間をかけて求められる。【例】1000 人の参加者の平均リスク曝露期間が 2.5 年であったため，人時の総和は 2500 人年となった。

真実告知の原則 principle of truth-telling. 研究倫理の基本的原則の 1 つで，研究者には，真実を語ること，重要な情報を隠さないこと，研究から得られるリスクを誇張したり，矮小化しないことが求められる。【例】研究者が，新しいがん治療の臨床試験についての同意を取るときに，利益面ばかり強調して，害の可能性を過小に語ることは，真実告知の原則に違反する。

人時発生率 incidence rate（person-time incidence）. あるアウトカムが新たに発生する速度を表す概念で，アウトカムを発生したケース数を，リスク（あるアウトカムの発生の可能性）のあった人時 person-time at risk の総和で割って求める。単にレート（率）rate*と表記されることもある。【例】中年男性における心筋梗塞の人時発生率は，1000 人年対 35 で，同じ年代の女性（1000 人年対 17）の 2 倍であった。人時*を参照（監訳者注：発生率に関する用語は，英語も日本語もやや混乱を招く面があるため，本訳書では初版から，累積発生率と人時発生率という用語を用い，その総称を発生率としています）。

人時発生率比 incidence rate ratio（person-time incidence ratio）. 曝露群（治療群）における人時発生率*と非曝露群（非治療群）における人時発生率の比。研究参加者によって，フォローアップ期間が異なる場合には累積発生率比（*リスク比*）よりも優れた指標となる（監訳者注："*リスク*"が正確に累積発生率の意味で用いられている場合はイタリックで示しています）。単にレート比（率比）rate ratio*と表記されることもある。【例】中心静脈ライン挿入時にチェックリストを使用することにより，1000 カテーテル-日（catheter-day）当たりの血流感染率が 5.9 から 3.8 に減少し，人時発生率比（レート比，率比）は 3.8/5.9＝0.64 となった（Wichmann D et al. *BMC Infect Dis.* 2018；18(1)：267）。

迅速審査 expedited review. リスクが最低（最低リスク minimal risk）と考えられる研究に対して倫理委員会が認める簡易審査で，審査は，通常，委員会全体ではなく，1 人の委員によって行われる。【例】ウイルス感染を確認するための鼻腔綿棒による検体採取を用いる研究は，迅速検査が認められた。

診断検査研究 diagnostic test study. ある医学的検査が，ある病態の診断に有用であるかどうかを評価するための研究。【例】血清の二酸化炭素値が発熱のある患者における敗血症の診断に有用かどうかの研究。

真度（正確性） accuracy. 測定値が，目的とする真値にどれほど近いか，その程度を表す概念。バイアスの有無や定度（精度）*precision の影響を受ける。【例】正しくキャリブレーションされた電子体重計に比べると，自己報告による体重の真度は低い。

信頼区間 confidence interval. 誤解されることの多い用語。測定の定度（精度）*を表すものと考えるのが最も妥当であり，信頼区間が狭ければ狭いほど，推定の定度は高くなる。信頼区間は，"均質" な区間（確率がどこでも等しい区間）と誤解されることが多いが，実際には釣鐘型（区間の端になるほど確率が低くなる）である。【例 1】3.2 という同じ累積発生率比（*リスク比*）*でも，95%信頼区間が 2.9〜3.5 の場合は，1.5〜6.8 の場合よりも定度がはるかに高い。信頼区間は，統計学的有意性と密接に関連しており，95%信頼区間には，観察された効果と統計学的に有意な違い（有意水準＝1－0.95＝0.05）がない範囲の値がほぼ含まれる。【例 2】*リスク比* 3.2 の 95%信頼区間が 0.9〜11 の場合は，区間内に "効果なし（*リスク比*＝1.0）" が含まれるため，$\alpha=0.05$

(5%)の設定では，統計学的に有意とはならない。アルファ*，P 値*も参照。

信頼性 reliability. 定度(精度)*参照。

信用区間 credible interval. ベイズ流分析*の用語で，臨床試験の結果と事前確率分布*に基づいて，治療効果の事後確率分布*を要約する方法。最高事後密度信用区間*という形で表現されることもある。【例】体重減少薬の研究において，95%信用区間が－1.5～－4.6 kg であれば，薬の効果がこの間にある確率は 0.95 である。

推論 inference. サンプルにおける観察から，目的母集団における現象についての結論を導くプロセスのこと。【例】膀胱がんの既知の予測因子(例：喫煙，染料への曝露)を調整した分析から，膀胱がん患者では，コントロールに比べ，井戸水使用者の割合が 2 倍高いという結果(P＝0.02)となったため，井戸水の飲用が膀胱がんのリスクを高めると推論した。

スタートアップ(研究準備期) study start-up. 研究参加者のリクルートを開始するまでの準備期間のことで，予算の最終確認，契約の締結，各スタッフの役割の確定，トレーニングスタッフの雇用，倫理委員会の承認の取り付け，実施マニュアルの策定，データ収集フォームの作成とプレテスト，データベースの開発と動作確認，研究参加者のリクルート計画の策定などが行われる。【例】ある研究では，スタートアップにどれほどの作業が必要かの認識が甘く，そのために，研究参加者のリクルートが 3 か月も遅れてしまった。

ステップトウェッジデザイン stepped wedge design(**逐次的開始デザイン** delayed start design). クラスターランダム化*の変法で，ユニット(クラスター，クラスターの集合，あるいは研究参加者個人)を，研究群にではなく，介入を開始する順番にランダムに割り付けるデザイン。このデザインでは，まずどのユニットも，ベースライン期間(＝介入のない期間)から始まり，データ収集が行われる。次いで，ランダムに割り付けられた順番に従って，あるインターバル(＝“ステップ”)を置きながら，ユニットに対して，順次介入が実施され，研究期間の最後には，すべてのユニットが介入を受ける。【例】手指の洗浄を促すウェアラブル機器の効果を検討するために，看護師の 12 ユニットを対象に，ステップトウェッジデザインによる研究を実施した。

スノーボールサンプリング snowball sampling. まず少数の研究参加者(起点サンプル)をリクルートし，その人の知り合い，知り合いの知り合いと，人づてに(＝芋づる式に)リクルートしていくサンプリング方法。【例】インタビューが済んだ看護師に，その人が属する部署の他の看護師を紹介してもらうという形で，スノーボーリングサンプリングを行った。

スペクトルバイアス spectrum bias. 研究参加者(サンプル)における有病状態(もしくは非有病状態)のスペクトル(種類，特性，頻度など)が，その検査を適用したい患者一般と異なるときに生じるバイアスのこと。有病状態のスペクトルが異なる場合には感度に，非有病状態のスペクトルが異なる場合には特異度に影響が生じる。【例】食道がんの診断に開発された新しい血清検査の識別能力*は，進行した食道がん患者と健康人の比較では高いが，嚥下障害のある高齢者ではあまり高くない。

正規化 normalization. リレーショナルデータベース*において，1 枚のテーブルではなく，複数のテーブルからなるデータベースを構築すること。

脆弱性の高い研究参加者 vulnerable research participants. 子どもや受刑者，あるいは，研究に伴うリスクや利益を理解できない人々，研究により“不当な影響*”を受ける可能性がある人々など，倫理的に不適切な形で研究に用いられるリスクの高い人々のこと。【例】高度の認知症を患う人々は脆弱性の高い研究参加者に該当する。

成熟効果 maturation effect. 介入がなくとも，時間経過に伴って，人が，学習したり，向上する傾向のこと(学習効果 learning effect とも言う)。【例】アルツハイマー病患者の認知機能低下を予防するための介入に関する前後比較試験では，研究参加者が認知機能検査に慣れることによって，検査成績が自然に向上する可能性がある。

生存分析 survival analysis. 研究グループ間でアウトカム発生までの時間(必ずしも生存時間だけではない)を比較する統計学的手法。【例】冠動脈バイパス術と経皮的冠動脈形成術の心筋梗塞や死亡に対する予防効果を比較するランダム化比較試験において，治療開始からこれらのアウトカムが発生するまでの時間が，生存分析によって比較された。

生態学的錯誤 ecologic fallacy. ある予測因子とアウトカムの間の関連が，集団間では存在するが，個人レベルでは存在しないこと。【例】国家間の比較では，家庭における洗濯機の保有率と平均寿命の間には関連が見られるが，洗濯機の保有によって，個人の平均寿命が延びるわけではないので，これは，生態学的錯誤である。

精度 precision. 定度*参照。

積算モデル multiplicative model. 複数の曝露がアウトカムに与える交互作用に積算的(掛け算的)関係を想定するモデル。【例】年齢，運動量，脚力，アルコール，睡眠薬使用が，傷害を伴う転倒のリスクに及ぼす影響を調べるために，積算モデルであるロジスティック回帰分析を使用した結果，アルコールの使用は転倒による傷害のオッズを 2.7 倍高めることが示された。これは 5 歳の加齢とほぼ同等であった。

絶対*リスク*減少 absolute risk reduction. 治療によって減少する累積発生率(*リスク*)の大きさで，非治療群の累積発生率(*リスク*)*から，治療群の累積発生率(*リスク*)を差し引いて求める。この逆数を，必要治療数(NNT)*と呼ぶ(注：治療が累積発生率[*リスク*]を高める場合は，その差はマイナスとなり，その逆数を必要有害数[NNH]*と呼ぶ)(監訳者注：“リスク”が正確に累積発生率の意味で用いられている場合はイタリックで示しています)。【例】Special Supplemental Food Program for Women, Infants, and Children(WIC)によって，低出生体重児の累積発生率が 10%から 6%に減少し，絶対的*リスク*減少は 4%であった(Buescher PA et al. *J Acad Nutr Dietetics*. 1993；93：163–166)。

***Z* 検定** *Z* test. 割合を群間で比較するために用いられる統計学的検定法。常に両側であるカイ 2 乗検定*とは異なり，片側検定*に用いることもできる。【例】受刑者における刺青の割合が一般の人々における割合よりも有意に“大きい”かどうかを検討するためには片側の *Z* 検定，受刑者における刺青の割合が一般の人々における割合と有意に“異なる”かどうか(大きいか，もしくは小さいか)を検討するためには両側の *Z* 検定(あるいは，カイ 2 乗検定)が用いられる。

前後比較デザイン before-after design. 研究参加者の変化を，介入の前後で測定し比較する研究デザイン(pre-post design とも呼ばれることもある)。【例】ICU における尿路感染の頻度を，カテーテルの不適切な使用を減らす介入の前後で比較する。時系列デザイン*も参照。

選択回答式質問 closed-ended question. 回答があらかじめ選択肢として与えられている質問のこと。【例】その研究参加者は，神道信者であり，その宗教に関する質問の選択肢にはそれがなかったため，回答することができなかった。

選択基準 selection criteria. 研究に適格な人々が持つべき特性のリスト(基準)のことで，包含基準*，除外基準*がある。【例】新しい痛風治療薬に関するある研究で，年齢が 20～75 歳，過去 12 か月に少なくとも 1 回の(医師が診断した)痛風発作の経験があること，血中尿酸レベルが 6 mg/dL 以上であること，類似の薬に対するアレルギー反応の既往がないこと，が選択基準とされた。

選択バイアス selection bias. サンプルに目的母集団*の代表性を失わせるような系統的な誤差のこと。【例】強皮症の予後に影響する要因についての研究で，研究参加者を大学病院の患者に限定すると，それらの患者は，一般の強皮症患者より重症で，かつ医療によりよくアクセスできる患者に偏り，典型的な強皮症患者ではない可能性がある。

選別的確証バイアス differential verification bias. ダブルゴールドスタンダードバイアス*参照。

選別的誤分類バイアス differential misclassification bias. 研究参加者の状況（通常は，ケースかコントロールか）によって，測定に系統的な違いが持ち込まれるために生じるバイアス。曝露の記憶を想起する場合に，最もよく生じる。【例】セリアック病の患者は小麦含有食品の摂取を，同じ家庭で育った兄弟（姉妹）よりも多く想起する傾向があることから，セリアック病と小麦含有食品の関連には，選別的誤分類バイアスが混入する可能性がある。非選別的誤分類バイアス*を参照。

前臨床試験 preclinical trial. 人間で介入を試す前に，細胞，生体組織，動物などで実施される予備的研究。【例】米国食品医薬品局（FDA）は，人間における試験の前に，2 種類の動物での前臨床試験の実施を義務付けている。

層化 stratification. 交絡*を調整するための分析段階の方法の 1 つで，研究参加者を，交絡する可能性のある因子で層に分け，各層において，予測因子とアウトカムの関連を分析する。【例】定期的運動と変形性関節症発生との関連に関するある研究では，運動不足が肥満の原因となり，肥満が変形性関節症の発生を高める可能性があったことから，肥満による交絡を防ぐために，研究参加者を，体格指数（BMI）によって，「正常体重」，「肥満気味」，「肥満」に層化し，各層において，運動と変形性関節症との関連が分析された。

層化ブロックランダム割り付け stratified blocked randomization. 研究参加者をある特性（通常は交絡因子）について層化し，各層の中でブロックランダム割り付け*を行う方法で，研究群間でその特性の分布を等しくすることができる。【例】ある薬物の骨折予防効果を調べる研究で，脊椎骨折の既往は骨折や治療効果の非常に強い予測因子であり，結果に重要な影響を与える可能性があるため，研究群間で脊椎骨折既往者の分布を等しくする必要があった。そこで，研究参加者を脊椎骨折既往の有無で 2 層に分け，各層において，6～10 のサイズのブロックランダム割り付けを行った。

層化ランダムサンプリング stratified random sampling. 予定対象者を，年齢，人種，性別などの特性で層化し，各層において，ランダムサンプリングを行う方法で，各層の重みを様々に変えることもできる。【例】カリフォルニア州で行われた膵臓がんの存在率（有病率）*に関する研究では，人種的マイノリティを多目にサンプリングするために，層化ランダムサンプリングが用いられた。

相関係数 correlation coefficient. 2 つの連続変数の間の直線的関係（比例関係）の強さを表す統計学的用語。r という記号でよく表現される。【例】中年女性における身長と体重は，$r=0.7$ の相関を示す。

測定誤差 measurement error. 測定の定度（精度）*や真度*（あるいはその両方）が不十分なために生じる誤差のことで，どのような測定にも多少の誤差が伴う（例外は，死亡）。【例】測定誤差を減らすために，子どもの体重計を毎週 2 kg の鉄製錘でキャリブレーションする。

測定者による変動（誤差） observer variability. 測定者自身が原因となって生じる測定結果の変動（誤差）のことで，面接調査における質問の言葉遣いや，測定機器を用いるときの技量などがその原因となる。【例】研究参加者の腰周囲長を記録するとき，測定者によって，メジャーを当てる位置が異なることがあり，それによって測定者間でデータのバラつきが生じる。

測定者バイアス observer bias. ケースかコントロールか，あるいは，ある予測因子に曝露されたか否かといった研究参加者の特性を知ったことによって，測定担当者の測定に生じるバイアスのこと。【例】ヒスパニック系の10代の若者がアジア系の若者より感情コントロールの面で問題が多いという面接による研究結果は，（両者間に差がないという）自記式質問票調査や生徒記録の調査結果と矛盾し，測定者バイアスが入り込んだ可能性が高い。

測定手段による変動（誤差） instrument variability. 測定手段が原因となって生じるデータの変動（誤差）のことで，たとえば，温度などの環境要因，機器部品の劣化，試薬のロットの違いなどによって生じる。

測定手段バイアス instrument bias. 測定手段が，真の値を，常に過大もしくは過小に推定することによって生じるバイアス。【例】キャリブレーションされていない体重計では，常に体重が実際より低めに（あるいは高めに）出ることがある。

存在率（有病率，有病割合） prevalence. ある時点で，ある疾患あるいは状態（特性）を有する人々の割合。疾患の存在率は，疾患の発生率*と疾患の有病期間の影響を受ける。【例】SLEの存在率とは，ある時点でSLEに罹患している人の集団中の割合のことで，この疾患の発生が増加する，もしくは治療が進んで生存期間が延びれば，高くなる（監訳者注：prevalenceは有病者の割合に限定された概念ではないので［例：遺伝子多型のprevalence］，存在率という一般性の高い訳語を用いています）。

第１種の過誤 type I error（**αエラー** alpha error）. 差なし仮説（帰無仮説）*が真であるのに，統計学的に有意となったために（つまり，P値$<\alpha$），それを棄却（否定）してしまう誤り（簡単に言えば，差が“ない”のに“ある”としてしまう誤り）。【例】食事性カロチン摂取と大腸がん発生との関連に関する研究（統計学的有意水準＝0.05）において，関連がないのが真であるときに，カロチン摂取が大腸がんの発生率を低下させた（$P<0.05$）と結論したとすれば，それは，αエラーを犯したことになる。偽陽性*を参照。

第Ⅰ相試験 phase I trial. 臨床試験の第１段階で，新しい治療法の安全性を試すために，比較的少数のボランティア参加者で，非盲検的，非ランダム的に行われる試験で，投与量を増しながら検討が行われる。【例】閉経後の女性における“ほてり”の新しい治療法を開発するための第Ⅰ相試験では，少数のボランティア（ほてり症状がある人とない人）が対象とされ，用量を増やしながら，血球数，肝・腎機能，身体所見，症状の変化が観察された。

対応のある測定 paired measurements. 同じ人の身体の異なる部位，同じ人の介入前後での測定など，相互に強く関連した測定の対（ペア）のこと。【例】2型糖尿病患者のグリコヘモグロビン値に対する運動プログラムの効果を評価するために，各患者のベースライン時の値と運動開始後３か月目の値が比較された。

待機コントロールデザイン wait-list control design. 研究参加者を，臨床試験当初に介入を受ける群（即時介入群）と，その群の介入の終了後に介入を受ける，待機コントロール群にランダムに割り付ける研究デザイン。【例】骨盤筋肉のトレーニングが尿失禁に及ぼす効果を検討したある研究では，待機コントロールが用いられた。

第Ⅲ相試験 phase Ⅲ trial（**ピボタル試験** pivotal trial）. 新しい治療の効能や安全性を評価するのに十分な規模で実施されるランダム化比較試験（盲検化が理想）。【例】第Ⅱ相試験で，更年期のほてりの新しい治療薬の最適投与量と安全性が確認されたら，大規模な第Ⅲ相試験の段階に入り，ほてり症状を有する更年期の女性をランダムに新治療群とプラセボ群に割り付け，ほてり症状の状況や副作用を追跡観察する。

代替指標 surrogate marker（**代替アウトカム** surrogate outcome）．目的とする臨床的ウトカムと関連し，治療によって，そのアウトカムよりも早く変化（あるいは，より多くの参加者で変化）する指標のこと。代替指標は，治療が臨床的アウトカムに影響する医学的経路の中間に位置するもの（介在因子［中間因子］*）でなくてはならない。【例】HIV 感染者における CD4 リンパ球数の増加は，日和見感染のリスク低下をよく予測するため，抗 HIV 薬の治療効果の代替指標として用いられる。しかし，代替指標の改善が必ずしも臨床的アウトカムの改善と関連しない例もある。たとえば，LDL コレステロールと HDL コレステロールは，それぞれ動脈硬化の促進効果と抑制効果があることから，動脈硬化症の代替指標としてよく用いられるが，トルセトラピブは，それらの血中レベルを改善させるにもかかわらず，死亡率と冠血管疾患の罹病率を高めることが報告されている（Barter PJ et al. *N Engl J Med*. 2007；357：2109-2122）。中間指標*も参照。

第２種の過誤 type Ⅱ error（**βエラー** beta error）．差なし仮説（帰無仮説）*が偽であるのに，統計学的に有意とならなかったため（つまり，P 値＞α），それを棄却（否定）しない誤り（簡単に言えば，差が“ある”のに“ない”としてしまう誤り）。【例】食事性カロチン摂取と大腸がん発生との関連に関する研究（統計学的有意水準＝0.05）において，関連がある（カロチン摂取に大腸がん発生抑制効果がある）のが真であるときに，カロチン摂取が大腸がんの発生率を低下させない（P>0.05）と結論すれば，それは，βエラーを犯したことになる。偽陰性*を参照。

第Ⅱ相試験 phase Ⅱ trial. 小規模のランダム化比較試験（盲検化が理想）で，複数の投与量に対する副作用や臨床的アウトカム，あるいはバイオマーカーに対する効果が測定される。【例】第Ⅰ相で安全性が確認された，ほてりの新しい治療薬に関する第Ⅱ相試験では，ほてり症状を有する少数の更年期の女性が登録されて，投与量の異なる複数の実薬群とプラセボ群にランダムに割り付けられ，その後フォローアップされて，ほてりや副作用の出現頻度が比較された。

第Ⅳ相試験 phase Ⅳ trial. 米国食品医薬品局（FDA）などの認可機関による承認後に，第Ⅲ相の試験期間では観察できなかった，さらに長期間の使用に伴う安全性を評価するために実施される大規模な研究。ランダム化されることもされないこともある。【例】FDA によって更年期のほてりの新しい治療薬が承認されたら，第Ⅳ相試験で，その治療薬を長期使用した女性における効果や副作用を観察する。

多仮説検定（多重検定） multiple hypothesis testing. 1 つの研究の中で，複数の仮説（通常はかなりの数の）を検定すること。αエラー（第 1 種の過誤）*が生じる確率が高まるため，統計学的有意水準*を調整する必要がある。【例】ある研究で，ビタミンCサプリ摂取と認知機能低下に統計学的に有意（P＝0.03）の関連があることが報告されたが，この研究では 30 種類ものサプリについて検定が行われたため，多仮説検定の効果を考慮していないと批判された。ボンフェローニ補正*を参照。

多区分変数 polychotomous variable. 3つ以上のカテゴリーのあるカテゴリー変数。【例】血液型（A，B，O）。2 区分変数*参照。

多重コホート研究 multiple-cohort study. 予測因子への曝露が異なる複数のコホートを設定し，アウトカムの発生を相互に比較する研究で，産業的曝露の影響に関する研究でよく用いられる。【例】飛行中の宇宙線曝露と造血器系悪性腫瘍との関連を検討するために多重コホート研究が実施され，宇宙線曝露を受けるパイロットとキャビンアテンダント，宇宙線曝露を受けることのないチケット係とゲート係の職員の合計4つのコホートが設定された。2重コホート研究*を参照。

脱落 dropout. フォローアップ途中で，アウトカム発生の有無を確かめられなくなってしまった研究参加者のこと。フォローアップの拒否によることが多いが，死亡や転出によることもある。【例】17人が研究から脱落したが，そのうち8人は参加拒否，6人は死亡，3人は認知症の発症が原因であった。打ち切り*も参照。

妥当性 validity. 測定や研究が，研究対象とする現象(事象)を正しく反映する程度のこと。【例】睡眠障害を測定する質問票の妥当性は，それが，たとえば睡眠観察室で確かめられた睡眠障害をどの程度正確に測定できるかにかかっている。

多変量解析 multivariable analysis. 予測因子とアウトカムとの間の関連への他の因子の交絡の影響を調整するための統計学的手法の総称。【例】ある研究では，多変量解析を用いて，年齢，性別，学歴，ベースラインの認知機能，喫煙の影響が調整され，その結果，1日2杯以上のアルコール飲料の摂取は認知機能低下と関連していることが明らかとなった。

ダブルゴールドスタンダードバイアス double gold standard bias. ある検査の有効性を検討するための診断検査研究において，検査結果が異なる研究参加者に，異なるゴールドスタンダード*検査を適用することによって生じるバイアス。選別的確証バイアス*とも呼ばれる。【例】前立腺特異抗原(PSA)の意義に関する研究において，PSA値が高い人には前立腺生検を行い，正常値の人は臨床的な経過観察を行って，がんの発生を観察するというデザインの研究では，ダブルゴールドスタンダードバイアス(選別的確証バイアス*)によって，無症候性前立腺がんに対するPSA検査の感度が実際より高目に，逆に特異度が低めになる可能性がある。

単純ランダムサンプリング simple random sampling. サンプリングフレーム*から，すべての研究参加者が等しい抽出確率となるように，ランダムに選ぶサンプリング法。【例】過去6か月間に，ある救急外来を訪れた5～10歳のすべての子どもに，0～1の範囲のランダム数を割り付け，ランダム数が0.5以下の子どもを選択した。

中間指標 intermediate marker. 介在因子(中間因子)*，代替指標*を参照。

中間モニタリング interim monitoring. 臨床試験において，それを早期中止 early stopping すべきか，研究参加者の安全を守るためにプロトコールを修正すべきかを判断するために，定期的にデータを収集・評価すること。【例】心室性期外収縮の抑制を目的として心筋梗塞生存者に3種類の抗不整脈薬を投与したあるプラセボ対照試験の中間モニタリングで，介入群の死亡率がプラセボ群よりはるかに高いことが判明したため，試験は中止された(Echt DS et al. *N Engl J Med.* 1991；324：781-788，および The Cardiac Arrhythmia Suppression Trial Ⅱ Investigators. *N Engl J Med.* 1992；327：227-233)。

調整 adjustment. 2つの変数間の関連に対する他の変数(1つもしくは複数)の影響を除去するために用いられる統計学的手法の総称。【例】母親の喫煙で調整すると，母親のマリワナ使用と児の出生時体重の間の関連は減少する。条件付け*も参照。

治療重視の分析 as-treated analysis. 当初の割り付けは無視して，(もとはコントロール群でも)介入を受けた人は介入群として，(もとは介入群でも)コントロールの処置を受けた人はコントロール群に分類して分析を行うこと。【例】小児の再発性中耳炎に対する手術(鼓膜切開とドレナージチューブ留置)と内科的治療(抗生物質)を比較したランダム化試験において，当初の割り付けに関わらず，手術を受けた児は手術群，手術を受けなかった児は内科的治療群として，治療重視の分析を行った。プロトコール重視の分析*，割り付け重視の分析*も参照。

t検定 t test(**ステューデントのt検定** Student's t test). 連続変数の平均値が，2つの群間で，統計学的に有意に異なるかどうかを調べるために用いられる統計学的検定方法。【例】2つの抗うつ薬の効果の比較には，対応のない2サンプル t 検定*(治療後の2群の平均うつスコアの t 検定)，あるいは対応のある2サンプル t 検定*(各群の治療前後のうつスコアの変化量の平均値の t 検定)を用いることができる。

定度(精度) precision. 同じ特性や現象を，同じ条件で繰り返し測定した場合に同じ測定値が得られる程度のこと。再現性*と同義。【例】自動細胞カウンターによる白血球数の測定の定度は，目算による測定よりもはるかに高い(監訳者注：精度と訳されることもありますが，精度は本来"正確性 accuracy"も含む概念なので，測定の安定性という意味で"定度"という訳語を当てています)。

データ管理ソフト data management software. 研究データの保存，管理，検証に使用されるソフトウェア。【例】ある研究では，データ管理ソフトとして，REDCapを使用したが，それは所属研究機関から無償で提供された。

データ使用契約 data use agreement. 研究機関間で臨床データを共有することを規定する契約上の取り決めで，共有される情報，契約の目的などが含まれる。ほとんどの研究機関では，契約書に署名できる者を定めた規則とともに，契約書のテンプレートが用意されている。【例】データ使用契約書には，年齢，性別，人種/民族以外の保護対象保健情報はデータセットに含まれないこと，データは共同研究の一部として使用されることが明記されていた。

データディクショナリ data dictionary. データベースに含まれる変数の，変数名，変数タイプ(例：間隔変数，名義変数など)，値の定義，値の許容範囲などの情報を含むテーブル。

データの飽和 data saturation. 質的分析において，データ収集と分析を継続する過程で，もはや，新しいテーマ(あるいはデータ)が生成しなくなった状態，つまり「現象のすべての側面を説明できるだけの十分なデータが得られた」状態のことを意味し，質的方法のサンプルサイズを決める重要な概念。グラウンデッド・セオリーの場合は，「理論的飽和」と呼ばれる。【例】多くの個別インタビューを行った中で，最後の3回ではもう新たなテーマが生成することがなかったため，テーマの飽和に達したと判断した。

適応的ランダム割り付け adaptive randomization. 言わば「偏ったコイン」を用いて，各新規の研究参加者ごとに割り付けの確率を変える方法で，たとえば，各研究参加者について，複数のベースライン因子に基づくスコアを計算し，その研究参加者のスコアが高い場合には，それまでのランダム割り付けで，総スコアが他の群より低くなっていた群に割り付けられる確率をやや高めるようにする。【例】喘息による入院を予防するための新しい治療法に関するある研究では，適応的ランダム割り付けを用いて，経口コルチコステロイドによる治療を受けた既往歴のある患者を，(登録時点での)平均入院リスクがより低い研究群に割り付けられる確率が高いようにした。

適応による交絡 confounding by indication. 治療とアウトカムの間の関連を検討する観察研究においてよく生じる交絡で，治療の適応となる要因が原因となって生じる。【例】観察研究で認められた双極性障害の新しい治療と自殺リスクの上昇との関連は，障害の程度の強い患者が選択的に新しい治療の適応とされたために生じた可能性があると考えられた。

統計学的検定 statistical test. ある仮説(通常は差なし仮説[帰無仮説]*)を棄却(否定)するかどうかの量的エビデンスを生成するためのデータ評価の手法。データのタイプ(例：連続，2区分)によって用いる検定法は異なる。【例】COVID-19ワクチンが有効と考える人の割合の男女間の差を，カイ2乗検定を用いて検定した。

統計学的有意水準 level of statistical significance. アルファ*を参照。

統計学的有意性 statistical significance. 差なし仮説（帰無仮説）*が棄却（否定）された場合に，複数の研究群間の違いは，偶然による可能性は低いとする主張のことで，ほぼ常に，得られた*P*値を事前に定めた*P*値のレベル（αと呼ばれる）と比較することによって行われる。**【例】**あるランダム化比較試験で，非アルコール性脂肪性肝炎の新しい治療薬に割り付けられた群では，プラセボ群よりも肝障害の進行が抑制され（$P=0.02$），αが0.05に設定されていたため，研究結果は統計学的に有意である（効能*がある）と結論された。

同等性研究 equivalence study. 複数の治療間で効能がほぼ等しいことを示すことを目的とする研究で，通常は，有効性が確立している既存の治療法と新しい治療法が比較される。**【例】**尿路感染の治療に用いられている既存薬と新しい薬を比較する同等性研究。

登録（レジストリ） registry. ある疾患に罹患した人やある治療を受けた人のデータベースのことで，アウトカムデータの収集や，登録間のデータベースをリンクした研究に活用することができる。**【例】**San Francisco Mammography Registryには，サンフランシスコの3つの最大のマンモグラフィーセンターを受診したすべての女性が登録されており，それを同地域のがん登録とリンクさせることによって，マンモグラフィの診断の正確性が評価された。

特異度 specificity. 対象疾患を有していない人のうち，診断検査が陰性となる人の割合。**【例】**生検による病理学的検査をゴールドスタンダード*とした場合，PSA（血清前立腺特異抗原）値≦4.0 ng/mLの特異度は約90％である。つまり，前立腺がんに罹患していない男性の90％がPSA≦4.0 ng/mLの検査値を示す。尤度比*，陰性予測力*，陽性予測力*，感度*も参照。

独立 independent.

1．2つの変数がお互いに影響しない関係のこと。**【例】**ナッツの摂取と血糖値は互いに独立で，ナッツ摂取が血糖値に影響することも，血糖値がナッツ摂取に影響することもない。
2．第3因子の影響を取り除いた（＝第3因子に独立な）状態における，2つの変数間の関係のこと。**【例】**母親の教育歴と母乳哺育は相互に関連していると思われたため，母乳哺育の2歳時の言語能力に対する独立した効果を評価するために，母親の教育歴で調整した分析が行われた。

トライアンギュレーション triangulation. 質的研究の信憑性credibilityを高めるための戦略で，データや生成するテーマを補強するために，複数の角度からの情報を併せて比較考量するアプローチ。一般には，方法トライアンギュレーション，理論トライアンギュレーション，データ（情報源）トライアンギュレーション，研究者トライアンギュレーションに分けられる。**【例】**手術室チームの様々なメンバーがタイムアウト（＝手術手順の打ち合わせ）プロセスにどのように対応するかをより深く理解するために，インタビュー法と観察法を併用することは，方法トライアンギュレーションに相当する。

トランスレーショナルリサーチ（橋渡し研究） translational research. 科学的研究の知見を健康の改善に応用することを目的とする研究で，基礎研究の結果を臨床に応用することを目指す研究（“実験室から病室[bench-to-bedside]”研究＝T1研究）と，臨床的知見を集団の健康向上に応用することを目指す研究（“病室から集団[bedside to population]”研究＝T2研究）の2つのタイプがある。**【例】**マウスにおける先天性難聴と人間の先天性難聴との遺伝的共通点を探る研究は，T1研究に相当し，難聴児の学業向上効果の有無を検討するために，音刺激に対する皮質反応を応用した新生児難聴のスクリーニングを全国的に実施する研究は，T2研究に相当する。

内的一貫性 internal consistency. 多項目尺度 multi-item scale における，尺度項目相互間の相関の強さの程度のこと。【例】ある構成概念を測定するために作られた尺度の各項目がすべて同じ方向のスコアを示す場合は，尺度項目の内部一貫性は高い。

内的妥当性 internal validity. 研究結果が，研究の中における事実をどれほど忠実に反映しているかの程度のこと。外的妥当性*も参照。

内的妥当性の検証 internal validation. モデル（多くの場合，臨床予測モデル*）の導出に用いられたのと同じ研究対象母集団*からのサンプルを用いて，そのモデルを検証すること。【例】ある新生児敗血症の臨床予測モデルの開発研究では，ネステッド・ケースコントロール研究*のサンプルの半分を用いてモデルを開発し，残りの半分のサンプルで内的妥当性の検証が行われた。

内容妥当性 content validity. 測定が，測定対象とする現象（事象）の様々な側面をどれほど適切に反映し得ているか，その程度を表す概念。【例】その不眠症の測定には，総睡眠時間，悪夢のエピソード，早朝の目覚め，日中の覚醒努力，日中の眠気などが含まれていたため，内容妥当性があると考えられた。構成概念妥当性*，基準関連妥当性*も参照。

2 区分変数（2 値変数） dichotomous variable.「はい/いいえ」，「生/死」などのように，カテゴリーの区分が 2 つの変数。2 つうち 1 つの値のみしかとれない。【例】血圧を高血圧（140 mmHg 以上）と非高血圧（140 mmHg 未満）の 2 区分変数とする。多区分変数*参照。

2 サンプル *t* 検定 two-sample *t* test. 2 つのサンプル間で連続変数の平均値を比較するための統計学的検定法。【例】オリーブオイルサプリを投与された群の高比重（HDL）コレステロールの上昇は平均 10 mg/dL，プラセボ群では，平均 2 mg/dL だったが，両群の違いは，2 サンプル *t* 検定では有意ではなかった（$P=0.14$）。1 サンプル *t* 検定*を参照。

2 次データ分析 secondary data analysis. 既存のデータを用いて，元々の研究では検討されていなかったリサーチクエスチョンを研究すること。2 次データ分析のデータとしては，以前実施された研究や調査のデータ，診療記録，医療費請求データ，死亡証明書などが考えられる。【例】複数の予測因子に対する同時介入の冠動脈疾患発生に及ぼす効果を検討した過去の研究のデータを用いて，血中コレステロール値と死亡率についての 2 次データ分析を行った。

2 重コホート研究 double-cohort study. 曝露レベルの異なる 2 つのコホート（よくあるのは職業別コホート）を設定してアウトカムを追跡・比較する研究デザイン。【例】勤務のほとんどが立ち仕事であるファストフードの料理人と，座位勤務が多いレジ係をそれぞれコホートとして，足底腱膜炎のリスクを比較した。

ネステッド・ケースコントロール研究 nested case-control study. ケースとコントロールが同じコホートの研究参加者の中から選ばれるケースコントロール研究*で，ベースライン時に集めた検体を保存しておけば，ケースとコントロールについてのみ予測因子を測定すればよいため，測定が高価でコホート全員に測定することが不可能な場合に，よく用いられる。【例】出生児コホートを用いて，脳性麻痺と血中サイトカイン濃度との関連に関するネステッド・ケースコントロール研究が行われ，すべての脳性麻痺児（ケース）と，コントロール（ランダムにサンプリングされたコホートの 1%の新生児）において，サイトカインの測定が行われた。

ネステッド 2 重（多重）コホート研究 nested double (multiple) cohort study. 1 つの大規模なコホートの中に，曝露レベルの異なる，2 つ（もしくは多数）の独立したコホートを設定して行うコホート研究。曝露が稀な場合には，大規模コホート全体をフォローするよりも効率的な研究となる。【例】大規模な医療システムにおいて，メタルオンポリエチレンインプラントによる人工股関節置換術を受けた患者群と，セラミックオンポリエチレンインプラントを受けた患者群を設定し，アウトカムを比較した。

捏造 fabrication. 架空のデータを作って，それを記録したり，報告したりすること。

バイアス bias. 研究のデザイン，実施あるいは分析の不備によって，測定や関連に持ち込まれた系統誤差のこと。【例】白血病患者は，毒性化学物質への曝露の記憶が強いため，コントロールよりも殺虫剤の使用歴を多く報告する傾向がある。

バイオマーカー biomarker. 生物学的プロセスを反映する，客観的で定量可能な指標のこと。【例】血清 CA-125 値は，卵巣がん女性のフォローアップのバイオマーカーとしてよく用いられる。中間指標*も参照。

媒介（介在） mediation. 予測因子（治療や曝露）が第 3 因子の原因となり，第 3 因子がアウトカムの原因となるプロセスのことで，この第 3 因子のことを介在因子（中間因子）*と呼ぶ。【例】ある研究で，所得補助によって生じた出生時体重の改善が，母親の栄養改善によって媒介されたものかどうかが検討された。

パイロット研究 pilot study. 研究の実施可能性の検討，研究のロジスティクスの最適化や効率の向上を目的として実施される，事前の小規模な予備的研究。【例】ヨガのインシュリン抵抗性糖尿病の予防効果を検討する研究の準備のためのパイロット研究において，インシュリン抵抗性の測定の実施可能性，ヨガによる介入の標準化と最適化，研究参加者のリクルートやランダム割り付けの可能性について検討した。

曝露 exposure. 研究参加者が，アウトカムに関係すると考えられる因子に曝されていることを示す用語。予測因子が複数あるときに，“主たる予測因子”の意味で用いられることもある。【例】消化管出血の要因に関するある研究で，過去 6 か月間における週 1 錠以上のアスピリン錠剤（用量不問）の服用が，アスピリン曝露ありとされた。プロテクティブファクター（保護因子，予防因子）*とリスクファクター*も参照。

ハザード比 hazard ratio. 予測因子に曝露された群とされなかった群におけるハザード率 hazard rate の比で，ほとんどの場合，Cox の比例ハザードモデルを用いて推定される。【例】50〜59 歳の男性における冠動脈疾患のハザード比は同年齢の女性に対して 2.0 と推定された。

ハザード率 hazard rate. 集団内でアウトカムが発生する瞬間速度 instantaneous rate のこと。瞬間発生率と訳されることもある。【例】50〜59 歳の女性における冠動脈疾患のハザード率は，0.008 件/年と推定された。

発生密度サンプリング incidence-density sampling. ネステッド・ケースコントロール研究*において，重要な曝露*が時間とともに変化する場合に用いられるコントロールのサンプリング手法。【例】抗ヒスタミン剤服用が（恐らく転倒のリスク上昇を通じて）大腿骨頸部骨折の発生率を高めるかどうかを検討するネステッド・ケースコントロール研究において，服用量が季節によって変化することから，大腿骨頸部骨折のケースが発生した月にコントロールをサンプリングし，抗ヒスタミン剤の投与を比較した。

パワー（検出力） power. 母集団においてある大きさの効果が存在するときに，サンプルを用いて正しく差なし仮説（帰無仮説）*を棄却できる確率。【例】母集団において運動が女性糖尿病患者の空腹時血糖を 20 mg/dL 低下させる効果が真に存在するときに，パワーを 90％に設定するということは，研究者が，その母集団から何度も同じサイズのサンプルを抽出し，その度に全く同じ測定を実施した場合，10 回中 9 回で差なし仮説を棄却する（＝運動が空腹時血糖を下げる）という正しい結論が得られることを意味する。ベータ*を参照。

反事実 counterfactual. 実際に起こったこととは反対(逆)の仮想的事実のこと。因果推論では，曝露による実際のアウトカムと，曝露がなかった場合の仮想のアウトカムを比較するという思考実験に用いられる。【例】ある都市の暴力犯罪に及ぼす貧困の影響を推定する反事実的アプローチとは，その都市に貧困層が存在しないと仮定した場合の暴力犯罪発生率(＝反事実)を予測し，その都市の実際の暴力犯罪発生率と比較することである。

反証テスト falsification test. 介入の特異性，つまり，その介入が研究対象とするアウトカムには影響するが，影響するはずのない他のアウトカムには影響しないことを示すこと。【例】非ステロイド性抗炎症薬の使用が(おそらくプロスタグランジンへの作用を介して)喘息の発生率を増加させるという研究結果が得られた場合，その薬がプロスタグランジンとは無関係と考えられる疾患(例：尿路感染症)の発生率も増加させるかどうか，あるいは喘息との関連が量-反応関係を示すかどうかを反証テストとして検討する。

ピアレビュー peer review. 研究プロトコール，申請書，論文草稿などを，研究者同士で査読すること。【例】NIH に提出された研究助成の申請書は，同じ分野の研究者によってピアレビューされ，明確な基準のもとに採点される。同じように，学術誌でも，投稿された論文が出版に値するかどうかの編集者の判断を助けるために，科学者によるピアレビューが行われる。

***P* 値** *P* value. 差なし仮説(帰無仮説)*が真であるときに，その研究で得られた効果(より正確には検定統計量)以上の効果が偶然のみによって生じる確率のこと。【例】コーヒー摂取と心筋梗塞発症とは関連がないという差なし仮説を立てて研究した結果，非コーヒー摂取者に対するコーヒー摂取者の心筋梗塞の累積発生率比(*リスク*比)は 2.0 で *P* 値は 0.10 となった。つまり，差なし仮説が正しいときに，2.0 以上の累積発生率比(*リスク*比)が偶然のみによって生じる確率は，10%ということになる。

非一様性 heterogeneity. 異なる研究間あるいは同じ研究のサブグループ間で，予測因子とアウトカムの関連が一様(均一)でない状態のこと。【例】閉経後のエストロゲン投与と気分や認知能力との関連については，研究間でかなりの非一様性が認められ，ポジティブあるいはネガティブの関連を認めたもの，また関連を認めなかったものと様々であった。一様性*も参照。

非応答バイアス non-response bias. 非応答(例：質問票への非回答)が，研究結果に及ぼすバイアスのこと。【例】非合法薬物の使用が腎不全の発症に及ぼす効果の検討には，非応答がバイアスをもたらす可能性がある。

比較効果試験 comparative efficacy trial. 活性対照試験*も参照。

非確率的サンプリング nonprobability sampling. 各研究参加者の選択確率が定義できないサンプリングのこと。臨床研究で用いられるのは，多くの場合非確率的サンプリングである。【例】ある研究では，整形外科外来に訪れた患者の中で，外来があまり混まない日にインタビューに応じてくれた患者が簡易サンプリング*され研究参加者とされた。確率的サンプリング*も参照。

非識別化データ deidentified data. 個人を特定できる情報が除去されたデータのこと。【例】幼稚園児の微細運動能力テストの成績が，その後の小学 3 年生時点の読解力に影響するかどうかを調べるために，地元の学校システムから「非識別化されたデータ」を入手した。

非選別的誤分類バイアス non-differential misclassification bias. 研究参加者がケースであるかコントロールであるか(もしくは，曝露されているか，されていないか)によって影響を受けない“非特異的な”バイアスのことで，群間の差を小さくする効果があるため，このバイアスがあると，関連が検出されにくくなる。【例】過去の抗生物質曝露についての想起は，ケース，コントロールに関わりなく不完全であったため(診療記録によって確認)，バイアスは非選別的と考えられた。選別的誤分類バイアス*を参照。

必要治療数 number needed to treat(NNT). 1つのアウトカムの発生の予防(防止)に必要な，治療対象者数のことで，絶対リスク減少*(＝累積発生率差[リスク差]*)の逆数として計算される(監訳者注："リスク" が正確に累積発生率の意味で用いられている場合はイタリックで示しています)。【例】WIC(Women, Infants, and Children)の特別栄養支援プログラムで，1人の低体重児の出生を予防するのに必要な妊婦の数(NNT)は25人と算定された。

必要有害数 number needed to harm(NNH). 治療(介入)があるアウトカム(例：有害効果)のリスクを高める場合に，1つのアウトカムの発生に必要な治療対象者数のことで，累積発生率差(リスク差)*の逆数として計算される。【例】エストロゲン製剤の服用による静脈血栓症のリスク差は0.3%であるため，必要有害数(NNH)は333人となる。必要治療数(NNT)*も参照。

標準化 standardization. 測定の定度*(精度*，再現性*)や真度*(正確性)を高めるために，測定の実施方法を詳細に定めて，測定の手順や方法の統一を図ること。【例】血圧測定を標準化するには，測定前の研究参加者の取り扱い，使用するカフのサイズ，カフを巻く位置，カフ圧の高め方と減圧の仕方，収縮期血圧と拡張期血圧を示す音の変化などを統一する必要がある。

標準化効果量 standardized effect size. 群間で連続変数を比較する場合のサンプルサイズの計算で用いられる統計量で，2つの群間で期待される平均値の差をその標準偏差で割った無単位の数値。【例】80～89歳と90歳以上の高齢者間で血中ヘモグロビン濃度を比較する研究において，80～89歳の群での平均値を13.7 g/dL，90歳以上での平均値を13.2 g/dL，両者での標準偏差を1.2 g/dLと見積もると，標準化効果量は，0.5÷1.2＝0.42となる。

標準作業手順書 standard operating procedures(SOPs). 研究のすべてのプロセスを，明確かつ詳細に記した文書のこと。研究プロトコール*，実施マニュアル*，統計分析プラン，データ安全性モニタリングプランなどには通常含まれない，スタッフのトレーニングの内容や技能チェック certification の手順，データベースの開発や動作確認の仕方，データファイルの管理や個人情報保護やバックアップのための手順といった細かい内容が記載される。

標準偏差 standard deviation. 連続変数の分散度 variability(散らばり spread)を表す指標で，分散 variance の平方根に等しい。

剽窃 plagiarism. 科学的不正行為*の一種で，他人のアイデア，研究結果，記述内容などを，出典を明示せずに，あるいは許可を得ることなく使用すること。【例】他の研究者が開発した新しい測定方法を出典を示さずに用いることは剽窃にあたる。

表面妥当性 face validity. ある測定が，目的とする現象(事象)をどれほどよく反映していると考えられるかに関する主観的な判断のこと。【例】思春期の若者を対象とした「社交性」に関する測定尺度は，社交性のある生徒とない生徒を区別できると考えられる尺度項目を含んでいたので，表面妥当性があると判断された。構成概念妥当性*，内容妥当性*，基準関連妥当性*も参照。

非劣性試験 non-inferiority trial. 既存の治療より，たとえば，安全性，価格，使いやすさの面でやや優れる新しい治療法について，その効能*が既存治療に劣らないことを示すための研究。【例】眠気を誘発しない新しい鎮痛薬の術後痛軽減効果がオキシコドンに劣らないことを示すために非劣性試験を実施した。

非劣性マージン noninferiority margin. 新しい治療と既存治療との効能差の最大許容限度のことで，Δ(デルタ)とも呼ばれる。【例】心房細動患者の脳卒中予防を目的とした新規抗凝固薬の非劣性試験(ワルファリンと比較)において，非劣性マージンは脳卒中発生率の差1%に設定された。

頻度流分析 frequentist analysis. 研究結果の検定統計量のP値を算出し，あらかじめ設定した統計学的有意水準（α値）と比較する研究デザインとデータ分析の手法。これは，差（関連）がないという差なし仮説（帰無仮説）のもとで，研究結果がどれくらいの確率で起こり得るかの推論に基づくもので，結果の可能性についての事前情報（例：類似のリサーチクエスチョンに関する他の研究の結果）は考慮されない。【例】頻度流分析に基づいて，新しい外科的治療が早期膵がん患者の5年死亡率を10%減少させたと結論した（$P=0.003$）。ベイズ流分析*参照。

ブートストラップ法 bootstrap method. モデルの妥当性の検証に用いられる方法で，データセットからサブサンプルを重複（=1度抽出されても元に戻して何度も抽出されること）を許して，何回もランダムに抽出し，そのたびに算出したパラメータの分布から，95%信頼区間*を求める。【例】臨床予測モデルのパラメータを決定するために，ブートストラップ法を用い，サンプリングを繰り返して，そのたびに変数減少法によるロジスティック回帰分析を実施し，その結果から，モデルの感度*と特異度*の95%信頼区間を推定した。

フォーカスグループインタビュー focus group interview. 特定のトピックについて，研究者がファシリテーター（モデレーター）となって行う小グループでのインタビュー法。一般的には，1〜2時間程度，同じような社会的・文化的背景，あるいは経験や関心を持つ人々（約5〜10人）を集めて行われる（注：適切な人数は，研究参加者，ファシリテーション技術，文化，年齢，性別，トピックなどによって異なる）。フォーカスグループの成否は，ファシリテーターに，グループダイナミクスが起こせる技量があるかどうかによる。

複合アウトカム composite outcome. 複数の関連するイベントを組み合わせたアウトカムで，そのうちの1つのイベントが最初に生じた時点を，アウトカムの発生時点とする。【例】ある心血管疾患のリスクの低減を目的とした介入試験では，心筋梗塞，脳卒中，冠血行再建術の施行，心不全の4つを含む複合アウトカムが用いられた。

複合仮説 complex hypothesis. 1つの仮説の中に，複数の予測因子あるいはアウトカムを含む研究仮説で，統計学的検定が難しいため，避けるべき仮説。【例】2つの仮説を含む複合仮説（ケースマネージメントの新しいプログラムが入院期間や再入院率に影響を与えるか？）を以下の2つの仮説に分割した：①ケースマネージメントの新しいプログラムが入院期間に影響を与えるか？，②ケースマネージメントの新しいプログラムが再入院率に影響を与えるか？

副次的仮説 secondary hypothesis. 主仮説*以外に，研究者が興味を持つ（主仮説よりも）重要度の低い他の仮説のこと。【例】C反応性蛋白を低下させるある新しい治療薬のプラセボ対照比較試験において，その治療薬が，喫煙者における心血管疾患死亡リスクを減少させるか，という副次的仮説が設けられた。

副次的研究 ancillary study. 新たなリサーチクエスチョンへの答えを得るために，既存の研究に，新たな測定を追加する研究のこと。【例】ある新しい炎症性腸疾患治療薬の効果に関するランダム化比較試験において，ベースライン時点で採取・保存された血清検体を用いて，あるバイオマーカーがその薬への反応の予測に役立つかどうかを検討する，副次的研究を実施した。

副次的リサーチクエスチョン secondary research question. 主たるリサーチクエスチョン以外のクエスチョンのこと。【例】主要なリサーチクエスチョンを，妊婦のアルコール摂取量と児の低体重との関連とし，副次的リサーチクエスチョンを，妊婦のアルコール摂取と妊娠中の貧血との関連とした。

不死時間バイアス immortal time bias. 無イベント生存期間バイアス*参照。

不当な影響 undue influence. 相手に，研究参加への不当な圧力がかかる状況のことで，たとえば，過剰な報酬の支払い，研究者が教えている学生への研究参加の勧誘，受刑者に研究に参加すれば仮釈放を早めるといった勧誘が，それに該当する。

部分的確証バイアス partial verification bias（確証バイアス，参照バイアス referral bias，ワークアップバイアス workup bias も同義に用いられる）．検査の正確性（真度）*を評価する場合に生じるバイアスで，指標検査*が陽性の人は全員，陰性の人はその一部しかゴールドスタンダード検査を受けない場合に生じる。【例】足首をくじいた小児で，「足首の腫れ」がどの程度骨折の診断に役立つかを評価するときに，X 線検査（ゴールドスタンダード）を，「足首の腫れ」のあった小児では全員，「足首の腫れ」のなかった小児では半数でしか実施しなかったとすると，感度は実際以上に高く，特異度は実際以上に低くなってしまう。

プラセボ効果 placebo effect. 実際には薬理効果のない偽の薬を服用したにもかかわらず，それによって（おそらく心理効果で）何らかの症状の変化がみられること。【例】慢性の不眠症症状を持つ学生に薬理効果のない物質を投与したところ，プラセボ効果によって，睡眠時間の増加が生じた。

プラセボ対照 placebo control. 盲検化ランダム化比較試験*において，実薬（介入）と区別のできない偽薬や処置を処方される対照（非活性対照inactive control）のこと。【例】尿失禁の新しい治療薬に関するランダム化プラセボ対照試験で，治験薬と，見かけ，臭い，味，触感が同じプラセボを用いる。

プラットフォーム試験 platform trial. 複数の介入を，共通のマスタープロトコールを用いて，同時にもしくは逐次的に行うアダプティブデザイン*のこと。【例】I-SPY 2 試験は，乳がんの治療において，標準的化学療法と併用した複数の新規薬剤の有効性を標準的治療法と比較するプラットフォーム試験である。

プレテスト pretest. 研究で用いる質問票，測定方法，手順などを，研究実施前に試してみること。目的は，それらの，機能性，適切性，実施可能性を評価・改善することにある。【例】質問票にわざと欠測，外れ値，非論理的回答を書き入れ，データ入力，データベース管理システムがそうしたエラーデータに的確に対応できるかどうかをプレテストする。

ブロックランダム割り付け blocked randomization. 各参加研究機関をある決まったサイズ（例：4ないし6）のブロックと見立てて，各ブロック内で各研究群の参加者数がほぼ同数となるように，ランダムに割り付ける方法。多機関共同研究において，各機関で介入群とコントロール群のサンプルサイズをほぼ等しくしたい場合によく用いられる。【例】各クリニックは，サイズ 6 のブロックと見立てられ，治療群とコントロール群の研究参加者が同数となるようにランダムに割り付けられた。層化ランダムブロック割り付け*も参照。

プロテクティブファクター protective factor. アウトカムの発生の減少に関係すると考えられる予測因子（予防因子，保護因子）。【例】血中 HDL コレステロールの高値は，心血管疾患のプロテクティブファクターである。曝露*，予測因子*も参照。

プロトコール重視の分析 per-protocol analysis. 臨床試験において，プロトコールを遵守した参加者（通常は，介入を指示通りに受けた参加者）のみを統計学的分析の対象とする分析の方針。【例】手術と理学療法の効果を比較する膝関節症のランダム化比較試験で，プロトコール重視の分析方針がとられ，手術群で実際に手術を受けた患者と，理学療法群で実際に理学療法を受けた患者のデータだけを統計学的分析に用いた。割り付け重視の分析*と治療重視の分析*も参照。

分割時系列デザイン interrupted time series design. オポチュニスティック研究(臨機的研究)*における回帰不連続デザイン*の一種で，単一の群において，介入前の期間(コントロール期)と介入導入以降の期間(介入期)に，それぞれ複数のアウトカムの測定を行い，介入導入時点でのアウトカムのレベルや傾向(傾き)の変化を推定する研究デザイン。【例】Northern California 病院におけるビリルビン測定器の再キャリブレーションの効果に関する研究では，分割時系列デザインが用いられ，再キャリブレーション後に新生児黄疸に対する光線療法の使用が突然 60%減少したことが示された(Kuzniewicz MW et al. *JAMA Pediatr.* 2016；170(6)：557-561)。

分割法 split group validation. モデルの過剰適合*を避けるために，データセットをランダムに2つに分割し，1つのサンプル(導出セット derivation set)で臨床予測モデルを作成し，他方のサンプル(検証セット validation set)でその妥当性を検証する方法。【例】出産のための入院中に集められたデータを用いて，新生児黄疸を予測するモデルを，80%の出産例(導出セット)で作成し，残り 20%の出産例(検証セット)でその妥当性を検証する。

分散 variance. 集団もしくはサンプルにおける，連続変数のバラつきの程度のことで，まず平均値を計算し，次に個々の値と平均値の差の平方の総和を求め，その総和を値の個数 n で割って算出する(注：サンプルの場合は，n ではなく，$n-1$ で割る)。分散は直感的には分かりにくいが，その平方根が標準偏差*となる。【例】ある男性プロバスケットチームの選手の身長の分散は，92 cm^2，標準偏差は 9.6 cm であった。

分析的研究 analytic study. 複数の因子(変数)間の関連*を検討するタイプの研究。【例】医学生における，身長と血圧の相関に関する分析的研究を実施した。記述的研究*も参照。

分類・回帰木 classification and regression trees(CART). 再帰的分割法*を参照。

ペアマッチング pairwise matching. ある変数(1つもしくは複数)の値が等しいもしくは近いケースとコントロールを，1：1あるいは1：複数でマッチングすること。マッチングに用いた変数の交絡を防ぐことができる。【例】子癇前症の予測因子としての難分解性有機汚染物質への曝露に関するケースコントロール研究*では，子癇前症を発症した各女性(ケース)と，子癇前症の発症がなく，かつ同年齢(2 年以内)で妊娠前の体格指数が近い(3 kg/m^2以内)女性(コントロール)が，1：1でマッチングされた。

平均値の標準誤差 standard error of the mean(SEM). サンプルにおける連続変数の平均値のバラつきの推定値で，標準偏差をサンプル数の平方根($\sqrt{n}$)で割って算出する。

平均値への回帰現象 regression to the mean. 偶然に高い(低い)値が出た場合には，その後の測定では集団平均に近い値が出る傾向のこと。【例】収縮期血圧値が95パーセンタイルの子どもを選んで，追跡観察したところ，何も治療をしなかったにもかかわらず，最初のフォローアップ時点では，(平均値への回帰現象のために)大多数の子どもにおいて血圧が低下した。

ベイズ流試験 Bayesian trial. 臨床試験の対象となる治療の有効性に事前確率分布*を適用し，それに試験結果を組み合わせることで，事後確率分布*を作成する試験。ベイズ流試験では，サンプルサイズを固定せず，その治療が有効，非有効，そのいずれでもないことについて，十分な知見が得られるまで試験が継続される。【例】先行研究から，心血管アウトカムの発生率を30%減少させることが知られている治療法についてのベイズ流試験で，十分な研究参加者が登録された時点で，心血管リスクが 25%減少することが示されたことから，その治療法が心血管アウトカムの発生率を少なくとも 20%減少させる事後確率は 99%，少なくとも 25%減少させる事後確率は 90%と推定された。

ベイズ流分析 Bayesian analysis. 創案者である Thomas Bayes にちなんで名づけられたデータ分析の手法で，頻度流分析*とは異なり，研究結果から推論を行う際に，研究仮説の可能性について蓄積された先行研究の知識を用いる。【例】早期膵臓がんの新しい外科的治療法の有効性についてのベイズ流試験では，先行研究の結果を組み入れ，患者の 5 年死亡率を 10%以上減少させる可能性が 95%あると結論された。

ベータ beta(β). 研究をデザインする際に，β エラー(第 2 種の過誤)*(差なし仮説[帰無仮説]*が偽のときにそれを棄却できない過ち。つまり,「差が“ある”のに“ない”」とする過ち)を犯す最大の確率として事前に設定される値。効果量*との関係でのみ意味がある値。【例】大腸がんは稀な疾患(中年成人 10 万人における発生率は年間 20 例)であるため，β を 0.2(そして α を両側で 0.05)に設定すると，アスピリンを 10 年間毎日服用した場合に大腸がんのリスクを半減するかどうかを示すには，2 万 5000 人の研究参加者が必要となる。言い換えれば，アスピリンに真にそうした効果があるときに，2 万 5000 人で研究を行うと，差なし仮説[帰無仮説]を棄却し損なう(=「差が“ある”のに“ない”」と結論する)確率は 20%となる。アルファ*，統計学的パワー*も参照。

ヘルシーユーザー効果 healthy user effect. ある活動を行う人々，もしくはある製品(例：fitbit)を使用する人々は，そうでない人々に比べて健康志向が強く，したがってアウトカムもよいという，観察研究で問題となる交絡*のこと。【例】健康志向の強い人々は，そうでない人々よりも健康指標をモニターするウェアラブル機器の使用率が高い傾向があり，このヘルシーユーザー効果のため，その機器の使用者では，心血管系死亡率が低い可能性がある。

ヘルスリテラシー health literacy. 基本的な健康情報にアクセスしそれを理解できる能力のこと。【例】ヘルスリテラシーが平均的なレベルの人々にも理解できるように,「腋窩」という単語を「脇の下」に,「嘔吐」という単語を「吐くこと」に変えた。

変化への敏感性 sensitivity to change. ある測定手段 instrument が，それが測定しようとする構成概念の変化を検出できる程度のこと。【例】不安に関する新しい(より短い)質問票を開発したが，標準的な質問票による測定では，(研究参加者の不安の重症度に)顕著な改善が見られる場合でも，新しい質問票のスコアにはほとんど変化が見られなかったことから,“変化への敏感性”が不十分であると判断された。

変数 variable. ある因子を，測定を通じて，数学的に扱えるように数値化したもので，統計分析の文脈で用いられる。【例】静注薬物使用を，質問票への回答から，経験なし，過去に経験，現在も実施と，3 つのカテゴリーとして変数化した。

片側仮説 one-sided hypothesis. 差あり仮説(対立仮説)*の 1 つで，予測因子とアウトカムの関連を一方向のみに限定する仮説のこと。【例】ある研究で，喫煙が認知症のリスクを高めるという片側仮説が検討された。両側仮説*を参照。

変動係数 coefficient of variation(CV). 平均値をその標準偏差で割った値で，測定の定度(精度)*precision の指標となる。【例】血中エストラジオールの変動係数は，血中レベルの低い閉経前後の女性で 10%であったが，血中レベルの高い若い女性では 2%であった。

変動度 variability. 測定のバラツキを示す概念で，連続変数の場合は標準偏差で，カテゴリー変数の場合は値の分布で表される。【例】ダイエットによる体重変化は，かなりの増加からかなりの減少まで，大きな変動度を示した。分散*を参照。

包含基準 inclusion criteria. 研究に適した研究参加者に求められる特性のリストのこと。【例】年齢が 18〜65 歳で，サンフランシスコ在住，うつの既往歴がないことを包含基準とする。除外基準*を参照。

保護対象保健情報 protected health information. 個人の特定につながる保健関連情報のことで，医療保険の携行性と責任に関する法律(HIPAA)*では，研究者に，名前や患者番号などの保護対象保健情報の守秘義務を定めている。【例】保護対象保健情報をフラッシュメモリに保存したり，通常の電子メールで送付したりしてはならない。

母集団(ポピュレーション) population. ある定義された特性を持つすべての人々の集団。【例】電子タバコを常用している人々の存在率(有病率)*を推定するために，米国の11年生の母集団からサンプリングが行われた。

ポピュレーションベースのサンプル population-based sample. 全母集団を代表するサンプルのこと。【例】NHANES(国民栄養調査)に用いられるサンプルは米国の全人口からランダムに選ばれたポピュレーションベースのサンプルである。

ボンフェローニ補正 Bonferroni correction. 有意水準(α)を，実施する検定の数で割ることによって，αエラー(第1種の過誤)*を防ぐ統計学的手法。【例】4つの仮説検定を行う場合のボンフェローニ補正では，通常の有意水準(0.05)を4で割った0.0125が新たな有意水準となる。

マージン値 marginals. 2区分変数*や多区分変数*の m×n 式集計表の行あるいは列の合計値のこと。【例】2人の病理医間での皮膚がん診断の一致率を見るための2×2表のマージン値を見ると，第1の病理医が25%の検体でがんと診断したのに対し，第2の病理医は18%であった。カイ2乗検定*も参照。

前向きコホート研究 prospective cohort study. 研究参加者のグループ(コホート)を設定し，ベースラインでの予測因子の測定を行ったのち，目的とするアウトカムの発生を追跡観察する研究。【例】Nurses Health Study(看護師ヘルス研究)は，女性に多い疾患の予測因子に関する前向きコホート研究で，コホートは米国で登録された看護師のサンプルで，心血管疾患，がん，死亡が，アウトカムとされている。後向きコホート研究*も参照。

マスク化 masking. 盲検化*を参照。

マッチング matching. 1つの研究群への研究参加者を，他の研究群の研究参加者のある属性と類似するように選択するプロセスのこと。個人単位でのマッチング(ペアマッチング*)と，グループ単位でのマッチング(頻度マッチング frequency matching)がある。【例1】ブルセラ病の予測因子を検討するケースコントロール研究*で，コントロールは，年齢(±3歳)，性別，居住地をケースとマッチングさせて選択された。【例2】交通事故における高度傷害あるいは死亡のリスクとシートベルト着用との関係に関するコホート研究において，シートベルト着用者は，事故のタイプ，事故の起こった日時，速度などをマッチングするために，同じ車に乗車していてシートベルトを着用していなかった他の乗客と比較された。オーバーマッチング*も参照。

無イベント生存期間バイアス immortal time bias. 不死時間バイアス*とも訳される。つまり，イベント(死亡に限らない)が起こりえない時間を分析に含めることで生じるバイアスで，その分リスクが過小評価される。【例】退院処方箋を14日以内に記入した高齢患者と記入しなかった高齢患者の間で退院後の死亡率を比較すると，退院から処方箋記入までの時間は“不死”であり，記入群では，その分退院後の死亡リスクが過小評価となるため，処方箋を記入することが有益であるかのような結果が生じてしまう。

無情報事前確率分布 uninformative prior probability distribution. 治療効果の程度に全く事前情報がない(=あらゆる程度の治療効果が等しくありうる)場合の事前確率分布*のことで，平行な直線で表される分布となる。ベイズ流分析で用いられる。【例】ある新しい降圧薬の血中のクレアチニンレベルへの影響に関する研究では，無情報事前確率分布が用いられ，その分布は，クレアチニンレベルの40%上昇から40%減少の間の長方形の形状とされた。

名義変数 nominal variable. 論理的順序のないカテゴリー変数。【例】宗教（キリスト教，仏教，ヒンズー教，イスラム教，ユダヤ教など）。順序変数*も参照。

メタアナリシス meta-analysis. 予測因子とアウトカムが共通する複数の研究の結果をまとめて，併合効果 summary effect estimate を算出する研究手法のこと。【例】9つの論文のメタアナリシスの結果，出生時体重が大きい児では，喘息の発症リスクが20%高いことが明らかになった。

メタ回帰分析 meta-regression. メタアナリシスで用いられる統計学的手法の1つで，研究間での非一様性*が大きい場合に，各研究を単位として，予測因子とアウトカムの間の関連を分析する手法。【例】あるメタ回帰分析では，スタチンに関する30のランダム化比較試験の結果を分析し，男性参加者の割合やアスピリンの同時使用率などの要因を調整しながら，高齢であることが有効性の低下と関連するかどうかが検討された。

メンデルランダム化法 Mendelian randomization. 予測因子や治療への感受性の原因となる，もしくはそれに影響する遺伝子がランダムに受け渡されることを利用して，因果推論を強めようとする手法。【例】母親のアセトアミノフェン服用と児の喘息の関係は，アセトアミノフェン代謝物の解毒に関与するグルタチオン-S-トランスフェラーゼのT1多型のある母親で関連が強いことから，因果関係の可能性が高いと推定された（Shaheen SO et al. *J Allergy Clin Immunol.* 2010；126(6)：1141-8.e7）。

盲検化 blinding. 通常はランダム化比較試験において，研究参加者，担当医，研究者，検査担当者などに対して，研究参加者がどの研究群（介入群，コントロール群）に割り付けられたかを分からないようにすること（眼科領域の研究では，マスク化 masking とも呼ばれる）。【例】プラセボの使用と，割り付け情報の隔離保存により，研究参加者と研究者（研究アシスタントを含め）に，割り付けを盲検化した。

盲検化ランダム化比較試験 randomized blinded trial. 適格性のある研究参加者が，事前に定められた確率でランダムに研究群に割り付けられ，かつ割り付け情報が，研究者，研究参加者，研究スタッフ全員に盲検化*される研究のこと。アウトカムの確認も，割り付け情報を盲検化して行われる。【例】下痢症の新しい治療薬の盲検化ランダム化比較試験では，研究参加者は，新薬群とプラセボ群に同数になるようランダムに割り付けられ，研究者，参加者，研究スタッフにはどの研究参加者がどの群に割り付けられたかは分からないようにした。

目的母集団 target population. 研究者がサンプルにおける研究結果を一般化したいと考える，臨床的，属性的に定義された母集団のこと。【例】研究者が自分の病院で実施する子どもの喘息に対する新しい治療法の目的母集団は，全世界の喘息を持つ子どもであると考えられる。

持ち越し効果 carryover effect. 介入の停止後にも残る効果のこと。【例】ビスフォスフォネート治療を終了しても，持ち越し効果のために，骨密度はその後数年間もベースライン値には戻らない。

有害イベント adverse event. 研究（通常は臨床試験）中に生じるイベントで，研究参加者の健康やウェルビーイングに対して有害効果を持つイベントのこと。有害イベントは，介入群，コントロール群両方で記録される。【例】その研究で最も頻度が高かった有害イベントは，上気道症状であった。

有向非巡回グラフ directed acyclic graph (DAG). 様々な因子が相互にどのように因果的に関

係しているかについての，研究者の考え方を図式化したもの。**【例】**リスクテイキング行動，静注薬物使用，ヒトパピローマウイルス(HPV)感染，子宮頸部がんの関係に関するDAGは以下のようになる：

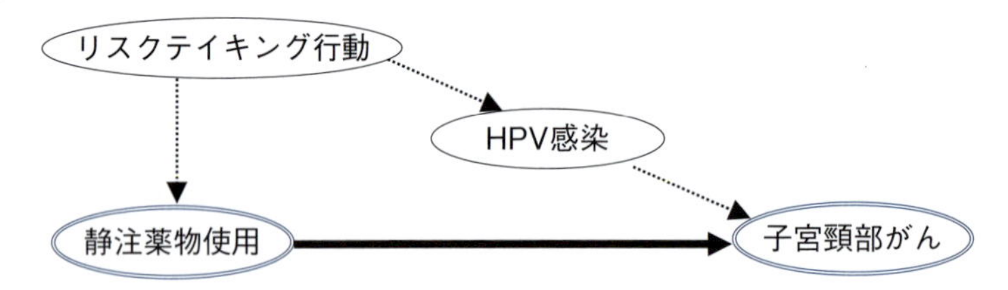

このDAGによれば，HPV感染は子宮頸部がんの原因となり，かつ静注薬物使用と共通の原因(リスクテイキング行動)を有するため，静注薬物使用と子宮頸部がんとの関連に交絡因子として作用する。

尤度比 likelihood ratio. 診断検査の結果が，ある疾患の罹患の確からしさ(尤度 likelihood)を示す程度を表す用語で，疾患を有する人がある検査結果となる尤度を，疾患を有しない人が同じ検査結果となる尤度で割ったもの。尤度比が1を超えると，その疾患である確からしさが高いこと，1未満であれば，それが低いことを意味する。**【例】**鉄欠乏性貧血の診断に対する血中フェリチン濃度≦15 μg/Lの尤度比は52で，≧100 μg/Lの尤度比は0.08であった(Guyatt G et al. *J Gen Intern Med*. 1992；7(2)：145-153)。

要因試験 factorial trial. 複数の治療法(例：治療Aと治療B)の効果を同時に評価するための臨床試験で，研究参加者は，「試験薬A＋プラセボB」群，「試験薬B＋プラセボA」群，「試験薬A＋試験薬B」群，「プラセボA＋プラセボB」群にランダムに割り付けられる。**【例】**ベータカロチンとアスピリンの長期使用が消化器がんのリスクに影響を与えるかどうかの要因試験。

陽性予測力 positive predictive value. ある疾患の診断検査の結果が陽性となった人が，その疾患を有する確率。**【例】**男性における前立腺がんの存在率(有病率)*が15%である集団において，PSA値＞4.0 ng/mLの陽性予測力は30%であった。事前確率*，感度*，特異度*を参照。

抑制効果 suppression. 交絡*の一種で，交絡因子が，予測因子とは逆の方向にアウトカムと関連するために，予測因子とアウトカムとの関連を減じてしまう現象のこと。**【例】**喫煙と皮膚のしわとの関連は，喫煙者群が非喫煙者群よりも若く，年齢の調整が行われない場合には，見失われて(抑制されて)しまう可能性がある。

予測因子 predictor. 2つの因子間の関係において，他の因子に先行，もしくはその生物学的原因と考えられる因子のこと。**【例】**肥満と睡眠時無呼吸症候群リスクとの関連において，肥満は予測因子に相当する。

予測妥当性 predictive validity. ある測定が，研究目的とする現象(事象)をどれほど正確に予測できるかを意味する概念。**【例】**うつ尺度の予測妥当性は，自殺リスクとの関連が示されればより強くなる。

予定サンプル intended sample. 研究プロトコールに記載される，研究者が研究対象としようとする研究参加者のサンプルのこと。**【例】**Longview病院に，2021年1月1日～2021年6月30日の間の月曜もしくは木曜(研究者の診療担当日)に治療のために受診し，かつ最初の診断から6週間以内の乳がん女性患者を予定サンプルとした。研究対象母集団*も参照。

楽観的事前確率分布 optimistic prior distribution. ある治療法が有効であると考えられる場合の事前確率分布*の1つで，同じリサーチクエスチョンに対していくつかの先行研究のデータがあるため，狭い範囲内に集中する分布のこと。ベイズ流分析で用いられる。**【例】**メトホルミンに似た新薬の有効性に関するある研究では，ベル型で，血糖値の低下が，30%低下を中心とし，大部分は20%から40%の間に分布する楽観的事前確率分布が用いられた。

ランダム化（ランダム割り付け） randomization. ランダム化比較試験において，適格な研究参加者をランダムに研究群に割り付けるプロセスのこと。研究群の数や，各研究群に割り付けられる確率は，ランダム化（ランダム割り付け）を行う前に設定される。2つの研究群が設定され，どちらかの群に50%の確率で割り付けられるのが一般的だが，研究群の数も，各群への割り付けの確率も自由に設定することができる。**【例】**2つの治療群と1つのプラセボ群に割り付ける場合に，2つの治療群には各30%の確率で，プラセボ群は40%の確率で割り付ける。

ランダム化質改善試験 randomized quality improvement trial. 研究参加者を，質改善のためのいくつかの介入にランダムに割り付けて，医療アウトカムに対するそれらの効果を比較する研究。**【例】**ある研究者が，ワクチン接種奨励の手紙を医師の署名入りで患者に送ることで，ワクチン接種率を高められるかもしれないと考え，患者の半数には通常の手紙を，残りの半数には署名入りの手紙を送り，ワクチン接種率が増加するかどうかを評価するという，ランダム化質改善試験を実施した。

ランダム化レジストリ試験（登録ランダム化試験） randomized registry trial. 現行のレジストリ registry の中で実施されるランダム化比較試験。**【例】**ある疾患で外科手術を受けた全患者のアウトカムや合併症に関するデータを5年間追跡収集する登録*システム（レジストリ）を用いて，手術時点で，新しい手術法を受ける群と既存の手術法を受ける群に患者をランダムに割り付け，新しい手術法の効果を評価した。

ランダムサンプル random sample. 研究対象母集団*全員のリストからランダムに選ばれたサンプル。**【例】**自分のクリニックの白内障患者のランダムサンプルを得るためには，自分のクリニックの白内障患者の全リストを作成し，コンピュータの乱数発生機能を用いてサンプルを抽出する。確率的サンプリング*とサンプリングフレーム*を参照。

利益相反 conflicts of interest. 研究者が科学的真理の追究や研究参加者の安全の保証という研究本来の目的に反して，研究にバイアスをもたらしたり，研究の客観性を損なったり，研究に対する社会的信頼を損なう可能性のある利害関係を有すること。**【例】**ある製薬会社の科学諮問委員会の委員を務める研究者は，その会社が開発した新たな薬に関する論文の査読を依頼された場合，利害相反を抱えることになる。

リコールバイアス（想起バイアス） recall bias. 曝露に関する研究参加者の記憶が，他の要因，特にケースかコントロールかの違いに影響を受けることによって生じるバイアス。**【例】**筋側索硬化症の患者で殺虫剤曝露の自己報告がコントロールより多くなっているのは，リコールバイアスによるものと考えられた。

リサーチクエスチョン research question. 研究によって回答を得ようとするクエスチョンのことで，その中には，予測因子とアウトカム，そして研究対象とする集団が適確に表現されていなくてはならない。リサーチクエスチョンは一般に，「集団Cにおいて，AはBと関連があるか？」，「集団Cにおいて，AはBの原因となるか？」（臨床試験の場合）という形で表現される。**【例】**デンタルフロスの日常的使用は，糖尿病患者において，冠動脈疾患のリスクを減少させるか？

離散変数 discrete variable. 整数だけを値とする変数。実用上は，連続変数も離散変数として扱われることがある。**【例】**過去1年間における体重の変化を，小数点以下を四捨五入して，整数化し，離散変数として記録した。

リスク差 risk difference. 累積発生率差*参照(監訳者注：“リスク” が正確に累積発生率の意味で用いられている場合はイタリックで示しています)。

リスクセット risk set. これは，発生密度サンプリング*を用いるケースコントロール研究*において用いられる概念で,「ケースが発生した時点で，そのケースと同じ期間追跡されていて，かつ，まだアウトカムを発生していないコホートメンバー」のことを意味し，そこからランダムにコントロールが抽出される。【例】妊娠中の経口フルコナゾールの使用が自然流産のリスクに影響するかどうかを検討するために，発生密度ケースコントロール研究*が行われ，その研究では，自然流産を起こした各症例について，その時点までに自然流産を起こさずに経過した女性がリスクセットとされた(Bérard A, et al. *CMAJ*. 2019；191(7)：E179–E187)。

リスク比 risk ratio. 累積発生率比*参照。

リスクファクター risk factor. 予測因子の1つで，アウトカムの発生の増加に関係すると考えられる因子のこと。【例】女性であることは，多発性硬化症のリスクファクターである。曝露*とプロテクティブファクター(予防因子)*も参照。

リッカート尺度 Likert scale. 回答部が，対称的に配置された複数の選択肢で構成される質問(選択肢は5つのことが多く，その場合は “5件法” と呼ばれることもある)。【例】この救急外来をまた受診する可能性はどれくらいあると思いますか？→1. 非常にあり得る，2. 多少はあり得る，3. どちらとも言えない，4. あまりあり得ない，5. 全くあり得ない。

率比 rate ratio. 人時発生率比*，レート比*を参照。

両側仮説 two-sided hypothesis. 2つの方向(より大きい，より小さい)のαエラー(第1種の過誤)*の可能性を含めた差あり仮説(対立仮説)*。【例】抗不安薬が，認知症発症リスクの低下もしくは増加に関連するかどうかという両側仮説を検定する。片側仮説*を参照。

量-反応関係 dose-response relationship. 曝露量が増加するほど，アウトカム(あるいは反応)が増加する関係のこと。曝露が予防的な場合は，曝露が増えるほどアウトカムは減少する。【例】日光曝露量と色素性母斑の数との間，色素性母斑の数と悪性黒色腫リスクとの間には量-反応関係が報告されている。

リレーショナルデータベース relational database. 一連の関連したテーブルに，1人(“one”)の研究参加者について，多く(“many”)の測定データを保存できるデータベースソフトのこと。テーブル同士は共通するフィールドによって連結することができる。【例】第19章で示した新生児黄疸のデータベースはリレーショナルデータベースである。“1対多”* 参照。

臨床試験 clinical trial. 研究参加者を，複数の研究群に割り付け，介入の効果を評価する研究。通常は，ランダムに割り付けられるため，ランダム化比較試験と呼ばれる。【例】歯科治療中の心臓弁膜症の患者において，ペニシリン投与が細菌性心内膜症の発生率を減少させるかどうかを検討するための臨床試験。盲検化ランダム化比較試験*も参照。

臨床データマネージャー clinical data manager. データ入力フォームの作成，データ収集プロセスの管理とモニター，統計分析のためのデータのフォーマット化と抽出を行う専門家で，通常は医薬品や機器の承認申請に向けた臨床試験で置かれるポスト。

臨床的に重要な最小変化量 minimal clinically important difference(MCID). 臨床的アウトカムまたは評価指標についての，意味のある最小の変化量(差)のこと。臨床試験前に決定され，サンプルサイズの推定に使用されることが多い。【例】不眠症治療プログラムにより，睡眠の質のスコアがわずかに上昇したが，臨床的に重要な最小変化量(MCID)以下であった。

臨床予測モデル clinical prediction model. あるアウトカム(疾患)の確率を推定するために，様々な兆候や症状，医学検査の結果を含む複数の予測因子を組み合わせてつくられるアルゴリズム。疾患やイベントの“発生”の予測を目的とする場合は，予後判定モデル prognostic model，疾患の“診断”を目的とする場合は，診断モデル diagnostic model と呼ばれる。【例】以前の骨折経験，転倒の性質(情報がある場合)，前腕の臨床所見に基づいて，閉経後の女性における手首骨折診断の臨床予測モデルを作成した。

倫理委員会 institutional review board(IRB). 研究を，倫理的でかつ研究参加者の権利や福利が保護されるものとするために，研究申請書を審査する委員会。倫理委員会は，申請された研究を却下したり，修正を要求することができる。【例】大学の倫理委員会は，研究参加者のプライバシー保護が不十分であるとして，その研究を却下した。

累積発生率 cumulative incidence. フォローアップ期間中にあるアウトカムを新たに発生した研究参加者の割合のことで，発生割合 incidence proportion，発生確率 incidence probability，あるいは慣用的に“*リスク*”とも表現される(監訳者注：本訳書では，“リスク”が，正確に累積発生率を意味する場合はイタリックで示しています)。【例】菜食主義の妊婦における未熟児出産の累積発生率(*リスク*)は，肉食の女性よりも低いことが分かった。

累積発生率差(*リスク差*) risk difference. あるグループにおけるアウトカムの累積発生率(*リスク*)から比較するグループの累積発生率(*リスク*)を引いた値。【例】エストロゲンを現在使用中の女性における静脈血栓の累積発生率は 5/1000(0.5%)で，使用したことがない女性における累積発生率は 2/1000(0.2%)であった。したがって，累積発生率差(*リスク差*)は 3/1000(0.3%)である。必要治療数(NNT)*と必要有害数(NNH)*を参照。

累積発生率比 cumulative incidence ratio(***リスク比*** risk ratio，**相対*リスク*** relative risk). あるグループにおけるアウトカムの累積発生率(*リスク*)を，比較グループの累積発生率(*リスク*)で割った値。【例】エストロゲンを現在使用中の女性における静脈血栓の累積発生率は 5/1000(0.5%)で，使用したことがない女性の累積発生率は 2/1000(0.2%)であった。したがって，累積発生率比(*リスク比*)は 2.5 である。ハザード比*，オッズ比*を参照。

レート(率) rate. 人時発生率*参照。

レート比(率比) rate ratio. 人時発生率比*参照。

連続サンプリング consecutive sampling. 必要なサンプルサイズに達するまで，適格基準を満たす研究参加者を連続的にサンプリングすること。【例】リウマチ外来の 2020 年 1 月 15 日以降の診療録を検索して，リウマチ性関節炎の患者 100 人を連続サンプリングした。

連続変数 continuous variable. 理論的には，無限の途切れのない値を取る変数。実際的には，多くの値(10 以上，あるいは 20 以上という人もいる)を取る場合も，連続変数という用語が使われることがある。【例】血圧は，血圧計で mmHg という単位を持つ連続変数として測定される。

ROC 曲線 receiver operating characteristic curve. 診断検査の真度(正確性)*を，感度*と特異度*の関数としてグラフ化する手法。いくつかのカットオフポイントについて，感度を Y 軸に，「1－特異度」を X 軸としたグラフ(ROC 曲線)を作成する。ROC 曲線下の面積が 0.5 の場合は，全く無意味な検査，1.0 の場合は完璧な検査ということになり，検査の総合的な真度(正確性)の有用な指標となる。【例】5～15 歳の子どもにおける，盲腸直径の超音波スキャン測定による盲腸炎の診断の ROC 曲線下面積は 0.85 であった(Pedram A et al. *Bull Emerg Trauma.* 2019；7

(3)：278-283)。

ロジスティック回帰モデル logistic regression model. 2 区分変数のアウトカムに対する，1 つもしくは複数の予測因子の効果(オッズ比*で表わされる)を，他の予測因子や交絡因子*の影響を調整して推定する統計学的方法。【例】ロジスティック回帰モデルで，年齢，血圧，糖尿病を調整して推定したところ，男性は女性の 2 倍，黒人は白人の 3 倍，脳卒中のリスクが高いという結果になった。

割り付け重視の分析 intention-to-treat(ITT) analysis. ランダム化比較試験において，実際に受けた介入内容にかかわらず，研究参加者を当初割り付けた研究群のまま分析に供する分析方針のことで，臨床試験における最も厳格な分析戦略。【例】不安に伴う症状の改善効果を検討するための，介入群(6 か月間の心理療法)と，コントロール群(ストレス解消のパンフレット)を比較したランダム化比較試験において，割り付け重視の分析が実施された。プロトコール重視の分析*，治療重視の分析*も参照。

和文索引

か

き

さ

し

す

ち

つ・て

と

な

に

ね

の

は

ひ

ふ

へ

ほ

ま

み

む

め

も

ゆ

よ

ら

り

る

れ

ろ

わ

欧文索引

D

E

J

K

L

M

N

O

P

Q

R

S

医学的研究のデザイン　第5版
推論の質を高める系統的アプローチ　定価：本体5,700円＋税

1997年7月15日発行　第1版第1刷
2004年3月30日発行　第2版第1刷
2009年2月25日発行　第3版第1刷
2014年8月30日発行　第4版第1刷
2024年9月20日発行　第5版第1刷 ©

著　者　ウォーレン S. ブラウナー
トーマス B. ニューマンほか

監訳者　木原(きはら)　雅子(まさこ)
木原(きはら)　正博(まさひろ)

発行者　株式会社 メディカル・サイエンス・インターナショナル
代表取締役　金子　浩平
東京都文京区本郷1-28-36
郵便番号113-0033　電話（03）5804-6050

印刷：三報社印刷/表紙装丁：トライアンス

ISBN 978-4-8157-3115-1 C3047